邹平县中医院志

（1983—2013）

邹平县中医院志编纂委员会　编

中医古籍出版社

图书在版编目(CIP)数据

邹平县中医院志/《邹平县中医院志》编纂委员会编.
-北京:中医古籍出版社,2015.12
ISBN 978-7-5152-1015-5

Ⅰ.①邹… Ⅱ.①邹… Ⅲ.①中医医院-概况-邹平县
Ⅳ.①R197.4

中国版本图书馆 CIP 数据核字(2015)第 268651 号

邹平县中医院志(1983—2013)
《邹平县中医院志》编纂委员会编

责任编辑 刘 婷
封面设计 韩博玥
出版发行 中医古籍出版社
社 址 北京东直门内南小街 16 号(100700)
印 刷 三河市华东印刷有限公司
开 本 787mm×1092mm 1/16
印 张 43.5
字 数 820 千字
版 次 2015 年 12 月第 1 版 2015 年 12 月第 1 次印刷
印 数 0001~1600 册
ISBN 978-7-5152-1015-5
定 价 120.00 元

《邹平县中医院志》编纂委员会

主　　任　宋晨光

副 主 任　孙振杰　朱旭东

常务委员　成素珍　时霄霄　贾玉东　韩守峰　张守鹏　兰希彬

委　　员　（以姓氏笔画为序）

马明宁　马修谭　马淑华　马鲁东　王　会　王　萍
王　莉　王明刚　王旭峰　王宗宝　王国栋　王保明
王继平　尹向东　田　锐　由玲玲　史淑华　成晓飞
邢庆永　刘长春　刘叶青　刘厚水　孙　燕　孙汉亭
孙芳红　乔杭州　安继勇　肖　慧　怀居刚　李　刚
李　青　李学民　李长凯　李秀莲　宋玉玲　吴桂云
张　峰　张启发　张成彬　张尚玺　张秀兰　张艳云
张深田　张霄岳　尚百水　周　平　郑　军　郑少军
贺瑞兴　杨　宏　杨淑妍　杨翠萍　赵艳丽　高春花
袁红梅　崔云刚　崔玲玲　韩文忠　景光武　温海滨
隆新霞　槐业东　颜士德　魏恒法

《邹平县中医院志》审稿小组

组　　长　宋晨光

副 组 长　孙振杰　朱旭东

成　　员　李明忠　孟昭慈　宋淑平　张德修　赵明义　房玉忠
成素珍　时霄霄　贾玉东　韩守峰　张守鹏　兰希彬
颜士德　刘叶青　槐业东　王继平　张霄岳

《邹平县中医院志》编辑办公室

主　　编　孙振杰

业务主编　曲延庆

副 主 编　杨淑妍　李福林

编　　辑　张　璇　刘园园

中华医药赋

——贺邹平县中医院荣膺三级甲等中医医院

曲延庆

华夏文明，源远流长，中华医药，始自“三皇”。伏羲制九针，神农尝百草，黄帝述《内经》，甲骨有记，竹简存章。迤后顺天时而光大，应世需而发扬。战国扁鹊，尊为中华医祖；东汉华佗，千秋神医名扬。张仲景著《伤寒论》，堪称医学经典；孙思邈撰《千金方》，誉为一代“药王”。金元四流派，各具特色，创新发展；温病四大家，功底精湛，可法可彰。明李时珍《本草纲目》，集中草药之大成；清代吴谦《医宗金鉴》，综中医学之纪纲。国粹医术，享誉世界。中医中药，辉耀同光。

中医药理，幽邃深广。史哲术数，无所不包，易道天文，涵融万象。阴阳五行，总医理之根要；脏腑经络，立中医之津梁。望闻问切，缜探疾病之原委；君臣佐使，辨证中药之精当。纤小银针回春神奇，山野药草治病膏肓。推拿按摩，疏通经络穴脉；内病外治，更有膏贴汤方。德惠仁爱，医道之首；术业精诚，救死扶伤。

斗转星移，世事沧桑。中华强国圆梦，国医薪火传长。发挥中药材之乡优势，开创中医院卅年辉煌。吸纳先进医疗技术，融汇中西补短取长。荣膺“三甲”中医医院之称，跻身国家名科名院之行。拯济民众于疾患，佑护民族之隆昌。

嗟乎，泰山之危无喻其高，国之瑰宝欲赞乏章。

中华医药，国脉所系，博大精深。

中华医药，共与天地，亘古无疆！

二零一三年八月　撰文

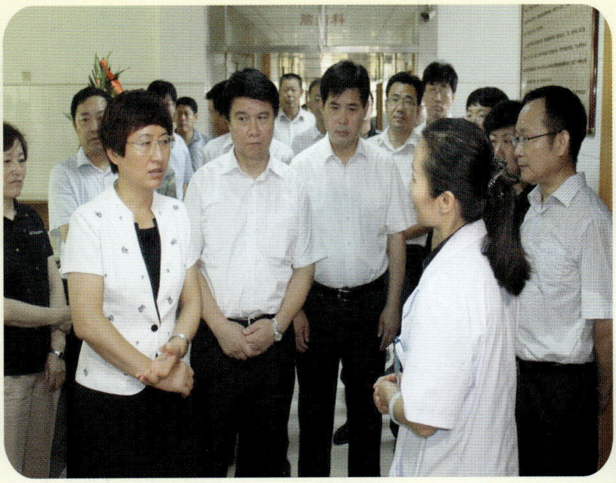

2013年8月7日，山东省副省长王随莲（前左一）在滨州市市长崔洪刚（前左二）、中共邹平县委书记赵伟宏（前左三）、副县长尹艳玲（后左一）陪同下，到邹平县中医院视察指导工作。

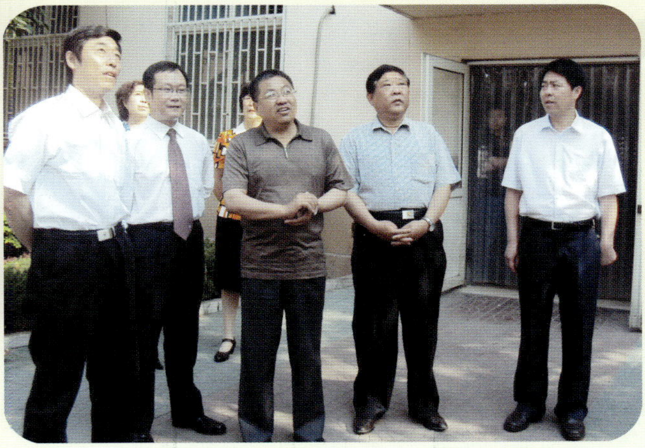

2011年5月28日，山东省政协副主席、农工党山东省主委王新陆（前左三）在参加“山东省第四届中国环境与健康宣传周”暨“中国农工民主党省医药卫生关爱行动启动计划启动仪式”后，在滨州市政协主席燕钦国（前左四）、副主席刘凤（后右）、邹平县县长范连生（右一）、县政协副主席朱秀英（后左）陪同下，视察了中医院门诊病房大楼施工现场。

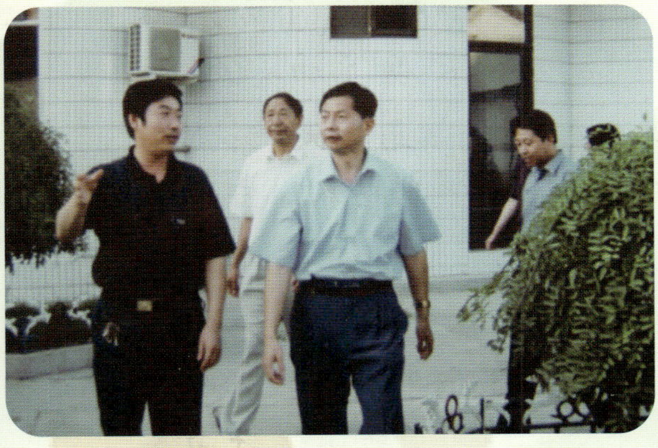

2011年6月9日，山东省卫生厅厅长包文辉（前右）在滨州市卫生局局长岳卫国（后左）陪同下，到邹平县中医院检查指导工作。

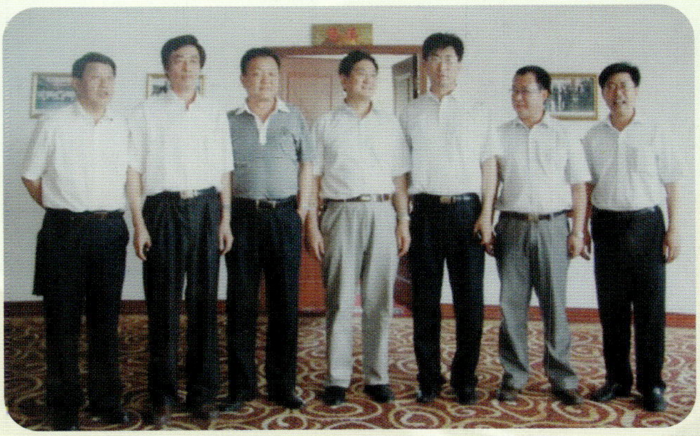

2008年8月15日，山东省卫生厅副厅长张玉柱（左三）及省中医药管理局领导，来中医院检查指导工作。

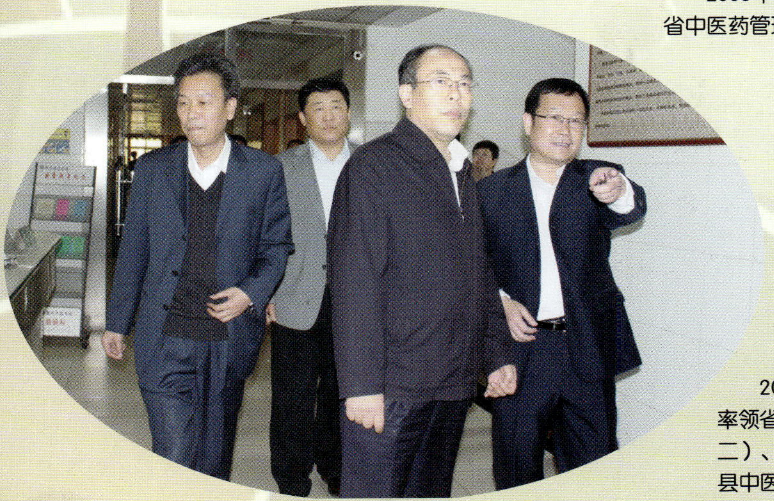

2013年4月17日，山东省卫生厅副厅长李仲军（左三）率领省医改督导检查组，在滨州市卫生局局长高树先（左二）、邹平县卫生局局长张念军（左一）陪同下，到邹平县中医院督导检查医改工作。

领导视察

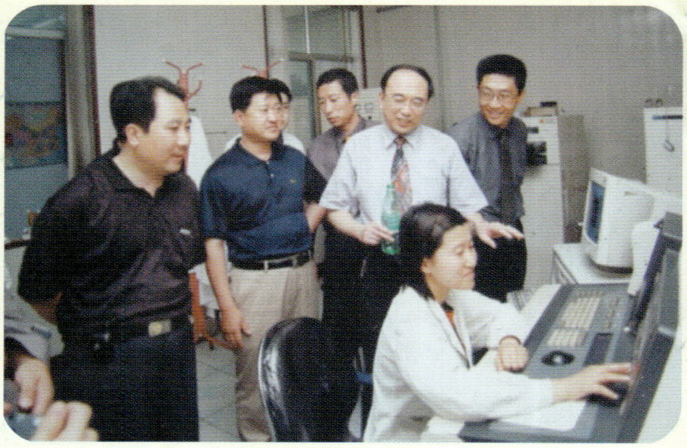

2003年5月31日，中华放射学会主委、山东省肿瘤医院院长于金明院士率队来中医院指导工作。

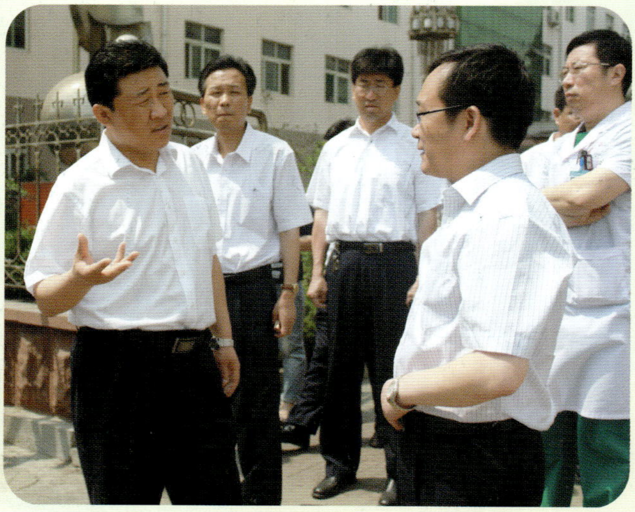

2012年5月9日，滨州市卫生局局长高树先来院检查指导工作。

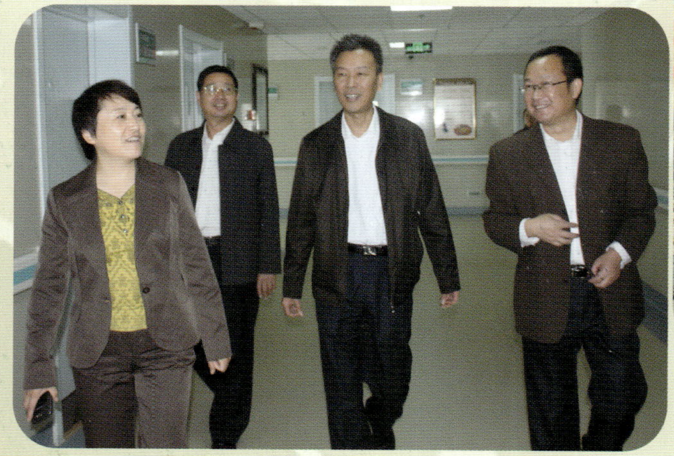

2013年10月21日，县委常委、副县长尹艳玲（前左）在县卫生局局长张念军（前中）、中医院院长宋晨光（前右）、副院长孙振杰（后）陪同下，视察新门诊病房大楼。

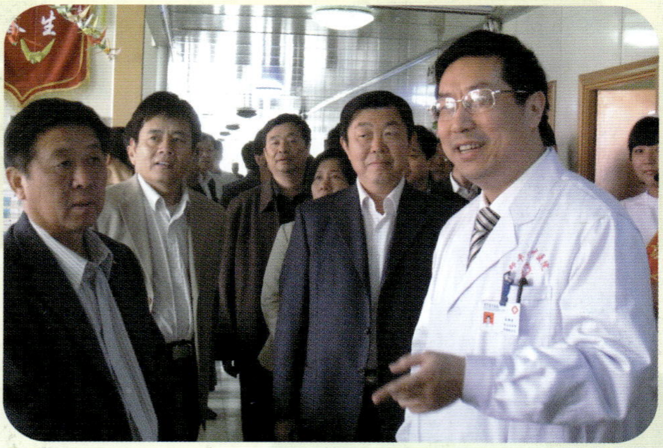

2009年4月13日，滨州市卫生局局长赵玉德率全市卫生系统观摩会人员到中医院参观访问。

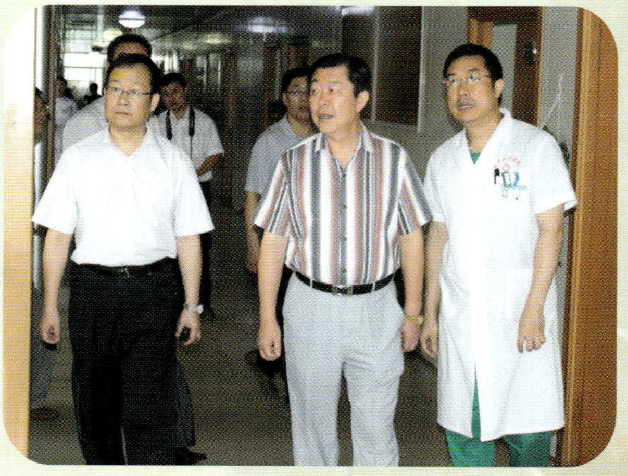

2011年8月3日，滨州市卫生局副局长崔利中到中医院检查指导工作。

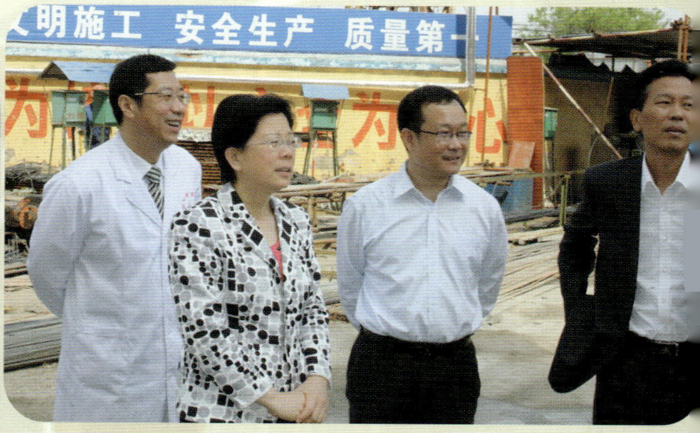

2011年5月4日，副县长潘玉兰（左二）在县卫生局局长张念军（右一）陪同下到中医院门诊病房抖搂工地视察工程进度。

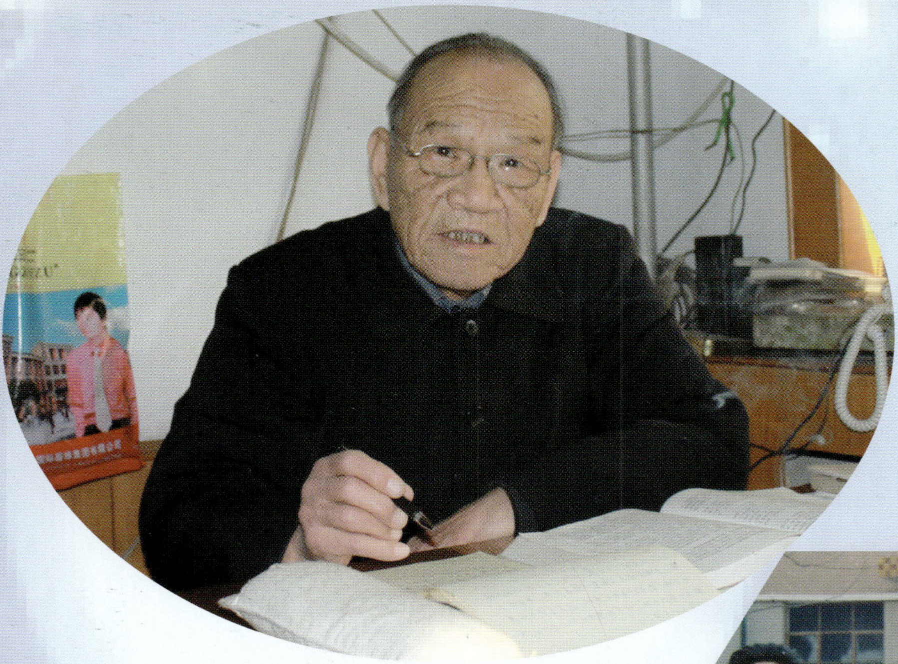

邹平县中医院第一任院长　李明忠

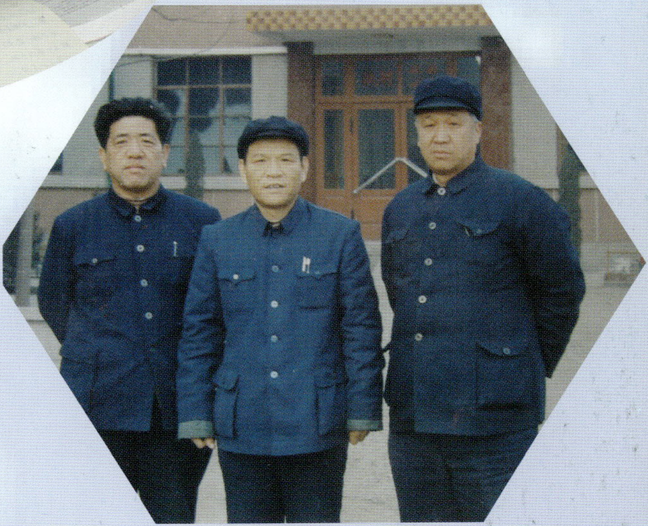

中医院建院初期的领导班子

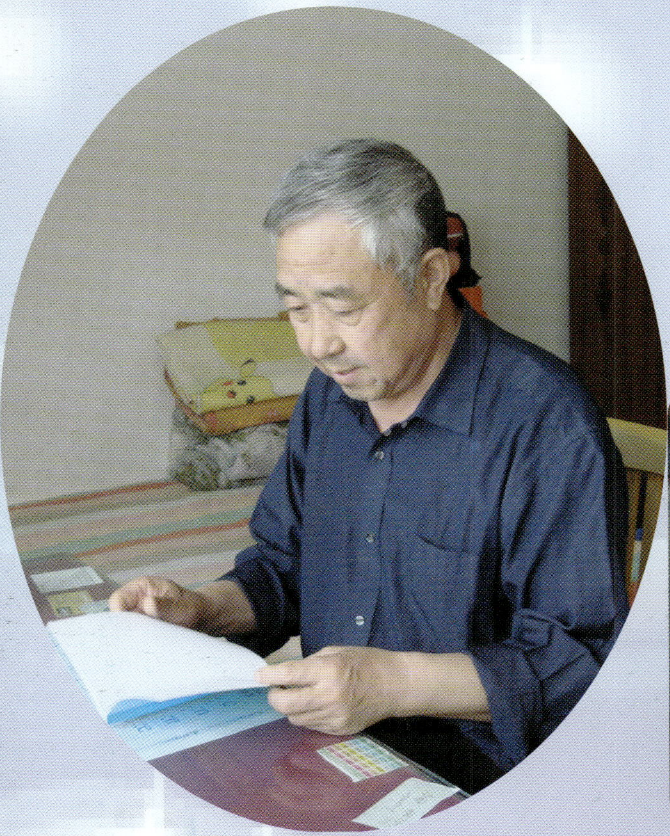

邹平县中医院第二任院长　孟昭慈

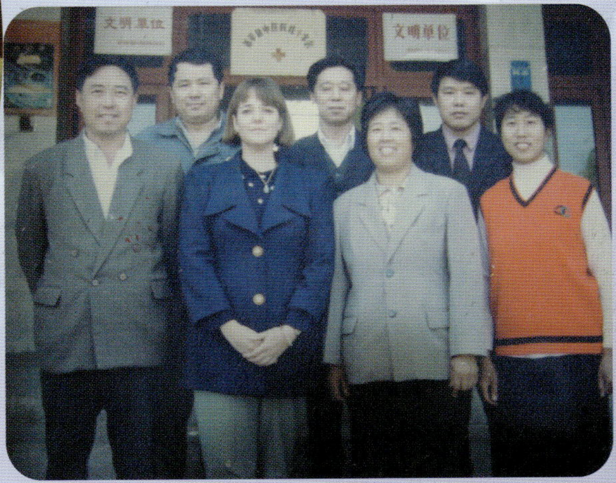

中医院领导班子与来访的美国学者傅静（前左二）合影

医院领导

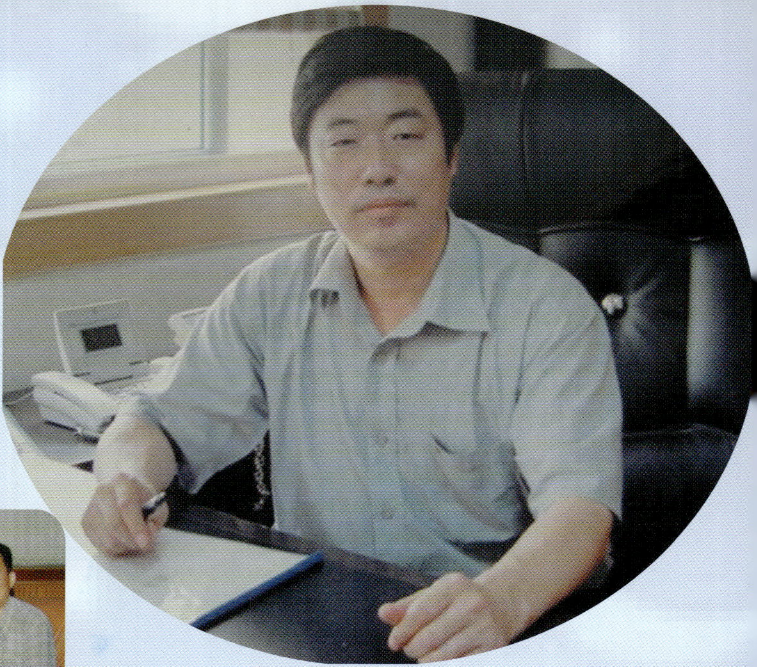

邹平县中医院第三任院长　宋淑平

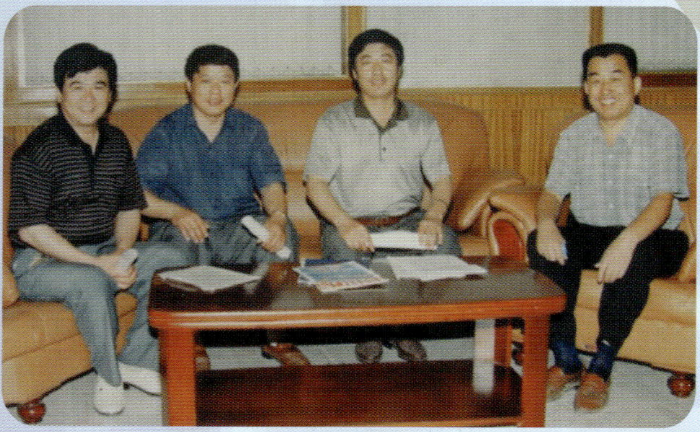

中医院卫生改革后新班子合影
左起：房玉忠、张德修、宋淑平、郝本礼

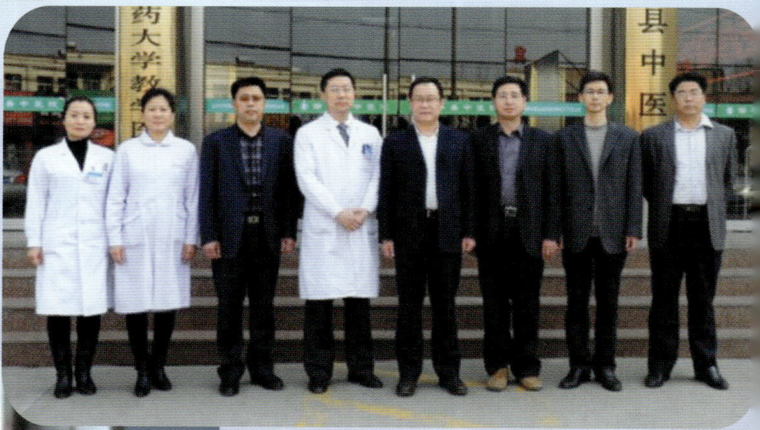

中医院现任领导班子合影
左起：成素珍、贾玉东、韩守峰、朱旭东、
宋晨光、孙振杰、时霄霄、张守鹏

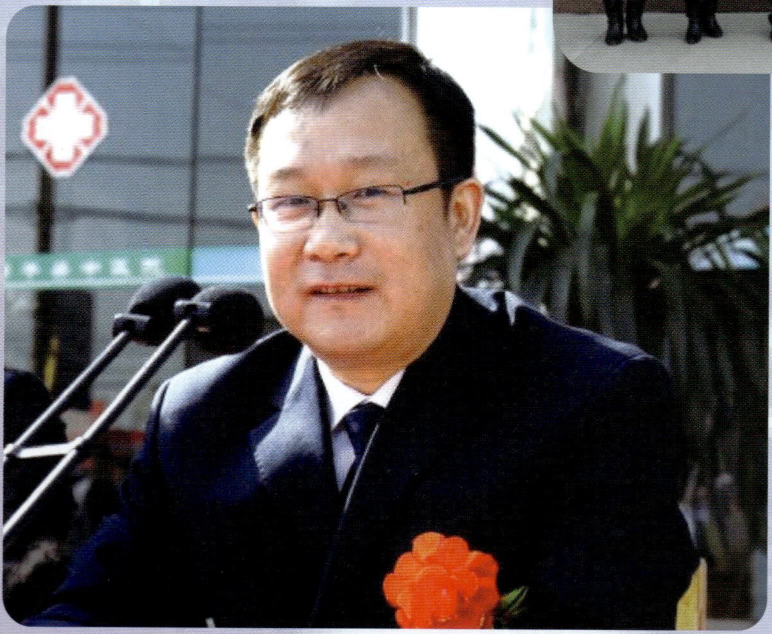

邹平县中医院第四任院长　宋晨光

设备与技术

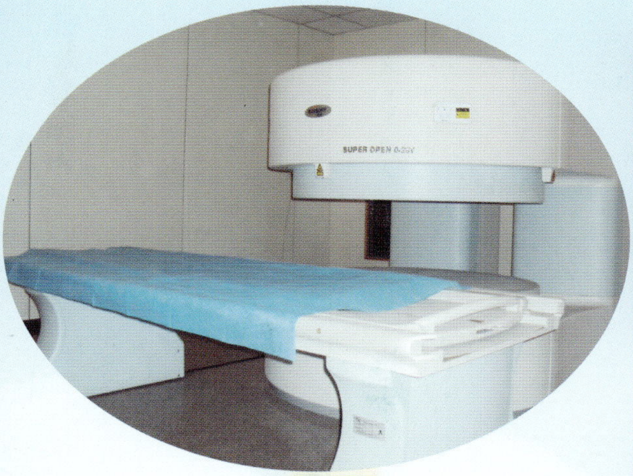

核磁共振

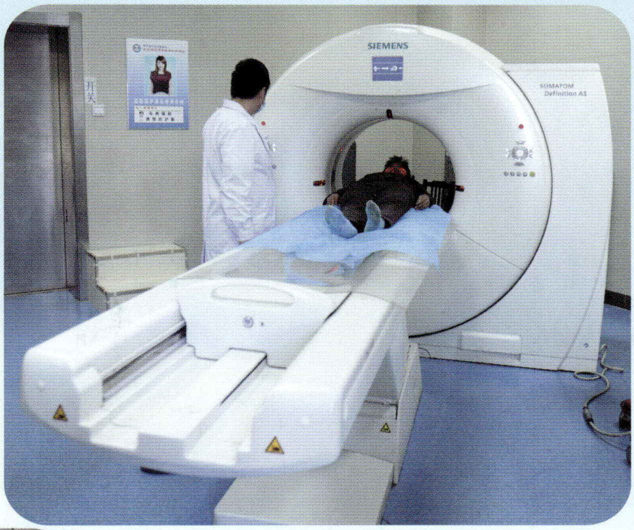

西门子64排128层螺旋CT

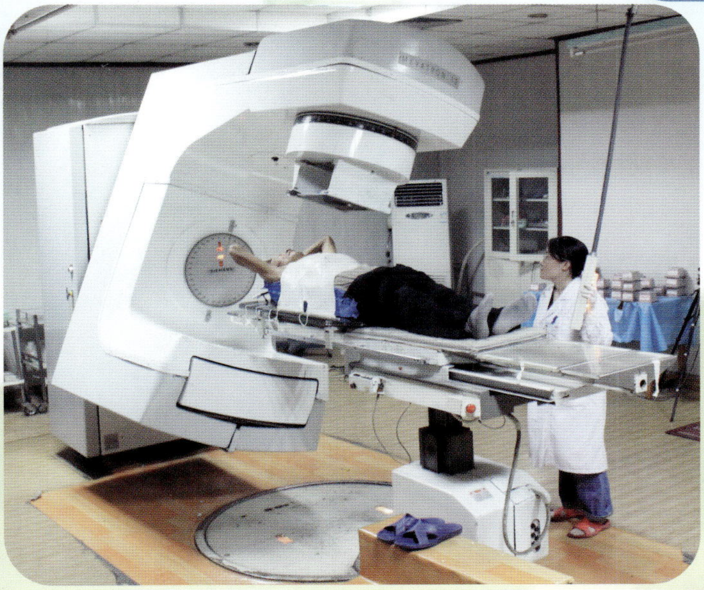

直线加速器

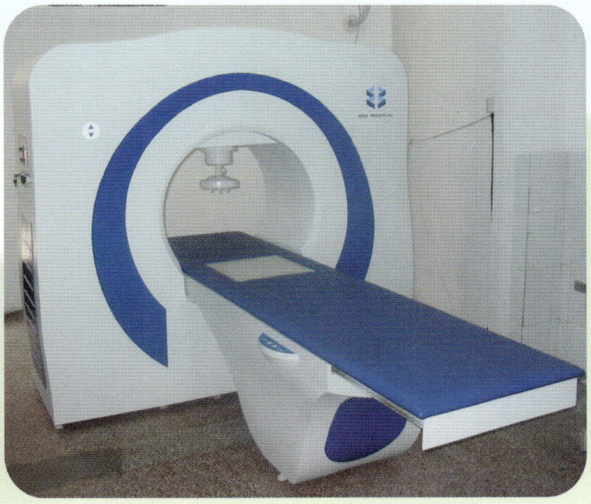

热疗机

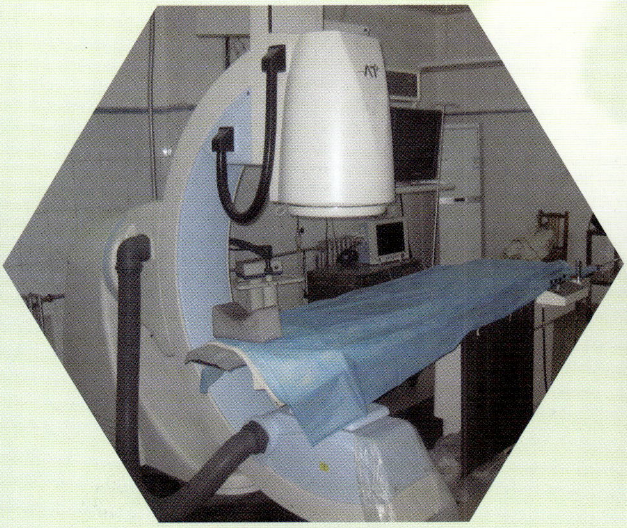

大型C型臂（血管造影机）

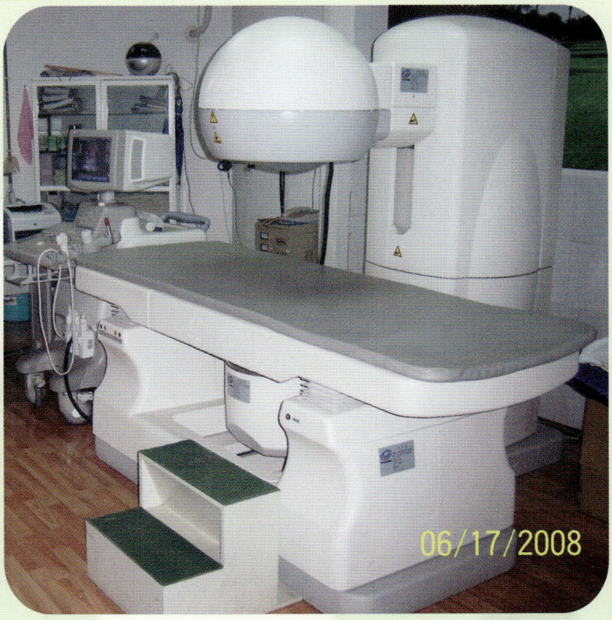

海扶刀

设备与技术

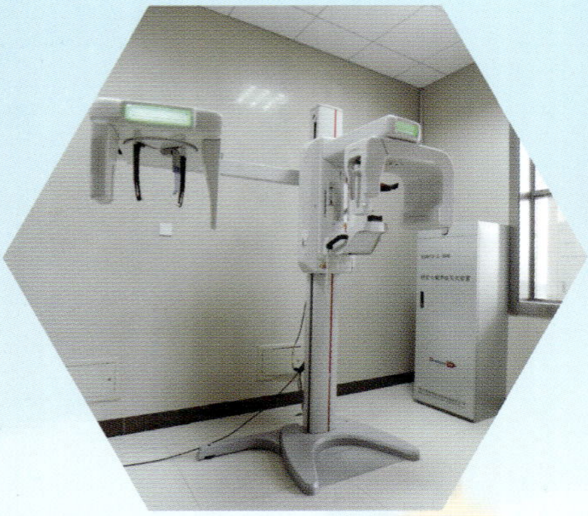

曲面断层全景机

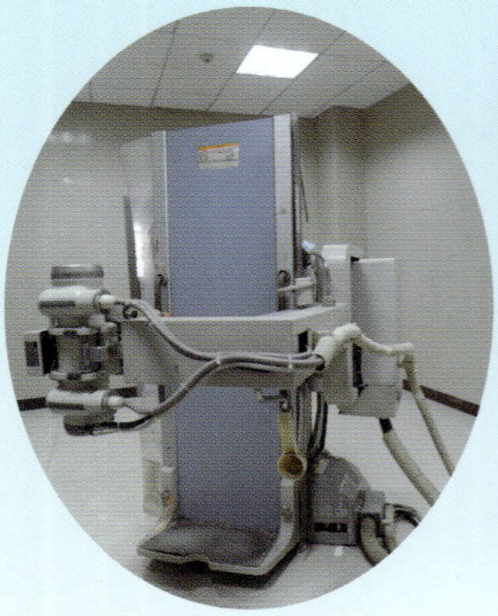

胃肠透视机

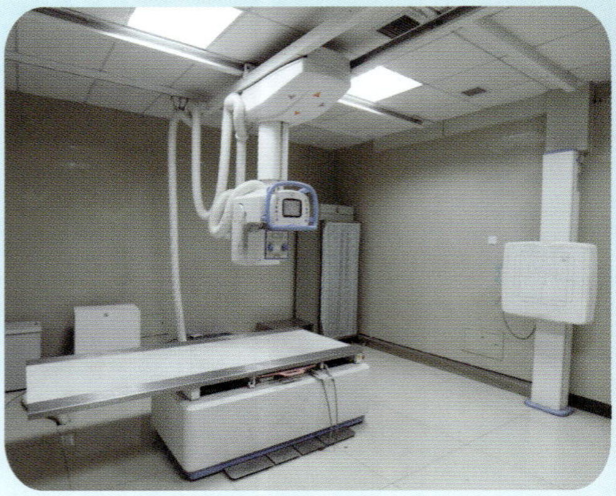

数字X线摄影机

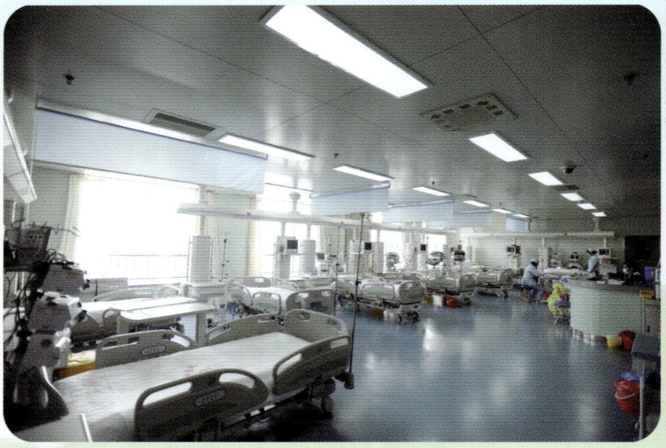

设备先进的重症医学科（ICU）

设备一流的透析室

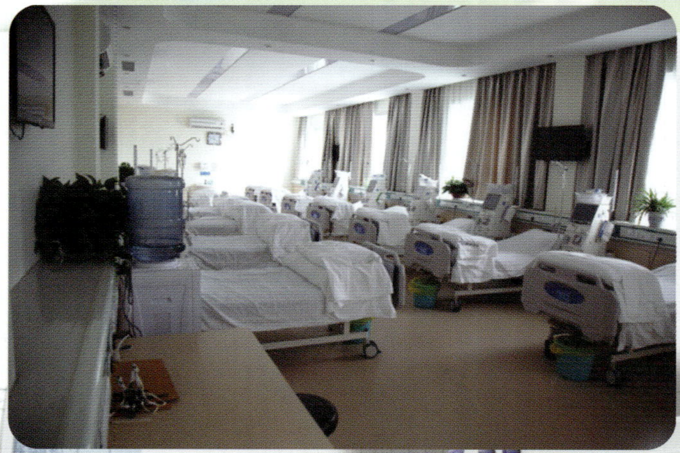

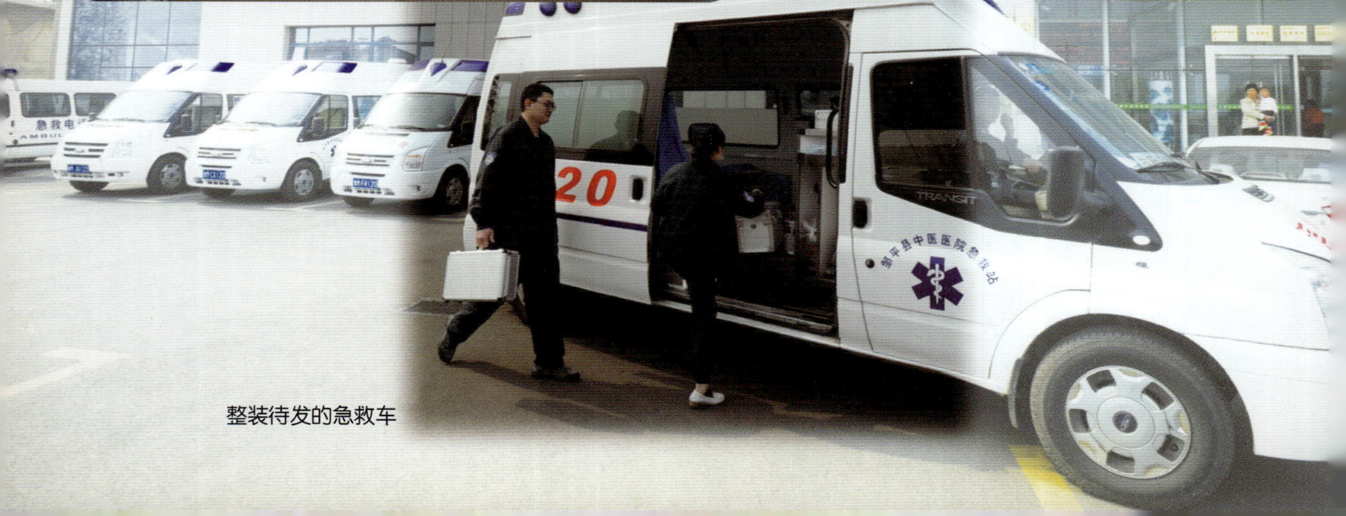

整装待发的急救车

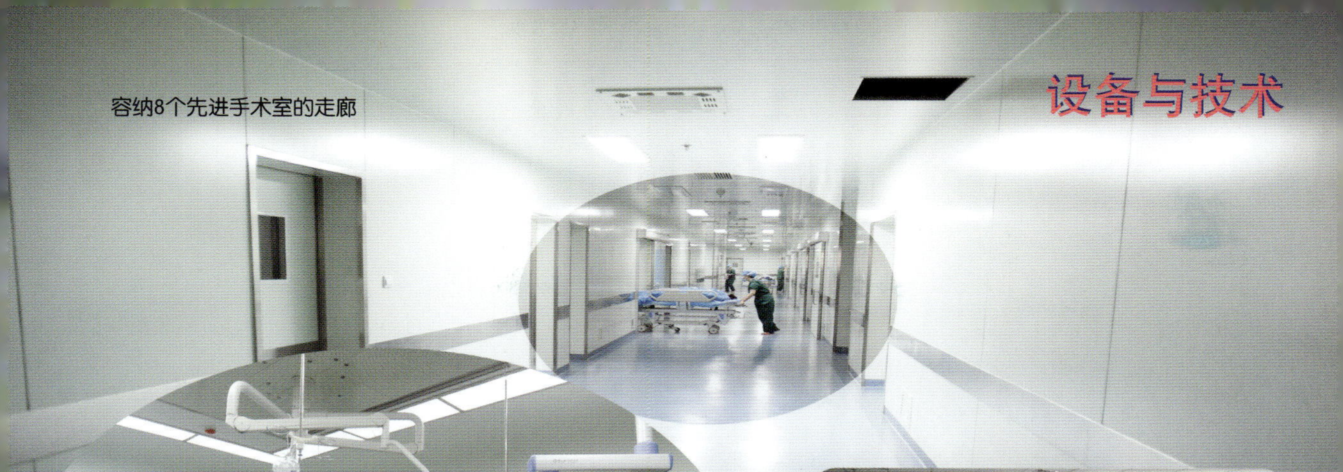

容纳8个先进手术室的走廊

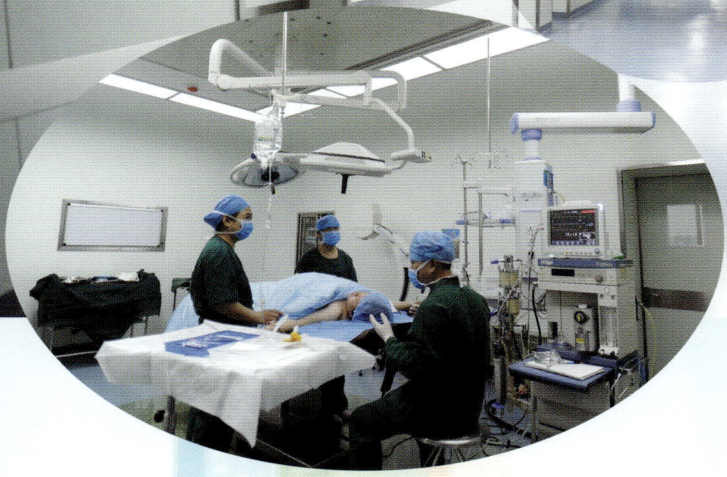

手术室

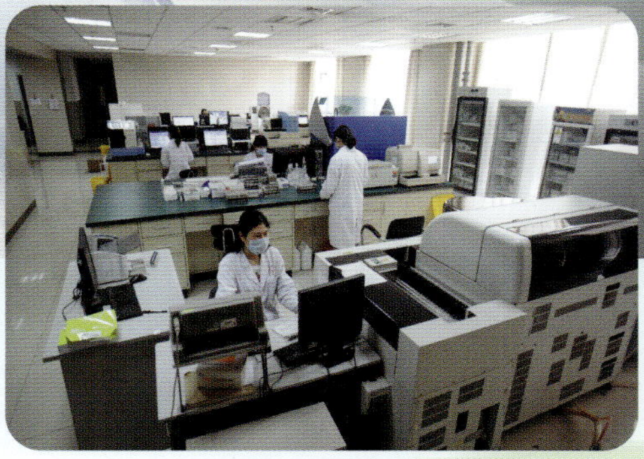

现代化的检验室

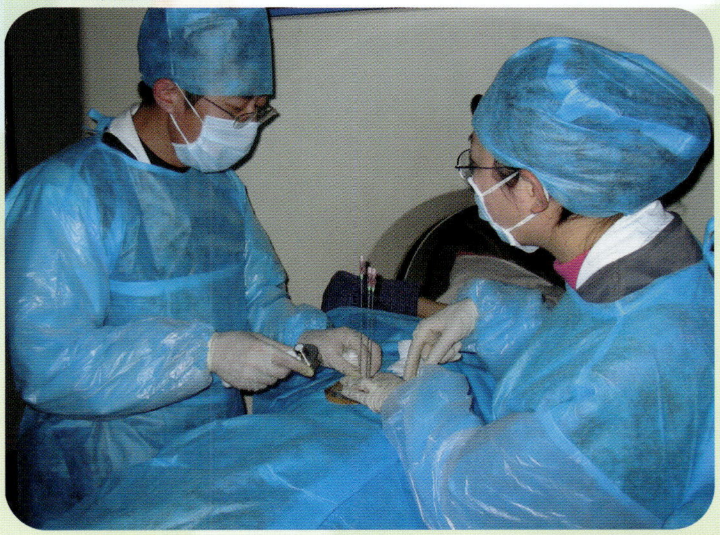

粒子植入术

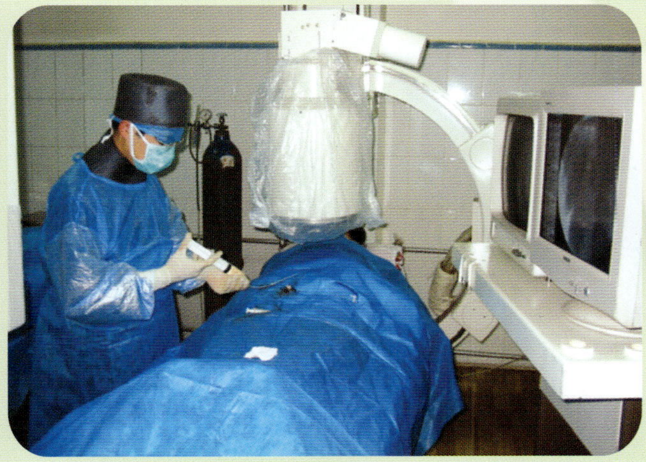

介入术

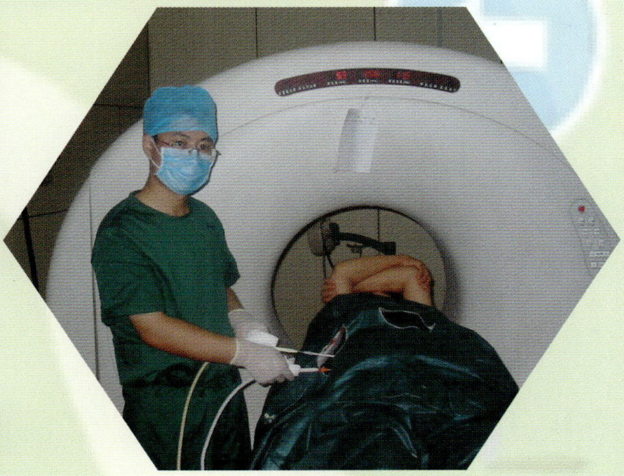

氩氦刀

名院、名科、名医

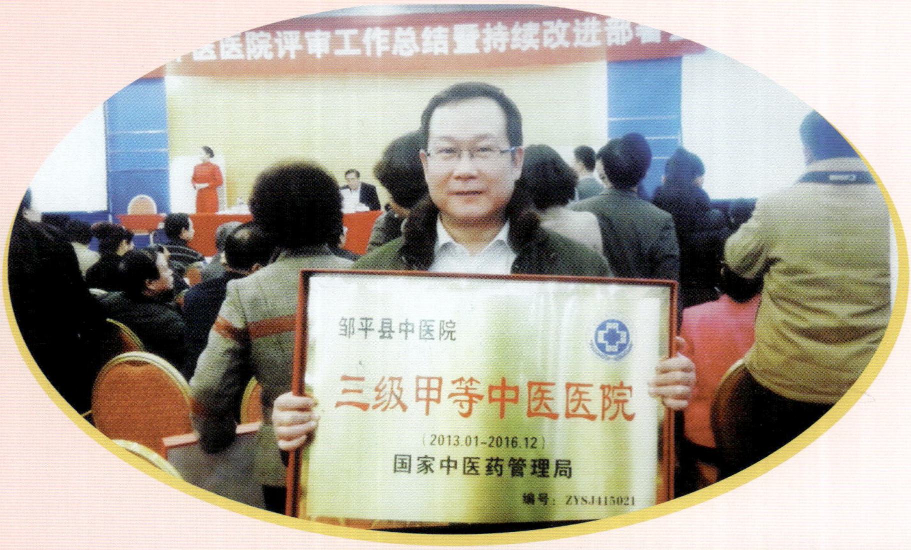

邹平县中医院荣获三级甲等中医医院称号

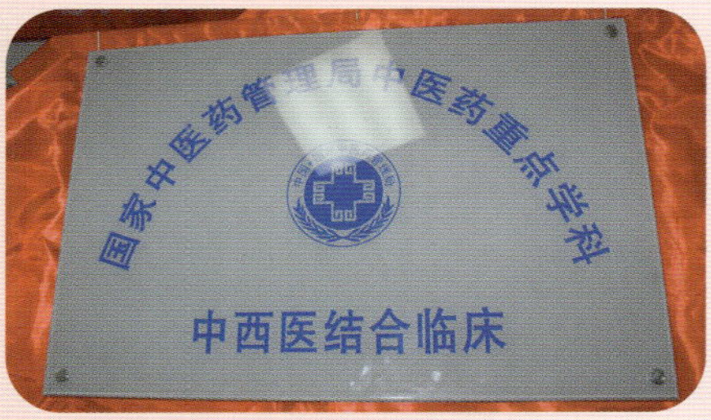

肿瘤科 第二批国家级中医特色专科
山东省第二批重点中医专科
滨州市第二批名科

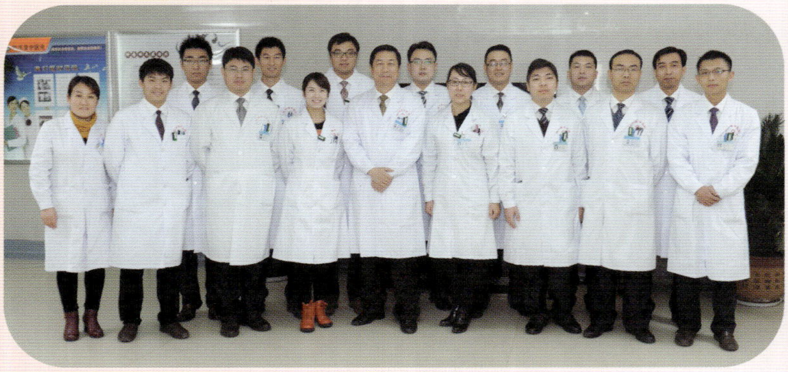

肿瘤科医护人员合影

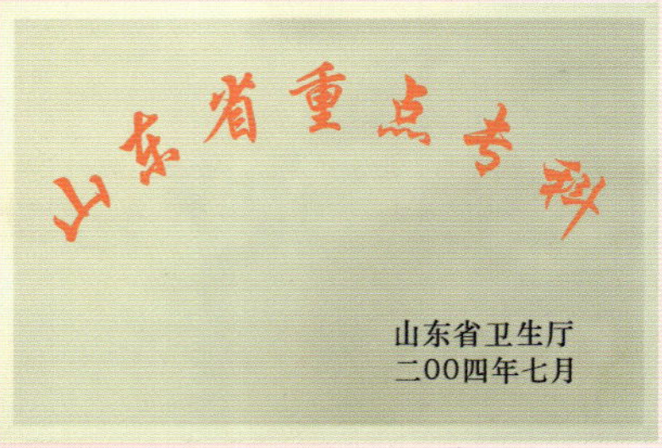

脾胃病科　山东省第四批重点中医专科
滨州市名科
脑病科　山东省第四批重点中医专科

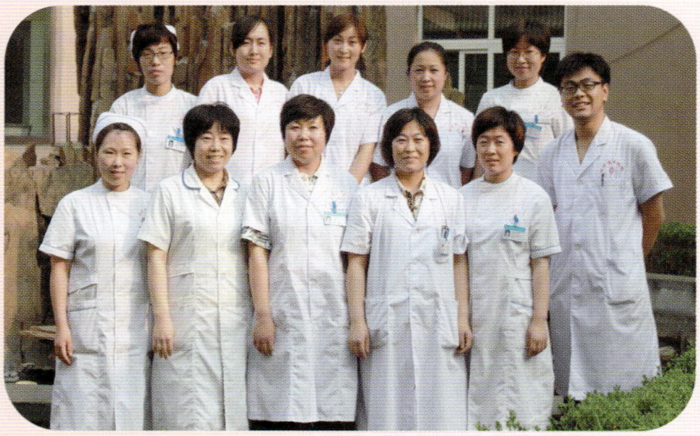

脾胃病科医护人员合影

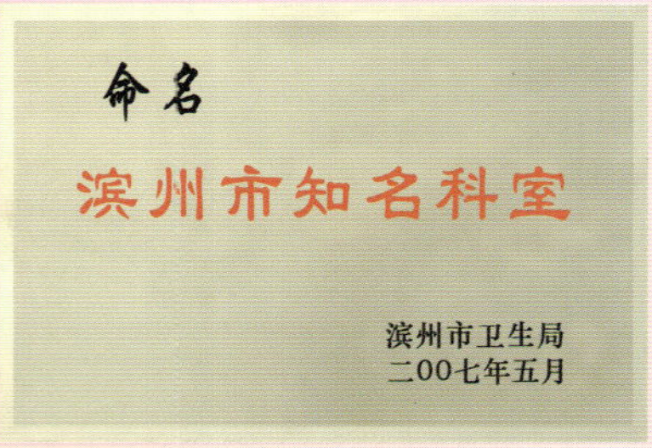

心内科　滨州市第一批名科
皮肤医院　滨州市第一批重点中医专科

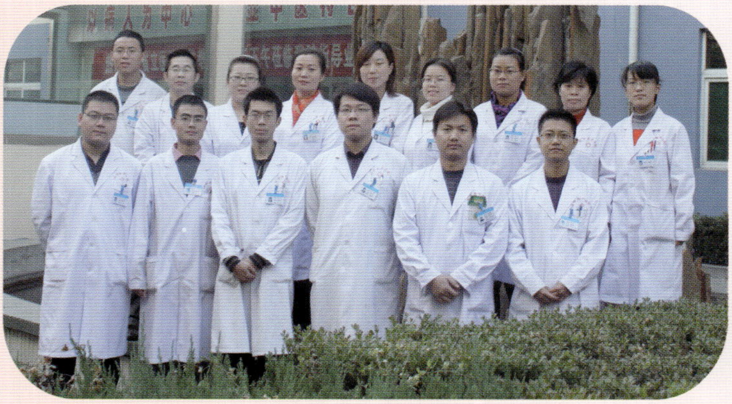

脑病科医护人员合影

名院、名科、名医

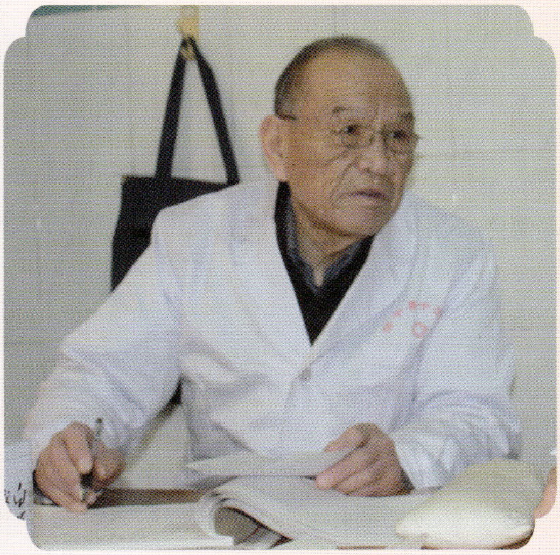

李明忠　山东省第一批名中医药专家
山东省继承老中医药专家指导教师
中医院原院长　主任医师

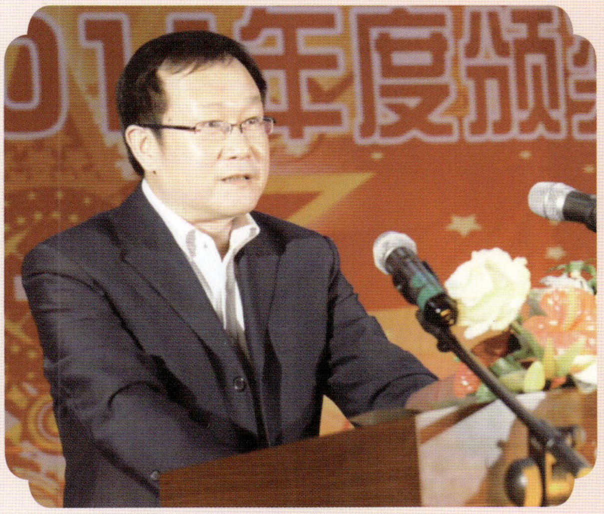

宋晨光　邹平县中医院院长
滨州市第一批名医　副主任医师

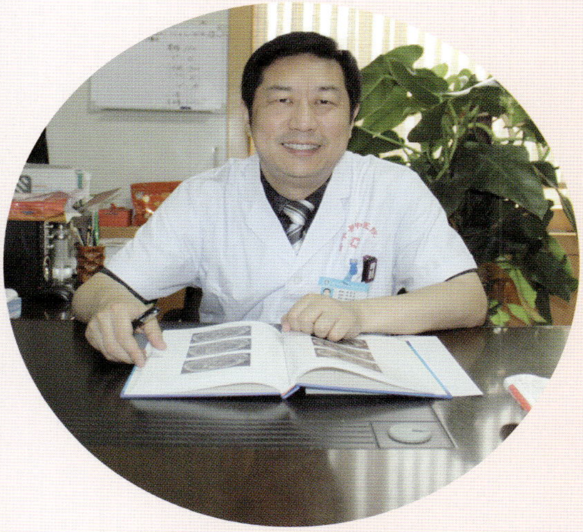

朱旭东　中医院副院长　肿瘤科主任
副主任医师　滨州市第二批名医

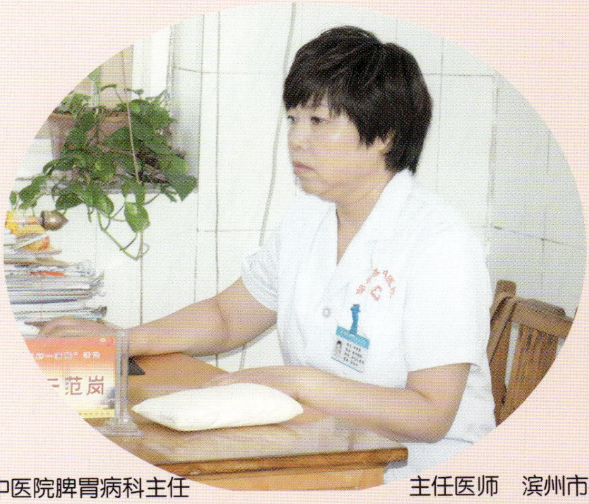

李秀莲　中医院脾胃病科主任　主任医师　滨州市名医

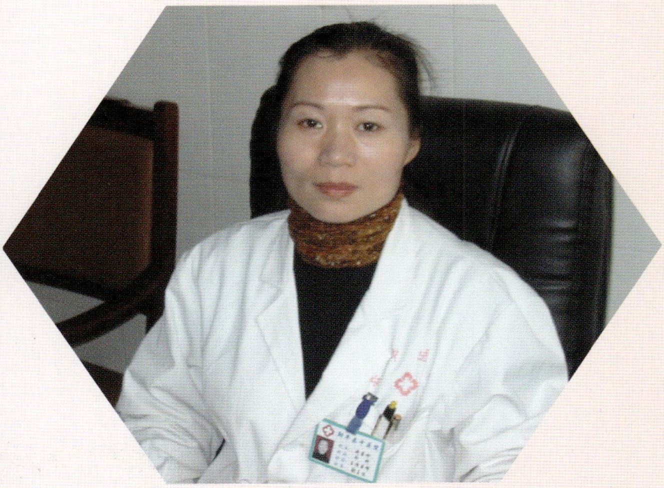

成素珍　县中医院副院长　脑病科主任
副主任医师　邹平县名医

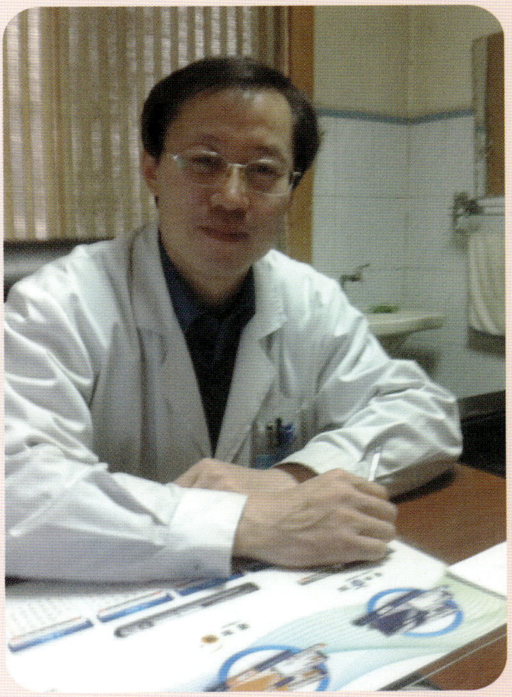

王纪平　中医院肝病、糖尿病科主任　主任医师　邹平县名医

医院环境

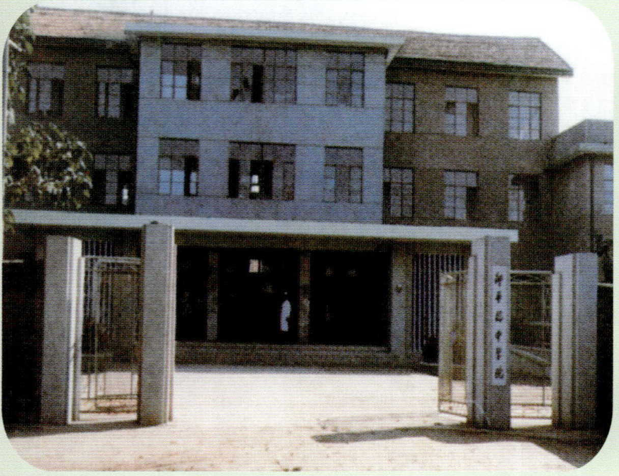

建院初期的中医院门诊大楼

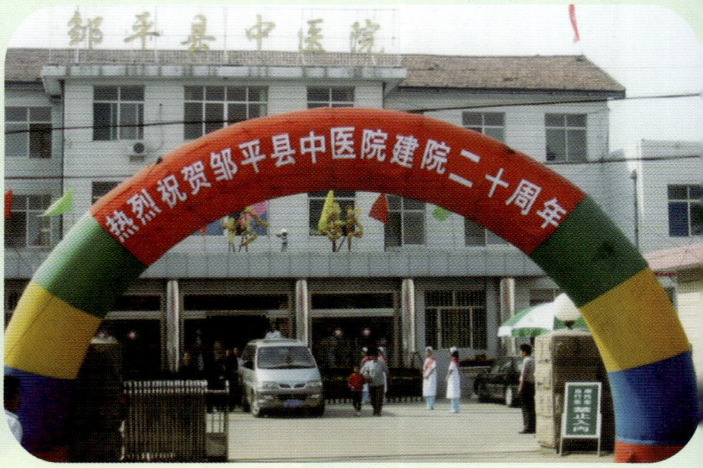

世纪之初的中医院门诊大楼

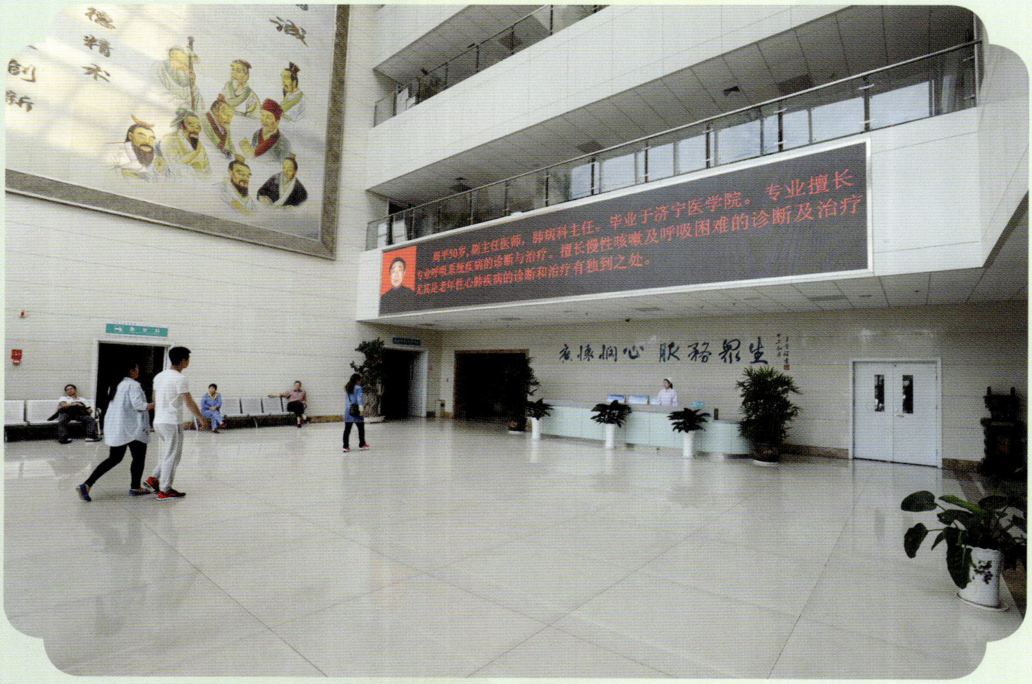

宽敞洁净的新门诊病房大楼大厅

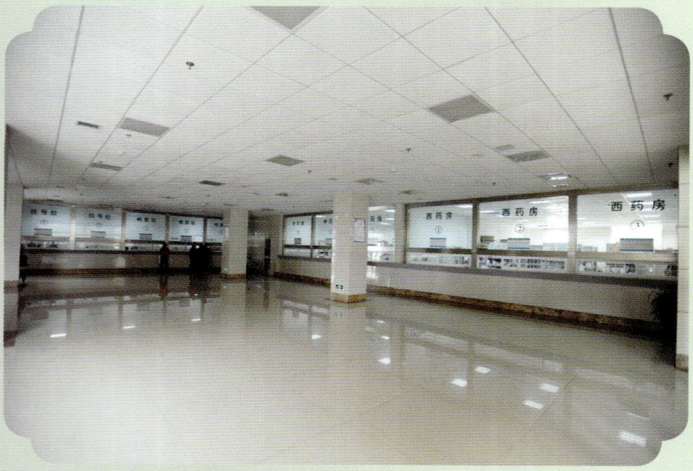

宽敞便捷的收款处和中西药房

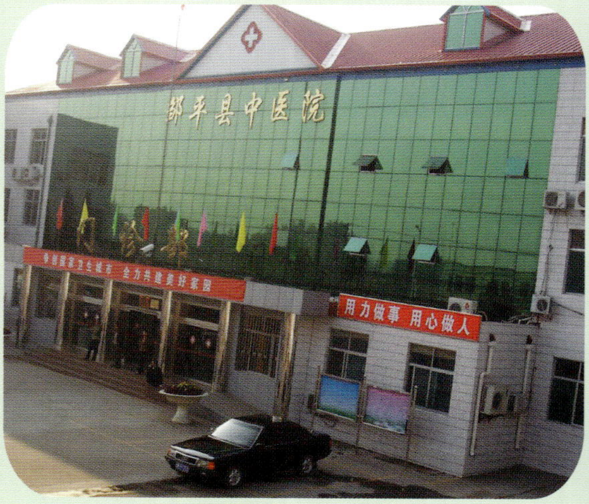

搬迁前的县中医院门诊大楼

医院环境

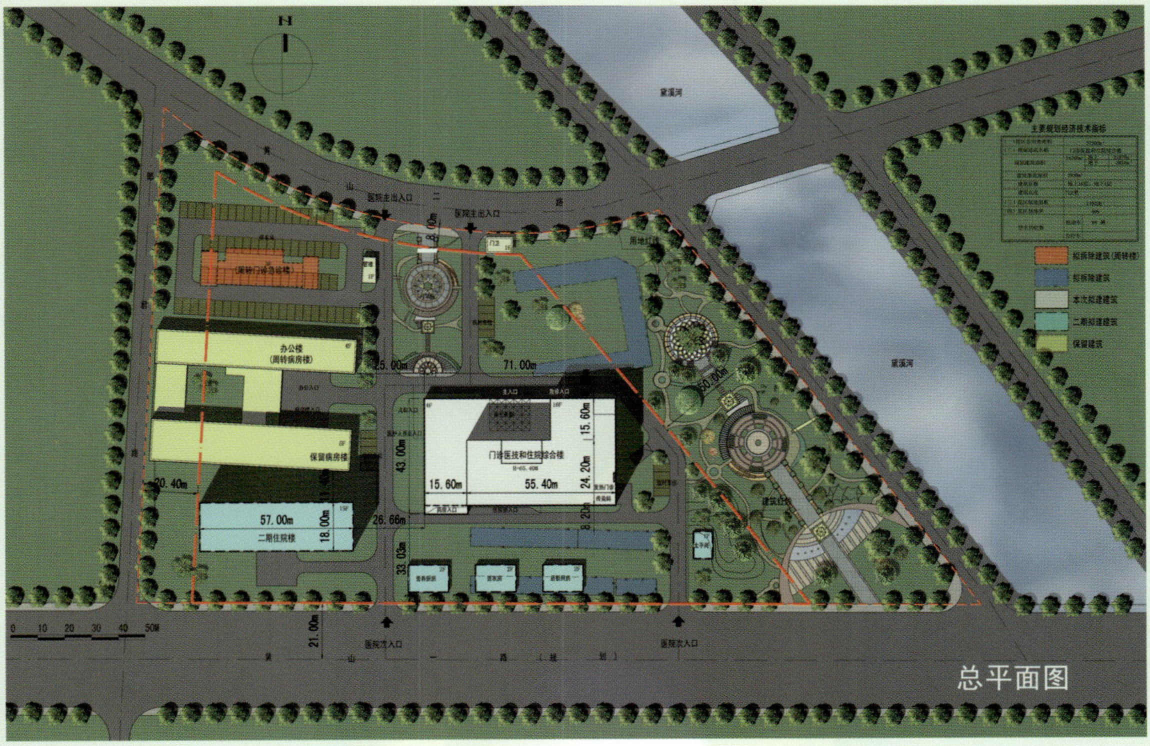

县中医院新规划总图

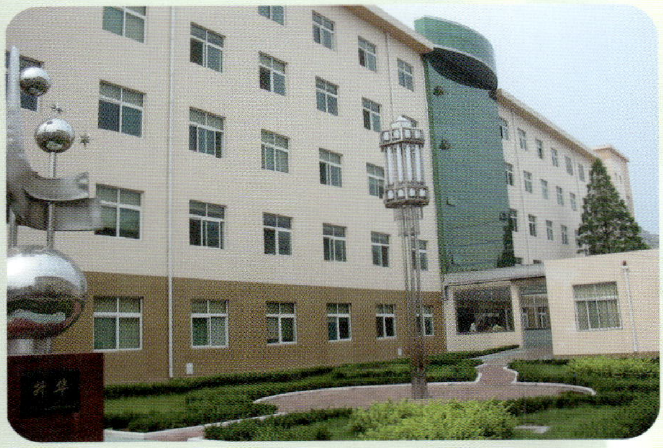

装修一新的老病房大楼

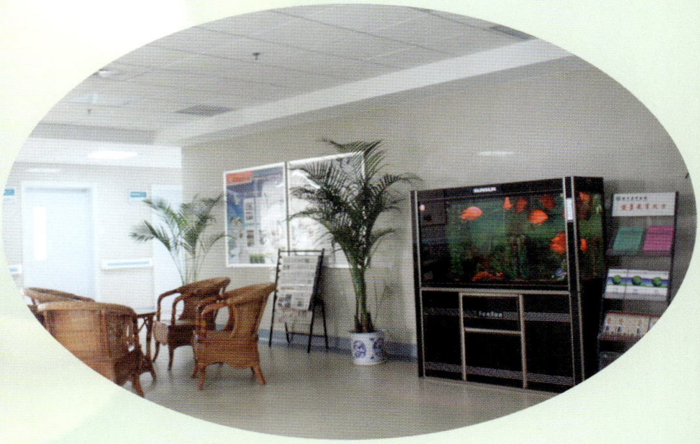

温馨舒适的病房休息空间

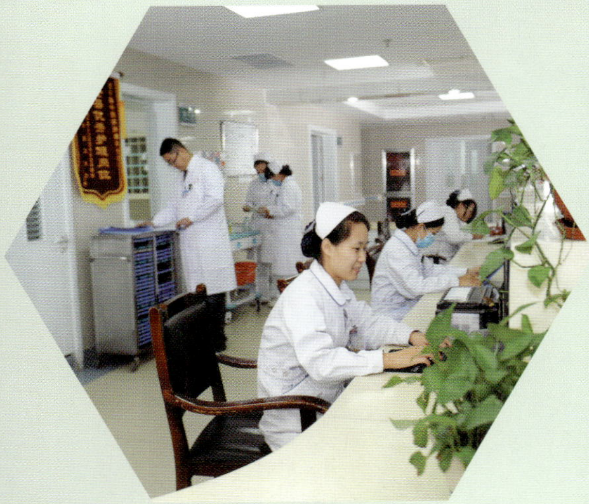

宽敞方便的护士站

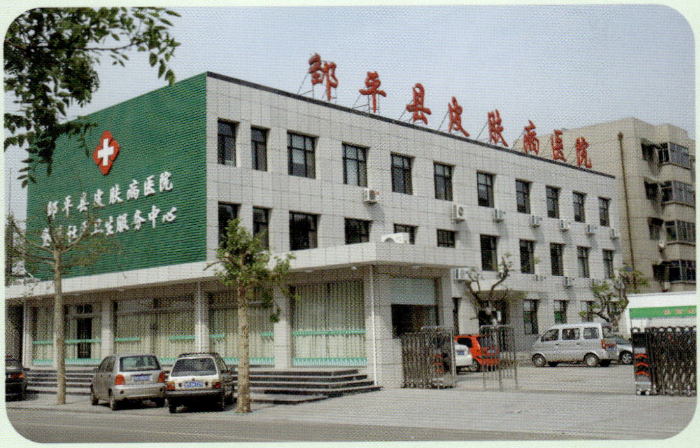

邹平县皮肤病医院

中医院全景图

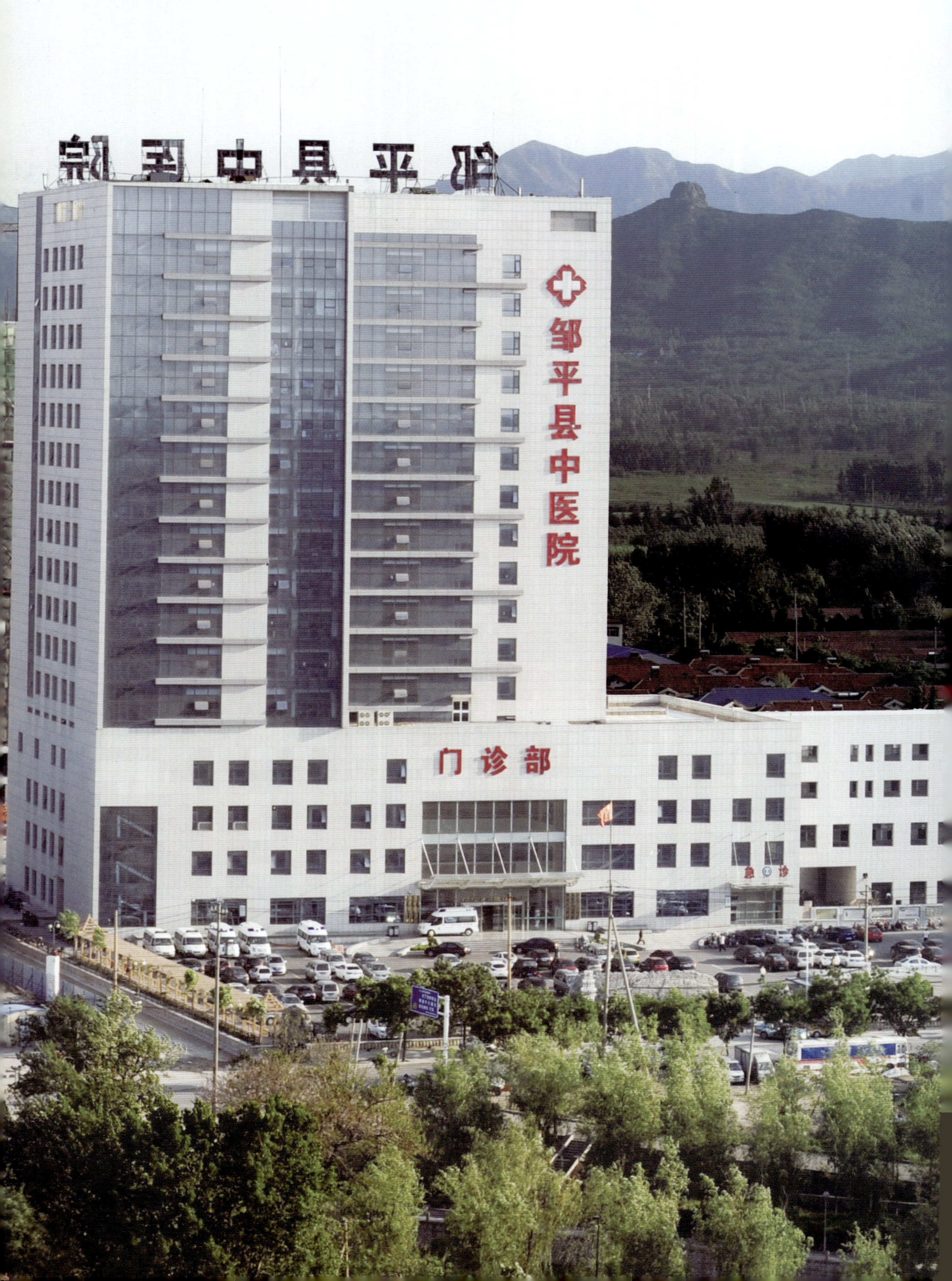

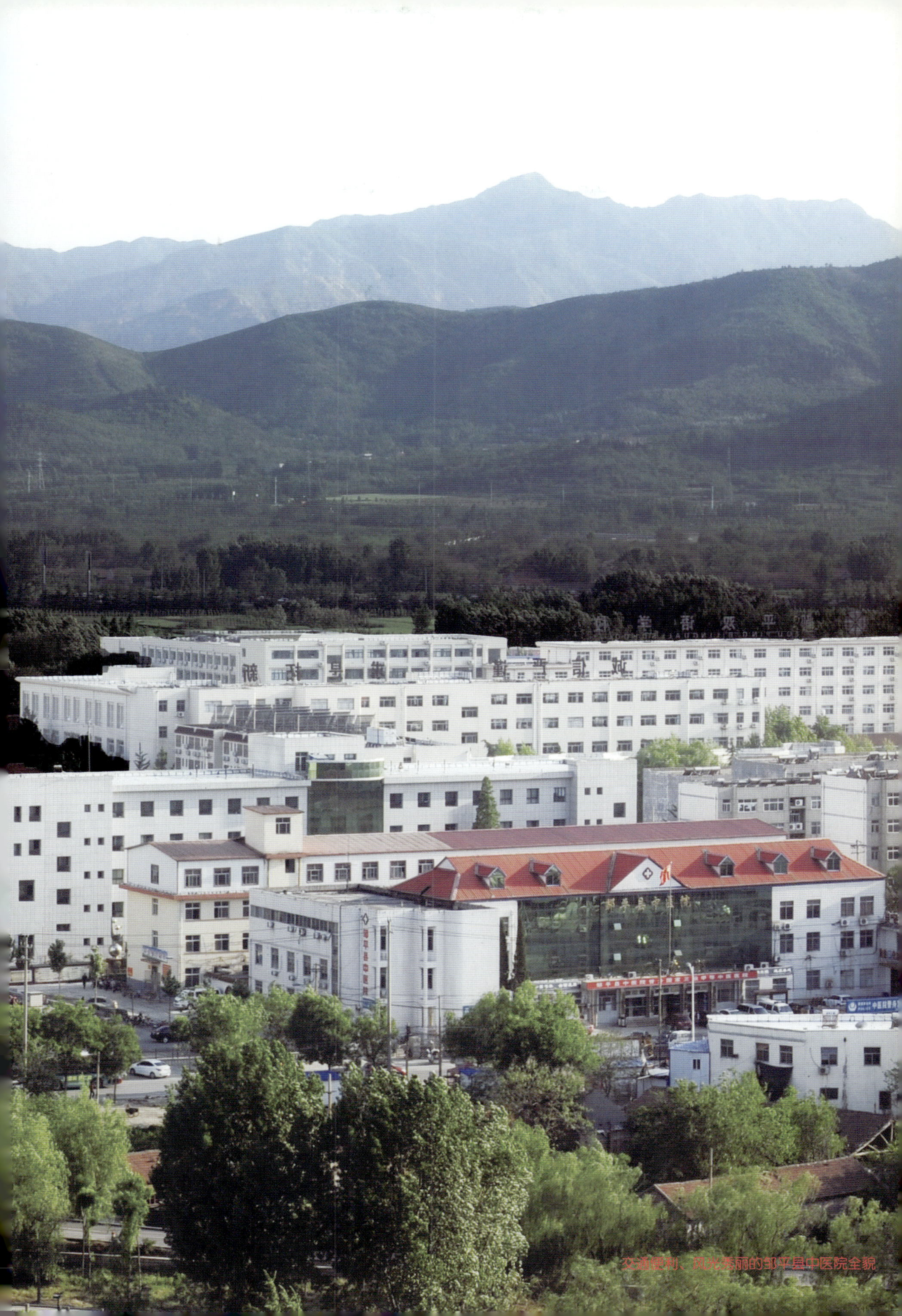

交通便利、风光秀丽的邹平县中医院全貌

队伍风采

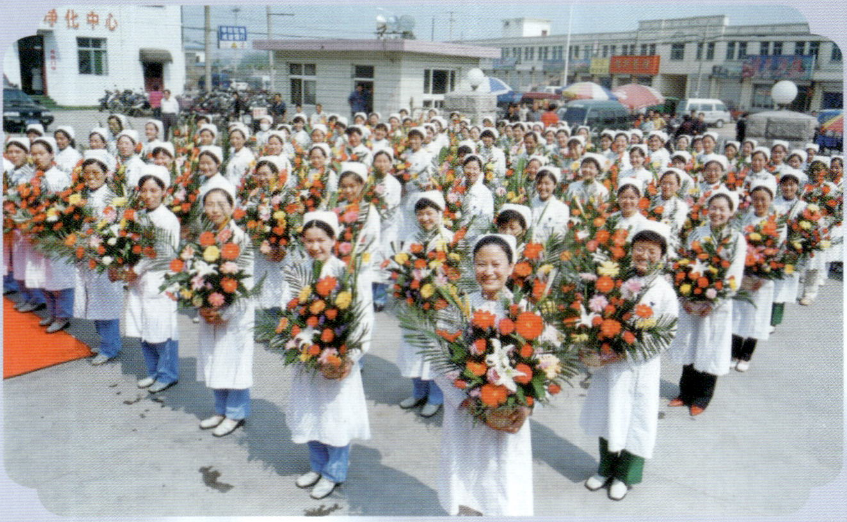

美丽整齐的护士方队

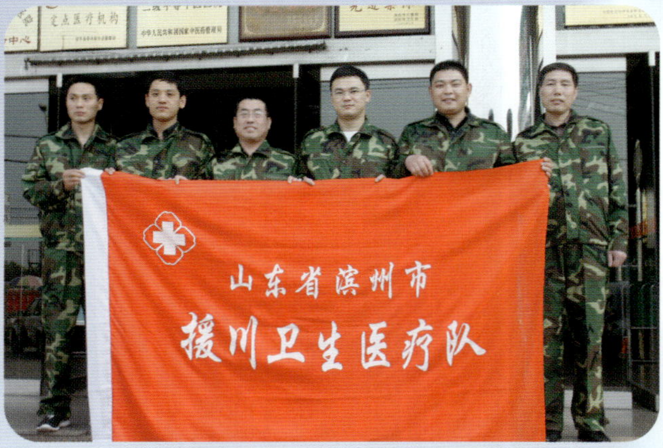

中医院组成的滨州第十四批援川医疗队

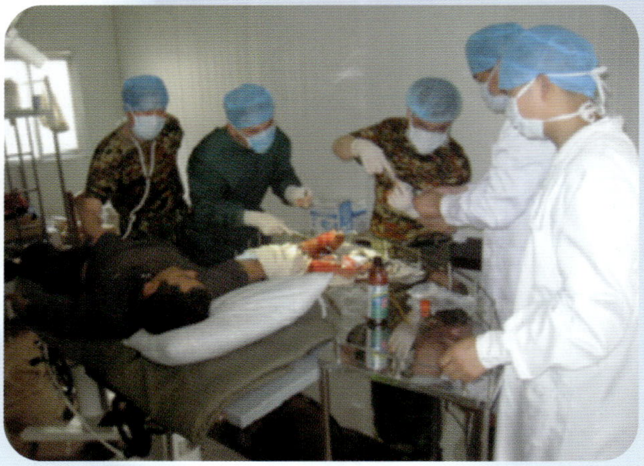

援川医疗队在救治负伤的灾区群众

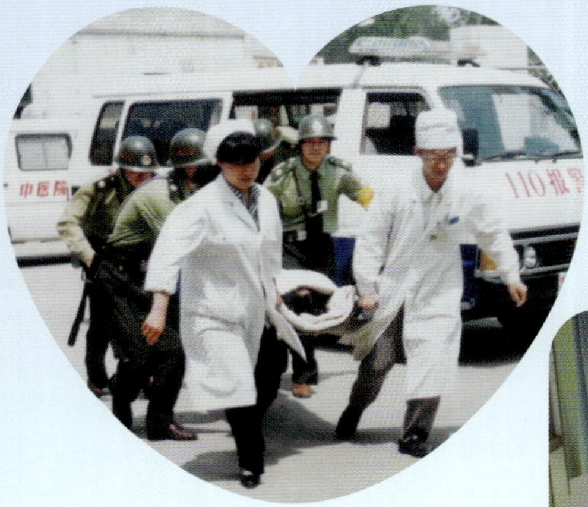

时间就是生命

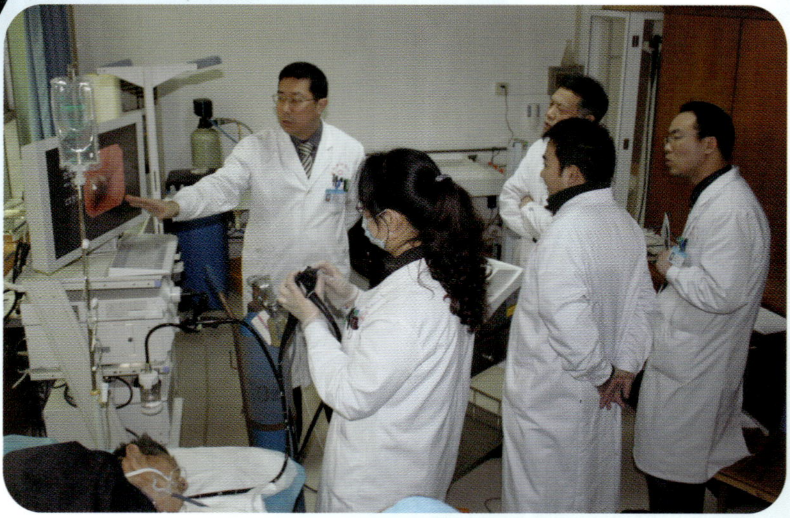

精心研究病情

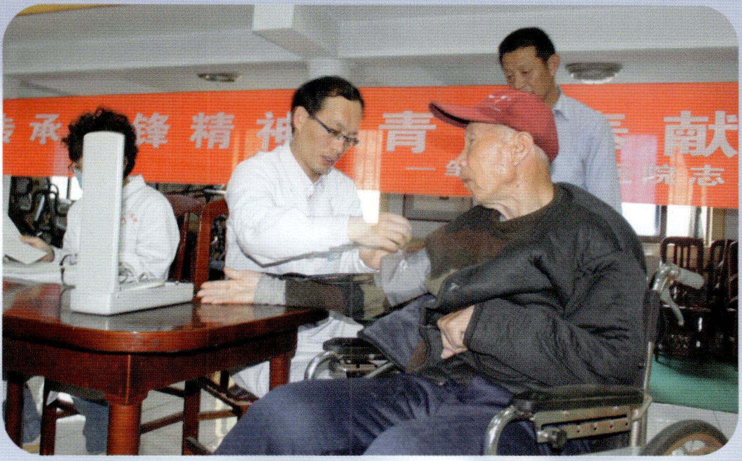

传承雷锋精神 志愿奉献青春

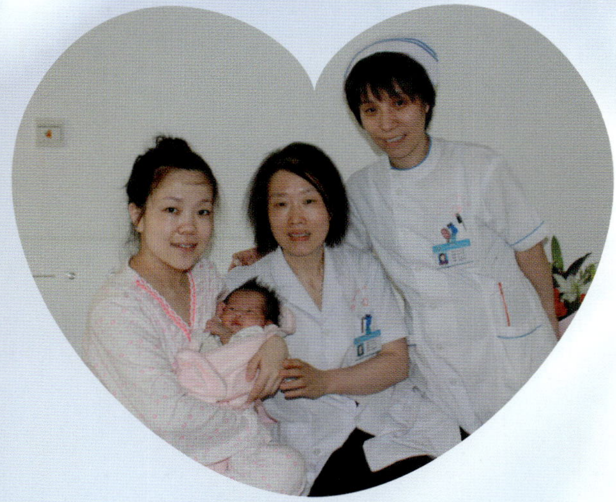

温馨和谐的医患关系

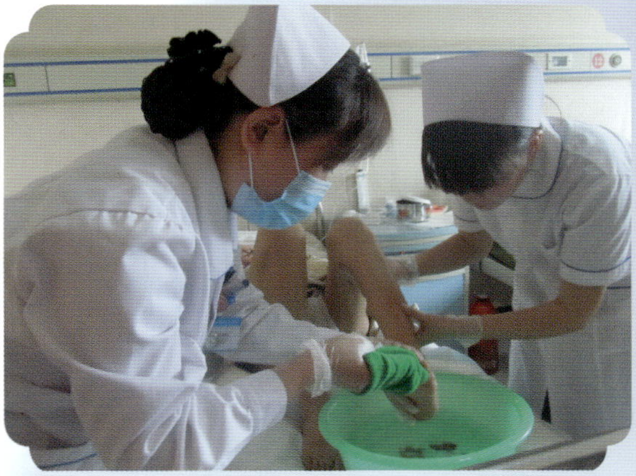

对待病人像亲人般温暖

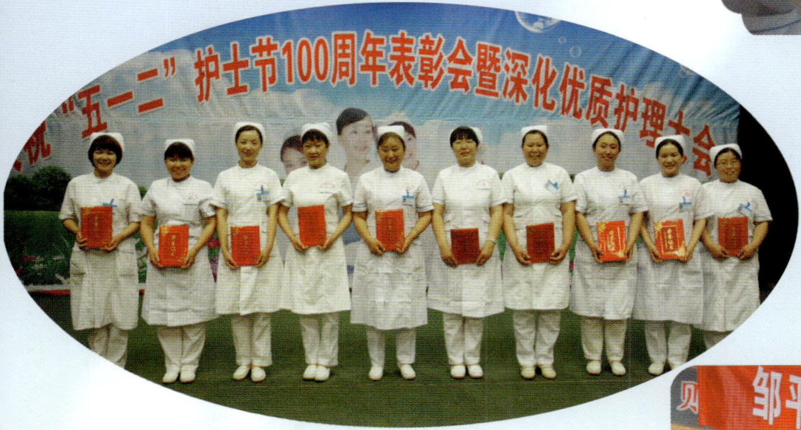

白衣天使的荣誉

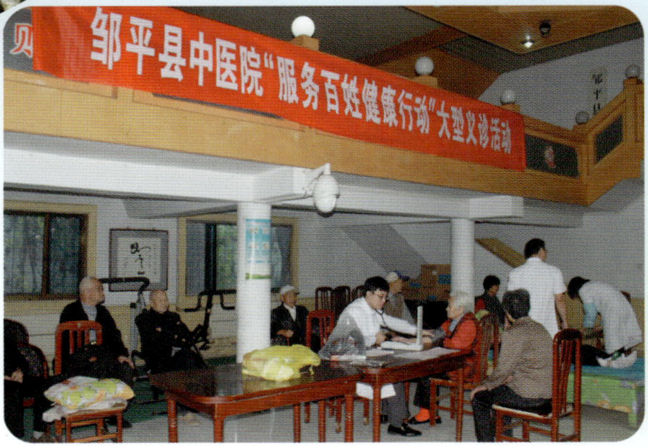

“服务百姓健康行动”义诊

队伍风采

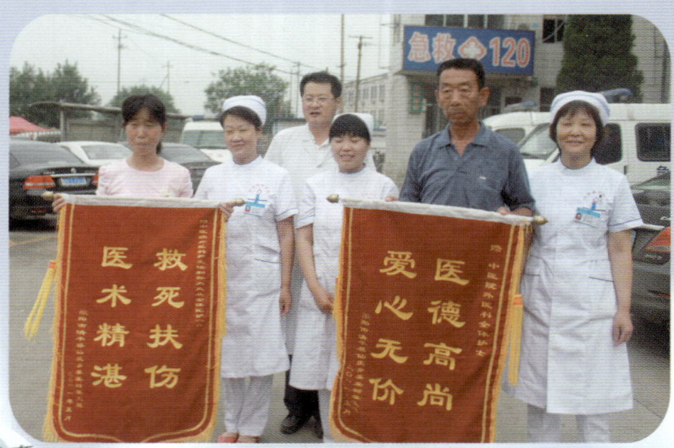

真诚的谢意

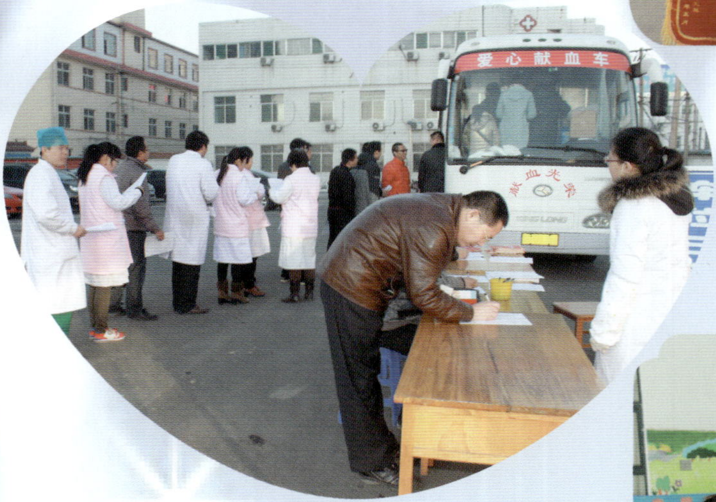

无声的行动

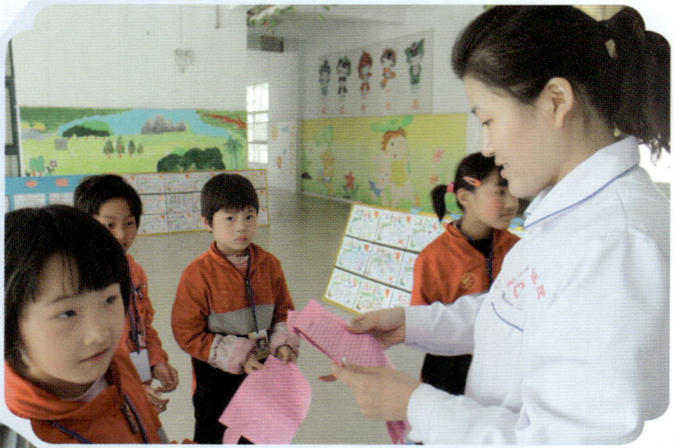

对祖国花朵的责任

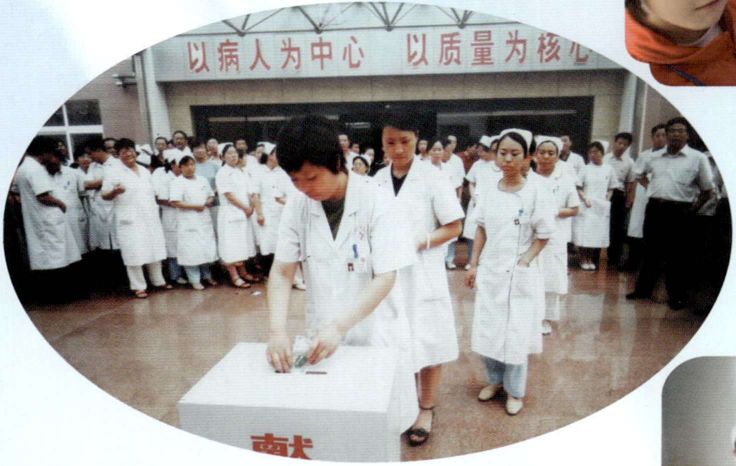

白衣天使的爱心

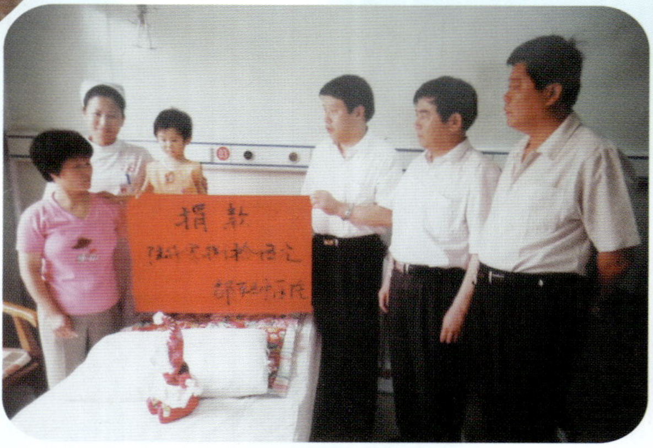

浓浓的深情

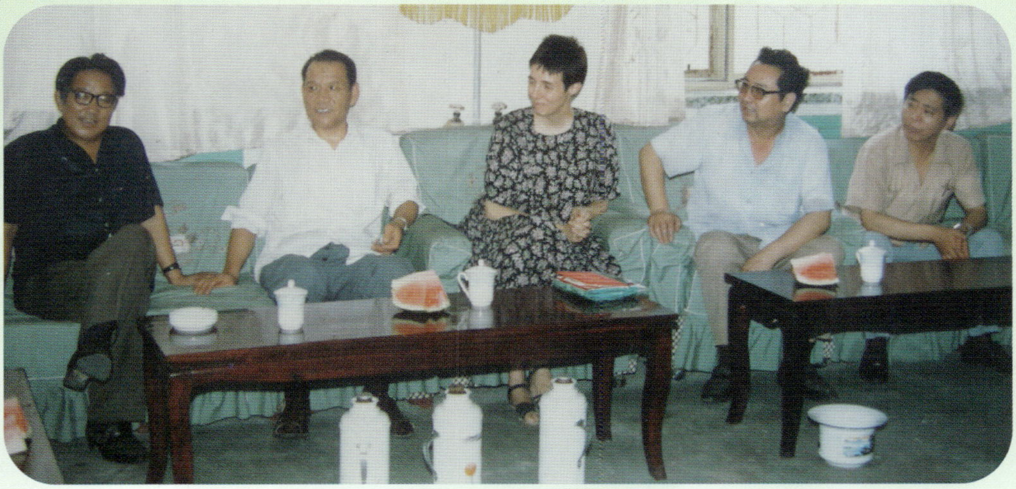

美国北卡罗来纳大学博士冯珠娣（中）到中医院考察，受到卫生局长王成先（右二）院长李明忠（左二）的热情接待

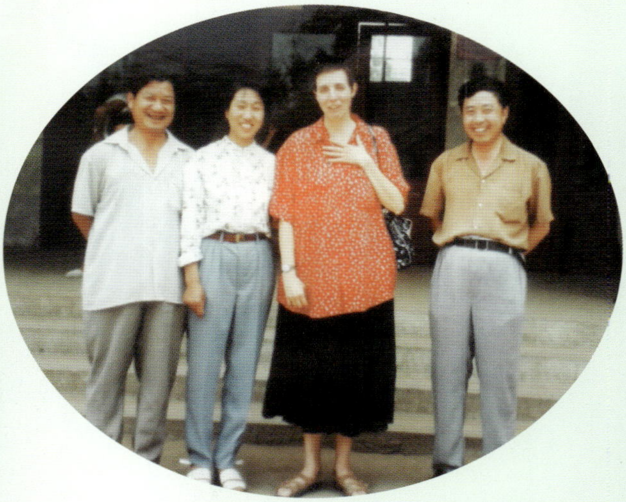

美国北卡罗来纳大学博士冯珠娣到中医院考察，与时任院领导孟昭慈（右一）、张素红（左二）合影

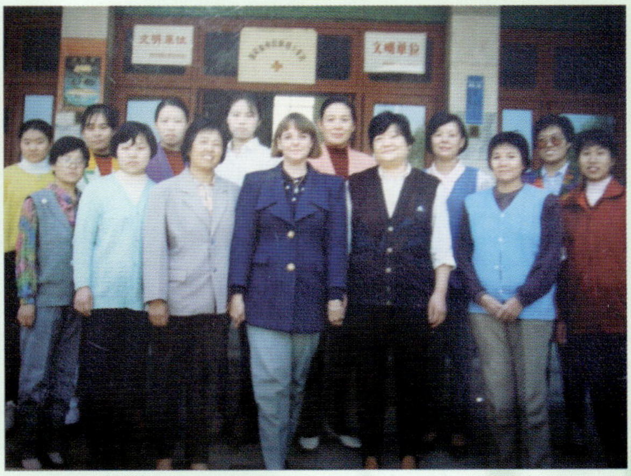

美国学者付静与医院妇产科全体医护人员合影

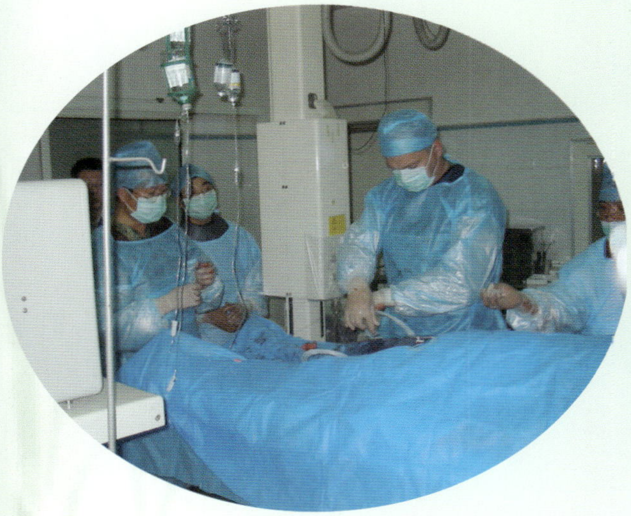

英国约翰卡尔教授来院做心脏支架手术

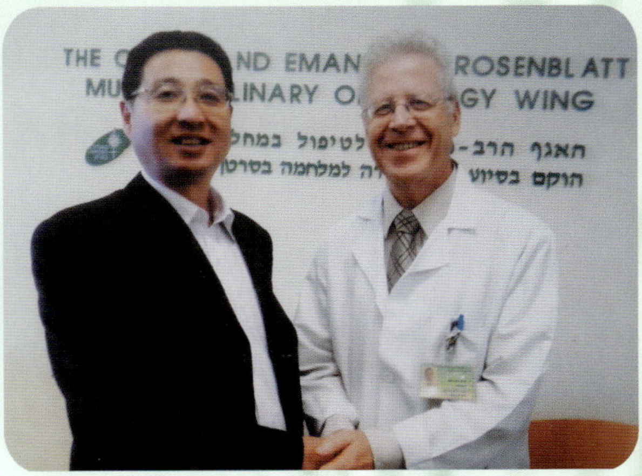

中医院副院长孙振杰等到以色列舍巴医疗中心进行学术交流，受到肿瘤科主任Raphael Catane Mo地热烈欢迎

文化活动

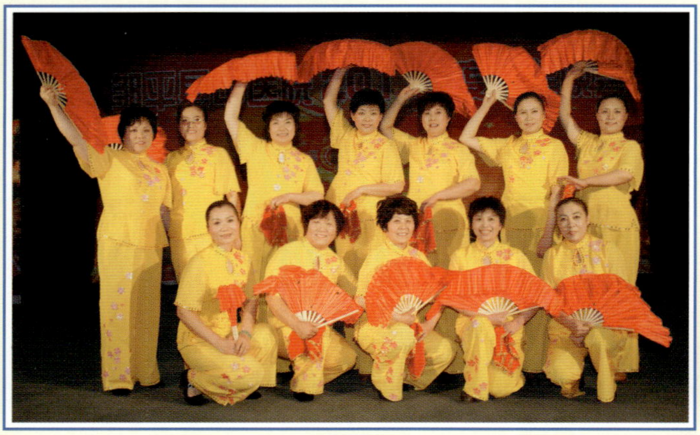

花样年华

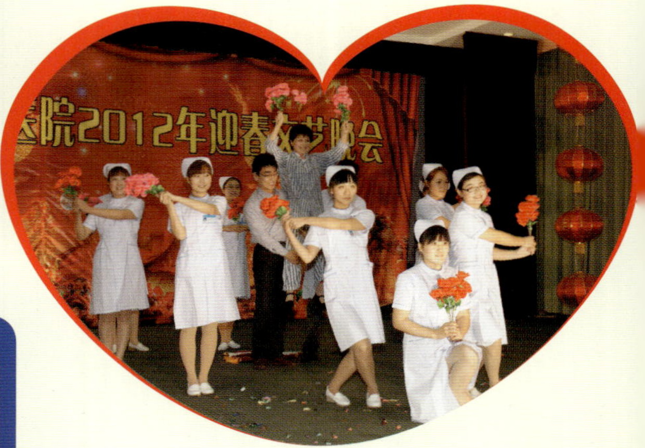

爱的奉献

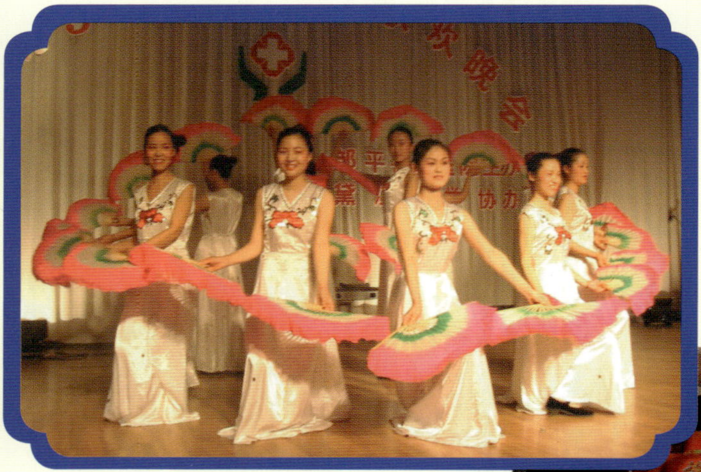

翩翩起舞

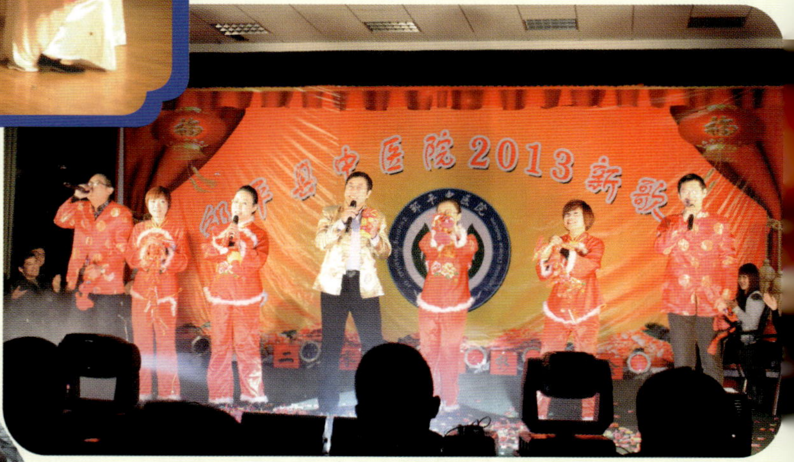

引吭高歌

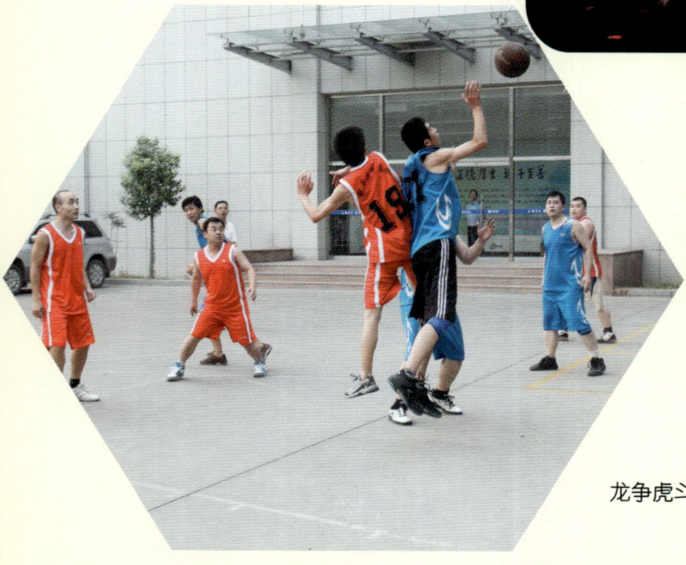

龙争虎斗

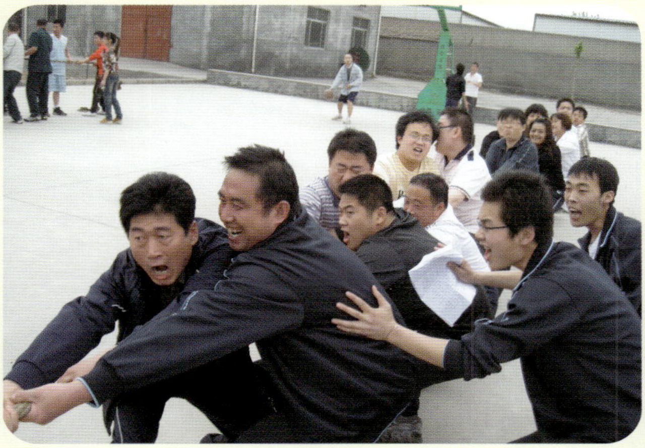

势均力敌

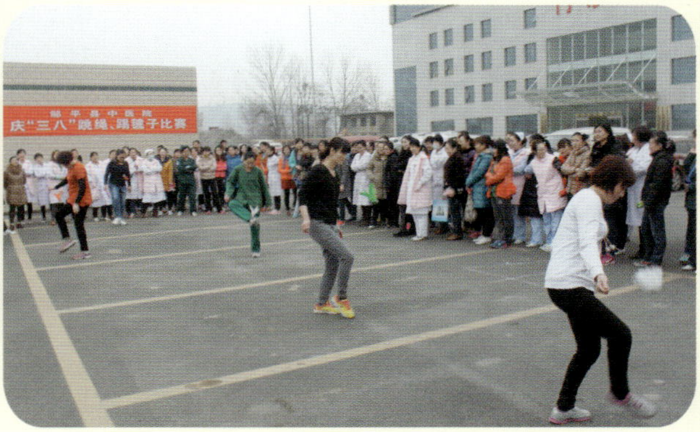

毽飞人舞

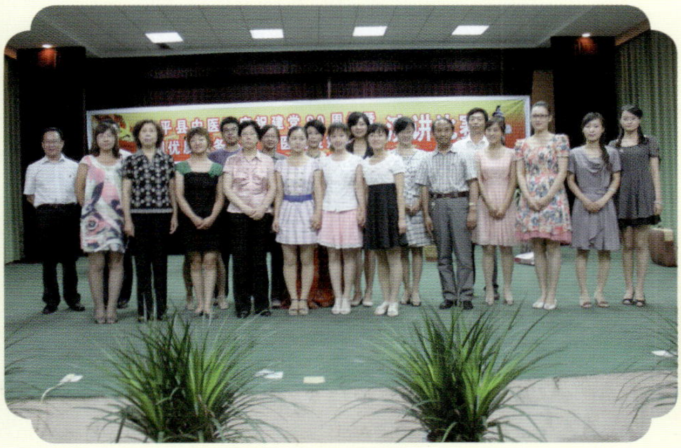

演讲比赛合影

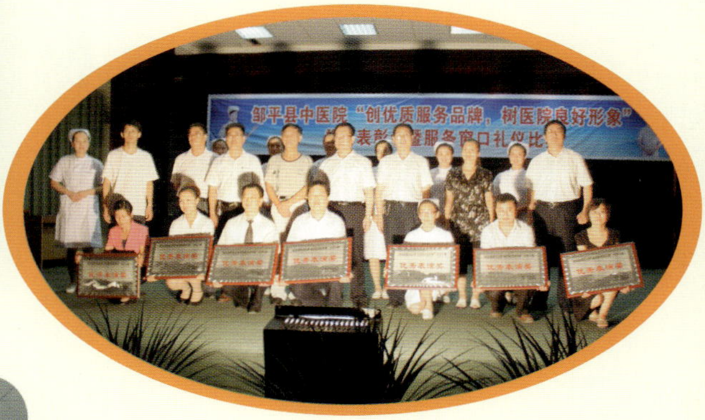

服务礼仪比赛

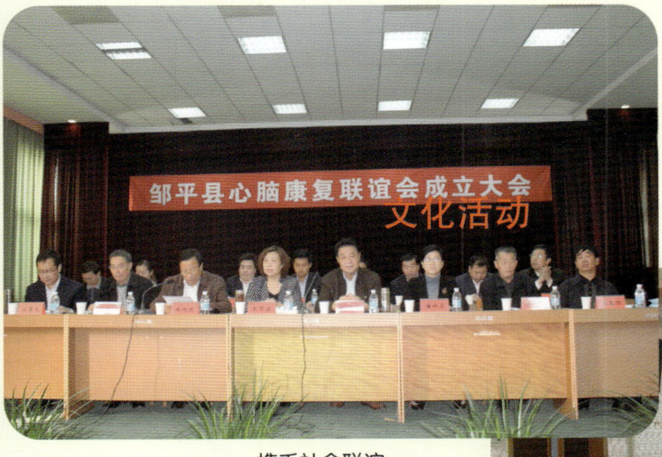

携手社会联谊

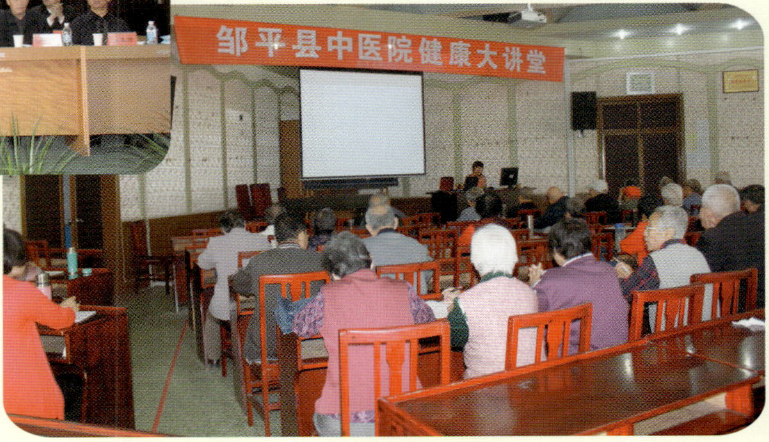

传播健康福音

庆典活动

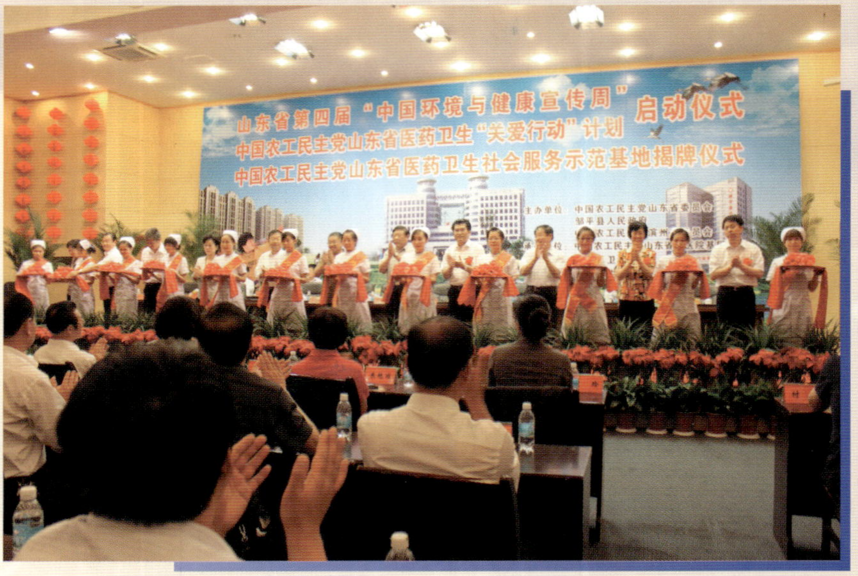

2011年5月28日，由县中医院协办的“山东省第四届中国环境与健康宣传周”暨中国农工民主党省医药卫生“关爱行动”计划启动仪式在邹平黛溪山庄举行

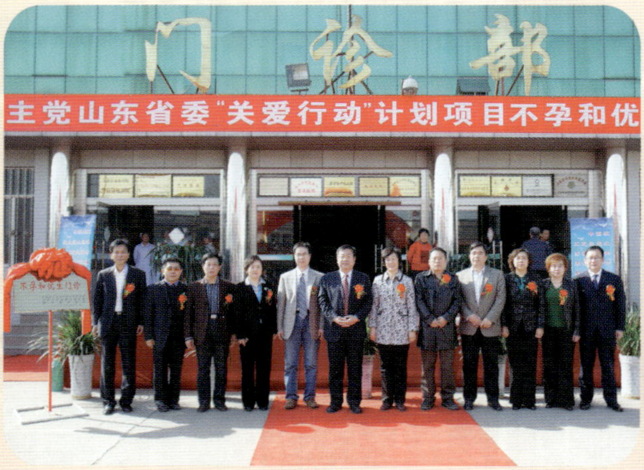

2012年4月5日，中国农工民主党山东省医疗卫生“关爱行动”计划项目、邹平县中医院不孕和优生门诊揭牌仪式在县中医院隆重举行

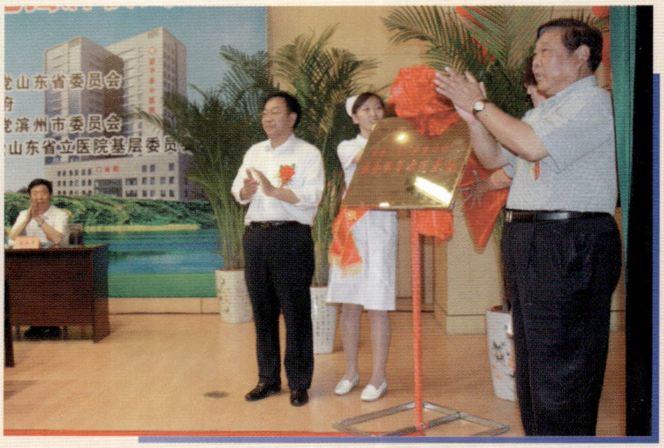

2011年5月28日，农工民主党山东省副主委吕善勇（左）与滨州市政协主席燕钦国为中医院成为农工党山东社会服务示范基地揭牌

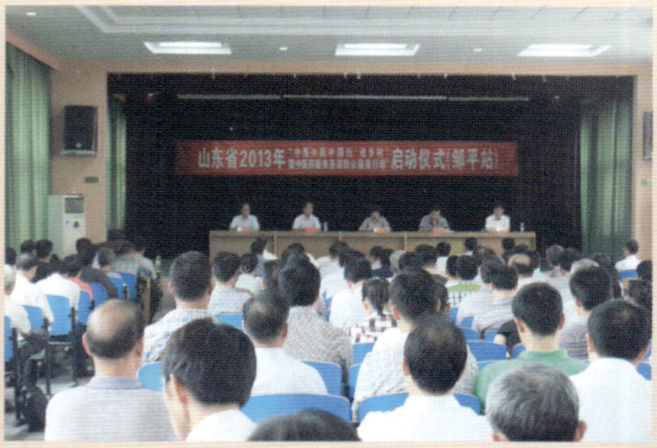

2013年9月8日，山东省“中医中药中国行”邹平站活动启动仪式在县中医院举行。

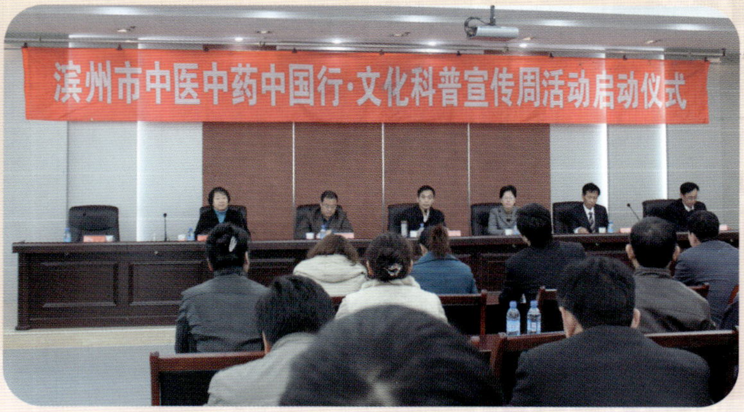

2010年11月10日，滨州市中医中药中国行·文化科普宣传周活动启动仪式暨中西医治疗肿瘤新进展学术研讨会在县中医院举行。

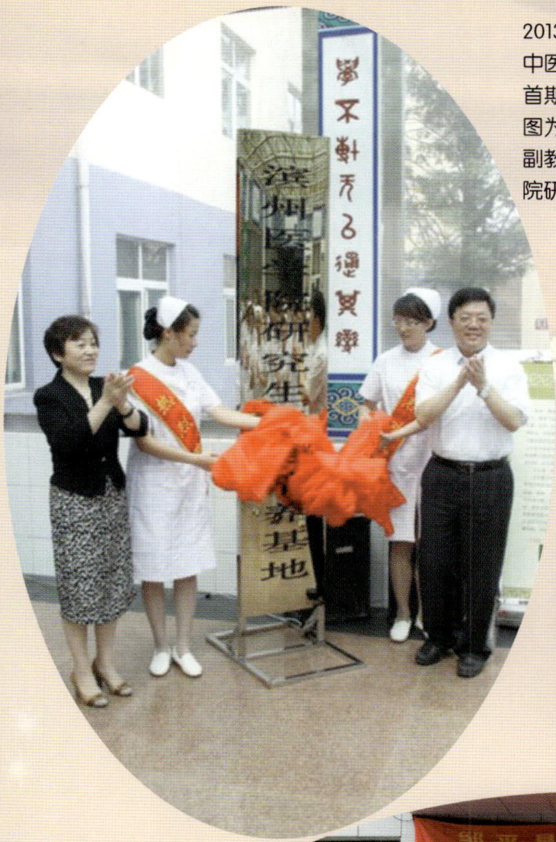

2013年6月6日，滨州医学院、邹平县中医院研究生联合培养基地揭牌仪式暨首期学员开学典礼在县中医院举行。图为副县长尹艳玲（左）与滨州医学院副教授吕长俊（右）共同为“滨州医学院研究生联合培养基地”揭牌

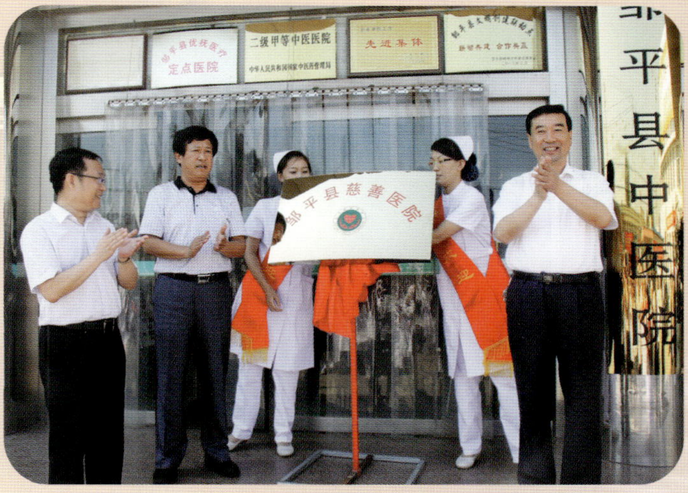

2012年8月22日，副县长刘峰（左）与县民政局局长滕志刚（右）为中医院荣获慈善医院揭牌祝贺。

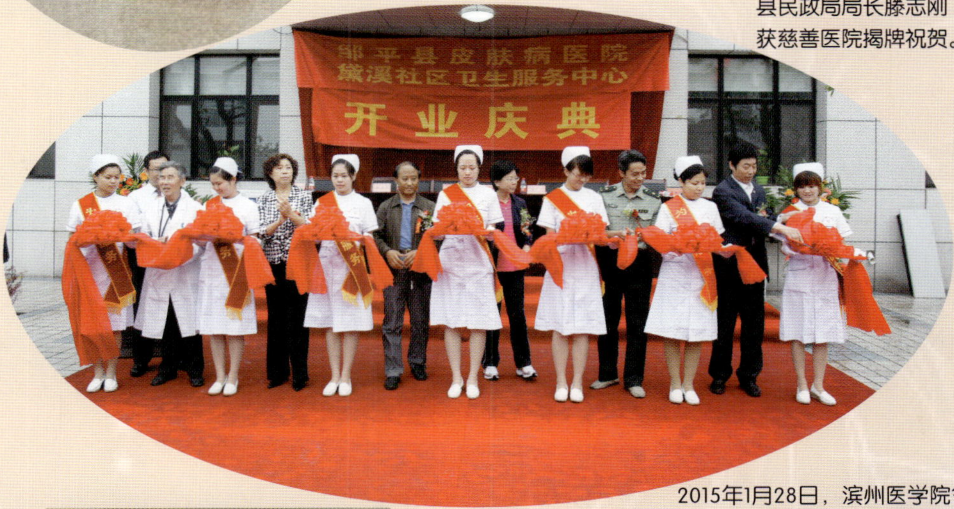

2015年1月28日，滨州医学院领导与中医院院长宋晨光（右）为肿瘤科荣获国家中医药重点学科“肿瘤介入治疗研究室”揭牌

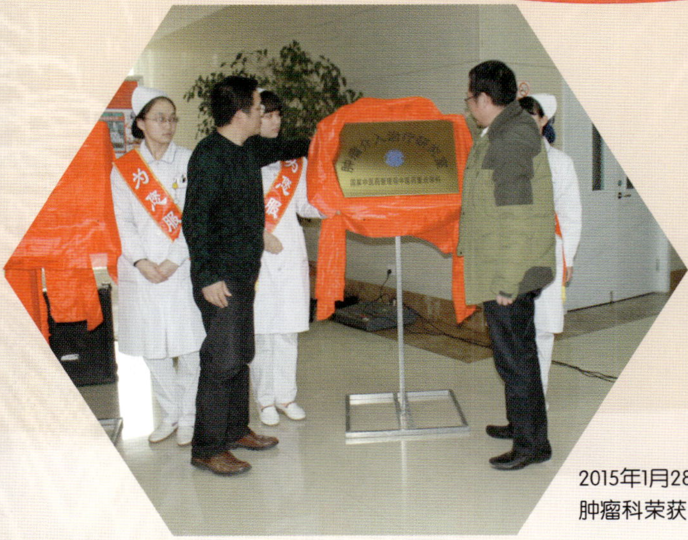

2015年1月28日，滨州医学院领导与中医院院长宋晨光（右）为肿瘤科荣获国家中医药重点学科“肿瘤介入治疗研究室”揭牌

医院荣誉

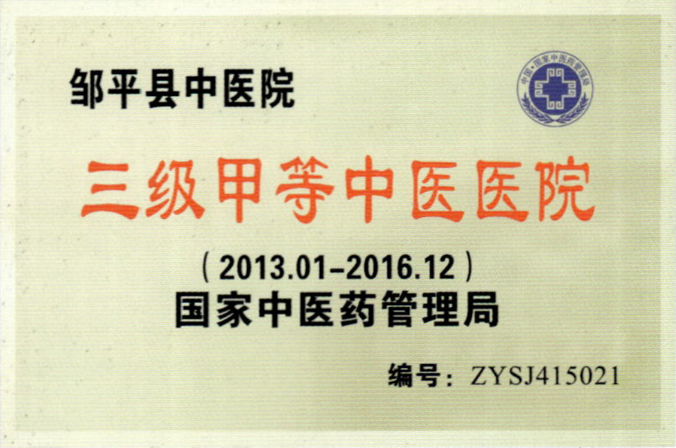
邹平县中医院
三级甲等中医医院
（2013.01-2016.12）
国家中医药管理局
编号：ZYSJ415021

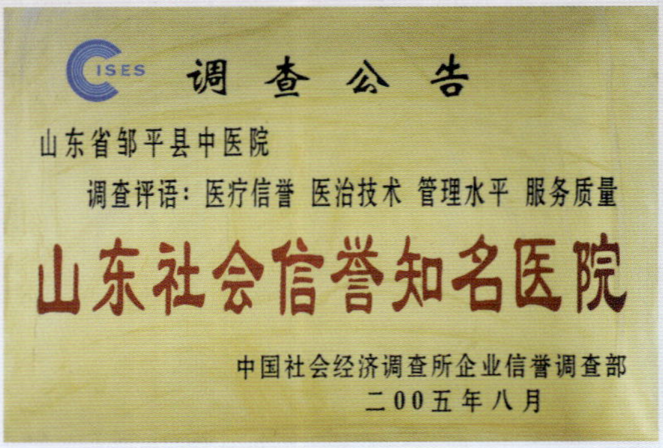
ISES
调查公告
山东省邹平县中医院
调查评语：医疗信誉 医治技术 管理水平 服务质量
山东社会信誉知名医院
中国社会经济调查所企业信誉调查部
二00五年八月

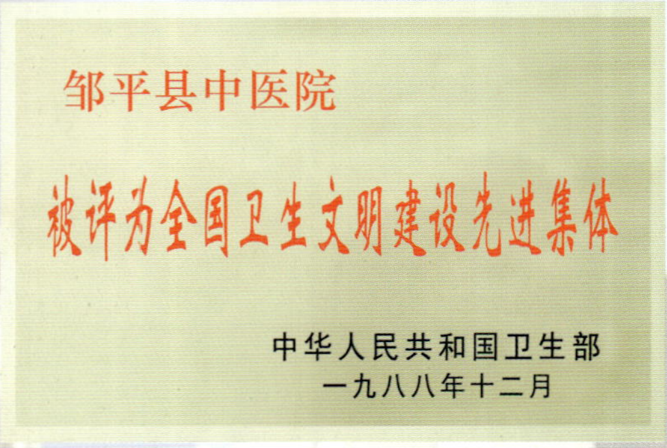
邹平县中医院
被评为全国卫生文明建设先进集体
中华人民共和国卫生部
一九八八年十二月

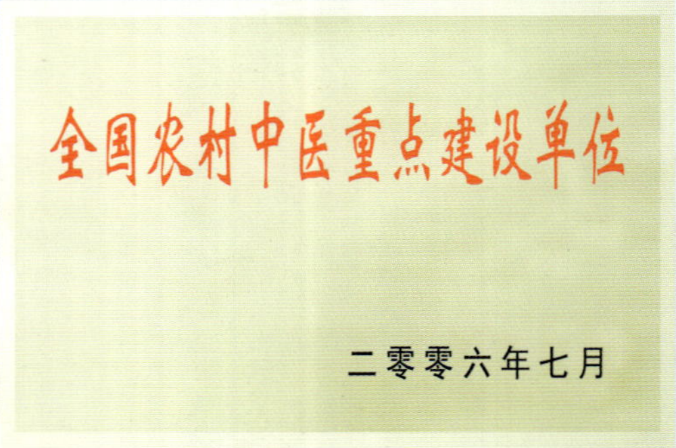
全国农村中医重点建设单位
二零零六年七月

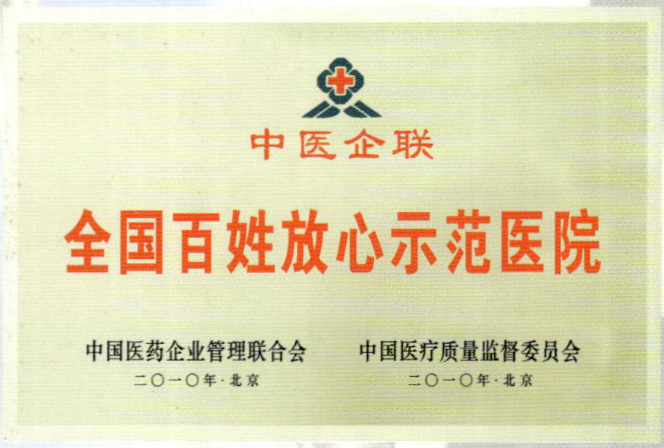
中医企联
全国百姓放心示范医院
中国医药企业管理联合会
二〇一〇年·北京
中国医疗质量监督委员会
二〇一〇年·北京

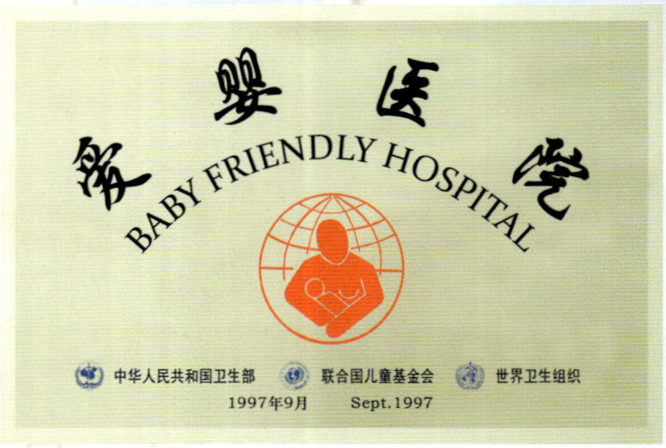
爱婴医院
BABY FRIENDLY HOSPITAL
中华人民共和国卫生部
联合国儿童基金会
世界卫生组织
1997年9月
Sept.1997

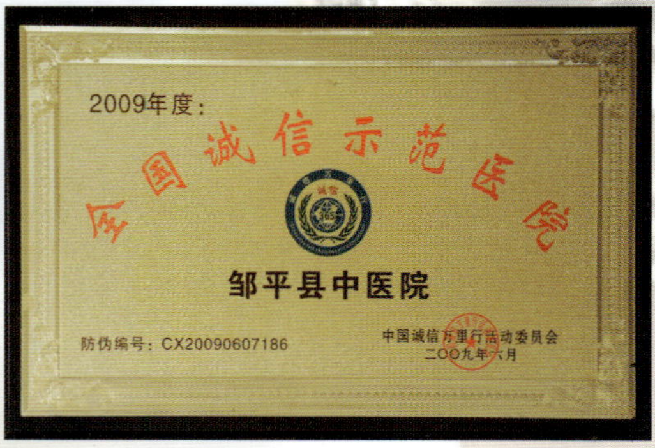
2009年度：
全国诚信示范医院
邹平县中医院
防伪编号：CX20090607186
中国诚信万里行活动委员会
二OO九年六月

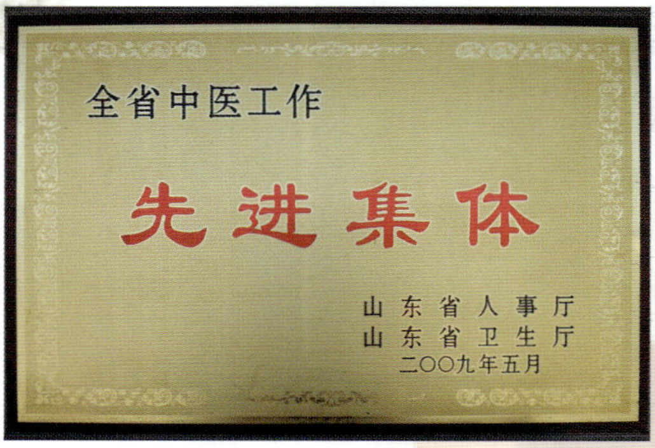
全省中医工作
先进集体
山东省人事厅
山东省卫生厅
二OO九年五月

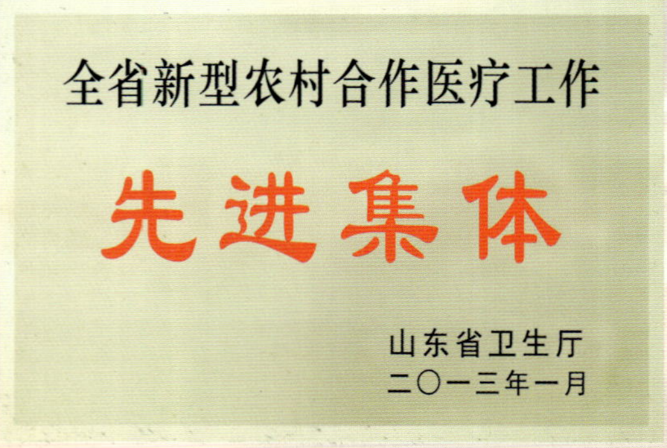
全省新型农村合作医疗工作
先进集体
山东省卫生厅
二〇一三年一月

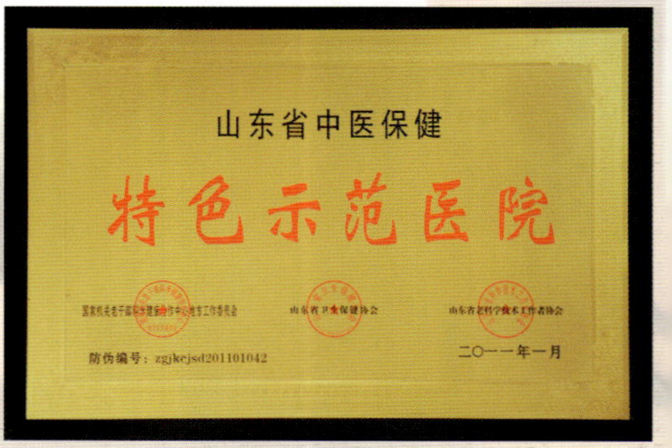
山东省中医保健
特色示范医院
山东省卫生保健协会
防伪编号：zgjkcjsd201101042
二〇一一年一月

医院荣誉

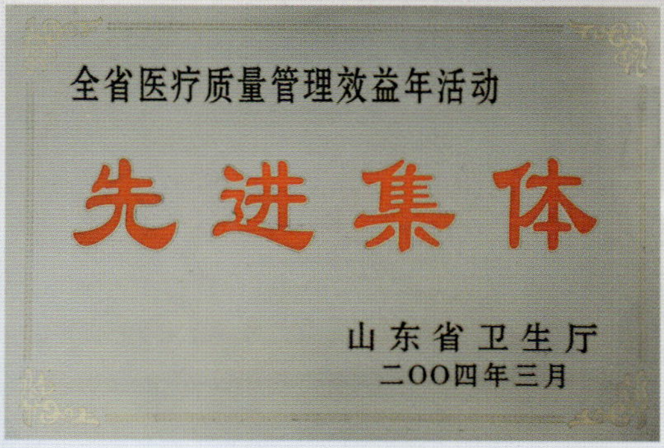
全省医疗质量管理效益年活动
先进集体
山东省卫生厅
二OO四年三月

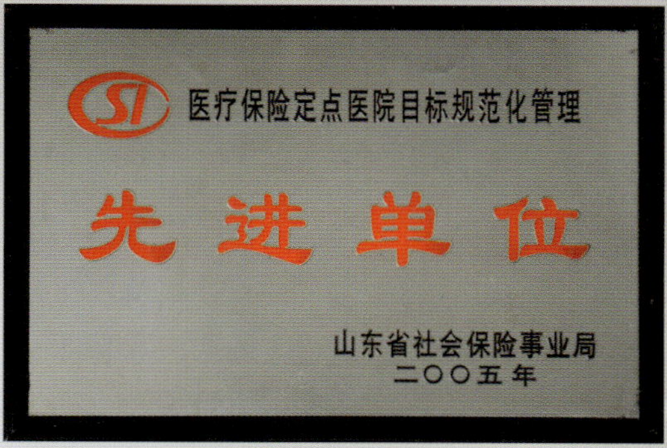
医疗保险定点医院目标规范化管理
先进单位
山东省社会保险事业局
二〇〇五年

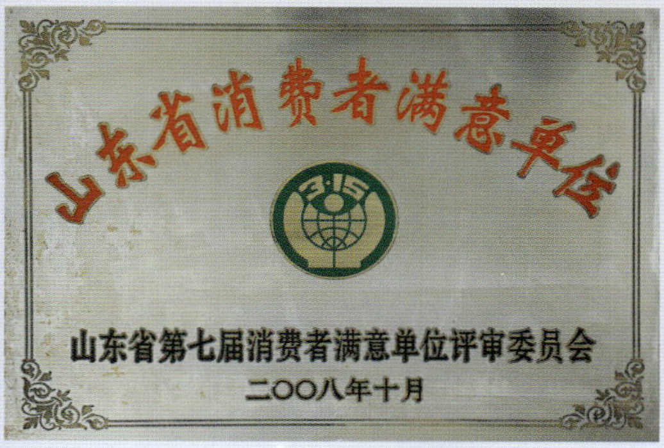
山东省消费者满意单位
山东省第七届消费者满意单位评审委员会
二OO八年十月

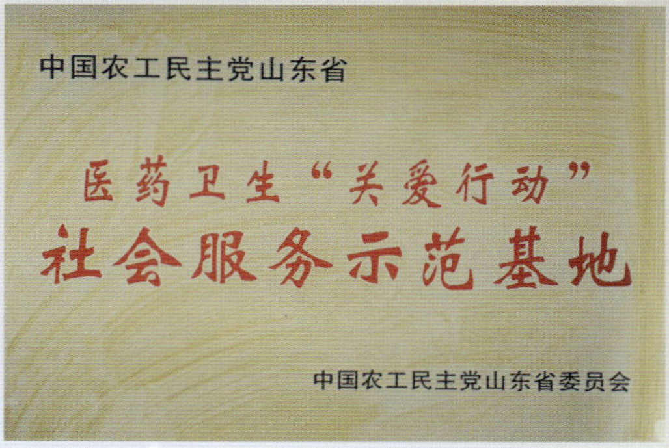
中国农工民主党山东省
医药卫生“关爱行动”
社会服务示范基地
中国农工民主党山东省委员会

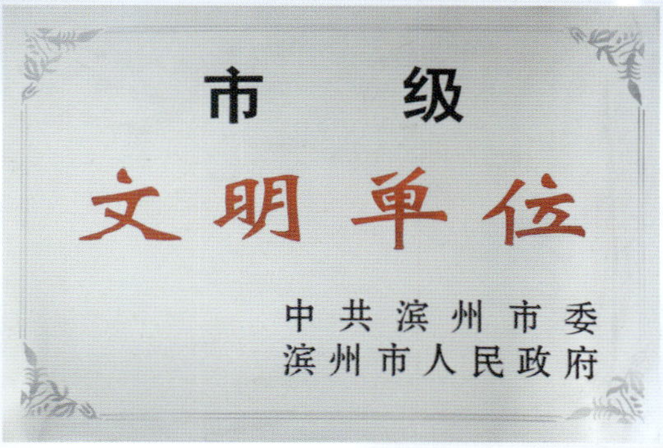
市级
文明单位
中共滨州市委
滨州市人民政府

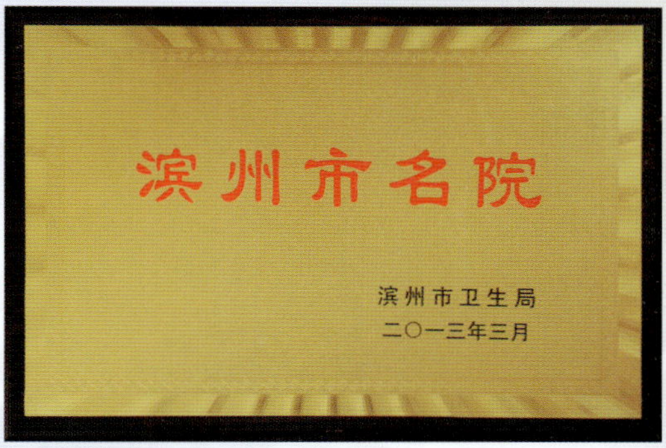
滨州市名院
滨州市卫生局
二〇一三年三月

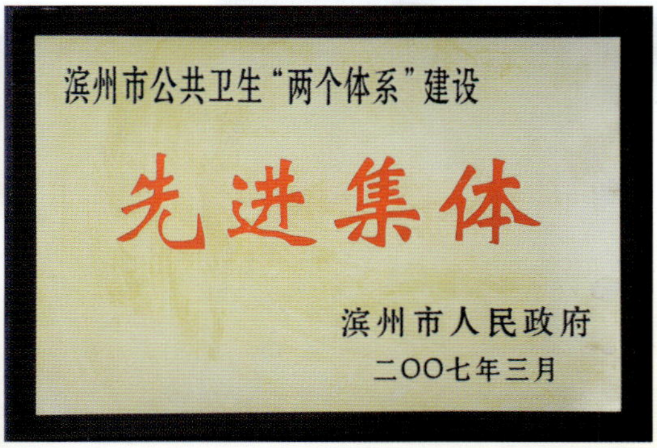
滨州市公共卫生“两个体系”建设
先进集体
滨州市人民政府
二OO七年三月

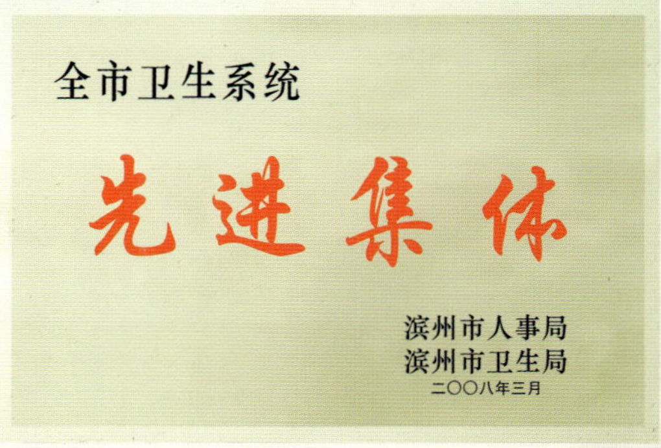
全市卫生系统
先进集体
滨州市人事局
滨州市卫生局
二OO八年三月

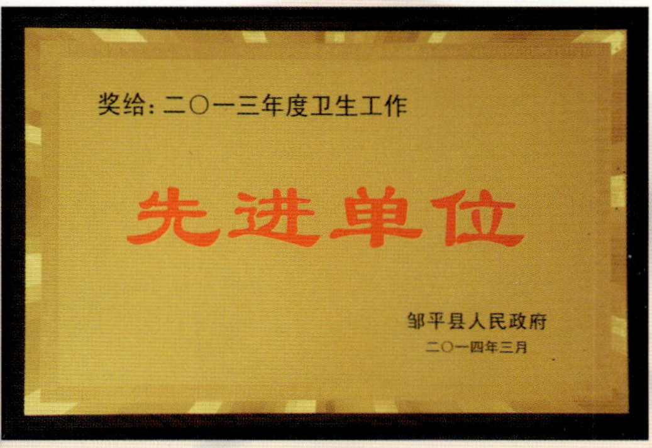
奖给：二〇一三年度卫生工作
先进单位
邹平县人民政府
二〇一四年三月

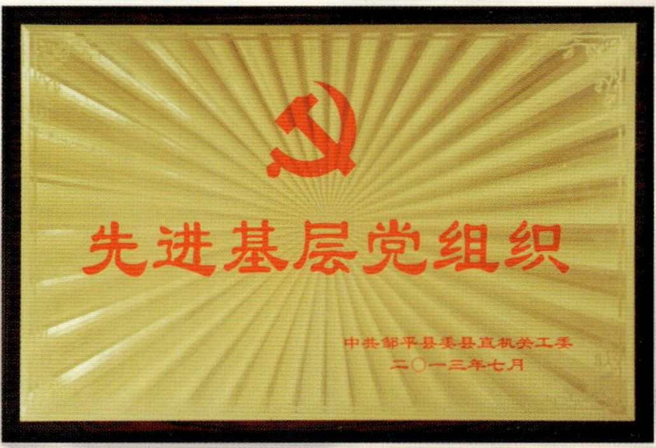
先进基层党组织
中共邹平县委县直机关工委
二〇一三年七月

院志编委、审委、编辑

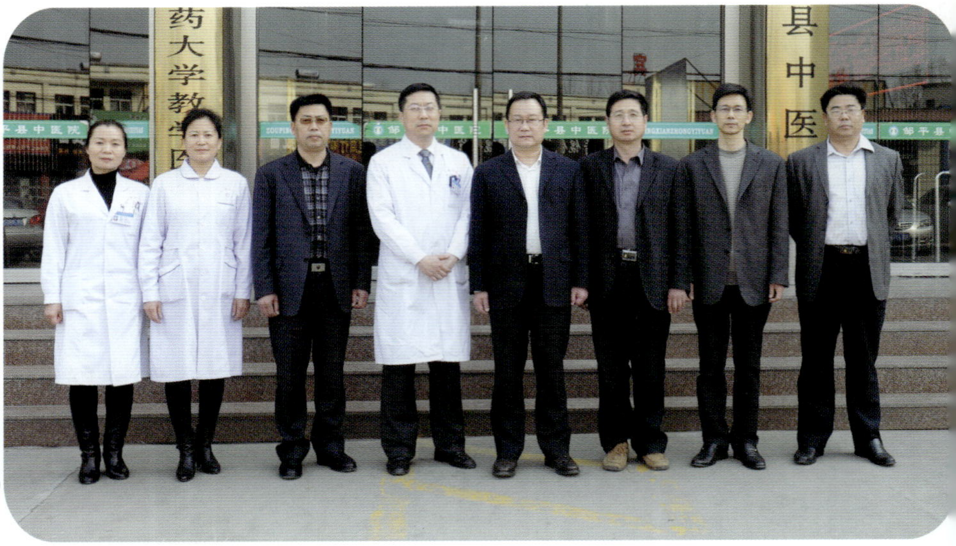

《邹平县中医院志》
编纂委员会合影
（左起：成素珍、贾玉东、
韩守峰、朱旭东、宋晨光、
孙振杰、时霄霄、张守鹏）

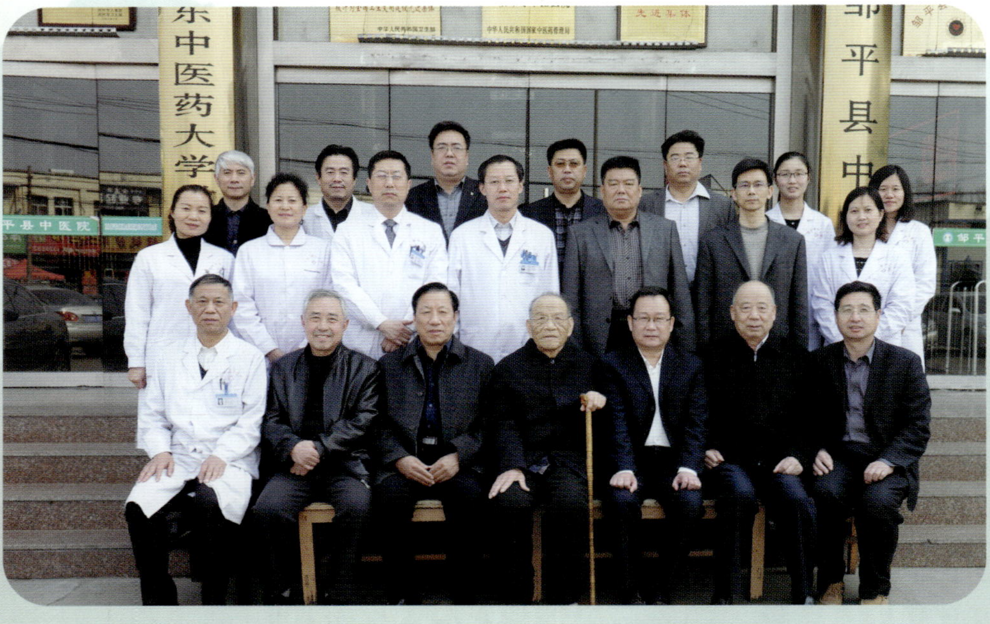

《邹平县中医院志》
审稿委员会成员合影

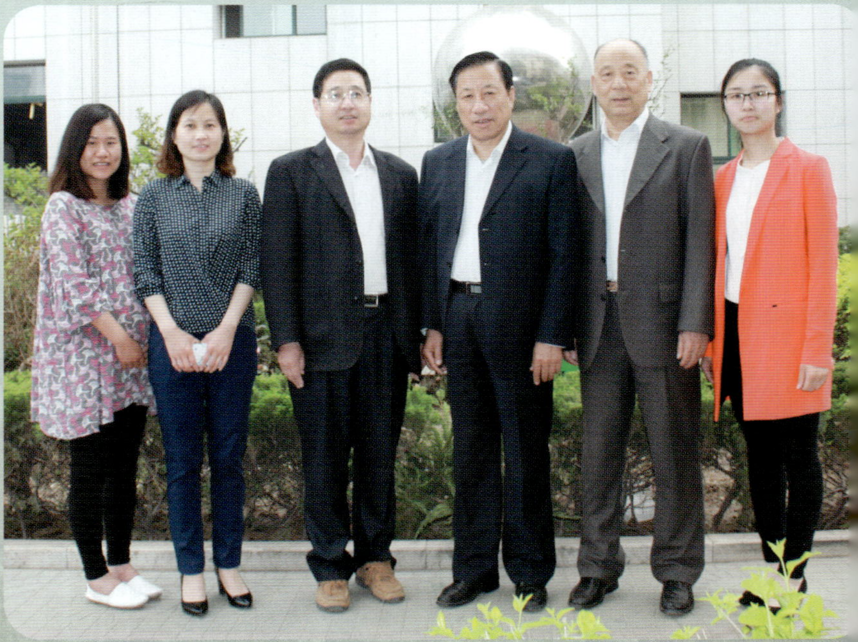

《邹平县中医院志》编辑办公室人员合影
（左起：张璇、杨淑燕、孙振杰、曲延庆、
李福林、刘圆圆）

前　言

编史修志是中华民族的优秀文化传统，是一项有益当代、惠及后世、功在千秋的文化事业。为庆祝邹平县中医院建院30周年、祝贺中医院荣登三级甲等中医医院之列，邹平县中医院编纂出版《邹平县中医院志》，鉴往知来，扬长补短，探求规律，促进县中医院的健康发展。这是一件非常有意义的事情，也是当代中医院人的历史责任。

三十年来，中医院走过了一条艰难曲折的道路。从一个名不见经传的公社卫生院，经过一步步发展，今天已经成为山东省内知名、享誉周边县市的现代化“三级甲等”中医医院。邹平县中医院现拥有57个科室和一个皮肤病医院，其中包括1个国家级特色专科、3个省级中医重点专科建设单位、2个市级名科、1个市级中医重点专科。拥有包括61名高级职称、312名中级职称、职工总数为834人的庞大的医疗医技护理队伍，拥有建筑面积5．7万平方米的门诊病房综合楼群和总值达到1．8亿元的医疗设备资产。经过三十年的拼搏进取，邹平县中医院获得了令人瞩目的辉煌成就，先后多次被评为全国卫生文明建设先进单位、全国农村中医工作先进单位、全国百姓放心示范医院、全国诚信示范医院、全国爱婴医院、山东省社会信誉知名医院、山东省中医工作先进集体、山东省中医保健示范医院、滨州市名院等173项县以上荣誉称号。透过荣誉的光环，折射出的是一代又一代的中医院人忠诚于党和人民的卫生事业，鞠躬尽瘁、无私奉献的思想和品质，折射出的是中医院人艰苦奋斗、勇于改革、奋斗不息、唯旗是夺的干劲和勇气，折射出的是中医院人以人为本、仁爱天下、救死扶伤、服务社会的精神和风貌。

三十年历程，弹指一挥间。回顾创业艰辛，不禁感慨万千。我们忘不了中医院历届领导班子敢想敢干，无私奉献，不断解放思想，更新观念，从本院实际出发，领导全院职工脚踏实地地进行了一系列卓有成效的改革，打下了一个个坚实的基础，有力地促进了中医院的发展。我们忘不了中医院的全体干部职工，始终坚持以民为本，把为病人服务作为工作中心，发扬救死扶伤的人道主义和精益求精的白求恩精神，医疗质量和服务管理不断提高，实现了便民、利民、惠民的全方位服务理念。我们更忘不了中共邹平县委、县人民政府和省、地、县三级卫生主管部门领导的关心爱护，没有他们的鼎力支持，中医院的发展是不会这样迅速而卓有成效的。历史将会永远记住他们。

修志的目的是为了“存史、资政、育人”。记载中医院30年艰苦创业的奋斗历程，总结中医院成长、发展过程中的宝贵经验，汲取教训，进一步优化改革发展步伐，扬长避短，增强医院的生机和活力，从而在新的起点上，实现中医院两个文明建设的新飞跃。编写中医院志，除去为我们提供了翔实的历史资料以外，对医疗业务部门来说，可以总结出有价值的有规律的东西，为以后的工作提供借鉴，避免走弯路或出现工作的失误。这重要的前车之鉴，是千金难买、无比珍贵的。志书也是一部育人之书。前人的奋斗是对后人的启迪和激励。如果没有30年中医院干部职工的艰苦奋斗，也不会有今天“三级甲等”的成绩辉煌。要让每一个中医院人牢记过去的历史，学习前辈的创业精神，牢记为人民服务的宗旨，发挥聪明才智，创造出更大的业绩。

历史只是记载过去，奋斗才会创造未来。三级甲等中医医院的创建，新门诊病房大楼的启用，为中医院的发展插上了两只有力的翅膀，也标志着邹平县中医院已经站在了一个新的历史起点上。面对着医院的升级，条件的优化，环境的改善，展现在面前的是一条前途光明、事业蒸蒸日上的健康发展之路。中医院人感到无上光荣，信心倍增，意气风发，斗志昂扬。我们相信，在邹平县委、县府和上级业务部门的正确领导下，中医院人一定会在院领导班子的带领下，放眼未来，不骄不躁，扎实工作，努力开创中医院工作的新局面，用实际行动做出更大的贡献，用浓墨重彩之笔，再谱更加精彩的华章。

院志编委会

2015年6月

凡　例

一、本志以马列主义、毛泽东思想、邓小平理论、“三个代表”思想及科学发展观为指导，坚持辩证唯物主义和历史唯物主义观点，全面客观、实事求是地记述中医院建院以来医疗事业的发展历史、发展过程和具体状况，力求做到思想性、科学性和资料性的有机统一。

二、本志上限原则上始于1983年3月建院时，下限止于2013年年底。因是县内第一部涉及中医药方面的志书，为保留邹平县中医药的发展历史，院史部分因事溯源，可不受上限约束，以追溯到事物之始。

三、本志采用“史志合一”的编辑方法。前面设立独立成篇的邹平县中医院发展史，后面以事业分类立志，开头辅以概述、大事记，最后是人物和附录。充分运用史、述、记、志、传、图、表、录等多种体裁形式，秉笔直书，不溢美，不隐恶。

四、本志正文按章、节、目、子目四级编排。除概述、大事记、中医院发展史、附录外，院志部分共分党群团组织、医疗机构设置、行政管理、临床疾病治疗（上、下）、医疗技术诊疗、中医药学继承与发展、社会医疗服务、医学科研学术活动、医务工作管理、护理工作管理、医院财物管理、医院后勤管理、医苑人物、荣誉，共15章99节。

五、本志采用公元纪年，一律用阿拉伯数字。涉及历史纪年的，在后面括号内加注公元纪年。记述年代数字用汉字，如“八十年代”，其他数字用阿拉伯数字。

六、本志人物选录范围分为5部分。具体标准为：①历届院级领导，包括正副院长、院长助理；②市、县人大代表、政协委员；③省级以上表彰的先进个人；④医学专家，指副高以上技术职称人员；⑤中级技术职称人员（列表）。

立传人物排列以出生年月先后为序。由于资料和篇幅所限，一些未能进入人物传记的，但在本院的发展过程中有过重大贡献，或有一定影响的人物，力求在各分志正文中，用以事系人的方式予以记述，或列表记载。

七、本志所用资料均采自各科室提供的志稿资料，院、局所存档案资料，还有一部分来自采访座谈资料和有关人员提供的资料，编纂中一般不再注明出处。个别有争议的内容，根据多人提供的资料对照，采用较为合理的一种。有的一时无法考证的，则采取宁缺毋滥原则，不再辑录。

八、本志以《山东省新编各级地方志书行文规定》为规范标准。

目　录

概　述

邹平县中医院位于邹平县城黄山二路西首路南，美丽的黛溪河畔。始建于1983年3月，在原城关中医院的基础上改建。医院占地16亩，有土坯房20余间，工作人员75人，其中卫生技术人员32人。医院没有分科室，门诊、病房挤在一起。工作环境差，设备简陋，技术力量不足。年门诊量4.5万人次，固定资产11.93万元，年业务总收入18.04万元。在党和政府及上级卫生行政部门的领导下，邹平县中医院不断深化医疗卫生改革，经过30年奋力拼搏，30年创新开拓，30年无私奉献，中医院从小到大，从弱到强，逐步发展成为一所集医疗、教学、科研、预防、急救、保健于一体，融科室专业化、设施现代化、环境园林化、服务优质化、管理规范化、质量一流化于一身的现代化综合性公立三级甲等中医医院。至2013年底，邹平县中医院共设有23个临床科室、16个医技科室和18个行政职能科室，另有邹平县中医院东院（皮肤病医院）、黛溪社区服务中心2个院外单位和4个院外门诊。全院共有在职职工834人，其中卫生技术人员671人。有固定资产2.26亿元，年门诊量18万余人次，出院病人1.5万余人次，年业务总收入1.8亿元。

邹平县中医院始终高举改革的大旗，坚持以改革促发展，为医院发展注入了勃勃生机和强劲的动力。历届院领导班子不断解放思想，更新观念，从本院实际出发，积极稳妥地进行了一系列卓有成效的改革，有力地促进了医疗卫生事业的发展。不断强化内部管理，增强约束机制，制定医院管理的各项规定，实行制度化、科学化、规范化管理。建立科学合理的分配制度，落实贡献与报酬相统一的分配机制，大大激发和调动了广大职工的工作积极性和责任感。加大人事制度改革力度，实行全员聘任制和目标管理责任制，解决了干部只能上不能下，终身制问题。使一批德才兼备的优秀人才、青年技术骨干走上了各级领导岗位，充分发挥了他们的能动性和创造性。

加强医疗质量和服务管理，是医院各项工作的核心内容和永恒主题。中医院始终把为病人服务作为工作中心，发扬救死扶伤的人道主义精神和精益求精的白求恩精神，为人民群众防病治病。随着时代发展和医院规模的逐步扩大，中医院不断建立和完善各项规章制度，增强服务意识，改善服务手段，拓宽服务领域，转变服务作风，提高服务水平。1997年，医院成功创建“二级甲等中医医院”，医院的服务水平和服务质量达到了一个新的水平。进入21世纪后，医院干部职工坚持“以病人为中心，以质量为核心”的服务宗旨，立足改革，以人为本，实施科技兴院，人才强院，以德治院的战略，提高医疗质量和服务水平，促进医院的健康快速发展。医院领导班子审时度势，求真务实，开拓创新。坚持以创建百姓放心满意医院为目标，不断更新观念，在医疗服务模式上有新进展，坚持科学发展观，在医学科技创新上有新突破。切实为群众提供安全、有效、方便、价廉的基本医疗卫生服务，医院各项工作均创历史最高水平。

科技兴院人为本。一个医院人才队伍的数量和质量，决定着医院的医学技术水平和发展潜力。医院历届领导集体牢固树立以人为本、人才是第一资源的观念，把人才培养、人才引进作为工作的重中之重，形成了尊重知识，尊重人才，尊重科学的浓厚氛围。历届院长开拓眼界，深挖潜力，多方游说，招揽人才，为医院的发展奠定了坚实的人才基础。在全县率先实行卫生人事制度改革，通过答辩，竞争上岗，在全县招聘院长。实行全员聘任制，从而形成了一批年富力强、精通业务、善于管理的医疗管理队伍。采取聘用、引进、录用等多种方式，先后录用硕士研究生15人，本科毕业生118人，大专毕业生283人，中专生160人。通过争创重点中医特色专科，争创市县名医、学科带头人等激励政策，大大提高了中医院的医疗技术实力。中医院采取“派出去，请进来”“岗位练兵”“继续教育”“鼓励自学成才”等多种形式，加快人才培养，建设了一支素质高、技术硬、能力强的医疗队伍，为医院的持续快速发展奠定了人才基础。至2013年，全院共拥有山东省名中医专家1人，滨州市级名医3人。所有在职医护药技人员中，具有高级职称的36人，中级职称的194人。

科技进步是医院发展的有力支撑。中医院始终坚持科技兴院的指导思想，制定和落实优惠政策，加大科技投入，不断购置新设备。从1989年至2013年，中医院先后引进各种医疗器械276台套，总价值4947.7万元，设备拥有量和技术水准均居省内同级中医院前列。先进的设备极大地提高了临床诊断和治疗水平，提高了中医院的知名度和吸引力。同时，中医院积极引进新技术，开展新项目，推广新成果。全院有90多项科研项目获得县级以上政府和科技部门的奖励，有52个项目获得国家发明专利。先后开展的断肢（指）再植、肿瘤术中放疗、肿瘤介入治疗、乳腺癌改良根治加背阔肌皮瓣乳房再造等重大手术和干细胞种植治疗肝硬化、脑出血后遗症、香佛和胃舒颗粒治疗胃脘痛等临床研究，均达到省内同级医院先进水平，有些项目还填补了本市、县的空白。专业技术人员先后在省、市以上杂志发表学术论文600多篇，出版医学专著30多部。医院被确定为“全省重点中医院建设单位”。肿瘤科、脑病科、脾胃病科先后被确定为全省重点中医特色专科。2013

年，县中医院成功创建为“三级甲等中医医院”。

精神文明建设是医院发展的原动力。历届医院领导班子高度重视精神文明建设，始终“坚持两手抓，两手都要硬”的工作方针，深入开展“五讲四美三热爱”活动。以开展保持共产党员先进性教育活动为契机，以提供优质服务为目标，组织全院职工深入开展“创建文明服务医院”活动，“转变作风，树立形象，争做表率”活动、“管理规范年活动”“算好清廉五笔帐、树立正确人生观”教育活动、“医疗质量管理效益年”活动等，精神文明建设扎扎实实，富有成效。医院先后被评为全国卫生文明建设先进集体、全国百姓放心示范医院、山东省精神文明先进单位、山东省社会信誉知名医院、山东省价格诚信单位、山东省卫生系统先进集体、山东省新型农村合作医疗工作先进集体、滨州市精神文明先进单位、滨州市质量信得过医院、滨州市医德医风示范医院、县级精神文明建设先进单位、先进基层党支部、社会治安综合治理先进单位等180余项荣誉称号。

建院三十年，弹指一挥间。回首过去，心情激动万分。中医院由一个公社卫生院、镇级中医院发展成为今天科室齐全、队伍强壮、技术力量雄厚、医疗设备先进、环境优美的现代化中医医院，令人感慨、自豪。县中医院的发展变化，凝聚了县中医院人的心血和汗水，是广大干部职工艰苦奋斗、不懈努力的结果。展望未来，心潮澎湃。随着医院新门诊病房大楼的启用和先进医疗设备的增加，县中医院站在新的发展平台上，面临着新的发展机遇，前景更加广阔。中医院全体干部职工决心在各级党委、政府领导下，坚持以邓小平理论、“三个代表”重要思想和科学发展观为指导，以更加饱满的热情，更加高昂的斗志，携手并肩，奋力拼搏，努力开辟更加美好的未来，创造更加辉煌的业绩，为实现伟大复兴的“中国梦”而做出更大的贡献。

大事记

1983 年

3 月 30 日 县人民政府邹政发［1983］26 号文件通知，将城关中医院收归县直接领导，改名为“邹平县中医院”，集体性质不变。中医院设社会卫生科，承担城关镇的社会卫生和计划生育手术任务。此为县中医院建院之始。

4 月 县中医院临床科室开设有中医门诊、骨伤科、妇产科、针灸科、五官科，医技科室有心电图室、检验室、透视室。

5 月 县委组织部公布，李明忠任县中医院院长。

是年 省财政拨款 11 万元，县投资 7 万元，共计 18 万元，建设县中医院三层门诊楼。门诊楼建筑面积 1269 平方米。翌年 4 月建成，投入使用。

1984 年

2 月 26 日 邹平县中医院院长李明忠参加在济南灵岩寺召开的山东省中医医院检查标准起草会。全省参加会议的共 13 人。

8 月 22 日 县人民政府任命刘从俭为县中医院副院长。

是年 县中医院临床科室增设了内科、急诊室、治疗室，医技科室增加了放射科、检验科、药剂科。

是年 县中医院购进 200mAX 光机 1 台。

是年 县中医院获惠民地区妇幼保健先进单位称号。

1985 年

4 月 县中医院新建二层医技楼，建筑面积 500 平方米。全院总建筑面积达 2700 平方米。

7 月 县中医院在黛溪一路北首设立中医院城里门诊，负责人为罗公德。

9 月 县中医院与省中医院挂钩，每星期六、星期日邀请省中医院两名老中医来邹平县中医院门诊坐诊，帮助解决疑难病症。此举被称为一项便民利民的好措施。

是年 县中医院设党支部、团支部、工会，完善医院领导班子的建设。行政机构有院部办公室、总务科、财务科、门诊部、预防保健科，临床科室有内科、骨伤科、妇产科、针灸科、五官科、急诊室，医技科室有药剂科、心电图室、放射科、检验科。

是年 县中医院规定：凡参加自学、函授等形式进修学习的，其学费由医院报销一半。大大调动激发了医务人员自学、函授学习的积极性。

1986 年

5 月 为方便群众就医，中医院在黄山二路段设立中医院东门诊。

12 月 23 日 中华全国中医药学会山东分会第二届学术交流会在济南召开，邹平县中医院李明忠院长参加。

是年 县中医院药剂科分设药房、药库、煎药室、炮制室、制剂室。

是年 县中医院院长李明忠参加的中华全国中医学会内科学会中风病学组研制的《中风病中医诊断及疗效评定标准》被卫生部评为重大科技成果乙级奖。

是年 县中医院被评为县级文明单位、地区级文明单位，院长李明忠被评为山东省卫生系统先进工作者、邹平县劳动模范。

是年 中医院妇产科主任赵秀芬被山东省人民政府评为计划生育先进工作者。

1987 年

3 月 县中医院投资 84.2 万元，建三层病房楼，建筑面积 1404 平方米。

6 月 美国依阿华州立大学人类学副教授黄树民来邹平就传统文化背景下的保健与医疗进行考察，期间，到县中医院进行了专访，副院长张志超向来宾介绍了医院有关情况。

10 月 县中医院设立眼科。

10 月 县中医院妇产科开展了“利凡诺羊膜腔内注射中期妊娠引产术”，填补了医院空白。

是年 县中医院开展阑尾切除、疝气修补术、腰椎间盘突出手术，颅骨肿瘤切除术，均获得成功。

是年 院长李明忠被评为全国卫生先进工作者。

是年 县中医院倡导每个职工采集中草药 10 斤以上，全年共采集中草药 38 个品种，1500 多斤，价值 2000 余元。

1988 年

3 月 18 日 经地区批准，县中医院改为全民所有制局级事业单位。

4 月 上海暴发甲肝流行，迅速波及山东。中医院迅速购进了大量大青叶、板蓝根、茵陈蒿等治疗甲肝的中药，根据专家验方，生产“甲肝一号”“甲肝二号”合剂 8000 余瓶，为全县的“防甲治甲”做出了重要贡献

7 月 县中医院妇产科开展了第一例剖宫产手术，获得成功。

是年 县中医院被省精神文明委员会评为省级文明单位。

是年 县中医院被国家卫生部命名

为全国卫生文明建设先进集体。

是年 李明忠被评为地区劳动模范。

1989 年

2 月 县中医院在滨州地区首次开展血流变学检测，进行中风预报。

3 月 县中医院设立医务科，具体负责医疗业务工作管理，主任为刘东升。

3 月 中医院设立护理部，贾玉东任总护士长。

5 月 中医师刘东升被县委组织部任命为县中医院副院长，分管业务工作。

7 月 县中医院副院长张志超调出，到县人民医院工作。

10 月 邹平县中医院通过山东省重点中医院达标验收。

12 月 县中医院被评为县级消灭脊髓灰质炎先进单位。

是年 中医院在黄山三路西首设中医院偏瘫门诊。

是年 县中医院投资 27 万元，新建病房楼一幢，建筑面积 1387 平方米。

1990 年

10 月 23 日 邹平县举行唯象中医学讲座，县中医院院长李明忠主讲。

11 月 国际周易与中医学术思想研讨会在山东泰安召开，邹平县中医院院长李明忠参加，并有论文发表。

是年 县中医院临床科室新增耳鼻喉口腔科，医技科室新增 B 超室、手术室、供应室、胃镜室。并设立黛溪三路“检察院门诊”。

1991 年

6 月 美国北卡罗莱纳大学教授冯珠娣先后 5 次到访县中医院，就妇女保健状况及县中医院医疗机构设置、中医在医疗中的作用，中医院的临床治疗、中医与家庭卫生保健等项目进行考察。与院长李明忠及部分医护人员进行了座谈，并到科室进行了考察。

9 月 24 日 县人民政府邹土字（91）第 34 号文件，批准县中医院建职工宿舍，征用邹平镇中兴村非耕地 2.17 亩。

是年 县中医院配合国家“白内障患者复明免费手术”的民生工程，下乡进村进行普查筛选，开展了白内障患者的复明手术 30 余例。

1992 年

2 月 县中医院党支部进行支部换届选举，选出了 7 人组成的新一届党支部。刘从俭任支部书记，曲秀贞任副书记，支部委员有李明忠、刘东升、张德修、张素红、刘恒兰。

3 月 县中医院内科主任张德修被县委组织部任命为县中医院副院长。

3月 县卫生局人事股股长曲秀贞调县中医院任副院长，分管行政工作。

4月 县卫生局党委办公室副主任张素红调县中医院任工会主席。

10月 县中医院新建职工宿舍楼2幢，面积2430平方米。

是年 县中医院眼科被确定为“省白内障复明定点单位”。

是年 院长李明忠撰写的“益心口服液治疗真心疼”获山东省卫生厅科研进步二等奖。

是年 县中医院被山东省精神文明建设委员会评为省级文明单位。

是年 县中医院投资50万元，建四层宿舍楼1栋，建筑面积1253平方米。

1993年

1月10日 胃镜室开展第一例纤维胃镜检查。

3月 县中医院设立皮肤科门诊，负责人魏峰。

10月 孟昭慈任县中医院院长，党支部书记。

12月 县中医院被评为“省级精神文明单位”。

是年 中医院质控科成立，

是年 县中医院李明忠荣获山东半岛中医药研究奖基金会第二届“齐鲁杏苑伯乐奖”。

1994年

5月 中医院建立统计病案室。

10月 山东省卫生厅副厅长、党组书记王天瑞在副县长李泽玲的陪同下，到中医院视察指导工作。

10月7日 美国匹斯堡大学人类学博士傅静到中医院就中国妇女孕期在家庭中的地位及社会关系进行考察。

11月 李明忠晋升为主任中医师，这是邹平县第一个主任中医师。

11月 县中医院朱洪云晋升为主任医师，这是邹平县第一批具有正高级职称的医师。

11月 县中医院投资129.6万元，建成四层职工宿舍一栋，建筑面积1620平方米。

是年 县中医院被山东省卫生厅确定为全省重点中医院建设单位。

1995年

1月 县中医院党支部举行换届选举，孟昭慈为支部书记，曲秀贞为副书记，张德修为宣传委员，刘东升为组织委员，张素红、刘恒兰为支部委员。

3月7日 山东省卫生厅、山东省人事厅鲁卫办［1995］10号文件公布，县中医院李明忠为“山东省老中医药专家学术经验继承工作指导老师”，李秀莲为“山东省老中医药专家学术经验继承人”。

4月　中医院购进手术显微镜，首次开展白内障囊外摘除术+人工晶体植入术。

7月　美国北卡罗纳大学人类学系副教授冯珠娣连续数日就中医与家庭卫生保健等课题到中医院考察访问，时任院长孟昭慈、副院长张素红陪同接待。

8月28日　县中医院进行卫生改革，采取竞争答辩的形式，在全县公开选拔聘用新院长。原任邹平县卫生学校校长宋淑平竞聘成功，为邹平县中医院新一届院长。

9月1日　县机构编制委员会以邹编复（1995）13号文件重新核定县中医院编制为160人。

9月　县中医院院务委员成员进行重新聘用，新院务委员会成员由院长宋淑平、副院长张德修、房玉忠、郝本礼、职代会主席贾玉东组成。

10月6日　县中医院新一届学术委员会成立。宋淑平任主任，张德修、郝本礼任副主任，成员有刘宜国、邢玉河、赵秀芬、时霄霄、李刚、张敦序、刘叶青。

10月　县中医院为搞好优质服务，采取挂牌门诊、增设专家门诊、增设院外门诊及代煎中药等便民措施，缓解患者看病难问题，受到广大患者和社会各界的好评。

10月　中医院老干部工作领导小组成立，房玉忠任组长，王洪志、颜士德、张敦序、贾玉东为成员。同时设立老干部活动中心，设有乒乓球室、棋类扑克室、图书阅览室，经常组织退休老干部开展各种活动。

11月15日　县中医院印制《礼貌用语》《服务忌语》《文明行医十要十不要》《医务人员职业道德基本要求》等材料，要求每位干部、职工认真学习，贯彻执行。

11月　孟昭慈晋升为副主任药师，为邹平县第一个副主任药师。

1996年

1月　中医院成立制剂科，独立核算，主任为张霄岳。

1月17日　县中医院院长办公会研究决定，张德修为副院长兼医务科主任，郝本礼为副院长兼外科主任，房玉忠为副院长兼财务科主任。

1月25日　县机构编制委员会邹编（1996）1号文件，决定撤销邹平镇防保站及其编制，业务转交县中医院。县中医院增加事业编制8人，所需人员由邹平镇防保站原在编人员调入。

1月　防保站由邹平镇府管辖再回归县中医院管理，医院成立防保站药品代购分发处，对邹平镇各乡医用药实行“药品代购分发”。

3月　在共青团邹平县委、邹平县人事局、邹平县青年联合会、邹平县广播电视中心、邹平报社联合开展的“邹平县百优十杰跨世纪青年人才”评选活动中，宋晨光当选为第三届“邹平县十大杰出青年”。

4月 县中医院开展了邹平县第一例肿瘤介入手术，获得成功。

10月 中医院顺利通过“二级甲等中医医院”达标验收。

是年 县中医院马修谭率先开展了拇指再造、吻合血管皮瓣移植断指再植等显微手术，开邹平县外科断指再植手术的先河。

1997年

2月 县中医院急救中心成立，开通急救电话“999”。

3月21日 县中医院与邹平镇中兴村达成征地协议，征用中兴村非耕地7.56亩，建职工宿舍楼。

5月 县中医院被地区卫生局评为“全区卫生系统优质服务竞赛先进单位”。

6月 县中医院投资96万元建成急救中心楼，建筑面积1200平方米。

11月 县中医院投资216.56万元，建五层宿舍楼一栋，建筑面积2707平方米。

11月 李明忠编写的“名医良方编诀”在首届国际民族医药科技研讨会及展览会上获得论著二等奖。

12月 县中医院被国家中医药管理局公布为二级甲等医院。

12月 县中医院被地区卫生局、药检所评为“药品质量信得过单位”。并被评为“市级文明单位”。

1998年

2月 县中医院被县社会治安综合治理委员会授予“一九九七年度社会治安综合治理先进单位”。

3月1日 县中医院表彰奖励1997年度“十佳医生、十佳护士、十佳爱岗敬业标兵”。

3月 中医院外科调整，骨外科与普外科分设，骨外科为外一科，普外科为外二科。

3月 聘请天津医学院附属医院胸外科主任柴树德为中医院名誉院长，分管外二科工作。

3月 县中医院引进德国西门子直线加速器、日产GRCT等大型肿瘤治疗设备，成立县中医院肿瘤防治中心。

4月 成立放疗科，隶属于肿瘤科，在邹平县率先开展了肿瘤的放射治疗技术。

6月 县中医院在天津医科大学第二附属医院主任医师柴树德指导下，首次开展了肺叶切除术、全肺切除术，获得成功。

8月 县中医院妇产科开展了第一例子宫脱垂的阴式手术治疗及新式子宫下段剖宫产术，获得成功。

8月 县中医院依托原黄山卫生院旧址，设立“中医院黄山分院”。

9月 县中医院在滨州地区卫生科技工作会议上作题为“注重科技投入，坚持科技兴院方略”经验介绍，受到参会者的高度评价。

是年　县中医院在门诊部设立导医台、咨询台、公用电话、开水供应处、由两名业务员轮流值班，为病人导医并随时解答病人提出的各种问题。

是年　县中医院投资2万多元购置汽车1部，到汽车站、范公像免费接送病人。接送病人车每半小时一趟，并在汽车站范公像附近设置了醒目的接站牌。

是年　县中医院与济青高速公路交警支队邹平大队联合开展送温暖活动，积极捐款捐物，救助失学儿童，送医送药上门，解决偏远地区看病难问题。

是年　县中医院投资50余万元，先后引进骨伤治疗仪、多参数监护仪、氩气电刀、腰、颈椎间盘切吸仪等10余件（台）仪器设备。

是年　县中医院被省卫生厅评定为“爱婴医院”“白内障定点医院”。

1999年

2月　县中医院被评为1998年度全区卫生系统“爱心质量年活动先进集体”。

3月　县中医院妇产科开展了第一例宫颈癌根治术。

3月　县中医院被县委、县政府评为一九九八年度双文明建设目标管理创优升位活动升级奖。

4月　县中医院被县委、县政府评为“科技兴邹先进单位”。

5月　县中医院组织举办庆祝“5.12”护士节文艺晚会。

6月　县中医院投资29.6万元，建成放射科二层楼，建筑面积370平方米。

8月31日　县中医院制定“全程优质服务”实施意见，在全院开展全程优质服务活动。

10月　县中医院设感染科。同时成立了以王丽为组长，各科负责人为成员的“感染管理小组”，负责全院的感染控制工作。

11月7日　由肿瘤科医疗组、放疗组、护理组、手术室共同协作，在放疗科直线加速器机房成功地开展了山东省首例肿瘤病人的术中放射治疗。

是年　县中医院眼科被确定为全国唯一县级医院手术点，配合国家医疗队“复明4号车”集中开展老年性白内障手术40余例，取得了良好的社会效益。

是年　县中医院投资260余万元，建六层职工宿舍楼1栋，建筑面积3249平方米。

2000年

3月28日　县中医院肿瘤科被确定为全县首批重点专科。

3月　县中医院被省人事厅、卫生厅评为全省卫生系统先进单位。

4月　县中医院制定“绩效工资试行办法”，开始在全院推行绩效工资制。

5月 县中医院被县残联评为“助残先进单位”。

12月 县中医院被市卫生局、人事局评为“无偿献血先进单位”，被市人民政府评为“第七届执行价格计量政策法规最佳单位”，被滨州市消费者协会评为“消费者满意单位”。

是年 中医院被中国人寿保险公司邹平县支公司确定为定点医院，被县劳动局确定为“城镇职工基本医疗保险定点机构”。

是年 县中医院肿瘤防治中心被山东省卫生厅确定为省重点中医专科建设单位。

2001年

5月 县中医院与南京东影生物医学影像公司签约合作，成立邹平光子刀肿瘤放射治疗中心，共同引进γ-刀、TPS设备等国内最先进的光子刀放疗系统。

9月10日 县中医院职称晋升、聘任委员会成立。张德修任主任，宋晨光、邢玉河、王红志、赵秀芬、李刚、巩建忠、朱秀荣、刘宜国、赵坤、房玉忠、贾玉东、孟风雷、颜士德等13人为委员。

9月 中医院引进西门子公司生产的大型血管造影机，成立介入中心，开始实施心血管介入手术。

10月 肿瘤防治中心顺利通过了“山东省中医重点专科”评审验收。

11月8日 县中医院邹中医［2001］11号文件公布，经报请卫生局党委批准，聘任宋晨光为业务院长，协助张德修抓全院业务工作。

11月 中医院肿瘤科在天津胸科医院柴树德教授指导下，开展了第一例肿瘤患者体内γ-刀治疗术，率先在全省开展了术中插植、术后放射技术，为肿瘤的治疗开辟了一个新途径。

12月8日 经院长办公会研究，李刚为院长助理。

是年 县中医院先后投资500多万元，引进全自动生化分析仪、布氏镜、韩国B超、美国彩超、彩色经颅多普勒、日本奥林巴斯胃镜，800mAX光机等10余台（件）先进仪器设备。

是年 邹平县被省卫生厅确定为中医工作先进县创建单位。中医院成立创建工作组织机构，制定《邹平县创建全省农村中医工作先进县建设规划和实施方案》。

2002年

1月27日 县中医院心内科主任宋晨光成功完成第一例心脏冠状动脉造影术，获得成功。

2月3日 县中医院开展了第一例心脏支架置入术，获得成功。

2月19日 县中医院安装第一例心脏起搏器，获得成功。

4月1日 县中医院在全院开展争创“双十佳”优质服务竞赛活动，分宣传发动、组织实施、总结检查三个阶段进行，12 月底结束。

4 月 23 日　县中医院在全院开展“转变作风，树立形象，争做表率”活动。通过活动，重塑白衣天使形象，赢得群众的信赖。

5 月　中医院确诊邹平县首例运动神经元病，并得到妥善诊治。

6 月　肿瘤防治中心组织全县肿瘤普查活动，对 17 个乡镇、887 个自然村的发病病种、发病人数、发病年龄、地域分布、周围环境等进行了调查和研究。

8 月　县中医院投资 59.4 万元，建成 990 平方米二层制剂楼 1 座。

10 月　县中医院投资 333 万元，建五层、六层职工宿舍楼各 1 栋，建筑面积 5775 平方米。

10 月　赵明义由惠民地区结核病防治院调入中医院外科工作，职务为副院长兼外二科主任，分管外二科和手术业务。

10 月　县中医院护理部组织“天使在我身边”演讲会。

11 月　县中医院成立“血液透析室”，购置人工肾机、制水机各 1 台，开展血液透析治疗。为全县最早开展此项治疗技术。

12 月　县中医院投资 25.92 万元，建伙房、洗衣房、总务科二层楼，建筑面积 432 平方米。

12 月　投资 8.45 万元，建生活区锅炉房，建筑面积 169 平方米。

2003 年

3 月　消化内镜科成立，医务科主任韩守峰兼任科室负责人。

3 月　县中医院妇产科开展了第一例腹腔镜手术，获得成功。

4 月 17 日　县中医院制剂室取得滨州市第一个防“非典”制剂批准文号，组织制作防治非典制剂 10 万余瓶，为全县防治“非典”疫情做出了重要贡献。

5 月　中医院投资 10 万元，更新计算机和 HIS 系统，进一步提升了医院管理水平。

5 月　为加强“非典”防治，中医院成立肝病、传染病科，王继平任主任。

5 月 31 日　县中医院肿瘤防治中心引进光子刀治疗技术，成立了邹平县光子刀放射治疗中心，山东省肿瘤防治研究院院长于金明院士出席开业仪式并讲话，会后到中医院肿瘤科指导工作。

5 月　宋晨光、赵明义、朱旭东被评为全县卫生系统“十大学科带头人”，成素珍、王继平、李刚被评为后备学科带头人。

6 月　县中医院成立“心血管研究室”，归内科管理。

7 月　县中医院党支部被中共邹平县委评为“先进基层党支部”。

9 月　县中医院被县委、县政府评为“全县非典型肺炎防治工作集体三等功”。

9月 县中医院成立中医院新一中门诊部。

10月24日 省专家验收团对肿瘤科进行“山东省重点中医专科”的验收评审，顺利通过，肿瘤科被评为山东省重点中医专科。

11月 县中医院投资374.4万元，新建5层病房大楼，建筑面积4680平方米。

11月 县中医院肿瘤防治中心购进放射性粒子植入设备，在天津医科大学第二附属医院柴树德教授指导下，开展了第一例肿瘤患者的体内粒子治疗术。

12月2日 县中医院荣获山东省人事厅、山东省卫生厅颁发的“全省中医工作先进集体”表彰奖励。

12月3日 山东省卫生厅、山东省人事厅行文鲁卫中发［2003］5号，授予县中医院主任中医师李明忠“山东省名中医药专家”称号。

12月 医院新建五层病房大楼（一号病房楼）启用。

是年 县中医院投资200余万元，先后引进西门子彩超、碎石机、光子刀、心电综合分析仪、内窥镜、电子阴道镜、奥林巴斯显微镜、人工肾机等31台（件）先进设备。

2004年

1月2日 县中医院被滨州市爱国卫生运动委员会表彰为2003年度市级卫生先进单位。

1月 县中医院投资57.6万元，建成图书室、供氧楼，建筑面积960平方米。

1月 投资8.25万元，建设病房玻璃走廊及病房药房。

2月12日 县中医院医疗质量控制管理委员会成立，张德修任组长，王越、韩守峰任副组长，魏恒法、范丽霞等17人为成员。

5月 中医院组织举办庆祝“5.12”护士节暨中医院建院20周年文艺晚会。

6月 中医院外科调整为外一、外二、外三3个科。肿瘤科独立，成立外三科。外二科主要为普外和胸外业务。

7月5日 县中医院开展思想工作作风教育整顿活动。教育整顿内容为：整顿思想，树立正气，坚定信心；整顿工作，求真务实，干事创业；整顿作风，服务人民，奉献社会。

8月 县中医院内科科室调整细化，分为4个科室。内一科业务主要为心脏病、呼吸疾病，内二科业务为消化内科，内三科为神经内科，内四科为肝病科。从此，大内科由综合性科室走上专业化科室的道路。

9月19日 县中医院举办庆祝中医院建院20周年活动。

是年 中医院开展“百万救助金”活动，为生活贫困和患有相应病症的患者提供100万元救助金，救助了7200

多名患者。

是年 县中医院中风科成立。中风科集手术、静脉溶栓、中西药并用、神经介入、西医程序康复、针灸推拿、脑反射等多种治疗于一体，是具备治疗、康复、预防等多功能的神经科疾病治疗中心。

是年 县中医院肾内科被发展成为全国人工肝及血液净化攻关协作组成员和山东省中西药结合肾病委员会成员。

是年 县中医院投资1000多万元，引进宫颈镜、CR高频放射机、核磁共振、螺旋CT机等29台（件）先进设备。

2005年

2月 县中医院团支部被团县委评为“青年文明号”。

2月 中医院被评为“全省卫生系统廉洁行医树新风先进单位”。

3月14日 县中医院开通了“120”急救系统。

4月 县中医院设立“优抚办”门诊。

5月 县中医院被济南市传染病医院确定为肝病协作单位。

5月 在县卫生局举办的“庆5.12护士节，爱在我心中”演讲会上，县中医院刘红霞、崔双燕获一等奖。

6月13日 中医院在全院开展医疗质量管理效益年活动。

6月 县中医院投资27.9万元用于旧病房楼加层，增加建筑面积930平方米。

6月 投资111.96万元，新建三栋二层楼，建筑面积1866平方米。

7月 县中医院心内科和宋晨光副院长分别被市卫生局命名为滨州市首届“名科”和“名医”。

8月 县中医院被中国社会经济调查所企业信用调查部评为山东省社会信誉知名医院。

8月 中医院被山东省社会保险事业局评为医疗保险定点医院、目标规范化管理先进单位。

8月 中医院外科系统进行调整，外一科为骨伤科，外二科为普外科，神经外科业务从外一科独立出来，成立外三科，又称神经外科。肿瘤科为外四科。

12月8日 县咨询委文教卫生组在曲克祥主任的带领下，到县中医院调研“名医、名科、名院”的创建情况。

是年 县中医院被山东省卫生厅评为全省卫生系统廉洁行医树新风先进单位。

是年 县中医院投资441.6万元，新建三层、六层职工宿舍楼各1栋，建筑面积5520平方米。

是年 县中医院被确定为滨州职业学院实习点。

是年 县中医院两次聘请英国拉斯尔大学教授约翰.卡瓦来院指导心脏支架手术。

2006年

2月7日 县中医院建立中医院麻醉药品、第一类精神药品管理领导小组，加强和规范医院麻醉药品、第一类精神药品使用管理。

7月13日 县中医院肿瘤专科顺利通过重点专科复查验收，被国家中医药管理局确定为第二批农村医疗机构中医特色专科（专病）建设单位。

9月21日 省卫生厅专家来院复审山东省重点中医专科——肿瘤科。经过科室前期的精心准备和共同努力，顺利地通过了复审。

9月 病理工作从检验科独立出来，成立单独的病理科。

11月14日 县中医院投资350万元，购进EAGLE－E（A7000）型大型C型臂血管造影系统（简称CV），大大提升了医院的诊疗水平。

11月 中医院成立输血科。

12月26日 邹平县中医院被确定为山东省中医药高等专科学校临床教学基地。

是年 脑病科陆续开展了脑梗塞超急性期静脉溶栓、脑出血及慢性硬膜下血肿微创钻颅技术、蛛网膜下腔出血尼莫地平恒速灌注等多项新技术，成功抢救危重病人300余名。尤其是微创钻颅手术技术成熟，受到全国脑血管病防治研究办公室的表彰，并定为协作单位。

2007年

年初 县中医院肛肠科引进上海排粪造影设备，开展排粪造影检查，填补了滨州市的技术空白，为周边地区唯一能开展此项检查的医院。

1月31日 县中医院被评为第一届山东省价格诚信单位。

3月5日 县中医院成立药事管理委员会，宋淑平任组长，张德修、张守鹏任副组长。

5月 县中医院朱旭东被评为全省卫生系统医德标兵，受到省卫生厅的表彰。

5月 县中医院肿瘤科荣获滨州市卫生系统第二届“名科”称号，朱旭东荣获“滨州市十佳名医”称号。

6月2日 邹平县总工会邹会发（2007）14号文件公布房玉忠任县中医院工会主席，朱旭东任副主席，孙振杰、贾玉东、颜士德、宋磊、王晓飞为委员。

6月12日 中医院开展“创建百姓满意医院，争当优质服务标兵”活动，组织优质服务“流动红旗”评选活动。

7月12日 宋晨光被评为省级优秀医务工作者，受到山东省卫生厅的表彰。

8月19日 魏桥创业集团发生铝水外溢事故，县中医院积极开展应急救治，启动《突发公共事件医疗卫生救援应急预案》、成立了领导组织和专家队伍，为受伤职工提供了及时、有效的医疗救治。

8 月 29 日　滨州市卫生监督局来院检查放射诊疗工作开展情况。

9 月 11 日　县中医院下发全面推行人员聘用制度实施方案，打破身份界限，逐步实现“单位自主用人，人员自主择业，政府依法管理”的新型用人机制。

9 月 25 日　县人民政府任命宋晨光、孙振杰为县中医院副院长。

8 月　县中医院内科系统重新调整为 3 个科室。内一科为心脑血管疾病治疗、内二科为呼吸系统疾病治疗、内三科为肝病糖尿病治疗。

12 月 21 ~23 日　滨州市心脑血管学会年会在县中医院召开。

12 月　县中医院被中国农村卫生协会评为中国千家农村医院数字化扶持工程项目医院。

2008 年

1 月　放射科引进肿瘤治疗设备超声聚焦刀，又称海扶刀，主要用于腹盆部肿瘤的治疗。并成功治疗了首例肿瘤患者，中医院又增添了一项新的肿瘤治疗手段。

2 月 26 日　县中医院在全院开展“管理规范年”活动，并制定“管理规范年”活动的实施意见。

3 月 15 日　中医院在门诊楼三楼会议室举行海扶刀开业仪式，聘请多位国内知名专家进行了肿瘤治疗方面的讲座。

3 月 19 日　山东省专家团对放疗科进行放射诊疗许可证的评审工作，现场勘查了加速器和 CT 机等设备的情况，经评审验收合格，准予发证。

3 月 27 日　县中医院表彰“十佳医生”“十佳护士”。

5 月　县中医院电子计算机新系统（His、Lis、Pacs）开始运行。

7 月　山东省卫生厅副厅长张玉柱与省中医药管理局领导，来中医院检查指导工作。

8 月 16 日　国内发生三聚氰胺奶粉导致泌尿系结石患儿事件，县中医院立即组织人员进行全面摸底排查，共筛查 3343 人次，未发现疑似病例。

8 月　新成立骨伤二科，由外一科分出，原外一科改称骨伤一科。

10 月 25 日　中医院肿瘤科成功举办肿瘤微创治疗新技术学术研讨会，来自全市各医院的医疗骨干参加了会议，并成立了滨州市中西医结合肿瘤治疗委员会。

是年　县中医院获县直机关“党建工作创新奖”，受到中共邹平县委的表彰和奖励。

是年　脑病科成功开展了县内第一例神经介入手术。

是年　中医院开展了动态脑电图监测，这是诊断癫痫症最主要的检查手段，填补了邹平县此类病症检查的一项空白。

2009 年

1 月 6 日 县中医院院长助理、副主任医师朱旭东被评为邹平县改革开放30周年“十大时代人物”，受到县委、县政府的通报表彰。

2 月 16 日 中医院在全院开展“三优三满意”活动，以提高医疗水平和服务质量。

4 月 13 日 滨州市卫生局局长赵玉德率全市卫生系统观摩会人员到中医院参观。

4 月 县中医院被山东省卫生厅、省医师协会确定为“宫颈癌筛查定点单位”。

4 月 县中医院温海滨、王洪亮、高文波、孙汉亭、赵文斌、马超6人参加滨州市第十四批援川医疗队，赴四川省绵阳市北川县禹里乡执行医疗和卫生监督援助工作。

5 月 7 日 县中医院聘任李刚（外科）、朱旭东为副院长，时霄霄、韩守峰为院长助理。

5 月 县中医院被山东省人事厅、山东省卫生厅评为全省中医工作先进集体。

6 月 县中医院被中国诚信万里行活动委员会评为“全国诚信示范医院”。

6 月 被国家医学教育发展中心评为“山东省农民最满意的新农村合作医疗机构”。

8 月 2 日 在放射科 CT 室内开展了第一例脑部肿瘤放射性粒子植入手术。

10 月 21 日 成立两腺（乳腺、甲状腺）及胸外科，病区暂设在外一科病区，尹向东任主任。

10 月 成立手足及矫形外科，病区设在外三科病区。

10 月 县中医院肾内科成立。

是年始 县中医院规划建设16层门诊病房综合大楼，该大楼位于医院东邻，原黛溪办事处水利站地段，占地8.09亩。此建设项目被列为2009年县委、县政府重点工作。

2010 年

1 月 3 日 县中医院制定禁烟制度，从即日起创建无烟医院。

3 月 2 日 县中医院院长办公会研究通过，聘成素珍任院长助理兼内一科主任、院长办公会成员。

3 月 16 日 县中医院在继续深入开展“三优三满意提升年”活动的基础上，开展争创“优质服务示范窗口”活动。

3 月 县中医院口腔颌面外科在上级医院医生的指导下完成了第一例双侧髁状突骨折切开复位内固定术。

4 月 3 日 中医院新建门诊病房大楼破土动工。该大楼位于医院东邻，占地8.09亩，预计投资1.56亿元，计划

3 年时间建设完成。

4 月 26 日　县中医院在全院党员干部中开展“算好清廉五笔账，树立正确人生观”教育活动。

4 月　县中医院手足外科先后开展了邹平县首批 4 人（小儿麻痹后遗症 1 人，脑瘫 3 人）肢体残疾矫治手术，获得圆满成功。

4 月　肝病科与肿瘤科合作完成首例肝硬化干细胞移植术，获得成功。

6 月　县中医院成功举办滨州市中西医结合肿瘤专业委员会成立大会暨首届中西医结合肿瘤专业学术研讨会。

7 月 22 日　中医院成立口腔外科，成晓飞任主任。

8 月 5 日　县委、县政府决定，邹平县皮防站自 2010 年 8 月起整体划归邹平县中医院，成立邹平县皮肤病医院。任命时霄霄为邹平县皮肤病医院院长。

9 月 28 日　山东省发改委领导在邹平县县长范连生 、县委常委、常务副县长高立东、县人大副主任张洪俭、副县长潘玉兰陪同下，视察中医院新建门诊病房大楼工地。

9 月　县中医院放射装置顺利通过省环保厅环评。

11 月 10 日　滨州市中医中药中国行·文化科普宣传周活动启动仪式暨中西医治疗肿瘤新进展学术研讨会在县中医院举行。

11 月　省妇联翟黎明主席一行 12 人就县中医院农村妇女“乳腺癌”筛查项目进行视察。

是年　朱旭东完成了 FDG 和 FET-NIM　PET/CT 双时相显像预测非小细胞肺癌放疗敏感性的研究，获山东省科技进步三等奖。

是年　中医院开展的“肝硬化干细胞治疗技术”，填补了邹平县医疗领域的一项空白。

是年　中医院超声科与两腺科联合，利用三年的时间，承担了由国家卫生部、妇联抗癌协会组织的农村妇女乳腺癌筛查项目。

2011 年

2 月 16 日　县中医院被市总工会评定为滨州市劳动关系和谐单位。

3 月　县中医院被中共邹平县委、邹平县人民政府、邹平县人民武装部评为国防教育先进单位。

4 月 27 日　邹平县人民政府免去宋淑平县中医院院长职务，调任卫生局副局长；任命宋晨光为县中医院院长，朱旭东为中医院副院长。

4 月 13 日　县中医院成立宣传科。

4 月 24 日　县中医成功抢救西王集团一名严重肢体离断并失血性休克病人，将伤者从死神身边抢了回来。

5 月 4 日　副县长潘玉兰到县中医院调研，先后到门诊部、病房综合大楼施工现场了解情况。

5 月 5 日　县中医院对所管辖区的 220 余名乡村医生进行规范化培训。

5月6日 《邹平县中医院报》第一期发刊。《邹平县中医院报》为内部发行报纸，由中医院主办，对开四版。

5月10日 省中医药管理局副局长董树山带领工作组，到县中医院进行调研。与部分病人、中医医师和管理人员进行访谈。还对有关中医药的相关问题进行了调查问卷。

5月12日 县卫生系统纪念第100个护士节，对卫生系统的先进个人进行了表彰。县中医院孙振杰被评为"双提一百创业明星"，张秀兰被评为"双提一百服务明星"，王秀娟、陈艳红被评为"十佳护士"，张崇美、宋玉玲、卢红霞、张淑英、李秀东被评为优秀护士。

5月20日 县中医院东院（邹平县皮肤病医院、黛溪社区服务中心）举行开业庆典，副县长潘玉兰、县人大副主任韩祥水、县政协副主席朱秀英、县卫生局局长张念军、北京军区总医院教授彭少文、卫生局副局长、中医院党支部书记宋淑平、中医院院长宋晨光参加了开业庆典。

5月24日 省中医药管理局医院管理年活动检查评估专家组一行9人，在副县长潘玉兰的陪同下对县中医院进行了评估检查。分别对肿瘤科、制剂科、中医门诊、中药房等科室进行了现场检查。

5月27日 市手足口病防治专家组视察县中医院手足口病防治工作。

5月28日 省政协副主席、农工民主党省委主委王新陆和省农工民主党领导对县中医院外一、内一病区和在建门诊、病房综合大楼施工现场进行了参观，对县中医院的发展提出了建设性意见。

5月28日 由县中医院协办的"山东省第四届中国环境与健康宣传周"暨中国农工民主党省医药卫生"关爱行动"计划启动仪式在邹平黛溪山庄举行。全国政协常委、省政协副主席、农工民主党省委主委王新陆、市政协主席、市委秘书长燕钦国、县委书记王传民、县长范连生等省、市、县领导参加仪式。启动仪式上，农工党省立医院基层委员会与县中医院签订了医疗技术服务指导协议书。农工民主党省委常务副主委吕善勇、市政协主席燕钦国为"农工党山东省委医药卫生社会服务示范基地"揭牌。启动仪式后，举办了"肝胆外科常见病诊疗新进展"专家讲座，为当地百姓举行了义诊。

5月 县中医院烧伤整形科正式成立，这是全县卫生系统唯一一个专业治疗烧、烫伤的科室。

6月2日 县中医院黛溪社区卫生服务中心印制宣传材料，进行了主题为"关爱低视力患者、提高康复质量"爱眼日的宣传活动。

6月9日 山东省卫生厅厅长包文辉在滨州市卫生局局长岳卫国陪同下，到邹平县中医院检查指导工作。

6月14日 县中医院黛溪社区卫生服务中心为辖区居民进行查体，建立家庭档案，受到本辖区居民好评。

6月16日　县中医院开展“创优质服务品牌，树医院良好形象”活动。

6月29日　县中医院李晔、侯世明、孙丹丹获庆祝建党90周年党史知识大奖赛一等奖。

6月　县中医院脾胃科正式成立。滨州市名医李秀莲任主任。脾胃病科采用中西医结合综合治疗，充分发挥中医特色，为患者提供更优质服务。同时，胃镜室并入脾胃病科，隆新霞任脾胃病科副主任、胃镜室主任。

6月　县中医院原院长李明忠爱心捐赠邹平县特殊教育学校人民币壹万元整，帮助贫困残疾儿童读书。

7月1日　县中医院举行了纪念中国共产党成立90周年暨“创优质服务品牌、树医院良好形象”主题演讲比赛。15位选手经过激烈角逐，丁红、韩彬、张宁获得一等奖，县领导韩祥水、潘玉兰、朱秀英为获奖选手颁奖。

7月14日　在市中医药管理局组织的全市中医护理岗位技能竞赛中，邹平县中医院刘红霞、李剑、孟桂霞分别获得第一名、第二名和第八名并获得团体第一名的好成绩。并于9月代表市中医药管理局参加全省中医药系统中医护理岗位技能竞赛。

7月17日　省财政厅、省卫生厅中医药服务能力提升工程评审组一行4人，对县中医院肿瘤科进行考核。

8月3日　全市中医院院长座谈会在县中医院召开。市卫生局副局长崔利中、市中医药管理局局长高金昌，邹平县副县长潘玉兰、县卫生局局长张念军参加了会议。

8月11日　中国农工民主党山东省委副主委吕善勇、秘书长王军来县中医院就基层中医院运转情况、中医院在发展中存在的问题及对策、中医在医院发展中的比重、地位等问题进行调研。

10月15日　邹平县中医工作座谈会在中医院举行。各乡镇卫生院负责人参加了会议。

10月15日　经县卫生局选拔，由中医院景光武、杨金华、杨淑妍组成的邹平县中医院代表队，参加市卫生局、市总工会、市人保局联合举办的“提升服务，确保安全，促进和谐，中医岗位技能大赛”，经过识中药、理论知识考核、实践技能考核三项激烈角逐，邹平县中医院代表队获得团体一等奖，杨淑妍以总分第一的成绩获得个人组一等奖，杨金华获个人组二等奖，景光武获个人组优秀奖，为邹平县中医院争得了荣誉。

11月14日　世界糖尿病之日，县中医院组织义诊活动，进行咨询服务，受到市民的一致好评。

12月2日　院长办公会研究通过，张守鹏任院长助理、办公室主任。

12月　县中医院积极响应县卫生局组织的“千名医生下基层，进村入户送健康”义诊活动，派出精干力量，携带诊疗设备，深入西董、青阳、孙镇、明集、焦桥等乡镇，为群众免费诊病。同时，开展民意调查，听取群众对卫生系统特别是对“三好一满意”活动的意见和建议。

12月29日 县中医院两腺、胸外科成功完成一例乳腺癌改良根治加背阔肌皮瓣乳房再造术。

2012年

2月24日 县中医院被邹平县委、邹平县人民政府评为平安邹平建设先进单位。

3月25日 中医院开展以创建“规范性、学习型、人文型、创新型、数字型、平安型、满意型”医院为主要内容的内涵建设年活动。

4月6日 中国农工民主党山东省医疗卫生“关爱行动”计划项目、邹平县中医院不孕和优生门诊揭牌仪式在县中医院隆重举行。山东省政协常委、农工民主党山东省委副主委吕善勇、山东大学附属生殖医院院长马金龙、农工民主党山东省委办公室主任王建廷、农工民主党省立医院主委、省立医院普外科主任卢俊出席了揭牌仪式。

4月24至25日 县中医院团支部组织医护人员到黛溪办事处老年公寓和县干休所为老人免费查体。

5月9日 市卫生局局长高树先到县中医院检查指导工作，先后到脾胃病科、肿瘤科、中风科和制剂室视察，对县中医院的工作给予肯定。

5月10日 县中医院公共卫生科成立，崔云刚任公共卫生科科长。

6月 县中医院三级甲等中医医院创建办公室成立，院长助理韩守峰分管创建工作，杨淑妍任创建办公室主任。

6月13日 中医院创建三级甲等中医医院工作动员大会召开。

7月3日 省中医药管理局副局长刘绍绪来县中医院，调研医院创建三级甲等中医医院工作情况。

7月11日 中医院以便民、利民、惠民为目的，在医保和新农合的病人中实行“先诊疗，后付费”的服务模式。

8月3日 县中医院向邹平县慈善公益事业认捐慈善基金200万元。

8月22日 县中医院荣获慈善医院称号，副县长刘峰与民政局局长滕志刚为慈善医院揭牌祝贺。

9月20日 县中医院与县广播电影电视中心协商，在邹平电视台合办《中医院之窗》栏目，宣传报道中医院医院文化、医院特色。

10月6日 县中医院外二科首例用腹腔镜修补十二指肠球部穿孔手术成功，标志着县中医院腹腔镜手术水平上了一个新台阶。

11月 县中医院与滨州医学院签订研究生联合培养协议，成为滨州医学院研究生联合培养基地。

12月31日 县中医院被评为全省定点医疗机构分级管理卫生信用档案优秀单位。

是年 县中医院与县人民医院共同完成的“香佛和胃舒颗粒治疗胃脘痛

的临床研究”获山东省科学技术进步奖。

是年 县中医院脾胃病科和脑病科被评为山东省第四批中医重点专科建设单位。

2013 年

1 月 1 日 县政府决定自即日起，县内各县级医疗单位实行药品零差价销售的医药改革，不再加价产生利润，让利于民。政府通过调整医疗服务价格和增加政府投入等途径予以补偿医疗单位。

1 月 22 日 山东省卫生厅公布邹平县中医院为三级甲等中医医院。此次公布的为山东省第一批三级甲等中医医院共有 21 家。邹平县中医院是山东省县级中医院中获此殊荣的 6 家中医医院之一。

1 月 23 日 县中医医院被批准为山东中医药高等专科学校附属医院。

1 月 25 日 县中医院荣获全省新型农村合作医疗工作先进集体称号。

1 月 26 日 县中医院外三科顺利开展“持续有创颅内压监测”新业务，填补了县内颅内压监测的空缺。

2 月 1 日 县中医院党支部在全院党员中实行党员先锋积分管理，并制定管理细则和实施方案。

2 月 28 日 县中医院“开展作风改进年”活动，以改进党员干部和医务人员的思想作风、学习作风、工作作风、领导作风和生活作风，提高医疗、服务质量。

3 月 12 日 县中医院被评为 2012 年度综合考核先进单位、新农合工作先进单位，全县名院。脑病科、肿瘤科被评为全县名科；成素珍、王继平被评为全县名医。

3 月 15 日 县中医院被评为 2012 年度全县卫生工作先进单位，受到县人民政府的表彰与奖励。

4 月 17 日 由山东省卫生厅副厅长、党组成员李仲军带队的省医改督导检查组，在滨州市卫生局局长高树先、邹平县卫生局局长张念军陪同下，来县中医院进行督导检查。督导检查组听取了县中医院领导的汇报，对县中医院的工作给予了充分的肯定。

4 月 18 日 县中医院防保站医护人员到黛溪办事处马庄村为 65 岁以上老人免费查体，并发放控盐勺，受到了马庄村民的欢迎。

4 月 28 日 省环保厅专家团来院放疗科室进行核技术利用项目辐射安全现场监督检查，顺利通过检查。

4 月 县中医院脾胃科主任李秀莲被评为“山东省劳动模范”。

5 月 2 日 县中医院副院长、肿瘤科副主任医师朱旭东、脾胃病科主任、副主任医师李秀莲被滨州市人民政府授予“滨州名医”称号。

5 月 4 日 省、市、县三级环保部门领导、专家 9 人，对县中医院放射诊疗辐射安全工作进行监督检查。

5月9日 “5.12”国际护士节即将来临之际，县委常委、副县长尹艳玲，县人大常委会副主任朱秀英，县政协副主席潘晓霞到县中医院看望慰问白衣天使，向她们送去节日的慰问和美好的祝愿。

5月10日 县中医院冠心病介入诊疗技术，经省医疗技术评价委员会专家组审核，达到《心血管疾病介入诊疗技术管理规范（2011年版）》的要求，具备临床应用能力。

5月10日 县中医院小儿科护理组、脑病科护理组被评为全县优秀护理岗位，成莹等14人被评为优秀护士，受到表彰。

5月11日 全县中医药工作座谈会在县中医院举行。

6月6日 县中医院组织医务人员到黄山街道办事处郎君村免费为65岁以上的150余名老年人进行查体。

6月6日 滨州医学院、邹平县中医院研究生联合培养基地揭牌仪式暨首期学员开学典礼在县中医院举行。县委常委、副县长尹艳玲、县人大副主任朱秀英、县政协副主席潘晓霞出席。首期学员37人，学制为3年。

6月27日 县政协主席赵怀臣、县委常委副县长尹艳玲、县人大常委会副主任朱秀英一行，在县卫生局局长张念军的陪同下，到县中医院调研。

7月31日 在“八一”建军节来临之际，县中医院医护人员为邹平消防中队全体官兵进行免费查体，受到消防中队官兵的热烈欢迎。

7月 县中医院党支部被授予先进基层党支部，韩守峰被授予优秀共产党员荣誉称号。

8月7日 山东省副省长王随莲在滨州市市长崔洪刚、中共邹平县委书记赵伟宏、副县长尹艳玲陪同下，到邹平县中医院视察指导工作。

9月8日 山东省“中医中药中国行”邹平站活动启动仪式在县中医院举行。仪式结束后，省、市、县中医专家对各镇办卫生院、村卫生室的专业技术人员进行了中医药诊疗知识培训，并在中医院广场进行了义诊。

9月 医院引进中联公司一体化数字管理系统，同时购进全新高配浪潮服务器4台，存储2台，中医院管理进入一个全新的电子化、数字化管理阶段。

9月10日 中医院新门诊病房大楼启用。所有临床和医技科室陆续迁至楼内办公。

10月1日 县中医院租赁南营村土地14.38亩，用于扩展停车场面积，租赁期限为10年。

10月11日 县中医院与山东威高医疗控股有限公司签订“血液净化中心合作协议”。

10月21日 县委常委、副县长尹艳玲到县中医院新门诊病房综合大楼视察。

10月24日 滨州市残联副主席王悦华到中医院视察工作。

第一章 邹平县中医院发展史

第一节 中医药发展概略

中华民族经历了五六千年的文明发展史，历史悠久，文化博大精深。在中华民族的历史文化宝库中，中医与中药是这个宝库中最有生命力的国粹所存，是中国历史文化中的一枝奇葩。伴随着中华民族的绵延发展，生生不息，源远流长。

古代中医药的发展按最早的记载，当始自三皇五帝时期。传说中有“神农尝百草”“伏羲制九针”，虽为历史传说，不可稽考，但成书于战国时期的《黄帝内经》，却经历代流传，版本不断修正补充，一直延续至今。《黄帝内经》是中国传统医学四大经典著作之一，是第一部冠以中华民族先祖“黄帝”之名的巨著，是中医现存成书最早的一部医学典籍。该书系统总结了在此之前的治疗经验和医学理论，结合当时的其他自然科学成就，运用朴素的唯物论和辩证法思想，对人体的解剖、生理、病理以及疾病的诊断、治疗与预防，做了比较全面的阐述，初步奠定了中医学的理论基础。秦朝越人所著的《难经》是一部与《黄帝内经》相媲美的古典医籍，补充了《黄帝内经》之不足，使中医理论更趋完善。

此后随着社会生活的不断进步，人们对身患疾病治疗经验的不断丰富，中医、中药学在社会实践中不断探索发展，总结完善。汉代是中医发展的奠基时代，以张仲景的《伤寒论》及《内经》《神农本草经》为代表的一大批医书的出现，是这个时代中医学发展的显著标志。据《汉书·艺文志》记载，医经类、经方类著作就达到 18 家 490 卷。特别是被称为中医学开山鼻祖、战国时神医的扁鹊，为关羽刮骨疗毒而名扬天下的东汉华佗，更以其精湛的医术，感人的故事而流传千古，说明了中医在中国这片古老的土地上的深深根基和倍受尊崇的渊源。

西晋医家皇甫谧（公元 215 ~282）撰成的《针灸甲乙经》12 卷，128 篇，为中国现存最早的一部针灸专书，其内容包括脏腑、经络、腧穴、病机、诊断、针刺手法、刺禁、腧穴主治等。书中经过考查确定了当时的腧穴总数为 349 个（包括单穴 49 个，双穴 300

个），论述了各部穴位的适应证与禁忌，总结了操作手法等，对世界针灸医学影响很大。

隋唐时期，政治统一，经济文化繁荣，内外交通发达，中医药在朝廷的大力推动下，有了快速深入地发展。公元657年，唐朝廷组织苏敬等20余人集体编修本草，于公元659年完稿，名为《唐·新修本草》（又名《唐本草》）。该书共54卷，包括本草、药图、图经三部分，载药850种。这是中国古代由朝廷颁行的第一部药典，也是世界上最早的国家药典。它比欧洲公元1542年颁行的《纽伦堡药典》还早883年。与此同时，唐代医家孙思邈（公元581～682）集毕生之精力，著成《备急千金要方》《千金翼方》。其中《千金要方》分为30卷，233门，合方论5300首；《千金翼方》亦30卷，载方2571首。两书对临床各科、针灸、食疗、预防、养生等均有论述。公元752年，唐代著名医学家王焘著成《外台秘要》，全书共40卷，1104门（据今核实为1048门），载方6000余首，可谓集唐以前方书之大成。《新唐书》将《外台秘要》称作"世宝"，历代不少医家认为"不观《外台》方，不读《千金》论，则医所见不广，用药不神"，足见两书在医学界地位之高。

宋代对中医比较重视。宋朝廷设立"太医局"，作为培养中医人才的最高机构。学生所学课程包括《素问》《难经》《伤寒论》和《诸病源候论》等。同时，专设"校正医书局"，有计划地对历代重要医籍进行了搜集、整理、考证和校勘，历时十余年，目前我们所能读到的《素问》《伤寒论》《金匮要略》《针灸甲乙经》《诸病源候论》《千金要方》《千金翼方》和《外台秘要》等，都是经过此次校订、刊行后流传下来的。

金元时期是中医理论发展的一个重要时期，称为"新学肇兴"。这一时期由于长期的战乱，人民生活贫苦，疾病流行，奠定了产生金元四大家的社会基础。由于实践的丰富，不少医家深入研究古代的医学经典，结合各自的临床经验，来解释前人的理论，自成一说，逐渐形成了许多各具特色的医学流派。其中有代表性的有四大家：即以刘完素（公元1120～1200）为代表的"寒凉派"，以张从正（约公元1156～1228）为代表的"攻下派"，以李东垣（公元1180～1251）为代表的"补土派"，以朱震亨（公元1281～1358）为代表的"养阴派"。金元四大家的学说标志着中医发展的一个新阶段，而且对后来的中医发展产生了深远的影响。

明代医药学家李时珍（公元1518～1593）继承家学，尤其重视本草，富有实践精神。他倾毕生精力，参考历代有关医药及其学术书籍800余种，亲自上山采药，到各地广泛调查，搞清了许多药用植物的生长形态，并对某些动物药进行解剖或追踪观察，对药用矿物进行比较和炼制，历时27年之久，写成了《本草纲目》，收载药物1892种，附方10000多个，是中国明朝时代药物学的总结性巨著，对中国和世界药物学的发展做出了杰出的贡献。

到了清代，中医有了更大发展。在治疗温病（包括传染性和非传染性发热性疾病）方面成就的代表著作有叶桂的《温热论》、薛雪的《湿热条辨》、吴瑭的《温病条辨》及王士雄的《温热经纬》等，从而形成了颇具影响的“温病四大家”。公元1739年，乾隆皇帝诏令太医院右院判吴谦主持编纂大型医学丛书《医宗金鉴》。朝廷下令征集全国的各种新旧医书，并挑选了精通医学兼通文理的70多位官员共同编修，历时三年的时间，终于编辑完成。乾隆皇帝亲自为之命名为《御纂医宗金鉴》。全书共分90卷，采集了上自春秋战国，下至明清时期历代医书的精华，图、说、方、论具备，并附有歌诀，便于记诵，尤其切合临床实用，是我国综合性中医医书中比较完善而又简要的一种。《医宗金鉴》被《四库全书》收入，并被定为太医院医学教育的教科书。

从中医发展的历史不难看出，从春秋战国“天下言脉者，由扁鹊也”到医和的“六气致病说”，从西汉“马王堆医书”到东汉的《伤寒杂病论》，从金元四大家的争鸣到明清温病学说的崛起，中医是日益发展完善的。在中国这片东方文化的土地上，中医的地位始终是独一无二的，在世界范围，也是先进的。

中医中药植根于中国传统文化的土壤之中，是中华民族几千年来认识生命、维护健康、防治疾病的完整思想体系。其间蕴含着丰富的哲学思想和人文精神，溶于中华民族血液当中，代代传承。然而，清代以后，西方文化逐渐东传，中医初遇西医，被当作阻碍科学化的堡垒，受到不公正的指责。1912年北洋政府决定不发展中医教育，1929年国民党政府开始有组织地取消中医。中医发展逐渐走向衰落。

新中国成立以后，党中央、国务院高度重视中医药工作，全国各省区先后召开中医代表会议或座谈会，着重讨论组织和发挥中医力量，整理中医学术著作及研究中医进修问题。1955年中国中医研究院成立，1956年，中央在全国组建了许多中医大学，全国先后开办了6个西医学习中医的高级学习班，有力地促进了中医药事业的发展和繁荣。“文化大革命”期间，中医药事业不可避免地遭到了严重冲击，中医药界大幅减员，大量珍贵文献被毁坏，中医药学面临着失落的危险。

改革开放的春风令中医药界万象更新。1978年中共中央发出《关于认真贯彻党的中医政策，解决中医队伍后继乏人问题的报告》的文件，这就是改变中医命运的中共中央56号文件。邓小平批示说：“这个问题应该重视，特别是要为中医创造良好的发展与提高的物质条件。”中医、中药开始从“文革”的阴霾中逐渐复苏过来，焕发出顽强的生命力。

1982年“发展现代医药和我国传统医药”写入《中华人民共和国宪法》，1985年党中央、国务院明确指示“要把中医和西医摆在同等重要的地位”。1986年国务院批准成立国家中医药管理局，1988年机构改革中又将中医中药结合在一起，成立了国家中医药管理局，从管理体制上改变了中医药从属于西医药的地位，结束了中医和中药分割管理的局面，走上了中医药自主发展道路，呈现出一派振兴和发展的景象。

2003年SARS（非典）疫情突袭，中医药显示出独特优势，与西医同心协力战胜非典的表现令世界刮目相看。在“十一五”计划期间，中医药特色优势进一步发挥。一批中医药和民族医药文献得到挖掘和整理，一批中医药重点学科和专科初步形成，中医药科研能力进一步增强，实施《中药现代化发展纲要》，中医药法制建设迈出重大步伐。2009年4月，《国务院关于扶持和促进中医药事业发展的若干意见》正式发布，这是深化医药卫生体制改革和中医药事业发展中的一件大事，对于进一步扶持和促进中医药事业发展，实现深化医药卫生体制改革的总体目标意义重大。

中华民族以其东方巨人屹立于世界民族之林，靠的是千百年来生生不息的民族精神，中医中药则是中华民族千百年健康繁衍的坚强保证。我们相信，中医药学产生于中华民族的发展历史，根植于东方神州这片富有生命力和创造力的土地，曾保护着历朝历代中华民族的祖先，也必将护佑着中华民族的后代子孙一代一代地繁衍下去。

中华医药将万古流传。

第二节　邹平历史上的中医名家

邹平区域自古以来百姓朴实向善，每遇疾病，多祷神求巫，因此民间以神灵祛除疾病的信仰和故事很多。历史上就流传有求石大夫看病的习俗和鹤伴山人的传说。

据传，石大夫为汉朝人，因治病救人而名声鹊起，受到当时众多百姓的敬重。也有的说石大夫之传说起源于汉末，可与华佗、张角齐名，当时瘟疫流行，石大夫救治民疾，名播黄河中下游区域，后百姓雕像奉祀。然而这些传说都无可考证。据明万历二十四年（1596年）《章丘县志》载：“东陵山下大石高丈余，有神异，不时化为人，行医章丘邑中。”世人“为之立庙。邑人有沉疾，多往祈祷，辄托之梦寐为人医，无不立愈。”《古今图书集成·祠庙考·章丘》有“石大夫祠”的记载：“石大夫祠，在城外东北隅长白山中，有石，病者偶祷即愈，俗遂纷祷焉，号曰石大夫。”这里所说的东陵山即是长白山南麓的嵖岈山，当地谓之东陵。

关于“孤石大夫”的记载，蒲松龄在《聊斋志异·韩方》中也曾提到：“明季，济郡以北数州县，邪疫大作，比户皆然。齐东有农民韩方，性至孝。其父母皆病，因具楮帛，哭祷于孤石大夫之庙。”清朝著名诗人王渔洋《夫于亭杂录》亦载：“齐鲁之俗，多于村落巷口，立石刻‘泰山石敢当’五字，云能暮夜至人家医病。北人谓医士为大夫，因又名之曰石大夫。”在医疗水平相对低下的封建社会，人们的这种求神医病的信仰习俗逐渐成为当地一个比较有特色的民间文化。在以长白山为中心的邹平、长山、齐东、周村、章丘、淄川等地，远及济南，泰安、莱芜和黄河下游等区域，都有着对石大夫信仰的习俗，因此，各地都建有石大夫庙，有的选取当地的特色巨石，以为石大夫的化身和形象。

据民国《邹平县志》卷十一《古迹考·寺观》中记载：“石大夫庙，在黄山。长白山中有石，病者祷而愈，立此祭之。”又说，过去印台山南麓西董镇东赵村北山头，原有“十大夫庙”，建于清咸丰六年，供奉以孙思邈为首的十位大夫。十大夫医德高尚，妙手回春，为人医病痛，疗疽疮，世人感恩戴德。每年三月十五和六月初二举行庙会，香火很盛。尤以六月初二的庙会，时值瓜、桃上市盛期，烧香赶会的接踵摩肩。送匾的、许愿的、挂袍的、上供的，攘来熙往，络绎不绝，香火池内烟火熊熊，彻日不息，该庙会自抗日战争时终断。这里所说的“十大夫”估计当为“石大夫”之讹，是人们在流传之中由字音而传讹而意会的意思罢了。

过去，在邹平的南部长白山中还流传着鹤伴仙人的传说。相传长白山下有一个后生，家中贫寒，每天到山中采集中草药材为生度日。一天在山中遇上一只腿部受伤的仙鹤，哀鸣不住，他遂将仙鹤带至山中休息的草棚子里，用采集的中药材为鹤敷治疗伤。并在深山中住了下来，日夜为鹤守护治疗。很快仙鹤的腿伤好了，但逡巡徘徊，留而不去，整日与后生相伴。谁知仙鹤却是仙女所幻化，后仙女交给后生治病的奇方，让他拯救山下的百姓。从此，无论山下瘟疫流行，还是百姓长病生灾，后生施以草药，无不立见奇效，而且分文不受，慕名求医问病者络绎不绝。此事传至县城，城里大药房的财主正愁药房门前冷落，不似从前。得知此事，遂带领家丁趁夜进山，包围了草屋，四下纵火，企图烧死后生。后生正熟睡间，听得仙鹤鸣叫，猛地起来，冲出门去。只见仙鹤早已仆伏在地上，以头示意后生骑上。后生只好骑在仙鹤背上，仙鹤一声长鸣，腾空而起，翱翔远去。从此，长白山中留下了一个优美的传说，后生与鹤相伴的山区也有了一个美丽的名字——鹤伴山。虽然这只是一个传说，但是反映了历史上老百姓对求医问药的渴求，对治病救命医生的尊崇和美好祝愿。

邹平历史上对中医的记载很少，其实在很早之前中医治病便在邹平这片大地上源远流行，保护着历代百姓的生命和身体安危，同时也受到老百姓的爱戴和尊崇。这些民间医生大都是一些读书人和有识之士，受孟子的“民本思想”之影响，立志以拯济天下为己任，在仕途不顺或与仕途无缘的境遇下，退而求其次，潜心学医，研究岐黄之术，悬壶济世。邹平地域曾流传宋朝范仲淹随母改嫁长山朱家后，进县学读书，刻苦学习，考中秀才。一次到长白山庙中求签神验，祷祝“不为良相，便为良医”。这虽然是一个求神验证志向前途的故事，但是从中可以看出早在1000多年前的宋朝时期，社会对民间中医医生尊崇的态度，也反映了医生济世活人的高尚志操。

但是从宋朝以后，宋明理学特别是程朱理学的确立，儒家思想占据了绝对统治地位。“三纲五常”成为长期居于统治地位的官方哲学。特别是以社会职业划分的“三教九流”，将民间医生划分到“中九流”中的第二位（也有一种说法是第一位）这就大大地降低了民间医生在社会中的地位，也抹杀了医生这个职业在社会活动中的重大作用和贡献。因此，在此后历代县志中记载的人物，多是上九流中的官宦、才子、耆宿、乡贤、节妇等，民间医生很难作为社会的一个重要群体记载下来。直到清朝中后期和民国时期，邹平地域的县志中才偶尔有了医生的记载。从这难得的历史记载中，我们也可以看出当时社会中，邹平区域的民间中医悬壶济世、救死扶伤、治病救命的历史缩影。

据民国《邹平县志》载：清“嘉庆元年，知县李琼林重修医学，阴阳学……，医学即惠民药局，在县署东七十步”。这就说明起码在清朝的中期，就已经有了官办的中药局似的机构，也是官方开始重视中医事业的见证。

据民国三年《邹平县志》、嘉庆《长山县志》和民国二十四年《齐东县志》等不完全记载，邹平区域有代表性的中医就有28位。这虽然是这个群体中的九牛一毛，但是却能真实地反映了在漫长的封建社会中，民间中医所发挥的重要作用。

兹详录历史著名中医于后：

李树元，太学生，“性孝友，有读书癖，因患重听，废举业，究心岐黄术，方多奇验。”曾到弟树穀任职的河南祥符县，“值时疫流行，人赖以全活者，无虑千万，至今称之。”

李绍宗，咸丰时人，“枕藉经史，耄而好学。”“精医术，济世，以陆宣公自况。”

高云汉，恩贡生，“嗜古好学，潜心举子业，屡荐不售。继而怡情花木，工书法，精岐黄，教授闾里，成就者甚多。”

崔继祥，“性敏达，有干才，公益所在，无不为之。”“精岐黄，活人无算，人咸德焉。”

单凤鸣，“邑庠生，敦品，精眼科。”

王守亮，“孝友端方，慷慨乐施，急公好义”“精岐黄术，施药饵济人，毫无德色。”

马文魁，“精岐黄，活人无算。”

王凤诏，“精岐黄，求必应之，施药不索谢。”

成瓘，邹平西郭庄人，屡试不第，遂以教书为业。建玉泉洞义学。是邹平著名的训诂学家，教学之余，研究岐黄，为人诊病。著有《篛园医说》四册（《长沙伤寒论》新编、新测，《金匮要略》新编、新测各两册）、《篛园医说续编》四册、《纂后贤述金匮法》等医书。

刘炳南，副贡生，“通医术，活人多，不惮烦，亦不受谢。”

（以上节自民国三年《邹平县志》）

沈萃，庠生，通经史大义，乐施予里中，“尤究心岐黄，利济甚众。精研痘疹一科，谓夭寿所关。著有《痘疹庸谈广编》行于世。”

国象周，“尤精岐黄术，有求必应，远迩德之。”

张来宪，庠生，“精痘疹，施药以济，全活甚众。”

樊中柟，隐居不仕，“精医术和药，以济乡人，全活甚众。凡用药，必依本草经疏及纲目，考核精详，用辄奏效，四方多重其名焉。”

（以上节录自嘉庆六年《长山县志》）

孙起献，延安镇人，“通医术，善针灸，为人诊治，概不受酧”。“传家有六字法，处事以忍让，持身以勤俭，教子以耕读。一时有乡贤之称。”

赵清芳，国学生，“居恒嗜医，颇精其术，兼治药饵，施送贫困，全活无算。”

杨乃骅，岁贡，“教授生徒，因才而施。读书外兼治岐黄，一经诊治，沉疴立起。”

张景贵，陈家寨人，“精眼科医术，有患目疾者，每踵门求医，不受资谢。”

赵廷栋，国子监肄业，考取天文生，“预知阴阳休咎，精湛舆，善岐黄，自制膏丹药饵，施人数十年无懈志。而于喉症，尤为精绝。所著医书数种，因水患漂没。”

张会寛，“精于岐黄之学，四方求医者，户外屡满，贫者与以药饵，不受值，以此全活甚众。”

李坪，码头乡人，庠生，“光绪初年，家势中落，弃儒学医，购《医宗金鉴》《景岳全书》《本草原始》等书，昼夜研究，不辞劳瘁。于瘟疫一门，又有心得。子鑀龄，邑庠生，孙炳勋，中学毕业，并守家传，兼习新说，……故乡人称曰：三世良医。”

张书田，光绪间廪生，三民镇人。“教授生徒四十年，始终无倦容。及至晚年，以医道活人。”

李梅山，庠生，码头镇人。“因亲老多病，兼习针灸、医药等书，自医并以医人，不营业以求利。”

仇毓藻，仇家庄人，岁贡生。一生授徒，“中年患眼疾，愈医愈剧，遂攻医学，积数年精其业，活人无算。”

马登泰，旧城人，增生。热心举办公益，有儒素家风。“尤精医术，临症用药，煞有斟酌。一经诊治，均著成效。”

范贞光，廪贡生，“精岐黄一经，诊视无不立愈，活人无算，乡里均感其恩。”

邵云辑，“光绪初，悬壶于邑之吴庄，问疾者投以方辄效，价且廉，不数年，业颇发达。”

（以上节自民国二十四年《齐东县志》）

边宗奭，副贡生，“初因母病攻医学，遂精其道，全活甚众。复多蓄良药，施予有疾而贫乏者，岁以为常，不受谢。”

（以上节自民国《齐东乡土志》）

从以上简单罗列仅有记载的民间中医中，我们可以看出，民间中医大体是由这样几部分人所组成。第一种是家袭祖传的，即生于中医世家，自幼跟随父辈学医，耳濡目染，把手教诲，最后行医名世，如崔继祥、马文魁、国象周、孙起献等，这种家传医学名人当不在少数；第二种是废举的读书人，因为屡试不第，前途无望，乃转而潜心岐黄，以治病救命为人生目标，这种人的代表是李树元、高云汉、成瓘等。成瓘不但治病救人，而且将他一生研习岐黄所得，著成《篛园医说》《篛园医说续编》各四册，传于后人，对邹平中医的发展做出了不朽的贡献。第三种是一生从事教育，兼以研读医术，为人诊病，利济乡里，这种情况的居多，以李绍宗、张书田、沈萃、赵廷栋、马登泰等为代表；

第四种则是因为自身或家中父母生病，久病不愈，乃起心研究医术，如李梅山、仇毓藻、边宗奭等。无论他们是由何种境遇而从医，但是这些老中医都秉承着中国优秀的传统文化，以济世利民为宗旨，以治病救人为己任，“有求必应”，“施药以济”，“施送贫困”，“概不受酧”，“远迩德之”。这种拯救民病、利济天下的传统美德，一代又一代传承下来，成为中医史上最伟大的精神财富。

第三节　药材资源和中医药发展

一、长白山中药材和黄山药会

邹平南部长白山，绵延六十里，地连三市三县区（济南市章丘县、淄博市周村区、滨州市邹平县）重岩叠嶂，沟壑纵横，不乏幽谷奥区，是天然的中药材盛产之地。特别是历史上山间林木繁茂，植被良好，多林密阴湿之地，更是上好的药材生长之地，并不乏名贵药材出产。据传，长白山中有灵芝仙草，旧《邹平县志》曾载：

元“至元二年，秋八月丙寅，邹平县进芝一本。”

“大德元年，春正月，邹平县进芝一本，五枝五叶，色皆赤。”

明“正德元年，邹平产芝两本。”

“崇祯十五年，城南隅产芝三本。”

清“顺治七年，夏五月，城西马家庄芝草丛生百余本，八年、九年复生。”

又载，明末清初邹平著名的隐逸派山水诗人张实居曾厌弃世俗，隐居长白山中，构筑茅屋而居。整日游山玩水，吟诗啸歌其中。偶尔采得一灵芝，因名所居之茅舍为“采芝山堂”，并作《采芝篇》：

“……辛酉初秋，余初来山中，得一本于老人峰南，大可如斗，五色陆离，惜已坚硬不堪食，因颜其额曰：采芝，而作是篇。”

“侧闻古仙人，计亩种灵芝。赤者珊瑚色，青者翡翠姿。黑者同泽漆，白者过凝脂。黄者紫金似，五色常陆离。又闻昔圣世，三秀亦呈奇。或状如云霞，或形如龙螭。或作七明耀，或成九曲垂，凤脑与燕胎，结实喜累累。生平苦沦落，偏觉丘壑宜。旋磴仰飞鸟，穿林学野麋。危岩复邃谷，窈窅无不之。石上逢朱草，丹叶碧玉枝。荟蔚青云护，氤氲甘露滋。灵草等秘宝，下士不敢知。长生非吾愿，岂羡鹤与龟。连年旱为灾，扪腹日日饥。用以充庖厨，差

胜藿与葵。仰止商山叟，高风庶在兹。”（《邹平县志》卷十《古迹考。园亭》）

由此可见，邹平长白山中产有灵芝仙草，当不虚说。但是自抗日战争以后，山区林木大肆砍伐，植被被破坏，药材生长环境丧失，产量大大减缩。二十世纪后期，政府加强山区环境保护，封山育林，禁止砍伐放牧，药材生长环境大为改观。据说有人前几年还在山中采到过灵芝，只不过叶株太小了。

邹平县地处长白山脉的北坡，山区面积占整个长白山脉的三分之二以上。邹平县县境面积1252平方公里，南部为山地丘陵，中部为山前阶地和冲积平原，北部和西北部为黄河下游泥沙沉积的黄泛平原。邹平地域属北温带大陆性季风气候，四季分明，雨量适中，土质多样，为动植物药材资源的繁殖生长，提供了良好的自然条件。据1985年邹平县药材资源普查发现，邹平县境内共有中药药材品种374种，分147科，总蕴藏量在174万公斤以上。在这些品种中，年蕴藏量在万公斤以上的有21种，蕴藏量在35万公斤，同时又发现新品种21种。

县境南部的长白山丘陵地区，面积约201平方公里，主要为长白山脉的阴坡，地形复杂，气候温润，土壤多腐殖质，是中药材的集中产地。据调查，生产中药材274种，主要品种有：元胡、天南星、山豆根、山瓜蒌、托盘、野菊花、半夏、葛根、萱草根、防风、连翘、射干、土大黄、玉竹、地榆、穿山龙、黑白丑、贯众、金牛草、石花、苔藓、石苇、卷柏、百合，石耳、侧柏、酸枣仁、虎杖、远志、瞿麦、益母草、柴胡、白薇、全蝎、蝉蜕、薤白、獾油、蛇蜕、蜂蜜、夜明砂、望月砂、桑螵蛸、土圆、活磁石等。蕴藏量约123万公斤，占全县中药材蕴藏量的71%。

县境中部山前阶地和冲积扇，沟壑切割，地形复杂，土质很好，多生产耐寒喜阳的植物类药材。据调查有代表性的中药材25种，主要有：柴胡、远志、马尾连、地榆、白头翁、丹参、玉竹、委陵菜、翻白草、红茜草、刘寄奴、酸枣仁、白薇、甜地丁等。尤以全蝎为最多。栖息于林木间和山上碎石底下，产量多，成色最好。中药材蕴藏量达6万公斤。

县境北部是黄河冲击的黄泛平原，土壤多为沙质潮土，野生药材资源分布较广，主要在沟头堰脊，河渠路边。代表品种有：茅根、硬蒺藜、蛇床子、苍耳子、败酱草、小蓟、地锦草、车前子、芦根、洋金花、旋覆花、茵陈、葶苈子、王不留行、柽柳、罗布麻、碱蓬、薄荷、菟丝子、萹蓄等，共约76个品种，蕴藏量达45万公斤。

正因为有了这么丰富的药材资源，因此，山区附近的药农及民间中医都前往山中，自采自制中草药。邹平自古就有以采集药材和销售药材为业的商家药铺和坐堂行医之人。从而邹平也就兴起了药材的商业贸易，最为著名的当属黄山药会。

据传明清时期最为兴盛。民国《邹平县志》卷十八《风俗》中记载："孟夏月八日，黄山商贾云集，境中士女及邻邑邻郡毕至，数百年久称盛会。"然而，黄山庙会只是载体，而经济交往、文化交流、商品贸易才是最为集中而重要的内容。

其中以中药材交易最为盛大，所以黄山庙会又有黄山药会之称。

二十世纪八十年代编写的《邹平县卫生志》载：长白山上盛产药材，药农多在深秋和初春上山采挖。此时药材津润始萌，枝叶未充，故所采之药材味厚质重，气味纯浓，如远志、丹参、柴胡、防风等，以其质地纯正而名闻遐迩。……每年四月初八开始，延续十几天，除四邑各地来黄山烧香、许愿、上供及购置杂具的侍女和乡民外，各地商贾前来做药材交易的规模为最大。故黄山庙会亦有药会之称。地址在黄山脚下鄢家村至老东门，车马辐辏，堂旗招展，延续几里远。而县城四邑之大道上商客游人车水马龙，来往不绝，商客中来自邹平的自不必说，省内外慕名而来的亦很多，如济南的"宏济堂"、青岛的"宏仁堂"、北京的"同仁堂"、定州"宏济堂"、河北"安国"、河南"怀庆"，南至南京等名声较大的商号，在黄山脚下安营扎寨，一字排开，招旗高悬，竞相宣传，推销各种丸散膏丹和中药材，种类繁多，令人目不暇顾。各药商在此将所带来之药品销出，而将所需药材购入。本县所产特色药材……大宗销往全国各地。……民国以后，多有外县人来本县开设药店，仅县城周围就有 30 多家。

又据 1933 年美国芝加哥大学博士杨清昆到邹平进行考察，回去后撰写的博士论文《中国北方的地方集市经济——山东邹平定期集市初探》中写道：黄山庙会，"从农历三月二十八到四月初九，人们称之为黄山庙会。因为该庙会据说是为了纪念黄山顶上古庙中玉皇大帝诞辰的（因为原文是英文，故翻译可能有误，下同——笔者注），香客们既是来进香的，又是来做买卖的。每年这些天，大约有十万人来这里聚会，从黄山坡到县城西门，大路小道两旁，摆满了货摊货架，出售着中国北方、长江流域、日本及其他遥远的异国他乡各个地方生产的商品。商人和商品生产者们来自方圆 200 英里（相当于 320 多公里）的地区，包括象济南、青岛、泰安等著名城市。当地集市上难以买到的东西，如眼镜、乐器，贵重的丝绸等都大量上市。但最重要的物品是中药材和其他药品。因为该庙会上的药品驰名中国北方，黄山（ 应为长白山 ）出产各种各样的中草药，远方的药材商贩都慕名而来。1933 年庙会上，上市的商品总额约计 21 万元，大约 8 万元即三分之一以上是药材。……（庙会上）药材的批发功能尤为突出。"

但是，1937 年后，黄山庙宇惨遭战火摧残，山上苍松翠柏，砍伐殆尽，延续数百年的黄山庙会日趋衰落，中药材的商业交流也由此中断。1949 年后，人民政府曾试图利用黄山庙会旧俗举办了几年物资交流会，重振黄山药会，发挥邹平地产中药材的优势，繁荣邹平的经济。然而，由于山上已没有了文化的载体，又加上后来无休止的政治运动，黄山庙（药）会彻底终止了。但是，作为发挥邹平地方药材特产优势，黄山药会在其数百年的历史上，为邹平经济的发展、文化的交流繁荣、知名度的提高，起到了举足轻重的作用。

二、邹平民间中医的发展

1840 年的鸦片战争，西方列强的枪炮打开了中国的国门，西方文化乘势而入，西方的宗教、经济、思想、教育、医学，很快进入人们的生活之中，东西方文化进行了激烈的碰撞。随着西学东渐，中国古代的传统科学都先后受到了近代西方科学的猛烈冲击，而中医同样不可避免。19 世纪西方传教士来到中国兴建大量医院、学校及药房，使西医学急速发展起来。1919 年的新文化运动后，政治社会改革活动成为当时的社会潮流。一些崇尚西方的文人学者高喊民主与科学，而将中医学贬为“不科学思想”，是实现国家现代化的障碍。1929 年国民政府通过余岩等人提出的“废止旧医以扫除医事卫生之障碍案”，同时建议实行新的医疗制度，对中医采取了排斥、抵制、限制的措施，严格限制中医执业，禁止所有医药广告刊登及不准兴办中医学校及医院。但是，中国的传统医学深植于中华历史文化的土壤，非但没有被淘汰，而且至今还保持着旺盛的生命力，越来越发展壮大，这不能不说是“科学史上的一个奇迹”。

邹平历史上就是经济文化比较发达的区域，也是中国门户洞开后最先接触西方文化的区域之一。但是，中医药在邹平却长盛不衰。特别是原长山县的周村镇在明末清初成为鲁中商业重镇后，经过 300 多年的发展，一直到清末被开放为商埠，周村商贸经济急速发展，社会文化医疗等业也有了长足的发展和聚集。据《周村的老字号》一书记载：当时仅在周村经营中药、坐堂行医的字号就有三四十家。比较著名的中医有：在同仁堂坐堂行医的长山人王香亭，擅长医治伤寒症；在广和堂药店坐堂的中医王福山，精儿科、皮肤科；在鸿德堂坐堂的邹平南范人纪翱臣，以治疗妇科疑难杂症著名；在大德生药店坐堂的刘文正、在宝山堂药店行医的李镜发皆为当时名医，李镜发全省中医考试，名冠第一。还有邹平中医焦建安开办回春堂，自己坐堂行医，兼卖中药，对肝炎治疗有独到之处；周村人刘天洞自己开办天一堂，自己行医，主治妇科。其他还有天德堂、世泽堂、异芝堂、荣德成、乐善堂、顺义堂、宝山堂、仁义堂、天德生、三生堂等中药店，皆聘名医坐诊，一时周村成为远近闻名的中药、名医荟萃之地。

清末至民国时期，乡村的中医虽然受西医的影响，但是作为传统的医疗手段，人们对中医的习惯认可，中医在邹平范围内还是有很大的发展。这些民间中医有的是坐堂行医，只开药方，不卖药；但大多数的就是在药铺里坐堂，边开药方边卖药。据《邹平卫生志》（1988 年版）记载，清末至中华人民共和国成立前，仅在今邹平县境内的各种中医药店、堂、铺（不完全记载）达 258 家之多。这些中医、中药店铺大多集中在县城、乡镇驻地和较大的有集市的村庄，聘请著名中医坐诊。比较著名的堂号有：邹平的“德合公”“天和堂”，长山的“宏济堂”“德合堂”“卫生堂”，西董的“天和堂”，台子的“仁仁堂”，黄山的“明德堂”等。每个中医药铺都有一定的服务范围，方便于老百姓就近看病。有的中医因为医术高超，有专科特长，能治疑难杂症，所以许多病者，不计远近前往拜医求药。从民国时期到二十世纪六十年代，邹平比较著名的中医有：

王凤鸣（1878～1937）邹平鄢家村人。自幼家贫，因感家人伤骨求治之难，遂立志学医。拜名师教授正骨之术，研读《医宗金鉴·正骨心法》。30 岁后，正骨之术日臻娴熟。凡患跌打损伤、肢体摧残者，经施手术，无不立奏奇效。遇远方来求医的贫困者，提供住宿，馈赠饮食，施以药饵，病愈遂去，从不索酬。周围各县，多有慕名来求医者。1932 年，所在邹平第三区曾为其建“仁术济世”功德碑，以示表彰。

赵聘三（1897～1942）明集乡兰芝里村人。自幼读书，后因家贫废学从教。1923 年，因母老多疾，为救亲命，教学之余，兼习岐黄，遂悟其本。常说“医关民生，其道重矣。”1926 年，赴章丘辛寨“济生堂”坐堂，抗战爆发后，回乡行医。1940 年，赴天津行医，参加天津中医考试获准。主张“富不攀，穷不弃”，婉拒一切酬谢，并规定周末义诊一天。一生致力于中医事业，对各种医学典籍探讨精专，旁通诸家之学说。擅长内、妇科，专于温病、痘疹之术。曾著《摄生心法》一书，行于世。时任山东乡村建设研究院院长的梁漱溟曾为之题词“见道之言”。

卢仁涛（1853～1937），礼参乡东吕人。清末名医，承继祖上行医之业，广泛涉猎医学典籍，精于儿科、妇科及外科，对治疗小儿斑疹有独特之方。主张“治病要雪中送炭”，“救命如救火”，从不受谢礼。

王芝兰（1887～1960），长山尹家庄人，34 岁弃教从医，曾参加全县中医考试，名列第一。后在长山“德合堂”坐堂，擅长内、妇、儿科及针灸术，还精于制膏、丹、丸、散，汇集民间单方、验方，治疗狂犬病、产后风尤为显著。曾著有《验案汇编》《验方汇集》两册，憾已遗失。

王本珍（1879～1958），长山官庄人。15 岁开始学医，擅长中医外科及针灸术。先后在长山城里“卫生堂”“万生堂”坐堂行医，精于中药炮制，自制膏丹丸散，深受群众崇敬。

王善祥（1879～1955），长山史家村人。19岁从教，兼习医术，25岁后，边教学边行医。擅长妇科，专于痘疹。1942年麻疹流行，昼夜应诊，精心施术，活人无算。晚年著《痘疹诊治经验心得集》，可惜已失。

耿式通（1884～1968），苑城前麻村人。出生中医世家，承业行医。博研医学书典，获得亲手嫡传。专门研究诊脉之术，并善用“大黄”通百络，治百病，被人称为“大黄先生”。设药铺为“广济堂”，坚持治病济困，从不收礼谢。

段立斋（1895～1968），焦桥南段村人。自1935年弃教从医，任职长山县医院，临床经验丰富，治方严谨，尤擅长治疗疑难杂症，在长山焦桥一带颇有名气。

孙芳琏，码头延安人，幼读私塾，后弃儒学医，精于中医典籍，善用经方，断症精细准确，治法严谨，每多取效，名闻当地。1949年后参加卫生工作，六十年代病故。

李炳勋（1889～1970），码头人。1925年曾任齐东县实业局局长，后承家传攻读岐黄。擅长伤寒杂病，治愈疑难无数。性格豪放，有侠义之肠。看病从不索费，每年除夕都将所欠药资的账本付之一炬，以示永不索取无力还账者。1949年后，曾参加省中医师进修班，留省中医药研究所工作。后因家境困难回乡，在码头卫生院工作。在魏（桥）码（头）台（台子）一代很有威望。

李向山，韩店旧口村人。中医世家，在本村开办“瑞升堂”行医，擅长妇科，尤治不孕，曾治疗许多疑难杂症，来投医者，应接不暇，在周围各地很有名声。

曲颖川（1894～1972）韩店旧口人。先任教30余年，后弃教从医，临床经验丰富，在本地享有盛名。曾任县人民医院副院长、县人民代表、县政协副主席。

霍缄三（1902～1969）孙镇霍家坡人。任教10余年，兼习岐黄。自1931年弃教从医，善治杂症，尤精妇科，历任县人大代表、县政协委员、县中医研究所主任。

李伯谦（1902～1972），里八田乡吴庄人。15岁学医，20岁悬壶乡里。1949年前先后受聘在齐东慈善医院、济南钟楼寺行医，1947年全省中医会试，名列全省第二名。1949年后，回乡开“春生堂”坐诊。1956年在省中医研究班任职，后在魏桥医院工作，并贡献出自己40年行医之验方、秘方。一生谙熟内经、伤寒、脉经、本草诸家之说，精于内、妇、儿科，善治各种疑难病症。在家行医7年，上门求医者，门前街院状若集市。1964年魏桥一带乙型脑炎流行，医院收重病80余人。李伯谦遂研制出“白虎汤”，治愈率达

85%以上。并在“省中医年会”上作学术经验报告。曾当选为齐东县人大代表，先进工作者。

张介人（1888～1976），邹平镇黛溪村人。自幼学医，26岁便能独自诊病。29岁赴省城济南参加中医考试合格，并在济南纬一路挂牌行医。43岁被崇庆堂药店聘为眼科专医。1955年回乡，参加邹平县城关联合诊所，从事中医50余年，一生以济世活人为志，有较深的理论基础和丰富的临床经验，尤对眼科更有专长，治愈不少疑难病症，故远近闻其名而投医者，络绎不绝。晚年整理治疗眼疾的经验札记4册，留于后人。

以上所述邹平县中医的发展，形成了邹平中医事业的脉络，也奠定了邹平中医学的基础。邹平县中医的发展，是一笔不小的历史文化财富，它既在历史上保障了邹平历代千千万万老百姓的身体健康和安全，也为以后邹平县中医院的建立，提供了中医人才资源的基础。

第四节　邹平县中医院的建立

一、县中医院的前身——城关卫生院

医关民生，自古皆然。

新中国成立后，党和政府医治战争创伤，领导人民进行社会主义建设。注重人民的身体健康，开展爱国卫生运动。1953年春，遵照政务院指示和山东省召开的卫生工作会议精神，邹平、长山、齐东三县都建立了爱国卫生运动委员会，吸收一部分名老中医参加县医疗卫生工作。当时邹平的曲颍川、霍缄三、齐东的李伯谦、长山的段立斋等都是这时参加县卫生工作的。与此同时，在全国开展的公私合营社会主义改造运动的影响下，一些个体行医的中医人员也组织起来，走上集体的道路，建立联合诊所。当时邹平的著名中医张介人就参加了邹平西关联合卫生所的工作。

1958年，在“人民公社化”社会变革运动的促进下，各人民公社都建立了公社卫生院。邹平西关卫生所和新民卫生所的一部分，合并成立了城关卫生院，为集体所有制单位，隶属于城关人民公社领导。城关卫生院地点设在邹平西关大街中段路北一个财主家的大院子里，有房屋15间，因陋就简，医疗卫生人员13人，设有中西门诊、治疗室和中西药房。当时的院长是利津人王星月，主要大夫有：张介人（眼科）、张兰坡（中医）、穆超民（西医）、张敬荣（女，妇产科）等。1960年，由于受自然灾害的影响，生活极度困难，卫

生医疗人员被迫下放回家，城关卫生院处于关闭状态。

1961年，国家经济困难时期，赵秀芬从淄博卫校回家后，到城关卫生院工作，跟随毕业于齐鲁大学医学院的张敬荣大夫学习接生。1963年，经济形势有所好转，医院的医护人员陆续回来，在很艰苦的情况下，医院又逐步进入正常工作状态。这时的院长为高青人胡立成、副院长为高青人高深泉、文登人刘德田。

1965年，城关卫生院在西门外北边路东原老城墙旧址上建立新院。新院占地4亩，卫生技术人员增至25人，除相应的医疗科室门诊、药房之外，还增设了妇幼卫生、社会卫生组，负责公社辖域内的妇女儿童保健和社会卫生防疫等项工作。

1966年以后的“文化大革命”运动中，城关卫生院地处县城，首当其冲受运动的影响，无法正常开展业务。广大医疗人员还是遵循毛主席“救死扶伤，实行革命的人道主义”的指示，以救治生命为目的，坚持为广大病患者服务。此时主持城关卫生院工作的为副院长李亨水。

1969年，原属公社卫生院管理的乡村卫生所一律撤销，人员合并入城关卫生院。1970年10月，根据省革命委员会（1970）309号文件精神，原属“自负盈亏”的卫生所人员回生产队走赤脚医生的道路，将卫生所集体人员又全部下放回生产队。1973年9月，原城关卫生院下放人员遵照上级指示又回单位恢复了工作。这时期，城关医院没有院长，一直由副院长苗清芝主持工作，副院长还有赵本经。

1977年，“文革”结束，各项事业蓄势待发。城关卫生院在黛溪河大桥以西路南征地16亩，建平房20多间，同年迁入新址。人员增至33人，除原有的医疗科室外，新增了检验科，X光透视。这时主持工作的副院长为苗清芝，副院长有王树忠。

1978年9月，党中央以（1978）56号文件转发了卫生部党组《关于认真贯彻党的中医政策，解决中医队伍后继乏人问题的报告》。强调要抓紧解决中医队伍后继乏人的问题，要培养一支精通中医理论和有丰富临床实践经验的高水平的中医队伍，造就一支热心于中西医结合工作的西医学习中医的骨干队伍。邓小平同志并在批示中特别指出：“这个问题应该重视，特别是要为中医创造良好的发展与提高的物质条件”。文件要求各省要在每个县都要建一所中医院。根据这一文件精神，邹平县积极筹备，1981年12月，经县人民政府批准，城关卫生院改为邹平城关中医院，并建立干部病房。医院性质、人员、隶属关系不变，仍为大集体事业单位，归城关公社领导，开始为建立县级正规的中医院搭建起基础平台。这个时期，城关中医院副院长为张相臣，原在韩店卫生院工作的老中医、沂水人郑丰成，也调来城关中医院任副院长。

1982年1月，为加强中医院领导力量，聚集中医专门人才，县府将在博兴工作的省中医学院毕业的邹平人李明忠调回县里，安排在城关中医院工作。这是城关中医院进入的第一位正规大学毕业的本科生。4月，县政府正式任命李明忠为城关中医院副院长，接替张相臣主持工作，副院长为郑丰成。

当时的城关中医院是一个“一穷二白”的烂摊子。一溜27间土坯房，不分科室，几个医生一间房子，就算是门诊，没有单独病房，只有几张床，而且上面还没有席。固定资产总额仅有42000元，医疗设备仅有1台30毫安的X光机和一台旧显微镜。医院四周没有院墙，里外都长满了杂草，院子里地面坑洼不平，破砖烂瓦比比皆是。由于隔着黛溪河，离县城中心较远，整个医院就像是在荒野里一样。老百姓曾戏谑地说：“城关中医院，不如马车店。”面对这样一个困难的局面，李明忠带领全院职工，开始了艰苦的创业。首先带领中医院全体干部职工，发扬自力更生、艰苦奋斗、勤俭创业的精神，锄草拔蒿，平整地面，硬是把医院修整的干干净净，井井有条，医院面貌焕然一新。

县府对中医院的建立和发展一直非常关注，为彻底改变中医院环境和工作条件，同年9月，县政府批准同意城关中医院开始筹建医院门诊大楼，总建筑面积1269平方米，经费由省、地区、县三级财政协助解决。从县卫生局抽调张志超到中医院，负责医院门诊大楼的筹建工作。经过大半年的建设，中医院门诊大楼于1983年春建成，投入使用。

1983年3月30日，邹平县政府正式行文公布，将城关中医院改名为“邹平县中医院”，为县直正局级医疗事业单位，仍属大集体性质不变，全额拨款，独立经营。由于中医院是由城关公社医院改造而来，因此，仍然承担着原公社卫生院的计划生育、社会卫生等项业务。

自此，邹平县中医院开始走上了新生。

二、自力更生　艰苦创业

1983年3月，邹平县中医院正式成立。有了崭新的门诊大楼，分了科室，有了专门病房，心电图室。由于医院的底子薄，没有周转资金，业务开展难度大，各项安排都捉襟见肘。这对于一个热爱中医、献身中医事业的李明忠来说，不能不是一个严峻的考验。

面对如此困难的局面，李明忠找县里领导，多方游说，招揽人才。1984年，正值县机构改革时期，为加强县中医院的工作，先后从各卫生部门选调刘从俭、马培基等人到县中医院工作。同时，接收了中医本科院校毕业的傅东岳、孙秀美、张德业等医生，中医学校毕业的贾崇岭、赵云萌等几名中专生，大大增强了院里的领导力量和中医中药技术人才。人员力量的逐渐增加，临床科室有了很大的发展，到机构改革结束后，县中医院共设立内科、骨伤科、妇产科、针灸科、五官科、急诊室、治疗室等医疗门诊科室和心电图室、放射科、检验科、药剂科等医技科室。设立病房900平方米，有病床40张。建立健全了院领导机构。院部有李明忠任院长，刘从俭为副院长。党支部书记为刘从俭，支部委员有李明忠、张志超。为下一步的创业发展，奠定了坚强有力地组织基础。

“打铁还要自身硬”，新建起的中医院领导班子，面对困难的局面，乘着改革的强劲东风，发扬敢想敢干的精神，以大无畏的英勇气概，带领全院职工开始了艰苦创业的历程。坚持以改革为动力，以发展为硬道理，强化思想基础，立足医院的基础和条件，确定了走自力更生，艰苦奋斗的创业发展之路。

县中医院开办之初，经费是至关重要的大事情。没有钱，就没有药。当时，中医院一年的药品周转资金仅有5700元，中西药品种仅有200余种。有时医生为病人开了方，药房里却没有药，这对于担负着救死扶伤、救护人民生命健康职责、却又巧妇难为无米之炊的中医院来说，成了急需解决而刻不容缓的大事情。医院领导除去各方筹划资金外，首先想到了医院附近的长白山中有着丰富的中药材资源，何不自己采集中药材，以解燃眉之急。在院领导的动员下，全院职工怀着满腔的热情，义务采集中药材。西、南上长白山，东到礼参坡，北到颜桥洼。职工们不怕苦，不怕累，除去值班的以外，轮流外出采集中药材。早上带着干粮、水壶，上山下坡。山沟堤堰、成片林间、玉米地里，到处闪现着采药者的身影，傍晚背回一麻袋一麻袋或大捆小捆的中草药材。半夏、柴胡、丹参、蝎子、益母草、王不留、柿皮、野菊花、锦灯笼、蓖麻子、败酱草、蒲公英、苍耳子、洋金花、萹蓄、地锦草、大小蓟、白茅根等等，应有尽有。第二天，放在太阳底下晒干，摘净，切好，然后再送到药剂科统一炮制成中药。为激发职工的积极热情，院里还为各科室分配了任务，科室再把任务分到每个人。没有奖励，没有报酬，全院职工热情高涨，发挥自力更生、艰苦奋斗的优良作风，以院为家，把采集中药变成自觉的行动。开始每个人5斤干药材的任务，以后到了10斤，都是超额完成。有的职工夏天晚上跑到黛溪河边的树林里去采集蝉蜕，当成了一种乐趣。据妇产科赵秀芬说，为了完成采药任务，有时下乡做结扎手术，回来路上还要抽空采药。院长李明忠更是以采药为乐，身体力行。一次他去威海住院治病，带回来两个大大的纸箱子。当时人们都认为他带回来的是海鲜海味，可是等到打开箱子，才发现是两箱中药材，一时在院里传为佳话。正是有了这种精神，邹平中医院在几年时间里，就采集了中药材四五十个品种，总数达上万斤。据记载，1987年，药剂科就自制生产了7个剂型，18个品种，炮制中药285种之多。既解决了中医院缺钱少药的问题，又为中医院树立下自力更生、艰苦奋斗的光荣传统。

建院之初，人员成分复杂，专业水平普遍不高，真正科班出身的医护人员没有几个。医疗人员技术普遍薄弱成了制约医院发展的关键环节。院长李明忠主动与省、地大医院联系，邀请著名的专家教授来院讲学授课，指导，传授业务技术。同时，先后选派有专业基础的医护人员，到省、地一级的医院进修深造。先后有郑丰成、赵云萌、宋明智、马秀娥、刘萍、燕红芹、毕春香等16人到济南省中医或文登、乳山等地中医院进修学习 。同时，根据中医传道授业的传统，中医院还实行了“以师带徒”和办学习班的办法。医院每周安排两个下午为业务学习时间，雷打不动。院长李明忠亲自带头备课、上课。从基础医药知识和理论入手，渐次加深，力求尽快提高院内人员的业务素质。与此同时，院里还鼓励医护业务人员采取自学、函授等形式，多方提高自身素质和业务水平。凡是参加成人高考自学或函授的，学费由医院报销一半。经过几年的努力，中医院的业务水平和医疗技术大大提高。

为了扩大医疗范围，服务群众，中医院遵照“以中医为基础，走中西医结合道路”的指导思想，聘请了西董北禾村的老中医张民斋，来院坐诊。同时，为了方便群众就医，医院将服务触角延伸向县城周边，在院外设立了西关和汽车站两处便民门诊，以后相继设立了城里门诊和院东门诊，安排专门医生值班坐诊。为解决医院病床有限的问题，开始在县城设立家庭病床。即为病人办理住院手续，病床安在家，医生护士定点上门诊视和治疗。刚开始就设立了20张，以后渐渐扩大，1986年增加至57张。既大大方便了病人及家属，又扩大了医院的服务范围和业务收入。

为提高中医院的诊疗手段和服务水平，1985年，争取县里支持，在门诊楼的西侧建起了面积500余平方米的二层医技楼。1986年，购进了救护车、吉普车各一辆。1987年，又投资84.2万元，在门诊楼南建起了3层的病房大楼，建筑面积1404平方米。各种医疗设施也不断增加，初步建起了具有中医特色的功能较为齐备的县级综合性中医院。

与此同时，医疗质量和水平也大大提高。除了医治常见病、多发病以外，在疑难病症的治疗上也有了大的突破。尤其是对中风及心脑血管疾病的治疗，有了开拓性进展。1986年，院长李明忠参加的中华全国中医学会内科学会中风病学组研究制定的《中风病中医诊断及疗效评定标准》，被卫生部评为重大科技成果乙级奖；以传统医学为基础，利用小夹板固定治疗骨折取得了显著效果。特别是妇产科结合计划生育，1986年共作各种手术1412例，成为全县水平最高的妇产科之一。

随着社会全面改革步伐的加快，

1986年，全院实行岗位目标责任制。医院管理上实行院长负责制，班子成员实行分工负责任，工作上有分工，有合作，有责任，有考核，上下左右一盘棋，逐渐形成了精干有力、畅达有效的领导体系。在用人管理上，任人唯贤，知人善任，以思想、能力、业绩论英雄，大胆将思想作风过硬、业务突出、工作肯干、事业心强的选聘为中层干部。制定任期内明确的岗位目标责任，签订聘用合同，到期进行考核，确定是否继续聘用。在业务管理上，实行以科室为单位的独立核算制。根据各科室不同的工作性质，确定任务目标，制定计划，实施措施。取消“大锅饭”，砸烂“铁饭碗”，充分体现社会主义多劳多得的分配原则。实行严格的奖罚制度，有力地调动了全院干部职工的工作积极性、主动性和创造性，收到了明显的经济和社会效益。每年的业务收入都以30%～70%的速度递增。据资料记载：1983年建院之初，全院固定资产总值仅为4.4万元，到1986年底，固定资产达到45.8万元，3年时间增长了10倍；1983年，全院业务收入仅为14万元；到1985年，就达到了25万元；1986年达到了41.5万元，3年增长了3倍。

三、文明建院　奠定基础

改革开放的春风吹遍了神州大地，以经济建设为中心，“两个文明”一起抓，各项事业都出现了蒸蒸日上的好局面。邹平县中医院自建院以来，坚持开展“文明行医”活动，提高服务质量，改善服务态度，加强精神文明建设，加强职业道德教育。1987年，在全院开展了“满意在邹平，温暖在中医院”“假如我是一个病人”的思想大讨论，制订了改革的措施，检查落实，督促整改，年终评比。全院职工热情高，积极主动，献计献策，为医院发展发挥最大能量，临床业务和各项工作都出现了好的发展势头。全院固定资产达到56万元，药品资金14万元，门诊人次达到23119人，病床80张，收住病人2553人，全年业务收入56.6万元，连续4年都以30%以上的速度递增。中医院连续两年被地区评为地级精神文明先进单位，院长李明忠被评为全国卫生先进工作者、省、地优秀医务工作者、县劳动模范、精神文明十佳标兵等荣誉称号，并获得“富民兴鲁”“振兴惠民”五一劳动奖章。

1988年1月，山东省政府召开了全省振兴中医大会，中医药事业得到进一步重视。同年3月，县中医院经地区批准，改为全民所有制局级事业单位，纳入县级财政统一管理。结合全县开展的“四有”教育（1985年，全国共青团思想政治工作会议上提出：要加强和改进新时期的青年思想政治工作，在四化建设的伟大实践中培养和造就一代有理想、有道德、有文化、有纪律的共产主义新人。从此，做“四有”新人的口号和以此为主题的活动在全国各行各业展开。）立足医院的职业实际，深入开展病人、质量、信誉、服务“四个第一”活动。以党支部为核心，党政工团齐抓共管，充分发挥党员、团员、积极分子的模范带头作用，形成坚强有力的战斗集体。大力倡导“同种一块地，同唱一台戏”，全院上下，分工不分家，互相尊重，互相支持，加强协作。把思想政治工作和业务行为、医德医风教育结合起来，使活动更加具体生动，扎实有效。

在大张旗鼓开展精神文明建设的推动下，全院各项工作呈现出蒸蒸日上的局面。医院技术力量不断增加和提高，临床业务迅速发展，全年门诊达到26642人次，业务收入达到90万元，超过年初计划的50%。实施各种大小手术162例，无菌手术甲级愈合率达99%。妇产科顺利开展了第一例剖宫产手术。特别是检验科通过不懈努力，在滨州地区率先开展了血流变学检测，多种项目的检验水平在全县范围都名列先进行列。

与此同时，院内环境面貌日渐更新，门诊大楼四周建起了铁栏杆、花池，种植了各种花卉、青松，院内新购置了高压水罐，病房和科室都通上了自来水，解决了医院用水的问题。还建造了26间平房，初步解决了职工的住房问题。县中医院经过了省级文明单位复查合格，被卫生部命名为全国卫生文明建设先进单位。院长李明忠则被评为惠民地区劳动模范。

1989年，随着形势的发展，医疗业务量的增大，简陋的医院设施已不能满足广大群众对医疗服务的需求，县中医院立足服务求发展，加强基本建设。在资金严重困难的情况下，多方争取资金，投资27万元，新建建筑面积1387平方米的病房楼一幢，当年投入使用，大大缓解了病房严重不足的问题。医院的业务发展也随之扩大。固定资产达到91万元，全年门诊人数28050人，住院病人达到2551人次，业务收入达到128万元。

同年，县中医院积极开展省级重点中医院建设，严格按照省级重点中医院的标准进行落实。加强对业务科室和病房的统一管理，增设了医务科和护理部，使医院的管理更加具体和规范，做到管理有人抓，责任有人担。医院病床扩展到80张，分到内科27张，骨外科28张，妇产科25张。并按照省重点中医院的规范要求，统一病床、床头柜和一应物品的规格和标准，统一各科室各种医疗器具的装配和摆放，使医院的管理逐渐走上标准化、科学化、规范化和程序化的道路。10月，山东省重点中医院验收团一行6人，来院进行检查验收。对医疗、护理、行管、后勤等方面，按照“四化”检查的标准和条件，一一进行查验，并获得通过。验收团对院内的各项管理都非常满意，对取得的成绩给予了很高评价。经检查，被评为全区中医院第一名，初步具备了县级中医院的规模和标准。同年，省级文明单位复查验收，也获得了合格的成绩。

20世纪90年代初，全国加强物质文明和精神文明建设，坚持两个文明一起抓，全面进行社会主义教育运动。中医院成立了以党支部书记为组长的“社教”领导小组，制订了学习计划和“三簿一册”“三会一课”等各种规章制度，建立学习园地，利用黑板报、诗歌会、演讲会、知识竞赛等形式，充分调动了广大医疗服务人员的工作热情和积极性。遵照1988年中央提出的“2000年人人享有卫生保健”的战略目标，强化大卫生观念，贯彻以预防为主的方针，积极开展爱国卫生运动。全院的医疗业务等各项工作出现了蒸蒸日上的好局面。1991年，全院职工达到144人，购进医疗器械20余万元，固定资产达到138.76万元，大大增强了医疗检测技术手段。全年门诊人数31214人，收治住院病人2645人，总业务收入达到155万元。同年，新征土地2.17亩，建四层职工宿舍楼一幢，建筑面积1253平方米，解决了17户职工的住房问题。

同年，县中医院积极配合国家“白内障患者复明免费手术”的民生工程，开展了白内障患者的复明手术30余例。眼科主任巩建中，早出晚归，下乡进村，普查筛选符合手术的病患者，让病人真切地感受到社会主义大家庭的温暖和社会主义制度的优越性。

1992年，随着社会主义市场经济逐步建立，各项事业的改革也日趋深化。县中医院也结合自己的实际，制订了《关于1992年进一步深化卫生改革实施意见（试行草案）》。在以经济建设为中心的形势下，管理上实行院长负责制，科室主任聘任制，人员优化组合制。科室、门诊实行承包制，业务实行经济目标管理。医疗器械实行补偿制，实行联合办医，职工可以集资购置医疗器械，采取利润分成。为适应全县兴办经济实体的大形势，县中医院也提出了“提倡个人兴办经济实体”的口号。

在当时各单位一片兴办经济实体的高潮中，1992年3月，在充分考察论证的基础上，中医院与里八田乡政府联合投资（中医院投资35万元）100万元，在里八田乡驻地建设了邹平县卫生材料厂。利用当地棉花基地优势和短绒资源，设计年生产500吨脱脂棉、纱布等医药用材料。

1992年8月，中医院批准同意药剂科集资购买切片机用于生产的申请报告。由药剂科独立核算，收回投资成本后，纯收入按院科4：6分成，一年后，切片机归院方集体所有。这种利用社会资金投入，既解决了缺乏资金、无力购置器械的困难，又大大提高了科室和职工的积极性，提高了医院药剂制作的经济效益。

与此同时，医院还对院外的东门诊、城里门诊、北郊门诊、府南门诊及院内的偏瘫门诊和食堂实施承包，签订合同，承包期限1～3年。既减轻了医院的管理和经济压力，又激发了门诊医护人员的工作热情。

为适应新形势的发展，调整和加强中医院的领导力量。1992 年 3 月，曲秀贞由县卫生局人事股调到中医院，任副院长，分管行政工作；原中医院内科主任张德修，经组织部任命为副院长，原卫生局党办副主任张素红也同时调来中医院任工会主席。加上 1989 年公布的副院长刘东升，从而形成了以李明忠为院长，刘从俭、刘东升、曲秀贞、张德修为副院长的中医院领导班子。

自 1989 年 11 月底，国家卫生部下发实施《医院分级管理办法（试行）的通知》以来，山东省和滨州市卫生部门相继下发通知，1992 年 5 月 20 日，邹平县卫生局也下发了邹卫政（1992）28 号《关于实施医院分级管理的意见》，部署此项工作。要求县中医院要按照山东省《中医医院分级管理标准》，全面实施，创造条件，争取早日达到二级甲等中医院标准。县中医院积极响应，统一思想，决定以此为契机，加强医院各方面建设。医院首先成立了医院分级管理领导小组，组织全院干部职工认真学习讨论，先后两次去博兴县中医院参观学习，对照指标，找出差距，硬件软件一起上，积极创造条件，争取一次达标。

同时，结合全县部署创建全国卫生县城的工作，县中医院成立创城工作领导小组，按照县里分配的任务和标准要求，重新划分责任卫生区，制定卫生制度，确定检查考核标准，召开全院中层和职工大会，进行全面动员。然后，先对门诊楼进行粉刷，院门进行油漆，院墙、树木底部全部刷白 1 米，院内外焕然一新，科室内外窗明几净，经全县组织的检查验收，完全符合“创城”的标准。

同年，县中医院加强医疗基本建设，加强医疗技术的学习研发，先后送出 6 名同志到上级医院学习进修。建设了 X 光室，固定资产上升到 169 万元。诊疗业务大幅度提升，全年共接诊病人 32649 人次，收治住院病人 2627 人，全年业务收入 180 余万元。全院年发表学术论文 10 余篇，其中在国家级刊物上发表 3 篇，大大提升了中医院的知名度和医疗科研水平。

1993 年，贯彻山东省政府《关于加强中医工作的决定》文件精神，惠民地区行政公署在贯彻落实的实施意见中，决定邹平县中医院要在“八五”期间，建成人员、设备、房屋配套、功能齐全、医疗水平较高、管理科学、具有中医特色的重点县级中医院。县中医院以争创省级重点中医院为总抓手，大力加强两个文明建设。按照省制定的《县级示范中医医院标准》的要求，中医院先后投资 95 万元，翻新综合病房楼一幢 2100 平方米。投资 30 万元，新建药品仓库楼一幢 850 平方米。采取公建私助、群众集资的办法，新建职工宿舍楼一幢 1020 平方米。依据《中华人民共和国中医药振兴条例》，争取中医院实行事业计划，财政单列，积极争取财政支持，扶持了购药周转金，为创建省级重点中医院奠定了良好的基础。

为突出中医院的中医特色，运用中医中药防病治病，积极抓好专科建设，加强人员辅导学习和设备的配备。先后组织了两期西学中学习班，由中医药大学毕业并富有临床经验的医生任教，系统讲授中医理论和医疗经验知识。同时，组织护理人员进行技术练兵，按照“三基”（基础理论、基本知识、基本技能）训练的要求，相继开展了27个竞赛项目。经过实际护理操作比武，评比出各类技术能手6人，其中4人在静注、输液等项目中，比国家规定的操作时间提前了20秒。这种实战练兵的比赛，大大激发了员工热爱本职工作的浓厚热情，也提高了医护的专业技术水平。

继续加强精神文明建设，全县卫生系统开展争创“十佳院长”“十佳护师”“十佳医生”活动。中医院召开职工大会进行宣传发动，以加强医风医德、纠正行业不正之风为突破口，结合医院实际，制订干部、职工守则，工作制度、工作纪律等规章制度，以严格的制度约束人，并聘请了13名社会义务监督员，设立意见箱，公开接受社会的监督。团组织带领团员青年，利用节假日，义务到学校、敬老院、干休所进行健康查体，医疗护理指导，开展“送温暖”活动。在医院中形成了遵守劳动纪律、忠于职守、语言文明、态度和蔼、礼貌待人、服务热情、勤政廉洁、作风正派的良好环境。年终评比，李明忠获得了十佳院长、巩建中获得了十佳医生、贾玉东获得了十佳护士的光荣称号。

1993年10月，李明忠院长因年龄和身体原因退居二线，孟昭慈由县卫生局调到县中医院任院长，兼任党支部书记。同时提拔院工会主席张素红为副院长。形成以孟昭慈为院长，以曲秀贞、刘东升、张德修、张素红为副院长的院领导班子。新班子严格遵循山东省政府《关于加强中医工作的决定》文件精神，继续坚持改革开放，加强医院内部管理体制改革，坚持落实创建省级重点中医院，落实中医院分级管理达标标准的发展思路，县中医院有了进一步的发展。

1994年3月，邹平县中医院根据山东省在全省建立20所重点中医医院的目标，经县人民政府批准，中医院积极提出申请，申报全省重点县级中医医院建设。加大投入，强化内部管理，确保三年内达标实现。

加强医院内部改革，从细化内部管理入手，重新修订了《医院内部改革实施意见》，突出强调以抓好社会效益为主，促进经济效益的提高。全面实行综合目标管理责任制，分别对临床科室、医技科室、职能部门和后勤班组，实行全员全方位全面的质量管理，把精神文明、医疗质量、医技质量、护理质量、工作量、教学科研、考勤考绩、节约、财经管理等项考核指标，量化到各个科室，签订责任书，层层都有压力，人人都有责任。坚持按劳分配、多种分配形式并存的分配制度，体现效益优先、兼顾公平的原则，打破平均主义，引入竞争机制，允许一部分科室和个人，在完成医院下达的任务目标基础上，适当多得一些。但是，由于在改革的实际操作中出现了过于讲究科室的责任独立性和经济效益，打破了过去利益分配上的均衡，损伤了干部职工对改革的希望和工作积极性。

医院分级管理是卫生改革的方向和目的，是对中医院管理体制的一项重大改革。1994 年 5 月，滨州地区卫生局下发了《关于加强中医医院分级管理工作的通知》，按照《山东省中医医院分级管理实施细则》和《山东省中医医院评审委员会章程》的要求，邹平县成立了中医医院评审委员会，邹平县中医院成立了由主要领导任组长的分级管理领导小组。医院和各科都成立了质检领导小组，建立了统计病案室，这是邹平县中医院第一次建立的病案室。在此基础上，狠抓病历书写质量，严把质量关，定期检查，对不符合书写要求的一律退回重写，使病历自查率甲级率达到 60%。既提高了病案保存和管理的质量，也反映了医疗水平和服务水平的提高。同时，积极抓好重点专科的建设，由业务骨干担任重点专科的科主任，以期扩大影响和知名度，扩大服务范围。

创建二级甲等中医院是县中医院分级管理的既定目标。县中医院按照《二级甲等中医院的实施细则》要求，建立健全各种技术操作规范、医院工作制度及各级各类人员岗位职责。抓好组织制度落实，开展质量月活动，督促检查。加强各类人员的业务学习，护理上每周二、五对针灸学进行系统辅导，由专业人员授课，学习结束后进行考试，成绩记入护理档案，随后到针灸室实习一周。建立护理示教室，组织护理人员对铺床、卧床病人更换床单、灭菌技术操作等项目，进行技术练兵，组织护理技术比武。严格操作规程，运用中医护理知识进行辨证施治。严格护理文书书写，使之尽量规范化。

1995 年，在县人民政府的支持下，全院干部职工共同努力，县中医院在分级管理和争创省级重点中医院的道路上，迈出了坚实的步伐。全院建筑面积 10045 平方米，病床 80 张，固定资产 242 万元，门诊量 38178 人，全年业务收入 214 万元。全院人员 163 人，卫生技术人员 145 人，其中本专科及中专毕业人员 118 人，占卫生技术人员的 81.4%。有临床医疗科室 10 个：内科、外科、妇产科、儿科、皮肤科、眼科、五官科、针灸科，骨伤科，急症科，其中眼科、骨伤科、内科均为特色科室；医技科室 4 个：放射科、特检科（心电图、脑电图、B 超）、检验科、药剂科，医疗设备总值 38 万元；职能科室 7 个：院部办公室、医务科、总务科、护理部、门诊部、财务科、病案统计室。初步奠定了省级重点（县级）中医院和二级甲等中医院的基础。

第五节　县中医院改革与发展

一、卫生改革的启动与深入

1995年，邹平县中医院按照邹平县人民政府《邹平县深化卫生改革实施方案》，组织全院干部职工认真学习，适应社会主义市场经济体制的需要，以提高效能和思想统一为原则，以有利于促进卫生事业发展和调动医务人员工作积极性为立足点，转换机制，提高效益。8月，由县政府主持，在县中医院进行改革试点。首先对医院领导班子实行竞争答辩和聘任制。根据“德、才”标准和干部“四化”方针，打破用人界限，在全县卫生系统内，任人唯贤，不拘一格，选用人才。采取公开竞争答辩的形式，选拔聘用了新的院长。原任邹平卫生学校校长的宋淑平被聘为县中医院改革后的第一任院长。同时，遵照卫生改革的文件规定，新领导班子由院长根据群众意见和工作情况进行重新聘任。从而建立起了一个德才兼备、群众基础较好的医院领导班子。

新班子上任伊始，召开全院职工大会进行宣传发动，大抓环境整治，使院容院貌彻底变了样。接着制定整改措施，制订了院规院纪四项十五条。院领导从自身做起，率先垂范，严格奖惩。同时，医院相继制订了《医院改革试行草案》，全面实行综合目标管理责任制，对所有的中层领导进行了重新聘任，对临床、医技、职能和后勤科室部门，实行全员、全方位、全面的质量管理，并细化到精神文明、医疗质量、护理质量、医技质量、业务工作量、教学科研、考勤考绩、节约成本、财经指标等多个考核目标，把各项指标全部量化到各科室，形成层层有压力，人人有责任，充分调动了干部职工的工作积极性。

同时，医院狠抓业务质量，尤其是加强了病历书写质量，使病历自查甲级率达到了60%以上。根据中医院争创二级甲等中医院的实施细则要求，建立健全各种技术操作规范、医院工作制度和各类人员岗位职责，加强了监督检查。完善医院质量管理措施，实行三级（基础、环节、终末）质控。加强了重点专科科室的建设，重视专科和学科带头人的培养，增加智力投资，统筹安排“送出去、请进来”的人才培训计划，先后送出去多名业务骨干到高一级医院进修学习，有30多名初级人员取得了滨州医学院的函授专业证书，专业技术队伍不断壮大，业务水平有了明显提高。

1996年，中医院继续加大改革力度，按照《医院分级管理标准》，制订了“分级管理目标”，以提高内涵建设为重点，全面推动医院工作上等级，上水平。提出用两年时间在医院规模、医疗设备、技术力量、管理水平、科研教育等方面，全部达到“二级甲等”医院标准。制定《创建“二甲”实施方案》，成立“创二甲”领导小组和具体办事机构，层层分解目标，责任到人，形成了院、科室、职工三级责任网络。

为使计划目标按时实现，医院采取集、要、借、贷等多种措施，先后筹集资金200余万元，扩建门诊楼1000多平方米，新建锅炉房和集体供暖设备，装修门诊楼、病房楼、医技楼，增加门诊室，使医院环境焕然一新。同时，医院采取多种方式，引进先进仪器和诊断治疗设备，使医疗设备总值由40多万元猛增到160余万元，床均设备费达到1.6万元。

与此同时，医院加强管理制度建设，向管理要声誉，要效益。在基础质量管理上，狠抓三级训练，以抓病历和护理文书的书写为突破口，强化基础理论、基本知识、基本技能的训练，严格书写规范，定期考评，奖惩挂钩。使甲级病历的合格率提高到了90%以上。加快加强人才的培养，先后送出8名业务骨干到上级医院进修，回来后迅速成为专科业务的主力。骨伤科马修谭进修了显微外科，回来后率先做了10例断指（肢）再植手术，成活率达100%；外科朱旭东进修介入治疗，当年治疗20余例，均获成功，开创了邹平县断指再植和介入治疗肿瘤的先河。

加强了精神文明建设，结合“四有”教育，开展“百日优质服务活动”。认真学习全国卫生工作会议提出的“救死扶伤，忠于职守，爱岗敬业，满腔热情，开拓进取，精益求精，乐于奉献，文明行医”32字行业风尚，树立“病人、质量、信誉、服务”四个第一的观念，要求医院职工要以高尚的医德医风和精湛的技术，为群众提供全程优质服务。为解决群众方便看病，在县城设立了4处便民门诊，受到群众的欢迎。同时，向社会郑重承诺，廉洁行医，加强干部职工的自我修养和约束能力。采用上岗佩证，设置意见箱，聘请了13位社会监督员，发放调查表等措施，医院服务水平上了一个新的档次。至1996年底，全院业务收入增加到348万元，比1995年增加了134万元，是1995年的1.6倍。真正体现了改革是事业发展的推动力。

1997年，中医院领导班子继续贯彻全国卫生工作会议精神，继续深化医院改革，认真落实卫生部提出的“以病人为中心，优质服务，树行业新风”的十条要求和省卫生厅提出的“双十条”，提出了工作重点的重中之重就是搞好服务。以“一切为了患者，一切方便患者，一切服务于患者”为主题，相继开展“创优质服务活动”和“百日优质服务活动”，开展争创“双十佳”（十佳医生，十佳护士）竞赛活动。同时制订了六条承诺规定，制订了“礼貌用语”“服务忌语”“文明行医十要十不要”“医务人员职业道德基本要求”，加强监督约束机制。要求职工上班佩戴胸卡，实行院长接待日制度，定期召开病人及家属座谈会征求意见，为方便病人就医，设立导医台，设置接站专车。与高速路交警大队联合开展送温暖活动，选派老中医和业务骨干为群众义务诊病。为抓好后勤保障，实行了行政院长查房制度，发现问题，及时解决，并投资5万多元，一次更换了病员的被服，真正体现了“以病人为中心，以质量为核心”的由被动服务向主动服务的转变。

根据省卫生厅的部署，中医院以“创甲达标”为抓手，全力加速医院建设。

1997年，继续投资200万元，新建肿瘤病房楼，引进直线加速器、模拟定位器各1台。为改善职工住房，投资216万元，新征土地7.56亩，新建职工宿舍楼1幢30户，2800平方米。在原医院急诊室的基础上，建立了急救中心，配备救护车2部，开通“999”急救电话，增加了多功能呼吸机、心电监护除颤仪、全自动洗胃机、多参数生命体征监护仪、麻醉喉镜等抢救设备。并成立急救领导小组，实施科主任、主治医师二级负责制，为全方位急救治疗提供保障。

在全院上下的共同努力下，一个功能齐全、结构合理、各层次协调、高效运行的医院工作新模式已基本形成，医院面貌、服务质量、社会影响大幅度提高。在此情况下，县中医院当年顺利通过了“二级甲等中医医院”“爱婴医院”“省重点中医院”的检查验收。

自1995年中医院实施卫生改革，一手抓医院的基础建设，一手抓医疗质量服务，都取得了显著的效果。同时，加大科技投入，实施人才培养战略。随着科技的发展和社会的需求，1998～2000年，中医院先后成立肿瘤防治中心、设立普外科和胸外科，并由此组合为外二科，并聘请天津医科大学外科专家柴树德主任，开始进行肺叶切除术、全肺切除术等大型手术，开了中医院外科手术之先河。肿瘤中心先后开展了放疗技术、化疗技术、介入治疗技术，并开展了国内领先的术中放疗技术，填补了全省的空白。其他科室也充分运用新的科技手段，在治疗疑难病症中，获得了突破，取得了良好的治疗效果和社会效益。中医院声誉鹊起，彻底改变了过去人们对中医院的认识。

2000年，全院职工达到218人，其中，医生91人，护理人员80人，中级以上职称人员47人。医院设立临床科室14个，医技科室10个，职能科室10个。固定资产总值609万元，其中大型医疗设备（5万元以上的）15台，总值350多万元。包括直线加速器，

CT机、进口彩超等先进设备。开放床位120张，病床使用率达到82.3%。全年门诊人次50124人，急诊人次3898人，全年总收入1008.8万元，是1995年的4.7倍。中医院在全县文教卫生系统行业评比中，名列第一。是年，中医院被评为全省卫生系统先进集体。

二、持续抓改革　建设促发展

进入新的世纪后，中医院更加信心十足，继续加大改革步伐，坚持持续快速发展，中医院呈现出一派欣欣向荣的景象。

2001年，中医院大力推进人事制度改革，实行全员聘任制。医院成立了竞争答辩评委会，根据各种科室不同的情况制定相应的策略。所有人员打破科室界限，以现有人员为主，采取竞争上岗，全员聘任。通过竞争聘任，竞争上岗，增强了全体职工的向心力、凝聚力，增进了合力，增大了压力，事业心、责任感大大提高。为加强中医院的业务领导力量，打破医院界限，广泛搜罗人才。聘请县医院心内科副主任宋晨光来院，任大内科主任，突出心内专科，打造省级重点专科。10月，聘任宋晨光为中医院业务副院长，主抓全院的医疗业务。并以心脑血管介入中心为龙头，积极创建省级重点专科。

2002年，遵照安丘全省中医工作会议精神，中医院提出一定要在三年之内创建农村中医工作先进县的奋斗目标。中医院调整定位，以科技兴院为先导，加强软硬件建设，引进先进设备，选拔培养学科带头人，发展特色科室，树立自己的品牌。是年三季度，开展了质量服务纪律突击检查月活动，院风院纪显著提高。

2003年，中医院加强思想文化建设，提出了“就医程序化，服务人性化”的工作思路，要求“医生围着病人转，护士围着病人转，职能科室围着医护转”，一切以病人为中心。号召全体干部职工，增强“责任”“忧患”“法律法规”三种意识，优化“自然”“服务”“学习”三种环境，倡导“团队”“协作”“奉献”三种精神，树立医院良好的形象。是年，“非典型性肺炎”来袭，中医院上下积极发动，人人争先请战。医院成立抗击非典领导小组，建立发热门诊，抽调24名精兵强将到县留验站工作。药剂科参照国家中药方制作制剂，全院调配动员100余人，苦战15天，为全县生产防非典制剂10余万瓶，为防治“非典”疫情做出了贡献。

2004年，医院开展优质服务年和文化建设年活动，全面推行规范服务，努力打造“信誉”“服务”“技术”“管理”四大服务品牌。创建学习型医院，继续加快人事制度改革。是年，全省新农村合作医疗实施，邹平是省、市的试点县，中医院负责了黛溪和黄山两个办事处8万多人的新农合的工作。年底，中医院顺利通过省卫生厅中医工作先进县的检查验收。是年，在全县开展的保持共产党员先进性教育活动中，中医院作为第一批教育单位，历时半年的时间，全院干部职工的思想觉悟大大提高，年终行评，全县卫生系统名列第一。

2005年，中医院不骄不躁、积极进取，牢固树立“忧患”“争先”意识，坚持从严治院，落实制度，医院工作有了根本好转。8月，全市卫生工作经验交流会召开，中医院在大会上作了医院管理方面的经验介绍。做到了向管理要质量，要秩序，要人才，要纪律，要效率，要效益，取得了社会与经济效益双丰收。

是年，县中医院被中国社会经济调查所企业信用调查部评为“山东省社会信誉知名医院”，被山东省社会保险事业局评为“医疗保险定点医院目标规范化管理先进单位”。

2006年，全院门诊人数达到105006人次，住院5950人次，全院总收入达到5140.46万元。

2007年，中医院为拓展医疗空间，改造医疗环境，协商购买东邻黛溪办事处水利站的8.9亩土地，为医院后续发展奠定基础。医院继续加强医院管理，提出领导干部以身示范，提倡一般同志向中层看齐，中层向领导班子看齐，班子成员向院长看齐。加强廉政建设、医德医风教育，彻底治理吃请、收红包现象，全院召开了优质服务动员大会。8月19日，魏桥创业集团铝厂发生铅水外溢爆炸事故，造成了重大人员伤亡。县中医院立即启动“突发公共卫生事件医疗救援应急预案”，成立领导指挥组织和专家队伍，配合全县，全力参与救治受伤人员，共接收治疗伤病人员21人。是年，县中医院被山东省价格诚信单位评选委员会评为第一届山东省价格诚信单位。

2008年，全院广泛开展“管理规范年”活动，制定了“加强作风建设、提升文明素质、强化管理规范”的实施意见。为使医院管理上档次，5月，管理统计新上HIS系统。同时，检验科LIS系统、放射科PACS系统也顺利上线。全院工作管理基本实现了数字化。5月12日，四川汶川特大地震发生，医院领导班子积极应对，发动广大医护人员情系灾区人民，奉献爱心，捐款、捐物共计62930元；全院50多名共产党员踊跃交纳“特别党员”9500元。同时，医院积极向上级卫生机关请战，组织救灾医疗队，随时待命出发。2009年4月，中医院派出温海滨、王洪亮、高文波、孙汉亭、赵文斌、马超等6人，参加滨州市第十四批援川医疗队，赴四川绵阳市北川县禹里乡执行救援任务。历时两个月，圆满完成了救援任务。8月，国内发生三聚氰胺毒奶粉事件，县中医院根据所辖区域，立即组织人员进行全面摸底排查，共筛查婴幼儿3343人，未发现疑似病例。

2009年，中医院继续坚持科学发展观，以改革为动力，以发展为第一要务，以质量发展为主线，以促进和谐、社会群众满意为目标，以两个标准细化工作，落实措施。加强质量建设和重点学科建设两个重点，全力推进医院管理和经济效益双丰收。加强门诊管理，推行首问负责制。成立技改领导小组，开展新技术、新项目应用。开展学术交流，促进创新活动。实施护理三级考评，强化质量管理。

春夏之交，甲型 H1N1 流感大流行。中医院成立防控综合协调领导小组，下设具体工作机构，加强对甲型流感的监测和报告制度，坚持 24 小时值班待命。设立独立的发热门诊及隔离留观病房，安排专业人员接诊救治。11 月，紧急生产“防治甲型 H1N1 流感中药合剂”。从而保证了本县区域无一例感染病例发生。是年，全院开展“三优三满意”“争创优质服务示范窗口”活动。全院工作上了一个很大的层次。仅上半年，门诊人次就增加了 7.4%，住院人次增加 17%，医院总收入增加 26%。全院业务收入突破亿元大关，实现 1.01 亿元。县中医院被山东省人事厅、山东省卫生厅评为“全省中医工作先进集体”。被中国诚信万里行活动委员会评为“全国诚信示范医院”，被国家医学教育发展中心评为“山东省农民最满意的新农村合作医疗机构”。

2010 年，中医院坚持“改革是发展的动力，发展是永恒的主题”这一思路。研究制定了中医院未来三年的发展规划，计划利用三年的时间，搞好医院基本建设，打造全省一流的县级中医院。开工建设新门诊病房大楼，力争年前主体完工。是年，中医院调整充实药事管理委员会，完善药品集中招标采购制度。加强医疗质量管理，严格病历书写标准，全院处方合格率达 96% 以上，抢救成功率为 95%，住院病历甲级率达 96% 以上。整合医疗卫生资源，新成立双腺科、手足矫形外科、骨外二科，力争办出特色和优势。在加强肿瘤科国家级重点中医专科建设和管理的同时，积极创造条件，把中医医院的重点专科文章做大做强。是年 7 月，邹平县中医院接收了原邹平县皮肤病防治站，建立邹平县皮肤病医院，亦称邹平县中医院东院。委派院长助理时霄霄为邹平县皮肤病医院院长，全面负责对原皮肤病防治站进行改造扩建。中医院经过历时 10 年的改革发展，科室门类齐全，人才结构合理，医疗质量过硬，服务质量上乘，经济效益连年攀升。至 2010 年底，全院实现业务收入 1.25 亿元，比上年同比增长 23.76%；门诊、急诊量达 162147 人次，同比上升 15.13%；收治住院病人 9123 人次，同比增长 10.2%；开展手术 2590 例，同比增长 24.4%。日新月异的进步，蒸蒸日上的形势，为中医院以后的发展奠定了坚实而雄厚的基础。

三、实施多种战略　促进医院发展

进入二十一世纪后，中医院领导班子继续加大改革步伐，开拓进取，先后实施了“科技兴院”“人才立院”“重点专科建设”“质量服务、双管齐下”等多种战略，促进了中医院健康有序快速发展。

【科技兴院】

随着社会的进步，科技的发展，医疗技术诊断大大提升了疾病的治疗质量。面对着越来越急迫的社会需求，中医院领导班子统一思想，以科技求发展，加大科技投入，引进先进设备，推行新技术的应用，为中医院的发展争得先机，力争在同行业中始终保持科技与设备领先地位。自上世纪末加大科技资金投入，先后引进了500多万元的医疗器械基础上，2001年，先后引进德国西门子大C型臂、美国产彩超、美国产布氏镜、日本产V型胃镜、岛津产X光机等一批世界先进的设备，总价值达345.6万元。

2002～2003年，中医院又引进日本产人工肾机、尿十项检验设备、病理分析系统、凸阵B超、内窥镜、G50西门子彩超、定向造影放射治疗X刀、人工肾机等先进医疗设备40余台套，总价值474万余元。

2004～2006年，经济形势相对迟缓，中医院的科技投入仍然保持在每年100万元以上。随着一些旧有设备的淘汰，新设备的引进，中医院科技设备的更新换代，大大提升了诊断的准确性和治疗疾病的效率。医院的收入也大大提高，彻底改变了原先被动缓慢地发展状态，迈入了快速发展的健康之路。

2007～2010年，中医院领导班子继续加大科技投入，多方筹措资金，采取多种方式，先后引进C型臂、东软阳光180彩超、大型CT、奥林巴斯胃镜、全自动尿沉渣分析仪、美国产血气分析仪、东芝770彩超、等离子射频治疗仪、电脑骨创伤治疗仪、乳腺X射线诊断设备、麻醉机等一批先进医疗设备，总价值达1796万余元。

自2001年至2010年10年间，中医院大力实施科技兴院战略，先后投资近3000万元，不断购进新的先进的医疗设备，彻底改变了中医院医疗条件简陋、设备陈旧的落后局面。与此同时，中医院领导班子审时度势，大力倡导学习先进的科学技术，努力把医院发展的立足点转到依靠科技进步和提高医疗人员的专业技术上来。鼓励医疗人员学习吸收新技术，鼓励自学和外出进修，搞好科研。自2000年以后，每年都选派10余名医疗骨干到上一级医院有针对性地进修，学习最先进的科学医疗技术，回院后立即开展项目突破，所开展的许多外科手术和治疗技术都在全县或全市处于领先地位。如实施血管吻合断指再植手术30余例，成功率100%。

颈椎、腰椎、脊椎等高难度手术已普遍开展，并成功实施了颈椎椎管开窗减压成型术。实施介入手术治疗肝、肺、胃部肿瘤，均获成功。还开展了人工晶体植入术，在显微外科、介入技术等方面，填补了市、县的空白。特别是治疗心脑血管疾病和肿瘤等方面新技术的应用，大大提升了中医院专业医疗水平的提高。十年间，中医院先后开展了数十项新的医疗技术，新设立了10多个专业科室，培养了10多位技术精湛的学科带头人，使中医院从一个名不见经传的小医院，一跃而成为邹平县的重点医疗单位。

【人才立院】

科技兴院人为本。一个医院人才队伍的数量和质量，决定着医院的医学技术水平和发展潜力。中医院领导集体，审时度势，注重人才队伍建设，制定一系列引进人才和培养人才的政策和激励机制，队伍建设产生了量的飞跃和质的变化。

中医院实施人才立院战略，始终把引进人才作为医院发展的主要推动力。十年来，每年都吸收一批优秀的医学院校的大学毕业生来院工作。在试用期内，先在医院各科室进行转科实习，让他们全面熟悉医院的医疗情况和各科业务。一年后，再根据其所学、业务特长，安排到相应的科室工作。因此，这些大学生从一参加工作，就能顺利地进入医疗实践。据2002～2010年不完全统计，中医院先后吸收大中专毕业生378人。其中研究生学历1人，本科学历的67人，专科学历的174人，中专学历的136人，其中，本科以上学历占总录用人员的18%，专科学历的占46%。

同时，医院加大引进人才力度，吸收社会各方面的医学专门人才为我所用，尽快提升医院的医疗水平。1999年，邹平县中医院聘任天津医科大学第二附属医院胸外科主任医师、邹平籍人柴树德为名誉院长，负责管理外科临床工作。柴树德工作治学态度严谨，外科手术技术精湛，曾开展了食管癌、贲门癌、肺癌、纵膈肿瘤、食管裂孔疝等许多大型手术。1999年下半年首次开展了肺癌、食管癌、胃癌术中放疗新业务，为中医院肿瘤科和胸外科的创立与发展打下了良好的基础。同时，为中医院外科领域培养了一大批技术过硬的胸外科骨干医疗人员，做出了不可磨灭的杰出贡献。2001年，中医院通过协商，特聘原县医院心内科主任宋晨光为中医院副院长，兼大内科主任。同时，依托他的专业技术特长，投资20余万元，购置了治疗心脏及心血管疾病的除颤监护仪、全自动呼吸机、多参数监护仪、多通道遥控监护仪等设备。2002年，成立了介入室，开始实施心血管介入手术。成立血液透析室，实施血液透析。2003年6月，成立了“心血管研究室”，由宋晨光亲自主持，并积极创建省重点专科。在宋晨光副院长的带领下，中医院心内科逐步走上迅速发展的道路。中医院的心脏病治疗名闻遐迩，接诊心脏病患者逐渐增多。2005年，中医院心内科获得滨州市首届“名科”称号，宋晨光获得滨州市“名医”称号。

2003年，中医院又聘任原滨州地区结防院副院长、胸外科专家赵明义为副院长，分管外二科及手术室，为中医院的外科发展和手术方面，发挥了重要的作用。

加快人才队伍建设，医院对院内所有职工进行培养训练，使之自学成才，快出人才。出台了有关文件，把医、药、护、技人员的业务考试列入重要工作。采取请进来授课和送出去进修两种渠道，积极培养人才。老中医李明忠经常为全院医护人员举办中医理论讲座，医院还聘请院外医学专家经常来院授课，既开阔了医护人员的理论知识，也从中学到了一些治疗和护理实践经验。对于一些早期毕业、年龄偏大的医护人员，则送出去让他们参加全国或省级的学术交流活动，开阔眼界，在知识更新上下功夫。对于院内年轻的学科带头人和技术骨干，医院采取倾斜政策，重点、重复培养，使他们早出成果，快速成为学科人才。自2001~2010年，中医院每年都投资10余万元，送出15名左右人员到上级医院进修。10年先后送出157人次。进修人员认真学习，获得了先进医疗科技的实践和真传，回院后发挥所学本领，在医疗实践当中发挥了重要作用。

2003年，中医院实施“名医、名科、名院”战略，努力打造技术精品和拳头技术项目，对全县及周边县区形成强大的辐射效应。是年，山东省卫生厅、山东省人事厅授予县中医院主任中医师李明忠“山东省名中医药专家”称号，在县中医院起到了很大的引领作用。同年，全县卫生系统评选的10名专业学科带头人中，中医院从事心脏和血管病治疗的宋晨光、胸外疾病治疗的赵明义、肿瘤疾病治疗的朱旭东等3名业务骨干入选，评选的10名后备学科带头人中，中医院有3人入选，分别是成素珍、王继平、李刚 。

2004年3月，中医院出台《创“名医、名科、名院”实施方案》，实施人才战略，制定激励政策。规定对学科带头人和后备学科带头人实行政治待遇上优先，经济上优惠的奖励机制。实施目标责任管理，要求他们要承担县内本专业最高水平的诊断，治疗任务，要熟练掌握本学科所涉及的实际操作能力。每年都要引进或填补县内一项新技术的空白。实施“三名”人才工程，中医院每次评比都有科室和人员被评上“名科”和“名医”。2005年7月，中医院心内科及宋晨光分别被评为滨州市名科、十大名医称号。年底，滨州市“名医、名科、名院”现场会在邹平中医院召开。

2007年5月，朱旭东与肿瘤科分别荣获滨州市卫生系统第二届“滨州市十佳名医”和“名科”称号。同时，朱旭东还被评为全省卫生系统医德标兵，宋晨光被评为省级优秀医务工作者，受到省卫生厅的表彰。

2010年3月，中医院为加强人才梯队建设，培养和引进高层次的专业人才，出台《人才引进管理规定》，引进档次大幅度提高。规定每年招收一定数量的大中专毕业生，临床住院医师以硕士研究生为主，医技科室以本科及以上学历为主，护理专业以计划内专科以上学历为主，应取得护士执业执照。鼓励各级各类专业技术人员参加多种形式的继续教育和在职培训 。

【重点专科建设】

县中医院始终注重发挥优势，打造科技治疗高地。坚持把专病专科建设放在发展战略的高度，重点发展自己的特色专科。2000年，肿瘤科被评为邹平县首批重点中医专科建设单位。2001年，被省卫生厅确定为省级重点中医发展专科。同时，医院也在心脏及血管病、肿瘤、骨伤病、糖尿病、肛肠疾病、椎间盘病等专病专科治疗方面，打造了自己的特色优势。

2003年3月，中医院建立了以专门研究心脏病为主的心脏病研究室。引进西门子多功能彩超机等一系列先进设备，开展了心脏彩超、周围血管彩超等多种心脏电生理检查，对心脏病的诊断和治疗提供了可靠的依据。心内科引进了西门子大型C型臂及数字减影系统，在较短的时间内开展了冠状动脉造影及成形术、支架植入、永久起搏器的安装、心脏瓣膜病球囊扩张、房间隔缺损、动脉导管未闭的封堵、外周动脉闭塞的再通等介入手术200余例，均获得成功。此项技术的开展填补了全国县级中医院的空白，达到了国内先进水平。同时开展的脑血管造影，脑血栓形成微导管溶栓治疗术，对脑血栓疾病的治疗开辟了新的途径。2001年10月，心内科被县卫生局确定为重点发展专科。2003年5月，又被市卫生局确定为重点专科。2005年7月，中医院心内科荣获滨州市名科称号。同时申请省级重点专科。

肿瘤防治中心引进直线加速器、后装治疗机等尖端设备，着力培养年轻有为、经验丰富的专业技术团队，先后开展了肿瘤手术、内外放化疗、光子刀治疗、介入治疗、热疗、生物免疫等治疗技术，并配以中医中药等治疗，在全省率先开展了术中插植、术中放射源通过导源管插植瘤体进行照射技术，为肿瘤治疗开辟了新的途径，填补了山东省肿瘤综合治疗的技术空白。同时，积极探索祖国传统中医中药在肿瘤治疗方面的应用，开发中药治疗肿瘤剂型10余种。2003年，中医院肿瘤治疗中心与南京东影生物医学影像公司合作建立了光子刀肿瘤放射治疗中心，引进了体部X—刀。与天津医科大学第二附属医院联合引进粒子刀治疗肿瘤技术，大大提升了肿瘤治疗的科技水平和治疗档次。是年，县中医院肿瘤科被省卫生厅、省中医药管理局评为省重点专科建设单位。2004年7月，山东省卫生厅（2004）3号文件公布邹平县中医院肿瘤科为山东省第二批重点中医专科。2006年9月，中医院肿瘤防治中心顺利通过“山东省重点中医专科”复审验收。同年6月，国家中医药管理局（2006）32号文件公布，邹平县中医院肿瘤科获得第二批“国家级农村医疗机构中医特色专科建设单位”荣誉称号。2007年5月，中医院肿瘤科又荣获滨州市卫生系统第二届“滨州市名科”称号。2010年，山东省中医药管理局公布中医院肿瘤科为山东省中医药特色专科。

与此同时，中医院骨伤科也被定为滨州市级重点专科。根据县内及周边地区肝病发病率曾逐年增高的实际，在全县率先成立了集预防和诊疗于一体的肝病科。与全省水平最高、国内领先的济南传染病医院建立了长期合作关系，被定为济南传染病医院的肝病协作医院。医院派出4名医生前往济南进修学习，济南医院也定期来中医院坐诊指导，为危重、疑难病患者开辟了绿色通道。中医院在肾病治疗方面，着力打造自己的优势，引进日本产JMS透析机，治疗急慢性肾功能不全、急性有机磷中毒等症，2003年即治疗200余人次，为创建特色肾病专科打下了基础。

2007年初，中医院提出“打造名科名院，提高医院核心竞争力”的指导思想，全力打造心脏内科和神经内科为省级重点专科。重新调整内科专业，由原属内一科的心脏病专业和内三科合并，建立心脑疾病治疗中心，加强了科室领导力量。为加强医疗人员的专业水平，心脑血管治疗中心有计划的先后送出10多位专业医生到上一级医院进修学习。心脑血管治疗中心的治疗技术水平大大提高，业务量不断增长，成为中医院力量最为雄厚、工作量最大的重点专业科室。中医院积极申报、全力推荐神经内科为省级重点专科。心脑血管治疗中心还发挥中医特长，引进先进的康复设备，与济南长城医院联合成立疾病康复治疗中心，运用针灸、推拿、艾灸、拔罐等传统手段，使脑部疾病患者得到有效的治疗和康复。

2009年，医院把重点学科建设、培养人才、增强核心竞争力作为医院工作的重点，提出要把两腺、手足外、糖尿病、肛肠4个专业科室作为重点培育科室，打造医院的特色品牌。

2010年，加强肿瘤科、心内科、脾胃科省、市重点专科的建设和管理，进一步在全市、全省范围内形成优势，打造代表地区先进水平的专科治疗服务品牌。

【质量服务　双管齐下】

质量是医院医疗的核心，服务是医院生存的保障。医院领导班子始终把这两点抓在手上，抓住不放。1998年开始的“爱心、质量”年活动，提出医院工作要往“以病人为中心，以质量为核心”的方向转变。成立“爱心、质量”活动领导小组，制定服务标准和行医纪律，聘请社会监督员，发放意见调查表，评选优秀服务标兵，成立急救中心，安装急救电话，开通绿色生命通道。门诊设立咨询台、开水供应处，实行免挂号直接就诊。医疗质量和优质服务实现了新的突破。

1999年，县中医院开展了“全程优质服务”活动，抓管理，抓落实，层层把关，责任到人。制定了26条有关医德医风、工作纪律的考评细则，定期进行考核。

2001年，中医院全面加强医疗、护理和医技质量管理，成立医疗质量管理委员会，从医疗操作规程入手，加强内涵建设，狠抓医疗质量，切实保证病人的医疗安全。各科室相继成立以科主任、护士长和部分骨干医务人员为主的质量管理小组，落实责任到人，从而形成了院、科质量管理网络体系。医护服务由被动服务转变为主动服务，促使服务质量和服务水平有了大的提高。

2002年，中医院开展“以病人为中心，以质量为核心”的医疗质量效益年活动、“争创双十佳优质服务竞赛活动”。发动群众，展开讨论，从医德医风、服务态度、医疗质量为重点摆问题，找差距，分析原因，找出症结，制定切实可行的改进措施。通过活动的开展，医护人员恪尽职守，履行职业道德，对病人做到合理检查，合理用药，精益求精，严格做到了首问负责制。护理人员热情周到，谦逊有礼，虚心接受群众意见，及时改进工作中的问题，杜绝了冷、横、硬、推、拖的现象。

2003年，医院以评选“优质服务明星”为总抓手，提出了“转变服务模式，争做优质服务表率”的要求。根据行风建设中出现的问题，及时开展了“假如我是一个病人”的大讨论。针对“吃请”“受礼”这些热点、难点问题，要求职工不吃请，不收礼，谢绝“红包”，发放科室、职工廉洁卡，在原有的承诺基础上，又向社会公开承诺12项，将文明行医“十要十不要”，悬挂于门诊病房显要部位。开展活动一年来，全院谢绝宴请达60余次。同时，制定县中医院医疗质量管理规定，重点以医疗文书书写、规范执业、依法执业、突出中医特色为主，院内各科室均建立了质控记录本，科室质控员每月协助科主任对科室的医疗质量控制工作进行及时检查并做好记录，医务科定期到职能科室查房，按照实际检查质量情况进行打分。

2004年，是县中医院建设20周年，结合院庆，突出医疗、护理质量，创建“名医、名科、名院”。开展文化建设年活动，加强医院医务管理，从而形成凝聚人心、提升人气的不竭动力。

2005年，县中医院认真落实卫生部和省卫生厅开展“医院管理年”活动精神，修订完善“首诊负责制度”“疑难病例讨论制度”“危重病人抢救制度”“手术分级管理制度”“医生交接班制度”“病历管理制度”等12项核心制度。从病历文书的书写质量入手，强化“三基三严”，严格基础医疗和护理质量。深入开展惠民医疗活动，对35个医疗项目实行限价，对优抚门诊和优抚病房，实行“四免费”“四优先”。根据县卫生局的安排，积极参与下基层，支援农村卫生活动。中医院对口支援青阳、九户、孙镇、临池4个卫生院，定期不定期到对口单位进行巡回医疗。

2007年，根据国家卫生部、国家中医药管理局、省卫生厅提出的《2007年开展“以病人为中心，以提高医疗服务质量”为主题的医院管理年活动方案》，县中医院开展了质量管理效益年活动。针对医院在管理和发展中存在的问题，落实院长是医院质量管理第一责任人的院长责任制，加强医务人员的法律法规教育和管理的培训，加强“三基三严”训练，定期考核医务人员的业务水平、工作成绩和职业道德。加强医院的各项管理制度，改进服务流程，改善就诊环境，强化职业道德教育，提高服务质量。医院创新管理制度，实行“领导有情，管理无情，制度绝情”的新型管理方式。实现科室工作量化管理，铲除工作中的陋习，提高了工作效率。

2008年，县中医院继续深入开展“管理规范年”活动，严肃工作纪律，规范执业行为，坚持一切以病人为中心，加强职业道德建设和行风建设。推行一站式大窗口服务，导医台、挂号室、咨询处实行集体办公，方便病人就医。严格诊疗程序，规范依法执业，完善规章制度，提高服务质量，争创优质服务示范窗口。同时，质控科制定了临床、医技科室自查自纠月报表，临床、医技科室每月上报自查自纠情况。各科室质量控制管理小组明确职责和任务，完善工作制度，将医疗质量检查关口前移，确保医疗安全和医疗质量。开展的“十佳医生”“十佳护士”评选活动，大大激发了全院职工的工作热情和工作积极性。

2009年，根据市委、县委有关指示精神，中医院相继开展了“三优三满意”“双提双考”“双提一百”等活动。以“倡导优良医德医风，构建和谐医患关系”为主题，以加强医院质量、安全、服务、费用管理为重点，建立社会效益、技术效益、经济效益、人才效益相统一的综合体系。成立各项活动的领导小组，制定活动具体实施方案，制订了相应的“漏费管理制度”“禁烟制度”“人才培养管理规定”等。

2010年，中医院继续推进“三优三满意提升年”活动，切实转变作风，提高效能。深化管理体制改革，逐步建立管人、管事、管资产相结合，责、权、利相统一的医院管理体制。建立医疗服务安全质量管理评价体系和评价制度，推进临床路径和单病种质量控制。深入开展“医疗质量万里行”活动，重点对急诊急救、围手术期安全管理、手术分级管理、医疗技术准入、病案质量等薄弱环节进行检查，推动各项目标和各项制度的落实。

中医院经过十多年的深化改革，制定了一系列促进医院发展、提高医疗质量、提升服务水平的改革和管理措施，大大激发了全院干部职工共同创业的责任心和主动力。先后实施科技兴院、人才兴院、名医名科名院立院等多种战略措施，根据上级部署和院内实际，开展了多项以提高医护质量、服务水平、医德医风、争先创优的活动，使原先一个县级普通中医院，一跃成为名扬省内的重点中医院。肿瘤科和心脏病科等重点科室的医疗水平已经进入了全省中医院的先进行列。为使医院上水平、上档次奠定了一个坚实的基础。2010 年，中医院有临床医疗科室 23 个，医技科室 16 个，行政职能科室 17 个。全院职工 651 人，其中高级职称的 23 人，中级职称的 195 人。拥有目前国内最先进的医疗设备，据不完全统计，10 年内设备投资 3295 万元，设备总值达到 4000 万元。年门诊量 151557 人次，住院 9123 人次，医院总收入达到 12753 万元。同时，医院建设也上了一个新的档次，新建的门诊病房大楼主体已经完工。将彻底改变中医院低而小、挤而满的医疗环境，一个崭新的宏伟蓝图已经展现在人们面前。

第六节　三甲中医院的创建与腾飞

一、乘胜进取　蓄势待发

2011 年 4 月，邹平县人民政府以邹任字（2011）2 号文件任命原中医院院长宋淑平为邹平县卫生局副局长、主任科员。同时公布中医院原副院长宋晨光为县中医院新一届院长，孙振杰、朱旭东为中医院副院长。新院长重新聘任副院长，至此，中医院由院长宋晨光，副院长孙振杰、朱旭东、李刚、房玉忠，院长助理贾玉东、时霄霄、韩守峰、成素珍、张守鹏组成新的领导班子。

新的院领导继承中医院以改革求发展的优良传统，继续加大投资力度，增加医院科技检测和治疗设备。先后引进二郎神日立彩超、血凝分析仪、透视机，磁共振升级、奥林巴斯电子内窥系列、冰冻切片机、高效烧伤翻身治疗机、Be 血凝仪等先进设备，总价值超过 700 万元。

2011 年，新领导班子从抓医疗质量入手，狠抓环节质量管理和终末质量管理，认真落实三级医师查房制度、会诊制度、首诊医师负责制度、输血审批制度、知情同意制度、交接班等制度，制定医疗质量管理目标、病历书写、医疗护理文书书写等规范，临床医师的医疗安全意识和服务质量明显提高。全院处方合格率达98%以上，抢救成功率为95%，住院病历甲级率达96%以上。注重护士的整体素质，优化护理队伍，提升服务质量。加强“三基”“三严”训练，举办了护理应急管理和三基训练两次理论考试，合格率达到95%。重新修订服务质量考核标准，加强病人的管理，为病人创造整洁、安静、舒适的休养环境，住院病人满意率为98%；基础护理合格率达95%，护理文件书写合格率达99%，急救药品、急救器械合格率达100%。

同年5月，由县中医院协办的“山东省第四届中国环境与健康宣传周”暨中国农工民主党省医药卫生“关爱行动”计划启动仪式在邹平黛溪山庄举行。全国政协常委、省政协副主席、农工党省委主委王新陆、市政协主席、市委秘书长燕钦国、县委书记王传民、县长范连生等省、市、县领导参加仪式，省农工党主委王新陆发表了重要讲话。启动仪式上，农工党省立医院基层委员会与县中医院签订了医疗技术服务指导协议书，中医院被确定为农工党山东省委医药卫生社会服务示范基地，加强合作。

7月1日，中医院举办“纪念中国共产党成立90周年暨‘创优质服务品牌、树医院良好形象’”主题演讲比赛，15名选手参加了演讲，大大鼓舞了全院职工的“争先创优”的积极性。随后，全院先后组织礼仪培训、道德伦理专题培训，开设“以德为先”道德大讲堂。8月份，举办窗口科室礼仪比赛，全院礼仪、道德培训参与率达100%。促进了整体服务水平的明显提高。

中医院一直把加强重点专科建设作为战略重点来抓，把中医优势科室发展列入医院发展计划。在做大做强肿瘤专科，力争三年完成国家级重点专科验收的同时，切实把脾胃病科、中风科和糖尿病科纳入医院重点专科建设，积极申报省、市中医重点专科，争取一次验收达标。加强中医药预防保健服务的建设，调动全员积极性，倡导“治未病”思想，全面开展“治未病”工程，进一步突出中医药特色，打造中医精品，造福社会。

是年，县中医院通过了“全国农村中医药工作先进单位”的检查验收，同时为山东省确定为争创“三级中医医院”建设单位。医院领导审时度势，应势而上，进一步整合医院各种资源，开发发展潜力，突出发掘传统中医药文化优势，为医院建设搭建更广阔的发展平台。提出把自制制剂作为中医院发展的战略性部署和特色品牌。8月，开展“发挥中医药制剂优势，提高医院核心竞争力”主题活动，推动了中医药事业的发展。是年，中医院实现业务收入约1.55亿元，门、急诊量168781人次，收治住院病人12515人次，开展手术2684例。为创建“三级中医医院”打好了坚实的基础。

二、创建“三甲”医院　跻身省内前列

邹平县中医院1996年被评定为二级甲等中医医院，多年来，县中医院把争创三级甲等中医院作为奋斗目标，按照《三级中医医院评审标准实施细则》不断加大工作力度，取得了长足的发展与进步。先后被评为全国卫生文明建设先进单位、全省卫生系统先进集体和全省中医工作先进单位。2011年，又被评为“全国农村中医药工作先进单位”。2012年，县中医院正式启动创建三级中医医院工作，制定创建三级中医医院实施方案，有计划有步骤地组织实施。

争创三级中医医院，是县中医院发展史上的一个重要里程碑。2012年，中医院领导班子乘着获得“全国农村中医药工作先进单位”和争创“三级中医医院”建设的东风，内强素质，外树形象，狠抓医疗服务质量，保障医疗安全，医院出现迅猛的发展势头，社会效益和经济效益同步增长。创新工作思路，大胆解放思想，改善服务态度，改进工作作风，提高服务质量，建立权责明晰、行为规范、运转协调、工作高效的运行机制，服务态度明显改善，工作作风明显改进，办事效能明显提升，服务质量明显提高，服务环境明显优化。人民群众满意度明显提升，创建工作的基础扎实而牢固。

2012年5月，中医院先后召开院务会，领导班子统一思想，认识创建三级中医医院的重要性、必要性、紧迫性。确定“主要领导挂帅，分管领导主抓，职能部门及各科室各负其责”的工作思路和责任制。立即成立创建工作领导小组，全面负责创建三级中医医院工作的领导、组织及指挥。同时成立了创建三级中医医院办公室，具体负责组织协调、制定创建实施方案，分阶段工作要求，督促指导创建工作。

6月26日，中医院召开创建“三级中医医院”全院誓师动员大会，院长宋晨光在会上提出了举全院之力，争创“三级甲等中医医院”的口号，并与各科室主任签订了《创建三级中医医院目标责任书》。为进一步统一思想，获得共识，凝聚力量，中医院团支部亦召开团员青年动员大会，为创建“三甲”做贡献。医院办公室、宣传科利用广播电视、报纸、网站、宣传栏、院报及其他各种形式，向社会广泛宣传“创三甲”的重要意义，通过广告舆论，增强全院职工的责任感、紧迫感，使创“三甲”做贡献，成为全院的思想核心和工作动力。各片区创建小组组长分片召开片区工作人员动员大会，进行层层动员，全面发动，具体部署实施方案，各科室在统一部署下，成立组织，制定计划，对照《评审标准》，逐

条落实，责任到人。

7月3日，省中医药管理局副局长刘绍绪对中医院创建“三级中医医院”工作进行调研，先后到中药房、重点科室进行实地查看，对创建工作给予了热切的关心与支持，提出了宝贵的意见和建议。

医院卫生技术人员结构进一步优化，中医药人员配备充足。中医类别执业医师占全部执业医师的比例为65.5%，中药专业技术人员占药学专业技术人员的比例为70.8%，护理人员系统接受中医药知识和技能培训的比例占96%。医院领导和科室负责人配备上，注重中医药教育和培训背景，医院领导和主要职能部门负责人具有中医药专业技术职务的占75%，各科室负责人中具有中医类执业医师资格的占90%。

中医院以争创“三级中医医院”为重要契机，进一步整合现有资源，发掘

传统中医药文化，临床科室建设得到进一步强化，全院设立的20个临床科室和10个医技科室，科室名称均按照《国家中医药管理局关于规范中医医院与临床科室名称的通知》要求，按照以疾病归属重新规范命名。加强了临床科室的内涵建设，积极开展中医治疗的临床研究，合理配置并应用中医诊疗设备，拓展中医诊疗技术项目，推广应用中医非药物治疗方法，针灸、推拿、康复训练成为中医院临床治疗的一大特色。

2012年，中医院单独建立重症医学科，加强了危重病人的管理。配合中国农工民主党山东省医药卫生“关爱行动”计划项目，新设立了邹平县中医院不孕和优生门诊，为滨州市首家县级门诊，拓展了中医院的医疗范围和渠道。重点专科建设进一步强化，2012年6月，中医院脑病科和脾胃病科成功获得山东省第四批中医重点专科称号。同时，中医院按照国家中医药管理局重点专科建设单位开展中医临床路径管理试点工作的要求，有16个临床科室参加了第一批12个病种的试点工作。积极探索路径管理制度、工作模式、运行机制、质量评估及持续改进体系。原先一些形成特色的科室，也积极准备条件，力争早日申报省、市重点专科。是年，全院共开展新技术、新项目21项。8月，中医院《每日短时透析在临床中的应用》等5个科研项目获市科技局审批立项。

同时，中医院坚持实施惠民工程，强化医护服务。开展预约挂号和就诊处挂号、优化诊疗流程、中午不停诊、控制医疗费用、先诊疗后付费等便民服务措施。推行优质护理服务示范工程。确定外一科、外二科、外三科、内一科、五官科、脾胃病科为院内首批优质服务试点病房，提倡为病人多做一点、多讲一点、让病人方便一点、满意一点。包干病人所有的治疗、护理，为重危病人、手术后病人、生活不能自理病人进

行床上擦浴、床上洗头、修剪指、趾甲等，服务质量上了一个大的台阶。

在中医院文化建设上，发掘传统中医药文化，设计了极具中医药特色的中医院院徽，制订了“中医为本、发展专科、品牌立院、追求卓越”的院训，编写了饱含深情、激情昂扬的院歌《永恒的诺言》，创办了《邹平中医院院报》，在医院走廊里，安装了中药展示柜，布置了中医药知识画廊，彰显了中医医院的文化氛围。10月26日，以全县心脑血管病患者为主体的邹平县心脑康复联谊会，依托邹平县中医院成立，又为中医院的医疗服务宣传搭建了一个很好的社会平台。

在全院干部职工的共同努力下，中医院发挥中医药特色优势，在人才队伍建设、重点专科建设、文化建设、综合服务建设等方面，均上了一个大的台阶，医疗水平得到明显的提升。“三级中医院”的创建工作，大大促进了医院的各项工作，经济效益和社会效益大幅提高。是年，中医院实现总收入1.6亿元，比去年同比增长9.5%；门、急诊量187679人次，收治住院病人12897人次。

9月5日至7日，国家中医药管理局三级中医医院评审组对中医院进行等级评审。专家组听汇报，查材料，看现场，对医院的各项工作给予了充分肯定，对存在的问题提出了中肯的建议。中医院顺利通过了三级中医医院等级评审，正式跻身三级中医医院的行列。

10月23日，我省第一批三级中医医院等级评审结论公示。2013年1月22日，山东省卫生厅按照《国家中医药管理局关于同意公布第一批三级中医医院评审结论的通知》，以鲁卫中业务发（2013）1号文件，公布邹平县中医院为三级甲等中医医院，这是滨州市唯一、全省仅6家获此殊荣的县级中医院之一。标志着邹平县中医院从此跻身全省中医药事业发展的前列，走上了一条高速健康发展的道路。

三、长风破浪　展翅腾飞

“三甲”中医医院的成功创建，大大提高了中医院干部职工的自豪感、向心力和主动力。2013年，中医院领导集体认真分析医院的实际，冷静思考，全面把握，结合创“三甲”中发现的问题和不足，下大力气改进工作。在医院管理上，重点突出制度建设，将各项制度落到实处；突出重点专科建设，在去年脾胃科、脑病科被评为省级重点中医专科的基础上，中医院皮肤科（皮肤病医院）又获得滨州市第一批重点中医专科的荣誉称号；加强中医药预防保健服务的建设，调动全员积极性，倡导“治未病”思想，开展“治未病”工程；加强门诊管理，完善门诊应急疏散预案和应急流程，是年，门诊收治量200311人次，门诊处方合格率98%，门诊病历书写合格率96%；加强传染病管理，完善疫情报告制度，开展手足口病及各种肠道病毒感染性疾病防治技术应急培训，培训500余人次，考核合格率达到了100%。

2013年，县政府决定自1月1日起，县内各医疗单位实行药品零差价销售的医药改革，不再加价产生利润，让利于民。政府通过调整医疗服务价格和增加政府投入等途径予以补偿，每年对医院补偿因实行药品零差价带来的损失1500万元。与此同时，采取多种举措控制药占比，减低群众看病费用。全院住院病人药占比由以前最高达到57%下降至30%以下，住院病人次均费用降低了1500元；门诊病人的次均费用由以前的170元降到了110元，降幅高达三分之一，大大降低了病人的就医费用。而门诊病人挂号量由以前的1.4万人次/月，增长至1.8万人次/月，增长28%。住院病人由改革前的1300人次左右/月，增长至改革后的1500人次左右/月，增长15%。

同月，邹平县中医院被批准为山东中医药高等专科学校附属医院和临床教学基地。6月16日，滨州医学院、邹平县中医院研究生联合培养基地成立，邹平县中医院在职研究生班正式开班。将为中医院培养医疗卫生精英人才，提高医院的整体医疗技术水平。9月8日，山东省2013年中医中药中国行“进乡村”暨中医药服务百姓健康行动走进邹平活动在中医院启动，来自省千佛山医院、中医药大学、中医药研究院的专家，向全县各镇办卫生院、村卫生室的200余名医疗人员进行了中医药诊疗知识的培训，同时，还开展义诊及中医药医疗保健知识宣传活动。

9月12日，新门诊病房综合楼落成启用。新门诊病房大楼始建于2010年4月，2011年4月主体封顶，7月主体竣工通过验收。2013年8月底，全部工程完工，交付使用。历时3年5个月，总投资1.5亿元，总建筑面积3.7万平方米。一至三层为门诊和医技检查科室，四层为手术室、重症医学科、输血科，六至十六层为各科临床病房，安设床位500张，成为邹平县规模最大的门诊病房综合楼。为适应新的环境，乘着“三级甲等中医医院”的创建成功大好机遇，中医院又筹措资金，购进了三星彩色超声多普勒系统、菲利普彩超，还购进了彩超硬件、桥深式吊塔、呼吸机等20多台新设备，总投资578万元。中医院100万元以上的医疗设备20余台套，50万元以上的设备30余台件，诊疗设备共14类58种100余台件。安设新的网络信息平台，实现了医疗办公数字化。各种先进科技新设备的引进，大大提高了中医院医疗诊疗技术水平，提高了医院知名度和工作效率。

2013年，中医院实现总收入1.75亿元，门、急诊量214423人次，同比增长10%，收治住院病人13441人次，同比增长5.4%，开展手术2530例，达到了预期的工作目标。

至2013年底，按照“三甲医院”的设科规范，中医院共设有脑病科、心病科、脾胃病科、肺病科、肝病科、糖尿病科、肿瘤科、骨伤科、外二科、外三科、妇产科、小儿科、肛肠科、眼科、耳鼻喉科、口腔科、肾病科、两腺科、针灸推拿科、手术室、麻醉科、急诊科、重症医学科及皮肤病院（科）等24个临床科室；检验科、放射科、彩超室、心电图室、病理科、输血科、内镜科、放疗科、介入科、透析科、体检科、供应科、药剂科、制剂科、器材科、器械科等16个医技科室；院部办公室、医务科、护理部、人事科、财务科、总务科、医保科、基建科、宣传科、病案科、信息统计科、车管科、保卫科、回访科，新农合办公室、防保科、感染科、基层指导科等18个行政管理部门。其中临床科室中，肿瘤科为国家级重点中医特色专科，肿瘤科、脾胃病科、脑病科为省级重点中医重点专科，皮肤病科（院）为市级重点中医专科。心内科、肿瘤科、脾胃病科为滨州市名科。

中医院共有在职干部职工834人，其中医疗人员307人，护理人员281人。医院卫生技术人员共671人，其中正高级职称3人，副高级职称33人，中级职称194人。第一任院长李明忠获全省第一批名中医药专家荣誉称号，院长宋晨光、副院长、肿瘤科主任朱旭东、脾胃病科主任李秀莲获滨州市“名医”荣誉称号。副院长、脑病科主任成素珍、肝病、糖尿病科主任王继平获“邹平县名医”荣誉称号。

“三甲”中医医院的创建，新门诊病房大楼落成启用，是邹平县中医院发展史上两个重大的事件。她为中医院的后续发展，插上了两支巨大而有力的翅膀。条件的升级，环境的改善，让中医院发生了翻天覆地的变化，无论设备技术，还是医疗水平，都大大提升了一个档次和水平。在邹平县中医院面前展现出一条前途光明、事业辉煌的健康发展之路。中医院全体干部职工，豪情在胸，信心倍增，扎实工作，在新一届院领导班子的带领下，努力开创医院工作的新局面，为中医院在更高的层次上的快速发展而努力奋斗。

“云鹤有奇翼”，邹平县中医院将展开双翅，凌空翱翔！

“长风破浪会有时”，邹平县中医院的明天一定会更加美好！

第二章　党群团组织

第一节　中共中医院支部委员会

一、组织与党员

1983年3月，县中医院成立之始，经中共邹平县直属机关党委批准，县中医院建立党支部。首任党支部书记郑丰成，时院党支部共有党员10余人。

1984年7月，党支部书记郑丰成离职休养。党支部进行改选，李明忠当选为支部书记。

1986年春，党支部举行换届选举，新一届支部委员会由3人组成，刘从俭任支部书记，李明忠、张志超为委员。时全院共有党员24人，分为3个党小组，党小组长分别为王振廷、马培基、张宗云。

1989年7月，支部委员张志超调县人民医院工作，党支部补选刘东升为支部委员。

1992年春，党支部任期届满，进行换届选举。新一届支部委员会由7人组成，刘从俭为支部书记，曲秀贞为副书记，李明忠、刘东升、张德修、张素红、刘恒兰为委员。全院有党员30余人。

1993年10月，县级机构改革，县中医院领导班子调整，刘从俭、李明忠因年龄关系依据有关规定离开领导岗位，县委组织部任命孟昭慈任县中医院党支部书记。

1995年1月，县中医院党支部举行换届选举。支部委员会由6人组成，孟昭慈任支部书记，曲秀贞任副书记，刘东升为组织委员，张德修为宣传委员，张素红、刘恒兰为委员。中医院党支部共有党员38人，其中男党员29人，女党员9人。在38名党员中，五十年代入党的1人，六十年代入党的8人，七十年代入党的9人，八十年代入党的11人，九十年代入党的9人。最早入党的为马启忠，1959年1月入党。年龄最大的党员为刘聿福，1933年8月生，年龄最小的党员为孙虹，1972年6月生。

1995年8月，县中医院进行人事制度改革，采取公开答辩的办法招聘新院长。新任院长上任后，调整医院领导班子。孟昭慈仍任医院党支部书记，副书记曲秀贞借调县人民医院工作。支部其他成员没有变化。

2001年12月，党支部书记孟昭慈因年龄原因离职休息，宋淑平继任党支部书记。2002年，党支部换届选举，宋淑平为新一届支部书记，房玉忠为副书记，张修德任组织委员，宋晨光任纪检委员，孙振杰任宣传委员。全院共有在职党员58人，其中男党员43人，女党员15人。58名党员中，七十年代入党的8人，八十年代入党的16人，九十年代入党的26人，2000年后入党的8人。

2010年10月，宋淑平调县卫生局工作。2011年3月28日，中共邹平县委员会邹委［2011］7号通知，公布宋淑平任县卫生局党委委员、县中医院党支部书记，宋晨光任县中医院党支部副书记。

2012年8月，宋淑平调县人力资源和社会保障局工作，不再担任县中医院党支部书记一职，由宋晨光主持县中医院党支部工作。

至2013年底，县中医院为一个党支部。宋晨光为党支部副书记，主持党支部工作。孙振杰、房玉忠、张德修为支部委员。全支部实有党员137人，其中在职党员103人，离退休党员34人。男性党员88人，女性党员49人。全部137名党员中，二十世纪五十年代入党的1人，六十年代入党的9人，七十年代入党的14人，八十年代入党的17人，九十年代入党的37人，2000年后入党的59人。年龄最大的党员为刘从俭，1935年1月生，2013年78周岁；党龄最长的党员为马启忠，1959年1月入党，2013年入党已55年。年龄最小的党员为高阳，1994年生，2013年入党。全部党员中，由本院党支部培养发展入党的共35人，其他均为发展后调入或分配中医院工作，将组织关系转入中医院支部的。在职党员中，有4人组织关系在中医院党支部，人不在中医院工作，为代管党员。

表2－1－1　邹平县中医院党支部历届书记、副书记、委员更迭表

书　记	任职时间	副书记	任职时间	委员	任职时间
郑丰成	1983.3－1984.7				
李明忠	1984.7－1986.1				
刘从俭	1986.1－1989.7			李明忠	1986.1－1989.7
				张志超	1986.1－1989.7
刘从俭	1989.7－1992.2			李明忠	1989.7－1992.2
				刘东升	1989.7－1992.2

书　记	任职时间	副书记	任职时间	委员	任职时间
刘从俭	1992. 2－1993. 10	曲秀贞	1992. 2－1993. 10	李明忠	1992. 2－1993. 10
				刘东升	1992. 2－1993. 10
				张德修	1992. 2－1993. 10
				张素红	1992. 2－1993. 10
				刘恒兰	1992. 2－1993. 10
孟昭慈	1993. 10－1995. 8	曲秀贞	1993. 10－1995. 8	刘东升	1993. 10－1995. 8
				张德修	1993. 10－1995. 8
				张素红	1993. 10－1995. 8
				刘恒兰	1993. 10－1995. 8
孟昭慈	1995. 8－2001. 12			刘东升	1995. 8－2001. 12
				张德修	1995. 8－2001. 12
				张素红	1995. 8－2001. 12
				刘恒兰	1995. 8－2001. 12
宋淑平	2001. 12－2010. 10	房玉忠	2001. 12－2010. 10	张德修	2001. 12－2010. 10
				宋晨光	2001. 12－2010. 10
				孙振杰	2001. 12－2010. 10
宋淑平	2010. 10－2012. 8	宋晨光	2011. 3－2011. 8	张德修	2010. 10－2011. 8
		房玉忠	2011. 3－2011. 8	孙振杰	2010. 10－2011. 8
		宋晨光	2011. 8－（主持工作）	张德修	2011. 8－
		房玉忠	2011. 8－	孙振杰	2011. 8－

表2－1－2　　邹平县中医院党支部在职职工党员统计表

姓　名	性别	出生年月	学历	工作时间	入党时间	职　务	职　称	籍　贯
宋晨光	男	1965. 03	大专	1983. 07	1996. 07	院长	副主任医师	明集西宋
孙振杰	男	1964. 02	本科	1987. 07	1997. 09	副院长	副主任医师	邹平韩坊
时霄霄	男	1966. 01	本科	1987. 07	1993. 08	院长助理	副主任药师	孙镇时家
贾玉东	女	1964. 10	本科	1985. 07	1994. 12	院长助理	副主任护师	邹平城里
张守鹏	男	1965. 09	本科	1987. 07	1996. 12	院长助理	副主任药师	邹平青阳
韩守峰	男	1964. 10	本科	1988. 07	2007. 07	院长助理	副主任医师	孙镇王伍
槐业东	男	1964. 10	本科	1987. 07	1997. 09		副主任医师	长山大丁
刘宜国	男	1957. 02	大专	1980. 01	1976. 05		副主任医师	青阳郭庄

姓　名	性别	出生年月	学历	工作时间	入党时间	职　务	职　称	籍　贯
王继平	男	1966.01	本科	1990.07	1995.12		主任医师	西董丁家
张霄岳	男	1965.09	本科	1986.07	1995.12		副主任药师	邹平张庄
孟风雷	男	1968.04	本科	1991.07	2001.02		副主任医师	焦桥十道口
刘方武	男	1958.01	中专	1974.06	1992.12		副主任医师	码头刘平
李　刚	男	1968.02	本科	1992.07	1997.09		副主任医师	韩店仇家
贺瑞星	男	1966.02	本科	1991.07	1996.07		副主任医师	邹平镇
张素红	女	1959.12	中专	1977.01	1987.09		主管护师	邹平新民
刘叶青	男	1963.09	大专	1984.07	1995.12		主治医师	韩店杨村
魏恒法	男	1960.11	本科	1983.07	1991.12		主治医师	邹平东范村
王　越	男	1962.06	本科	1985.07	1993.08		主治医师	邹平三义
杜风敏	女	1964.10	本科	1984.04	1986.03		主管护师	西董由家
王凤英	女	1968.11	本科	1988.07	1995.06		主管护师	邹平韩店
王国栋	男	1976.10	本科	1998.10	1998.06		主治医师	邹平北关
杨翠萍	女	1978.01	中专	1996.07	2001.02		助会师	邹平大李
左　超	男	1977.09	本科	2002.09	2001.12		主治医师	莱芜市钢城区
朱天兴	男	1975.10	本科	2002.09	1999.11		主治医师	安徽枞阳市
耿爱霞	女	1978.02	本科	2002.09	2002.06		主治医师	平度市
王松奎	男	1979.01	本科	2003.09	2003.12		主治医师	山东曹县
邱　勇	男	1979.06	本科	2005.11	2002.12		主治医师	潍坊高密
都晓明	女	1982.07	本科	2005.11	2002.09		主治医师	黑龙江大庆
孙　超	男	1981.11	研究生	2008.12	2007.11		主治医师	山东邹平
刘　东	男	1981.06	研究生	2008.12	2006.12		主治医师	淄博周村
张富华	女	1981.12	研究生	2008.12	2006.12		主治医师	泰安宁阳
曲晓明	女	1986.11	本科	2010.11	2009.12		护师	山东邹平
颜士德	男	1958.08	大专	1975.10	1997.09		主管医师	魏桥郭吕
刘春来	男	1960.04	中专	1978.12	1995.06		主管医师	青阳镇
怀居刚	男	1964.03	本科	1982.10	1986.1		主治医师	孙镇怀家
杜明刚	男	1958.02	中专	1977.10	1979.07		主管技师	乐陵县杨安
郑　军	男	1972.04	中专	1991.08	2001.02		主治医师	沂水县黄山
孙　虹	女	1973.05	本科	1989.03	1991.01		护师	邹平三义
刘长春	男	1969.06	大专	1989.07	1995.11		馆员	长山镇苑城

姓 名	性别	出生年月	学历	工作时间	入党时间	职 务	职 称	籍 贯
张其刚	男	1958.01	中专	1978.02	1980.1		主管医师	邹平县好生院上
商百水	男	1968.02	大专	1987.10	1991.07		助理工程师	焦桥小魏家
王 宁	女	1979.07	本科	1997.12	1999.12		主管护师	邹平青阳
韩文忠	男	1965.02	初中	1983.10	1986.11		助理工程师	孙镇郑家
李炳南	男	1960.02	初中	1978.08	1986.06		高级工	九户布王
安继勇	男	1962.07	大专	1981.07	1991.11		主管医师	黛溪办安家村
孟国华	男	1962.08	大专	1982.07	1991.01		主治医师	焦桥镇东南村
石海燕	女	1972.05	本科	1992.07	1999.01		主治医师	长山镇大闫村
田 锐	男	1977.02	大专	1995.07	2000.03		检验师	明集镇里六田村
田 峰	男	1975.02	大专	1998.04	2008.08		助馆员	黛溪办东关村
宋玉玲	女	1978.1	本科	1996.07	2003.11		主管护师	长山沟盈
孙芳红	女	1974.03	本科	1996.07	2003.11		主治医师	邹平东杨堤
赵 涛	男	1978.08	本科	1995.07	2005.11		主管药师	邹平代一村
王 会	男	1976.11	本科	1996.07	2006.08		会计员	长山后鲍
温海滨	男	1982.04	本科	2004.09	2007.07		主管药师	山东邹平
兰希彬	男	1976.10	本科	1998.10	2008.10		主管技师	滨州市里则镇
王保明	男	1976.04	大专	1996.07	2009.09		主治医师	焦桥韩套
刘则宗	男	1976.10	本科	1995.07	2010.06		主管药师	青阳刘家
成晓飞	女	1977.07	专科	1998.07	2010.06		医师	山东邹平
张启发	男	1975.07	本科	1998.10	2011.09		主治医师	邹平柳泉
孙瑞鹏	男	1976.01	本科	1997.07	2011.09		主治医师	魏桥孙家
李 鹏	男	1978.12	大专	1997.07	2013.06		主管药师	明集东闸
尹新洋	男	1981.02	专科	2004.07	2008.10		助级	好生镇尹家村
周林则	男	1983.09	本科	2010.08	2009.10		助级	山东济宁
李秀景	女	1986.11	研究生	2013.07	2008.06			邹平码头
胡秀丽	女	1990.10	本科	2013.07	2013.07			邹平台子
王 健	男	1981.10	中专	2002.09	2000.10			邹平鲍家村
崔玲玲	女	1974.12	大专	1993.12	1995.10		助馆员	西董崔营
李 明	男	1976.12	研究生	2007.10	1997.07		主治医师	山东邹平
张 璇	女	1988.02	本科	2012.03	2011.07		助级	邹平代庄
郑宗和	男	1964.03	本科	1995.05	1989.07		副主任医师	邹平青阳

姓　名	性别	出生年月	学历	工作时间	入党时间	职　务	职　称	籍　贯
任洪花	女	1982. 03	研究生	2009. 10	2007. 12		主治医师	惠民
王　芳	女	1983. 09	研究生	2010. 11	2010. 06		主治医师	山东邹平
王　滨	男	1987. 05	研究生	2013. 07	2010. 06			山东邹平
宋文超	女	1984. 01	研究生	2013. 01	2008. 05		医师	邹平位桥
刘　欠	女	1986. 05	本科	2011. 08	2011. 06		助级	邹平孙镇
齐　萍	女	1986. 01	研究生	2013. 01	2008. 06		医师	潍坊高密
王怀帅	男	1985. 06	本科	2010. 07	2009. 07		助级	东营广饶
刘　婧	女	1984. 08	本科	2007. 12	2008. 05			邹平镇
李长凯	男	1977. 02	中专	2008. 12	1997. 1		助级	邹平县里八田
李秀东	女	1974. 10	本科	1999. 11	1995. 12		主管护师	邹平韩店
朱朋朋	女	1982. 11	研究生	2009. 10	2007. 04		主治医师	山东高青
于小越	女	1984. 04	本科	2012. 03	2006. 01		助级	淄博开发区
潘立峰	女	1976. 10	本科	2008. 10	2000. 07		主管护师	邹平孙镇
张玲玲	女	1988. 08	本科	2013. 07	2009. 06		员级	邹平明集
刘海红	女	1975. 03	大专	2007. 10	1997. 07		医师	邹平长山
张爱玲	女	1967. 07	本科	2004. 05	1999. 12		主管护师	山东邹平
高　颖	女	1988. 11	专科	2012. 09	2008. 12			济南商河
郑　倩	女	1988. 07	本科	2012. 09	2012. 06			邹平九户
王永方	男	1967. 11	专科	2006. 03	2004. 07		主治医师	邹平韩店
周　平	男	1963. 11	专科	2002. 01	1995. 07		副主任医师	淄博桓台
王连萍	女	1981. 09	本科	2007. 10	2004. 06		主管护师	山东潍坊
孙汉亭	男	1968. 09	本科	1991. 09	1996. 07		主治医师	邹平焦桥
韩宝贵	男	1983. 01	研究生	2009. 10	2006. 03		主治医师	淄博周村
李　明	男	1988. 05	中专		2007. 09			山东邹平
肖　虎	男	1986. 12	本科	2010. 07	2009. 06		助级	山东滨州
杨永利	男	1966. 10	本科	1991. 07	1998. 07		副主任医师	邹平长山
刘炅麟	男	1983. 02	中专	2007. 01	2004. 11			邹平县
张　倩	女	1987. 04	本科	2009. 11	2010. 06		医师	邹平县
曹景晓	男	1989. 02	大专		2012. 06			邹平明集
梁　健	男	1982. 01	本科		2005. 1			邹平县
高　阳	男	1994. 02	大专		2013. 01			邹平县

姓　名	性别	出生年月	学历	工作时间	入党时间	职　务	职　称	籍　贯
麻　清	女	1987.07	硕士		2010.06		医师	邹平县
韩乐乐	女	1991.02	本科		2011.12			邹平县

表2-1-3　　邹平县中医院退休人员党员统计表

姓名	性别	出生年月	退休时间	在职职务	职　称	籍　贯
刘从俭	男	1935.09	1975.12	副院长	副主任医师	青岛平度
朱洪云	男	1935.04	1997.04		主任医师	浙江杭州
马启忠	男	1938.1	1998.11		主治医师	山东邹平
王洪志	男	1938.12	1998.12		副主任医师	长山大由
李明忠	男	1940.02	1999.09	院　长	主任医师	里八田
郝本礼	男	1951.12	1999.09	副院长	主治医师	魏桥临河
马培基	男	1944.09	1999.09		主治医师	邹平西董
罗公德	男	1940.08	1999.09		主治医师	山东邹平
邢裕河	男	1947.01	1999.09		副主任医师	邹平明集
曲秀贞	男	1947.04	1999.09	副院长	主治医师	邹平韩店
朱秀荣	女	1950.07	2005.07		副主任护师	西董台头
孟昭慈	男	1947.05	2007.05	院　长	副主任药师	山东青岛
刘翠玉	女	1951.12	2007.12		主任医师	邹平城里
钟惠贞	女	1952.11	2007.12		助理会计师	邹平孙镇
巩建中	男	1949.06	2009.06		副主任医师	邹平新民
刘恒兰	女	1956.12	2011.12		主管护师	孙镇党里
鹿法源	男	1952.02	2012.02		主治医师	邹平礼参
刘建敏	女	1940.07	1993.05		高级工（药师）	苑城大巩
孙菊廷	女	1940.08	1993.05		高级工（医师）	邹平九户
赵秀芬	女	1945.01	1995.05		主治医师	邹平南营
于秀英	女	1952.11	1999.09		助经师	黑龙江
崔美荣	女	1958.12	2008.12		主治医师	邹平
崔汝武	男	1951.1	2011.1		高级工	博兴龙居
王树忠	男	1936.04	1996.04		主治医师	邹平九户
张文平	男	1945.09	1999.08		主治医师	邹平孙镇
赵华跃	男	1951.12	2011.12		医师	黛溪办抱印村

姓名	性别	出生年月	退休时间	在职职务	职　称	籍　贯
赵景常	男	1950. 04	2003. 1		高级工	邹平杨堤
赵明义	男	1953. 12	2013. 12	副院长	主任医师	邹平青阳
张德修	男	1954. 04	2014. 4	副院长	主任医师	青阳浒山铺
王秀玲	女	1963. 06	2013. 06		主管护师	邹平青阳
赵　坤	男	1953. 11	2013. 11		主管技师	韩店西韦村
房玉忠	男	1954. 08	2014. 09	副院长	会计师	邹平房桥
王　强	男	1954. 08	2014. 08		主管医师	邹平西杨堤
马　平	女	1959. 08	2014. 08		主管医师	邹平西董

二、组织活动

1983年，县中医院成立之始，党支部即组织全院职工开展“五讲、四美、三热爱”（即讲文明、讲礼貌、讲卫生、讲秩序、讲道德、心灵美、语言美、行为美、环境美；热爱祖国、热爱社会主义、热爱中国共产党）活动。根据医院工作的实际将活动内容细划为：加强政治学习，思想品德好；努力钻研业务，医疗技术好；坚守工作岗位，安全治疗好；遵守劳动纪律，工作秩序好；严格操作规程，医护质量好；医护团结协作，互相配合好。大大促进了医院的精神文明建设，为医院发展打下了一个良好的基础。

1984年，根据县委、县政府的统一部署，县中医院进行机构改革，开始实行院长负责制，一般重大问题都有院长、院务会议决定。党支部主要是贯彻党的路线、方针、政策，做好党员干部和全体职工的政治思想工作，保证医院各项工作的顺利进行。

1985年，党支部建立了“三会一课”制度（每月召开一次支部委员会议、一次党员小组长组织会议、一次党员大会、每月一次党课），在全院开展“学英模人物，树医院新风，创最佳业绩”活动，领导干部重点学习孔繁森、基层党员重点学习王廷江。通过报告会、座谈会、演讲会等形式，广大党员干部增强了党性，树立了正确的人生观、世界观、价值观和新时代新精神。全体党员响应医院党组织的号召，积极行动起来，自力更生，采集中草药，每人年采中草药10斤以上，用实际行动，建设中医院。

1986年，根据县委的统一部署，县中医院党支部进行整党，分为学习文件、检查整改、党员登记、总结验收4个阶段。在全体党员中进行以增强党性为内容的学习活动，清除“文革”中遗留的“左”的思想影响，树立医务工作服从、服务于党的总任务思想。全体党员依据党章要求和党员标准，通过自我鉴定，民主评议，全部办理了党员登记。年终整党工作结束，县中医院党支部被评为基层先进党支部，李明忠被评为优秀共产党员。

1987 年，学习贯彻党的“十三大”会议精神，狠抓院风医德教育，党员的思想政治觉悟和党员队伍的整体素质得到进一步提高。1988 年，建立“入党积极分子登记制度”“入党积极分子教育制度”“预备党员考察制度”，发展党员工作更加制度化、程序化，保证了新党员的政治质量。是年，县中医院发展党员 2 人。

1989 年，党支部对党员加强路线教育，深入学习党的十三届三中全会精神，发挥党员的先锋模范作用。积极推行党政机关岗位目标责任制，开展民主评议党员和处置不合格党员工作。整顿了组织纪律，转变了医疗作风，促进了廉洁从医。

1990 年，全院掀起“学先进，讲奉献、树新风”热潮，开展争夺“白求恩杯”竞赛活动。7 月开展“学党章、正党风”和“新时期共产党员形象演讲”活动。10 月，组织党员、干部认真学习贯彻党的十三届六中全会精神，制定了中医院加强廉政建设的有关规章制度。全体党员从自身做起，重塑医院良好形象。

1991 年，进一步加强党的建设。支部健全学习制度、民主生活会制度和党课制度，进一步明确党支部书记、委员职责。参与了县直机关开展的党支部分类达标升级活动，建起了标准较高、各项制度配套齐全的党员活动室。为庆祝建党 70 周年，组织开展了知识问答、知识竞赛、文体演出、评先树优活动。年底，县中医院党支部升为一类党支部，受到县委、卫生局的表彰。

1992 年，党支部任期三年届满，在民主考评的基础上，召开党员大会，选举产生了由 7 人组成的新的支部委员会。新支部编印了《改造我们的学习》《反对自由主义》《纪念白求恩》等 5 篇毛主席著作辅导材料，党员人手一册，组织党员职工学习，提高党员职工思想觉悟和工作热情。是年，时霄霄、王越 2 人被支部列为发展对象，全院另有 9 人写了入党申请书。

1993 年，县中医院参加了全区卫生系统开展的争创“十佳医生”“十佳护士”活动，建立了全院医护人员医德医风档案。下半年，开展“端正行风，廉洁行医，优良服务”活动。是年，李明忠被评为“十佳”院长，巩建忠被评为“十佳”医生，贾玉东被评为“十佳”护士，受到上级的表彰与奖励。

1994 年，县中医院开展争创“二级甲等”医院活动，成立了争创二级甲等医院工作领导小组，按照卫生部《医院分级管理标准》和《山东省二级甲等医院标准评审细则》，制定创“二甲”实施方案，分组织准备、达标建设、自我验收、申报评审 4 个阶段。从基础知识、基础训练、基本技能训练入手，狠抓严密组织、严格要求、严谨态度，医院的整体素质上了一个新的台阶。

1995 年，中医院党支部进行换届选举。根据县委的统一部署，开展党建工作效益年活动。7 月，李明忠被评为千名党员标兵。8 月，中医院进行卫生体制改革，公开竞争答辩，选聘新院长。院内实行院长聘任制，重新组建领导班子。新班子制定了《关于加强精神文明建设的意见》和《关于职业道德建设的实施意见》，医院的精神文明建设纳入制度化、经常化、规范化管理轨道。实行院长负责制，党支部从繁琐的管理事物中解脱出来，集中精力加强党的基本路线和党性原则教育，贯彻民主集中制原则。建立健全领导、专家、群众相结合的决策机制，抓好领导班子的建设。加快领导干部和管理干部的培养和选拔任用制度的改革，建立能上能下、竞争上岗的领导管理体制。落实院长法人地位，明确院长全面领导责任，拥有业务、行政经营管理决策权，中层以下管理干部任免权，干部职工的聘用、奖惩和解聘权，财务支配权。

1996 年，医院新班子按照上级有关文件精神，积极探索“一院两制”和承包责任制的办院形式，实行多渠道筹措卫生发展基金，建立财政补贴和自我“造血”相结合的投入补偿机制，加快医院的发展。

1997 年，县中医院贯彻落实党的十四届六中全会、十五大及全国卫生工作会议精神，进一步深化医院改革，开拓进取，实现了“以病人为中心，以质量为核心”的方向转变，以热情、方便、快捷、有效服务赢得了群众放心、社会满意。在医院规范化管理、医德医风、文明服务、医护质量等方面，都有了明显提高。是年，中医院顺利通过“二甲”医院、爱婴医院、省重点中医院的检查验收。

1998 年，县中医院认真贯彻落实全区卫生系统《关于转变行业作风，创优质服务活动的意见》和《开展爱心、质量年活动的意见》，以全心全意为人民服务为宗旨，坚持“病人第一、服务第一、质量第一、信誉第一”的原则，锐意改革、艰苦奋斗、开拓进取。全院党员、干部、职工团结一心，开展以病人为中心，以质量为核心的“爱心、质量”年活动，以热情、方便、快捷、高效服务赢得了社会满意。

1999 年，全院党员干部开展“三讲三学”活动，即讲学习、讲政治、讲正气，学理论、学党章、学条规，广大党员干部增强了廉洁自律意识和遵纪守法的自觉性。

2000 年，根据上级的统一部署，全体党员开展以提高素质，增进团结，争创一流为主要内容的思想作风纪律集中教育整顿活动。实施党员素质工程，全面提高党员干部的思想政治素质，增强组织纪律观念。

2001 年，党支部组织党员干部开展了“三个代表”重要思想的学习教育活动和“学党章、守纪律、正党风”

教育活动。7 月，组织党员干部学习江泽民总书记的“七一”重要讲话。

2002 年，根据县委的统一部署和要求，在党员干部中开展“正作风、提效率、促发展”教育活动。下半年，全院开展以“理想信念、廉政纪律”为主要内容的教育活动。

2003 年，中医院不断完善各项规章制度，在全院继续开展“以病人为中心，以质量为核心”和“爱心质量年”活动。注重对党员、干部职工进行职业道德教育，要求干部、党员、职工自觉不吃请、不收礼、谢绝红包。发放科室职工廉洁卡，坚决查处吃请收礼的人和事。强化医德规范，在职工中形成了院兴我荣、院衰我耻，共舟共济、勤奋工作的良好风气。

2004 年，党支部开展了创造“五个好”党支部为主要内容的“三级联创”活动和“争创干事创业好班子、争创干事创业好干部”的活动。年底，集中开展学习贯彻党的十六届四中全会精神的教育宣传活动。

2005 年 1 月至 6 月，县中医院党支部深入开展以实践“三个代表”重要思想为主要内容的保持共产党员先进性教育活动。制定教育活动实施方案，召开全体党员和职工动员大会，成立了领导小组。按照“三个代表”重要思想和党章要求，根据临床医疗、医技、行政、后勤等不同工作岗位的特点，制定了详细的党员先进性标准。通过集中学习、开展批评与自我批评、群众评议、走近百姓义诊实践等教育方式，每个党员都接受了一次深刻的思想洗礼，大大激发了党员工作积极性，党员的先锋模范作用得到进一步发挥。下半年，全院进行“爱我邹平、共建美好家园”主题教育活动。通过开展大型演讲活动、参加“万人看邹平、合力建家园”活动，开展技术比武、知识竞赛等各种活动，激发广大党员职工了解邹平、热爱邹平、建设邹平的热情，开展“二次创业”大讨论。年底，宋晨光被市委宣传部、市精神文明建设办公室、市总工会、市经贸委授予“滨州市职工职业道德先进个人”称号。

2006 年，县中医院党支部按照“围绕中心抓党建，抓好党建促中心”的指导思想，创新工作思路，求真务实，大力加强党支部的自身建设，充分发挥支部的战斗堡垒作用和共产党员的先锋模范作用。是年，学习贯彻胡锦涛总书记关于“八荣八耻”社会主义荣辱观的重要讲话精神，开展明荣辱是非，创优良服务，正医德医风的学习教育活动。在活动中做到三个结合，一是将教育活动与创建百姓放心满意医院相结合，进一步加强医德医风建设。要求全体党员干部职工大力弘扬白求恩精神和救死扶伤的优良传统，始终把服务人民群众放在首要位置，着力解决群众反映强烈的问题。以服务优良，制度健全，行为规范、环境优美为目标，加强医德医风建设，规范诊疗行为，改善医疗服务，提高医疗质量，树立人民群众健康卫士的良好形象。二是将教育活动与深化医院管理年活动相结合，进一步提高医疗服务质量。建立和健全医院管理的各项规章制度，有针对性的解决医院管理中存在的突出问题，达到强化为病人服务意识，提高医疗服务质量，降低医疗费用、确保医疗安全的目的。努力将医院的管理提高到一个新水平。三是将教育活动与党风廉政建设和行风建设结合起来，推进反腐倡廉工作。是年，党支部制定了议事规则，组织党员学习“关于加强党员经常性教育的意见”“关于做好党员联系和服务群众工作的意见”“关于加强和改进流动党员管理工作的意见”等文件精神，开展了“创优环境，服务发展”“民主评议行风、创建文明行业”等活动。

2007 年，认真贯彻十六届六中全会和“十七”大会议精神，积极开展党的建设和党员教育活动，促进全体党员干部政治素质、敬业精神进一步提高，服务能力、自律意识进一步增强。

2008 年 3 月，县中医院党支部开展争创机关“党建工作创新奖”和“理论学习成果奖”活动。广大党员干部以科学发展观为指导，紧密联系全县工作大局和中医院工作实际，积极参与，深入进行理论研究，大胆进行工作创新，全面提升党支部的工作水平和广大党员的政治素质。年底，县中医院党支部获 2008 年度县“党建工作创新奖”。朱旭东被评为改革开放 30 周年邹平县“十大时代人物”。

2009 年，县中医院相继开展了“三优三满意”活动、“争创优质服务品牌活动”“积极参与全国文明县城创建活动”“全国文化先进县创造活动”“学赶全国前十强、争当全省排头兵”解放思想大讨论活动，“学习贯彻实践科学发展观活动。”为搞好上述活动，党支部专门召开了动员大会，以邹中医［2009］6 号、7 号、8 号、9 号、10 号、13 号文件下发活动实施方案，具体安排部署。全院上下按照方案的要求，高起点筹划，高标准推进，高质量落实，使学习实践活动与医疗工作、文化建设、精神文明建设及行业作风建设有机结合起来，切实把科学发展观的指导思想落实到医院各项工作中。确保全体党员干部和职工都受到教育，促进医疗技术和服务质量上了一个大的台阶。

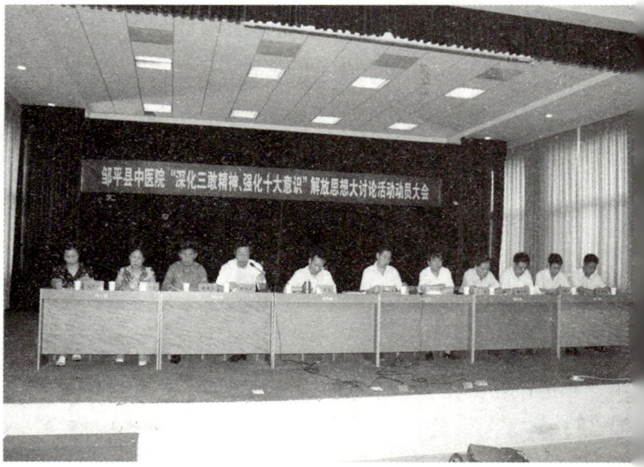

图 2.1.1　2011 年 8 月 23 日，中医院举行解放思想大讨论动员会

2010 年，3 月，县中医院制定 2010 年争创优质服务示范窗口实施方案，开展争创“优质服务示范窗口”

活动。4月，在全院党员干部中开展了“算好清廉五笔帐，树立正确人生观”活动。5月，开展创优争先、争做时代雷锋活动，10月，在全院开展“提高服务质量、提高服务水平、百日无差错（简称双提一百）活动。”

2011年2月，全院开展以“全民创业”为主题的解放思想大讨论活动，帮助党员干部找差距，找根源，着力解决思想作风和工作中存在的突出问题，形成人人创业的良好发展局面。整个活动分为动员学习、专题讨论、全面整改、总结提高4个阶段进行，历时10个月时间。3月，开展的“双提一百”（提高服务质量、提升服务水平、百日无差错）活动，制定了各级各类人员工作标准，细化到每个岗位，建立和完善了考核制度。“双提一百”活动以100日为一周期，逐步建立起活动的长效机制。5~10月，在全院党员领导干部中开展了“以人为本，执政为民”教育活动，以牢固树立宗旨意识，强化为民服务理念，突出医疗质量核心，发扬求真务实精神，保持文明良好行风。5月，贯彻落实县纪委有关文件精神，开展“效能建设试点”工作，形成了“行为规范、运转协调、公正透明、廉洁高效”的管理体制。是年，还开展了“擦亮窗口，服务百姓”活动，各科室以“承实诺”为起点，以“办实事”为关键，以“实评诺”为推动，请群众监督，让群众评议，多为群众做好事，办实事，解难题，努力争做群众的知心人。还开展了“三好一满意”活动，“创优质服务品牌、树医院良好形象”活动和“深化三敢精神、强化十大意识”等活动，推动了医院各项事业的健康发展。在庆祝中国共产党成立90周年之际，中医院党支部被评为全市卫生系统先进基层党支部，内二科主任周平被评为优秀共产党员，办公室主任张守鹏被评为优秀党务工作者。

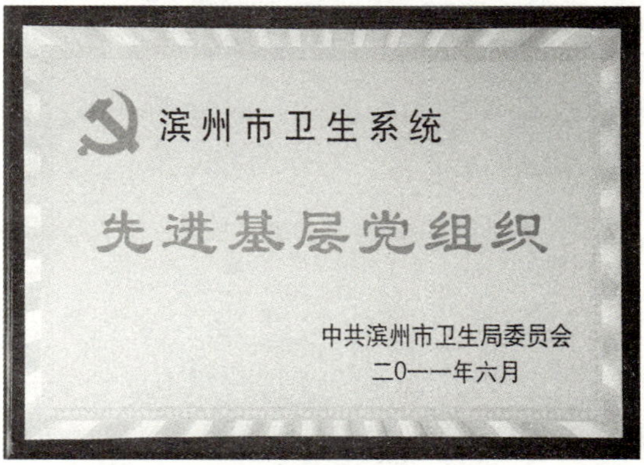

图2.1.2　中医院荣获全市先进基层党支部称号

2012年，县中医院确定为“效能建设年”和“内涵建设年”，建设一个“规范型、学习型、人文型、创新型、数字型、平安型、满意型”的中医院。3月，全院开展了以“决战2012年，奋力冲刺全国前十强”为主题的解放思想大讨论活动。通过动员发动、专题讨论、征文演讲比赛、集中调研、总结整改等几个阶段，全院党员干部思想认识有了明显的转变，工作状态有了明显改进，重点工作取得了新的突破。4月，开展了以质量好、服务好、医德好、群众满意为主题的“诚信医院”

创造活动。5 月开展了“挂牌亮责践诺”活动，党员的桌标、胸牌上都添加了党徽或“共产党员”字体标示。

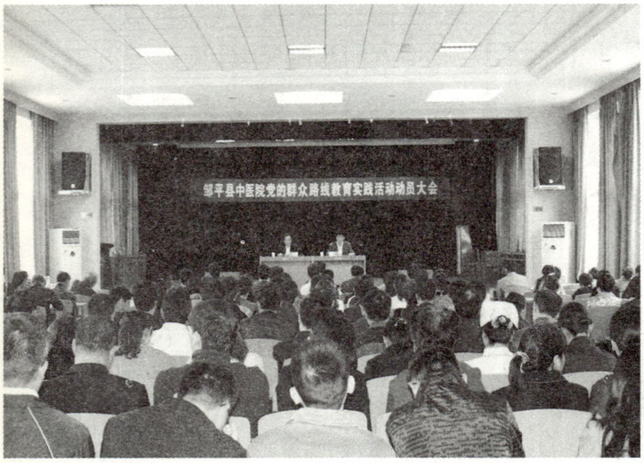

图 2.1.3　中医院党的群众路线教育实践活动大会

2013 年，医院党支部在全院党员中实行党员先锋积分管理，以充分发挥党组织的战斗堡垒作用和共产党员的先锋模范作用，实现党员日常管理的精细化、科学化、规范化，打造示范带头、奖优罚劣，动态管理新平台。开展了“作风改进年”活动，把改进党员干部的思想作风、学习作风、生活作风的立足点落实到以病人为中心，提高医疗、服务质量上来。4～11 月，开展了“卫生行风万人评”活动，医院坚持开门纳谏，主动接受社会监督，把政风行风建设置于社会监督之下。坚持标本兼治，综合治理，切实解决了损害群众利益的不正之风问题。是年，中医院党支部被中共邹平县委县直机关工委授予“先进基层党支部”荣誉称号。

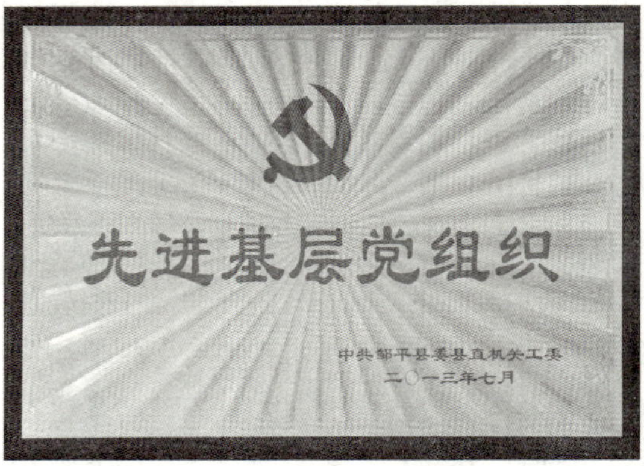

图 2.1.4　中医院荣获县直机关工委先进基层党支部

第二节 共青团中医院支部

一　组织与团员

1983 年，县中医院成立之初，团支部即已成立。首任团支部书记肖慧，支部委员贾崇岭、张霄岳。共有团员 10 多人，全为城关卫生院、城关中医院时的团员接转过来的。

1986 年，团支部进行换届选举，张霄岳当选为新一届团支部书记，王越、肖慧、贾玉东、时霄霄为委员。有团员 20 余人，新团员多为分配来院的大中专毕业生和招工中的青年团员。

1988年，团支部再次进行换届选举，王越当选为团支部书记，贾玉东、肖慧、时霄霄、李刚、张艳云为委员，有团员30余人。1988年至2000年期间，团支部根据有关章程规定，数次进行换届选举，支部书记、委员都连选连任，人员没有变化。据1994年底统计，县中医院团支部共有团员43人，其中男17人，女26人；七十年代入团的6人，八十年代入团的36人，九十年代入团的仅1人。半数团员（21人）已超龄或接近超龄，团员的年龄结构明显偏大。

2000年，王明刚接任团支部书记，肖纪平、王晓飞、赵涛、孙瑞鹏、王秀娟、韩贵玉为委员，有团员40余人。经过组织整顿，超龄团员办理出团手续，团员的年龄结构趋于年轻化。

2003年5月，团支部进行换届选举，赵涛当选为团支部书记，肖纪平、王晓飞、孙瑞鹏、王秀娟、韩贵玉为委员。有团员140余人，团员多为在学校读书时入团，毕业后来中医院工作的大中专毕业生。

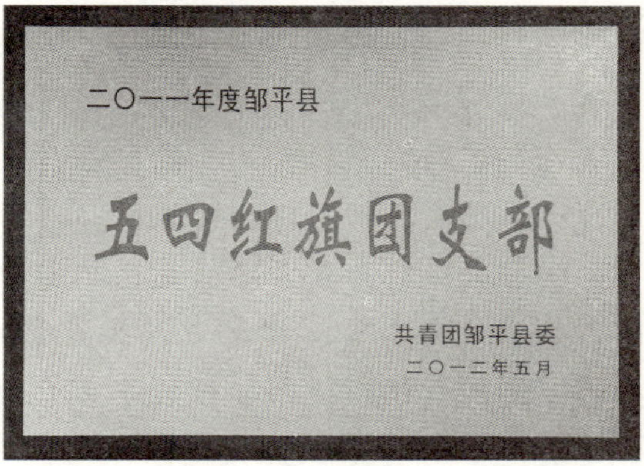

图2.2.1 中医院团支部荣获邹平县五四红旗团支部

2007年，团支部任期届满，在换届选举中，王晓飞当选为新一届团支部书记。至2013年，团支部领导班子没有变化。期间，大量人事代理和新毕业的大中专毕业生来院工作，团支部团员人数增至300人以上。

表2-2-1 县中医院历届团支部成员任职情况一览表

	书记	委员	团员人数
1983.3~1986	肖慧	贾崇岭、张霄岳	10
1986~1988	张霄岳	王越、肖慧、贾玉东、时霄霄	20
1988~2000	王越	贾玉东、肖慧、时霄霄、李刚、张艳云	30
2000~2003.5	王明刚	肖纪平、王晓飞、赵涛、孙瑞鹏、王秀娟、韩贵玉	30
2003.5~2007	赵涛	王晓飞、孙瑞鹏、王秀娟、韩贵玉	140
2007~2013.	王晓飞	孙瑞鹏、王秀娟、韩贵玉	300

二、团的活动

1983 年，团支部成立之初，团的工作紧紧围绕党的中心工作进行。先后开展了“爱党爱国”“学雷锋、树新风”“五讲四美三热爱”（讲文明、讲礼貌、讲卫生、讲秩序、讲道德；心灵美、语言美、行为美、环境美；热爱祖国、热爱社会主义、热爱中国共产党）活动。团员青年积极参加社会主义革命和建设，争当“新长征突击手”。时中医院正值建设时期，团支部带领团员青年开展义务劳动，组织搬砖，拉石头，卸水泥，运沙子，拉土垫坑，平整医院场地。

1985 年，驻邹部队奉命到云南、广西戍边，团支部开展向南疆战士写慰问信、寄纪念品活动，提高团员青年热爱祖国、热爱解放军的思想觉悟。

1986 年，根据团县委的统一部署，整顿团组织，完成了支部换届选举，完善了各项规章制度。在此基础上，从素质教育入手，开展社会主义思想教育、理想道德教育和普法教育活动。针对青年的特点，经常组织文体娱乐活动。团员青年的政治素质、业务素质有了明显提高，在医院各项工作中发挥了先锋队作用。

1989 年，正值改革开放十周年，举办“忆十年、话改革”演讲会，提高团员青年坚持改革开放、坚定“发展是硬道理”的思想认识。

进入九十年代，配合医院“创二甲”工作，开展“我为创甲做贡献”优质服务竞赛活动，发动团员青年积极投身到“创二甲”医院工作中去，发挥共青团员先锋模范作用。1992 年，中医院团支部按照团县委的活动安排，积极组织团员青年“学雷锋”上街服务，为老干部免费查体，与县卫生学校搞联欢联谊，开展“我为党旗添光彩”等项活动。时霄霄获县直青年书画一等奖，王越被县委宣传部、团县委评为优秀青年。中医院有 10 名青年积极分子写了入党申请书。

1993 年，团支部工作重点立足于医院建设中心，对团员青年进行理论教育和业务知识培训，组织团员青年积极响应团省委、省卫生厅的号召，连续开展了以培养跨世纪“四有（有理想、有道德、有文化、有纪律）新人”为目标，增强团员青年政治素质，业务素质、全面提高服务态度，服务质量为重点的优质服务活动，以争创“青年全优岗”“青年文明号”为主要内容的“双争”活动和“青春立功”活动，组织团员青年开展社会服务和献爱心活动。

1995 年，团支部作为医院的生力军、后备军，积极参与全院精神文明建设，以“岗位学雷锋、行业树新风”为基础，开展以学习“老三篇”、反对自由主义为主的政治理论教育，以反“和平演变”为重点的国情思想教育，开展岗位学习，岗位成才，岗位奉献社会主义劳动竞赛。团支部组织团员青年60余人，开展送温暖活动，利用节假日到学校、敬老院、干休所、驻军等单位进行健康查体、医疗护理指导，受到了广大干部群众的赞扬。

2000年后，团支部积极开展“青年志愿者活动”，将青年志愿者活动与学雷锋活动相结合，立足本职岗位与面向社会服务相结合，院内开展一切服务到床前的全程优质志愿服务活动。设立便民服务台，义务为住院患者梳头，剪指甲。院外开展志愿者进社区服务活动，与黛溪办事处敬老院、干休所结成对子，定期为孤寡老人健康查体，送医赠药，到街道、机关、学校开展便民服务活动。2005年2月，中医院团支部被共青团邹平县委评为“青年文明号”。2006年12月，又被滨州市青年文明号活动组委会评为青年文明号。

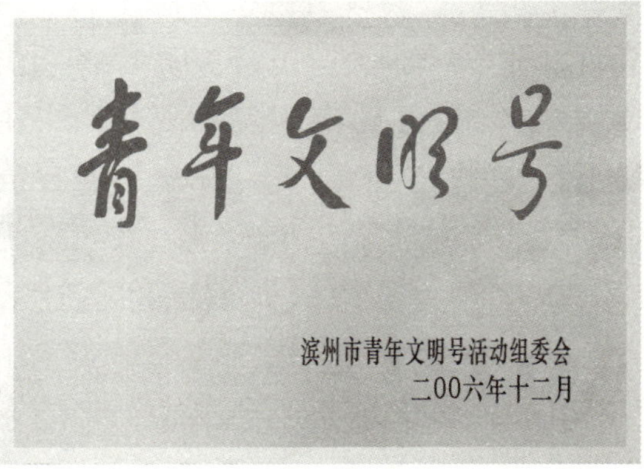

图2.2.2　中医院团支部荣获滨州市青年文明号称号

2007～2012年，中医院团支部紧密配合全院的中心工作，带领团员青年积极参与到各项具体活动中。先后开展了“创建百姓满意医院，争当服务标兵”活动、争创优质服务示范窗口活动、“三优三满意”活动、“三好一满意”活动、“创优质服务品牌，树医院良好形象”活动、“擦亮窗口、服务百姓”活动、“挂牌亮责践诺”活动。除各项主题活动外，医院团支部还根据团员青年的特点，坚持定期和不定期的组织各种体育比赛和文娱活动。组织“五四”青年歌唱会、职工运动会、向汶川地震灾区捐款等活动。还联合院办、护理部组织了多届元旦文艺晚会，建立了K歌俱乐部，组织了多届篮球赛，组建了医院篮球队，两次代表卫生局参加县里的职工运动会，多次与兄弟单位进行切磋，交流，增进了兄弟单位之间的友谊。每年志愿者日团支部都到邹平特殊教育学校、黄山敬老院、黛溪敬老院和村老年公寓免费义诊。在这些

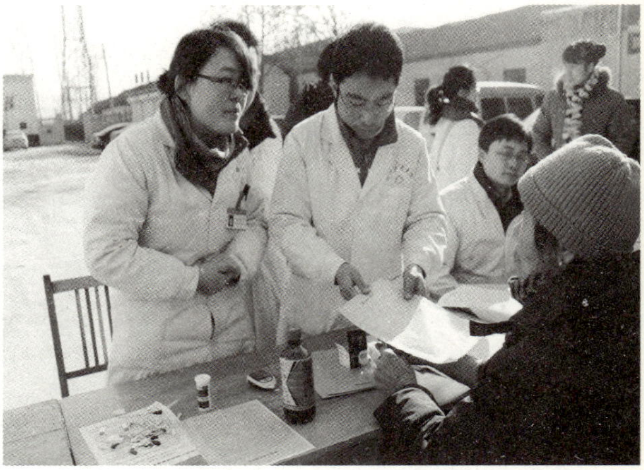

图2.2.3　中医院团支部组织青年为老年人查体诊病

活动中，肿瘤科、急救中心、检验科、

骨伤一科分别获得市级青年文明号称号，中医院团支部、肿瘤科、一中门诊部获县级青年文明号称号。2008、2009年，巩瑞红连续两年被评为邹平青年岗位能手。

2013年，团支部与星火义工联合走遍邹平乡镇敬老院免费义诊。并建立了中医院青年突击队，团支部还积极响应上级号召、对黄山办的三个特困学生进行了帮扶。8月配合急救中心参加“健康大使下基层活动”，分别去黄山办王家村、韩店镇波渣店村、西董镇任家峪、焦桥后三元村为群众义诊，获得了很好的社会反响。是年，中医院团支部被团县委评为“红旗团支部”。崔云刚被评为邹平县杰出青年卫士，并获得嘉奖奖励。

第三节　中医院工会委员会

一、组织与会员

1981年，根据县总工会的要求，邹平县城关卫生院建立基层工会委员会，时有会员30余人。工会领导人由卫生院领导人兼任。1981年12月17日，城关卫生院更名为城关中医院，城关卫生院工会委员会亦更名为城关中医院工会委员会。1983年3月，城关中医院更名为邹平县中医院，城关中医院工会委员会亦更名为邹平县中医院工会委员会。有工会会员75人。

1987年，县中医院工会举行职工大会，选举产生中医院工会委员会。刘从俭为工会主席，张宗云为副主席，张志超、肖慧、王振廷为委员。全院有工会会员89人。时中医院职工代表大会主席团主席为王振廷，主席团成员有李明忠、刘从俭、张志超、史淑华。职代会参加医院的民主管理，审议医院重大决策，监督医院行政工作，维护职工的合法权益。工会委员会为常设办事机构。

1992年4月，县卫生局党委办公室副主任张素红调县中医院任工会主席，工会委员会成员调整为房玉忠、时霄霄、李刚、刘恒兰。时有工会会员154人。张素红任中医院副院长后，由房玉忠主持工会工作。1996年底，县中医院工会共有会员187人。

1997年，县中医院召开职工代表大会，选举产生新一届工会委员会，由7人组成，房玉忠为工会主席，朱旭东为副主席，孙振杰、贾玉东、颜士德、王晓飞、宋磊为委员。孙振杰分管宣传、会员工作，贾玉东分管女工工作，颜士德分管老干部工作，王晓飞分管青工、文体工作，宋磊分管经费和生活方面的工作。有工会会员207人。

2007年6月，中医院工会举行换届选举。邹平县总工会以邹会发(2007)14号文件公布，房玉忠为工会主席，朱旭东为副主席，孙振杰、贾玉东、颜士德、王晓飞、宋磊为委员。

2007年后，工会会员人数历年都有增加。至2013年底，组织机构和领导人没有变化。

二、主要活动

1983年，县中医院工会成立，积极开展工作，针对当时医院条件差、设备简陋、经费困难等实际情况，工会组织配合医院领导在广大职工中开展"自力更生、艰苦创业"教育。广大职工以院为家，以苦为乐，除杂草，平地基，盖病房，建设新医院。1985年至1987年，县中医院工会组织开展以"双增双节"为主要内容的社会主义劳动竞赛，开展"为振兴邹平建功立业活动"。药剂科医护人员带头上山采挖中草药材，自配各种药丸，降低药品成本。全院每个职工年采中草药材10斤以上。1985年，李明忠被评为邹平县劳动模范，1986年，又获惠民地区劳动模范称号，并获"富民兴鲁"五一劳动奖章。

表2-3-1　县中医院工会主席、副主席、委员任职情况表

姓　名	职　务	任职时间	籍　贯
郑丰成	负责人	1980-1983.3	山东沂水县
李明忠	负责人	1983.3-1985.12	魏桥镇刘聚桥村
刘从俭	主席	1985.12-1992.4	山东平度县
张宗云	副主席	1985.12-1992.4	九户镇关爷寨
张志超	委员	1985.12-1992.4	临邑县德平镇
肖　慧	委员	1985.12-1992.4	济南市
王振廷	委员	1985.12-1992.4	即墨市刘家
张素红	主席	1992.4-1997	邹平镇新民村
房玉忠	委员	1992.4-1997	礼参镇房桥村
时霄霄	委员	1992.4-1997	孙镇时家村
李　刚	委员	1992.4-1997	临池镇郭庄村
刘恒兰	委员	1992.4-1997	孙镇党里存
房玉忠	主席	1997-2013.12	礼参镇房桥村
朱旭东	副主席	1997-2013.12	浙江省杭州市
孙振杰	委员	1997-2013.12	邹平镇韩坊村
贾玉东	委员	1997-2013.12	邹平镇城里村
颜士德	委员	1997-2013.12	魏桥镇颜郭吕村
王晓飞	委员	1997-2013.12	黛溪办鄢家村
宋　磊	委员	1997-2013.12	焦桥镇

1987 ~ 1992 年，中医院工会每年都进行职工思想教育、医德教育，开展“优质服务、病人第一”活动，使广大职工思想觉悟有了很大提高，为病人服务的态度更加端正。1990 年，王丽被县总工会表彰为县优秀工作者。

1993 ~ 1995 年，多次举办护士考核和技术比武，进行基本理论、基本技能、基本操作的比赛，从而提高了护理人员的素质。

1996 年，工会为保障困难职工基本生活，积极参与和推进社会保障制度的建立，做到源头维护，大力实施送温暖工程，建立和完善职工利益保护机制。每年都筹集慰问款，走访困难职工家庭。

1997 年，开展丰富多彩的“迎香港回归”活动、“迎香港回归知识竞赛”活动、“迎港归职工演讲比赛”、“庆回归文艺演出”活动。

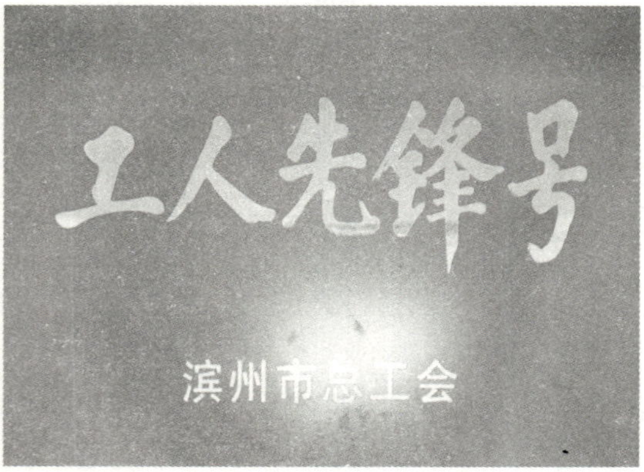

图 2. 3. 1　中医院荣获市工人先锋号称号

1998 年，在职工中开展讲文明、树新风活动。工会组织协助医院制定和完善中医院职工职业道德规范，开展“爱在医院，情系万家”和争创“无红包，无礼物，无宴请”医院活动。

2000 年后，县中医院工会组织职工开展创建“文明服务医院”“质量信得过医院”活动。还将 2002 年定为“医疗质量管理效益年”。以此激发职工精神，立足本职、甘愿奉献，充分发挥广大职工的主力军作用。2001 年，中医院工会被评为邹平县工会工作先进单位。

2003 年，县中医院被定为治疗“非典型肺炎”定点医院，医院广大医务工作者坚决响应党的号召，全心全意投入抗“非典”斗争。4 月，制剂室取得滨州市第一个防非典型制剂批准文号，为全县防治“非典”疫情做出了重大贡献。9 月，县委、县政府给中医院记“全县非典型肺炎防治工作三等功”。

2004 年，县中医院举办了大型庆祝建院 20 周年活动，开展了“百万救助金活动”，为生活贫困和患有相应病症的患者提供 100 万元救助金，救助了 7200 多名患者。受到了社会的高度评价。

2005 年后，县委宣传部每年都组织“文化、法律、卫生”三下乡活动，县中医院工会积极响应，大力配合，踊跃参加，每年都组织专家下乡义诊，曾先后到黛溪办马庄村、碑楼村、郎君村、干休所、老年公寓等单位，每到一地便认真为寻医问诊的农民朋友传授健康保健知识，耐心细致诊断病情，免费发放报纸、光碟等宣传物品。院工会还与团支部、妇委会一起，组织各种文体活动，每年“5.12 护士节”都组织综合文艺晚会，唱歌，跳健身舞，做健身操，活跃职工生活。从 1995 年至 2010 年连续 15 年参加县举办的元宵节灯展活动，均获奖励。

2011 年，经县总工会推荐，县中医院工会组织被滨州市总工会审定为“滨州市星级劳动关系和谐单位”，受到市委、市政府的表彰。是年，李秀莲被评为滨州市劳动模范。张守鹏获滨州市优秀工会工作者。

11 月 15 日市总工会，市人保局、市卫生局联合举办的全市第三届“提升服务、确保安全、促进和谐”劳动竞赛总结表彰大会召开，县中医院代表队获中医岗位竞赛集体一等奖，杨淑妍获得中医岗位技能竞赛个人一等奖，并同时被授予滨州市“五一劳动奖章”和滨州市“技术能手”称号。

2013 年，县中医院脾胃科主任李秀莲荣获“山东省劳动模范”光荣称号，受到省委、省人民政府的表彰和奖励。

第四节　中医院妇女委员会

1983 年，县中医院成立初期，院内的妇女工作由一名院领导分管，各项活动由院办统一安排，统一组织。

1985 年，医院结合妇女工作的特点，进行了以“自尊、自爱、自重、自强”和“有理想、有道德、有文化、有纪律”为内容的政治思想教育，开展了评选“三八红旗手”活动。年终，中医院被评为惠民地区妇幼保健先进单位。1987 年，赵秀芬被县委、县政府评为“巾帼建功岗位明星”。

1988 年，县第九次妇女代表大会召开后，中医院贯彻大会精神，重视妇女组织建设，确定贾玉东负责院妇女工作，在全院妇女中开展“争先创优”活动。是年，赵秀芬被山东省妇女联合会惠民地区分会评为“三八红旗手”。1989 年，贯彻邹妇发［1989］12 号文件精神，在妇女中开展了“双学双比”活动。年终，赵秀芬被县妇女联合会授予“三八红旗手”荣誉称号。

1991 年，县中医院认真学习贯彻中共中央《关于加强和改善党对工会、青年团、妇联工作的领导》的通知，成立中医院妇委会。贾玉东任主任，朱秀荣任副主任，委员有张崇美、刘恒兰、史淑华、杜凤敏、马秀娥、张艳云、肖慧、姚丽华。杜凤敏为宣传委员，张崇美为学习委员，刘恒兰为组织委员。院妇委会在全院妇女中开展了

“达标升级，创先争优”活动，按照“保持连续性、充实新内容、走出新路子，取得新成绩”的工作思路开展妇女工作。是年，学习齐鲁“巾帼十杰”的模范事迹，开展“手拉手，结对帮扶”活动，中医院的妇女工作出现新气象。

1994 年，县中医院妇委会与院工会、共青团组织一起，利用节假日到大集、学校、敬老院、干休所进行义务查体 1000 人次，进行医疗护理指导 60 人次。“八一建军节”前夕，妇委会主任贾玉东组织多名妇女到附近郭庄军营为驻军战士拆洗衣被，并举办了丰富多彩的军民文艺联欢会。

1995 年，县中医院妇委会进行换届选举，经过投票选举和上级批准，贾玉东任主任，刘恒兰、朱秀荣任副主任，史淑华、张崇美、杜凤敏、张艳云、姚丽华、肖慧为委员。同年，第四届世界妇女大会在中国召开，县中医院妇委会以迎接世界妇女大会召开为契机，利用各种形式和各种途径，加强妇女思想政治教育，组织学习《妇女发展纲要》《妇女权益保障法》，增强了全院妇女对法律认知和维护自身权益的意识。参加了县妇联组织的万名妇女“奔向北京象征性长跑”活动，充分展示了县中医院妇女的精神风貌。是年，妇产科获“邹平县青年文明号”荣誉。

1996 ~ 2000 年，中医院妇委会进一步建立健全了医院女工工作的相关制度和工作职责，确保妇女工作正常开展。认真贯彻国家制定的妇女保护法规和妇女儿童劳保政策，切实维护广大妇女的合法权益。积极为本院女工排难解忧，不断改善女工的工作环境和工作条件，为女工解决工作、学习、生活、子女入学及家庭纠纷等问题。根据市、县统一部署和要求，积极组织女职工开展“争先创优”“双学双比”“巾帼建功”“好媳妇、好婆婆、好妯娌”等多项活动，激发广大妇女热爱医院，团结互助，勤奋敬业，无私奉献的工作热情，培养女工自立自强、奋发向上的精神，为医院的发展做出了应有贡献。组织女工开展多种形式的文体活动，树立了医院女工的良好形象，促进了医院的文明建设。1996 年，赵秀芬再次获县巾帼建功岗位明星称号。1988 年、2000 年杜凤敏分别被评为县“三八红旗手”、“巾帼建功示范标兵”。

2001 ~ 2005 年，中医院妇代会组织全院妇女围绕文明建县战略，深入开展五好文明家庭活动，每年都组织评选好媳妇、好婆婆、好妯娌。2001 年，孙虹家庭被市妇联评为五好文明家庭，张崇美获县巾帼建功百佳，李秀莲被评为邹平县首届巾帼科技十佳人物。2004 年，院妇代会增选王秀娟为委员。同年 9 月 15 日，贾玉东被选为县妇代会代表，参加了邹平县第十一次妇女代表大会。

2006 ~ 2010 年，医院妇代会继续开展“双学双比”“巾帼建功立业”活动。2007 年，陈艳红被评为邹平县

"双十佳三八红旗手"。2008 年，成素珍被市妇联评为"滨州市女职工建功立业标兵"。2010 年，贾玉东被市妇联评为"市级三八红旗手"。

2010 年 2 月，中医院妇代会进行换届选举，贾玉东继续当选为妇代会主任。王秀娟、张崇美、杜凤敏、孙虹、张艳云、姚丽华、肖慧为委员。新一届妇代会分工，杜凤敏为宣传委员，张崇美为学习委员，王秀娟为组织委员。是年，县中医院作为全县"乳腺癌"筛查试点医院，在县妇联的协调下对 2000 多名农村妇女进行了"乳腺癌"筛查，目标人群的顺从率 60%，确诊乳腺癌 1 例，阳性率 0.5%，保护了被查妇女的健康。

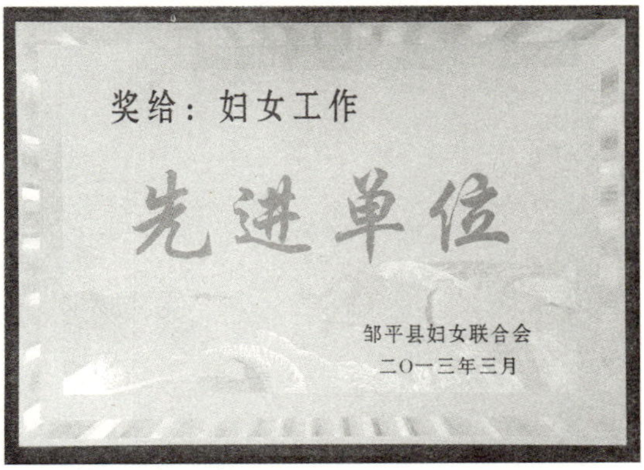

图 2.4.1　中医院妇委会获县妇女工作先进单位

2011 年，县中医院被山东省卫生厅评为"山东省女职工建功立业标兵岗"。3 月，中医院妇委会被授予滨州市妇联系统先进集体荣誉称号。2012 年，赵月霞荣获县级"好媳妇"称号，受到县妇联的表彰与奖励。

多年来，县中医院妇委会积极工作，无私奉献，在群众中树立起了医院女工的良好形象，有力地促进了医院的精神文明建设。2013 年 3 月，中医院妇委会荣获县妇女工作先进单位和巾帼文明岗位称号。

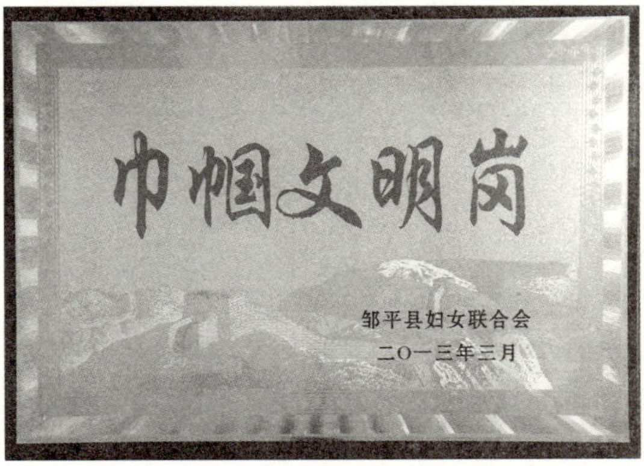

图 2.4.2　中医院妇委会获巾帼文明岗称号

第五节　民主党派

统一战线是中国共产党取得革命、建设和改革事业的重要法宝。新形势下，统一战线仍是党的总路线、总政策的重要组成部分，得到了前所未有的发展。县中医院自成立以来，重视与民主党派、无党派人士的联络，合作，共事，大力支持民主党派人士的工作，取得了可喜的成绩。

2011 年 11 月，朱旭东加入中国农工民主党，编入中国农工民主党滨州市支部。朱旭东参加中国农工民主党后，积极参加其支部的活动，拥护中国共产党的领导，热爱社会主义，关心医院的各项政治活动，工作积极主动，认真负责，团结同志，在自己的工作岗位上做出了优异成绩。2012 年，朱旭东被评为“滨州市学科带头人”“滨州市优秀政协委员”。2013 年被评为“滨州市名医”“中国农工民主党优秀党员”。

第三章　医院机构设置

第一节　院　部

一、院级领导

1978年9月，中共中央（1978）56号文件转发卫生部党组《关于认真贯彻党的中医政策，解决中医队伍后继乏人问题的报告》。要求各省在有条件的县都要建立中医院，邹平县积极筹备。1981年12月，经县人民政府批准，城关卫生院改为邹平城关中医院，开始为建立县级中医院搭建基础平台。原城关卫生院副院长张相臣为城关中医院副院长，主持工作，郑丰成任副院长。

1982年1月，原在博兴工作的山东中医学院毕业的邹平人李明忠调回县里，安排在城关中医院工作。4月，张相臣调县结防所工作，县政府任命李明忠为城关中医院副院长，并主持工作。7月，县卫生局抽调张志超到城关中医院，负责中医院的筹建和基建工作。

1983年3月30日，邹平县政府正式行文公布，将城关中医院改名为"邹平县中医院"，为县直正局级医疗事业单位，属大集体性质不变，全额拨款，独立经营。

1984年，县级机构改革，为加强县中医院的领导力量，县政府从卫生部门调刘从俭到县中医院工作，并建立健全领导机构。院部由李明忠任院长，刘从俭为副院长，张志超为办公室主任。

1986年9月，县委组织部公布张志超为中医院副院长，负责医院行政工作。

1989年5月，县委组织部任命医务科主任刘东升为副院长，主持业务工作。

1989年7月，副院长张志超调出，到县医院任副院长。

1992年3月，调整和加强中医院的领导力量。曲秀贞由县卫生局人事股调到中医院，任副院长，主管行政工作；原中医院内科主任张德修，经组织部任命为副院长，原卫生局党办副主任张素红也同时调来中医院任工会主席。从而形成了以李明忠为院长，刘从俭、刘东升、曲秀贞、张德修为副院长的中医院领导班子。

1993年10月，李明忠院长因年龄和身体原因退居二线，孟昭慈由县卫生局调到县中医院任院长，兼任党支部书记。同时提拔院工会主席张素红为副院长。形成了以孟昭慈为院长，以曲秀贞、刘东升、张德修、张素红为副院长的新的院部领导班子。按照分工：院长孟昭慈主持全面工作，副院长曲秀贞分管行政工作，副院长刘东升分管业务医疗，副院长张德修分管业务药剂，副院长张素红分管工会、护理、计划生育等工作。新班子严格遵循山东省政府《关于加强中医工作的决定》文件精神，继续坚持改革开放，加强内部管理，落实中医院分级管理的发展思路，县中医院进一步得到发展。

1995 年下半年，中医院进行人事制度改革，改变过去以委任为主的领导体制。院长一职面向社会实行公开招聘，通过竞争答辩，择优上岗。原邹平县中医药职业中等专业学校校长宋淑平，通过竞争答辩，获得通过。8 月 31 日，中共邹平县委员会以邹普发（1995）113 号文件公布，聘任宋淑平为中医院院长，聘期三年。任职期满后，考核合格，可以续聘。同时，副院长也实行聘任制，以院长名义聘任，未被聘任的前任院部班子成员为自动免职。当时，聘用张德修为副院长，并兼任医务科主任，主抓医院业务工作。

1996 年 1 月，医院又聘外科主任郝本礼为业务副院长，并兼任外科主任。聘任财务科主任房玉忠为行政副院长，并兼任财务科主任。

1997 年 2 月，聘任孙振杰为院长助理，协助业务院长工作。至此，中医院形成了以宋淑平为院长，张德修、郝本礼、房玉忠为副院长，孙振杰为院长助理的领导班子，从而开始了大刀阔斧地医院体制和管理制度上的改革。中医院亦进入了一个发展的快车道。

1999 年 9 月，郝本礼根据县里制定的提前退休规定，提前办理了退休。

2000 年 12 月，院务会议重新公布院长分工：院长宋淑平主持全面工作，并分管财务；副院长房玉忠主管精神文明、行政后勤、人事工资、工作纪律；副院长张德修分管业务工作，门诊、药剂、医技科室、病区、器械；院长助理孙振杰分管防保站、代购分发、院外门诊等。

2001 年 2 月，原县人民医院大内科副主任宋晨光由县医院调入中医院，聘任为副院长兼内科主任，协助业务副院长张德修工作，主管内科、儿科、急救中心的业务工作。

2001 年 12 月 8 日，随着医院业务工作量的不断扩大，也为了加强一线重点科室的领导，医院又聘外一科主任李刚为院长助理，并兼任外一科主任，协助业务副院长张德修工作。

2002 年 10 月，胸外科专家、原惠民地区结核病防治院副院长赵明义调来邹平县中医院，被聘为副院长兼外二科主任。

2004 年 2 月 16 日，院长办公会议研究，并以中医院（2004）3 号文件公布，对领导班子重新进行了分工：院长宋淑平抓总，主持全面工作；副院长张德修主持医院业务工作，分管药剂、器械、质控、医务、感染、统计、病案、医保、制剂等科工作；副院长房玉忠分管行政后勤、办公室、财务科、工作纪律、精神文明、东区医院建设及传染救治等工作；副院长宋晨光协助张德修抓全院业务工作，分管内一、内二、特检、小儿、急救、检验、放射等科的工作；副院长赵明义协助房玉忠抓好行政后勤工作，分管肿瘤、外二、放疗、手术等科室工作；院长助理孙振杰分管防保科、院外门诊及药品代购分发；院长助理李刚分管外一科、门诊部的工作。

2007 年 2 月，护理部主任贾玉东被聘任为院长助理，同时仍兼任护理部主任，分管全院的护理工作。5 月，肿瘤科主任朱旭东被院长聘为院长助理，同时仍兼任肿瘤科主任。9 月，邹平县人民政府以邹政字（2007）3 号文件公布，宋晨光、孙振杰为中医院副院长。10 月，经宋淑平院长提议，医务科主任韩守峰为院长办公会成员。11 月，副院长张德修因到达内退年龄，办理了内退手续。

2008 年 3 月，院长领导班子重新分工：院长宋淑平主持全院工作，副院长宋晨光分管全院业务，重点抓内科、儿科、药剂、器械等科室；副院长房玉忠分管院内行政工作；副院长孙振杰协助房院长，重点抓好防保、新农合、办公室和查体等工作；副院长赵明义分管手术工作；院长助理朱旭东分管外四科、急救中心、特检科等工作；院长助理李刚分管外一、外三等科室工作；院长助理贾玉东负责全院的护理工作。

2009 年 5 月，根据工作需要，由宋淑平院长提议，院长办公会议决定，中医院以 17、18 号文件公布，聘任原院长助理李刚（外一科）为副院长，并兼外一科主任；聘任原院长助理朱旭东为副院长，并兼外四科（肿瘤科）主任。聘任时霄霄为院长助理，兼办公室主任；聘任韩守峰为院长助理，并兼任医务科、质检科主任。

2010 年 3 月，医院又聘任内一科主任成素珍为院长助理，仍兼任内一科主任，为院长办公会议成员。

2010 年 8 月，邹平县皮防站划归邹平县中医院管辖，更名为邹平县皮肤病医院，时霄霄被任命为院长助理，兼皮肤病医院院长。

2011 年 4 月，邹平县人民政府以邹任字（2011）2 号文件任命原中医院院长宋淑平为邹平县卫生局副局长、主任科员，中医院院长职务免除；原副院长宋晨光为县中医院院长，朱旭东、李海峰（一直未到任）为中医院副院长。至此，中医院领导班子成员分别为：院长宋晨光，副院长孙振杰、朱旭东、李刚、房玉忠，院长助理贾玉东、时霄霄、韩守峰、成素珍等。根据分工：院长宋晨光主持全面工作，副院长孙振杰主抓行政、后勤等方面的工作，朱旭东分管器械、器材、急诊、内四科等方面的工作，时霄霄分管皮肤病医院和黛溪社区服务中心，韩守峰分管医务科、药剂科等工作，副院长房玉忠负责新大楼的建设。

2011 年 12 月，经院长宋晨光提议，院务会议研究决定，聘任办公室主任张守鹏为院长助理，兼办公室主任。兰希彬为院长办公会成员，兼检验科主任。

2013 年 5 月，副院长李刚离职。

2013 年 9 月，原院长助理成素珍被聘任为副院长，兼脑病中心主任。

2013 年 12 月，副院长赵明义到达退休年龄，办理了退休手续，副院长职务自行免除。

至 2013 年底，院级领导班子共有 9 人组成：院长宋晨光，副院长孙振杰、朱旭东、房玉忠、成素珍，院长助理贾玉东、时霄霄、韩守峰、张守鹏。

表 3－1－1　邹平县中医院院级领导任职情况表

届次	院 长	副院长	院长助理	学历	职　称	籍 贯	任职时间
城关中医院		张相臣	主持工作			邹平	1981. 12 ~ 1982. 4
		郑丰城				沂水	1981. 12 ~ 1983. 5
		李明忠		本科	主任医师	邹平 刘聚桥	1982. 4 ~ 1983. 5
邹平县中医院（一届）	李明忠			本科	主任医师	邹平 刘聚桥	1983. 5 ~ 1993. 10
		刘从俭		本科	副主任医师	平度 潘家	1984.　~ 1993. 10
		张志超		专科		临邑 德平	1984.　~ 1989. 7
		刘东升		中专	主治医师	淄博 周村	1989. 5 ~ 1993. 10
		曲秀贞		中专	主治医师	韩店 西韦	1992. 3 ~ 1993. 10
		张德修		大专	主任医师	青阳 浒山铺	1992. 3 ~ 1993. 10
邹平县中医院（二届）	孟昭慈			大专	副主任药师	青岛 崂山	1993. 10 ~ 1995. 9
		刘东升		中专	主治医师	淄博 周村	1993. 10 ~ 1995. 9
		曲秀贞		中专	主治医师	韩店 西韦	1993. 10 ~ 1995. 9
		张德修		大专	主任医师	青阳 浒山铺	1993. 10 ~ 1995. 9
		张素红		中专	主管护师	黄山 新民	1993. 10 ~ 1995. 9

届次	院长	副院长	院长助理	学历	职　称	籍贯	任职时间
邹平县中医院（三届）	宋淑平			本科	主任医师	明集 宋集	1995.9~2011.4
		张德修		大专	主任医师	青阳 浒山铺	1995.9~2007.11
		郝本礼		中专	主治医师	魏桥 临河	1996.1~1999.9
		房玉忠		本科	会计师	礼参 房桥	1996.1~2011.4
			孙振杰	本科	副主任医师	邹平 韩坊	1997.2~2007.9
		宋晨光		大专	副主任医师	明集 西宋	2001.2~2007.9
			李　刚	本科	副主任医师	临池 郭庄	2001.12~2009.5
		赵明义		本科	主任医师	邹平 青阳	2002.10~2011.4
			贾玉东		副主任护师	邹平 城里	2007.2~2011.4
			朱旭东	本科	副主任医师	浙江 杭州	2007.5~2009.5
		宋晨光		大专	副主任医师	明集 西宋	2007.9~2011.4
		孙振杰		本科	副主任医师	邹平 韩坊	2007.9~2011.4
		李　刚		本科	副主任医师	临池 郭庄	2009.5~2011.4
		朱旭东		本科	副主任医师	浙江 杭州	2009.5~2011.4
			时霄霄	本科	副主任医师	孙镇 时家	2009.5~2011.4
			韩守峰	本科	副主任医师	孙镇 王伍	2007.10~2011.4
			成素珍	本科	副主任医师	九户 成家	2010.3~2011.4
邹平县中医院（四届）	宋晨光			大专	副主任医师	明集 西宋	2011.4~
		孙振杰		本科	主任医师	邹平 韩坊	2011.4~
		朱旭东		本科	副主任医师	浙江 杭州	2011.4~
		李　刚		本科	副主任医师	临池 郭庄	2011.4~2013.5
		赵明义		本科	主任医师	邹平 青阳	2011.4~2013.12
			贾玉东	本科	副主任护师	邹平 城里	2011.4~
			时霄霄	本科	副主任医师	孙镇 时家	2011.4~
			韩守峰	本科	副主任医师	孙镇 王伍	2011.4~
			成素珍	本科	副主任医师	九户 成家	2011.4~2013.9
			张守鹏	本科	副主任药师	邹平 青阳	2011.12~
		房玉忠		本科	会计师	礼参 房桥	2011.4~
		成素珍		本科	副主任医师	九户 成家	2013.9~

二、院务委员会（院长办公会议）

院务委员会是在院长领导下负责全院行政、医疗和后勤工作的管理组织。其主要职责和任务是：研究制定本院发展规划、年度或阶段工作计划、财务年度预算和决算、资金分配和使用、机构设置、人事编制，研究制定本院各项管理的规章制度，研究确定人事调配、调整任命，研究本院技术人员的培训进修和重点科研项目的确立、科技成果的申报，研究决定本院的重点建设项目、大型贵重医疗器械和设备的购置等重大事项。

邹平县中医院院务委员会前期一般由院长、副院长和院级领导干部组成。自 1995 年医院人事制度改革，院长实行聘任制以后，医院院务委员会成员由院长，副院长、和被聘任的院长助理组成。后期逐渐增加院部办公室主任、医务科主任和护理部主任。

邹平中医院院务委员会的组成没有确凿详细的档案资料，按照一般规律，院务委员会会议应为每月召开一次或半月召开一次。但是作为县中医院历史上延续比较经常、制度相对完善的是院长办公会议。院长办公会议就是以院长的名义召集院委会成员，召开办公会议，研究决定医院内部的重大事项。由于院长办公会议参加人员基本上就是院务委员会人员，召开起来时间、人员、议题、形式都相对灵活，因此，邹平中医院后期的院务委员会会议一般都是以院长办公会议的形式出现。同时，一些院内的重大事项决策都是以院长办公会议所决定的，中医院的文件公布也是首先说明“经院长办公会议研究”，而且在公布任职时，同时会宣布为参加院长办公会成员。从某种意义上说，邹平县中医院院务委员会是以院长办公会议为实际形式履行管理职能的。

1983 年，建院初期，由于机构不够健全，领导职数不到位，没有建立院务委员会，一切重大事务都是由院长、副院长和支部成员研究决定。

1985 年，县级机构改革以后，随着中医院的发展，领导力量的增加，开始实行院务委员会会议制度。邹平中医院院务委员会有李明忠、刘从俭、张志超等组成。

1989 年 5 月，医务科主任刘东升提拔为副院长，7 月，副院长张志超因工作调动，调回县医院。因此，中医院院务委员会由李明忠、刘从俭、刘东升组成。

1992 年 3 月，院级领导班子调整，曲秀贞和张素红从卫生局调来，分别任副院长和工会主席。院务委员会调整为院长李明忠，副院长刘从俭、刘东升、曲秀贞、张德修，工会主席张素红。

1993 年 10 月，李明忠院长退居二线，孟昭慈由县卫生局调到县中医院任院长，院委会也相应作了调整，成员有院长孟昭慈，副院长曲秀贞、刘东升、张德修、张素红。

1995年后，中医院进行人事制度改革，宋淑平为中医院第一届聘任院长，先后聘任张德修、郝本礼、房玉忠为副院长，孙振杰为院长助理。中医院的重要改革和管理事物，都有院长、副院长、院长助理参加的院长办公会议决定。至1997年，基本形成了以院长办公会为大事决策机构的形式和体制。

1998年12月，办公室主任颜士德、护理部主任贾玉东被吸收参加院长办公会议。

2001年12月，宋晨光被聘为副院长，李刚被聘为院长助理，参加院务委员会和院长办公会。2002年10月，赵明义被聘为副院长，参加院务委员会和院长办公会议。

2004年2月，根据中医院（2004）3号文件，邹平县中医院院务委员会成员有：院长宋淑平，副院长张德修、房玉忠、宋晨光、赵明义，院长助理孙振杰、李刚，办公室主任颜世德、副主任张守鹏，护理部主任贾玉东。

2005年9月，中医院（2005）24号文件公布，朱旭东为院长办公会成员。

2007年5月，朱旭东被聘为院长助理，并参加院务委员会和院长办公会。

2007年10月，韩守峰被聘为院长助理，参加院务委员会和院长办公会。

2008年6月，中医院（2008）13号文件公布，时霄霄为办公室主任，并为院长办公会成员。

2009年5月，中医院（2009）5号文件公布，聘任李刚（外科）、朱旭东为副院长，时霄霄、韩守峰为院长助理。至此，院务委员会和院长办公会议成员：宋淑平、宋晨光、孙振杰、房玉忠、赵明义、李刚、贾玉东、朱旭东、时霄霄、韩守峰、颜士德、张守鹏。

2010年3月，中医院（2010）5号文件公布，成素珍任院长助理，院长办公会议成员。

2011年12月，中医院（2011）18号文件公布，吸收检验科主任兰希彬为院长办公会成员。

至2013年底，邹平县中医院院务委员会成员有：院长宋晨光，副院长房玉忠、孙振杰、朱旭东、成素珍，院长助理贾玉东、时霄霄、韩守峰、张守鹏，检验科主任兰希彬。同时也是院长办公会成员。

第二节　医院科室设置

医院的基层科室是医院行使其社会职能的基础和力量。邹平县中医院科室的设立，是随着社会的不断进步，社会对医疗卫生事业的需求，医院规模的不断扩大，业务划分的不断精细而逐渐发展的。

1983年中医院建院之处，工作人员75人，且专业水平不足，条件简陋，设备奇缺。新建门诊大楼后，临床业务科室开设了中医门诊、骨伤科、妇产科、针灸科、五官科，医技科室只有心电图室、检验室、透视室，勉强对外应诊。而行政上没有设立科室，只有分管办公室事务和财务的人员。设有病房22间，设病床40张。初步撑起了县级中医院的门面。

1984年进行县级机构改革，中医院加强了领导班子，同时，配备了中医药技术力量，增加了临床业务科室和医技科室。临床科室增加了内科、急诊室、治疗室，医技科室增加了放射科、检验科、药剂科。设病床80张，其中内科30张，骨伤科25张，妇产科25张。1985年6月，增设供应室、住院处。到1985年底，人员增加到78人。中医院条件的改善，社会服务功能大大提高，门诊业务量和住院人次都有显著增加。中医院除了医疗业务以外，还承担了城关镇所辖区域内村庄的社会卫生、妇幼保健、计划生育、农村卫生建设等方面的工作，设有预防保健科（即防保科）。1985年7月，为方便群众就诊，在黛溪一路北首，租用两间民房，设立“中医院城里门诊”，门诊室负责人为罗公德，负责周边居民的医疗保健工作。

1986年，随着形势的好转，业务的扩大，医院机构设置逐渐健全。行政职能科室设立了院部办公室、财务科、行政科、门诊部、社会卫生科，临床科室设有内科、外科、骨伤科、妇产科、五官科、针灸科、急症科，医技科室设有药剂科、放射科、检验科、心电图室。内科主任为张德业，副主任刘东升，门诊部主任马培基，副主任贾崇岭，妇产科主任赵秀芬，骨伤科主任宋明智；放射科主任马启忠；行政科主任张宗云，社会卫生科主任王振廷，药剂科主任崔正浩，副主任夏尔平，保管员刘宝巨。设有各科病房，有病床57张，护士长为史淑华、贾玉东、刘恒兰。同年，医院又在黄山二路设立“中医院东门诊”，门诊室负责人为赵云萌。

1987年10月，随着社会病人就诊的需求，临床业务增设眼科，设立手术室。

1989年3月，增设医务科，科主任为副院长刘东升兼任。增设护理部，贾玉东为总护士长。同时，为方便群众就医，突出中医特色，在黄山三路西首，设立了“中医院偏瘫门诊”，门诊负责人为殷凤新。

1990 年，医院有了显著发展，科室设置也日渐完善。医院行政机构有：院办公室、医务科、总务科、护理部、财务科、门诊部；临床科室有内科、骨科、妇科、五官科、针灸科、急症室、眼科，耳鼻喉口腔科；医技科室有药剂科、放射科、检验科、心电图室、B 超室、手术室、供应室、胃镜室。全院人员达到 142 人，其中技术人员 112 人，占 78.8%。有病房床位 80 张。同年 2 月，按照上级文件，落实行政职能，预防保健科划归邹平镇政府管辖。同时，医院又在黛溪三路南首原检察院处设立“中医院检察院门诊”，门诊室负责人为孙连珍。

1991 年，心电图室、B 超室合并，成立特检科，负责人张艳云。

1993 年，临床科室增设了小儿科、皮肤科，11 月，行政科室增设病案统计科，肖慧为副主任。科室设立更为完善。行政职能科室主要有：院部办公室、医务科、护理部、门诊部、总务科、财务科、质检科、病案统计室；临床科室主要有：内科、外科、妇产科、急症室、眼科、耳鼻喉科、针灸科、儿科、骨伤科、手术室；医技科室主要为：药剂科、检验科、放射科、特检科、器械科、供应室。

1994 年，急症室改称急症科，

1995 年，医院实行人事制度改革，宋淑平担任中医院院长。医院机构设置重新理顺确定。行政职能科室主要有：院部办公室、医务科、护理部、门诊部、总务科、财务科、防保科、质检科、病案统计室；临床科室主要有：内科、外科、妇产科、急诊科、眼科、口腔耳鼻喉科、针灸推拿科、儿科、骨伤科、皮肤科、手术室、肛肠科；医技科室主要为：药剂科、检验科、放射科、特检科、器械科、供应室。

1996 年 1 月，原属药剂科的制剂室独立核算，成立制剂科，主任为张霄岳。

2 月，设立器械科，负责全院器械设备的管理，临时归药剂科管理。同年，防保科由邹平镇管辖回归中医院管理。同时成立防保站药品代购分发处，对邹平镇区域内乡医用药实行药品代购分发。医院药库改为防保站药库，用于供应药房和乡医购药。

1997 年 2 月，在原急诊科基础上成立急救中心，开通急救电话“999”。

1998 年 2 月，单独成立药品代购分发处，张深田为主任。成立高压氧室。3 月，成立普外科和胸外科，聘请天津医科大学第二附属医院胸外科主任医师柴树德为名誉院长兼管两外科的工作。同月，中医院与河南安阳市脉管炎医院合作成立糖尿病、脉管炎专科门诊。同时，设立中医专家门诊。4 月，成立邹平县肿瘤防治中心，同时成立放疗科，隶属于肿瘤防治中心管理。同年

8月，县卫生局与中医院协商，将原黄山卫生院闲置房产划归中医院，设立中医院黄山分院，负责人为郑宗和。

1999年，普外科、胸外科与肿瘤防治中心合并成综合性的外二科。10月，设立感染科，负责全院的感染控制。医院还在黄山三路西段设立了“公安门诊”。

2000年，器械科从药剂科分出，独立建科，张连民任器械科副主任。9月，成立保卫科，韩文忠为副主任。至2000年底，中医院机构设置为：行政科室有院部办公室、医务科、护理部、总务科、财务科、门诊部、预防保健科、病案统计科、感染科、保卫科；临床科室有内科、骨科、外二科、妇科、五官科、针灸科、急救中心、眼科、耳鼻喉口腔科、皮肤性病科、糖尿病门诊、中医专家门诊、药剂科（中药房、西药房、药库、制剂室、炮制室、煎药室）、手术室；医技科室有检验科、放射科、心电图室、B超室、脑地形图室、胃镜室、供应室、器械科、放疗科。全院职工达到218人，技术人员占96.7%。

2001年，设立医保科，负责人为李学民。中医院与南京东影生物医学影像公司签订合同，共同建立邹平光子刀肿瘤放射治疗中心。

2002年4月，设立肛肠科，张秀兰任负责人；设立车管科，崔汝武任副主任。同时，成立了介入室、血液透析室，归内科管理。9月，设立乡医联络指导办公室。同年，在黄山二路西段，设立中医院“社区门诊”，负责人鹿法源。

2003年3月，院内设立信息科，负责全院的办公自动化联网工作。5月，中医院接管劳动保险事业处在原劳动局大楼设立的方正药店，负责人李学民。6月，成立“心血管研究室”，归内科管理。9月，设立新一中高中部门诊部，负责人为贺瑞兴。

2004年4月，在城南新区设立新区门诊。5月，院内科室逐步调整：设立人事科、图书室，杨宏任副主任。6月，成立查体中心，下设办公室、登记室、心电图室、B超室、采血室、胸透室。7月，设立合作医疗办公室，负责人为孙振杰。口腔业务从耳鼻喉口腔科分出，单独设科，成立口腔科，负责人为孙燕；新成立耳鼻喉科。与此同时，内科细化，分为内一（心脏、呼吸）、内二（消化内科）、内三（神经内科）、内四（肝病科）4个科室。8月，成立内二科，即老年病科。设立神经康复科，成素珍任主任。同时，设立一中初中部门诊（老一中处），负责人燕红芹。10月，在黄山三路东段，设立颈肩腰腿疼门诊，负责人为韩成森。

2005年6月，介入室、透析室独立建科室。郑军为介入室副主任，魏恒法兼透析室主任。8月，建立独立的神经外科，由张玉枝、马修谭负责。同时，外科也细化分为外一（骨外）、外二（胸外、普外）、外三（神经外）、外四（肿瘤）4 个科室。至此，医院机构设置为：行政科室有院部办公室、医务科、总务科、护理部、财务科、门诊部、预防保健科、病案统计科、感染科、保卫科、医保科、车管科、信息科、人事科、图书室、临床科室有内一科（心脏、呼吸）、内二科（消化内科）、内三科（神经内科）、内四科（肝病科）、外一科（骨外）、外二科（普外、胸外）、外三科（神经外科）、外四科（肿瘤科）、妇科、五官科、针灸科、急救中心、眼科、皮肤性病科、糖尿病门诊、中医专家门诊、肛肠科、神经康复科、口腔科、耳鼻喉科、优抚门诊、心研室、手术室；医技科室有放射科、检验科、心电图室、B 超室、脑电图室、供应室、器械科、胃镜室、放疗科、介入室、透析室、药剂科（中药房、西药房、药库、制剂室、炮制室、煎药室、住院药房）。院外分院及门诊有黄山分院、药品代购分发处、东明社区门诊、东门诊、公安门诊、检察院门诊、一中高中部门诊部、一中初中门诊部、黛溪社区门诊、城南新区门诊、颈肩腰腿疼门诊、方正药店等。

2006 年，新增中心药库。

2007 年，科室调整，内一科为心脑血管病科、内二科为呼吸内科、内三科为肝病、糖尿病科。同时，成立医药公司，具体承担本院医疗用药的采购供应。

2008 年 6 月，为适应医疗诊断的形势和需要，成立大特检科，心脏彩超调至特检科。9 月，成立黛溪社区卫生服务中心，依托东关医院，再抽 5 名全科医生到东关医院坐诊，具体负责黛溪社区卫生服务等方面的工作。10 月，外科科室调整，外一科改为骨外一科，再设骨外二科，怀居刚任主任。同时，建立社区康复门诊。

2009 年 10 月，成立两腺科（乳腺、甲状腺）和手足及矫形外科。11 月，成立新生儿治疗中心。

2010 年 7 月，成立口腔外科。8 月，经县政府研究，皮防站划归中医院，人、财、物、债务一律交接，改名为邹平县皮肤病医院。时霄霄任皮肤病医院院长。同时，黛溪社区卫生服务中心由东关医院撤出，合并于皮肤病医院。时霄霄兼任黛溪社区卫生服务中心主任。

2011 年 5 月，分别成立烫伤科、呼吸科，成立宣传科，崔玲玲任主任。同月，成立公共卫生科，崔云刚任主任。6 月，成立内窥镜中心。

根据 2012 年 2 月中医院机构设置清理规范方案请示报告，内设机构 69 个，具体为：行政职能科室 27 个：院部办公室、医务科、质检科、科教科、护理部、财务科、挂号室、收款处、住院处、车管科、病案室、人事科、图书室、总务科、医保科、信息科、防保站、新农合办公室、查体中心、门诊部、感染科、回访科、保卫科，宣传科、基建科、中心药库、社区服务中心。

临床医疗科室24个：中风科、肺病科、肝病糖尿病科、脾胃病科、骨外一科、骨外二科、外二科、外三科、外四科、皮肤病科、口腔科、耳鼻喉科、针灸科、肛肠科、两腺科、烧伤科、手足及矫形外科、妇科、产科、小儿科、眼科、疼痛科、急救中心，手术室。

医技科室有19个：检验科、病理科、输血科、特检科、心电图室、放疗科、胃镜科、透析室、介入室、医学影像科、器械科、器材科、供应室、药剂科、药库、住院药房、中药房、西药房、制剂室、

另外，还有邹平县皮肤病医院、黛溪社区卫生服务中心及院外门诊。

2012年，为促进社会医疗服务功能，增加医患之间的联系，中医院先后成立了3个群众性社会研究团体，有肿瘤爱心协会、糖尿病协会、肝病协会。11月，邹平县心脑康复联谊会筹委会与中医院协商合作，挂靠中医院，共同成立了邹平县心脑康复联谊会，为县民政局注册的公益性社会群众团体。

2013年1月，山东省卫生厅以鲁卫中业务发（2013）1号文件公布，邹平县中医院为山东省第一批三级甲等中医院，是山东省晋级的6个县级中医院之一。同时，也被批准为山东中医药高等专科学校的附属医院。

2013年2月，县中医院根据内部机构设置，心脑病科分为脑病科和心脏病科，撤销中医院农村合作医疗办公室。9月，中医院搬迁进新病房大楼，严格按照三甲医院的要求分科和命名。10月，成立医药公司。

至2013年底，中医院机构设置为：

行政科室18个：院部办公室、人事科、宣传科、医务科（质控科、科教科）、护理部、财务科、感染科、医保科、农村合作医疗办公室、总务科、基建科、信息科、病案室、基层指导科、防保站、回访科、保卫科、车管科。

临床科室23个：脑病科、心脏病科、肺病科、肝病糖尿病科、脾胃病科、骨伤科、（一科、二科）、普外科、神经外科、肿瘤病科、妇产科、小儿科、针灸推拿科、肛肠科、眼科、耳鼻喉科、口腔科（内、外）、烧伤科、肾病科、两腺科、麻醉科、手术室、急诊科、重症医学科（ICU）。

医技科室16个：检验科、放射科、特检科、心电图室、体检科、药剂科、病理室、输血科、放疗科、介入室、透析室、内镜室、供应室、制剂室、器材科、器械科。

院外分院单位2个：邹平县皮肤病医院、黛溪社区卫生服务中心。

院外门诊4个：中心药库、一中高中部门诊、一中初中部门诊、黄山实验中学门诊。

附图3-2-1　1986年中医院机构设置图

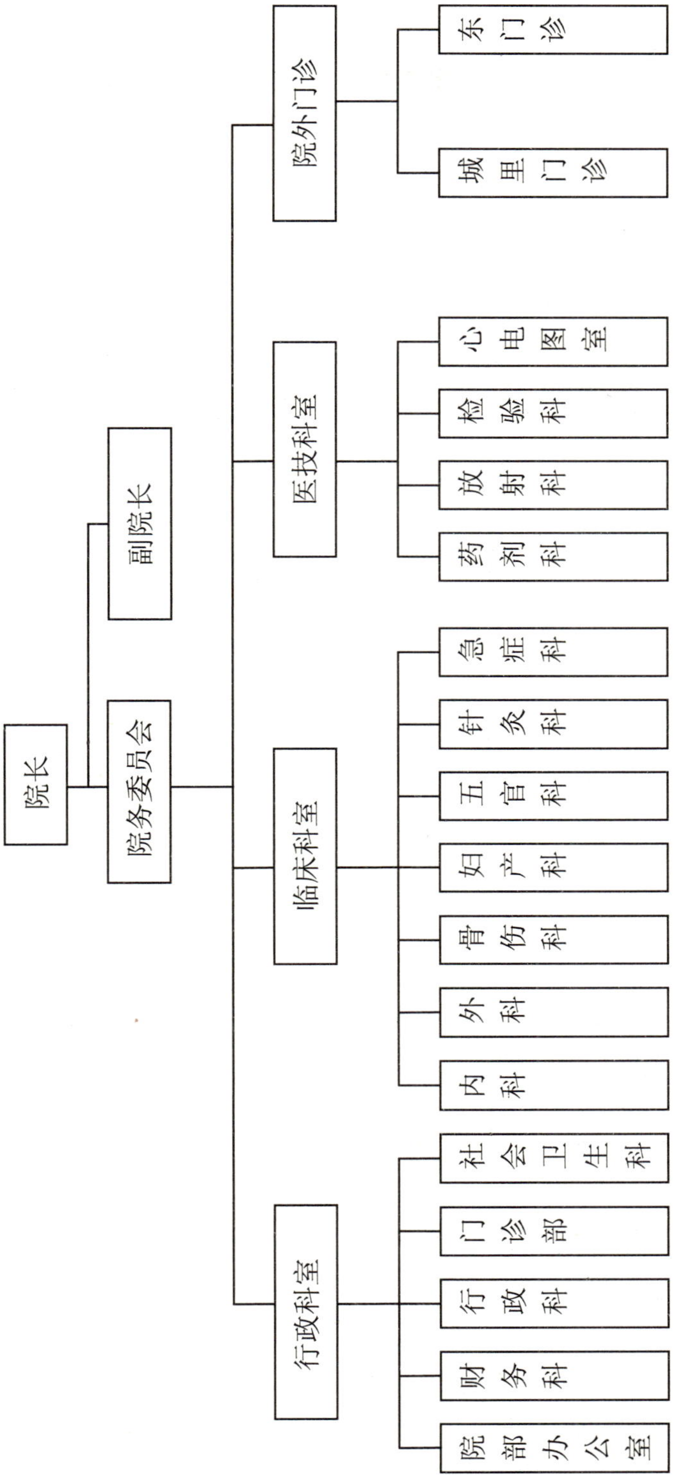

附图3-2-2　1995年邹平中医院机构设置图

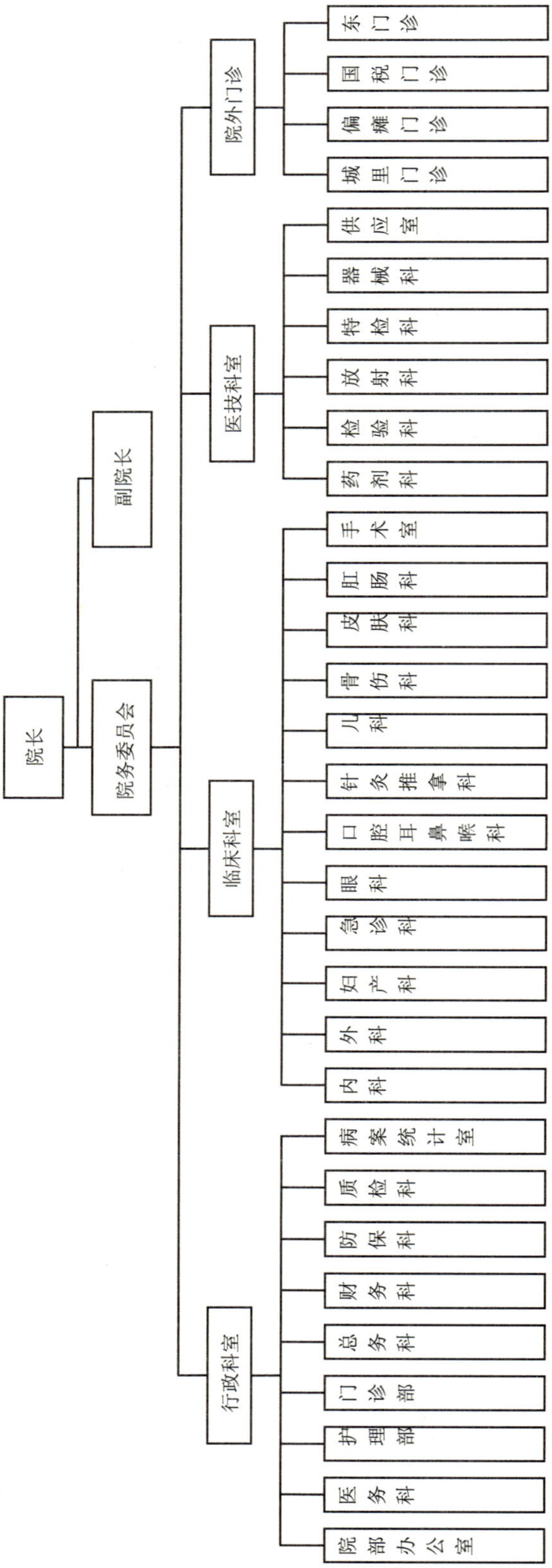

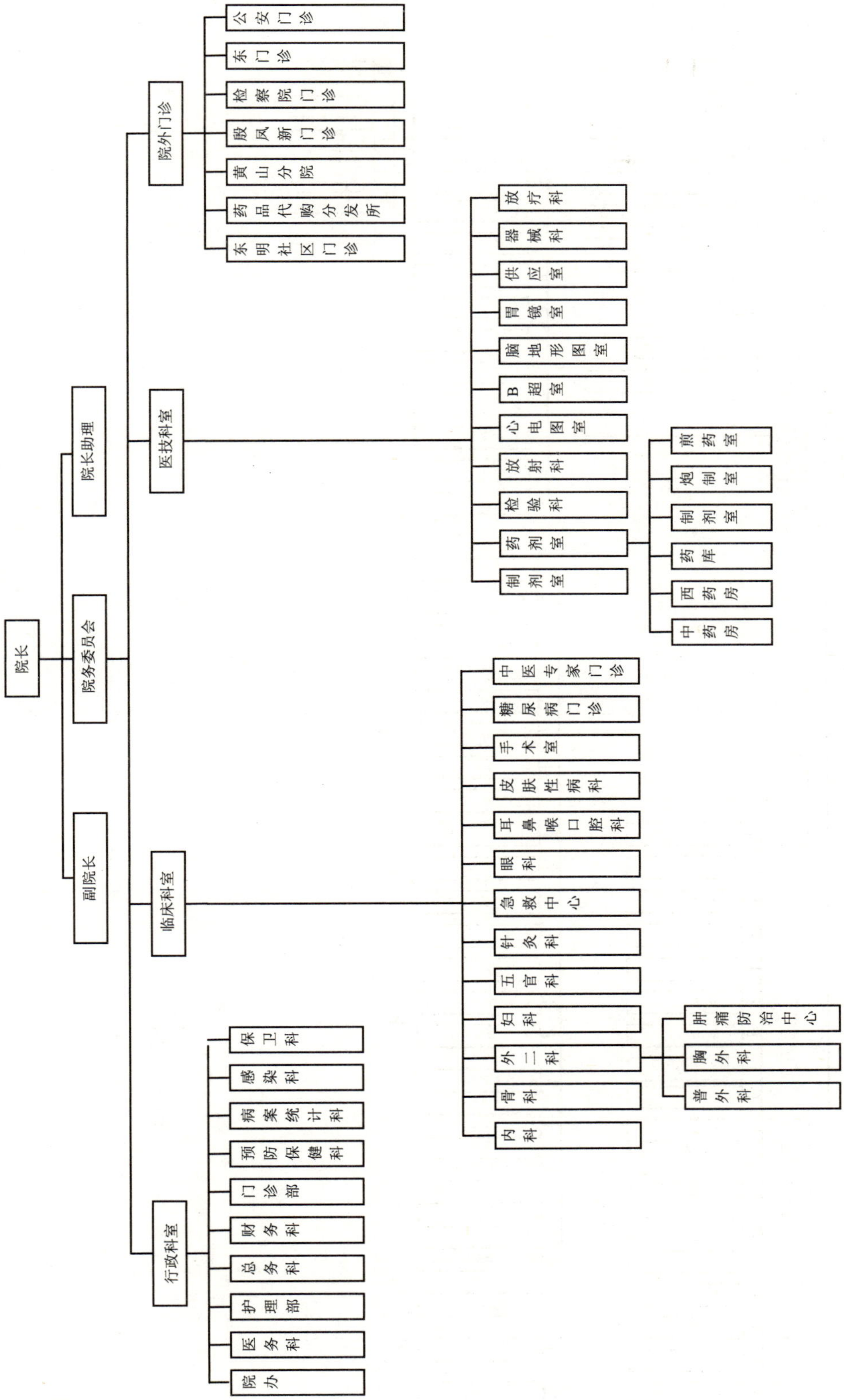

附图3-2-3　2000年中医院机构设置图

附图3-2-4　2005年中医院机构设置图

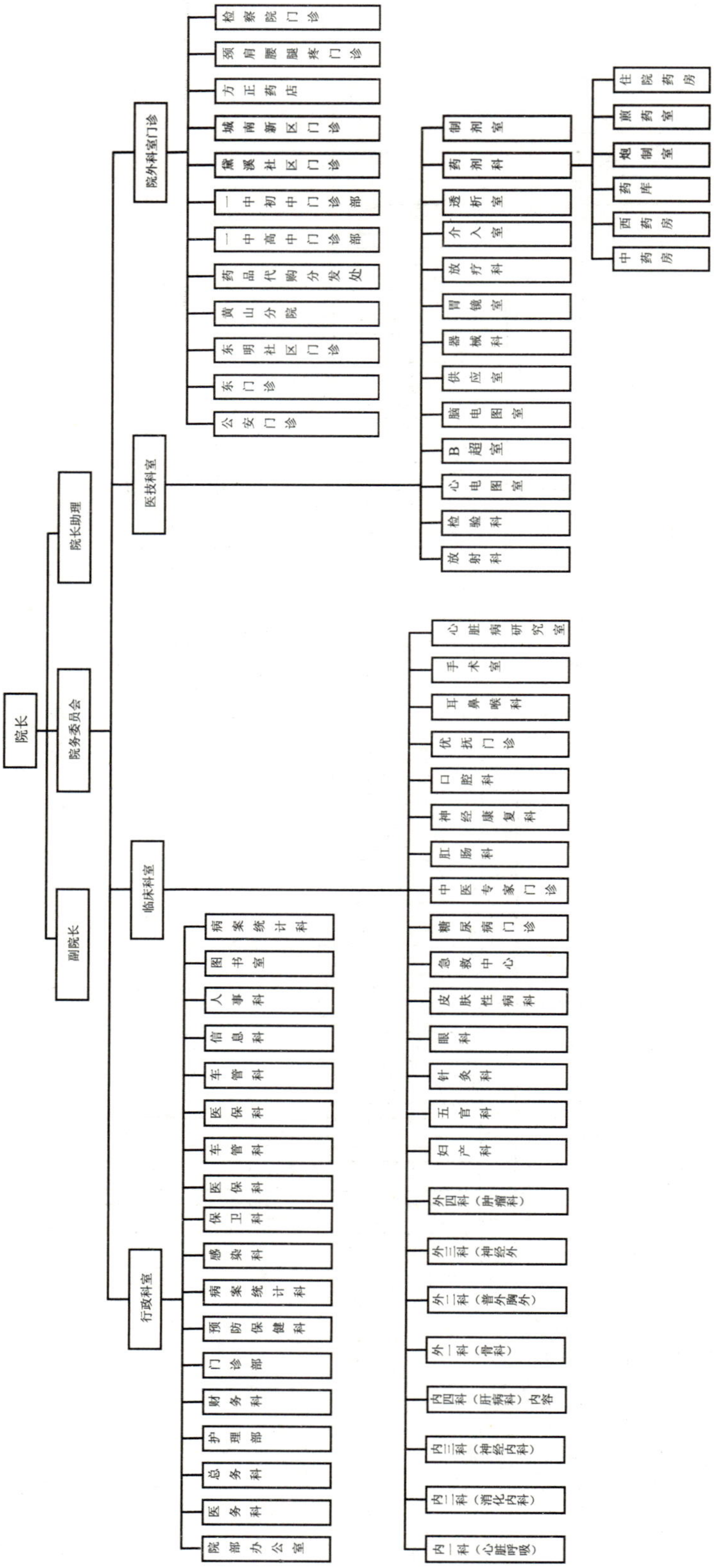

附图3-2-5　2013年中医院机构设置图

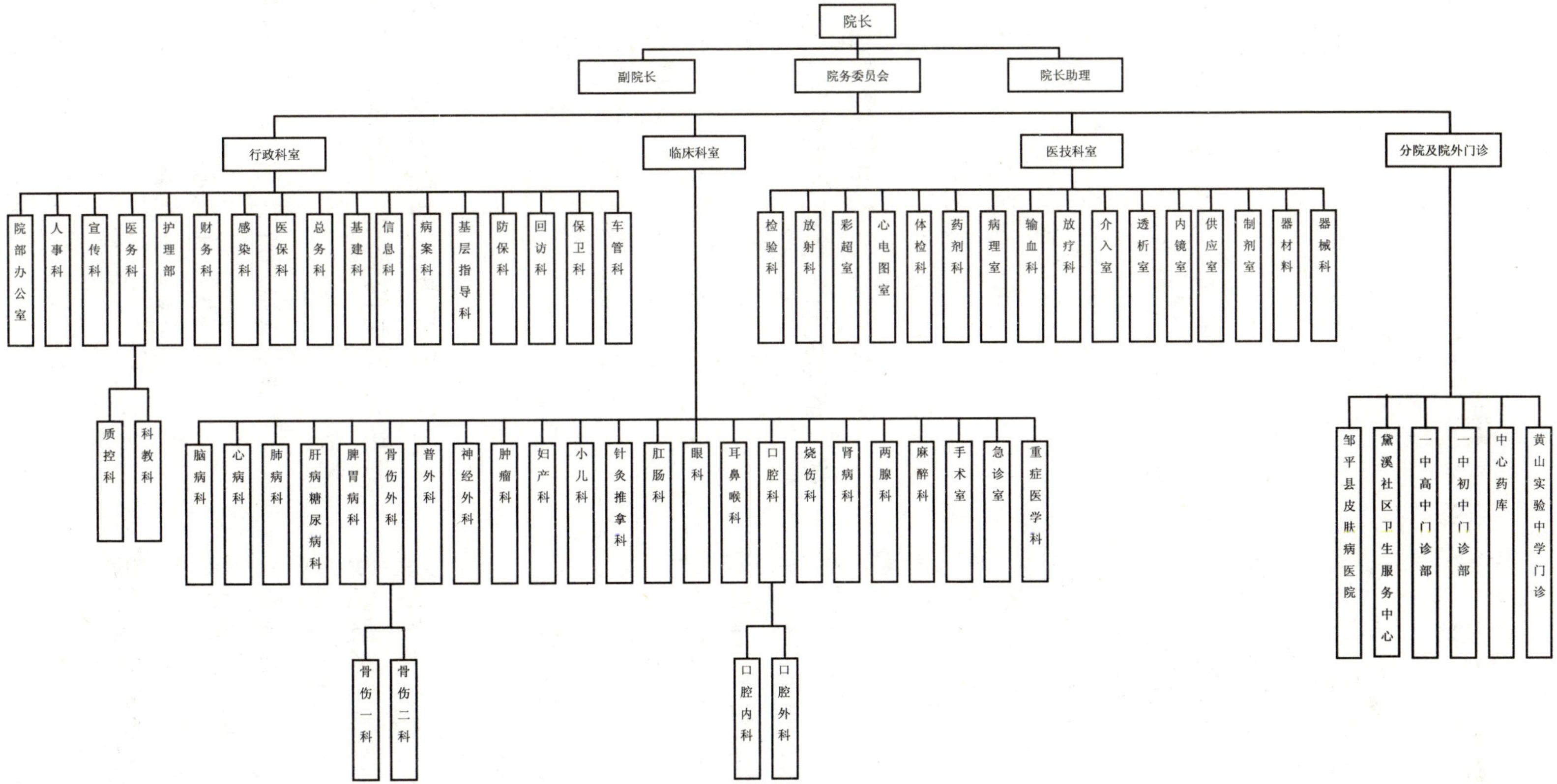

第三节　院级专门委员会

为加强对精神文明建设、爱国卫生运动、计划生育工作、医疗质量管理、护理质量管理、感染控制、药品质量、伦理、临床输血、病案、学术、继续教育和教学工作的领导，按照国家有关政策规定，县中医院先后设立了精神文明建设委员会、爱国卫生运动委员会、计划生育工作领导小组、医疗质量管理委员会、护理质量管理委员会、感染管理委员会、药事管理委员会、专家委员会、伦理委员会、临床输血管理委员会、病案管理委员会、学术管理委员会、继续教育委员会、教学管理委员会等组织。随着院领导的更换及分工变更，并及时对上述组织的成员予以调整与补充，保证了相关工作的顺利开展。为保存资料，特设院级专门委员会一节。

一　精神文明建设委员会（领导小组）

县中医院成立之初，就设立了精神文明建设领导小组，具体领导医院精神文明等方面的工作。此后，围绕精神文明建设这一主题，多次成立单项或专项精神文明建设领导机构，始终将精神文明建设放在各项工作的首位。

1. 1984 年，县中医院精神文明建设领导小组成员名单

组　长　刘从俭
成　员　王振廷　马培基
　　　　张德业　肖　慧

2. 1997 年，县中医院精神文明建设领导小组成员名单

组　长　郝本礼
副组长　孟昭慈
成　员　张敦序　贾玉东
　　　　李家君

3. 2007 年，县中医院“工作纪律、精神文明”督查小组成员名单

（邹中医［2007］9 号文件公布）

组　长　宋淑平
副组长　房玉忠　赵明义
成　员　孙振杰　贾玉东
　　　　颜士德　张守鹏
　　　　韩守峰　王　强

4. 2007 年，县中医院“规范医疗用语及文明用语”督导小组成员名单

（邹中医［2007］20 号文件公布）

组　长　宋淑平
副组长　张德修　房玉忠
　　　　贾玉东
成　员　孙振杰　李　刚
　　　　朱旭东　颜士德

张守鹏　韩守峰
王　强　成素珍
张崇美　马秀娥
杜凤敏

5. 2008 年，县中医院“加强作风建设，提升文明素质”活动领导小组成员名单

（邹中医［2008］4 号文件公布）

组　长　宋淑平
副组长　房玉忠　宋晨光
组　员　孙振杰　赵明义
李　刚　朱旭东
贾玉东　颜士德
张守鹏　韩守峰

6. 2009 年，县中医院“创建全国文明县城活动”领导小组成员名单

（邹中医［2009］9 号文件公布）

组　长　宋淑平
副组长　宋晨光　孙振杰
房玉忠
成　员　赵明义　李　刚
贾玉东　朱旭东
时霄霄　颜士德
张守鹏　韩守峰

7. 2013 年，县中医院“加强道德领域突出问题专项教育活动”领导小组成员名单

（邹中医［2013］20 号文件公布）

组　长　宋晨光
副组长　孙振杰　朱旭东
成　员　房玉忠　赵明义
韩守峰　张守鹏
时霄霄　贾玉东
成素珍　兰希彬

二、爱国卫生运动委员会

1983 年建院之始，县中医院就成立了爱国卫生运动委员会。作为院级专门的爱国卫生领导机构，30 年来，根据工作需要经过多次调整和充实，亦成立过单项的爱国卫生机构。

1. 县中医院爱国卫生运动委员会组成人员名单（1984 年公布）

主　任　刘从俭
副主任　张志超　王振廷
委　员　马培基　张德业
张宗云　夏尔平

2. 县中医院卫生宣传领导小组成员名单

（邹中医［1995］1 号文件公布）

组　长　张德修
副组长　张敦序　王　越
成　员　时霄霄　刘宜国
郝本礼　邢裕河
王　越　贾玉东

3．县中医院卫生纪律领导小组成员名单（1997 年公布）

组　长　宋淑平
副组长　房玉忠　颜士德
成　员　刘宜国　李　刚
　　　　赵秀芬　邢裕河
　　　　王　越　贾玉东

4．县中医院卫生检查领导小组成员

（邹中医［1999］4 号文件公布）

组　长　房玉忠
成　员　颜士德　刘叶青
　　　　贾玉东　李　敏

5．县中医院“创建无烟单位”领导小组成员名单

（2010 年 1 月 3 日公布）

组　长　宋淑平
副组长　孙振杰　宋晨光
　　　　房玉忠　时霄霄
成　员　赵明义　朱旭东
　　　　韩守峰　贾玉东
　　　　成素珍　李　刚
　　　　周　平　王继平
　　　　杨翠萍　李秀莲
　　　　王晓飞　槐业东
　　　　张玉枝　马明宁
　　　　张启发　李　刚
时霄霄兼任办公室主任

6．2012 年，县中医院公共卫生领导小组成员名单

组　长　宋晨光
副组长　孙振杰　朱旭东
成　员　房玉忠　赵明义
　　　　李　刚　韩守峰
　　　　贾玉东　张守鹏
　　　　时霄霄　成素珍
　　　　兰希彬　崔云刚

三、计划生育领导小组

1983 年县中医院建院后，即成立计划生育领导小组。此后，根据计生工作的需要和医院领导人员的变化，多次调整、充实计划生育领导小组组成成员。

1．1984 年，县中医院计划生育领导小组成员名单

组　长　张志超
成　员　王振廷　赵秀芬

2．1995 年，县中医院计划生育领导小组成员名单

（邹中医［1995］9 号文件公布）

组　长　宋淑平
副组长　贾玉东
成　员　赵秀芬　杜凤敏
　　　　卢玉梅

3. 1997年，县中医院计划生育领导小组成员名单

（邹中医［1997］11号文件公布）

组　长　宋淑平
成　员　房玉忠　颜士德
　　　　贾玉东　朱秀荣

贾玉东为计划生育兼职干部，负责计划生育方面的具体工作

4. 2005年，县中医院计划生育领导小组成员名单

（邹中医［2005］29文件公布）

组　长　宋淑平
副组长　房玉忠
成　员　贾玉东　颜士德
　　　　杜凤敏　崔玲玲
　　　　卢玉梅　陈艳红

贾玉东为计划生育兼职干部，负责计划生育方面的具体工作。

全院分为4个育龄小组，一组组长颜士德、崔玲玲；二组组长杜凤敏；三组组长卢玉梅；四组组长陈艳红。

5. 2008年，县中医院计划生育领导小组成员名单

（邹中医［2008］14号文件公布）

组　长　宋淑平
副组长　房玉忠
成　员　贾玉东　时霄霄
　　　　杜凤敏　卢玉梅
　　　　陈艳红　李　晔

全院分为5个育龄小组，一组组长时霄霄，二组组长杜凤敏，三组组长陈艳红，四组组长李晔，五组组长卢玉梅

6. 2009年，县中医院计划生育领导小组成员名单

（邹中医［2009］24号文件公布）

组　长　宋淑平
副组长　房玉忠
成　员　贾玉东　时霄霄
　　　　李秀东　张　红
　　　　陈艳红　李　晔

全院分为5个育龄小组，一组组长时霄霄，二组组长李秀东，三组组长陈艳红，四组组长李晔，五组组长张红。

四、医疗质量控制管理委员会

1983年3月，县中医院建立初期，医疗质量控制管理工作由院长、副院长亲自负责。1989年3月，设医务科、护理部，协助院长、副院长抓医疗质量控制管理工作。1993年，设质检科、病案统计室，在院长、分管副院长的领导下具体抓医疗质量控制管理工作。1995年，成立中医病案质控小组，负责对中医医疗质量控制管理。2001年，为提高中医院整体管理水平，全面加强医疗、护理和医技质量管理，成立了医疗质量管理委员会，同时各有关科室相继成立了以科主任、护士长和部分骨干医务人员为主的质量管理小组，形成了

质量管理网络体系。

1. 1995年，县中医院中医病案质控小组成员名单

（邹中医［1995］1号文件公布）

组　长　张德修
副组长　刘叶青　肖　慧
成　员　刘宜国　李　刚
　　　　王　越　魏恒发
　　　　马明宁

2. 2001年，县中医院医疗质量管理委员会成员名单

主　任　张德修
成　员　刘叶青　贾玉东
　　　　肖　慧　王　丽
　　　　王继平

各科室医疗质量管理人员：
内科组长　宋晨光
质控员　魏恒法
肿瘤科组长　朱旭东
质控员　张茂臣
骨外科组长　李　刚
质控员　张玉枝
普外科组长　槐业东
质控员　尹向东
妇产科组长　赵秀芬
质控员　马明宁
眼科组长　巩建中
质控员　王　萍

3. 2004年，县中医院医疗质量管理委员会成员名单

（邹中医［2004］2号文件公布）

组　长　张德修
副组长　王　越　韩守峰
成　员　魏恒法　范丽霞
　　　　张玉枝　马修谭
　　　　史淑华　马明宁
　　　　时霄霄　王继平
　　　　王　萍　李　刚
　　　　刘叶青　肖　慧
　　　　孙瑞鹏　李士存
　　　　张成彬　张艳云
　　　　贾玉东

4. 2007年，县中医院医疗质量管理委员会成员名单

（邹中医［2007］8号文件公布）

组　长　张德修
副组长　韩守峰　时霄霄
成　员　李　刚（外一）
　　　　贾玉东　朱旭东
　　　　刘叶青　王继平
　　　　张玉枝　成素珍
　　　　李　刚（小儿）
　　　　魏恒法
科室质控员　刘叶青　马修谭
　　　　王守沪　刘方达
　　　　张成彬　王慧娟
　　　　王国栋　王　萍
　　　　乔杭州　崔传峰
　　　　尹向东　孙　燕
　　　　马明宁　朱秀华
　　　　孙学安　孙瑞鹏

5．2008 年，县中医院医疗质量控制管理委员会成员名单

（邹中医［2008］7 号文件公布）

组　长　宋晨光
副组长　韩守峰
　　　　李　刚（外一）
　　　　朱旭东
成　员　贾玉东　李秀莲
　　　　王继平　张玉枝
　　　　成素珍　魏恒发
　　　　槐业东　马明宁
　　　　周　平　王　萍
　　　　兰希彬
　　　　李　刚（小儿）
　　　　马淑华
科室质控员　李秀莲　崔传峰
　　　　王松奎　王守沪
　　　　刘方达　王慧娟
　　　　王国栋　付　贞
　　　　李　强　张成彬
　　　　范丽霞　高晓刚
　　　　朱秀华　杨金华
　　　　张启发

6．2010 年，县中医院医疗质量控制管理委员会成员名单

（邹中医［2010］6 号文件公布）

主　任　宋晨光
副主任　韩守峰　马淑华
成　员　成素珍　周　平
　　　　王继平　李秀莲
　　　　槐业东　张玉枝
　　　　怀居刚　巩瑞红
　　　　尹向东　马明宁
　　　　王　萍
　　　　李　刚（小儿）
　　　　张启发　邱　波
　　　　李士存　兰希彬

五、护理质量管理委员会

1983 年，县中医院成立之初，院内护理质量管理工作由院长、分管副院长亲自抓，由总护士长具体负责。1989 年 2 月，设护理部，配备总护士长，在院长、分管副院长的领导下，护理部负责全院的护理质量管理工作。2001 年，医疗质量管理委员会成立后，护理质量作为医疗质量管理的重要组成内容，由医疗质量管理委员会全面负责医、护质量管理。2012 年，县中医院为加强医院护理管理工作，成立了中医院护理质量管理委员会。下设若干护理质量检查组。至 2013 年，护理质量管理委员会成员未变。

2012 年，县中医院护理质量管理委员会成员名单

组　长　朱旭东
副组长　贾玉东
成　员　李　晔　张崇美
　　　　李秀东　陈艳红
　　　　田　燕　王秀娟
　　　　张淑英　宋玉玲
　　　　钟彬彬　孙　虹

张丽萍　马　薇
刘红霞　赵秀梅
杜凤敏　吴桂云

六、感染管理委员会

1995 年 10 月 6 日，县中医院控制感染小组成立，具体负责院内控制感染工作。1999 年 10 月，医院成立感染科，同时成立了以王丽为组长，各科室负责人为成员的医院感染管理网络体系。2004 年，院内控制感染小组升格为医院感染管理委员会，感染科成立了医院感染监控室。2005 年后，多次成立单项或专业感染控制领导机构。

1. 1995 年，院内控制感染小组成员名单

（邹中医［1995］1 号文件公布）

组　长　张德修
副组长　贾玉东　张敦序
成　员　朱秀荣　马　平
赵　坤　贾凤华
张崇美　史淑华
杜凤敏　刘恒兰
张霄岳

2. 2004 年，县中医院感染管理委员会成员名单

（邹中医［2004］7 号文件公布）

主　任　张德修
副主任　史淑华
委　员　宋晨光　赵明义
孙振杰　贾玉东
韩守峰　赵　坤
吴桂云

3. 2005 年，县中医院预防人感染高致病性禽流感防控领导小组成员名单

（邹中医［2005］31 号文件公布）

组　长　宋淑平
副组长　张德修
成　员　宋晨光　房玉忠
明义　孙振杰
颜士德　韩守峰
崔云刚　贾玉东
史淑华

4. 2006 年，县中医院“霍乱及肠道传染病防治领导小组”成员名单

（邹中医［2006］8 号文件公布）

组　长　张德修
副组长　孙振杰　韩守峰
成　员　王继平　刘叶青
王　强　刘德臣

5. 2007 年，县中医院疫情管理委员会成员名单

（邹中医［2007］6 号文件公布）

主　任　张德峰
副主任　孙振杰　韩守峰
成　员　魏恒法　隆新霞
刘叶青　王继平
史淑华　崔明刚
兰希彬　刘德臣
李　刚

6. 2008 年，县中医院传染病领导小组成员名单

组　长　宋晨光
副组长　孙振杰　赵明义
成　员　韩守峰　张守鹏
史淑华　崔云刚
王继平　时霄霄

7. 2009 年，中医院甲型 H1N1 流感防控应急协调小组成员名单

（邹中医〔2009〕28 号文件公布）

组　长　宋淑平
副组长　宋晨光　孙振杰
成　员　房玉忠　赵明义
韩守峰　时霄霄
贾玉东　张守鹏
史淑华

8. 2013 年，县中医院人感染 H7N9 禽流感防控领导小组成员名单

组　长　宋晨光
副组长　孙振杰　朱旭东
成　员　房玉忠　赵明义
李　刚　韩守峰
张守鹏　贾玉东
时霄霄　成素珍
兰希彬

七、药事管理委员会

为加强药事管理，更好地协调、指导合理用药和科学管理，2003 年 3 月，中医院成立药事管理委员会。药事管理委员会每月 25 日召开全体成员会议，日常工作由药剂科协助分管院长负责。

1. 2003 年 3 月，县中医院药事管理委员会组成人员名单

（邹中医〔2003〕号文件公布）

主　任　宋淑平
副主任　张德修　时霄霄
成　员　宋晨光　赵明义
李　刚（外一）
赵秀芬　巩建忠
刘宜国　马　平
周　平　朱旭东
王继平　槐业东
孟风雷　韩守峰
魏　峰
李　刚（小儿）
张霄岳　姚丽华

2. 2007 年，县中医院药事管理委员会成员名单

（邹中医〔2007〕5 号文件公布）

组　长　宋淑平
副组长　张德修　张守鹏
成　员　宋晨光　赵明义
韩守峰
李　刚（外一）
朱旭东　魏恒发
槐业东　马明宁
张玉枝　时霄霄
成素珍　王继平
王　萍　刘叶青
赵　涛　孙瑞鹏

八、专家委员会

2008年，县中医院成立专家委员会，旨在健全医院管理组织机构，促进医院管理民主化、规范化、科学化。专家委员会主要参与医院新项目、新设备的引进和推广，医学科技项目的论证和评审，医学科技成果的鉴定，职称评定等工作。通过专家委员会的工作，使医院在业务拓展、科研、专业技术人员梯队构成等方面更趋科学性。

1．2008年，专家委员会成员名单

（邹中医〔2008〕17号文件公布）

宋晨光　孙振杰
张玉枝　赵明义
李　刚（外一）
张崇美　时霄霄

2．2009年，专家委员会成员名单

（邹中医〔2009〕25号文件公布）

宋晨光　孙振杰　张玉枝
赵明义　李　刚（外一）
张崇美　时霄霄

3．2010年，专家委员会成员名单

（邹中医〔2010〕14号文件公布）

宋晨光　孙振杰　张玉枝
赵明义　李　刚（外一）
张崇美　时霄霄

4．2011年，专家委员会成员名单

（2011年9月10日公布）

孙振杰　朱旭东　赵明义
李　刚（外一）　韩守峰
时霄霄　张崇美

5．2012年，专家委员会成员名单

组　长　宋晨光
成　员　孙振杰　朱旭东
赵明义
李　刚（外一）
韩守峰　时霄霄
张崇美

九、伦理委员会

为提高伦理学理论和知识的认知水平，加强医患沟通，杜绝医疗缺陷的发生，县中医院于2008年2月26日，成立伦理委员会。此后，根据医院领导人员的变化，及时调整充实伦理委员会组成人员，以保证组织落实。

1．2008年，第一届伦理委员会

主　任　宋淑平
副主任　宋晨光　孙振杰
成　员　韩守峰　时霄霄
张守鹏
李　刚（外）
朱旭东　张玉枝
马明宁
李　刚（儿）
成素珍　王继平
槐业东　魏恒发

李秀莲

2．2010 年，第二届伦理委员会

主　任　宋晨光
副主任　孙振杰
成　员　韩守峰　时霄霄
　　　　张守鹏
　　　　李　刚（外）
　　　　朱旭东　张玉枝
　　　　马明宁
　　　　李　刚（儿）
　　　　成素珍　王继平
　　　　槐业东　魏恒发
　　　　李秀莲

3．2011 年，第三届伦理委员会

主　任　宋晨光
副主任　孙振杰　朱旭东
成　员　韩守峰　时霄霄
　　　　张守鹏　成素珍
　　　　贾玉东

4．2012 年，第四届伦理委员会

主　任　宋晨光
副主任　孙振杰　朱旭东
成　员　韩守峰　时霄霄
　　　　张守鹏　成素珍
　　　　贾玉东
　　　　孙宝华（律师）

至 2013 年底，机构人员无变化。

十、临床输血管理委员会

为落实《献血法》《临床用血管理办法》《临床输血技术规范》等有关规定，县中医院于 2010 年 2 月 26 日成立临床输血管理委员会。以后每年调整充实一次临床输血管理委员会，保证了组织落实。

2010 年，中医院临床输血管理委员会

主　任　宋晨光
副主任　孙振杰　朱旭东
委　员　成素珍　韩守峰
　　　　张守鹏　贾玉东
　　　　时霄霄　兰希彬
　　　　张成彬

至 2013 年底，机构人员及组成人员无变化。

十一、病案管理委员会

为加强病案管理，杜绝病案丢失时间，加强对病案的督促和质量检查，县中医院于 2010 年 2 月 26 日成立病案管理委员会。此后，每年都调整充实一次组成人员，并行文公布。至 2013 年底，机构及组成人员无变化。

2010 年，中医院病案管理委员会成员名单

主　任　宋晨光
副主任　孙振杰　朱旭东

委　员　韩守峰　贾玉东
张守鹏　成素珍
时霄霄　兰希彬
肖　慧　王　会
马鲁东　马淑华
张　峰

十二、学术管理委员会

为加强和完善医院学术管理，不断提高临床、科研、教学水平和社会服务能力，县中医院于2010年2月26日成立学术管理委员会。以后，根据医院领导人员的变更，及时调整充实学术管理委员会组成人员，保证了组织落实。

1. 2010年，第一届学术管理委员会

主　任　宋晨光
副主任　孙振杰
成　员　韩守峰　时霄霄
张守鹏
李　刚（外）
朱旭东　成素珍

2. 2011年，第二届学术管理委员会

主　任　宋晨光
副主任　孙振杰
成　员　韩守峰　时霄霄
张守鹏
李　刚（外）
朱旭东　成素珍
兰希彬　贾玉东

3. 2012年，第三届学术管理委员会

主　任　宋晨光
副主任　孙振杰　朱旭东
成　员　韩守峰　时霄霄
张守鹏　成素珍
兰希彬　贾玉东
杨　宏　张　峰

4. 2013年，第四届学术管理委员会

主　任　宋晨光
副主任　孙振杰　朱旭东
成　员　韩守峰　时霄霄
张守鹏　成素珍
兰希彬　贾玉东
杨　宏　张　峰

十三、继续教育委员会

为实施“科教兴院”战略，依据《教育法》《执业医师法》和《全国专业技术人员继续教育暂行规定》，县中医院于2007年2月26日成立继续教育委员会。此后历年根据医院领导人员的变化，及时调整充实继续教育委员会组成人员。

1. 2007年，第一届院继续教育委员会

主　任　张德修
副主任　宋晨光　孙振杰
委　员　韩守峰　朱旭东
贾玉东　张守鹏
李　刚（外）
杨　宏　张玉枝
马明宁
李　刚（儿）

成素珍　王继平
槐业东　魏恒发
李秀莲

2. 2008年，第二届院继续教育委员会

主　任　张德修
副主任　宋晨光　孙振杰
委　员　韩守峰　时霄霄
贾玉东　张守鹏
李　刚（外）
朱旭东　杨　宏
张玉枝　马明宁
李　刚（儿）
成素珍　王继平
槐业东　魏恒发
李秀莲

3. 2009年，第三届院继续教育委员会

主　任　宋晨光
副主任　孙振杰
委　员　韩守峰　时霄霄
朱旭东　贾玉东
张守鹏
李　刚（外）
杨　宏　张玉枝
马明宁
李　刚（儿）
成素珍　王继平
槐业东　魏恒发
李秀莲

4. 2010年，第四届院继续教育委员会

主　任　宋晨光
副主任　孙振杰　朱旭东
委　员　房玉忠　韩守峰
时霄霄　贾玉东
张守鹏
李　刚（外）
成素珍　杨　宏
张　峰

5. 2011年，第五届院继续教育委员会

主　任　宋晨光
副主任　孙振杰　朱旭东
委　员　房玉忠　韩守峰
时霄霄　贾玉东
张守鹏
李　刚（外）
成素珍　杨　宏
张　峰

6. 2012年，第六届院继续教育委员会

主　任　宋晨光
副主任　孙振杰　朱旭东
委　员　成素珍　韩守峰
时霄霄　贾玉东
张守鹏　希　彬
杨　宏　张　峰

7. 2013年，第七届院继续教育委员会

主　任　宋晨光
副主任　孙振杰　朱旭东

委　员　成素珍　韩守峰　张守鹏　兰希彬
　　　　时霄霄　贾玉东　杨　宏　张峰

第四节　邹平县皮肤病医院与黛溪社区卫生服务中心

一、邹平县皮肤病医院

邹平县皮肤病医院的前身为邹平县皮肤病防治站。

2010 年 7 月为整合县内医疗卫生资源，县政府决定将邹平县皮肤病防治站整体划归中医院，所有资产、债务、业务、人员一并归入，建立邹平县皮肤病医院，亦称邹平县中医院东院。

中医院共接收原皮防站三层门诊楼 1 座 814.5 平方米，仓库与临街出租平房 293.1 平方米，所属滕家庄北原麻风病院土地 59 亩，在职人员 23 人，退休人员 13 人，固定资产 89 万元。同年 9 月，中医院委派院长助理时霄霄为邹平县皮肤病医院院长，全面负责对原皮肤病防治站进行改造扩建，至 2011 年 4 月全部建设完成。同时，将中医院延续经办的黛溪社区卫生服务中心及中医院防保站一并迁入。5 月，挂牌成立了“邹平县皮肤病医院”“黛溪社区卫生服务中心”，县政府、县人大、县政协领导出席了东院开业仪式。

邹平县皮肤病医院亦称邹平县中医院东院，隶属于邹平县中医院，为卫生事业独立法人单位。邹平县皮肤病医院和黛溪社会卫生服务中心两块牌子，一套管理机构。时霄霄为中医院院长助理、皮肤病医院院长、黛溪社区卫生服务中心主任，崔云刚为防保站站长、皮肤病医院副院长、黛溪社区卫生服务中心副主任，魏峰为皮肤病医院副院长、黛溪社区卫生服务中心副主任，由玲玲为皮肤病医院副院长、黛溪社区服务中心副主任。

2013 年 9 月，刘春兰被聘为皮肤病医院副院长。同月，中医院防保站迁回中医院老门诊楼 2 楼办公。

邹平县皮肤病医院占地 4.9 亩，改造后业务用房 1685.33 平方米，设 11 个临床门诊，具体为皮肤病门诊 1、2、3 室，中医内科门诊、西医内科门诊、中医不孕不育门诊、西医专家门诊、西医全科门诊、口腔门诊、激光中心和治疗室。2013 年底，有医护人员 42 人，其中中级职称以上医护人员 10 人。

邹平县皮肤病医院自改建以来，大力实施“名医、名科”战略，突出中医药文化特色，坚持以人为本的理念，严格规范服务行为，努力打造“信誉、服务、技术、管理”四大品牌，为广大病患者和社区群众提供最优质的服务。整个医院彻底改变了模样，业务和收入也是连年攀升。2013 年，邹平县皮肤病医院被评为滨州市中医重点专科。邹平县皮肤病医院现已成为全市规模最大的皮肤病诊疗中心，吸引了本市及周边章丘、周村、高青、桓台、淄川等县区的皮肤病患者前来就诊。

二、黛溪社区卫生服务中心

邹平县中医院是在原城关镇卫生院的基础上改建起来的，因此从一开始就承担着原镇卫生院的卫生服务和预防保健的功能和业务。

2002 年，县中医院在黄山二路西段设立“社区门诊部”，负责人为鹿法源，主要为黛溪社区居民服务。

2004 年，位于黄山二路西段的“社区门诊部”更名为黛溪社区卫生服务中心，该中心为黛溪社区 9000 多居民建立了健康档案。黄山分院为 3500 名居民建立了健康档案。

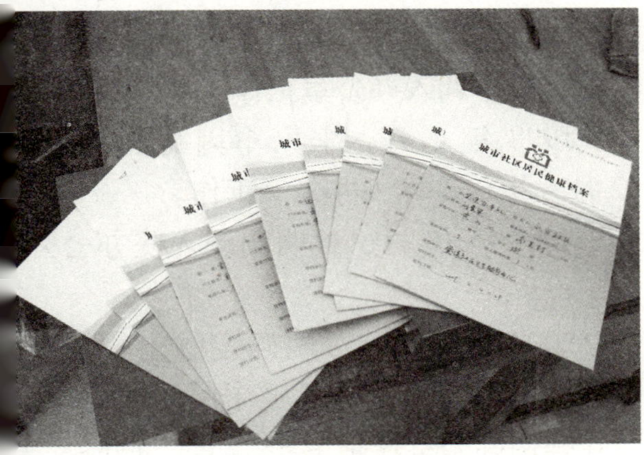

图 3. 4. 1　社区居民健康档案

2008 年 9 月，县中医院依托东关村医院，成立了新的“黛溪社区卫生服务中心”，抽调 5 名全科医生到东关医院坐诊，与东关村医院一起全面负责黛溪社区居民的医疗卫生服务等方面的工作。是年，开展乳腺癌筛查工作，为辖区 1000 余名妇女进行了乳腺癌筛查。负责人为孙振杰。

2010 年 5 月，黛溪社区卫生服务中心，从东关村医院撤出，合并于县中医院所属的皮肤病医院，挂“邹平县皮肤病医院”，“黛溪社区卫生服务中心”两块牌子，一套管理机构，业务分为皮肤医疗、卫生服务和预防保健 3 部分，人员统一管理使用。

2011 年 5 月，邹平县中医院文件公布，时霄霄任黛溪社区卫生服务中心主任，崔云刚、魏峰、由玲玲任黛溪社区服务中心副主任。12 月，又公布王越为社区卫生服务中心副主任。

至 2013 年底，黛溪社区卫生服务中心领导班子中的主任、副主任没有变化。工作人员与皮肤病医院为一套人马。（可参见皮肤病防治一节中表 6 - 19 - 1。）

第四章　行政管理

第一节　医院行政

一、机构沿革

1982年，县卫生局遵照上级每个县都要建一所县级中医院的指示精神，决定以城关中医院为基础，建立县中医院。7月，卫生局抽调张志超到城关中医院，负责中医院的基础建设。

1983年，中医院成立之初，行政上没有设立独立的办公室，一切事务皆有张志超负责。

1986年，始设医院行政办公室，张志超任办公室主任。办公室在院长、副院长直接领导下，负责医院行政日常工作，行使综合管理的职能。开始时，办公室先后有钟惠贞、马平等人。7月，蔡洪顺调入办公室工作。8月，医院购进第一辆救护车，由郑少军担任司机，归办公室管理。是年，钟惠贞调出。

1987年，肖慧调入办公室，负责统计核算。

1988年7月，黄世清调入办公室，马平调出。

1989年4月，张志超调离，王洪志任办公室主任。同年8月，颜士德调办公室工作。9月，蔡洪顺、黄世清调离办公室。

1992年3月，王洪志调离办公室，曲秀贞副院长兼任办公室主任。

1993年12月，颜士德任办公室副主任。肖慧调离院办公室。

1994年8月，李炳南调入院办公室，翌年8月调出。

1995年9月，曲秀贞调离，颜士德任办公室副主任，主持办公室工作。

1996年1月，颜士德任办公室主任。11月，郑少军调离院办公室。是年，李家军调入办公室工作。

1998年4月，李家军因病去世。12月，崔玲玲调入办公室工作。

2001年10月，杜明刚调入院办公室工作。

2003年3月，医院确定颜士德协助副院长房玉忠负责筹建中医院东院。张守鹏调办公室任副主任，并主持办公室日常工作，参加院长办公会。崔汝武任办公室副主任。后筹建东院工作搁浅，颜士德又重回办公室工作。同月，成立车辆管理科，归属院办公室。办公室副主任崔汝武分管车辆。10 月，杜明刚调离办公室。

2005 年 4 月，车管科正式独立，崔汝武任车管科主任，调出办公室。5 月，温海滨调入办公室工作。张守鹏副主任调离。9 月，张连民调办公室任副主任。

2007 年 10 月，温海滨提为办公室副主任，同月，王宁调办公室工作。

2008 年 3 月，颜士德、崔玲玲调离办公室，时霄霄调任办公室主任。

2010 年 8 月，张守鹏任办公室主任。同月，时霄霄调任为邹平县皮肤病医院院长，离开办公室。温海滨也调离办公室。王宗宝调入办公室工作。11 月，安冉调办公室工作。

2011 年 12 月，王宗宝提为办公室副主任。

2012 年 10 月，张莹莹调办公室工作。

至 2013 年底，医院行政办公室共 6 人，张守鹏为办公室主任，张连民、王宗宝为副主任，王宁、安冉、张莹莹为办事员。

表 4－1－1　　邹平县中医院办公室主任副主任任职情况表科名

机构名称	职　务	姓　名	性　别	任职时间	备　注
行政办公室	主　任	张志超	男	1986. ～1989. 4	
办公室	主　任	王洪志	男	1989. 4～1992. 3	
	副主任	颜士德	男	1993. 12～1995. 9	
办公室	副主任	颜士德	男	1995. 9～1996. 1	主持工作
	主　任	颜士德	男	1996. 1～2008. 3	
	副主任	张守鹏	男	2002. 5～2005. 5	主持工作
	副主任	温海滨	男	2007. 10～2010. 8	
	主　任	时霄霄	男	2008. 3～2010. 8	
	主　任	张守鹏	男	2010. 8～	
	副主任	张连民	男	2005. 9～	
	副主任	王宗宝	男	2011. 12～	

表 4－1－2　　2013 年底办公室工作人员情况表

姓 名	性别	学历	职　务	职　称	职称晋升时间	在本科工作时间
张守鹏	男	本科	主　任	副主任药师	2013. 12	2010. 08～
张连民	男	大专	副主任	药师	1993. 7	2005. 09～
王宗宝	男	专科	副主任			2010. 08～
王　宁	女	本科		主管护师	2010. 5	2007. 10～
安　冉	女	本科				2010. 11～
张莹莹	女	本科				2012. 10～

二、行政工作

医院办公室是一个行政性综合科室，在院长、副院长的领导下，负责医院的行政日常事务性工作，行使综合管理的职能。主要为：贯彻党的路线方针政策，执行上级有关文件、指示、规定和医院的决议、决定等，并负责布置、督促、检查执行落实情况；负责起草全院性工作计划、报告、规划、制作各种文件及医院日常行政事项的通知；负责组织安排院办公会议、院长办公会议、全院性行政会议及院长召开的其他专门会议，做好记录，整理纪要，草拟决议，发出通知，并检查贯彻落实情况；负责领导活动的安排和对外联络工作及接待上级领导机关和各卫生医疗单位的领导来检查工作及参观、学习、讲课、交流等活动；负责院长接待日、院内总值班、门诊值班主任等工作的组织安排。做好人民群众及患者的来信来访的接待、处理工作；负责文件的收发、登记、编号、传阅和管保、保密，并根据院领导意见及时做好处理工作；负责全院重大事件及有关资料收集、登记工作和档案、文印管理等工作。

【文秘工作】

建院以来，行政办公室的文秘工作主要由办公室主任、副主任、秘书负责。承担全院性工作计划、规划的制定，每年工作总结的起草、修改、上报；组织完成院内进行的专题讨论、专项教育、重大活动的实施，并负责执行过程中的指导、检查、监督，活动结束后，负责总结及材料上报等工作。仅据2005年到2013年的统计，医院先后共开展各种专项活动30余次，制定实施方案、教育计划32个，完成几十万字文字材料。及时、详尽地做了各种会议记录，据1998年12月到2013年12月的不完全统计，医院共召开院务会议129次，行政办公室形成的会议记录，有几大本，10多万文字。每年起草会议讲话、典型发言、经验交流材料、解说词、主持词、会议通知、信息资料、调研材料等各类文稿数十篇、上万文字。由于人员编制所限，院行政办公室1995年前工作人员只有2～3人，2013年底，也只有6人。很多年里，办公室的文字工作从起草、修改、打印、校对都是由办公室人员共同承办。

【文印工作】

建院初期，医院形成的所有文字材料，均由起草者个人负责誊写清楚，或上报，或存档。资料需要多份时，用蜡纸手工刻字、手推式油印机复印。二十世纪九十年代，有了铅字打印机、手摇油印机，使文字规范，复印速度加快。2000年后，文印设备不断更新，增添了四通打印机、复印机。2007年，购置了金长城586微机、自动复印机，进一步扩大了文印的服务功能。医院行政办公室一直没有专职打字员、文印室，文印工作由办公室工作人员兼职完成。

【公文处理】

建院初期，公文全为上级下发的文件，有国家、省、市政府的，但多为省、市卫生部门及县委、县府及县卫生局的文件，办公室严格执行文件管理制度，收到文件后及时转交有关领导，加快文件签批，传阅，传达贯彻办理的速度，确保不误时不误事。

自1995年后，中医院实行卫生改革后，加强医院管理。除继续按照原先的规定程序，做好上级文件的签发、落实执行外，凡是院内中心工作、重大事项都以“邹中医（xx年）x号”文件形式签发。办公室严格执行国家公布的公文处理办法，严把文件的审核关，重视公文的制发程序和规范，坚持高标准严要求，维护了公文的有效、准确、合法、权威性。仅据2005年到2013年的不完全统计，中医院共发文件214件。其中2005年32件，2006年12件，2007年24件，2008年20件，2009年30件，2010年17件，2011年23件，2012年26件，2013年30件。内容涉及医院年度工作计划、各种领导小组的建立、人事任免、各种规章制度、开展的各种活动及实施方案、各种评选活动和评比标准及结果、各种重大卫生信息的公布、各种医药方面的重大调整等。发文做到了及时、准确、规范、不错发、不遗失，严格按照保密制度管理。

【行政事务】

医院行政办公室自成立以来，按照不断发展变化的新形势，认真研究新情况，积极探索办公室工作的新路子，保证了办公室工作的正常运转。一是建立健全管理制度，加强事务管理。先后制定完善了办公室工作制度、办公室工作人员守则、办公室职责、办公室主任职责、公务管理制度、物品购置及报销制度，办公室行政管理实现了制度化、规范化，行政效能效率不断提高。二是严格标准，注重细节，实现行政接待工作零失误。办公室每年接待上级领导视察调研和兄弟单位参观考察数十次，上百人次，每年组织院内各种会议几十次，从未出现差错，失误，多次受到上级机关的表彰奖励。三是加强办公室财务管理，严格遵守财经纪律，推行“阳光操作”，未发生任何违规违法现象，多次受到院领导的表扬。

【收发工作】

建院初期，医院规模小，职工少，收发工作的范围及工作量较小，也没有专职收发人员。公款订阅的报刊、杂志由办公室派员直接到邮政局办理。报刊、杂志及普通信函的接收由门卫兼职完成。上级寄来的文件、挂号信函、包裹邮件等由办公室处理。2000年后收发工作的范围、内涵和功能有了很大的变化，医院订阅的报刊杂志，尤其是个人自费订阅的报纸刊物的数量、种类逐年增多，为加强对收发工作的管理，医院制定了多项有关收发工作的规章制度，明确任务、范围，责任落实到人，防止出现差错。2008 年以后，各种邮件均有快递完成，邮递员直接与当事人操作收发事宜，减少了收发中的差错率，避免了许多矛盾。

【档案工作】

建院初期，行政上没有专职档案管理人员，办公室形成的文秘档案和日常行政工作中形成的档案材料，由办公室工作人员负责管理、保存。由于时间较久，人员变动频繁、加之多次搬家，档案保管不善，致使 1983 年到 1991 年共计 9 年间没有形成一卷档案材料。

1992 年后，档案管理渐趋规范，医院有专人负责整理每年的档案。并按保存时间分类为永久、长期、短期，装订形成案卷。由于历年对档案保存的认识不够，档案保存的多为上级文件和本院文件、通知之类，反映全院工作的内容资料相对较少。在 1993 年到 2013 年的卷宗中，除有几个年份有医院年度工作总结外，几乎没有其他反映全院工作内容的资料。这不能不是一个很大的遗憾。

1996 年后，文秘、行政档案的立卷工作逐步走向规范，至 2013 年，共立档 34 卷，达数十万字。为本次中医院院志的编写提供了大量翔实珍贵的历史资料。

第二节　人事管理

一、机构沿革

1983 年建院初期，人事工作由总务科代为管理。

2004 年 5 月，中医院设人事科，兼管图书室。杨宏任人事科副主任，主持人事科全面工作。7 月，徐滨调入人事科工作。

人事科主要负责全院科室人员的安置和调配，接收安置上级分配来的复员、转业、退伍军人，承办大中专医学院校毕业生接收和招工事宜，办理职工离休、退休、退职等手续，办理专业技术人员的职务聘任手续，办理技术工人和普通工人的合同续签手续，承担全院职工的工资福利管理，负责专业技术职务评审的组织及相关工作。

随着人事管理工作的细化，人事科工作量逐渐增大，人员也不断增加。

2005 年 1 月，徐滨调离人事科。2 月，颜芳调入人事科工作。

2006年2月，颜芳调出人事科。3月，刘长春调入人事科工作。

2007年5月，杨宏仍任人事科副主任，主持工作。

2010年7月，安茜调入人事科，人事科增加到3人。

2011年4月，李伟华调入人事科工作，12月，杨宏被聘任为人事科主任。

2012年12月，周奇陕西科技大学毕业，进入人事科。

至2013年底，人事科共有5人。主任为杨宏，工作人员分别为刘长春、安茜、李伟华、周奇。

表4-2-1　2013年底人事科工作人员情况表

姓　名	性别	学历	职　务	职　称	职称晋升时间	在本科室工作时间
杨　宏	女	大专	主　任	主治医师	2005.12	2004.5~
刘长春	男	大专		馆员	2003.12	2006.3~
安　茜	女	本科		助理馆员	2011.12	2010.7~
李伟华	女	中专		护师	1997.12	2011.4~
周　奇	女	本科				2012.12~

二、职工队伍

1983年，县中医院成立时，上级核定的编制人数为68人。而中医院实有职工75人，其中卫生技术人员32人，其他技术人员33人，行政后勤人员10人。时医院没有专职人事干部，人员调进调出均有上级卫生行政部门与院领导商量决定。具体手续由总务科负责办理。

1986年，全院实有人数89人，其中卫生技术人员75人，占总人数的84.3%，其他工作人员14人，占总人数的15.7%。

1987年，县中医院实有人数108人，其中卫生技术人员79人，占总人数的73.1%，其他工作人员29人，占总人数的26.9%。全院设8个科室，院办5人，门诊23人，内科14人，骨伤科9人，妇产科9人，药剂科12人，行政科17人，便民诊所14人。

1990年，县中医院编制人数仍为68人。随着卫生事业的发展，人员有了明显增加。全院实有人数142人，为编制人数的2.1倍。其中，卫生技术人员117人，占总人数的82.4%，行政后勤人员25人，占总人数的17.6%。

1993年，县中医院编制人数增至152人，实有151人。其中，卫生技术人员137人，占全院总人数的90.7%，行政后勤人员15人，占总人数的9.3%。

1995年，县中医院编制人数增至

160 人，全院实有 163 人。其中，卫生技术人员 151 人，占全院总人数的 92.6%，行政后勤人员 12 人，占总人数 7.4%。

1996 年，邹平镇防保站并入县中医院，由此，县中医院增加事业编制 8 人，总编制达 168 人。

1999 年后，县里对差额补助的事业单位实行定编定额管理，增人不增资。县中医院的编制人数多年始终保持在 168 人。随着卫生事业的迅速发展，各类技术人员的需求迫切，中医院的职工人员队伍不断扩大。是年，县中医院实有人数 191 人，其中，卫生技术人员 155 人，占总人数的 81.1%，其他工作人员 36 人，占总人数的 18.9%。2000 年，全院总人数为 228 人。到 2005 年，全院总人数猛增到 405 人，为编制人数的 2.4 倍。

2006 年，县中医院实有职工总数 405 人，其中卫生技术人员 299 人，占总人数的 73.8%，其他专业技术人员 86 人，占总人数的 21.2%，其他工作人员 20 人，占总人数的 5%。

2010 年，全院职工总人数增至 651 人，其中卫生技术人员 516 人，占总人数的 79%，其他专业技术人员 115 人，工勤人员 8 人，见习期人员 12 人。

2012 年，争创“三级甲等”中医院，搬迁入新门诊病房大楼，扩大经营服务范围，中医院对有些科室进行了细化和调整，医疗护理人员的需求急剧膨胀。2012 年，一年就招聘引进各类人才 88 人。

至 2013 年底，全院在职职工总人数达到 834 人，其中卫生技术人员 671 人，占总人数的 80.4%，其他专业技术人员 150 人，工勤人员 6 人，见习期人员 7 人。

1995 年中医院实行卫生改革后，医院实行全员聘任制，实行自负盈亏的财政政策。医院招聘职工均由医院根据需要而定，致使院内职工个人身份比较复杂。有干部，有工人，有在编的正式职工，有人事代理人员、合同制人员，还有借调、借用人员和临时工。人员在管理和使用上一视同仁，干部任用、职称晋升、评先树优、福利待遇、奖金补贴等方面，都不受身份的影响。

表4-2-2　邹平县中医院1983-2013年职工队伍及执业构成情况表

年 份	职工总人数	临床医生	护理人员	药剂人员	检验人员	其他技术人员	其他工作人员
1983	75	16	9	5	1	2	42
1984	75	22	16	5	1	2	29
1985	78	24	24	7	1	3	19
1986	89	39	22	11	2	3	12
1987	108	43	23	12	2	6	22
1988	116	46	26	14	4	8	18
1989	118	47	28	14	5	9	15
1990	142	49	32	14	5	10	32
1991	144	52	34	16	5	12	25
1992	157	57	36	16	5	12	31
1993	151	57	43	15	6	12	18
1994	163	63	46	17	7	13	17
1995	163	68	49	13	9	13	11
1996	191	72	53	15	9	16	26
1997	193	75	56	18	10	18	16
1998	215	81	75	18	11	17	13
1999	217	86	77	19	11	16	8
2000	228	86	77	20	11	24	10
2001	244	98	83	22	12	20	9
2002	300	120	85	22	18	42	13
2003	316	128	92	22	18	38	18
2004	342	145	111	27	18	31	10
2005	405	145	114	32	18	41	55
2006	405	147	95	39	18	86	20
2007	430	153	97	45	21	84	30
2008	477	187	112	45	18	94	20
2009	549	207	138	48	21	116	19
2010	651	233	206	49	28	113	20
2011	737	263	246	54	30	130	15
2012	825	291	277	59	30	158	10
2013	834	307	281	62	21	150	13

三、干部任免

1983 年县中医院成立后，医院内各级干部均实行任命制。院级正副职领导干部由县委、县政府或县组织人事部门任免。院内中层干部由县卫生局任免。干部实行任命制一直延续到 1995 年。

1995 年 8 月，县委、县政府在县中医院进行人事制度改革试点，中医院各级干部不再实行任命制，全部改为聘任制。院长一职在全县卫生系统内采取公开竞争答辩的形式，由县政府聘任上岗。通过竞争答辩，原邹平县中医药职业中专学校校长宋淑平被聘为中医院新任院长，聘期为 3 年，聘任期满，可续聘。

中医院实行院长负责制，原来由上级任命的行政职务一律自行免除，副院长及中层干部由院长提名，院务会议研究决定，由院长聘任。根据宋淑平院长提议，经院务会研究决定，聘张德修、郝本礼、房玉忠 3 人为县中医院副院长，颜士德等 32 人被聘为科室中层正副职干部。

1996 年之后，县中医院一直沿用干部聘任制度。根据工作需要，由院长提名，院长办公会议研究决定干部的提拔、调配、任免等事宜，每年都要召开数次院务会议研究干部工作。根据改革的形势和医院的发展实际，充分发挥各级干部的积极性和创造性，使其在其位、谋其政、行其权、尽其责。

1997 年 2 月，由院长宋淑平提议，院务会议研究，聘任孙振杰为中医院院长助理。

2001 年 10 月，由院长宋淑平提议，院务会议研究，聘任宋晨光为副院长，兼大内科主任。同年 12 月，宋淑平院长提议，院务会议研究，聘任李刚为院长助理，兼外一科主任，协助张德修副院长工作。

2002 年 10 月，由院长宋淑平提议，院务会议研究，聘任赵明义为副院长，兼外二科主任。

2003 年 3 月，经院长办公会议研究，张守鹏为院长办公会议成员。

2005 年 9 月，经院长办公会议研究，朱旭东为院长办公会议成员。

2007 年 2 月，由院长宋淑平提议，院务会议研究，聘任贾玉东为院长助理。5 月，聘任朱旭东为院长助理。9 月，宋晨光、孙振杰被县委、县政府聘任为县中医院副院长。

2009 年 5 月，由宋淑平院长提议，院务会议研究，聘任李刚为副院长兼外一科主任，朱旭东为副院长兼外四科主任，时霄霄为院长助理兼办公室主任，韩守峰为院长助理兼医务科、质检科主任。

2010 年 3 月，由院长宋淑平提议，院务会议研究，聘任成素珍为院长助理兼内一科主任、院长办公会议成员。8 月，时霄霄被聘为中医院院长助理、邹平县皮肤病医院院长。

2011 年 3 月，原中医院院长宋淑

平调邹平县卫生局任副局长、主任科员，中医院院长职务免除。宋晨光被县府聘任为中医院院长，孙振杰、朱旭东被县府任命为副院长。由院长宋晨光提名，院务会研究决定，聘李刚、赵明义、房玉忠为副院长，聘贾玉东、时霄霄、韩守峰、成素珍为院长助理。2011年12月，由院长宋晨光提议，院务会决定，聘张守鹏为院长助理。

2013年9月，由院长宋晨光提议，院务会决定，聘成素珍为副院长。

中医院科室中层干部的聘用，程序与院级领导基本一样，都是院长根据工作需要，从有利于医院和科室的发展角度，慎重考虑提名，由院务会议集体研究决定，然后行文公布。1996年后，医院规模不断扩大，医院内设科室专业划分变细，人员逐年增多，科室领导调整势所必然。医院根据工作的需要，坚持干部革命化、年轻化、知识化、专业化的标准和德才兼备的原则，每年都数次研究干部的选拔、聘任、提升、调配、免职、退休等事宜。据院档案不完全记载：自1996年至2013年底，中医院院务会议共调整聘任中层机构班子31次，调整中层科室领导600余人次。

2007年，医院为使中青年技术人才早脱颖而出，发挥更大的作用，院长办公会研究决定，女满48周岁，男满53周岁不再担任中层领导职务。根据这一规定，超龄中层领导的职务到龄即被解除。同时，为了向管理要效益，要质量，提升医院的整体服务水平和服务能力，克服当一天和尚撞一天钟的懒散思想和游击习气，解决干部只能上不能下的铁饭碗思想，院长办公会议研究决定，每隔几年，便会对所有中层干部进行重新聘任，一般聘期为3年。督促领导干部在职位上要有所作为，一批年富力强、德才兼备的青年技术人才走上了科室领导岗位。

2013年9月，中医院门诊病房大楼启用，医院严格按照三等甲级中医院的标准和要求，对院内中层机构的设置进行了清理规范。同时，对职能科室的领导人又进行了一次较大调整。16名中层正职和21名中层副职干部的岗位有了变化。新聘任了一批年富力强、德才兼备的中层干部。

2013年底，中医院有院级领导干部10人，全为聘任制。其中，县委、县政府聘任的院长1人，副院长2人，院长聘任的副院长3人，院长助理4人。经院长提名，院长办公会研究聘任的院内中层科室正副职干部110人。

四、职称评聘

1978年前，公立医院医护人员的专业技术职务一直由上级业务主管部门任命。1978年，专业技术职称实行评聘制度，卫生系统随即开展了专业技术人员职称评审工作。1982年初，接上级指示，专业技术职称评审工作暂停。

1983年，县中医院建院时，全院共有专业技术人员32人，其中主治医师1人，医师7人，医护士24人。李明忠为县中医院第一个主治医师。

1986年，中共中央（1986）3号文件成立了中央专业技术职称改革领导小组，恢复了停止4年之久的专业技术职称评审晋升工作。是年，县中医院共有职工89人，有专业技术职称的75人，其中主治医师2人，医师10人，医士20人，护师1人，护理员17人，药士8人，药剂员4人，检验士2人，助产员、防疫员、心电图技术员各1人。刘从俭为中医院第二个主治医师。

1988年，根据上级人事制度改革的要求，实行各类专业技术职称聘任制，聘期一般为3年，期满后根据需要和其表现可以续聘。医院与专业技术人员签订聘约，颁发聘书。各类专业技术职称评聘工作根据上级的统一部署分批进行，符合条件的专业技术人员个人提出申请，单位采取评考相结合的方法，依据分配名额选优上报。各级评审委员会（县成立初评委、市成立中评委、省成立高评委）根据上报材料进行评审。

1988年6月9日，县职称改革领导小组以文件公布县中医院马启忠、罗公德、马培基为主治医师，张志超、王振廷为主管医师，张德业、张华、王秀华为中医主治医师，王旭为中西医结合主治医师。刘东升、王珂、李秀莲、贾崇岭等11人为初级职称。6月27日，又公布郑丰城，王振廷为主治医师，刘聿福为主管技师。7月14日，县职称改革领导小组再次公布李明忠、刘从俭、朱洪云为副主任医师。是年，县中医院共有职工116人，其中副高级职称的3人，中级职称的11人，助级职称的20人，员级职称的58人，有专业技术职称的人员占职工总数的75.8%。当时，评聘基本统一，评上的基本都能聘任。

1989年5月，县职称改革领导小组再次公布卫生系统初级专业技术职务任职资格名单，中医院孙振杰、槐业东、王娟、马明宁、时霄霄等11人为初级职称，张敦序等67人为以工代技人员。

1991年，县中医院共有卫生专业技术人员119人，其中副高级职称的3人，中级职称的11人，助级职称的40人，员级职称的73人。

1992年，专业技术职称评聘工作不再按照上级的统一部署分批进行，改为年度正常工作，一年评聘一次。职称评定工作也由各级科学技术委员会承担改为由各级人事部门负责。

1994年，县中医院共有卫生专业技术人员147人，其中正高级职称的2人，副高级职称的4人，中级职称的25人，助级职称的73人，员级职称的43人。李明忠为邹平县第一个主任中医师（正高），朱洪云为邹平县第一批具有正高职称的主任医师。

1996年，为振兴中医药事业，加快邹平县中医事业的发展，减少指标名额少与业务工作需要高级职称人员多的矛盾，邹平县卫生局采取了低职高聘的办法，来解决中医院职称结构不合理的问题。1月13日，邹平县卫生局邹卫政（1996）4号文件公布，高聘郝本礼、巩建忠、邢裕河、李刚、刘宜国、王秀华6人为副主任医师，聘贾玉东为主管护师。

1996年后，院内高学历的专业技术人员符合高、中、初级职称条件的不断增多，加之年度职称评聘工作正常开展，医院每年都为符合职称晋升条件的人员上报材料，进行职称评聘工作。并随时为到退休年龄的有职称人员办理了退休手续。到1999年，院内专业技术人员的职称结构有了明显变化。全院在职职工正高职称的1人，副高6人，中级41人，初级168人。原高职称名额少与业务工作需要高级职称人员多的矛盾逐步缩小。医院开始设置专业技术岗位，实行定岗定员聘任制。

2000年，经县人事局、卫生局批准，县中医院各类专业技术人员实行评聘分开，竞争上岗。从此，中医院每年都成立竞聘工作领导小组和聘任委员会，制定竞争聘任专业技术职务的实施意见。对符合竞争聘任条件的各类专业技术人员实行个人量化积分考核及业务考试，由科室推荐，负责人评价，聘任委员会综合评价，结合本院岗位设置及上级规定的聘任限额，对已取得高、中、初级专业技术职称的人员实行公开竞争上岗，最后由院长办公会研究决定。是年，全院共有在职专业技术人员205人，其中已定职称的189人，未定职称的16人。已定职称人员中，有副高级4人，中级55人，助级92人，员级38人。已聘任172人，未聘17人。未被聘者为1999年12月晋升高一级职称的人。

2002年，全院共有在职各类专业技术人员258人，其中副高级以上专业技术人员13人，中级专业技术人员57人，助级专业技术人员133人，员级专业技术人员82人。按专业划分，医疗技术人员120人，护理技术人员85人，药剂技术人员22人，检验技术人员18人，放射技术人员20人，其他专业技术人员19人。

2003年到2010年期间，中医院职称评审、聘任工作按照上级主管部门的统一布置和有关政策规定，每年都进行一次，进入正常化轨道。中医院每年都成立职称评审委员会，依据国家的有关规定，对符合条件、提出申请晋升高级职称的人员，按照上级下达的名额指标，采取民主评议、好中选优、公示监督等程序，向上级高评委进行推荐。中级职称以下晋升卫生专业技术职称的人员，参加全国卫生专业技术等级考试，以考代评。每年都有一批专业技术人员晋升高一级专业技术职称。到2005年，院内专业技术人员中已有正高职称的1人，副高18人，中级101人，助级109人。2009年，院内专业技术人员中，有正高级职称的1人，副高20人，中级163人，初级347人。

2011～2012年，县中医院根据专业技术岗位设置情况，经院办公会研究，共聘任各种专业技术人员277人，其中，正高级职称2人，副高21人，中级125人，初级129人。同年，又续聘专业技术人员9人，其中，正高级职称的1人，副高1人，初级职称的7人。

2013年4月，县中医院规范职称聘任管理工作，制定了竞争聘任的基本程序，即按取得技术职务资格先后顺序进行聘任。由专业技术人员向单位提出申请，单位聘任委员会审查申请人的资格条件，对符合条件的应聘按规定项目量化打分，经综合评价由集体研究确定聘任人员。然后进行公示，报县人社局审核，最后签约，颁发聘书。同年4月，县中医院发文公布，聘任专业技术人员271人，其中正高级职称的3人，为主任医师赵明义、王继平、张德修；副高级职称的21人，为副主任医师宋晨光、孙振杰、张玉枝、槐业东、刘宜国、李秀莲、李刚（骨科）、孟风雷、成素珍、刘方武、韩守峰、李刚（儿科）、朱旭东、贺瑞兴、邢庆永、孙学安，副主任护师张崇美、马平、史淑华，副主任药师时霄霄、张霄岳；中级职称的130人，其中，主治医师52人，主管护师39人，主管药师15人，主管技师10人，主管医师7人，会计师3人，馆员4人；初级职称的117人。因专业技术岗位设置所限，部分副高、中级职称的专业技术人员存在高职低聘的状况。

表4-2-3　　县中医院1983～2013年人员职称构成情况表

年份	总人数	正高	副高	中级	初级	无职称	备注
1983	75			2	31	42	
1984	75			2	44	29	
1985	78			2	57	19	
1986	89			3	74	12	
1987	108		2	6	78	22	
1988	116		2	10	86	18	
1989	118		3	12	88	15	
1990	142		3	10	97	32	
1991	144		3	10	106	25	
1992	157		3	11	113	30	
1993	151		4	23	106	18	
1994	163	2	4	25	116	16	
1995	163	2	5	25	121	10	
1996	191	2	5	28	131	25	
1997	193	2	5	36	137	13	
1998	215	1	4	43	161	6	
1999	217	1	6	41	168	1	
2000	228		5	47	166	10	
2001	244		10	52	172	10	
2002	300		13	57	215	15	
2003	316		16	49	223	28	
2004	342	1	18	75	238	10	
2005	405	1	18	80	252	54	
2006	405		16	118	251	20	
2007	430		17	130	253	30	
2008	477	1	17	141	298	20	
2009	549	1	20	163	347	18	
2010	651	2	21	195	411	20	
2011	737	3	23	192	505	15	
2012	825	3	24	201	587	10	
2013	834	3	33	194	591	13	

附表 4－2－4　邹平县中医院 1986～2013 年历次职称评定表

年度	高级职称					中级职称				
	主任医师	副主任医师	副主任护师	副主任检验师	副主任药师	主治医师	主管护师	主管药师	主管技师	其他
1986.						李明忠 刘从俭				
1988.5		李明忠 刘从俭 朱洪云				马启忠 罗公德 马培基 张志超 王振廷 张德业 张　华 王秀华 王　旭 郑丰成			刘聿福	
1993.		王红志				宋淑平 邢玉河 刘东升 赵秀芬 张德修 安继勇 鹿法源 郝本礼 巩建忠	王树珍 朱秀荣	孙启云 王允海 张霄岳		房玉忠 严忠敏
1994	李明忠 朱洪云	吴兰恩		刘聿福		槐业东 王世灏 王　珂 张玉枝		时霄霄		
1995		王　旭			孟昭慈	张敦序 李君英 芦玉梅 李　刚 李秀莲 王继平 刘宜国				
1996.12		王秀华				孟风雷 刘宗德				
1997.12						曲秀贞 张秀芬 孙淑英 孙振杰 韩守峰 刘　萍 门付克 孙　波	张素红 史淑华 李红星 张国碧 王　莉 刘恒兰 刘秀丽 张崇美	张　杰	赵　坤	
1998.12		邢裕河				隆新霞 李　红 刘叶青 孟国华 王秀玲	王　荣 刘俊华 马　平			
1999.12		宋淑平 张德修 刘建中				魏恒法 王　越 杨桂芳 崔美荣 李　刚 刘叶青 孙学安	张艳芬 肖　慧 田伟娜 张秀兰 王　丽 贾凤华	李学民 常树春	宋策茵 z	

年度	高级职称					中级职称				
	主任医师	副主任医师	副主任护师	副主任检验师	副主任药师	主治医师	主管护师	主管药师	主管技师	其他
2000.12		张玉枝				殷凤新 孙汉亭 李士存 朱旭东 贺瑞兴	卢红霞	崔允刚 石艳君		
2001.12		巩建中 刘宜国 槐业东 李秀莲 宋晨光				崔秀红 怀居刚 刘春来 刘德臣 马修谭 李玉安 孙连珍	吴桂云 杜凤敏 徐滨 田燕	张深田 刘秀英	杜明刚 高文娥	
2002.12		王继平 赵明义 刘翠玉	朱秀荣			杨金华 魏峰 杨淑青 王娟 尹向东 崔传峰 由玲玲 颜士德	张丽琴 芦义红 王健明 李文萍	张洁 张守鹏 姚丽华	张成彬	
2003.12		李刚 孙振杰 郑宗和 周平			时霄霄 张霄岳	乔杭州 张启发 毕研更 马明宁 张其刚 王永方	马秀娥 张丽萍 燕红芹 王秀玲 徐丽玲 卢玲 张爱玲 魏少玲 贾玉东	李素芹	高清华 张德峰	刘长春
2004.12	刘翠玉	孟风雷	张崇美			耿爱红 马丽 马淑华 付贞 孙芳红 程志华 赵会珍	张艳云 李莉 王凤英		张峰	袁红梅
2005.12			王莉			李光凤 范丽霞 孙瑞鹏 高文波 张茂臣 王美 郑军 杨宏 杨淑妍 宋磊 耿佃忠 于光明 刘爱红	王旭峰 钟彬彬 赵爱华			宋磊
2006.5						朱秀华 石志波 王国栋 李明 章莉 薛红菊 张爱芹	赵秀梅 王霞 张爱芹 霍红霞 赵海燕 潘立峰 王素财			苗静

年度	高级职称					中级职称				
	主任医师	副主任医师	副主任护师	副主任检验师	副主任药师	主治医师	主管护师	主管药师	主管技师	其他
2007.5	赵明义	成素珍				孙燕 曲斌 石海燕 李明	韩惠青 成莹 李秀东 赵冬玲 王秀桂	赵涛 赵冰冰		
2008.5		刘方武 韩守峰 朱旭东	马平			赵艳丽 朱天兴 耿爱霞 宋晓花	付小芳 宋玉玲 王秀娟 韩贵玉 张红	刘则宗	王晓飞 兰希彬 刘方达	
2009.5	宋淑平	李刚	史淑华			耿淑青 杜艳丽 邓志勇 胡坤鹏 胡晓华 顾汉涛 彭玲 沈秀清 王廷伟 王慧娟 王大令 李豪 陈军平 王松奎 李长迎 孙超 巩瑞红 马岩 卫华 韩君 宋红梅 范秀芳 张贤	赵月霞 陈艳红 刘文静 范秀芳 孟朝霞 王佳欣 赵桂华 吕翠荣	郭海英 李玉霞		李瑛
2010.5	王继平	邢庆永 孙学安 贺瑞兴				左超 汪晓锋 陈动 丁占华 明晓 王宝 曲辉 王晓霞 刘冬 孙锦贵	霍健梅 纪艳凤 王宁 马宁宁	王明刚 李鹏 温海滨	袁泉 由金辉	
2011.5	张德修	马修谭	贾玉东		姚丽华	赵峰 张旭伟 王云岳 刘乐军 张晶 邱勇 都晓明 刘东 张富华 刘玉敏 张敏 郑宁宁 孙海波 李鹏 王莉 张巧莲 曹秀丽 成晓飞	刘琳 李淑娟 王静 崔艳青 杨苗 张燕		王丽	

年度	高级职称					中级职称				
	主任医师	副主任医师	副主任护师	副主任检验师	副主任药师	主治医师	主管护师	主管药师	主管技师	其他
2012.5.12	孙振杰		杜凤敏 卢红霞 张秀兰		崔云刚	徐飞 韩宝贵 刘志国 朱朋朋 任红花 杨斌 崔京霞 王萍 刘涛 刘水滨 尹群 张敏 王新超	李剑 刘春兰 孙虹 李俊华	梁宝军 王祥	杨翠云	
2013.5.12	李秀莲	马明宁 杨淑妍 邢树员			张守鹏	王保明 李志刚 王芳 庄建宏 王燕妮 马永广 夏明玉 程志华 梁永凯 刘伟伟 郭伟	孟桂霞 成方媛 马旭 王连萍 袁丽娟 孙金霞		田锐	

注：表中李明忠、刘从俭、朱洪云 3 人的中级职称均不是在本院所评，仅从 1986 年记入本表。

五、工资管理

1983 年，中医院在职人员全部实行等级工资制。职工按参加工作后定的级别或后来晋升、调整的级别按月领取工资。

1985 年 6 月，根据中发［1985］9 号和鲁工改［1985］3 号文件精神，在县统一部署下，县中医院进行工资制度改革，由等级工资制改为结构工资制，职工工资由基础工资、职务工资、工龄工资、奖励工资 4 部分组成。

1993 年 9 月，根据国发［1993］79 号和鲁人薪［1994］3 号文件精神，县中医院再次进行工资制度改革，开始实行专业技术工资制，工资构成由职务工资和津贴两部分组成。通过此次工资制度改革，建立了正常的晋级增资制度。此后，按考核合格年限或技术等级晋级增资。

1997 年 7 月，根据鲁人薪［1997］14 号文件规定，调整工资标准。

1999 年 9 月，根据滨人字［1999］8 号文件规定，调整工资标准。

2000 年 3 月，根据滨人字［2000］28 号文件规定，事业单位工作人员实行一年晋升一个工资档次。

2001 年 5 月，根据邹人字［2001］15 号文件规定，调整工资标准。

2001 年 10 月，根据邹人字［2001］23 号文件规定，调整工资标准。

2003 年 7 月，根据滨政办发［2003］135 号文件规定，调整工资标准。

2007 年，根据滨政办［2007］20 号文件规定，自 2006 年 7 月 1 日起，实施收入分配制度改革，建立岗位绩效工资制，工资构成为岗位工资、薪级工资、绩效工资和津贴补贴等 4 部分组成，完成了在职人员的工资套改。

至 2013 年底，再没有进行工资调整。

六、离退休人员管理

1983 年 3 月，县中医院成立时，接管原城关中医院退休人员 7 人，其中退休 6 人，退职 1 人。离退休人员的家大部分在农村，离退休后都回农村家中居住。每月回单位领取退休工资，其他事宜由院办公室负责处理。此后，县中医院按照国家有关规定，按时为到离退休年龄的职工办理离退休手续，并负责予以妥善安置。

1985 年 6 月，副院长郑丰成离休。1986 年 5 月，医生孙跃华退休。到 1992 年底，全院已有离退休人员 10 人，其中离休 1 人，退休 8 人，退职 1 人。

1993 年，在机构改革人员定编时，县中医院又有 10 人退休。到 1994 年底，共有离退休人员 22 人。其中离休 1 人，退休 20 人，退职 1 人。离退休人员中，男 11 人，女11 人。

1995 年后，离退休工作转入正常。凡到国家规定退休年龄或按有关政策文件规定可以提前退休，本人申请提前退休的，县中医院都及时给予办理手续。1995 年，县中医院以邹中医字（95）9 号文件公布，成立老干部工作领导小组，组长房玉忠，成员王红志、颜士德、张敦序、贾玉东。1997 年，县中医院工会换届时，工会委员会设专职委员颜士德分管老干部工作。

2000 年后，县中医院每年都有到退休年龄的职工办理退休手续。至 2006 年底，全院有离退休人员 67 人，其中离休 1 人，退休 65 人，退职 1 人。65 名退休人员中干部身份的 29 人，工人身份的 36 人。

2010 年，全院离退休人员 89 人，其中离休 1 人，退休 87 人，退职 1 人。

2013 年底，全院有离退休人员 107 人，其中离休 1 人，退休 105 人，退职 1 人。105 名退休人员中干部身份的 52 人，工人身份的 53 人。

县中医院重视发挥离退休人员的作用，将有专业特长且身体条件好的老专家返聘到相应岗位，让他们继续发挥余热。离退休老干部、专家亦尽职尽责，为医院的发展发挥重要作用。

二十世纪九十年代期间，中医院安排了几间房屋，成立老干部活动中心，设有乒乓球室、门球场，组织老干部开展各种活动。2013 年底，县中医院召开离退休人员座谈会，通报医院工作情况及发展规划，征求离退休人员意见建议。院领导表示在落实好党对离退休人员各项政治、生活待遇的基础上，进一步做好离退休人员的退休生活和文体活　　动安排。

表 4 -2 -5　　　　1994 年底县中医院离退休人员登记表

姓　名	性别	出生年月	参加工作时间	离退时间	职务、职称	籍　贯
郑丰成	男	1931	1946. 8	1985. 6	院长	山东沂水
李际美	男	1928	1952. 6	1981. 6	医师	邹平
孙其云	女	1933	1956. 10	1990. 12	主管医师	好生八里河
王淑珍	女	1934	1952. 2	1990. 12	主管护师	高青县高城
侯爱莲	女	1940	1960. 3	1993. 5	医师	邹平侯家
毛英杰	女	1939	1966. 5	1993. 5	洗衣工	山东掖县
孙菊亭	女	1940	1958. 12	1993. 5	医师	码头延安
刘建敏	女	1939	1958. 10	1993. 5	药师	苑城大巩
景　春	女	1941	1958. 6	1993. 7	会计	邹平东关
王庆德	男	1925	1945. 1	1975. 5	工人	邹平黄西
宋明智	男	1938	1958. 7	1993. 5	医师	韩店小宋
王允海	男	1937	1959. 1	1993. 5	主管医师	邹平黄西
胡建华	男	1927	1952. 10	1982. 10	医师	邹平郭庄
刘正会	男	1926	1956. 1	1975. 12		邹平郎君
郭念兴	男	1918	1960. 1	1975. 12		邹平东景
张传加	男	1924	1958. 2	1980. 8		邹平小张
孙跃华	男	1925	1948. 10	1986. 5		明集西闸
芦方英	女	1943	1979. 4	1991. 8		好生河西
牛继兰	女	1942	1964. 4	1993. 5		明集牛家
孙秀云	女	1942	1958. 7	1993. 5		焦桥由家
王秀兰	女	1938	1956. 3	1993. 5		韩店实户
王孝成	男	1938	1958. 8	1981. 2（退职）		邹平东范

表 4－2－6　县中医院 2013 年底离退休人员情况表

姓　名	性别	出生年月	参加工作时间	学历	从事工作岗位	职务或职称	籍　贯	离退休时间
刘正会	男	1930.02	1956.02		医疗	医师	邹平郎君	1975.12
王树珍	女	1934.09	1952.02	中专	护理	主管护师	高青高城	1990.12
张金枝	女	1939.10	1960.07	初中	药剂	中药师	邹平九户	1994.03
刘从俭	男	1935.10	1963.09	大本	医疗	副主任医师	青岛平度	1995.10
张　华	女	1941.11	1963.09	中专	医疗	主治医师	淄博张店	1996.12
朱洪云	男	1935.04	1959.09	大本	医疗	主任医师	浙江杭州	1997.04
马其忠	男	1938.10	1956.03	初中	医疗	主治医师	邹平郎君	1998.11
王红志	男	1938.12	1963.09	大本	医疗	副主任医师	长山大由	1998.12
夏尔平	男	1939.02	1957.03	初中	药剂	中药师	邹平西关	1999.03
李明忠	男	1940.02	1967.07	大本	医疗	院长、主任医师	里八田刘聚桥	1999.09
吴兰恩	女	1948.08	1966.06	大普	医疗	副主任医师	魏桥吴东	1999.09
郝本礼	男	1951.12	1967.07	大专	医疗	主治医师	魏桥临河	1999.09
王　旭	男	1941.03	1963.09	中专	医疗	副主任医师	黛溪中兴	1999.09
马培基	男	1944.09	1963.01	大专	医疗	主治医师	邹平西董	1999.09
张爱美	女	1946.11	1968.09	中专	财务	助会师	邹平西董	1999.09
罗公德	男	1940.08	1960.08	初中	医疗	主治医师	邹平长山镇	1999.09
邢裕河	男	1947.01	1968.07	大普	医疗	副主任医师	邹平明集	1999.09
王世浩	男	1943.01	1969.11	大专	医疗	主治医师	邹平长山	1999.09
王　珂	男	1942.06	1968.06	高中	医疗	主治医师	邹平	1999.09
曲秀贞	男	1947.04	1963.08	中专	医疗	主治医师	邹平韩店	1999.09
李君英	女	1946.08	1962.03	大专	医疗	主治医师	邹平镇碑楼	1999.09
严忠敏	女	1951.07	1969.05	大专	财务	会计师	上海	1999.09
张国碧	女	1944.08	1961.07	高中	护理	主管护师	重庆市合川区	1999.10
孙淑英	女	1949.03	1971.01	中专	医疗	主治医师	邹平北关	2004.03
朱秀荣	女	1950.07	1970.12	中专	护理	副主任护师	西董台头	2005.07
贾凤华	女	1951.09	1978.10	初中	护理	主管护师	邹平青阳	2006.09
孟昭慈	男	1947.05	1968.12	大专	药剂	副主任药师	山东青岛	2007.05
刘翠玉	女	1951.12	1973.08	大普	医疗	主任医师	邹平城里	2007.12
钟惠贞	女	1952.11	1976.11	高中	财务	助理会计师	邹平孙镇	2007.12

姓　名	性别	出生年月	参加工作时间	学历	从事工作岗位	职务或职称	籍　贯	离退休时间
巩建中	男	1949.06	1968.12	中专	医疗	副主任医师	邹平新民	2009.06
王　荣	女	1954.06	1976.11	中专	护理	主管护师	邹平鄢家	2009.06
孙连珍	女	1955.01	1976.11	高中	医疗	主治医师	邹平黄山办	2010.01
石艳君	女	1955.02	1974.09	高中	药剂	主管药师	淄博周村	2010.02
张　杰	女	1955.09	1977.08	中专	药剂	主管药师	邹平九户	2010.09
王秀玲	女	1955.11	1974.12	高中	医疗	主治医师	邹平码头	2010.11
刘　萍	女	1956.03	1970.03	中专	医疗	主治医师	桓台索镇	2011.03
李洪星	女	1956.05	1971.10	中专	护理	主管护师	西董东峪	2011.05
李文萍	女	1956.07	1974.06	中专	护理	主管护师	明集西闸	2011.07
刘东升	男	1951.08	1975.08	中专	中医	主治医师	山东淄博	2011.08
刘秀丽	女	1956.09	1975.09	中专	护理	主管护师	山东蓬莱	2011.09
张秀芬	女	1956.09	1973.01	中专	医疗	主治医师	青阳南陈	2011.09
刘俊华	女	1956.10	1975.07	中专	护理	主管护师	魏桥四河	2011.10
刘恒兰	女	1956.12	1975.08	中专	护理	主管护师	孙镇辉里	2011.12
鹿法源	男	1952.02	1969.03	中专	医疗	主治医师	邹平大刘	2012.02
王　莉	女	1957.06	1974.09	中专	护理	副主任护师	即墨刘家	2012.06
燕红芹	女	1958.01	1977.12	中专	护理	主管护师	山西大同	2013.01
赵　坤	男	1953.11	1975.11	大专	检验	主管技师	韩店西韦	2013.11
刘秀英	女	1958.11	1976.11	中专	药剂	主管药师	青阳刘家	2013.11
赵明义	男	1953.12	1977.08	本科	医疗	主任医师	邹平青阳	2013.12
王庆德	男	1930.04	1945.01			高级工	临沂沂水县	1975.05
李继美	男	1928.01	1952.06			高级工	邹平唐家	1981.06
孙跃华	男	1930.01	1948.10			高级工	明集西闸	1986.05
孙振生	男	1937.03	1955.03		医疗	高级工（医师）	邹平韩坊	1992.12
宋明智	男	1938.01	1958.12		医疗	高级工（医师）	邹平韩店	1992.12
王允海	男	1937.04	1959.01		药剂	高级工（主管药师）	邹平	1992.12
王秀兰	女	1937.02	1956.03		护理	高级工（护师）	韩店实户	1993.05
孙秀云	女	1942.11	1958.08		护理	高级工（护师）	邹平	1993.05
刘建敏	女	1940.07	1958.10	小学	药剂	高级工（药师）	长山大巩	1993.05
牛继兰	女	1942.10	1964.04		护理	中级工（护士）	明集牛家	1993.05
孙菊廷	女	1940.08	1958.12		医疗	高级工（医师）	码头延安	1993.05

姓　名	性别	出生年月	参加工作时间	学历	从事工作岗位	职务或职称	籍　贯	离退休时间
侯爱莲	女	1940.04	1960.03		医疗	高级工（医师）	邹平中兴	1993.05
毛英杰	女	1941.09	1960.05			普工	山东掖县	1993.07
景　春	女	1941.10	1958.06		护理	高级工（护师）	邹平镇黄东村	1994.08
杨秀贞	女	1944.08	1976.01			普工	邹平长山	1994.10
黄世清	女	1944.10	1962.10			高级工	山东青岛	1995.04
赵秀芬	女	1945.01	1961.06	中专	医疗	主治医师	邹平南营	1995.05
高秀珍	女	1944.10	1980.02		护理	护师	东营市广饶县	1995.08
吴桂华	女	1945.07	1978.05			普工	邹平魏桥	1996.05
邓爱英	女	1946.01	1966.01		医疗	医师	邹平礼参	1997.05
孙怀仁	男	1936.09	1956.01		医疗	高级工（医师）	邹平西黄镇	1998.11
王公爱	男	1938.07	1958.06		医疗	高级工（医师）	邹平郎君	1998.12
于秀英	女	1952.11	1971.11	高中	财务	助经师	黑龙江	1999.09
毕春香	女	1953.01	1969.03	初中	检验	检验师	邹平临池	1999.09
朱艳芬	女	1948.08	1973.07	初中		高级工		1999.09
石玉文	女	1950.11	1966.01			高级工	邹平长山	1999.09
马爱玲	女	1954.09	1972.04	初中		高级工	邹平西董	1999.09
尹素娥	女	1951.07	1968.04	高中		高级工	邹平西董	1999.09
成作山	男	1950.06	1969.07	初中		高级工	邹平明集	1999.09
张秀花	女	1955.04	1975.09	初中	会计	助会师	邹平	2005.04
王延华	女	1956.05	1984.02	初中		普工	淄博周村	2006.05
宋策茵	女	1956.07	1970.03	中专	心电	主管技师	安徽省定远县	2006.05
卢　玲	女	1956.10	1975.10	中专	护理	主管护师	高青县	2006.10
徐丽玲	女	1957.09	1980.04	中专	护理	主管护师	邹平黄山办	2007.09
崔美荣	女	1958.12	1976.08	中专	放射	主治医师	邹平	2008.12
卢玉梅	女	1959.10	1972.12	大专	医疗	主治医师	邹平	2009.10
李云花	女	1961.02	1975.10	高中	财务	初级工	明集二新	2011.02
崔入伍	男	1951.10	1969.12	初中		高级工	博兴龙居	2011.10
徐　滨	女	1962.11	1978.12	中专	护理	主管护师	长山永池	2012.12
田　燕	女	1962.12	1978.12	中专	护理	主管护师	魏桥里八田	2012.12
王秀玲	女	1963.06	1980.12	中专	护理	主管护师	邹平青阳	2013.06
王健明	女	1963.11	1982.10	高中	护理	主管护师	台子豆八	2013.11

姓　名	性别	出生年月	参加工作时间	学历	从事工作岗位	职务或职称	籍　贯	离退休时间
赵子兴	男	1931.08	1949.01	初中		主管医师	邹平中兴	1985.06
王树忠	男	1936.04	1952.10	中专		主治医师	邹平九户	1996.04
张文平	男	1945.09	1964.11	高中		主治医师	邹平孙镇	1999.08
赵华跃	男	1951.12	1969.03	中专	医疗	医师	黛溪抱印	2011.12
冯大怀	男	1950.02	1968.12	初中		普工	邹平孙镇	1993.05
杜玉洁	女	1937.12	1972.03	初中		中级工	邹平九户	1993.05
郭玉华	女	1951.01	1970.01	中专		主管药师	邹平东景	2001.01
刘恒云	女	1949.08	1980.05	初中		普工	高青花沟	1999.08
赵景常	男	1950.04	1969.12	初中		高级工	邹平杨堤	2003.10
周新铃	女	1954.03	1971.01	中专		主管护师	黄县	2004.04
董玉美	女	1956.08	1972.12	中专		主管药师	邹平孙镇	2006.08
耿玉珍	女	1958.07	1980.09	中专		主管药师	邹平西董	2008.07
李玉荣	女	1960.06	1978.12	高中		药师	邹平韩店	2010.06
郭　红	女	1962.10	1980.12	中专	药剂	主管药师	黄山代家	2012.10
高文娥	女	1963.12	1978.12	中专	检验	主管技师	邹平明集	2013.12
王孝成	男	1945.01	1958.08		会计		邹平东苑	1982.08

第三节　文化 宣传 外事

一、机构沿革

县中医院建院初期，由于人员少、规模小，没有设立专门的文化、宣传机构，亦没有专职的文化宣传干部。医院文化宣传方面的工作，一直归属医院行政办公室。

2011 年 4 月，县中医院宣传科成立。崔玲玲任宣传科主任，张艳为科员。2012 年 3 月，王超群、张璇先后调宣传科工作。至 2013 年底，宣传科共有 4 人，崔玲玲为主任，工作人员有张艳、王超群、张璇。

表 4-3-1　　2013 年底宣传科工作人员情况表

姓名	性别	学历	职务	职称	职称晋升时间	在本科工作时间
崔玲玲	女	大专	主任	助理馆员	2002.12	2011.4～
张　艳	女	本科		会计员	2013.9	2011.4～
王超群	女	本科		助理馆员	2013.12	2012.3～
张　璇	女	本科		助理馆员	2013.12	2012.3～

二、文化建设

县中医院建院初期，坚持以救死扶伤的革命人道主义精神、全心全意为人民服务的精神、精益求精的白求恩精神武装全院医务人员的头脑，用政治挂帅、自力更生、勤俭办院的思想指导业务发展，为医院的发展奠定了良好的思想基础。

二十世纪九十年代后，医院开始重视文化建设，以创建文明医院、文明科室为目标，大力提倡和发扬“院兴我荣、院衰我耻，以院为家、敬业奉献”的中医院精神，提出了“救死扶伤，病人至上，质量第一，全心全意为人民服务”的行医理念和“爱岗敬业、乐于奉献、开拓进取、精益求精、文明行医”的行业新风，在职工队伍中营造了“比、学、赶、帮、超、创新、开拓”的深厚文化氛围。

进入 21 世纪后，医院领导班子审时度势，与时俱进，确立了“以人为本，文明办院、内强素质、外树形象”的办院方针，提出了“院有重点，科有特色，人有专长，以人带科，以科兴院”和“中医为本，发展专科品牌，追求卓越”的办院方向，提出发扬中医院艰苦创业的优良传统、发挥中医中药的显著优势，发展特色学科，以病人为中心，两个文明一起抓的工作思路，起到了凝聚人心、指引方向、鼓舞斗志的积极作用。

2002 年，县中医院创作了由院长宋淑平和赵岩杉作词、李志邦和刘希华作曲的中医院院歌《永恒的诺言》（见附录一）。院歌歌词铿锵有力，气势豪迈，旋律雄劲，热情奔放，表达了全院职工团结奋进，一心为民，无私奉献的共同心声，有力地鼓舞了县中医院人的前进斗志。

2004 年，县中医院开展医院文化建设年活动，制定文化建设年实施方案，全面实施医院文化建设工程。挖掘展现中医院特点的医院文化，建设与医院硬件相匹配的医院软件系统，全力筑造医院精品，展现医院风貌，打造医院品牌。在文化建设项目及内容方面，提出了“四个建设”的目标：即建设高尚的医院道德文化，打造信誉品牌；建设优秀的医疗行为文化，打造服务品牌；建设先进的医疗科技文化，打造技术品牌；建设完善的医院组织文化，打造管理品牌。

2009年，县中医院发动全院职工和社会各界人士，集思广益，广征博采，精心制作了中医院院徽，确立了中医院院训，真实地表现了县中医院文化的核心内容。

县中医院院徽是由内部和平鸽和外部镶嵌有医院中英文名称蓝色圆形两部分组成。由象征中医院蓬勃发展的和平鸽、中医文化的阴阳鱼和象征卫生事业的红十字，巧妙地将象征神奇医术和中立医德的蛇杖镶嵌其中，稳重大气，内涵丰富，突出了县中医院的行业特点。蓝色的外圆象征着团结、和谐，医院的凝聚力，数字1983为建院时间，与橄榄叶一起在底部托起整个标志，尽显张力，寓意着托起生命和希望，弘扬中医药事业的信心和决心。传统和现代化元素相结合，充分体现了县中医院中医医院的角色、定位、理念和价值、文化观。

县中医院院训为："厚德、精术、继承、创新"。"厚德"为院训之首，突出了医者之首要条件，体现无私奉献的精神；"精术"就是要有精湛的医术，才能更好地为病人服务；"继承"为建院之基，要继承中医医术之精粹和"医乃仁术"之医德；"创新"是兴院之道，要发篁古义，融会新知。以科学发展观为指导，做到不断进取、创新发展。八个字各有重点，又融为一体，珠联璧合、互为呼应，体现了中医院的建院之宗旨和兴院之根本。

2011年4月，宋晨光担任中医院院长，更加注重医院文化建设。确定了"救死扶伤，立院为民"的办院宗旨，提出"个人学者化、科室科学化、医院学院化"的办院方针，弘扬"倡导人文关怀、创造满意服务"的服务理念，提倡"团结拼搏、求实创新"的团队精神，树立"诚信、清廉、爱岗、敬业、宽容、奉献"12字道德规范，使"以病人为中心、以质量求生存、以服务塑品牌、以创新求发展"的发展理念成为全院职工共同的文化追求、价值趋向和行为准则。

2013年9月，医院新门诊病房综合大楼启用。医院在大楼前后广场设立巨石，栽种国槐，搭建花架，营造了一个优雅的医疗环境。大楼内移动广告字幕、导医牌匾、宣传标语，传统中医宣传画琳琅满目。形成了一整套设计新颖、形象生动、特色独具的中医院文化体系，彰显了中医院的文化品位和深厚内涵，增强了中医院人的团队凝聚力、文化向心力和创新发展力。

三、文体活动

县中医院自建院以来，每年都利用法定节假日或院内重大活动，组织开展健康向上的文体活动，并积极参加上级举办的文艺联欢、体育比赛、知识竞赛、业务技能大赛等形式多样、丰富多彩的文体活动。通过组织和参与这些活动，起到了活跃职工生活，陶冶道德情操，鼓舞职工斗志，宣传医院形象的积极作用。

【体育活动】

建院初期，院内没有体育运动器材和活动场所，医护人员尤其是年轻人喜欢体育活动。早上起来坚持跑步，做广播体操、学习各种拳术，进行晨练。晚饭后沿黛溪河岸散步成为很多医护人员的习惯。

二十世纪九十年代期间，随着医院规模的不断扩大，人员越来越多，喜爱各种体育项目的人聚集到一块，成立了各种运动队伍，院内有篮球队、乒乓球队、羽毛球队等，经常利用业余时间进行训练和比赛。

2009 年 5 月 4 日“青年节”期间，中医院组织举办了篮球比赛。各科室纷纷派出代表队，龙争虎斗，奋力拼搏，展示了全院青年职工昂扬奋发、蓬勃向上的生命活力和青春风采。

2010 年 5 月 4 日，中医院举办职工运动会，项目有跳绳、踢毽子、拔河、乒乓球、羽毛球、绑腿跑等，跳绳比赛获前三名的选手是郭海英、巩瑞红、马秀娥；踢毽子获前三名的选手是赵秀梅、张丽萍、柴晓燕。全院参与职工达 300 多人，场面热闹非凡。通过比赛，加强了各科室的团队精神，展示了中医院人团结一致、拼搏向上的风采。

2012 年，医院重组了篮球队，经过认真地准备，5 月 4 日，中医院与移动公司等兄弟单位举行了友谊比赛，活跃了职工生活，增强了与兄弟单位的友谊。同时，举办了第三届庆“五四”青年节职工篮球赛，全院有临床、医技、门诊、后勤 4 个代表队参赛，经过几天的激烈争夺，医技科室代表队获得第一名。

2013 年，县中医院积极参与全县体育竞赛并勇创佳绩，有 30 多名医护人员参加的全县职工拔河比赛，取得了第三名的优异成绩，为县卫生系统争得了荣誉和光彩。

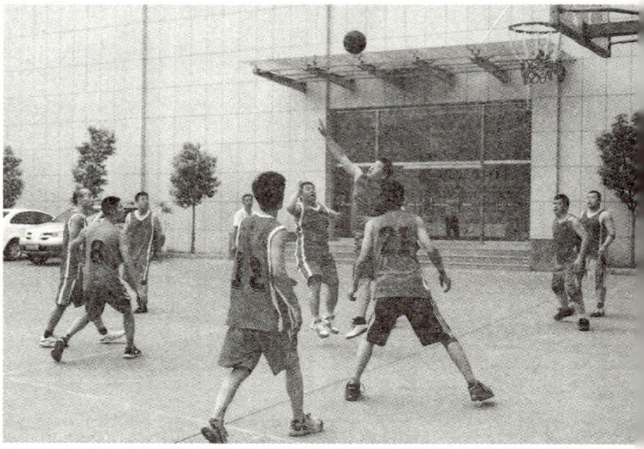

图 4.3.1　2012 年 5 月 4 日，中医院与移动公司举行篮球友谊赛

【文艺活动】

2000 年后，中医院经常利用节假日和庆典活动，组织职工开展丰富多彩的文艺联欢活动。广大医护人员自编自演，自娱自乐，歌颂院内的好人好事，宣传医护工作中的正能量。

2004 年 9 月，中医院举办了大型庆祝建院 20 周年活动，晚会上各科室医护人员踊跃献艺，有独唱、歌伴舞、诗朗诵、相声、小品、三句半，演出人员深情讴歌白衣天使救死扶伤、无私奉献的大爱情怀，成为中医院人的一次文化大检阅，形象大展示、精神大鼓舞、斗志大发扬。

2007 年 5 月 4 日，中医院举办第一届“青年歌会”，团县委书记商献文、县卫生局长马兴无等领导观看了演出。青年医护人员的歌声，赢得了到会领导和观众的阵阵喝彩，上级领导对青歌会给予了高度评价。

2010 年，医院举办了庆元旦文艺晚会，团支部、妇委会及各科室代表轮流上台表演，歌声此起彼伏，抒发了中医院人辞旧迎新、奋发向上、勇创一流的豪情壮志，展示了白衣天使热情奔放、宽容博爱的精神世界。

2011 年 5 月 12 日，在县卫生系统纪念第 100 个护士节文艺晚会上，中医院健身舞蹈队表演的健身球，年轻护士表演的充满异域风情的印度舞为晚会增添了光彩，赢得了阵阵掌声。

2012 年，医院举办了迎新春文艺晚会。“九九”老人节，去当地老年公寓为老年人表演节目并免费查体，邹平县电视台对此给予了热情报道。

为进一步丰富职工的业余文化生活，中医院还成立了 K 歌俱乐部，青年职工参与的热情极高，彰显了青春活力。

【元宵节灯展】

1985 年以来，县中医院年年参加县组织的元宵节灯展活动。每次参展都经过精心准备，围绕社会卫生健康和治病救人这一主题，不断翻新花灯的造型。有华佗再世灯、李时珍诊脉灯、八仙过海灯、龙腾虎跃灯等等，即展示了中医院医疗工作的成就和医院的文化品位，又突显了医护人员爱岗敬业、无私奉献的行业风貌。每年灯展都吸引了成千上万的观众驻足观赏，在全城灯展节上产生了很大反响。

【演讲竞赛】

县中医院自建院之始，就在职工队伍中开展比、学、赶、帮、超活动，并积极参与市、县组织的各种演讲活动。1999 年，刘琳获全县工会“祖国在我心中”演讲比赛三等奖。2001 年，韩贵玉获文明建县知识大奖赛一等奖。2005 年，崔双燕、刘红霞获县“爱在我心中”演讲一等奖。2008 年，韩彬获县“三优三满意”演讲三等奖。上述人员为县中医院争得了荣誉和光彩。

四、医院宣传

医院是社会文明的窗口，良好的品牌形象是医院的宝贵财富。开展积极有效的形象宣传是医院加强文化建设、打造医院品牌的重要内容。

2011 年 4 月，为切实做好宣传工

作，医院成立宣传科，配备得力精干人员，配备电脑、打印机、照相机、摄像机等器材。医院宣传科坚持围绕医院的发展思路、工作重点和目标要求，创新载体，巧用媒体，积极开展多形式、多层次、全覆盖的宣传工作。大力宣传推介医院新文化、新动态、新思想、新技术、新成果、新风尚，不断提高中医院的知名度和影响力。

中医院在院内设立了医院文化宣传标牌，在老门诊楼门厅内设立了流动字幕宣传牌，对院内中、高级职称的专家、医生的专业技术状况作详细介绍。新门诊病房综合大楼的门诊、急诊、挂号、药房、放射等科室及每层病房楼都安装了指示标牌，为全院职工配置了胸卡、胸牌，从而方便了患者就医就诊、医患沟通交流和群众批评监督。

中医院还在院内设立了多组固定宣传栏，宣传医院的各种医疗仪器、医疗新技术、服务项目、医疗保健新知识和医院重要工作动态，宣传栏定期更换内容，让广大市民群众及患者及时了解医院科技新成果，学习卫生保健新知识，关心支持中医院建设。

2011 年 5 月，中医院创办了对开 4 版铜版纸彩印的《邹平县中医院报》，成为展示医院改革成就、培养医院文化、宣传科技创新成果、弘扬医院新风正气的一方平台和阵地。院报辟有“新闻消息”“科室简介”“名医推介”“自制药剂”“养生指导”“医保知识”“名医访谈”“来信选登”等栏目，一版为新闻消息，二三版为业务专栏，四版为文艺副刊。《创刊号》上刊登了院长宋晨光《走创新发展之路，打造现代化中医院》的访谈文章。2013 年 5 月后，《邹平县中医院报》改为用普通新闻纸印刷。

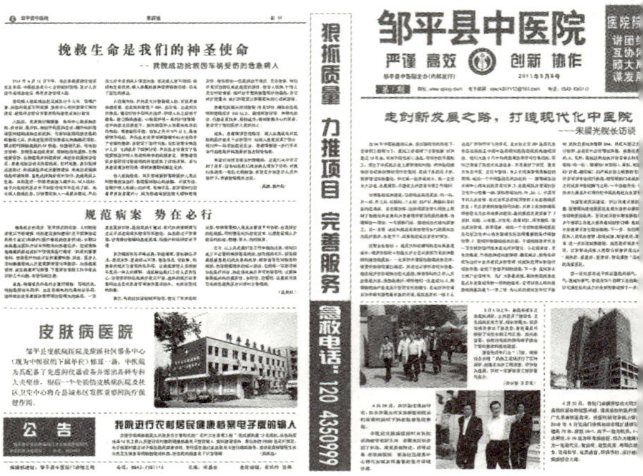
挽救生命是我们的神圣使命

规范病案　势在必行

皮肤病医院

公告

我院进行农村居民健康档案电子版的输入

狠抓质量　力推项目　完善服务

急救电话：120 4350999

邹平县中医院

严谨　高效　创新　协作

走创新发展之路，打造现代化中医院

——宋晨光院长访谈

图 4. 3. 2　《邹平县中医院报》

院报自 2011 年 5 月 6 日创刊，至 2013 年底，共出版发行 19 期。2011 年出版 8 期，对中医院东院的成立，医院的各种会议及各科室的各项活动进行了宣传与报道。特别是介绍了参与协办山东省第四届“中国环境与健康宣传周”暨中国农工民主党山东省委员会医药卫生“关爱行动”的宣传与报道。2012 年出版了 6 期，集中报道了各科室业务开展和医院的各项活动，特别是在医院创建三级甲等中医医院期间，在院报上重点体现，积极造势。2013 年出版了 5 期，重点报道了医院开展厉行节约、反对铺张浪费的教育活动及医改方面的相关情况。院报融政治性、思想性、资料性、知识性、趣味性于一体，文图并茂，设计新颖、中医特色鲜明，且丰富多彩，深受广大职工和病患者的喜爱和欢迎。

多年来，县中医院一贯重视新闻报道工作，发动医护人员和有写作能力的职工积极向县电视台、县电台、《今日邹平》《梁邹文化》写稿，反映医院改革发展的丰硕成果，弘扬医护人员拾金不昧、助人为乐、救死扶伤、爱岗敬业、廉医为民的新人新事新风尚，扩大社会影响力和形象吸引力。

2005年以来，县中医院多次与县电台、电视台、有线电视台、邹平县电影公司联系合作，合办专题栏目，制作播放专题广告，播发电视游动字幕，宣传防病保健知识，介绍医院医疗服务新技术、新动态、新科室、新仪器和医院涌现出的好人好事，既丰富活跃了人民群众的精神文化生活，又展示和树立了县中医院的良好社会形象。

2011年9月20日，县中医院经与邹平县广播电影电视中心积极协商，在邹平电视台开办了《中医院之窗》栏目。栏目坚持以宣传健康知识、传播健康信息、提供健康指南，服务人民健康、构建和谐医患关系为宗旨，自2011年10月1日至2012年9月30日，一年中共制作播出52期，每期约5分钟，每周四、周五在邹平电视台综合频道播出。期间，中医院如有重大新闻、重要活动，新的工作动态，医疗经验可随时调整到邹平新闻栏目中播发，对树立良好的院外形象起了积极的推动作用。

2012年12月26日，中医院与邹平广电广告有限公司就广告宣传事宜签订协议，广电广告有限公司为县中医院制作20秒的广告片，在为期一年的时间内，在山南5大生活区的LED屏幕，步行街、人工湖、体育广场LED屏幕每天播出分别不少于500、200、100、30次，塑造了中医院的形象，扩大了中医院的社会影响。

2013年1月，县中医院与邹平县人民广播电台合办《中医院快讯》《中医养生》等栏目。《中医院快讯》主要介绍县中医院的惠民政策、便民服务及各时期的工作动态，及时采访报道中医院发生的好消息、新医讯，医护人员救死扶伤、廉医为民的感人故事。中医院各科名中医专家做客电视台，讲解健康卫生知识，耐心解答患者提出的各种健

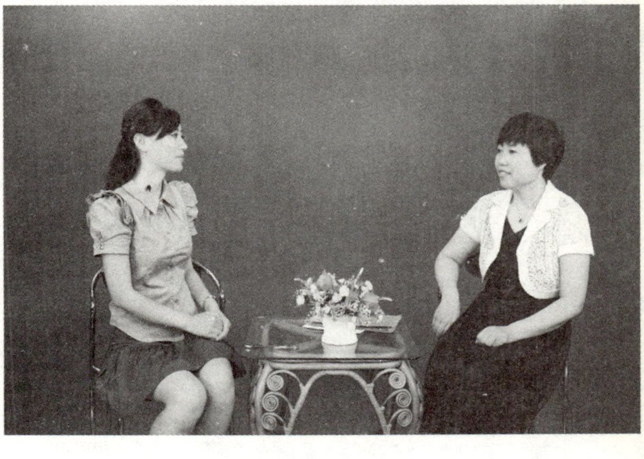

图4.3.3　著名中医专家李秀莲做客县电视台

康疑难咨询，科学讲解各种疑难病症的防治知识，虚心听取患者及家属、社会

群众对中医院诊疗服务方面的意见和建议。

同时，中医院还在邹平广播网开设《走进邹平中医院》点击区，介绍中医院及各科室，上传医生的简历、照片及坐诊时间。并将每周各科室医生在电台节目中就某种病例详细讲解录制的节目上传至邹平广播网。此二档节目以其信息量大、知识性强、可视性高、指导性好、趣味性浓，收到了较好的社会收视效果。

2008 年 8 月，县中医院为宣传医院优势，扩大服务影响，发挥先进传媒的作用，注册开通了邹平县中医院网站。网站地址为 heep：//www. zpzyy. com。同时成立了由院长宋晨光，副院长孙振杰、房玉忠、赵明义、办公室主任时霄霄为副主任，各科室主任为委员的邹平县中医院网编委员会，负责审定院网的办网方向和规划，指导网站的运作与管理。

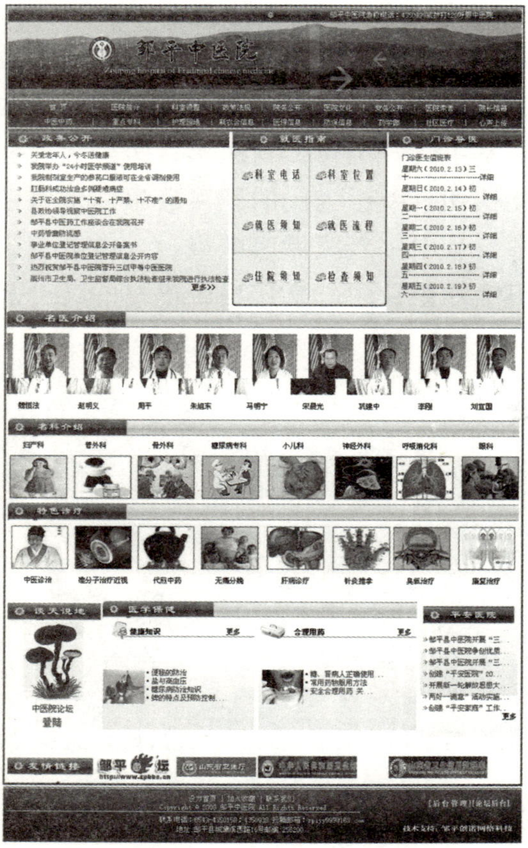

图 4. 3. 4　《邹平中医院网站》首页

邹平县中医院网站设有医院简介、科室设置、政策法规、院务公开、党务公开、院长信箱、重点专科、名科介绍、名医介绍、中医中药、护理园地、新农合信息、医保信息、医院文化、药学部、社区医疗、医学保健、心声上传等栏目。还设立了就医指南和门诊导医。公布中医院各科的著名医生及值门诊时间，公布各科室的值班电话、科室位置、就医须知、就医流程、检查须知、住院须知等，让群众足不出户就可了解医院的医疗条件和水平，大大方便了群众看病。

邹平中医院网站实行上网信息“三审”制度，提供的信息首先交科主任审签，然后交编委会业务副主任审签，重要的信息要由编委会主任审签。为使网站办得内容丰富多样，形式灵活生动，网站编委会积极组织全院职工投稿，并对各科室下达了稿件数量任务，设立了奖励政策。中医院网站已经成为宣传医院工作和医院文化的重要窗口和渠道。

五、外事往来

二十世纪八十年代，根据中美互派留学生和研究学者的文化协议，邹平县被国家确定为首批对美国学者连续蹲点式开放考察点。通过美国学者1986年的试考察，确定从1987年到1992年连续进行5年的考察活动。后由于多种原因，考察活动一直延续下来。期间，邹平县中医院先后接待了5名美国专家学者到医院考察医疗卫生工作。分别是美国北卡罗莱纳大学教授冯珠娣（中文名）、任柯安、美国北卡罗莱纳大学学者韩德森、美国依阿华州立大学人类学副教授黄树民（中文名），美国匹兹堡大学人类学博士研究生傅静（中文名）。

1987年6月24日，美国依阿华州立大学人类学副教授黄树民，到县中医院就传统文化背景下的保健与医疗进行考察，时任县中医院副院长张志超向客人介绍了有关情况，并陪同到医院各科室进行了参观考察。同年8月18日至27日，美国北卡罗莱纳大学学者韩德森就同一课题（传统文化背景下的保健与医疗）到孙镇冯家村驻点考察，期间某日，突发疾病，在县外事办史昌祥主任陪同下到县中医院就诊，县中医院李明忠院长详细查看病情施以针灸及药物治疗。治疗期间，就韩德森考察课题所涉及的内容与之进行了交谈交流，韩称到中医院不仅治了病，且亲身体验了中国传统文化背景下的保健与医疗情况。

自1991年6月，美国北卡罗莱纳大学教授冯珠娣先后5次到中医院就邹平县的妇女保健状况及县中医院医疗机构设置、中医在医疗中的作用、中医院临床治疗、中医与家庭卫生保健等项目进行考察，与时任院长李明忠及部分医护人员进行了多次座谈，并到有关科室进行了实地考察。冯珠娣回国后撰写的考察报告及学术研究文章在美国多家媒体发表，客观反映了邹平的真实情况，为外界了解邹平、了解中国提供了翔实的材料。

1991年7月，邹平县医学会特聘美国伊阿华州立大学人类学教授黄树民为中华医学会邹平医学会顾问，聘请日本国名古屋市山东医院院长惠京子博士为邹平医学会名誉理事长。

1994年10月7日，美国匹兹堡大学人类学博士研究生傅静到中医院就中国妇女孕期在家庭中的地位及社会关系进行考察。县中医院副院长张素红陪同考察，妇产科赵秀芬、李红等参加座谈，傅静与妇产科全体人员留影纪念，称县中医院考察工作给她留下了深刻印象。

1995年6月4日至10日，美国北卡罗莱纳大学教授冯珠娣、学者任柯安连续数日到县中医院就中医与家庭卫生保健进行考察，时任院长孟昭慈进行接待，向客人介绍中医院有关情况，并由副院长张素红陪同，到有关科室进行实地考察、了解情况。客人边走边看不断提出许多感兴趣的问题与医护人员甚至病患者交谈。中午到职工病员食堂就餐，考察结束后还到院长孟昭慈家中做客，与多名医务人员合影留念。

美国学者对邹平县中医院的连续考察，见证了邹平改革开放30年卫生事业发生的历史巨变和取得的辉煌成就，起到了让世界更好地、更全面的了解中国、宣传邹平的重要作用。同时也使邹平县中医院成为展示中国改革开放成就的重要窗口，在邹平县中医院发展史上具有重要的历史意义。

第四节 病案 图书 档案

一、机构沿革

【病案室】

1993年12月，县中医院始设病案统计科，肖慧任主任。业务分病案管理和统计两部分，有肖慧1人负责。

1996年1月，中医院中层班子调整，肖慧为病案室副主任。5月，黄世清（返聘）、王荣、杨翠萍先后调入病案统计科工作。黄世清、杨翠萍负责统计、报表、奖金核算，肖慧、王荣分管病历收集、整理、归档、借阅等工作。

1997年3月，杨翠萍调出。

1998年，因工作需要，王荣调离病案统计科，科内工作人员减至2人，肖慧为副主任，工作人员黄世清。

2000年7月，付丽艳调入病案统计科工作。12月，付丽艳又调离本科。

2002年7月，返聘工作人员黄世清调离，病案统计科只剩1名工作人员。2004年1月，赵艳丽调入病案统计科，12月，又调出。

2005年3月，徐滨调入病案统计科。同年，统计工作从病案统计科分出，归信息科，病案统计科更名为病案科，业务只负责病案管理。

2010年1月，张艳芬调入病案科。12月，韩君、张燕调入病案科，科内人员增为5人。

2011年3月，张涵调入病案科。4月，张燕从病案科调出。

2012年12月，徐滨退休离岗，病案科有工作人员4人。

2013年11月，邢红艳调入病案室。至年底，病案科共有工作人员5人，肖慧任主任，张艳芬、韩君、张涵，邢红燕为科员。有开放式病案厨和密集式病案架38个。

表 4－4－1　　2013 年底病案室工作人员情况表

姓　名	性别	学历	职　务	职　称	职称晋升时间	在本科工作时间
肖　慧	女	大专	主任	主管护师	1999. 12	1993. 12 ~
韩　君	女	大专		主治医师	2012. 12	2010. 12 ~
张艳芬	女	大专		主管护师	1999. 2	2010. 1 ~
张　涵	女	本科				2011. 3 ~
邢红燕	女	大专		助理会计师	2008.	2013. 11 ~

【图书室】

2004 年 5 月，县中医院设图书室，归人事科管理。

2013 年，县中医院行政职能科室调整，图书室仍由人事科负责管理。只是从行政科室的序列中去掉了图书室的编制。

【档案室】

县中医院无专门的档案管理机构，历年所产生的档案分散归科管理。行政文书档案由院部办公室管理，人事档案由人事科管理，病历档案由病案科管理，财务档案由财务科管理，基建档案由基建科管理。管理人员亦多为兼职。许多档案分散管理，亦不甚规范。

二、病案管理

病案是医务人员诊疗活动中对病人健康状况和诊治过程的全面原始记录，是医护人员进行正确诊治的科学依据，是临床教学、科研和医院管理不可缺失的“参谋”资料，具有重要的法律作用。病案管理工作主要是对已出院病人的病案，通过有效地管理方法，进行分类，建档，从而达到科学的管理。

1993 年，县中医院成立病案统计科。开始负责全院病案管理及医院卫生统计、绩效工资核算、各科医生工作量统计、医技科室工作量统计核算、全院考勤统计、病历收集、整理、登记、分科、分类、分疾病登记、归档、病案复印、统计报表上报等工作。初时，病案管理和医疗统计全靠手工书写、算盘计算来完成。

2002 年，统计工作移交给信息科负责，病案统计科正式更名为病案室，配备了电脑 1 台，单独完成病案管理一项业务。

2003 年，国家卫生部出台了关于《医疗事故处理条例》，其中明确了病历复印的规定，突出了病历档案的法律价值，增强了病历档案的公开度、透明度。自此，中医院使用病历档案的人数开始逐年增加。

2004 年，因工作需求增大，病案室配备了 1 台复印机，方便患者及病人家属进行病历复印。病案室在工作人员不足的情况下，同时担负起了病历复印的工作，当年复印病历 1200 多份，门诊病历达 300 多份。

同年，病案室建立了多项病案管理制度和病案借阅管理制度。对病案在形成过程中的各项内容、形式是否符合标准、规范和要求，与医疗过程和医疗质量是否一致进行监督管理，由直接责任人负责。同时，对病案借阅进行有效管理，保证借阅资料登记清楚、完整，及时归还。新的制度制定后，病案的书写实现了完整规范，病案能够及时上交。病案管理人员能够及时收集并整理归档，使本院的病案质量达到部颁要求。

2012 年，医院升级为三级甲等中医医院，病案室新增电脑 2 台。随着医院工作的开展，病案室的工作量随之增加，每天复印病历数多达 40 余份，门诊病历多达 10 余份。为了更加有效地开展工作，病案室重新规范了科室制度，建立了考勤制度及各科疾病分类制度，制定了各科病历上交登记簿和未归病历追踪登记表，使得病历管理工作上了一个新的台阶。

至 2013 年，病案室逐步形成了一套完善的管理系统，相继建立了疾病分类系统、病案编号系统、患者出入院登记系统。同时成立了由院长宋晨光任主任，副院长朱旭东、院长助理医务科主任韩守峰、病案室主任肖慧为副主任的医院病案管理委员会。完善各科病历上交登记簿、借阅病历登记薄以及差错事故登记薄。病案室已具备一定的规模，有开放式固定病案橱和密集式移动病案架共 38 个，保存了自 1994 年成立至今的近 15 万份病房病案，4 万份门诊病案。在收集的病历中，甲级病历所占比例达 85% 以上。多年来，送达病案室的病历完整规范，无一丢失，为医院进一步的发展提供了重要的实用价值，特别是随着中医院深化改革的进行，严格执行《医疗机构病历管理规定》，使病案管理工作提升到一个新的水平。

三、图书管理

2004 年 5 月，县中医院设图书室，归人事科管理。是年，购进图书 975 册，其中执业药师考试教材 34 册，西医教材 48 册，中医教材 46 册，心脑血管书籍 74 册，医院管理书籍 15 册，神经内科书籍 32 册，急诊急症书籍 42 册，呼吸系统书籍 25 册，血液系统书籍 15 册，老年高血压书籍 8 册，外科书籍 52 册，妇科书籍 31 册，性病书籍 4 册，中医学会书籍 10 册，儿科学书籍 9 册，护理学书籍 47 册，检验学书籍 17 册，中药书籍 16 册，心电图书籍 18 册，眼科书籍 9 册，口腔书籍 1 册，西药书籍 1 册，中西医结合书籍 12 册，肿瘤书籍 81 册，中医药书籍 260 册，内科书籍 67 册，保健品加工书籍 1 册。新进光盘 23 盘。本年度原中医院李明忠院长捐书 366 册，其中中医书籍 298 册、中药书籍 68 册、法律书籍 3 册。图书管理员对以上图书进行了分类、整理、登记，建立图书目录索引卡片，以便查阅、借阅图书。

2005年，购进图书19册，其中涉及急诊急症1册，西药1册，超声1册，内科6册，外科4册，微生物2册，手术室护理3册，病例诊断1册。订阅杂志85种，其中中医中药类12种、病理1种、检验类1种、放射类1种、护理类6种、医疗设备1种、心脑血管5种、肿瘤5种、医院管理2种、临床医疗46种、心电一种、其他3种。办理借阅图书180人次。

2006年，购进图书14册，其中血液细胞基础学1册，外科病理学2册，眼科2册，超声1册，消化系统疾病鉴别诊断与治疗学2册，现代血细胞学图谱1册，新编药物学3册，口腔固定修复的临床设计1册，医疗器械生产经营行政审批与监督管理操作规范及专项整治工作方案实施手册1册。订阅杂志86种。

2007年，购进图书72册，其中临床检验2册，孕产妇、婴幼儿用书27册，临床诊疗指南、“三基”训练43册。订阅杂志80种。

2008年，购进图书3册，其中颅脑外科临床解剖学1册，儿科护理1册，新发感染病临床诊疗对策与常见病药物使用及疑难病例解析手册1册。订阅杂志87种。

2009年，购进图书4册，其中药物学3册，口腔科疾病并发症鉴别诊断与治疗1册。订阅杂志86种。

2010年，订阅杂志91种。

2011年，购进烧伤学用书6册。订阅杂志86种。

2012年，购进图书253册，其中心电图用书2册，肺动脉高血压1册，糖尿病学1册，抗菌药物临床应用管理办法实施手册2册，临床遗传学1册，骨髓病理学1册，实用流式细胞术血液病篇1册，疑难问题解析血液科1册，临床检验掌中宝1册，骨髓增生异常综合征1册，中国针吸脱落细胞病理诊断学多媒体图谱1册，中医临床路径22个专业95个病种（合订本）60册，22个专业95个病种中医诊疗方案（合订本）60册，24个专业105个病种中医临床路径60册，24个专业105个病种中医诊疗方案60册。订阅杂志87种。

2013年，订阅杂志87种。

书籍购回后，由人事科负责保管，及时登记、装订、分类，建立图书目录索引卡片，以便查阅。

图书室借阅每周一至周六为开放时间，图书室规定借阅者每次借书不得超过规定时间和数量，对图书应妥善保管，不得在图书上乱批乱画，或撕剪、涂写、损坏与丢失，否则加倍赔偿。

图书室内保持清洁，安静和应有的照明度，密切配合医疗、预防、教学、科研等各项任务，主动提出有关情报资料，定期介绍新书刊内容，做好防火，防虫蛀，防潮工作。

四、档案管理

院部办公室存1992至2013年文书档案共34卷，所存档案分为永久、长期（30年）、短期（10年）3个等级。其中，永久性档案12卷，长期（30年）档案8卷，短期（10年）档案4卷，无标识时间的10卷。

人事科设有人事档案室，存全院职工（包括正式职工，人事代理人员、离退休人员）个人档案千余份，全部经过精心整理，每人的材料装入一盒，共计有6铁橱千余盒。此为职工个人档案副本（册），个人档案正本按有关规定存县局档案室（馆）。另人事科还存职工队伍及职业构成方面的档案、干部任免方面的档案、职称评定和人员聘任方面的档案、全院人员职称学历构成及工资调整、工资改革、工资管理等方面的档案若干卷，上述档案都经科学分类，按时间顺序进行了整理，有的已装订成卷，有的只做了分类、有专橱储存。

医务科有档案橱柜2个，保存各类档案资料近百盒，内容涉及医疗业务管理、医疗质量控制管理、医院感染管理、各项规章制度、医德医风教育、医务人员岗前培训、在职教育等，各类资料都做到了科学分类，分橱盒保存，并有检索目录。医务科档案一是比较系统齐全，二是内容翔实。例如在职教育档案中不仅有教育计划、课程安排、教授人情况，而且存有授课人的教案，教育效果等方面的资料和情况，大大提高了档案的使用功能。

护理部保存有全院所有护理人员的个人档案和工作档案，详细记录了每个护士每年的工作情况和表现。还保存有护理队伍变化、护理工作管理、护理质量管理、护理服务质量管理、护理人员学习培训与进修、护理工作科研活动等方面的档案。这些档案，全面、系统地反映了县中医院护理工作的历程和现状，对于总结历史经验，日常工作考察具有重要的参考和依据作用。

基建科保存有工作过程中形成的原始档案。有政府部门的批复，征用土地协议，基建立项文书，建筑图纸，招标中标、施工合同、工程竣工验收合格证书，等等。

财务科档案多为历年院内财务形成的账簿，报表，原始凭证，还有历年的财务制度、规定之类。基建、财务二科的档案，是中医院重要的历史记载，具有重要的法律效能，是值得永久保存的历史档案。

病案室自1994年至2013年底，共收集整理保存病历档案15万余份，其中甲级病历占85%。

其他各医疗、医技科室也保存着各自的许多档案资料，有的经过分类装订，大多数因工作中经常查阅，只做分类专橱（盒、袋）保存。

县中医院各类档案由各有关科室分别管理，各科室都有兼职档案管理员，配备有存放档案的专用橱柜，落实了防火、防尘、防潮、防鼠、防霉变措施。建立了档案保密、提供利用、统计、检查和销毁制度。各科室每年都抽调一定力量，对当年形成的档案依据档案归档范围进行分类、整理、立卷、装订，并根据保存期限，分别进行存放。

2010年以来，县中医院积极开展档案的利用工作。各有关科室热情接待查阅档案人员，努力提供原始档案资料，尤其是病历档案资料，为贯彻党的路线、方针、政策，为医院领导决策，为落实各项政策、处理有关问题提供了依据，收到了应有的成效。亦为此次编写院志提供了大量翔实珍贵的历史资料。

第五节　计划生育管理

1983年县中医院建院后，即成立计划生育领导小组，成员有张志超、王振江、赵秀芬3人组成。院计生领导小组负责全院计划生育管理工作。计生领导小组下设若干兼职计生干部，负责计生方面的具体工作，主要工作为贯彻执行党和国家的计划生育法律法规，宣传教育提倡避孕、节育和晚婚，根据有关政策规定，出示结婚证明，办理生育证、独生子女证，统计全院年度出生、死亡、结婚、节育、流产等有关数字和信息。

1985年，中医院就制定了《关于计划生育工作的规定》，对计划生育实行“一票否决”，凡违反计划生育规定者，年终不准评为先进和优秀，不得提职晋级，情节严重者，给予解聘职务、罚款、降职降级直至辞退等行政纪律处分。

1991年，根据上级有关文件精神和县内统一布置，对不符合生二胎和抱养子女条件的个别人员分别进行了罚款和行政处分，对全院的计生情况进行了一次彻底的清理。

1992年，中医院制定了计划生育检查考核有关规定，进一步健全了计划生育制度，使全院计划生育工作有计划，有部署，有检查，有总结，有评比。

1993年，为加强对流动人口的管理，医院制定了“关于加强流动人口计划生育管理的规定”，对医院停薪留职外出人员，全部纳入管理，并为他们办理了流出证，每季度进行一次查体，保证他们能够自觉地执行计生政策。

1995年，医院对计生领导小组进行了调整，贾玉东任兼职计生主任。对全院的育龄妇女、子女数量、出生时间、户籍状况进行了彻底的清查。在此基础上，建立六簿一档（即出生、结婚、使用药具、引流产、新婚计划、死亡登记6簿和育龄妇女个人档案）

2002年，国家《人口计划生育法》颁布实施后，医院组织全院干部职工认真学习，提高对计划生育基本国策的理解和认识，增强法制观念。每年年初，医院都与计划生育对象和新进医院的青年新婚职工签订计划生育目标管理书。同时，要求妇产科、B超室工作人员认真落实《山东省禁止医学需要鉴定胎儿性别和选择性终止妊娠的规定》《计划生育技术服务管理条例》，与有关科室负责人签订责任书，层层落实责任，及时兑现奖惩。妇产科严格执行凭《生育证》接生制度，严格审查孕妇所持证件，并做记录。

2005年，中医院调整计划生育领导成员后，根据中医院的实际情况将全院育龄妇女分为5个小组，每组设一名组长具体管理，并对全院育龄妇女重新整理档案，与未婚女青年签订晚婚合同，已婚女青年签订晚育合同，建立了女性初婚和生育情况公示板，以利全体职工进行监督。

2006年至2010年，中医院的计划生育管理工作由一把手负总责，分管院长靠上抓，每年召开一次计划生育会议，把计划生育工作作为医院工作的重要部分。对所有女职工根据五种类型，分别建立未婚妇女档案和育龄妇女档案。重点加强了对新进人员和流出人口的管理。各科室落实计划生育责任制，协同管理，把计划生育作为年终考核的重要依据，实行计划生育一票否决。

2011年，县中医院开展人口计划生育管理服务提升年活动，成立活动领导小组，把计划生育工作与医院工作同部署，同检查，同考核。

2012年，医院领导班子调整，中医院同时调整充实了计划生育领导小组，由院长宋晨光任组长，副院长孙振杰和院长助理、护理部主任贾玉东任副组长，贾玉东兼任计划生育办公室主任。刘晓鸥为计生专干。医院女职工日渐增多，按照每50名育龄妇女划分一个小组的要求，全院共划分为9个育龄妇女小组，每组设一名计生小组长，做到层层有人抓，处处有人管的规范性管理。

至2013年，县中医院未发生一例计划外生育，晚婚晚育率一直保持在99%以上，连续多年被评为市、县计划生育先进单位。

第六节　医保与新农合

一、机构沿革

【医保科】

新中国成立后，县内国家机关工作人员和企事业单位职工实行公费医疗制度，其管理机构为公费医疗管理委员会（领导小组），大多数时间隶属于政府部门、财政部门、卫生行政部门。县中医院被定为公费医疗定点医院，病人凭介绍信或医疗卡看病，其医疗费用由医院财务科与有关部门结算。

2001年，公费医疗制度改革。同年，县中医院根据上级的指示和实际工作的需要，成立中医院医疗保险办公室，李学民任主任，主持医疗保险办公室工作。始时，办公室就李学民1人。

2005年3月，医保办公室改称医保科，中医院文件公布李学民为副主任。7月，刘方雷调入医保科，协助李学民管理医保工作。

2007年2月，刘方雷调离医保科。

2008年5月，高和平调入医保科。

2009年10月，杨淑妍调入医保科，医保科人员增至3人。

2010年8月，杨淑妍被任命为医保科副主任。同年，张翠萍、刘海荣、李秀娟调入医保科。

2011年5月，郭琳调入医保科工作，高和平调离。12月，中医院文件公布，李学民为医保科主任。

至2013年底，医保科共有工作人员6人，李学民为主任，杨淑妍为副主任，郭琳、张翠萍、刘海荣、李秀娟为科员。

表4-6-1　2013年底中医院医保科工作人员情况表

姓　名	性别	学历	职 务	职 称	职称晋升时间	在本科工作时间
李学民	男	本科	主任	主管药师	1999.12	2001.　~
杨淑妍	女	本科	副主任	副主任医师	2013.12	2009.10 ~
郭　琳	女	本科		助理馆员	2013.12	2011.5 ~
张翠萍	女	中专		护师	2000.10	2010.　~
刘海荣	女	中专		会计员	2005.3	2010.　~
李秀娟	女	中专		会计员	2002.3	2010. ~

【新农合办公室】

2004年，中医院农村合作医疗办公室成立，院长助理孙振杰兼任办公室主任，王美任副主任，全科共有工作人员6人，王美、王学、袁红梅、邢红燕、苗静、张太雷。

2005年3月，中医院文件公布，孙振杰为农村合作医疗办公室主任，王美任副主任。8月，毕研更调入合作医疗办公室。

2006年10月，袁红梅任合作医疗办公室副主任。

2007年6月，中医院重新公布聘任中层领导职务，孙振杰副院长兼任合作医疗办公室主任，王美、袁红梅为合作医疗办公室副主任。4月，刘爱红调入合作医疗办公室。办公室人员增为8人。

2009年5月，孙振杰不再兼任办公室主任一职，袁红梅被聘任为合作医疗办公室主任。

2010年8月，李雪调入合作医疗办公室。

2011年1、2月，张春燕、王娜先后调入合作医疗办公室。

2012年6月，张太雷被聘为新型农村合作医疗办公室副主任。

至2013年底，新农合办公室共计有11人。主任为袁红梅，副主任王美、张太雷。人员有毕研更、邢红燕、王学、苗静、刘爱红、李雪、张春燕、王娜。

表4-6-2　中医院新农合办公室主任副主任任职情况表

科　名	职务	姓　名	性别	任职时间	备　注
农村合作医疗办公室	主　任	孙振杰	男	2004. ~2009.5	副院长兼
	副主任	王　美	女	2004. ~	
	副主任	袁红梅	女	2006.10~2009.5	
	主　任	袁红梅	女	2009.5~	
	副主任	张太雷	男	2012.6~	

表4-6-3　2013年底中医院新农合办公室工作人员情况表

姓名	性别	学历	职务	职　称	职称晋升时间	在本科工作时间
袁红梅	女	本科	主　任	馆员	2004.12	2004.6~
王　美	女	本科	副主任	主治医师	2005.12	2004.6~
张太雷	男	本科	副主任	助理会计师	2011.12	2004.6~
王　学	女	大专	审核员	馆员	2006.11	2004.6~
李　雪	女	本科	审核员			2010.8~

姓名	性别	学历	职务	职　称	职称晋升时间	在本科工作时间
苗　静	女	大专	审核员	馆员	2006. 11	2004. 6 ~
毕研更	女	大专	会计	主治医师	2003. 12	2005. 8 ~
王　娜	女	本科	会计	助理馆员	2011. 12	2011. 2 ~
张春燕	女	本科	审核员			2011. 1 ~
邢红燕	女	大专	会计	助理会计师	2008. 12	2004. 6 ~
刘爱红	女	本科	审核员	主治医师	2006. 12	2007. 4 ~

二、医疗保险

县中医院医疗保险科主要是执行县医疗保险的方针、政策，对中医院的临床医生、护士等医疗服务行为实施行政管理，为参保病人做好入院、转院审批服务工作，负责记账、收费汇总的协调及结算，保证医保资金及时到位，同时负责医院医疗新技术（项目）报批管理，做患者和医院以及县医疗保险事业处的桥梁，及时上传下达，遇到问题及时沟通，减少矛盾。

2002 年，县政府对基本医疗保险制度进行了补充，提高了报销的标准，同时扩大了特殊病种的报销范围。县医疗保险事业处为全县参保职工免费发放预防“非典”药物，医保办公室积极协助，宣传上级政策，协助县医疗保险事业处圆满完成了各项任务。

2004 年 1 月，《工伤保险条例》颁布实施，全县工伤保险社会统筹工作全面启动。医保科主要将在本院住院的、已认定为工伤保险病人的住院情况进行审核、备案并存档。

2006 年，启用金保工程，制定“定岗医师”制度，医保科对临床医师进行了统计并上报县医疗保险事业处审批。“定岗医师”制度的建立，使医保科对临床医师的监督和管理工作更加的明确规范，同时也增强了临床医师执行基本医疗保险政策规定的责任感，能够更好地为参保病人服务，确保了各项医保管理工作的完成。

2008 年 7 月 1 日，城镇居民医疗保险正式实施市级统筹，医保科将城镇居民医疗保险纳入监管范围。是年 9 月，社会保障卡开始更换，医保科积极协调工作。是年，县政府办公室下发新的企业职工生育保险办法，对全县生育保险工作的具体实施细则做出明确规定，邹平县中医院被定为生育保险定点医院。医保科主要负责在本院入院的生育保险病人的咨询及管理结账工作。

2009 年，县医疗保险事业处组织全县城镇职工免费健康查体、接种流感疫苗、发放预防 N1H1 甲流合剂，医保科积极地参与并协调工作，圆满完成查体任务。

2011 年，开始实施执业医师信用

档案制度，医保科协调信息科进行网站的初期录入及日常的维护与管理。是年，中医院收治城镇职工参保住院患者1600多人次，共支付统筹1300多万元；收治城镇居民住院患者300多人次，共支付统筹100多万元。

2012年，收治城镇职工参保患者住院2000多人次，医保垫付1330多万元。收治城镇居民住院290人次，医保垫付80多万元；

2013年，城镇职工住院2400多人次，医保垫付1300多万元；城镇职工320人次，医保垫付70多万元。

医保科严格认真地执行县医疗保险的方针、政策，并积极的协助县医疗保险事业处对医院的医疗保险工作进行监督和管理。中医院先后连续被评为“县医疗保险定点医疗机构先进单位”。

三、新型农村合作医疗

县中医院新型农村合作医疗办公室成立于2004年，主要承担全县在中医院就诊的所有参加新型农村合作医疗的病人医疗费报销业务，同时还承担黄山、黛溪两个办事处外诊病人的报销业务和60多个乡村卫生室的报销业务。新农合成立初期，医疗费报销结算、报账、卫生室门诊退账全部为手工操作。

2004年，参加新型农村合作医疗的人员，每人每年筹资35元，其中市补助3元，县补助10元，镇补助7元，农民个人交15元。后每年筹资标准都有提高，各级补助的钱数也有变化。至2013年，每人每年筹资提高到360元，其中省补助132元，市补助8元，县补助140元，农民个人交80元。

参合人员住院医疗费报销比例2004年为全部费用的20%，年最多报销封顶线为1万元。后历年都有变化。根据住院医疗费的多少制定不同的报销标准。至2013年，住院医疗费报销比例为0.5~5万元的按55%报销，5~8万元按65%报销，8万元以上的按75%报销，年最多报销封顶线为10万元。中医药费用在原报销比例的基础上再提高10%。20种重大疾病按70%比例报销。

门诊病人医疗费报销，2004年为每人每年10元，后进行过多次调整，至2013年为每年每人100元。14种慢性病门诊费用按50%比例报销，年最高报销封顶线为5000元。肾病透析、血友病门诊费用按70%比例报销。

2005年，改用电脑自动结账报销。

2008年，中医院新农合办公室获“县新型农村合作医疗规范化建设先进单位”称号、“县新型农村合作医疗管理工作先进单位”称号。

2009年6月，获“山东省农民最满意的新型农村合作医疗机构”称号。

2010年，共报销住院金额1790万元，报销7600人次。2010年，乡村卫生室共报销金额142万元，报销45000人次。

2011年，共报销金额2293.63万

元，报销 8963 人次。

2012 年，共报销 2166.89 万元，报销 8072 人次。

2013 年，共报销 2223.07 万元，报销 8455 人次。约占全县报销金额的四分之一。同时还承担全县的优抚、低保所有在中医院住院的住院和门诊的报销业务。

2013 年，获“山东省新型农村合作医疗先进集体”荣誉称号。

表 4-6-4　新型农村合作医疗历年人均筹资情况表　单位：元

年份	人均筹资	其中：省	市	县	镇	个人
2004	35		3	10	7	15
2005	38	3	3	10	7	15
2006	57	22	3	10	7	15
2007	57	22	3	10	7	15
2008	84	38.5	2.5	25	3	15
2009	100	38.5	4	37.5	—	20
2010	140	51.7	4	54.3	—	30
2011	260	94	6	100	—	60
2012	310	112	8	120	—	70
2013	360	132	8	140	—	80

表 4-6-5　新型农村合作医疗历年住院病人报销医疗费标准

年份	0.5~1 万元（%）	5~8 万元（%）	8 万元以上（%）	最高报销额（元）
2004	20	20	20	10000
2005				
2006				
2007				
2008				
2009				
2010	45	50	50	50000
2011	45	50	55	60000
2012	50	55	60	100000
2013	55	65	75	100000

第七节 信息统计

一、机构沿革

2003年3月，县中医院始设信息科，王会任信息科副主任。

2005年6月，统计工作从病案统计科分出归信息科，信息科正式成立。办公室设在老门诊楼三楼，王会任信息科副主任，会计员付丽艳、张颂华从病案统计科调入信息科，信息科共有工作人员3人。

2006年4月，郭晓菲调入信息科，5月，调医保处工作，信息科仍为3人。

2007年6月，中医院重新聘任中层领导，王会被聘为信息科副主任，主持工作。11月，商伟伟从收款处调入信息科，信息科增至为4人。

2008年5月，郭晓菲从医保处调回信息科，12月，谷晓媛调入信息科，信息科增至为6人。

2009年5月，赵燕齐调入信息科，信息科增至为7人。

2010年3月，医院发文公布，王会任信息科主任。7月，赵栋调入信息科。8月，赵娜从收款处调入信息科，信息科增至为9人。

2011年1月，赵钰洁调入信息科。3月，赵栋借调到医保处工作。

2013年2月，付丽艳因病去世。

至2013年底，信息科共有人员8人，主任为王会。

表4-7-1 2013年底中医院信息科人员情况表

姓名	性别	学历	职务	职称	职称晋升时间	在本科工作时间
王会	男	本科	主任	会计员	1996.8	2003.3~
张颂华	女	专科		主治医师	2000.8	2005.6~
郭晓菲	女	本科		助理工程师	2008.12	2008.5~
商伟伟	男	本科		助理工程师	2008.12	2007.11~
谷晓媛	女	本科		助理工程师	2012.7	2009.7~
赵燕齐	男	本科		会计员	2009.4	2009.8~
赵娜	女	本科		会计员	2010.7	2010.8~
赵钰洁	女	本科		助理工程师	2013.1	2011.1~

二、业务工作

信息科是负责全院信息化建设、信息系统维护、信息资源管理的重要业务部门。其主要任务是制订并实施信息化管理制度与工作流程，保证网络与信息安全；负责维护全院微机、服务器、触摸屏、交换机、路由器、防火墙、集线器、不间断电源等硬件设备，保证全院网络畅通；编制全院信息设备计划，协助处理全院信息设备、计算机的采购申请、使用、维护和资产管理；开展医学信息技术研究、开发和培训，为医学决策和管理决策提供支持；做好全院计算机基本理论和操作技能的培训工作，协助科室开发相关软件，做好技术服务；协助、指导相关科室对重要数据库的管理，保证医院信息资源的完整准确和安全。

1998 年，医院购进第一台专门用于库房管理的计算机，配置为 486，主要用于药品出入库管理工作。药库管理初步实现电子操作。

2000 年，医院与济南科利达公司合作，购进 15 台无盘工作站和一台服务器，组建了以门诊收费管理、药房管理、药库管理为核心的 HIS 系统，医院收费、药品管理初步实现网络化、电子化。

2003 年，医院业务发展迅猛，数据量越来越大，住院部分急需现代化管理支持，原 HIS 系统已不能满足医院业务发展的需要。医院遂与临沂联通公司合作，投资 10 余万元，更新计算机和 HIS 系统。5 月，临沂联通公司 HIS 系统在医院正式上线。系统运行后，实现了门诊收费管理、药库药品管理、药房药品管理、住院管理、住院护士站管理记账的电子化，提升了医院的管理水平。

2005 年 6 月，统计室并入信息科管理。付丽艳、张颂华负责信息统计及绩效工资核算，郭晓菲、商伟伟负责网络及计算机维护工作。

2007 年，医院医疗业务不断扩大，HIS 系统数据量不断增大，系统频繁出现死机现象，系统经常瘫痪给医院工作造成很大的影响。此时，滨州市下达“千家医院扶持工程”，11 月，医院决定派王会前往北京中科美伦公司学习新 HIS 系统。

2008 年 5 月，王会培训结束后，随即投入了新 HIS 系统的建设。从基础数据录入，到人员培训，再到模拟测试运行，顺利启用了新的 HIS 系统。新的系统上线后，增设了门诊医生站，门诊医生接诊实现了电子化。同期，检验科 LIS 系统、放射科 PACS 系统也顺利上线。使检验科、放射科的工作实现了数字化。

2012 年，医院发展规模不断壮大，新大楼的建设，三级甲等医院的创建成功，标志着医院发展步入了新的阶段。医院对信息管理系统再次提出了更高的要求。经过多方咨询和实地考察比较，医院决定与重庆中联公司合作，更新医院的管理系统，引用中联公司设计的一体化数字化医院管理系统。

中联 HIS 软件是以电子病历为核心的新一代医院管理系统，系统由门诊收费管理、住院管理、门诊医生、住院医生、病案管理等 20 多个模块组成。系统以 ORCLE 数据库为支撑，系统庞大，涵盖功能非常多，最大程度满足了医院发展的需要。是年 9 月，医院与中联签订合同。12 月，医院派赵燕齐、赵钰洁、郭晓菲赴重庆中联公司学习中联软件。

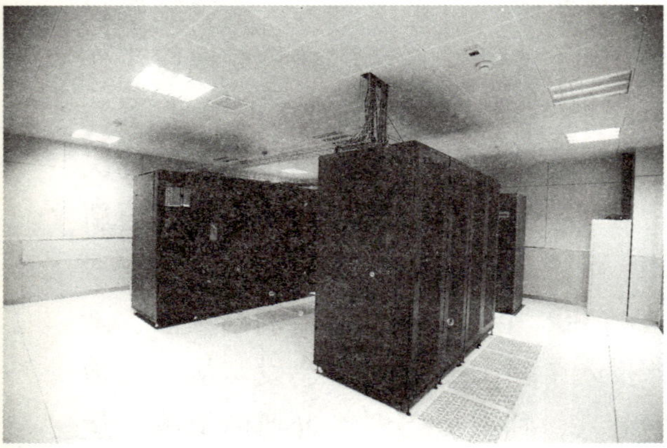

图 4.7.1　信息中心网络机房

2013 年初，中联公司派黄兴、周伟两位工程师进驻县中医院，信息科全体人员全力配合，所有人员加班加点，不分昼夜，为医院信息建设做出了巨大努力。

新大楼计算机有线网络由联通公司投资建设，无线部分由网件公司建设，计算机机房位于地下负一层东，机房建设全部按照国家标准，由滨州阳光数码科技公司承建。内设不间断电源 1 组，机房专用精密空调，8 个服务器机柜，机房监测预警系统。医院购进全新高配浪潮服务器 4 台，存储 2 台，为软件运行提供了相应的硬件环境。同年 9 月 12 日，新门诊病房大楼启用，10 月 18 日，新的系统顺利上线，县中医院从此进入了一个全新的电子化、数字化的管理阶段。

信息科负责对医院信息系统的管理和维护保养，监控网络的运转，保证信息系统畅通运行，做好数据统计，确保信息数据的准确性。定期组织、督促、检查医院信息网络系统的运转情况，收集数据，充分发挥信息功能，向院领导及各业务科室提供信息服务。

第八节　社会体检

一、机构沿革

2004年9月，县中医院始设体检中心，首任主任为王越，全科共6人，有刘玉敏、高冬梅、张琪、王晓霞、靳苏。

2005年3月，中医院公布中层领导职务，王越为查体中心主任，张成彬为查体中心副主任。

2006年6月，李莉调入体检中心。7月，王海燕调入体检中心。全科共有8人。

2007年6月，中医院重新聘任中层领导，王越为查体中心副主任，主持工作。张成彬调出，任输血科主任。同时，为适应医疗诊断的形势和需要，医院成立大特检科，张琪、王晓霞调到特检科，体检中心人员变为6人。

2008年3月，王越调出，到一中门诊部任主任。颜士德由办公室主任调任体检中心主任。同时，王海燕、靳苏先后调离体检中心。章莉、卢义红先后调入体检中心工作。

2009年5月，崔玲玲任体检中心副主任。

2011年1月，高冬梅调出。3月，刘玉敏、卢义红调到心电图室。4月，崔玲玲调出，任宣传科主任。高和平、李蕾先后于6月、8月调入体检中心。

2012年5月，殷菲菲调入体检中心。6月，章莉、高和平被任命为体检中心副主任。10月，根据创建“三甲医院”的要求，查体中心改称为体检科。

至2013年底，体检科共有6人，颜士德任主任，章莉、高和平任副主任，李莉、李蕾、殷菲菲为科员。

表4-8-1　　邹平县中医院体检科主任副主任任职情况表

科　名	职　务	姓　名	性别	任职时间	备　注
体检中心	主　任	王　越	男	2004.9～2007.6	
	副主任	张成彬	男	2005.3～2007.6	
	副主任	王　越	男	2007.6～2008.3	主持工作
	主　任	颜士德	男	2008.3～2012.10	
	副主任	崔玲玲	女	2009.5～2011.4	
	副主任	章　莉	女	2012.6～2012.10	
	副主任	高和平	男	2012.6～2012.10	

科　名	职　务	姓　名	性别	任职时间	备　注
体检科	主　任	颜士德	男	2012. 10 ~	
	副主任	章　莉	女	2012. 10 ~	
	副主任	高和平	男	2012. 10 ~	

表 4－8－2　2013 年底体检科工作人员情况表

姓　名	性别	学历	职　务	职　称	职称晋升时间	在本科工作时间
颜士德	男	专科	主　任	主管医师	2002. 12	2008. 3 ~
章　莉	女	中专	副主任	主治医师	2006. 5	2008. 6 ~
高和平	男	本科	副主任	助理馆员	1999. 10	2012. 6 ~
李　莉	女	中专		主管护师	2004. 12	2006. 6 ~
李　蕾	女	中专				2011. 8 ~
殷菲菲	女	本科		工程技术员	2013.	2012. 5 ~

二、业务开展

1983 年，县中医院成立之初，就承担县直机关干部和驻县城部分企事业单位职工健康查体的任务。随着人们健康意识的不断增强，健康查体的范围和人数呈逐年上升趋势。始时，健康查体工作以预防保健科为主，多由院部办公室牵头，组织各有关科室的医护人员参加。

2000 年后，广大农村的老年人开始参加健康查体，建立健康档案。有的是由村民委员会组织的，有的则是个人自费进行的。

2004 年 9 月，中医院体检科成立以来，始终本着以体检质量为核心，以体检专家为轴心的体检服务宗旨，为社会人群提供了高效、优质、热忱的体检服务。体检针对不同年龄段社会人群和工作性质，科学地拟定了各种类型的体检套餐项目。所检项目严格按省卫生厅的收费标准执行，做到明码标价。为增加透明度，由体检者单位统一结算，为体检者提供方便。

体检科人员担负着对外联络、血压测量、导检、档案整理等工作。体检时分别由内、外、妇科、超声科、放射科、检验科、心电图室的医务人员进行检查。化验由检验科的医务人员进行，最后由副高职以上的专家担任主检医生。主检医生根据各科检查结果进行综合分析评估，做出书面体检结论。若发现患疾病者，立即与体检者单位或本人联系，保证体检者能尽快接受治疗。

表4-8-3　　县中医院1983～2013年历年查体人数统计表

年份	查体人数	年份	查体人数	年份	查体人数
1983		1994	325	2005	7118
1984		1995	350	2006	7830
1985		1996	290	2007	8610
1986		1997	1407	2008	9470
1987		1998	323	2009	23000
1988	949	1999	1146	2010	9948
1989	666	2000	2070	2011	10940
1990	1130	2001	1980	2012	12037
1991	750	2002	7784	2013	14719
1992	324	2003	922		
1993	897	2004	1460		

第九节　医院回访

建立医院回访制度，是中医院加强医疗服务的重要举措。2007年，中医院开展“创建百姓满意医院，争当优质服务标兵”活动，以人为本，遵循“以病人为中心”的服务理念，创建和谐的医患关系，中医院对出院病人建立了回访制度。开通回访专线，病患者足不出户即可得到周到、细致的健康指导。

2007年7月，县中医院成立回访科。刘恒兰、刘秀丽调入回访科工作，负责出院病人的回访工作。

2009年9月，王丽调入回访科。

2011年5月，高春花调入回访科。

2011年9月、2012年4月，刘秀丽、刘恒兰先后退休。

至2013年底，回访科由王丽和高春花两人担任出院病人的电话回访工作。

出院病人回访制度实行护士长管理，经治医生负责的服务模式。病人出院时逐项填写《出院病人电话回访记录表》。回访科实行以电话回访为主，辅助家访、信件回访、短信回访、信箱回访等形式。病人回访一般采取电话回访，对病情较重、行动不便及无法用电话联系的可上门回访。同时进行回访登记，以保证工作落实到位。回访内容主要包括了解患者康复情况，提供健康常识，指导病人康复锻炼、生活起居、饮食规律、用药指导、自我保健，征求病人对住院期间医疗服务的意见。

从2008年到2013年的6年间，回访科工作人员共回访67068人次。其中2008年，回访7357人次。2009年，回访8512人次。2010年，回访12424次。2011年，回访12520人次。2012年，回访12676人次。2013年，回访13339人次。平均每年回访上万人次。

通过回访这种形式，提高了中医院服务的人性化水平，改善了医患关系，提升了医院的影响力、社会知名度和群众满意度。同时，向出院病人免费发放健康宣传材料和部分药品，收集出院患者对医院的合理化建议，对病人不明白的问题，向病人做出耐心解释，化解了医患之间的许多误解和矛盾，从而大大减少了医疗纠纷的发生。

第五章　临床疾病治疗（上）

第一节　脑部疾病治疗

一、科室沿革

脑病治疗是中医院著名的医疗专业，拥有先进的医疗检查设备，雄厚的医疗科研力量，优越的医疗环境和条件，是山东省重点中医专科。作为中医院的特色，脑病治疗是从大内科业务逐渐细化分离出来的。为保存历史脉络，中医院内科的发展一并记载于此。

【综合内科】

1983 年，中医院建立之初就设立内科门诊。当时人员缺乏，门诊房间不足，所有医疗人员都在一个屋里办公，属于以中医为主的内、外科（骨伤科）混合科室。负责人为中医师张德业，医务人员有中医师王旭、医师孙秀美、中医士刘东升、李刚、赵云萌，医士张敦序、宋明智、李君英等。病房是平房 15 间，开放床位 31 张，月门诊量 300 人次，住院 45 人次。

1984 年，随着机构改革的深入，中医院机构逐渐健全，内科、骨伤科单独设立。医士刘叶青分入内科，宋明智、李刚、孙秀美调出。

1985 年，内科增加传染病房 1 间，床位 3 张，月住院病人 50 人。同年，医师王秀华调入，中医士赵云萌调出。

1986 年，随着医护人员增多，科室机构也逐渐健全。张德业任内科主任，刘东升为内科副主任。张德业、王秀华、张华晋升为主治医师。增加干部病房 3 间，床位 9 张。业务也逐渐规范深入，除治疗常见病、多发病外，对疑难病症有了较大突破，尤其对心脑血管疾病如中风的治疗，有了开拓性进展。院长李明忠参加中华全国中医学会内科学会中风病学组研制的《中风病中医诊断及疗效评定标准》，被卫生部评为重大科技成果乙等奖。

1987 年 7 月，槐业东山东中医学院、王娟山东中医药学校中医学专业毕业，分配进入内科，医师刘宜国调入。同年 9 月，内科主任为张德业，副主任刘东升。全科共有医护人员 17 人，其中门诊 3 人：张德业、王旭、王娟；病房 14 人：医师为刘东升、刘叶青、张华、刘春、槐业东，护士为史淑华、卢红霞、李红星、李红玲、王丽、燕红芹、孟华、刘俊华。

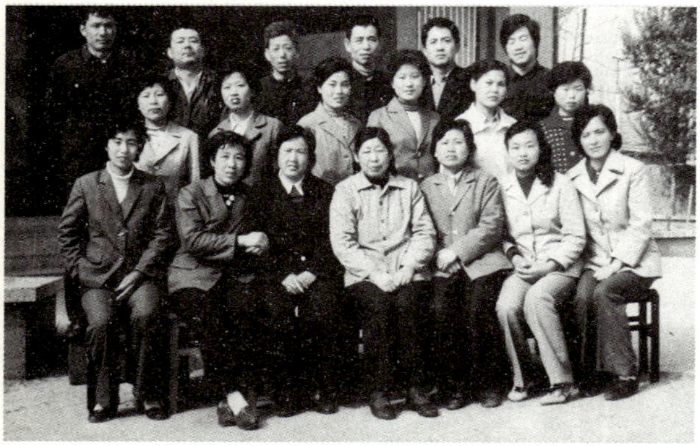

图 5. 1. 1　1986 年中医院内科医护人员合影

1988 年，主治医师吴兰恩调入内科工作。

1989 年，刘东升任内科主任，刘宜国为副主任，医士韩守峰调入内科工作。

1990 年，刘宜国为内科主任，医师李秀莲调入，槐业东调出。

1992 年 1 月，县卫生局（1992）1 号文件公布，刘宜国任中医院内科主任，王丽任内科护士长。中医师王继平、李刚、医士魏恒法调入，刘叶青到解放军 148 医院内科进修学习。

1993 年，刘叶青提为内科副主任，刘宜国、王旭、李秀莲晋升为主治医师，刘叶青、王娟、魏恒法、韩守峰晋升为医师。

1994 年，王旭晋升为副主任医师，刘叶青调出内科。

1995 年，中医院深化卫生制度改革，实行聘任制，医院中层领导有院长聘任。1996 年 1 月，中医院（1996）1 号文件公布，刘宜国为内科主任，史淑华为内科护士长。床位减为 20 张，中医师贺瑞兴调入。

1997 年 2 月，刘秀丽为内科副护士长。中医师崔传峰分入。

1999 年 12 月，中医院理顺中层领导，内科主任仍为刘宜国，护士长史淑华，副护士长刘秀丽。

2001 年，医院投资 23 万元购置了除颤监护仪、全自动呼吸机、多参数监护仪、多通道遥控监护仪等仪器设备。3 月，主治医师宋晨光由县医院调入内科任主任，乔杭州任副主任，王秀娟任护士长，医务人员有副主任医师刘翠玉，返聘副主任医师邢裕河，主治医师乔杭州、刘方武，医师朱天兴、张贤、范丽霞、明晓、高振才、都晓明，护理人员有护师宋玉玲、陈艳红、马薇，护士成莹莹、由冉、刘斐、崔淑芸、崔蓉蓉。开放床位 28 张，年住院病人 900 人次，平均住院 7 天，门诊 4000 人次，急救 500 人次，健康查体 500 人次，诊断符合率 95%，治愈率 70%，好转率 24%，无菌手术感染率 0. 2%，死亡率 0. 3%。10 月，宋晨光被聘为中医院副院长，兼大内科主任。12 月刘宜国晋升为副主任医师，并调门诊部工作。

2002 年 1 月，成立“介入室”，归内科管理，有工作人员 4 人，分别是主管护师张艳芬，医师郑军、张怀亮、颜嫘。5 月，主治医师成素珍调入被聘为内科副主任。11 月，成立“血液透析室”，归内科管理，投资 1408 万元购置人工肾机 1 台，制水机 1 台，开展肾脏透析治疗，医务人员有主治医师魏恒法，主管护师刘秀丽、卢红霞，当年治疗病人 27 例。

2003 年 6 月，成立“心血管研究室”，归内科管理。7 月，王大令、汪晓锋、王慧娟大学毕业，分入大内科。

2004 年 8 月，内科科室调整细化，分为 4 个科室。内一科，业务主要为心脏病、呼吸疾病，由乔杭州任主任；内二科，业务为消化内科，由周平任主任；内三科为神经内科，由成素珍任主任；内四科为肝病科，由王继平任主任。从此，中医院大内科由综合性科室逐渐走上专业化科室的道路。

【内三科（神经内科）】

2003 年 12 月，医院五层病房大楼（一号病房楼）启用，大内科系统开始简单分专业，神经内科专业治疗组成立，由内科副主任成素珍负责。病房设在一号楼二楼西段，床位 20 张。医生 6 人，分两个医疗小组，成素珍带领医师王慧娟、王大令为一组，孟风雷带领医师汪晓锋、范丽霞为二组。护士长王秀娟，副护士长为陈艳红、宋玉玲，有护理人员 12 人。

2004 年，根据中医院创建重点专业科室的要求，大内科的综合管理越来越不适应形势的需要，业务副院长张德修和内科副主任成素珍多次到天津、北京、南京等多家综合性医院参观，意识到康复治疗对神经科疾病恢复的重要性，经与医院领导汇报，决定神经内科附带康复专业。8 月，中医院决定，大内科根据专业划分为 4 个科室。内三科（神经康复科）正式成立，病房设在二号楼二楼，开放床位 29 张，有医生 7 人，主治医师成素珍任主任、主治医师王新超、医师王慧娟、王大令、汪晓锋、郑连科、姜兴千。王凤英任副护士长，主持护理工作，有护士 8 人。病房有床头呼叫、床头供氧，设备有国产床头监护 2 台，吸痰器 1 台。

同时，在内三科中设立康复治疗室，有神经康复治疗师 2 人，为丁涛、刘力福。康复治疗室约 30 平方米，内有 PT 床 2 张、电动直立床 1 张、站立架 1 个、沙漠盘 1 张、OT 桌 1 张、减重运动平板 1 台、平衡杠 1 个、训练阶梯以及沙袋、哑铃、晃板等各种相对简单的康复设备，当时是邹平县最早的康复治疗室。

2004 年以后，医师徐飞、王云岳、尹群先后进入内三科任医生，至 2006 年，医生增加至 9 人。12 月，李秀东任内三科副护士长。2006 年，内三科被评为邹平县“青年文明岗”，并在全县卫生工作会议上作了典型发言。

2007 年 4 月，康复师刘本东、杨翰忠、解晓丹调入神经康复室工作，康复师增至 5 人。丁涛调到放疗科工作，刘力福考取研究生离开医院读研。由于心脑疾病患者增多，病房床位已经不能满足患者需求。8 月，为适应新的形势，中医院决定重新调整大内科系统。根据专业相近，突出重点专科的原则，决定内科调整为 3 个科室。内一科为心脑血管疾病，内二科为呼吸系统疾病，内三科为肝病、糖尿病。成立心脑疾病治疗中心，亦称内一科。至此，心脑疾病的治疗统归属于心脑疾病治疗中心。

【内一科（心脑疾病治疗中心）】

2007 年初，中医院提出“打造名科名院，提高医院核心竞争力”的指导思想，全力打造心脏内科和神经内科为省级重点专科。8 月，重新调整内科专业，由原属内一科的心脏病专业和内三科合并，建立心脑疾病治疗中心，亦称内一科。加强科室领导力量，原内三科主任成素珍任新内一科主任，主治医师王新超、王洪亮、孙瑞鹏为内一科副主任，王凤英为新内一科护士长，李秀东为副护士长。医生 15 人，住院医生有汪晓锋、王大令、王慧娟、王云岳、郑连科、徐飞、尹群、朱天兴、纪荣生、都晓明、张贤；康复师有刘本东、杨翰忠、解晓丹 3 人，护士 13 人。病房设在 1 号病房楼 2 层，开放床位 52 张，康复室设在 2 号病房楼 4 层，面积 80 平方米左右，设备增加了吞咽障碍治疗仪、手康复治疗仪、股四头肌训练器、上下肢 CPM、电脑中频治疗仪等器材。当时医疗上分为两个组：脑病专业治疗组（原神经康复科人员）和心病专业治疗组（原心病科人员）。两个组业务相对独立，行政管理统一领导。

2007 年 12 月，副护士长李秀东调到妇产科任副护士长。11 月，朱芳芳调入心脑血管治疗中心，到康复室工作。

2008 年 6 月，乔杭州被聘任为心脑血管治疗中心副主任，后调中心门诊工作。孟桂霞任副护士长。

2009 年，李燕从魏桥医院调来心脑血管治疗中心，分在心脏病专业工作。5 月，康复师张曼调入中心康复室工作。11 月，护士长王凤英调到内三科，任护士长，陈艳红接任内一科护士长。同时，马薇由内二科调到心脑血管治疗中心任内一科副护士长。

2010 年 7 月，梁永凯从湖北中医药大学研究生毕业后，招聘到心脑血管治疗中心脑病专业工作。8 月，景明调入治疗中心，到康复室工作。

2011 年 7 月，宋文超从山东中医药大学研究生毕业后，招聘到治疗中心脑病专业工作。

2012 年 6 月，王大令、汪晓锋任中风科副主任，杨金华任中风科外治室副主任。李娜娜、田萍萍任内一科副护士长。

2013 年 7 月，胡秀丽到内一科康复中心工作，任康复师。

为加强医疗人员的专业水平，心脑血管治疗中心有计划的先后送出专业医生到上一级医院进修学习。2008 年 3 月至 8 月，汪晓锋到齐鲁医院神经内科进修半年；2008 年 6 月至 2009 年 6 月，王新超到北京301医院神经内科进修1年；2008年4月至6月，王云岳到济南千佛山医院进修脑电图3个月，2010年8月至2011年7月，又到齐鲁医院神经内科进修1年；2009年8月到2010年7月，王慧娟、王大令到齐鲁医院神经内科进修1年；2010年8月至2011年7月，尹群到齐鲁医院神经内科进修1年；2011年8月至2012年7月，郑连科到齐鲁医院神经内科进修1年；2012年8月至2013年10月，徐飞先后到齐鲁医院神经内科进修1年，又到青岛阜外医院康复医学中心进修4个月。专业进修使心脑血管治疗中心的治疗技术水平大大提高，为更好地为疾病患者服务，打下了坚实的基础。

2013年9月，中医院门诊病房综合大楼启用。为进一步突出重点，细化专业，根据“三甲”中医院的标准要求，心脑专业重又分开，单独成立脑病治疗中心。从此，脑病治疗作为一个医学专科更加突显出来。

【脑病（科）治疗中心】

2013年9月，中医院新门诊病房大楼投入使用，各科室都迁入新的工作环境。根据“三级甲等”中医院的科室划分要求，心脑血管治疗中心以两个治疗专业重新划分为两个独立科室。在此情况下，脑病治疗中心成立，分脑病一科、脑病二科两个病区。病房设在门诊病房综合大楼第十五、第十六两层，共开放床位70张。脑病一科床位41张，以收住急性期和危重病人为主；脑病二科床位29张，以恢复期康复治疗病人为主。脑病二科并设有康复室、针灸室、中药熏蒸室。康复室面积扩展到300平方米左右，新购置了近百万元的康复治疗设备，业务以神经康复为主。

新建立的脑病治疗中心医护力量更加加强。成素珍被新聘为副院长兼脑病治疗中心主任，王新超、汪晓锋、王大令、王云岳、杨金华任中心副主任，共有医生11人，其中：副主任医师1人，主治医师8人。中医推拿针灸医师5人，康复师4人。脑病一科孟桂霞任护士长，李娜娜任副护士长，有护士14人；脑病二科陈艳红任护士长，王娜任副护士长，有护士8人。刘本东任康复室负责人。同年底，李冉于山东中医药大学毕业后，被分入脑病治疗中心任临床医生。

脑病治疗中心已经成为中医院名副其实的重点专业科室。环境条件优越，设备先进，技术力量雄厚，能够妥善处理脑部危重病人的治疗和承担脑部疾病的手术治疗，充分发挥中医院中医的特长优势，运用针灸、推拿、艾灸、拔罐等传统手段，使脑部疾病患者得到了有效地治疗和康复。中心主任成素珍，副主任医师，擅长脑血管疾病、各类头疼、癫痫、震颤、帕金森病及各类神经症的治疗，尤长神经系统疾病的脐血干细胞种植术，居全市专业领先地位。

附表 5－1－1　邹平县中医院大内科系统主任副主任任职情况表

科　名	职务	姓　名	性别	任职时间	备　注
内　科	负责人	张德业	男	1983. 3～1986.	
	主　任	张德业	男	1986. ～1989.	
	副主任	刘东升	男	1987. 9～1989.	
	护士长	贾玉东	女	1988. 1～1989. 2	
	主　任	刘东升	男	1989. ～1990.	
	副主任	刘宜国	男	1989. ～1990.	
	主　任	刘宜国	男	1990. ～1996. 1	
	护士长	王　丽	女	1990. ～1996. 1	
	副主任	刘叶青	男	1993. ～1994	
	主　任	刘宜国	男	1996. 1～2001. 3	
	护士长	史淑华	女	1996. 1～2001. 3	
	副护士长	刘秀丽	女	1996. 1～2001. 3	
	主任	宋晨光	男	2001. 3～2004. 8	
	副主任	乔杭州	男	2001. 3～2004. 8	
	护士长	王秀娟	女	2001. 3～2004. 8	
	副主任	成素珍	女	2002. 5～2004. 8	

附表 5－1－2　邹平县中医院内三、内一、脑病科主任副主任任职情况表

科　名	职务	姓　名	性别	任职时间	备　注
内三科	主　任	成素珍	女	2004. 8～2007. 8	神经内科
	副护士长	王凤英	女	2004. 8～2007. 8	
	副护士长	李秀东	女	2006. 12～2007. 8	
内一科	主　任	成素珍	女	2007. 8～2013. 9	心脑疾病治疗中心
	副主任	王新超	男	2007. 8～2013. 9	
	副主任	王洪亮	男	2007. 8～2013. 9	主管心脏病
	副主任	孙瑞鹏	男	2007. 8～2013. 9	主管心脏病
	护士长	王凤英	女	2007. 8～2010. 3	
	副护士长	李秀东	女	2007. 8～2007. 12	
	副主任	乔杭州	男	2008. 6～2013. 9	
	副护士长	孟桂霞	女	2008. 6～2013. 9	

科　名	职务	姓　名	性别	任职时间	备　注
	副护士长	马　薇	女	2009.11～2013.9	
	护士长	陈艳红	女	2010.3～2013.9	
脑病科	主　任	成素珍	女	2013.9～	脑病治疗中心
	副主任	王新超	男	2013.9～	
	副主任	汪晓峰	男	2013.9～	
	副主任	王大令	男	2013.9～	
	副主任	王云岳	男	2013.9～	
	副主任	杨金华	女	2013.9～	
	护士长	孟桂霞	女	2013.9～	脑病一科
	副护士长	李娜娜	女	2013.9～	
	护士长	陈艳红	女	2013.9～	脑病二科
	副护士长	王　娜	女	2013.9～	

附表5-1-3　　2013年底中医院脑病科医护人员情况表

姓名	性别	学历	职　务	职　称	职称晋升时间	在本科工作时间
成素珍	女	本科	副院长、脑病科主任	副主任医师	2007	2004.8～
王新超	男	本科	副主任	主治医师	2001	2004.8～
汪晓锋	男	本科	副主任	主治医师	2010	2004.8～
王大令	男	本科	副主任	主治医师	2009	2004.8～
王云岳	男	本科	副主任	主治医师	2011	2005.8～
王慧娟	女	本科	无	主治医师	2009	2004.8～
郑连科	男	本科	无	主治医师	2014	2004.8～
徐　飞	女	本科	无	主治医师	2012	2005.7～
尹　群	女	本科	无	主治医师	2012	2006.7～
梁永凯	男	硕士	无	主治医师	2013	2010.10～
宋文超	女	硕士	无	住院医师	2009	2011.7～
陈　旭	女	本科	无	无		2012.2～
孟桂霞	女	本科	护士长	主管护师	2013	2004.8～
李娜娜	女	本科	副护士长	护师	2012	2004.8～
葛素纬	女	专科	无	护士	2005	2011.7～
张亚楠	女	专科	无	护士	2011	2011.7～

姓名	性别	学历	职　务	职　称	职称晋升时间	在本科工作时间
刘文钊	女	专科	无	护士	2011	2011.7～
宋冉冉	女	专科	无	护师	2013	2010.～
崔子叶	女	专科	无	护士	2011	2011.8～
朱冬梅	女	本科	无	护师	2010	2010.～
张　晓	女	专科	无	护士	2012	2012.6～
李公芹	女	本科	无	护师	2011	2010.8～
王　娇	女	本科	无			2011.8～
李　迪	女	专科	无			2011.5～
王亚菲	女	专科	无	护士	2012	2011.8～
王　倩	女	专科	无	护士	2011	2012.6～
陈艳红	女	本科	护士长	主管护师	2009	2010.～
王　娜	女	专科	副护士长	护师	2012	2004.12～
宋　汶	女	专科	无			2008.～
田　甜	女	专科	无	护士	2011	2012.3～
康娜娜	女	专科	无	护士	2008	2009.8～
刘　莎	女	专科	无	护士	2012	2013.1～
雷克秀	女	专科	无	护士	2008	2013.3～
董雪玲	女	专科	无	护士	2010	2010.8～

附表5－1－4　　脑病科康复室、中医外治室人员情况表

姓名	性别	学　历	职　务	职　称	职称晋升时间	本科工作时间
刘本东	男	专科	康复组长	康复治疗师	2011.5	2007.4～
张　曼	女	专科		康复治疗士	2013.5	2009.5～
朱芳芳	女	专科		康复治疗士	2012.5	2007.11～
景　明	男	专科		康复治疗士	2013.5	2010.8～
胡秀丽	女	本科				2013.7～
杨金华	女	本科	副主任	主治医师	2002.12	2011.7～
王传猛	男	本科		医师	2011.12	2011.9～
吴媛媛	女	专科		医师	2012.12	2011.11～
高冰清	女	专科				2011.11～

二、业务开展

【脑病治疗】

2002 年以前，中医院没有专门治疗脑病的医生，也没有专门的脑病治疗科室。如有脑部疾病患者，都是有内科负责接诊治疗。初期医护人员少，整体专业技术力量薄弱，住院病人每天不足 10 人。为服务好病人，科主任与医护人员不分昼夜在病房连轴转，经常吃住在病房。为让年轻医生快速成长，加强业务学习，规定每周四下午是科室雷打不动的业务学习时间。

2002 年 5 月，具有临床经验的主治医师成素珍调入中医院内科，任内科副主任，专门从事神经内科等脑部疾病的治疗。在简陋的条件下，开始为脑出血的病人实施微创钻颅血肿碎吸手术，取得了很好的治疗效果。同年，确诊了邹平县首例运动神经元病。由于病种罕见，在多家医院被误诊达两年之久，后得到了中医院的妥善治疗。多年来，纠正误诊病例不计其数，其中一例重症肌无力病人，长期被误诊治疗，生活不能自理，后经成素珍医师纠正诊断并施以正确治疗，不仅生活自理，而且还能料理家务，提高了病人的生活质量。

2004 年 8 月，内三科（神经内科）成立后，集药物治疗、手术治疗、康复治疗于一体，中西医结合，综合治疗，成为邹平县唯一的一家治疗脑卒中风的综合病房。先后连续开展脑梗塞超急性期（6 小时之内）静脉溶栓技术、蛛网膜下腔出血尼莫地平恒速持续灌注疗法、中心静脉植管技术、中枢性高热的亚低温治疗、全脑血管造影、颈动脉狭窄的支架植入、短暂性脑缺血的动脉导管内治疗等多项新技术，取得了良好的治疗效果。如黛溪办一患者，诊断为超急性期脑梗塞，入院立即实行尿激酶 150 万单位监护下快速静滴，1 小时后病人症状开始好转，4 小时后完全恢复，巩固治疗 7 天后，治愈出院。又如青阳镇一患者，入院即诊断为心肌梗塞，转入昏迷状态，立即展开抢救，并给予吸氧、心电监护、心脏胸外按压，快速建立多路静脉通道，静脉溶栓及各种抢救药物同时并用，抢救一整天，第二天病人情况开始好转，慢慢度过了危险期，最后康复出院。患者每年都定期到医院复诊，情况良好。

2005 年，与潍坊市中医院中风科结成帮带友好单位，科室面貌大为改观。

2006 年，脑病科陆续开展脑梗塞超急性期静脉溶栓、脑出血及慢性硬膜下血肿微创钻颅技术、蛛网膜下腔出血尼莫地平恒速灌注等多项新技术，成功抢救了大量危重病人。尤其是微创钻颅手术累计突破 300 例，技术成熟，让很多脑出血的病人避免了大创伤的开颅手术，受到全国脑血管病防治研究办公室的表彰，定为协作单位。九户镇一张姓患者，入院急诊，颅脑 CT 显示脑室出血，双侧侧脑室铸型，深度昏迷、瞳孔散大，濒临死亡。征得家属同意，立即进行微创钻颅脑室引流术，再配合吸氧、监护、有效的药物治疗等各项措施，病人第二天恢复意识，3 天后意识逐渐转清，治疗 25 天出院。病人生活能自理，智能明显改善。

在医院大力创建重点中医专科的思想指导下，医护力量不断增加，业务技术不断提升，加上耐心细致的服务，赢得病人及家属的一致好评。住院病人数从建科之初的每天不足 10 人迅速攀升到 30 ~ 35 人，年住院从 100 人次左右增长到近 700 人次，取得了经济效益和社会效益的双丰收。

2007 年 8 月，为创建省级重点中医专科，组建了心脑疾病治疗中心，中心分为脑病治疗和心脏病治疗两个专业组。

2008 年，脑病治疗组独立开展了全脑血管造影，在齐鲁医院专家指导下完成了颈动脉狭窄的支架植入术，病人在手术台上即言语较植入前明显清晰流利。24 小时下床活动，肢体较植入前肌力增强，治疗效果立竿见影。成功开展了县内第一例神经介入手术。同年，开展了动态脑电图监测，这是诊断癫痫症最主要的检查手段，填补了邹平县此类病症检查的一项空白。

2010 年，脑病治疗组开展了神经系统疾病的脐血干细胞种植术。治疗病种包括 6 岁以下的脑瘫病儿、脑中风后遗症、帕金森病、血管性痴呆、糖尿病周围神经病等多个病种，均取得很好的治疗效果。这项技术开了邹平县卫生医疗行业的先河，在滨州市处于领先水平。如一位 76 岁的帕金森病高龄患者，在县内一医院治疗近半月不见好转，转来中医院脑病科住院治疗。实施脐血干细胞种植术，术后病人状态明显缓解，10 天后又进行了第二次种植，一周后病情稳定出院，能独立下床行走，大小便恢复正常。一月后病人主动要求进行了第三次种植，病情稳定，生活自理，还能料理家务。同年，心脑疾病治疗中心被评为全市工人先锋号先进单位。

2011 年，中医院建立起脑病治疗的多专业一体化病房，采取脑病急性期的西医治疗、恢复期的西医程序康复治疗、中医治疗（包括中药内服、外用、针刺、艾灸、推拿、穴位注射、中药贴敷等），取得很好的治疗、康复效果。2011 年，神经康复科还开展夏季“三伏贴”的治疗。心脑康复治疗中心被定为全院三级医级查房定点教学科室。

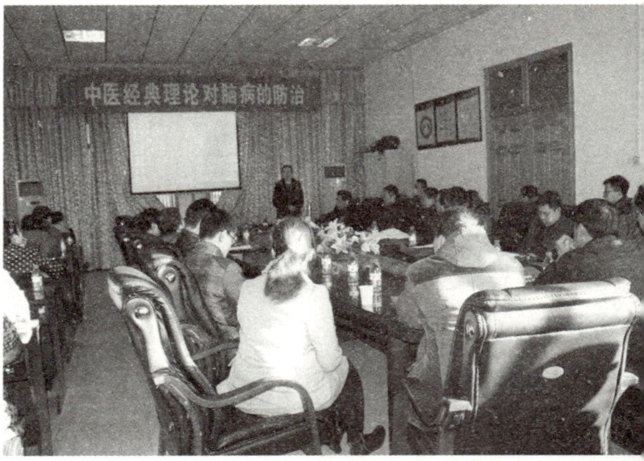

图 5. 1. 2　中医院举办运用中医经典理论防治脑病的知识讲座

2012年，中医院脑病科顺利通过山东省重点中医专科验收。多专业一体化病房的建立，成为中医院“三甲”医院评审的一大亮点，评审专家给予了高度评价。

2013年，心脑血管治疗中心业务量不断增长，年住院人次由成立之初的1100多人次增长到近2300人次，门诊病房综合业务流水由1300多万元增长到近2300万元。成为中医院力量最雄厚、工作量最大的重点专业科室。

【中医外治　神经康复治疗】

中医院脑病治疗采取多专业一体化治疗体系。在采取脑病急性期的西医治疗的同时，加强了缓慢恢复期的西医程序康复治疗和中医治疗，包括中药内服、外用、针刺、艾灸、推拿、穴位注射、中药贴敷等，取得了很好的治疗、康复效果。

2003年，为发展传统医学，突出中医手法治疗各种病症的特点，中医院在内三科设立中医外治和康复治疗室。康复治疗室约30平方米，有神经康复治疗师丁涛、刘力福2人。康复治疗室内有PT床2张、电动直立床1张、站立架1个、沙漠盘1张、OT桌1张、减重运动平板1台、平衡杠1个、训练阶梯以及沙袋、哑铃、晃板等各种相对简单的康复设备，是邹平县最早的康复治疗室。

2007年4月，康复师刘本东、杨翰忠、解晓丹调入神经康复室工作，康复师增至5人。8月，心脑疾病治疗中心成立后，神经康复室设在2号病房楼4层，面积80平方米左右，设备增加了吞咽障碍治疗仪、手康复治疗仪、股四头肌训练器、上下肢CPM、电脑中频治疗仪等器材。通过切实有效地工作，作为一种脑部疾病治疗的辅助疗法，越来越得到人们的认可。神经康复工作地开展，创建了一种与以前截然不同的全新的治疗模式，运用有效的康复治疗代替昂贵的药物，既减轻了病人的经济负担，又提高了疗效。这种治疗模式的建立，结束了邹平县许多脑血管病、脑外伤、脊髓损伤病人得不到西医程序康复治疗的历史，填补了在该项治疗上的空白。11月，朱芳芳调入心脑血管治疗中心，到康复室工作。

2010年8月，景明调入治疗中心，到康复室工作。

2012年，中医治疗室还开展了火针，三九灸治疗虚寒性疾病，长圆针治疗增生性膝关节病，均取得很好的疗效。同时，还开展了夏季“三伏贴”的治疗

2013年7月，胡秀丽到中心工作任康复师。同年9月，医院新门诊病房大楼启用，康复治疗室搬迁至16楼。为脑二病区。有病床40多张，以恢复期康复治疗病人为主。设有康复室、针灸室、中药熏蒸室。成立了神经康复训练室，康复室面积扩展到300平方米左右。分为PT室（物理治疗室）、OT室

（作业治疗室）、ST 室（言语治疗室）、情景模拟室、理疗室、蜡疗室等。新购置了近二百万元的康复设备，建立了完整地现代康复医学体系，专门进行病患者的神经康复训练。至年底，再次购进部分小儿专用康复设备，用于残疾儿童矫形手术后康复治疗，每天平均康复治疗 60 人次左右。

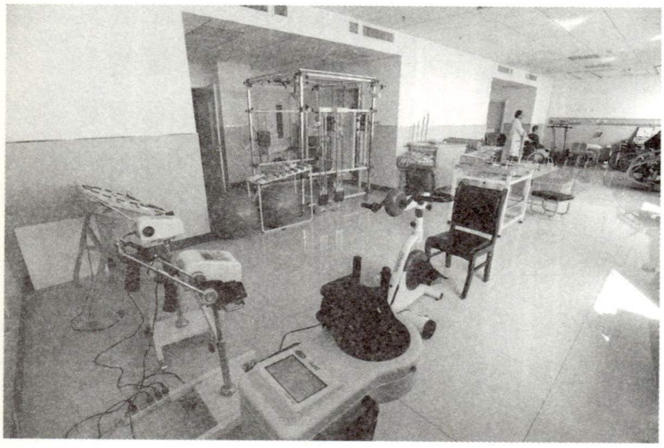

图 5. 1. 3　康复治疗室设备全貌

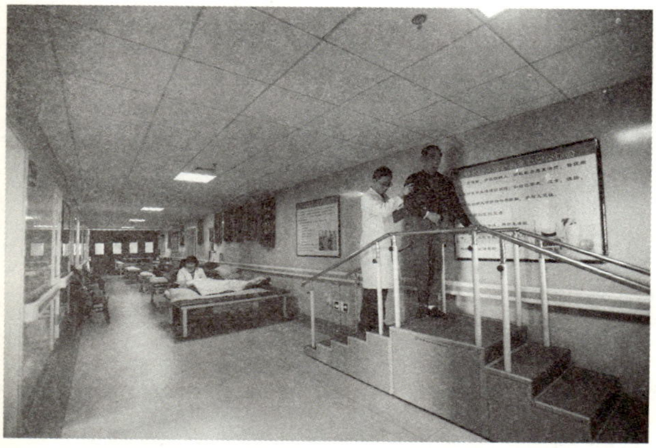

图 5. 1. 4　医师正扶着病患者进行康复训练

至 2013 年底，脑病二科中医外治和康复治疗共有医师 4 人，主要为主治医师杨金华、医师王传猛、吴媛媛、高冰清，康复治疗师 5 人，有刘本东、张曼、朱芳芳、景明、胡秀丽。

中医院康复治疗室拥有国内先进的康复训练设备：主要有脑反射治疗仪、吞咽语言治疗仪、电动起立床、步态训练器、儿童脑瘫训练设备和四肢联动、情景模拟、智能上下肢康复器、电动减重训练设备等设备。开展功能评定、运动治疗、物理因子治疗、作业治疗、语言治疗、和心理治疗等服务业务。主要辅助治疗脑卒中或脑外伤所致偏瘫、四肢瘫、共济障碍、语言障碍、吞咽障碍、认知障碍；脊髓损伤所致截瘫、膀胱、直肠功能障碍、肢体肌肉萎缩、感觉障碍等；儿童脑瘫所致剪刀步、足内翻、足下垂、马蹄足及高危儿的早期干预、引导式教育；骨折、关节、肌腱损伤术后、关节置换术后出现的肢体运动功能障碍等；各种原因引起的慢性劳损性疾病，如肩周炎、增生性关节炎等。特别是配合院内各科室，参与各种相关疾病的早期介入康复治疗，能收到意想不到的治疗效果。

表 5－1－5　中医院脑病科 2004～2013 年业务情况一览表

年　度	门　诊（人次）	病　房		康复室	中医外治率%
		住院人次	床位使用率%	治疗人次	
2004	2500	450	40	2000	50
2005	3000	700	68	5000	60
2006	3500	750	70	7000	70
2007	5000	1100	80	12000	70
2008	10000	1400	82	12500	80
2009	12000	1600	85	13000	80
2010	12000	1800	90	13000	80
2011	13000	2000	95	13000	80
2012	13000	2100	100	13000	80
2013.9	11000	1700	100	14500	80
2013.10～12	1597	500	80	5000	90

注：2013 年 9 月 13 日原内一科分为心脏病科和脑病科，2013 年 9 月之前的数字为内一科的数字，之后的为脑病科的数字。因统计资料缺失，数字均为约数。

第二节　心脏疾病治疗

一、科室沿革

中医院心脏病科成立时间较短，但其业务延伸较长。其源于原中医院中医内科，成立于 1983 年。经过近 20 年不断发展，科室专业不断细化。（参见第五章第一节【综合内科】）

2001 年 3 月，主治医师宋晨光调入中医院，担任内科主任，乔杭州任副主任，魏恒法任副主任，史淑华任护士长。医务人员有副主任医师刘翠玉、邢裕河，主治医师刘方武、魏恒法、韩守峰、成素珍，医师朱天兴、张贤、范丽霞、王震、崔传峰、彭玲、肖继平、张涛等。同年，医院投资 20 余万元购置了除颤监护仪、全自动呼吸机、多参数监护仪、多通道遥控监护仪等设备，接诊心脏病患者逐渐增多。10 月，宋晨光被聘为中医院副院长，兼内科主任。

同年，成立介入室，归内科管理，固定工作人员 4 名，其中主管护师张艳芬，医师郑军，医师张怀亮，护士颜嫘、付小芳，开始实施心血管介入手术。

2002 年 11 月，成立血液透析室归内科管理。医护人员也相对独立出来。

2003 年 6 月，成立“心血管研究室”，归内科管理，有房屋 45 平方米。宋晨光兼任主任，人员有医师耿爱红、章莉，医士袁晓梅，主管护师刘俊华。同月，举办邹平县心血管病成立大会。8 月，宋晨光参加了潍坊医学院附属医院举办的“介入心脏病进展学习班”。是年，乔杭州到北京安贞医院进修心脏介入手术。

2004 年 1 月，内科搬迁至新病房二楼。宋晨光副院长兼任大内科主任。乔杭州、魏恒法任副主任，分管行政工作。8 月，内科科室调整细化，分为内一、内二、内三、内四 4 个科室。乔杭州任内一科主任，内一科业务主要为心脏病和呼吸疾病，与内二科共为一个护理病区。是年，高振才、明晓、都晓明大学毕业，分入内一科工作。

2005 年 3 月，乔杭州任内一科主任，王秀娟为内一科护士长，陈艳红为内一科副护士长。是年，中医院心内科获得滨州市首届“名科”、宋晨光获得滨州市“名医”称号。

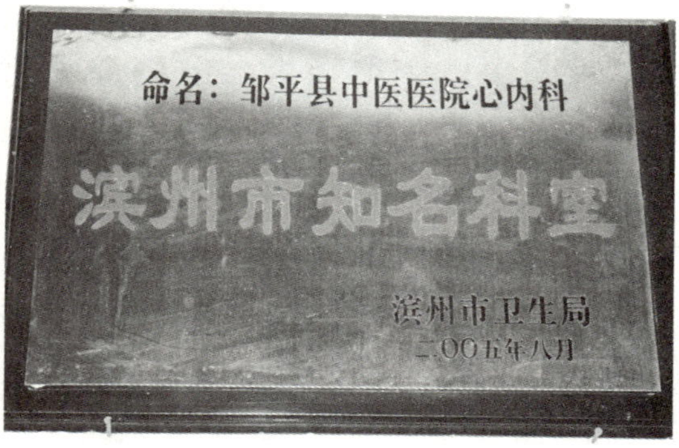

图 5. 2. 1　心内科荣获滨州市名科称号

2006 年 10 月，马薇为内一科副护士长。

2007 年 4 月，朱天兴、张贤到首都医科大学附属安贞医院心内科进修心脏介入技术 1 年。同月，乔杭州去北京，先后在协和医院、中国医学科学院心血管病研究所、北京阜外医院进修心脏介入治疗手术。6 月，孙瑞鹏由急诊室转入心内科。7 月，中医院重新聘任中层科室领导。成素珍为内一科主任，王新超、王洪亮、孙瑞鹏为内一科副主任。王凤英为内一科护士长，李秀东为内一科副护士长。9 月，中医院成立心脑血管病诊疗中心（习惯仍称内一科），成素珍任中心主任，孙瑞鹏、王新超、王洪亮任副主任。

2008 年 4 月，孙瑞鹏到首都医科大学附属安贞医院心内科进修心脏介入技术，时间 1 年。6 月，孟桂霞为心脑血管治疗中心副护士长。副护士长李秀东调出到妇产科任副护士长。9 月，李燕从魏桥医院调来心脑血管治疗中心，分到心脏病专业工作。

2009 年 10 月，朱天兴任心脑血管疾病治疗中心副主任。

2010 年 4 月，都晓明到首都医科大学附属安贞医院心内科进修心脏介入技术，时间 1 年。11 月，护士长王凤英调到导管室任职，陈艳红接任内一科护士长，马薇任内一科副护士长。

2011 年 4 月，李燕到首都医科大学附属安贞医院心内科进修心脏介入技术，时间1年。12月，副护士长马薇调出，任外四科护士长。

2012年6月，李娜娜、田萍萍为内一科副护士长。

2013年9月，田萍萍调入重症医学监护科任副护士长。9月12日，心脑血管病诊疗中心析分为脑病科和心病科。同时，心病科病房搬迁到新门诊病房大楼十三楼，科室有心电图机2台，心电监护仪6台。乔杭州任心脏病科主任，朱天兴、孙瑞鹏、王洪亮任副主任。张燕任护士长，张会君任副护士长。心脏病科共有医护人员25人，其中医务人员11人，乔杭州、王洪亮、朱天星、孙瑞鹏、都晓明、李燕、刘娜、彭玲、崔京霞、纪荣生、王怀帅。中级以上职称的8人。护理人员14人，有张燕、张会君、赵淑红、李群、展昭云、王翠萍、张静、耿雪、孙丛丛、曲宁、杨萌萌、张玲玲、张灵芝、张小玉。

附表5-2-1 邹平县中医院心病（内一）科主任副主任任职情况表

科名	职务	姓名	性别	任职时间	备注
内科	主任	宋晨光	男	2001.3～2004.8	副院长兼
	副主任	乔杭州	男	2001.3～2004.8	
	副主任	魏恒法	男	2001.3～2004.8	
	护士长	史淑华	女	2001.3～2004.8	
内一科（心内科）	主任	乔杭州	男	2004.8～2007.9	
	护士长	王秀娟	女	2004.8～2007.9	内一、内二
	副护士长	陈艳红	女	2004.8～2007.9	内一、内二
心脑病治疗中心	主任	成素珍	女	2007.9～2013.9	
	副主任	王新超	男	2007.9～2013.9	
	副主任	王洪亮	男	2007.9～2013.9	
	副主任	孙瑞鹏	男	2007.9～2013.9	
	副主任	朱天兴	男	2009.10～2013.9	
	护士长	王凤英	女	2007.9～2009.11	
	副护士长	李秀东	女	2007.9～2008.6	
	副护士长	孟桂霞	女	2008.6～2013.9	
	护士长	陈艳红	女	2009.11～2013.9	
	副护士长	马薇	女	2009.11～2011.12	
	副护士长	李娜娜	女	2012.6～2013.9	
	副护士长	田萍萍	女	2012.6～2013.9	

科　名	职务	姓　名	性别	任职时间	备　注
心病科	主　任	乔杭州	男	2013.9～	
	副主任	朱天兴	男	2013.9～	
	副主任	王洪亮	男	2013.9～	
	副主任	孙瑞鹏	男	2013.9～	
	护士长	张　燕	女	2013.9～	
	副护士长	张会君	女	2013.9	

附表5-2-2　　2013年底心病科医护人员情况表

姓名	性别	学历	职务	职　称	职称晋升时间	本科工作时间
乔杭州	男	本科	主任	主治医师	2001.	2000.4～
王洪亮	男	专科	副主任	副主任医师	2003.	2005.9～
朱天兴	男	本科	副主任	主治医师	2008.	2004.7～
孙瑞鹏	男	本科	副主任	主治医师	2006.	2007.9～
都晓明	女	本科		主治医师	2011.	2005.8～
纪荣生	男	本科		医师	2010.	2005.12～
李　燕	女	本科		主治医师	2012.	2008.9～
崔京霞	女	研究生		主治医师	2012.	2011.7～
刘　娜	女	研究生		医师	2011.	2012.10～
彭　玲	女	本科		主治医师	2009.	2003.7～
王怀帅	男	本科		医师	2012.	2012.～
张　燕	女	本科	护士长	主管护师	2014.	2013.9～
张会君	女	专科	副护士长	护师	2011.	2013.9～
李　群	女	本科		护师	2013.	2013.9～
王翠萍	女	本科		护师	2011.	2013.9～
展昭云	女	专科		护士	2007.	2013.9～
张小玉	女	专科		护士	2013.	2013.11～
张　静	女	专科		护师	2014.	2013.9～
孙丛丛	女	专科		护士	2014.	2013.9～
曲　宁	女	专科		护士	2012.	2013.10～
杨萌萌	女	专科		护士	2012.	2013.10～
耿　雪	女	专科		护士	2012.	2013.9～
赵淑红	女	本科		护士	2009.	2013.9～
张玲玲	女	本科		护师	2013.	2013.9～
张灵芝	女	专科		护士	2013.	2013.9～

二、业务开展

2001年前，中医院内科业务主要以诊疗普通内科疾病为主，没有很具体的业务划分。2001年，心脏病专业主治医师宋晨光调入中医院，心内专科业务得以大力开展。同年，医院投资20余万元购置了除颤监护仪、全自动呼吸机、多参数监护仪、多通道遥控监护仪等设备。宋晨光、乔杭州先后到北京安贞医院、北京阜外医院心内科进修心血管介入技术。

2002年，医院购进德国西门子POLYDOROS100大型C型臂1台，美国Angiomat 3000高压注射器1台，济宁产XP－3心血管压力测试仪1台以及DSA数字减影设备1套。1月27日开展了第一例脑血管造影术。2月3日开展了第一例心脏支架植入术，取得了成功。2月19日，安装了第一例心脏起搏器，获得成功。此后，相继开展了冠状动脉造影术、心脏支架植入术、起搏器安装、心脏瓣膜病球囊扩张术、房间隔缺损及动脉导管未闭的封堵、外周动脉闭塞或严重狭窄的再通、全身各部位肿瘤的药物灌注及栓堵、心律失常射频消融术等手术。全年共救治心脏病人170余例，在滨州地区处于领先地位。

2003年6月，大内科成立“心血管研究室”，有房屋45平方米。抽调专业医师耿爱红、章莉、医士袁晓梅、主管护师刘俊华到心研室工作。新购置西门子G－50彩超1台，同步12导联心电图机2台，心脏综合分析仪2台，运动平板1台，动态心电图机10台，动态血压计3台，为临床提供心脏血管方面的检查分析结果，月查体450余人次。

2004年，中医院内科系统析分为4个科室，心脏病治疗划为内一科，习惯叫心内科。

2005年，内一科共完成各种手术130余例，其中冠状动脉造影约60余例，永久及临时起搏器安装20余例，脑动脉造影及支架植入术10例。曾两次邀请英国拉斯尔大学约翰．卡瓦教授前来指导手术，多次聘请北京安贞医院、阜外医院、山东省齐鲁医院介入方面的专家进行手术会诊。中医院心内科医疗水平大幅提高，同年，获滨州市“知名科室”称号。

2007年9月，为创建医院重点专科，成立心脑血管病诊疗中心，心脑血管疾病的治疗研究更趋加强。

2008年，共开展心脏介入手术118例，其中冠脉造影51例，成功率100%；实施支架植入术58例，死亡率为零。起搏器植入9例，其中开展了县内首例埋藏式自动复律除颤仪植入术，取得了良好的效果，无相关并发症，开创了县内ICD植入术先河。还开展了先天性心脏病封堵术5例，手术成功率100%。

2009年，开展心脏介入手术128例，冠状动脉造影57例，支架植入术58例。通过造影发现10例三支冠脉严重病变，需外出行冠脉搭桥术、起搏器植入术。其中，有一86岁高龄患者更换起搏器获得成功，为一80岁心绞疼患者成功实施了支架手术。

2010年，开展心脏介入手术115例，支架植入手术56例，冠状动脉造影50例，安装起搏器5例。其中有先天性心脏病房间隔缺损4例，并实施房间隔缺损封堵术，获得了成功，术后病人情况良好，无并发症出现，很快恢复了正常生活。

2011年，开展各种心脏介入手术120例。其中支架植入手术53例，冠状动脉手术58例，安装起搏器7例，先天性心脏病动脉导管未闭封堵术2例，手术成功率100%。

2012年，开展各种心脏病介入手术118例，其中支架手术57例，冠状动脉造影55例，安装起搏器6例，手术成功率100%。术后病人恢复良好，没有一例并发症出现。

2013年，开展心脏介入手术120余例，其中支架植入术65例，起搏器植入术8例。科室开放床位40张，床位使用率85%，住院病人135人次/月，治愈率90%，诊断符合率95%，门诊病人30人次/日。

中医院心病科是一个集中西医治疗于一体的科室，科室开展的心血管介入手术居于全市县级医院前列。同时，为发挥中医药的特色，结合本院实际，在临床开展了中医耳穴压豆、中药泡脚、适应症的辨证施治，将中医院自治制剂推广应用于临床。

表5-2-3　　中医院心脏病科2002~2013年业务开展情况表

年度	门诊量	住院人数	病床使用率	实施手术例数				
				手术总数	冠状造影	支架术	起搏器	其他
2002				170	90	70	8	2
2003				130	63	60	7	
2004				118	60	56	2	
2005				130	60	50	20	
2006				119	58	59	2	
2007				123	59	60	4	
2008				118	51	58	9	
2009				128	57	58	10	3
2010				115	50	56	5	4
2011				120	58	53	7	2
2012				118	55	57	6	
2013				120	47	65	8	

注：心病科的门诊量、住院人次、病床使用率因同属心脑血管治疗中心，无法分出。请参见脑病科表5-1-5.

第三节 肺部疾病治疗

一、科室沿革

1983年，中医院成立之初，设立内科，呼吸及肺病的治疗一直是属内科的业务范畴。（内科沿革情况见本章第一节）

2004年6月，中医院科室调整，内科分为内一、内二、内三、内四4个科，内一科业务为心脏内科、呼吸内科，呼吸及肺病治疗归属于内一科。内一、内二为一个病区。8月，医院派医师范丽霞到首都医科大学附属北京安贞医院进修学习呼吸专业，时间1年。

2005年3月，内一科主任为乔杭州。王秀娟为内二科护士长，陈艳红为内二科副护士长，9月，陈艳红任护理部副主任、兼内一科副护士长。

2006年10月，马薇为内二科副护士长。

2007年10月，呼吸内科从内一科分离出来，成立内二科。科室业务包括呼吸、消化、肾病3个专业，仍属混合科室。专业技术人员20余人，设有透析室，开展血液透析等治疗。

2008年8月，护士长王秀娟调任外三科护士长，孙虹由外三科调进，任内二科护士长。同月，医师明晓考取新乡医学院硕士研究生，攻读呼吸内科学专业。

2009年10月，肾病治疗中心独立，魏恒法调出，担任肾内科及透析中心主任。急救中心主任、副主任医师周平接任内二科主任，负责科室总体工作。贺瑞兴任内二科副主任。医师刘伟伟由肛肠科转入。科室业务以呼吸、消化为主。病房开放床位30张，其中RICU病房床位3张，新进呼吸机1台。11月，马旭任内二科副护士长，马薇调出任内一科副护士长。

2010年2月，成璐山东中医药大学本科毕业，招聘进入内二科。5月，马宁宁山东大学临床专业毕业，进入内二科工作。李莹、郭伟、张莹、庄建宏等医生也由外科室相继调入内二科。7月，医师荣娜到北京解放军总医院肾病科进修，离开科室。8月，医师彭玲到济南山东大学齐鲁医院呼吸内科进修，时间1年。

2011年5月，原副护士长马旭调出，任手术室副护士长，付小芳由手术室调进，任内二科副护士长。6月，以内二科的消化系统业务单独成立脾胃科，从内二科分离出去，内二科从此成为以治疗呼吸系统和肺病为主的独立科室，周平仍任内二科主任，孙虹仍任内二科护士长。原内二科副主任隆新霞、贺瑞兴调出。12月，范丽霞被聘任为内二科副主任。是年7月，医师明晓顺利获得呼吸内科硕士学位及研究生学历，毕业返回中医院内二科工作。11月，医师魏康平由急诊室调入内二科工作。

2012年6月，中医院创建“三级甲等”中医医院，制定实施细则。根据中医“三甲”医院的要求，科室的名称都统一改为以治疗疾病的业务来命名。内二科改称为肺病科。6月，医院派医师明晓、护士丁毅前往北京朝阳医院进修支气管镜，时间3个月。

2013年9月，新门诊病房综合大楼启用，科室人员做了相应调整，医疗技术人员有周平、范丽霞、彭玲、明晓、刘伟伟、成璐、马宁宁、魏康平、张莹、王翠玉、赵俊美。护理人员有孙虹、李剑、丁毅、张文慧、潘学、孙巧霞、高欣。同时，设立肺病科门诊。为加强肺病科的治疗力量，明晓被聘为肺病科副主任，原副护士长付小芳改任门诊输液室护士长。是年年底，医师彭玲调入心病科工作。

2013年底，中医院肺病科共有专业技术人员18人，其中医疗人员10人，护理人员7人。副主任医师1人，主治医师3人，主管护师2人。科主任为周平，副主任医师，擅长内科常见病、多发病，尤其内科疑难杂症、老年多脏器功能不全、心血管病、呼吸系统疾病的诊断及治疗；副主任为范丽霞，主治医师，为滨州市医学会呼吸专业委员会委员，山东省五级中医药师承教育继承人；副主任明晓，主治医师，医学硕士。护士长为孙虹，主管护师，为滨州市第二届中医护理学会委员。

附表 5－3－1　邹平县中医院肺病科主任副主任护士长任职情况表

科名演变	职 务	姓　名	性别	任 职 时 间	科名改变
内科	主 任	刘宜国	男	1999. 10 ~ 2001. 12	1983 年
内一科	主 任	乔杭州	男	2004. 6 ~ 2007. 10	2004. 6
内二科	主 任	魏恒法	男	2007. 10 ~ 2009. 10	2007. 10
	副主任	隆新霞	女	2007. 10 ~ 2011. 6	
	护士长	王秀娟	女	2007. 10 ~ 2008. 8	
	护士长	孙　虹	女	2008. 8 ~ 2012. 2	
	副护士长	马　薇	女	2007. 10 ~ 2009. 11	
	主任	周　平	男	2009. 10 ~ 2012. 2	
	副主任	贺瑞兴	男	2009. 10 ~ 2011. 6	
	副护士长	马　旭	女	2009. 11 ~ 2011. 5	
	副护士长	付小芳	女	2011. 5 ~ 2013. 9	
	副主任	范丽霞	女	2011. 12 ~ 2012. 2	
肺病科	主　任	周　平	男	2012. 2 ~	2012. 2
	副主任	范丽霞	女	2012. 2 ~	
	副主任	明　晓	男	2013. 9 ~	
	护士长	孙　虹	女	2012. 2 ~	

附表 5－3－2　　2013 年底肺病科医护人员情况表

姓名	性别	学历	职务	职称	职称晋升时间	在本科工作时间
周　平	男	大专	主任	副主任医师	2002. 12	2009. 9 ~
范丽霞	女	本科	副主任	主治医师	2005. 12	2007. ~
明　晓	女	硕士	副主任	主治医师	2010. 7	2007. ~
刘伟伟	女	本科		主治医师	2013. 7	2009. ~
成　璐	女	本科		住院医师	2010. 11	2010. 2 ~
马宁宁	女	本科		住院医师	2010. 4	2010. 4 ~
魏康平	男	本科		住院医师	2009. 11	2011. 10 ~
张　莹	女	本科		住院医师		2011. 3 ~
王翠玉	女	本科		住院医师	2013. 12	2011. 9 ~
赵俊美	女	本科		住院医师		2012. 2 ~
夏欣欣	男	专科		住院医师	2008. 11	2013. 11 ~
孙　虹	女	本科	护士长	主管护师	2012. 5	2008. ~
李　剑	女	大专		主管护师	2012.	2008. ~
丁　毅	女	本科		护师	2013. 5	2004. ~
潘　学	女	本科		护师	2012. 5	2009. ~
张文慧	女	本科		护师		2009. ~
孙巧霞	女	大专		护师		2012. ~
高　欣	女	本科		护师		2008. ~

二、业务开展

2007 年前，内一科由业务副院长宋晨光兼任大内科主任，科室逐步发展，科室主要以心血管系统为主，涵盖了呼吸、消化、肾病、神经系统等多个学科，开放床位 40 余张，床位使用率可达 90%。科室已成功开展心脏介入手术及干细胞移植技术。并成立心脏病研究室，开展心电综合分析、运动平板试验等。当时科室设备简陋，仅配备一台 KCH606 呼吸机、一台床旁心电图机及数台心电监护仪。面对患者病种多、病情复杂、硬件设施落后的情况，在宋院长的带领下，每年成功抢救急慢性呼吸衰竭、心血管系统急危重症病人数十例，取得了良好的社会效益和经济效益。科室每年均派出人员进修各相关专业。近 8 年间，打造了一支专业技术力量雄厚的人才梯队，为医院发展、为专业的建立奠定了良好的基础。

2007 年 10 月，医院根据发展规

划，心脑血管诊疗中心正式成立，称为内一科。同时，呼吸、消化、肾病三个专业由内一科分离成立内二科，涵盖呼吸、消化、肾病等专业，同时承担各类中毒病人的救治工作。医疗专业技术人员包括隆新霞（任副主任）、范丽霞、彭玲、明晓、张巧莲、荣娜等，王秀娟担任护士长。有专业技术人员 20 余人，开放床位 30 张，设有多功能呼吸机 1 台、心电监护仪、多导心电图机、灌肠机等设备。设有透析室，开展血液透析等治疗。设有高血压门诊，魏恒法主任常年坐诊。

2009 年 10 月后，内二科业务以呼吸、消化及老年病为主，病房开放床位 30 张，其中 ICU 病房床位 3 张，科室床位使用率达 90%。新进美国伟康 Esprit 呼吸机 1 台，成功救治重症肺炎、急慢性呼吸衰竭、急性有机磷农药中毒、呼吸肌麻痹、一氧化碳中毒昏迷、热射病昏迷病人、支气管扩张大咯血等病人数十例。

2011 年 6 月，消化系统业务从内二科分离出去以后，内二科业务主要为呼吸系统肺部感染性疾病、肺结核、慢性阻塞性肺病、肺心病、支气管哮喘、肺栓塞、特发性肺间质病、慢性咳嗽、急慢性呼吸衰竭等疾病治疗。开展碳 14 呼气试验，同时开展中医中药治疗，科室床位使用率达 90%。

2012 年 8 月，中医院成功创建三级甲等中医医院，内二科室积极开展中西医结合治疗，大力弘扬中医药特色，加强中医药思想的根本转变，取得了较大成绩。科内开展了三伏贴治疗，获得了较好的疗效，进一步突显了科室的中医特色，得到患者的一致好评。

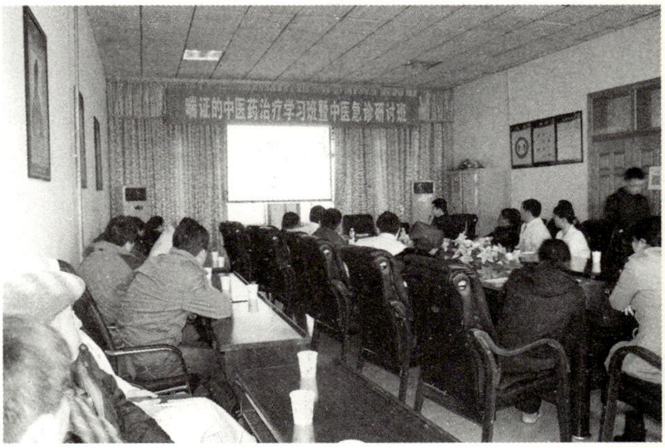

图 5.3.1　肺病科举办喘症的中医药治疗学习班

2013 年 9 月新门诊病房综合大楼启用，科室人员做了重新调整。良好的医疗环境和欣欣向荣的景象，大大鼓舞了医护人员的工作热情，新病房大楼开设肺病科门诊，仅半年门诊人次就达 2000 人，住院病人次增长 30% 以上，取得了良好的社会效益和经济效益。

病房业务主要为中医肺病专业，涉及呼吸科常见病、多发病，如上呼吸道感染、急慢性支气管炎、支气管哮喘、支气管扩张、慢性阻塞性肺病、肺心病、呼吸衰竭、肺炎、肺栓塞、肺脓肿、肺间质纤维化、胸腔积液、气胸等的临床诊疗，对老年多脏器功能衰竭的诊断治疗亦有独到之处。科内采取双腔静脉导管进行胸膜腔闭式引流术，治疗各类胸腔积液、气胸，相对于外科治疗具有创伤小、痛苦小、花费少、恢复快的优点，取得了较好的疗效。

同时，运用中药膏滋，自制制剂咳喘糖浆、哮喘病胶囊、加味血腑逐瘀丸、参芪口服液等药物，治疗效果显著。另配有中医外治室，开展中医特色治疗耳穴埋豆、拔火罐、中药熏洗、足浴、艾灸、穴位贴敷、针灸推拿等项目。科内开展了消喘膏的三伏贴治疗，获得了较好的疗效。

科室开展三级医师查房制度，对疑难病例组织科室会诊、甚至多科会诊形式提高疾病的临床诊疗，促进业务能力的培养。加强专业技术操作规范化培训，加强病人床旁护理工作开展。科室专业人次梯队配置合理，业务水平显著提高，极大地提升了肺病科的社会影响，促进了医疗业务的快速发展。

附表 5－3－3　2009－2013 年肺病科业务开展情况表

项目年度	门诊人次	入院人次
2009	1018	600
2010	1260	683
2011	1400	728
2012	1600	600
2013	2000	768

第四节　肝部疾病治疗

一、科室沿革

县中医院建立之初，肝病的治疗由内科接诊，按照一般的中医治疗技术实施治疗。1996～1997 年，王继平在山东省中医院进修糖尿病专业期间，兼顾学习肝病专业，从而系统掌握了中西医肝病理论及诊疗技术。学成回院后，1999 年 3 月，经过一段时间筹备，设立了肝病门诊，由王继平等负责接诊。

2003 年，全国“非典型传染性肺炎”流行期间，国家卫生部要求各县区必须成立传染病救治机构，县委、县府将筹建传染病医院的任务交给了邹平县中医院。当时，全县还没有专人从事传染病救治工作，中医院院长办公会当即决定，先行成立肝病、传染病科（又称内四科），由王继平任主任。5 月，王继平副主任医师带领主治医师崔传峰、医师刘志国、张启发、护士长钟彬彬前往济南传染病医院进修肝病、传染病专业。12 月，医护人员学成归来，设立了肝病、传染性疾病科病房，有床位 22 张。同时建立发热门诊、留观病房，全面开展了肝病、传染病治疗工作。肝病、传染病科（内四科）由王继平任主任，钟彬彬任护士长，医疗人员有张启发、崔传峰、刘志国、卫华，护理人员有王娟、王坤、王金凤、孙慧、宋连美、颜华、丁毅等。

2004年8月，内科科室调整细化，分为4个科室。内四科为肝脏内科，由王继平任主任。

2005年8月，王允岳大学本科毕业，分配到肝病科工作。

2006年，刘志国考取浙江大学传染病专业硕士研究生，三年毕业后，回到科室工作。

2007年4月，中医院内科重新调整为3个科室。内三科为肝病、糖尿病科。7月，钟彬彬调出，到小儿科任护士长，宋玉玲接任内三科护士长职务。8月，成召芬、于小越本科毕业后，分配入内三科任医师。9月，医师张启发调出，到急救中心工作。

2008年8月，护士孙慧、宋连美、颜华调出，同时，李俊华调入内三科任护士。

2009年8月，张亚男调入内三科，王金凤调出。

2010年8月，宫延慧进入内三科任护士。

2011年4月，孙学峰调入内三科。同时，宋理会进入内三科工作。6月，宋玉玲调出，到手术室任护士长，同时，张丽萍接任护士长职务。同年6月至9月，医院派主治医师卫华、主管护师李俊华到泰安市中医院肝病医院进修学习。2011年，刘志国任内三科副主任。

2012年4月，荆慧调入内三科工作。6月，孙学峰任内三科副护士长。8月，县中医院申报国家三级甲等中医院，根据“三甲”中医院的评审要求，原所有临床科室名称改为以疾病名称命名，内三科遂改称为肝病科。同年10月，主治医师崔传峰调到脾胃科工作，医师卫华调寿光市人民医院。

2013年9月，医院门诊综合大楼启用，科室迁入11楼，与糖尿病科同在一个病区，极大地改善了医疗环境，床位数16张，医疗业务量也大大增加。

至2013年底，肝病科共有医疗人员5人。主任王继平，为主任医师；副主任刘志国，为主治医师；另有医师3人。护理人员兼管肝病病房与糖尿病病房，护士长为张丽萍，主管护师。另有主管护师2人，护师7人。

附表 5－4－1　邹平县中医院肝病科主任副主任任职情况表

科　名	职务	姓　名	性别	任职时间	备　注
肝病门诊	负责人	王继平	男	1999.3～2003.5	
肝病传染病科	主　任	王继平	男	2003.5～2004.8	
	护士长	钟彬彬	女	2003.12～2004.8	
内四科	主　任	王继平	男	2004.8～2007.4	
	护士长	钟彬彬	男	2004.8～2007.7	
内三科	主　任	王继平	男	2007.4～2012.8	
	护士长	宋玉玲	女	2007.7～2011.6	
	副护士长	孙学峰	女	2011.8～2012.8	
	护士长	张丽萍	女	2011.6～2012.8	
	副主任	刘志国	男	2011.　～2012.8	
肝病科	主　任	王继平	男	2012.8～	
	副主任	刘志国	男	2012.8～	
	护士长	张丽萍	女	2012.8～	
	副护士长	孙学峰	女	2012.8～	

附表 5－4－2　至 2013 年底肝病科医疗人员情况表

姓名	性别	学 历	职 务	职　称	职称晋升时间	在本科工作时间
王继平	男	本科	主任	主任医师	2011.3	1998.5
刘志国	男	硕士	副主任	主治医师	2012.8	2003.9
于小越	女	本科		住院医师	2009.12	2007.11
刘晓飞	女	本科		住院医师	2014.1	2013.1
张园园	女	专科		住院医师	2010.8	2014.2

二、业务开展

【门诊业务】

1999 年 3 月，肝病科门诊开设之初，王继平常天坐诊。受当时条件的限制，门诊没有特殊的诊疗设备，只开展中医的四诊以及肝功、五项指标、B 超等基本检查项目。2003 年，肝病科成立后，专科诊疗设备日趋完善，逐步开展了病毒性肝炎、酒精肝、脂肪肝、药物性、中毒性肝病、肝硬化及其并发症等的诊疗工作，配备有先进的肝病全面检查设备，对各型病毒指标、乙肝病毒DNA定量能够进行快速、准确的测定。并与艾迪康医学检测中心合作，对乙肝五项指标定量、乙肝病毒基因分型、乙肝P区耐药、乙肝C区变异等目前国内最先进的项目进行测定。诊疗水平在县内及周边地区居于领先地位，居省内先进行列。崔传峰主治医师、张启发、刘志国医师每周定期门诊，门诊业务量逐年增多。1999～2003年期间，年门诊量约在1500余人次/年。2004～2005年，门诊量达到2000余人次/年。2006～2007年，门诊量2500余人次/年。2008～2009年，门诊量3000余人次/年。到2010～2012年，年均门诊量近3500人次/年。2013年，门诊量达到4000余人次。

【病房业务】

2003年12月，建立肝病科病房。设置病床24张，一直到2013年9月搬迁之前没有改变。尽管条件有限，全科医护人员努力工作，使肝病专业不断发展壮大，形成集预防、检测、诊断、治疗于一体的规范化科室。

全面开展各种肝病的诊疗工作，科室配备有先进的肝病全面检查设备，对各型病毒指标、乙肝病毒DNA定量、乙肝五项指标定量、乙肝病毒P区耐药检测、自身免疫性肝病抗体等先进的检查项目，能够进行快速、准确的测定，确保了诊断的准确性。诊疗范围也逐步扩大到治疗各型病毒性肝炎：甲、乙、丙、丁、戊型肝炎（包括急性、慢性、重型、淤胆型），肝硬化及其并发症（肝硬化腹水、肝性脑病、上消化道出血、肝肾综合征等），和其他各种肝病，诸如脂肪肝、酒精性肝病、药物性肝损伤、中毒性肝病、自身免疫性肝病等。治疗方法采用中西医结合的综合保肝、降酶、对症治疗等方法治疗甲、乙、戊型急性肝炎，采用符合国际标准的抗病毒、免疫调节疗法，结合中医辨证、辨病、抗病毒疗法治疗慢性乙型肝炎、急、慢性丙型肝炎，都取得了显著的疗效。

2004年1月开始，全面开展各种肝病的中西医结合诊疗工作，包括急慢性乙型肝炎、丙型肝炎、甲型、戊型肝炎、酒精性肝炎、脂肪肝、药物性肝损伤、自身免疫性肝炎、各型肝硬化及其并发症等。中医药特色疗法的应用，充分体现专科特色。特别是慢性乙型肝炎、丙型肝炎的抗病毒治疗，采取符合国际标准的诊疗方案，诊疗水平在全市处于领先地位，居全省先进行列。

2005年5月，肝病、传染病科与济南市传染病医院建立了长期的合作关系，成为济南市传染病医院的协作单位。济南市传染病医院专家每周定期来本院坐诊、查房，促进了肝病专业的发展。9月，在全县开展了为期一个月的病毒性肝炎知识培训，培训乡村卫生工作人员1000余人。

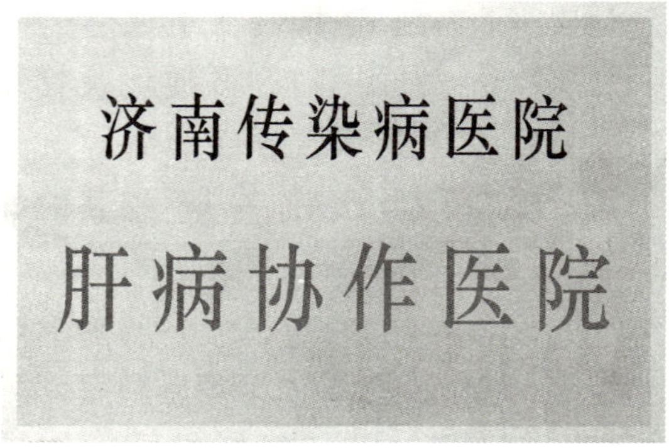

图 5.4.1　肝病科与济南传染病医院建立协作关系，成为其协作医院

2008 年，开展了“三氧”治疗各型肝炎技术。

2010 年，开展了先进的“肝硬化的干细胞治疗”技术，极大地提高了肝硬化的治疗水平，填补了邹平县医疗领域的空白，为广大肝硬化患者的康复带来了希望。

2011 年，将重型肝炎的诊疗作为科室重点发展项目，采用中西医结合综合治疗措施，成功救治了近 50 例患者。

附表 5－4－3　　肝病科病房历年业务情况表：　　单位：万元

年　度	门诊量	住院人次	业务收入	年 度	门诊量	住院人次	业务收入
2004	2000	100	20	2009	3000	220	70
2005	2000	100	20	2010	3500	250	100
2006	2500	130	30	2011	3500	300	150
2007	2500	200	50	2012	3500	300	150
2008	3000	200	50	2013	4000	330	200

第五节　糖尿病治疗

一、科室沿革

1996 年，中医院根据医疗卫生面临的形势，提出并制定中医院“发展专科，以点带面”的发展战略。选派内科主治医师王继平前往山东省中医院糖尿病科进修，系统学习糖尿病的中西医结合防治知识及临床技能，全面深入地掌握糖尿病的中西医结合诊疗技术。王继平回院后重点从事糖尿病的防治，于 1998 年春天正式挂牌建立了糖尿病专科门诊，成为当时滨州市县级医院第一个糖尿病专科，填补了邹平县医疗领域的一项空白。因当时医疗条件限制，没有设立专门病房，糖尿病住院病人只能收治在内科病房。

1998 年 9 月，为推动糖尿病专科工作的开展，中医院与河南省脉管炎医院进行合作，引进了“溶栓克糖胶囊”

等系列中成药，并进行了1年多的临床应用。

2002年，王娟主治医师进入科室工作。

2003年3月，张启发医师调入科室工作。

随着医院规模的不断扩大，各医疗专业逐渐细化。2003年12月，建立糖尿病病区，设置病床24张。至此，糖尿病科正式成立。王继平任主任，钟彬彬任护士长，医疗人员有张启发、崔传峰、刘志国、卫华；护理人员有王娟、王坤、王金凤、孙慧、宋连美、颜华。

2007年3月，从山东省糖尿病医院引进了专业人才李鹏医师，壮大了科室的技术力量。8月，成召芬、于小越本科毕业后分配入科室工作。

2008年9月，张宁医师分配入科室工作。

2010年，随着业务量的增加，科室增加胰岛素泵5台，邹平中医院糖尿病专科已成为技术力量充实、设备先进、诊疗技术领先的专业科室，处于全市领先地位。

2012年8月，李志刚从陕西中医药大学内分泌专业硕士研究生毕业进入科室工作。

2013年9月，医院综合楼启用，科室迁入11楼病区，大大改善了医疗环境，床位数增加至28张，同时设立了糖尿病宣教活动室、糖尿病治疗室、示教室。门诊迁至3楼，设有普通门诊、专家门诊、门诊宣教、活动室。至此，糖尿病科已发展成为集预防、诊疗、教学、教育于一体的，具备先进的系统规范防治体系的专业化科室。10月，王滨于天津中医药大学硕士研究生毕业分配入科室工作，壮大了科室的力量。

至2013年底，糖尿病科共有医疗人员15人。其中医疗人员6人，护理人员9人。中级以上职称的3人，主任为王继平，副主任为李鹏、李志刚，护士长为张丽萍，副护士长为孙学峰。主任王继平，主任医师，主要擅长糖尿病和内分泌疾病治疗，在糖尿病及其并发症、甲状腺病等内分泌病方面有很深的研究与造诣。

附表 5－5－1　　2013 年底糖尿病科医疗人员情况表

姓名	性别	学 历	职 务	职 称	职称晋升时间	在本科工作时间
王继平	男	本科	主任	主任医师	2011. 3	1998. 5
李　鹏	男	本科	副主任	主治医师	2005. 11	2007. 3
李志刚	男	研究生	副主任	主治医师	2010. 8	2010. 8
成召芬	女	本科		住院医师	2007. 8	2007. 8
张　宁	女	本科		住院医师	2013. 11	2008. 11
王　滨	男	研究生		住院医师	2013. 7	2013. 11
张丽萍	女	本科	护士长	主管护师	2005. 1	2011. 6
孙学峰	女	本科	副护士长	护师	2013. 7	2011. 7
王　娟	女	本科		护师	2010. 5	2003. 9
王　坤	女	专科		护师	2009. 5	2003. 9
张亚男	女	本科		护师	2010. 5	2009. 10
荆　会	女	本科		护师	2012. 7	2012. 4
宫延慧	女	专科		护师	2012. 7	2010. 8
宋理慧	女	本科		护士	2010. 12	2014. 2
李俊华	女	本科		主管护师	2012. 5	2008. 11

二、业务开展

【门诊业务】

1998 年 5 月设立糖尿病专科门诊，由主治医师王继平常天坐诊。由于当时条件的限制，门诊设置比较简单，没有特殊的诊疗设备，只能开展中医的四诊以及血糖、生化、心电图等基本检查项目。

2003 年后，随着工作的全面开展，门诊功能逐渐健全，除基本的诊疗外，专科诊疗功能逐渐完善，如胰岛功能检查、糖尿病眼底检查、周围血管神经病变检查、糖尿病足检查、糖尿病肾病检查等。

2013 年 9 月，门诊搬迁至新综合楼三楼，环境条件得到了很大的改善，门诊设置也更加完善和规范，设有普通门诊、专家门诊、门诊糖尿病宣教检查室，能开展门诊糖尿病早期并发症综合检查。

医疗技术的提高，环境设施的改变，糖尿病专科的历年门诊量也有了显著增加。1998 年建科之初，7 个月接诊病人近 1500 人次。到 2003 年时，年接诊病人达到 2500 余人次。2005 年达 3000 余人次。此后病人逐年增加，到 2010 年，年接诊糖尿病患者达到 5000

人次。2013 年，达到了 6000 人次。

【病房业务】

2003 年 12 月，建立糖尿病病房。由王继平副主任医师任主任，同时兼任肝病科、感染性疾病科主任。糖尿病病房设置病床 24 张。在全体医护人员的共同努力下，排除一切困难，全面开展糖尿病健康教育、系统饮食、运动治疗指导、规范的药物治疗、合理的胰岛素治疗、中医药特色治疗、规范的糖尿病检测等一系列工作，从而形成了一套完整的治疗体系。针对每个糖尿病患者的具体情况如遗传因素、环境因素、胰岛功能、并发症、对治疗的依从性等，制定合理有针对性的治疗方案，力争让每一个就诊患者血糖指标控制指数全面达标。

2006 年 3 月，购置胰岛素泵 4 台，提高了糖尿病的治疗水平，率先在滨州市开展先进的胰岛素泵治疗、胰岛素泵联合动态血糖检测（双 C）治疗，能够迅速控制血糖，解除糖毒性，保护胰岛细胞功能，防治各种并发症，是目前国内最先进的糖尿病治疗方法。特别对初发初治的Ⅱ型糖尿病患者，经过短期强化治疗，能达到完全停药的效果。对各种并发症如糖尿病肾病、视网膜病变、糖尿病足、糖尿病周围血管神经病变、糖尿病胃肠功能紊乱、高血压、冠心病、脑血管病等的预防、治疗，具备成熟完整的综合防治方法。同时，与山东省糖尿病医院、山东省解放军总医院进行合作，专家每周定期来院坐诊，糖尿病专科的业务进入了规范化、快速发展阶段。

2007 年 2 月，在全市率先开展动态血糖检测项目，购置动态血糖监测仪 1 台，增加胰岛素泵 4 台，提高了诊疗水平，糖尿病诊疗技术达到省内先进水平。

2010 年，开展“脐血干细胞治疗”前沿技术，用于糖尿病足、糖尿病周围血管神经病变的治疗，取得了显著的临床疗效，使糖尿病足、糖尿病周围血管神经病变的治疗水平得到了极大的提升。

2011 年，在全省率先开展了基于肠促胰素治疗新技术，解决了以往临床困惑的诸多问题，糖尿病治疗水平进一步提高。积极应用中医药适宜技术，科室业务水平始终处于滨州市领先地位。

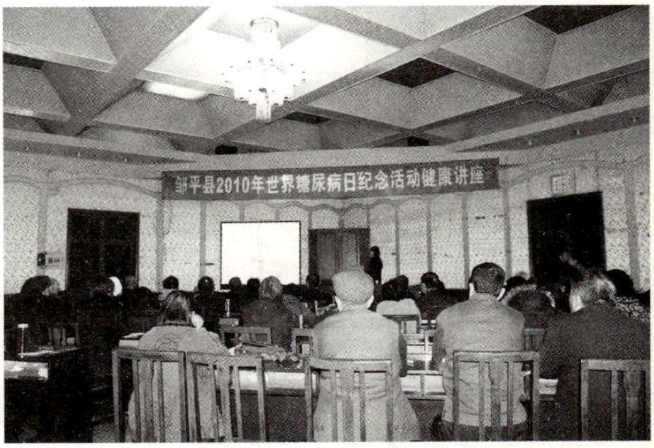

图 5.5.1　中医院举办世界糖尿病日纪念健康讲座

2013 年，糖尿病科将糖尿病足诊疗作为科室重点项目，派主治医师李鹏到北京空军总医院进修，从而形成了规范、先进的诊疗技术，成功治愈了10余例重度糖尿病足患者。

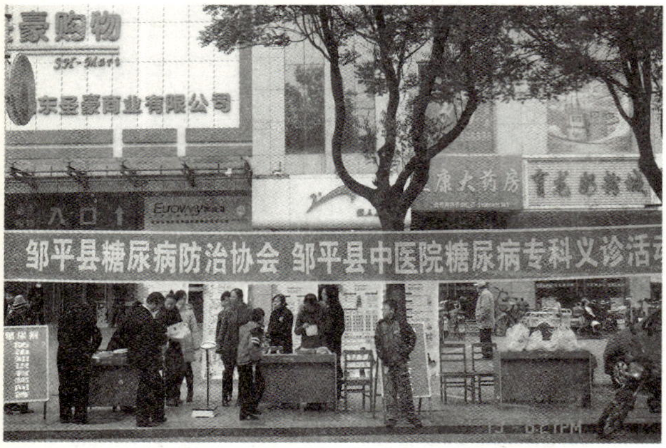

图5.5.2　中医院糖尿病协会上街进行宣传义诊活动

2013年9月，病房搬迁至新病房大楼11楼，环境条件得到了极大的改善，糖尿病科床位28张。病区空间宽敞明亮，患者入住率大大增加。病区内设立糖尿病健康教育宣教室，每周定期对患者进行糖尿病健康讲座，大大提高了临床治疗效果。根据糖尿病诊疗的特殊性，积极进行医护人员的专业培训，全方位提高医疗护理水平。随着环境条件的改善，医疗护理水平的提高，住院人数迅猛增长。

表5－5－2　　中医院糖尿病科2004～2013年业务情况表

年　度	门诊量	住院人次（约）	年　度	门诊量	住院人次（约）
2004	2500	120	2009		220
2005	3000	140	2010	5000	260
2006		160	2011		300
2007		200	2012		330
2008		200	2013	6000	380

第六节　脾胃疾病治疗

一、科室沿革

脾胃病科是一个运用传统中医理论，以中医药治疗手段为特色，突出中医优势，中西医结合，中医内、外治结合的重点专科。

脾胃病科的前身应该追溯到中医院最初的中医内科和后来沿革的消化内科。建院之初，条件简陋，科室划分不细，一些肠胃部消化系统的疾病都由中医内科接诊，运用中草药剂进行治疗。以后改为综合性的大内科，消化系统疾病皆有内科负责接诊。

2004年6月，中医院科室调整，内科分为内一、内二、内三、内四4个科，内二科业务为消化内科，周平任主任，隆新霞任副主任，王秀娟任护士长。

2007年10月，内科科室又进行调整，分为内一，内二、内三3个科室。

内二科科室业务包括了呼吸、消化、肾病3个专业，属混合科室。魏恒法担任内二科主任，隆新霞任副主任，王秀娟任内二科护士长，马薇任副护士长。

2010年，中医院为突出中医药之特色，努力打造中医重点专科，积极创造条件，进行人才储备。7月，招聘分别毕业于广州中医药大学、北华大学医学部的研究生王芳和庄建宏，进入中医院工作。10月，中医院选派门诊部主任、副主任医师李秀莲、内二科副主任、主治医师隆新霞及医师庄建宏、王芳、张巧莲、刘文龙、胃镜室侯云飞和外四科副护士长刘红霞、护士郭盈等分别到广西柳州市中医院、中国中医科学院西苑医院、北京301医院、中国空军总医院学习进修脾胃病临床治疗、科室管理和护理业务。

2011年6月，在宋晨光院长积极倡导和支持下，成立了滨州市唯一的脾胃病中医特色专科——脾胃病科。脾胃病科位于老门诊楼二楼东部，有病房3间，病床9张，外治室2间，外治病床4张。11月，扩大病房建设，由原来3间病房扩建至10间，病床增至30张。李秀莲任脾胃病科主任，隆新霞任脾胃病科副主任、消化内镜室主任，刘红霞任护士长。科室医疗人员有庄建宏、王芳、刘文龙。

2011年7月，为加强脾胃病科的医疗力量，住院医师梁新生调入脾胃病科。9月，主治医师崔传峰由内三科调入脾胃病科。12月，崔传峰任脾胃科副主任。同时，为打造重点中医专科，充分运用中医手段治疗，医院提出由针灸科配合脾胃病科治疗，针灸科副主任景光武同时兼任脾胃病科副主任。12月，医师刘文龙调至针灸科工作。是年，刘东亮和刘欠大学毕业进入中医院，转科学习1年后，定科于脾胃病科。

2012年6月，邹平县中医院申报国家三级甲等中医院，脾胃病科根据中医体质学说和“上工治未病”的传统，贯彻“防治并重，预防为主”的医疗方针，成立了“治未病”中心。同时，脾胃科申报山东省重点中医专科，同年9月，经山东省中医药管理局审核通过，成为山东省重点中医专科。

2013年9月10日，中医院新门诊病房大楼启用。脾胃病科病房搬迁至十四楼，病床扩展到40张。同时，刘洁由妇产科调至脾胃病科，任副护士长。12月，医师刘东亮调出至神经外科工作。

2013年底，脾胃病科共有医护人员26人，其中医疗人员13人，护理人员13人。科主任为李秀莲，副主任为隆新霞、崔传峰，护士长刘红霞，副护士长刘洁。主治医师有庄建宏、王芳，医师郑兴刚、侯云飞、梁新生、刘欠、贾文婷、宋洪伟、岳晓、李宏宇。其中，高级职称1人，中级职称7人。本科学历5人，研究生学历4人。科主任李秀莲，副主任医师，从事中医临床30多年，对脾胃病有系统的研究，擅长运用中医辨证论治理论，对治疗脾胃病中的常见病、多发病和疑难病积累了丰富的治疗经验；副主任隆新霞，主治医师，擅长胃肠镜检查及镜下治疗；副主任崔传峰，主治医师，擅长肝病等病的中西医结合治疗，对脾胃病治疗也有较深的研究；主治医师庄建宏，擅长消化道疾病的诊治及镜下治疗。

附表5－6－1　　2013年底脾胃病科医护人员情况表

姓　名	性别	学历	职务	职　称	职称晋升时间	在本科工作时间
李秀莲	女	本科	主任	副主任医师	2001	2011.6～
隆新霞	女	本科	副主任	主治医师	2002	2011.6～
崔传峰	男	本科	副主任	主治医师	2005	2011.9～
庄建宏	男	研究生		主治医师	2013.6	2011.6～
王　芳	女	研究生		主治医师	2013.6	2011.6～
梁新生	男	研究生		医师	2011.7	2011.7～
郑兴刚	男	研究生		医师	2011.7	2012.7～
刘　欠	女	研究生		医师	2012.7	2011.12～
宋洪伟	男	本科		医师	2012.7	2012.10～
岳　晓	男	专科		助理医师	2012.7	2013.1～
贾文婷	女	专科		助理医师	2012.7	2011.11～
李宏宇	女	专科		助理医师	2012.7	2013.1～
侯云飞	女	本科		医师	2005	2011.6～
刘红霞	女	专科	护士长	护师	2011.6	2011.6～
刘　洁	女	专科	副护士长	护师	2013.9	2013.9～
张　娜	女	专科		护师	2013.6	2011.6～
李　娜	女	专科		护师	2013.6	2011.6～
刘淑萍	女	专科		护师	2013.6	2013.9～
李　莲	女	专科		护师	2013.6	2011.6～
李春月	女	专科		护师	2013.6	2011.6～
张　曼	女	专科		护士	2011.7	2013.6～
王海燕	女	专科		护士	2011.7	2013.6～
杨姗姗	女	专科		护士	2012.7	2013.6～
张爱芹	女	专科		护师	2009	2011.6～
郭　盈	女	专科		护师	2011.6	2011.6～
杜　潇	女	专科		护士	2011.7	2013.6～

二、业务开展

2011年，脾胃病科成立后，充分运用中医特色理论，对脾胃病病患者进行辨证施治，中西医结合治疗。除运用中草药治疗外，还开展传统的针刺、艾灸、电针、火罐疗法、TDP烤灯等医疗手法，针对经气不利、脾胃虚寒、肾气肾阳不足、气滞血瘀的症型进行干预，取得较好的医疗效益。同时，还开展胃镜的诊断、C14呼气试验等西医业务（详见第七章第六节内窥镜探查）。

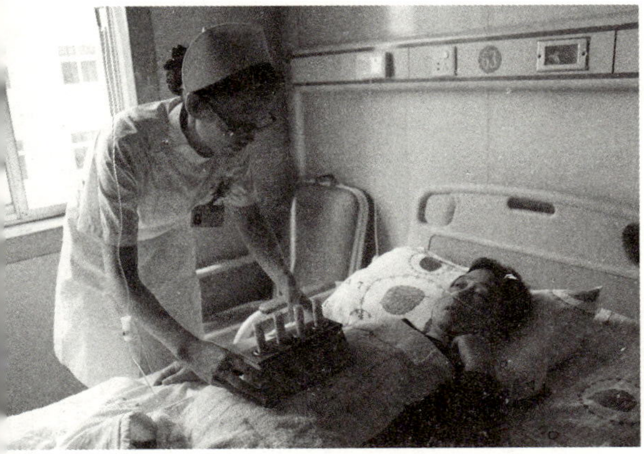

图5.6.1　脾胃病科护士在为病人进行艾灸疗法

2012年，继续发展中医特色疗法，根据“冬病夏治”和“夏病冬治”中医理论特点，开展穴位敷贴，利用“春夏养阳，秋冬养阴”的理论，开展“三伏贴”和中药膏方，加大改善患者体质偏颇或不足的干预力度。开展穴位注射，结合所选药物的不同治疗作用，从而激发和调整机体内在的生理功能，使之起到治疗和预防疾病的作用。如呃逆、呕吐、眩晕等症状，可选用胃复安、异丙嗪等足三里穴位注射治疗，效果显著。同时，还开展耳廓按摩、耳背放血、自血穴注、耳穴点刺、穴位埋线等治疗手段。

同年，成立“治未病”中心，对亚健康患者进行辨证分型，开展治未病工作。形成了以中药汤剂、中成药、针灸、推拿按摩、足浴等形式多种、手段简便的干预手段，通过辨体施治，以调和阴阳，保阳益阴，保养“精、气、神”，坚五脏，通经络，调气血以达保健养生、防治亚健康之目的。

2013年，开展了小儿推拿，针对6岁以下的小儿，特别是3岁以下的婴幼儿，改善小儿厌食、泄泻、呕吐、便秘、发热、咳喘、睡眠不好等症，有很好的作用。同时，还开展熏蒸、循经闪罐治疗经气不利、刺络放血治疗瘀血病，自血疗法治疗痤疮、荨麻疹等皮肤病，火针、温针灸治疗虚寒病症，蜂针治疗风湿免疫疾病，督灸治疗真阳虚羸等多种外治项目，取得了很好的临床治疗效果。同时科室加大科学研究，开发出了“复方海贝胶囊”“健脑安神口服液”等系列制剂，应用于临床。目前在研课题有“黄芪建中胶囊”“一贯煎胶囊”等项目。

附表 5 -6 -2　2013 年度脾胃病科优势病种中医治疗情况表

	总人数	中医治疗		汤剂使用		特色疗法使用		专科制剂使用	
		人数	比率%	人数	比率%	人数	比率%	人数	比率%
胃脘痛	462	456	98.7	360	77. 9	162	35.1	255	55.2
胃疡	346	340	98.3	243	70.2	115	33.2	181	52.3
肠结病	207	178	86	112	54.1	70	33.8	44	21.3

附表 5 -6 -3　中医院脾胃病科 2011 ~2013 年临床医疗情况表

年份 / 项目	2011		2012		2013	
	门诊人数	住院人数	门诊人数	住院人数	门诊人数	住院人数
总医疗人数	15124	1353	17384	1530	19766	1689
中医治疗人数	10998	893	13088	1030	16954	1232
中医治疗所占比率%	72.7	66	75.3	67.3	85.8	72.9
汤药使用人数	9074	704	10952	887	13353	1015
汤药使用所占比率%	60	52	63	58	67.6	60
特色疗法使用人数	3327	271	4346	367	5930	492
特色疗法所占比率%	22	20	25	24	30.	29.1
本院专科制剂使用人数	4991	501	6084	597	7945	710
制剂使用所占比率%	33	37	35	39	40.2	42

第七节　骨伤疾病治疗

一、科室沿革

【骨伤一科】

骨伤治疗是中医院自建院开始就开展的最早医疗业务之一。1982 年，滨州卫校毕业的李刚，就参与骨伤治疗。建院初期，外科与内科共用一个病区。无固定病房床位和固定护士，收治病人统一护理。

1984 年 4 月，宋明智医士从文登整骨医院学习整骨归来。8 月，与李刚共同建立外科，宋明智任医疗组长。这是中医院外科的雏形。李刚随即参加了山东省在文登整骨医院举办的首届骨科医师学习，时间 4 个月。

1985 年 8 月，北镇卫校中专毕业生王春文分配来院，从事外科工作。

1986 年 4 月，部队转业的医师罗公德进入外科工作，任住院医师。刘恒兰任护士长。12 月，聘临时医生宋淑彬来院工作。

1987 年 10 月，李刚到山东省中医医院骨科进修骨科临床，时间1年。12月，医士郝本礼由邹平西董医院调入外科工作，同年，到周村解放军一四八医院进修。

1988年2月，槐业东由内科调入外科工作，任住院医师。9月，郝本礼为外科主任，宋明智任副主任，李刚由医士晋升为医师，罗公德由住院医师晋升为主治医师。

1990年，王春文调至康复中心工作。

1991年，朱秀荣任外科护士长，刘恒兰调急症科任护士长。3月，医师张玉枝由康复中心调入中医院外科。4月，张玉枝到北京学习烧烫伤湿润疗法2个月，医师谷先光由魏桥医院调入。5月，医士怀居刚由部队转业来中医院外科工作。

1992年1月，李刚到解放军一四八医院进修，时间1年。7月，山东省中医学院骨伤专业毕业的马修谭分配到中医院外科工作。8月，怀居刚到滨州医学院临床专业脱产学习两年，专科毕业。12月，医师宋明智退休。临时医生宋淑彬被辞退。

1993年3月，槐业东到解放军八八医院进修1年。4月，张玉枝到文登正骨医院进修学习1年。12月，郝本礼、槐业东由住院医师晋升为主治医师。朱秀荣晋升为主管护师，成为中医院护理队伍中第一位中级职称。

1994年4月，张玉枝进修回院。6月，李刚任外科副主任，谷先光调至烟台医院。12月，张玉枝由住院医师晋升为主治医师。

1995年2月，马修谭到解放军八九医院进修显微外科1年。5月，张崇美获得滨州市“优秀护士”称号，6月李刚被评为“滨州地区首届优秀青年中医师”。12月，医师李刚晋升为主治医师。

1996年1月，郝本礼被聘为中医院副院长兼外科主任，李刚为外科副主任，张崇美任外科护士长，王丽为外科副护士长。原护士长朱秀荣调为护理部副主任。同时，成莹调入外科，任护士。3月，怀居刚开始到济南军区总医院进修学习1年。11月，主治医师刘建忠由德州市中医院调入外科工作。

1997年2月，马秀娥为外科副护士长，张玉枝升为外科副主任。12月，张崇美晋升为主管护师。

1998年3月，马修谭被邹平县团委授予“青年文明工作者”称号。5月，张崇美获滨州市“百佳护士”称号。12月，王荣、张秀兰晋升为主管护师，张崇美被选为第九届县政协委员。

1998年3月，中医院外科调整，骨外科与普外科分设，骨外科为外一科，普外科为外二科。李刚为外一科主任。同时，马秀娥调整为外二科护士长。

1999年5月，张崇美在济南市三院进修学习15天。12月，主治医师罗公德退休。同月，中医院理顺中层领导，公布李刚为外一科主任，张玉枝为副主任，张崇美为护士长。

2000年1月，主任李刚在齐鲁医院骨科进修，时间10个月。主治医师槐业东调外二科工作。4月，购置挂式中央监护仪1台。5月，赵秀梅去山医附院进修6个月。10月，刘厚水、郭锋、仲晨光大学专科毕业，分进外一科。11月，张玉枝由主治医师晋升为副主任医师。

2001年1月，主治医师郝本礼退休。4月，张玉枝到北京朝阳医院神经外科进修学习1年。6月，李刚被邹平县卫生局授予“优秀共产党员”称号。10月，刘琳在山医附院进修6个月。12月，李刚被聘为院长助理兼外一科主任，协助副院长张德修工作。

2002年1月，李刚被滨州市纠风办评为“行风建设先进标兵”。12月，怀居刚被聘为主治医师，被聘为外一科副主任。马修谭调外二科工作，田燕、王健明晋升为主管护师。

2003年4月，王国栋医师由麻醉科调入外一科，同时到山东省中医药大学附院进修，时间1年。5月，李刚被邹平县卫生局评为中医骨伤学科带头人，被县委、县府在两个文明建设中取得的优异成绩给予嘉奖。9月，王松奎由山东中医药大学中医专业毕业入外一科工作。12月，李刚由主治医师晋升为副主任医师，徐丽玲晋升为主管护师。是年，田燕在抗击“非典”战斗中荣获邹平县府嘉奖奖励。

2004年10月，张崇美晋升为副主任护师。12月，孙虹调入外一科工作，任副护士长。

2005年3月，中医院公布中层领导，李刚为院长助理兼外一科主任，怀居刚为外一科副主任，张崇美为外一科护士长，孙虹、刘琳为外一科副护士长。8月，中医院外科系统进行调整，神经外科从外一科独立出来，成立外三科，又称神经外科。原外一科副主任张玉枝任神经外科副主任，主持科室工作。人员进行了调整。外一科主任李刚，副主任怀居刚，住院医师马凯、王国栋、刘厚水、郭锋、邓志勇。外一科副护士长孙虹、刘琳调至外三科工作。

2006年5月，医师王国栋晋升为主治医师。6月，外一科获县机关委员会评选的“文明科室”称号。是年，北京中医药大学本科毕业生肖波，分配至外一科工作。12月，成莹为外一科副护士长。

2007年6月，中医院重新聘任科室中层领导，外一科李刚为主任，王国栋为副主任，张崇美为护士长，马秀娥、成莹为副护士长。7月，怀居刚到301医院进修骨科，时间1年。刘水滨泰山医学院毕业，进入中医院，转科结束后，调入外一科工作。

2008年8月，新成立骨伤二科，由外一科分出，人员又做了调整，怀居刚任骨伤二科主任，医师王伟廷、邱勇调至骨伤二科工作。原外一科改称骨伤一科。骨伤一科仍有李刚任主任，王国栋任副主任。10月，医师邓志勇前往山东齐鲁医院进修学习，时间1年。11月，第一军医大学临床医学专业毕业生刘国梁、山东中医药大学骨伤专业硕士研究生孙超，先后调入外一科工作。

2009年5月，李刚被聘为副院长，并兼骨伤一科主任。7月，山东中医药大学毕业生王凯，入院转科学习1年后，调入骨伤科工作。10月，中医院正式成立手足及矫形外科，从骨伤一科分出，刘厚水任负责人，医师有杜启江。病区暂安在外三病区。是年10月，主治医师王国栋前往北京解放军第三零一医院进修学习骨科，时间1年。

2010年，医师李增田、杨光、左家栋分别调入骨伤科工作，科室力量进一步壮大。郭锋医师前往北京积水潭医院进修学习1年。

2011年2月，骨伤一科被共青团邹平县委评选为“青年文明号”先进集体。10月，医师高伶俐前往山东省中医院进修学习，时间1年。医师郭锋调入外二科工作。11月，医师孙超、刘水滨前往山东省武警总医院进修学习。主治医师王国栋和医师肖波前往第三军医大学第二附属医院进修学习。

2012年6月，孙超被聘为骨伤一科副主任。同月，医师刘水滨前往山东省立医院进修学习，时间1年。10月，医师肖波前往山东省中医院进修学习1年。12月，骨伤一科荣获滨州市“青年文明号”先进集体称号。

2013年1月，山东中医药大学毕业生郭皆岩，调入骨伤科。是年春，骨伤一科主任李刚因故去职。5月，王国栋代理骨伤一科主任职务。6月，医师刘国梁前往山东省立医院进修学习，时间1年。孙超、邓志勇晋升为主治医师。9月，医师王凯调入ICU工作，医师高伶俐调入矫形外科工作。副护士长马秀娥，调入门诊治疗室任副护士长。

2013年底，骨伤一科共有医师12人，护士13人，其中主治医师4人，硕士研究生2人。科主任王国栋，副主任孙超，护士长张崇美，副护士长成莹。主任王国栋，主治医师，从事骨伤科治疗10多年来，能开展各种骨创伤、腰椎间盘突出症、腰椎管狭窄症，及人工全髋关节、人工全膝关节的置换手术，有着丰富的临床实践经验。

附表 5－7－1　中医院骨伤一科科主任副主任护士长任职情况表

科　名	职务	姓　名	性别	任职时间	备　注
外　科	医疗组长	宋明智	男	1984. 4 ~ 1985. 8	外科初建
	副主任	宋明智	男	1985. 8 ~ 1992. 12	
	护士长	刘恒兰	女	1986. 3 ~ 1991.	
	主 任	郝本礼	男	1988. 2 ~ 1996. 1	
	护士长	朱秀荣	女	1991. ~ 1996. 1	
	副主任	李　刚	男	1994. 6 ~ 1999. 12	
	主　任	郝本礼	男	1996. 1 ~ 1999. 9	业务院长兼
	护士长	张崇美	女	1996. 1 ~ 1999. 12	
	副护士长	王　丽	女	1996. 1 ~ 1999. 12	
	副主任	张玉枝	男	1997. ~ 1999. 12	
	副护士长	马秀娥	女	1997. 2 ~ 1999. 12	
外一科	主　任	李　刚	男	1999. 12 ~ 2001. 12	外科分为外一、外二
	副主任	张玉枝	男	1999. 12 ~ 2005. 8	
	护士长	张崇美	女	1999. 12 ~ 2008. 8	
	副主任	怀居刚	男	2002. 12 ~ 2008. 8	
	主　任	李　刚	男	2001. 12 ~ 2008. 8	聘为院长助理并兼任
	副护士长	孙　虹	女	2004. 12 ~ 2005. 8	
	副护士长	刘　琳	女	2005. 3 ~ 2005. 8	
	副护士长	成　莹	女	2006. 12 ~ 2008. 8	
	副主任	王国栋	男	2007. 6 ~ 2008. 8	
	副护士长	马秀娥	女	2007. 6 ~ 2008. 8	
骨伤一科	主　任	李　刚	男	2008. 8 ~ 2013. 3	聘为副院长并兼任
	副主任	王国栋	男	2008. 8 ~ 2013. 4	
	护士长	张崇美	女	2008. 8 ~	
	副护士长	成　莹	女	2008. 8 ~	
	副护士长	马秀娥	女	2008. 8 ~ 2013. 9	
	副主任	孙　超	男	2012. 6 ~	
	主　任	王国栋	男	2013. 5 ~	

附表 5-7-2　　2013 年底骨伤一科医护人员情况表

姓　名	性别	学　历	职　务	职　称	职称晋升时间	本科工作时间
王国栋	男	本科	主　任	主治医师	2006.	2003. 4 ~
孙　超	男	研究生	副主任	主治医师	2009.	2008.　~
邓志勇	男	本科	副主任	主治医师	2009.	2002.　~
刘水滨	男	本科		主治医师	2012.	2007. 7 ~
肖　波	男	本科		住院医师	2011.	2007. 7 ~
刘国梁	男	本科		住院医师	2007.	2008. ~
李增田	男	本科		住院医师	2007.	2010.　~
左家栋	男	本科		住院医师	2011.	2010.　~
杨　光	男	专科		住院医师	2011.	2010.　~
郭皆岩	男	研究生		住院医师	2011.	2013. 1 ~
张崇美	女	专科	护士长	副主任护师	2004. 10	1987. 11 ~
成　莹	女	本科	副护士长	主管护师	2007. 5	1997. 3 ~
王　静	女	本科		主管护师	2011. 5	1998. 10 ~
赵文静	女	本科		护师	2013. 5	2012. 8 ~
李聪聪	女	本科		护师	2013. 5	2013. 11 ~
丁　红	女	专科		护师	2012. 8	2005. 10 ~
刘　斐	女	本科		护师	2009. 5	2008. 5 ~
毛慧侠	女	专科		护士	2006. 5	2011. 6 ~
成　程	女	专科		护士	2008. 5	2010. 5 ~
刘　洋	女	专科		护士	2008. 10	2010. 7 ~
田　欣	女	专科		护士	2010. 5	2010. 5 ~
牛蒙蒙	女	专科		护士		2012. 8 ~
周亚男	女	专科		护士	2011. 5	2009. 5 ~
贾梦婷	女	专科		护士	2012. 5	2012. 8 ~
成丹丹	女	专科		护士	2012. 5	2011. 8 ~

【骨伤二科】

骨伤二科是中医院的新兴科室，拥有先进的医疗设备，高超的技术水平，具有年轻人的朝气蓬勃和一心为患者服务的信念，在中医院的临床科室中已展露出旺盛的生命力。

2008 年 8 月，外一科副主任、主

治医师怀居刚自北京解放军301医院圆满进修回来，为了更好地开展骨科新技术，根据临床需要，中医院决定对外一科进行重组，原外一科改为骨外一科，仍有李刚任主任；再组建骨外二科，以脊柱、关节、创伤为施治重点，由怀居刚任主任，原外一科人员调整分入两科，骨外二科医师有孙汉亭、王伟廷、邱勇。病房与普外科共用。10月，山东中医药大学毕业的硕士研究生刘东、本科生时飞、滨州医学院毕业的组国良调入骨伤二科，增强了临床力量，科室规模逐渐形成。

为扩大骨科治疗专业队伍，储备后备人才，中医院加大招聘力度。2009年、2010年先后招聘山东中医药大学中医骨伤专业硕士研究生韩宝贵、南方医科大学硕士研究生欧阳洁，加入骨伤二科。

为尽快提高骨伤二科的医疗技术水平，中医院于2009年7月和2010年9月先后派遣医师王伟廷到山东省省立医院、医师邱勇到北京积水潭医院进修学习骨科，时间一年，回来后，大大提高了骨伤二科的专业医疗水平。

2011年4月，医师组国良调出，到神经外科工作。11月，孙汉亭调为骨二科副主任。

2012年4月，孙汉亭调入手足及矫形外科，任副主任。7月，毕业于山东中医药大学硕士研究生崔超，招聘入骨伤二科。2013年9月，崔超因医院工作需要，调到重症医学科工作。

至2013年底，骨伤二科共有医务人员7人，全为本科以上学历，其中，骨科硕士研究生3人，在读硕士研究生3人。科主任为怀居刚，副主任王伟廷、邱勇；护士共8人，护士长纪艳凤，副护士长范秀芳。主任怀居刚，主治医师，擅长中西医结合治疗颈肩腰腿痛、骨性关节炎、腰椎突出症及腰椎和四肢骨折的手术治疗，在关节镜微创治疗方面积累了丰富经验。

表5－7－3　　2013年底骨伤二科医疗人员情况表

姓　名	性别	学　历	职务	职　称	职称晋升时间	在本科工作时间
怀居刚	男	研究生	主任	主治医师	2000.12	2008.8～
王伟廷	男	本　科	医师	主治医师	2009.5	2008.8～
邱　勇	男	本　科	医师	主治医师	2011.5	2008.8～
刘　东	男	研究生	医师	主治医师	2011.5	2008.10～
韩宝贵	男	研究生	医师	主治医师	2012.5	2009.7～
时　飞	男	研究生	医师	医师	2010.12	2008.10～
欧阳洁	男	研究生	医师	主治医师	2013.5	2010.7～

二、业务开展

【骨伤一科】

1983年，中医院建立之时，设内科，是以内科为主的内外混合科室，只有外科医生宋明智。

1984年4月，宋明智到文登整骨医院学习整骨，归来后与中专毕业的中医医士李刚共同建立外科，主要诊治门诊病人，门诊人次约50人次。无固定床位和固定护士，收治病人住内科。主要开展四肢骨折的闭合复位，小夹板外固定技术，年收治20余名骨科病人。

1985年，建立外科后，工作独立，有床位14张。医护人员亦有增加，床位占用率75%，病人治愈率98%。

1986年，收治病人数120例左右，大部分为骨伤病人。本年度护理考核，刘恒兰、田伟娜被评为县“先进工作者”，全部护理人员达90分以上。

1987年，收治骨伤病人291例，整复骨折181例，手术治疗27例，开展了阑尾切除，疝气修补等手术。同年，还开展了腰椎间盘突出手术摘除术1例，颅骨肿瘤切除术1例，均已治愈。

1988年，全院争创“省重点中医院”重点年，护士长带领全科护士大练护理技术操作，护士十项西医操作，人人熟练过关，考核4次，合格率达98%。耳穴压豆、穴位注射、针刺术等五项中医操作，合格率达95%以上。

1989年，开展椎间盘摘除治疗椎间盘突出症病例，获得成功。是年，全院开展“优质服务活动年”活动，护士考核4次，合格率达98%，静脉注射一针见血率98%以上。10月，医院顺利通过山东省“重点中医院”达标。

1990年，开展外固定器治疗四肢骨伤10例，均治愈。外科床位增至34张，床位占用率75%，治愈率98.5%。

二十世纪九十年代，随着医疗技术的进步，中医院外科先后派出大量医疗人员进入省、市级医院学习进修。在掌握先进医疗技术后，逐步开展手术治疗方法。如尺桡骨骨折克氏针内固定、锁骨骨折克氏针内固定术、髌骨骨折张力带固定术、股骨胫骨骨折梅花形髓内针内固定术等。

1994年5月，张玉枝开展了闭合穿刺治疗锁骨骨折。6月，槐业东在解放军88医院教授朱大成的协助下，开展第一例脊柱侧弯矫治术，取得成功。11月，李刚开展了第一例股骨头置换治疗股骨颈骨折手术。为争创“二级甲等医院”，年内举办了护理文书二甲操作的学习40余学时，护理操作训练西医20余项、中医6项。严格按照山东省“二级甲等医院”标准进行参训人员达100%，每人加班60余小时，完成住院病人护理360人次。

1995年，共收治入院病人360人次，抢救危重病人16人次。此年为“二甲”达标的关键年，医院制定、调整岗位职责6项，规章制度10种。根据护理部要求，科内护理理论考核4次、技术操作考核6次，护理部考核2次，合格率100%。

1996年3月，从解放军八九医院进修归来的马修谭带领医师马凯，开展了第一例拇指再造并获得成功，填补了县内此项业务的空白。

1997年，马修谭开展断指再植手术10余例，均获成功，同时，还开展了吻合血管、皮瓣移植、断指再植等显微手术。年内救治护理病人460人次。

1998年，引进骨创治疗仪，运用外固定架固定，治疗股骨骨折6例，胫骨骨折8例，闭合或切开复位，年治疗病人120人次。加强护理考核，护理业务学习21次，技术操作考核3次，合格率99%，救治病人380人次。中医护理技术操作应用35人次。护理文书合格率达98%。

1999年，推行整体护理和管理技术，年内治疗、护理病人450人次。

2000年2月，李刚到山东大学附属医院进修回院后，开展了颈后路双开门椎管扩大脊髓减压、治疗颈椎管狭窄7例，均痊愈。4月，购置一挂式中央监护仪1台，开展了深静脉置管技术，获得成功。并提高护理效果，减少了并发症的发生，

2002年2月，张玉枝开展了高血压脑出血、脑室内出血微创穿刺抽吸术2例，成功治愈。9月，又开展了颅内肿瘤摘除术、开颅清除急性硬膜外血肿6例，均治愈。年内，共收治住院病人510人次，手术135例，门诊病人1500余人次。

2003年，为预防“非典”流行，科内实行了预防消毒措施，共喷洒病房200余次，无1例“非典”病人发生，完成护理病人数500人次。年内共救治、护理住院病人500人次，手术146例，门诊量2000余人次。

2004年5月，购进了新型心电监护仪2台，呼吸机1台，设立了ICU病房。聘请专家讲座3次，科内护理业务讲座22次。6月开展了2例全髋关节置换术治疗股骨头3期坏死病人，获得成功。开展了髓内交锁针治疗股骨、胫骨粉碎性骨折16例，疗效显著。8月，开展了关节镜下行膝关节骨性关节炎清理术8例，半月板修补、切除术4例，关节游离体摘除术2例，均获成功。年内抢救护理危重病人200人次，气管插管10人次，气管切开护理12人次，治疗护理住院病人785例，手术167例，门诊量2200余人次。

2005年，“120”正式开通，收治的病人及危重病人数增长40%。1～8月，住院病人数就达到650人次，抢救危重病人180人次，手术150余例，其中牵引病人43人次，气管切开16人次，门诊量1700余人次。

2008年以后，股骨头缺血性坏死、股骨颈骨折、膝关节骨性关节炎等病患者增多，外一科相继开展髋关节及膝关节置换手术，至2013年共手术人数

150余例，均获成功，患者满意，恢复良好。

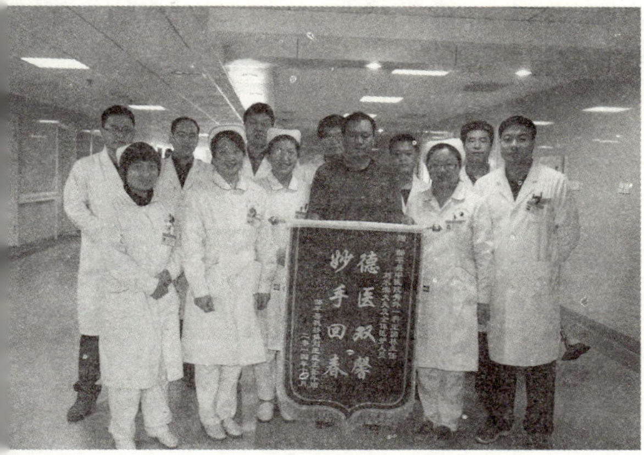

图5.7.1　病患者伤愈出院后为骨伤科送来了锦旗，表示由衷的感谢

2010年以后，随着社会发展和科技进步，骨伤病的治疗技术也已大幅提高。现已成为能够合理运用中西医结合治疗颈腰椎间盘突出、椎管狭窄、脊柱骨折并截瘫，以及四肢、骨盆复杂骨折、股骨头坏死的大型科室，人工髋关节、膝关节置换也成为科室的常规手术。同时，紧跟现代骨科的微创发展趋势，运用现代微创理论，近年来开展了CT引导下经皮穿刺臭氧溶核椎间盘减压术、腰椎椎旁镜椎间盘摘除术，均取得满意效果。

同时，结合中医院传统优势资源，积极开发中国传统医学在骨伤科领域的特色和优势，针对简单骨折，采用手法正骨、手法接骨、手法整复，配合各类小夹板外固定，根据骨折的三期辨证，应用骨伤科研制的自制制剂乳没祛痛擦剂，外用消肿止痛，内服伤筋断骨片活血化瘀，接骨续筋，完整保存骨折血运。使骨折愈合快，有效避免了石膏固定带来的关节僵直等弊端，均取得了良好的疗效。经过多年的探索与实践，在临床上还广泛采用中药内外兼治，推拿按摩、牵引、针灸、火罐、中药熏蒸、局部中药制剂针剂注射等独树中医特色治疗，有效避免了长期用西药副作用大的弊病，对骨伤科颈肩腰腿疼、骨科术后恢复等起到良好的效果。

至2013年，中医院骨伤一科已发展成为综合性专业骨伤科室，专业领域强，科室技术人员梯队建设完善，技术力量雄厚。科室床位40余张，月门诊量600余人次。骨伤科全体医护人员将以精益求精的医疗技术，一切以病人为中心的服务理念，为邹平及周边县市的广大病患者提供最优质的医疗服务和健康保证。

表5-7-4　邹平县中医院骨伤一科1983~2013年业务情况统计表

年度	门诊人次	入院人次	出院人次	治愈	治愈率（%）	好转	好转率（%）	病床使用率%
1983	30	15	13	11	84.6	2	15.4	75.6
1984	50	21	20	18	90	2	10	78
1985	130	86	83	73	87.9	10	12.1	75
1986	220	120	116	101	87	15	13	79
1987	253	291	285	261	91.6	24	8.4	80
1988	268	302	298	272	91.2	26	8.8	81
1989	286	314	307	267	87	40	13	80.5
1990	293	325	321	280	87.2	41	12.8	82
1991	386	331	327	273	83.5	54	16.5	81.8
1992	521	358	352	312	88.6	40	12.4	82.6
1993	745	349	345	313	90.7	32	9.3	84
1994	810	360	355	314	88.5	41	11.5	82.4
1995	923	365	360	321	89.1	39	10.9	81.5
1996	1190	409	404	361	89.4	43	10.6	83.7
1997	1325	460	452	412	91.6	40	8.4	83.5
1998	1423	380	374	322	86.1	52	13.9	82.7
1999	1543	450	447	398	89.0	49	11	85.3
2000	1763	489	482	431	89.4	51	10.6	82.7
2001	1896	479	471	420	89.2	51	10.8	85.6
2002	1965	510	506	443	87.5	63	12.5	86.2
2003	2100	520	515	455	88.3	60	11.7	87.2
2004	2200	785	780	726	90.1	54	9.9	84.6
2005	1700	650	644	592	91.9	52	8.1	86.1
2006	2405	680	676	621	91.9	55	8.1	83.7
2007	2814	730	724	664	91.7	60	8.3	83.4
2008	3245	763	759	692	91.2	67	8.8	86.3
2009	3765	812	807	752	93.2	55	6.8	84.9
2010	4256	838	828	766	92.5	62	7.5	83.5
2011	4898	875	865	811	93.7	54	6.3	83.9
2012	5563	921	904	856	94.7	48	5.3	86.2
2013	6000	960	949	882	92.9	67	7.1	87.2

【骨伤二科】

邹平县中医院骨伤二科经过几年的蓬勃发展，已成为以脊柱、关节、创伤为施治重点的临床科室。科室拥有移动式C臂X线机、骨创治疗仪、美国史塞克关节镜、CPM机等先进医疗设备。诊疗技术精湛，拥有一支集聚骨干精英人才的队伍，科室有研究生以上学历医师6人，长年与北京301医院、解放军济南90医院、齐鲁医院、省立医院、潍坊89医院、山东省中医院保持着良好的技术合作关系。科室成立以来业务水平逐年提高，业务收入连年增长。

骨伤二科成立后开展的膝关节镜手术以其手术精确度高，创伤小，康复快，临床效果好，费用相对低廉，受到广大患者的好评。

2008年，实施各类手术162例，其中，开展了关节镜微创手术，治疗膝关节骨性关节炎、半月板损伤、交叉韧带损伤等手术。此后每年实施关节镜手术30余例。同时，开展半髋及全髋关节置换术，治疗股骨头坏死及老年股骨颈骨折等病症，此后每年实施髋关节置换手术20余例。

2009年，开始开展全膝关节置换术，治疗重型膝关节骨性关节炎，此后每年开展全膝关节置换手术10余例。同年，开始开展胸腰椎压缩骨折骨水泥椎体成形术，治疗老年病理性胸腰椎压缩骨折，此后每年开展骨水泥椎体成形术10余例。全年共开展各类手术265例。

中医院骨伤二科医疗技术水平的提高，大大吸引了县内和周围县区患者前来就医，全面开展人工股骨头置换术、全髋关节置换术、全膝关节置换术、严重创伤致骨盆骨折及多发性骨折抢救及内固定术、腰椎间盘多间隙突出椎体不稳、后路椎间盘摘除、多cagge椎体融合、椎弓根内固定术、老年胸腰椎压缩骨折骨水泥椎体成形术等。治疗病人连年增长，手术量逐年增加。

表5-7-5　2008~2013年骨伤二科业务开展情况

年　度	出入院人次	病床使用率	手术总例数	业务收入（万元）
2008	193	80%	162	230
2009	389	82%	265	400
2010	405	85%	270	415
2011	391	85%	288	430
2012	395	87%	301	455
2013	433	86%	326	502

2010 年，全年手术治疗各类骨科疾病 270 余例。至 2013 年，骨科手术达到了 326 例。为邹平及周边地区的骨科疾病患者开启了新的希望。

手术治疗同时，骨伤二科充分发挥中医药特色优势，通过口服中药汤剂、中药熏洗、贴敷、膏药外敷等方法治疗股骨头坏死、颈椎病、腰椎间盘突出症、骨质疏松、骨性关节炎等，方法独到，取得了显著疗效。

第八节　普外疾病治疗

一、科室沿革

中医院外科成立于 1984 年 4 月，初始叫医疗组，宋明智为医疗组长，主持科室日常工作。1985 年 8 月，宋明智被任命为外科副主任。工作人员均由从事外科的医师及护理人员组成，有医师 4 人。

1987 年 12 月，医师郝本礼由西董医院调入县中医院工作，被任命为外科主任。随着医疗事业的发展，科室规模不断发展壮大，科室医疗技术人员梯队逐步形成。主要有主任郝本礼，副主任宋明智，主治医师韩青山、罗公德，住院医师宋淑彬、李刚、槐业东等。

1989 年，槐业东到临池帮扶 1 年。

1990 ~ 1993 年，先后有张玉枝、谷先光、怀居刚、朱旭东、马修潭等人到外科工作。1993 年，槐业东到解放军泰安 88 医院进修 1 年。

1995 年，巩瑞红毕业于山东省中医药大学，翌年，进入中医院外科任医师。

1997 年 10 月，高文波滨州医学院临床医学专业毕业，进入外科工作。

1998 年 3 月，骨外科与普外科分设，骨外科为外一科，普外科为外二科，聘请 天津医学院附属医院胸外科主任柴树德为中医院名誉院长，分管外二科工作。同时成立肿瘤防治中心，设立放疗室，朱旭东为防治中心主任。

1999 年 4 月，普外、胸外和肿瘤防治中心组成综合性科室，仍称外二科。朱旭东任外二科主任，槐业东为副主任，马秀娥调入外二科任护士长。医师有高文波、巩瑞红等，护师有田伟娜、范秀芳、李剑、王艳芬、王秀娟、刘文静、孟朝霞、王凤英、鲍敬懿等。科内设监护室、换药室、纤维胃镜室，有床位 31 张。6 月，尹向东由县康复中心调往邹平县中医院，从事胸外科及普外科临床工作。11 月，耿佃忠、高晓刚滨州医学院临床医疗专业毕业，进入外二科工作。12 月，任命王秀娟为副护士长。

2000 年 11 月，外二科一分为二，分为肿瘤组和普外组，槐业东为外二科副主任，分管普外业务，朱旭东分管肿瘤组业务。科室人员有巩瑞红、尹向东、高文波、高晓刚、耿佃忠、宋晓花等。同年，护士霍红霞调入。

2001 年 4 月，柴树德副院长聘期届满，回到天津本单位。11 月，护士刘淑萍调入外二科工作。

2002 年 2 月，护士张淑英调入外二科。8 月，董学峰华北煤炭医学院毕业，进入外二科任医师。10 月，赵明义由惠民地区结核病防治院调入中医院外科工作，职务为副院长兼外二科主任，分管外二科和手术业务。槐业东任外二科副主任，主持外二科业务工作。病区位于 2 号楼三楼。科室人员有槐业东、尹向东、高文波、高晓刚、董学峰、潘鸿江 8 人组成。是年，中医院外二科被共青团邹平县委授予“青年文明号”称号。

2003 年 5 月，马修谭由骨外科调入外二科。8 月，霍新凯于滨州医学院毕业，顾汉涛于山东中医药大学本科毕业，进入外二科工作，任医师。10 月，尹向东到天津胸科医院进修胸外科，时间 1 年。11 月，赵明义被评为胸外科学科带头人，朱旭东被评为邹平县肿瘤学科带头人。12 月，中医院外二科再次被共青团邹平县委授予“青年文明号”称号，并指定中医院为邹平县青年文明号信用建设示范单位。同年，宋晓岳、毛霞、刘淑华、邢淑芳学校毕业，招聘分入外二科，任护士。护士刘文静、赵冬玲、鲍敬懿调出。

2004 年 1 月，外二科设置胸外专业组。张淑英任外二科副护士长，护士赵林林调入，田伟娜、王秀娟、孟朝霞调出，外二科总床位 47 张。4 月，护士柴小燕调入外二科。6 月，外科调整为外一、外二、外三 3 个科。肿瘤科独立，成立外三科。外二科主要为普外和胸外业务。8 月，孙海波于牡丹江医学院毕业，陈动、孙锦贵滨州医学院毕业进入外二科任医师。同月，纪艳凤毕业于南通医学院，护理专业，本科，进入外二科任护士。10 月，尹向东从天津胸科医院进修回来，在外二科胸外专业组。12 月，高文波到山东省立医院普外科进修学习 1 年。

2005 年 3 月，中医院重新公布中层科室领导，赵明义副院长兼外二科主任，槐业东、马修谭、尹向东为外二科副主任；马秀娥为肿瘤科、外二科护士长，张淑英为肿瘤科、外二科副护士长。王秀娟调出，任内一、内二科护士长。8 月，外科系统又一次调整，神经外科独立出来，成为外三科，肿瘤科改称外四科，外二科没变。同月，刘乐军医学院临床专业毕业后，进入外二科任医师。潘学、赵娜、刘春兰医学院护理专业毕业后，进入外二科任护士。9 月，外二科副主任马修谭调整为神经外科（外三）副主任。同月，高晓刚到省立医院泌尿外科进修，时间 1 年。

2006 年 7 月，李明从山东大学齐鲁医院普外专业硕士毕业，进入外二科工作。10 月，外二科护士长马秀娥调出，任外四科护士长，副护士长张淑英主持外二科护理工作。

2007年6月，赵明义副院长因年龄原因，不再担任科室中层领导职务，只分管外二科病区行政工作。6月，槐业东被聘任为外二科主任，尹向东、高文波为副主任，护士长为张淑英，副护士长为范秀芳。科室医疗人员有槐业东、尹向东、高文波、高晓刚、陈动、孙海波、董学峰、潘鸿江、李明9人组成，主要开展普外及泌尿外科工作。

2008年2月，骨外二科成立，科室设在外二科病区。7月，尹向东、孙海波、柴小燕赴天津肿瘤医院进修学习甲状腺、乳腺专科。医师赵浩调入外二科工作。

2009年6月，崔迎新由外三科调入外二科。同时，副主任医师张尚玺亦调入外二科工作。8月，马震菏泽医专毕业后，进入外二科参加工作。10月，尹向东、孙海波、潘鸿江、柴小燕进修归来，成立两腺科，自外二科分出。

2010年2月，主治医师李明赴中国人民解放军总院进修肝胆外科。3月，纪艳凤任外二科副护士长。8月，院领导审时度势，考虑邹平县各医疗机构缺少烧烫伤专科，为弥补此项空白，更好地服务广大人民群众。中医院派出张尚玺副主任医师、郭锋医师和王连萍、韩玉婵护士组成的专业医疗团队赴积水潭医院进修学习烧烫伤专业，学习正规系统的烧烫伤治疗流程。

2011年2月，主治医师陈动赴中国人民解放军总院进修胃肠外科。同时，主治医师李明自中国人民解放军总院进修归来，学了肝胆外科新的理论及手术技术。5月，副主任医师杨永利调至外二科工作。12月，李明被任命外二科副主任，原副主任高文波调入两腺科任副主任。

2011年5月，正式成立烧烫伤科，归外二科统一管理。张尚玺副主任医师任主任，成员由张尚玺副主任医师、郭锋医师、王连萍护师、韩玉婵护士组成，科室设在外二科病区。10月，张新由碎石门诊调入外二科。

2012年2月，医师赵浩赴安贞医院进修血管外科。6月，杨永利被任命为外二科副主任，王连萍为外二科副护士长。同月，李鹏医师转科学习一年后，调入外二科工作。7月，杨永利副主任医师赴中国人民解放军总院进修泌尿外科。

2013年2月，赵浩医师自安贞医院进修血管外科归来，并开展了多例血管外科手术。7月，杨永利副主任医师自中国人民解放军总院进修归来，促进了泌尿外科及男科工作的开展。

2013年9月10日。中医院新病房大楼正式启用。外二科病房搬迁至新病房8楼。至年底，外二科共有医护人员25人，其中医疗人员10人，护理人员15人。副主任医师3人，主治医师4人，主管护师4人。主任为槐业东，副主任为杨永利、李明，护士长为张淑英，副护士长为范秀芳、纪艳凤、王连萍。

经过多年的发展，外二科已成为中医院的重点科室，具有雄厚的医疗技术实力和高超的医疗水平。退休返聘的原副院长、主任医师赵明义，从医多年，积累了丰富的临床经验，擅长胸肺部大手术，享有很高的声誉。在外科先后开展了肺癌切除术、食管癌根治、肝癌、胰腺癌根治等重大手术，被邹平县评为胸外科学术带头人。主任槐业东，副主任医师，一直在外科工作，有丰富的外科临床经验，擅长各种部位癌症病灶切除和根治，尤其擅长微创手术、前列腺电切、大隐静脉旋切手术，对肝胆胰外科疾病有深入研究，胆系结石治疗效果尤显。副主任杨永利，副主任医师，擅长泌尿外科及男科疾病的治疗。副主任李明，主治医师，擅长肝胆外科的治疗及手术。

附表 5-8-1　　中医院外二科主任副主任护士长任职情况表

科　名	职务	姓　名	性别	任职时间	备　注
外　科	医疗组长	宋明智	男	1984.4～1985.8	外科初建
	副主任	宋明智	男	1985.8～1992.12	
	护士长	刘恒兰	女	1986.3～1991.	
	主　任	郝本礼	男	1988.2～1996.1	
	护士长	朱秀荣	女	1991.　～1996.1	
	副主任	李　刚	男	1994.6～1999.12	
	主　任	郝本礼	男	1996.1～1999.9	业务院长兼
	护士长	张崇美	女	1996.1～1999.12	
	副护士长	王　丽	女	1996.1～1999.12	
	副主任	张玉枝	男	1997.　～1999.12	
	副护士长	马秀娥	女	1997.2～1999.12	
外二科	主　任	朱旭东	男	1999.12～2005.3	外二与骨外分
	护士长	马秀娥	女	1999.12～2005.3	
	副护士长	王秀娟	女	1999.12～2005.3	
	副主任	槐业东	男	2001.1～2005.3	
	主　任	赵明义	男	2005.3～2007.6	副院长兼
	副主任	槐业东	男	2005.3～2007.6	
	副主任	马修谭	男	2005.3～2007.6	
	副主任	尹向东	男	2005.3～2009.10	
	护士长	马秀娥	女	2005.3～2006.10	兼肿瘤科

科　名	职务	姓　名	性别	任职时间	备　注
	副护士长	张淑英	女	2005.3～2006.10	兼肿瘤科
	副护士长	张淑英	女	2006.10.～2007.6	主持工作
	主　任	槐业东	男	2007.6～	
	副主任	高文波	男	2007.6～2011.12	
	护士长	张淑英	女	2007.6～	
	副护士长	范秀芳	女	2007.6～	
	副护士长	纪艳凤	女	2010.3～	
	副主任	李　明	男	2011.12～	
	副主任	杨永利	男	2012.6～	
	副护士长	王连萍	女	2012.6～	

附表5-8-2　　2013年底外二科医护人员情况表

姓　名	性别	学历	职务	职　称	职称晋升时间	在本科工作时间
槐业东	男	本科	主任	副主任医师	2001.10	1998.6～
杨永利	男	本科	副主任	副主任医师	2007.4	2011.5～
李　明	男	研究生	副主任	主治医师	2011.4	2006.7～
陈　动	男	本科		主治医师	2010.10	2004.8～
郭　峰	男	专科		医师	2003.	2011.4～
张尚玺	男	专科		副主任医师	2001.10	2009.6～
高晓刚	男	专科		主治医师	2014.10	1999.9～
赵　浩	男	本科		主治医师	2014.10	2008.7～
崔迎新	男	本科		医师		2009.5～
张　新	男	专科		助理医师	2009.12	2011.10～
张淑英	女	本科	护士长	主管护师	2010.5	2002.4～
范秀芳	女	本科	副护士长	主管护师	2009.5	1998.～
纪艳凤	女	本科	副护士长	主管护师	2010.5	2004.～
王连萍	女	本科	副护士长	主管护师	2013.5	2011.4～
邢淑芳	女	专科		护师	2010.5	2002.～
潘　虹	女	本科		护师	2010.5	2007.～
李丽萍	女	专科		护师	2013.5	2009.～
孙丹丹	女	本科		护师	2011.5	2010.～

姓　名	性别	学 历	职 务	职　称	职称晋升时间	在本科工作时间
韩玉婵	女	本科		护师	2012. 5	2011. ~
颜　华	女	专科		护师	2011. 5	2013. ~
安莎莎	女	专科		护师	2013. 5	2010. ~
刘　倩	女	专科		护士	2005. 9	2010. ~
崔丽群	女	专科		护士	2012.	2011. ~
王田源	女	专科		护士	2012.	2012. 6 ~
成文姝	女	专科		护士		2012. 6 ~

二、业务开展

【外二科】

1986 年，中医院外科成立初期，只能进行一般小型手术，如腹股沟疝修补术、阑尾切除术等。此后，外科临床工作不断发展，门诊就诊及治疗人数不断增加。坚持以创伤骨科、普外科为发展重点，骨科以疾病保守治疗为主，开展了四肢长骨骨折手术，普外科开展了胃大部切除术、阑尾切除术、疝修补手术等，为科室进一步发展壮大奠定了非常坚实的基础。

二十世纪九十年代，随着医疗水平提高，开始 在基本手术的基础上，逐渐开展了胆囊切除、肠粘连松解术、脾切除术，甲状腺次全切除术、乳腺癌根治术、胃癌根治术、肝左外叶切除术等。

1996 年，马修谭率先开展拇指再造、吻合血管皮瓣移植断指再植等显微手术，开了中医院外科断指再植手术的先河。

1998 年 3 月，聘请天津医学院附属医院胸外科主任柴树德为中医院名誉院长，同时成立外二科，由柴院长分管外二科工作，医疗水平和质量大幅提高。6 月，在柴树德的主持下，外二科先后开展了肺叶切除术、全肺切除术、食道癌根治术、贲门癌根治术等大型手术，开辟了中医院胸外手术的先例，填补了县内胸外科手术方面的空白。

1999 年 4 月，由肿瘤防治中心、普外科、胸外科组成综合科——外二科，有床位 31 张，医师 7 名，护士 10 名，科内设监护室、换药室、纤维胃镜室，配置呼吸机、心电监护仪、麻醉咽喉镜、吸痰器、抢救车、治疗床、紫外线照射灯、鹅颈灯、深部照射灯、清创包、气管切开包、恒温浴箱等设备。

2000 年，柴树德主持开展了腹膜后巨大肿瘤切除术。购进了腔道支架，开展了腔道支架植入技术。

2001 年，槐业东主持开展了肾盂穿刺造影术。

2002 年 10 月，副主任医师赵明义由滨州地区结核病防治院调入中医院，任副院长并负责外二科和手术室工作，同时开展支气管镜检技术、肺切除、纵隔肿瘤切除等胸外科手术。是年，胸外医疗组开展了肺癌肺叶切除、全肺切除、食管癌、贲门癌切除手术。普外医疗组开展了胆囊切除、肠粘连松解术、脾切除术，甲状腺次全切除术、乳腺癌根治术、胃癌根治术、肝叶切除等手术，及泌尿外科的前列腺切除等手术。

2003 年，外二科先后开展了胆囊管空肠吻合术、腹腔镜技术。10 月，槐业东到解放军 309 医院进修肝胆外科，回院后开始开展腹腔镜手术。成立腹腔镜工作小组，人员有槐业东、高晓刚、董学锋、孙海波、陈动，进行模拟强化训练半月。11 月，在桓台县妇幼保健院周可水副院长协助下，成功开展了首例腹腔镜胆囊切除术。同月，还开展了胆总管盲肠 Y 型吻合术。

2004 年，先后开展了胸骨后巨大甲状腺瘤摘除术、肾癌根治术、经十二指肠奥狄氏括约肌切开取石成型术、复合高压水囊前列腺扩裂术、小儿腹腔镜阑尾切除术、腹腔镜胆囊切除术和纤维支气管镜检查术等技术。

2005 年 2 月，开展了肠系膜上动脉血栓形成取栓溶栓术。3 月，开展了肠系膜上动脉取栓溶栓术、出生 5 天新生儿幽门成型术。5 月，在上级医院专家协助下，开展了首例腹腔镜肾上腺肿瘤摘除术、腹腔镜精索静脉曲张高位结扎术。7 月，开展了膀胱镜输尿管支架管取出术。8 月，槐业东主持开展了首例肝血管瘤捆扎术。

2006 年，外二科先后开展了十二指肠破裂行三管造瘘术、粘连性肠梗阻行肠排列术、脾破裂修补术等高难度手术。同时，医师高晓刚由省立医院泌尿外科进修回来，首先成立前列腺电切小组，人员有槐业东、高晓刚、董学锋、陈动。槐业东自买猪肉进行前列腺电切模拟训练。经反复强化训练，于是年 7 月，在省立医院泌尿外科丁克家主任指导下，开展首例经尿道前列腺电切手术。10 月，即能独立完成前列腺电切手术。

2007 年 4 月，外二科开展首例大隐静脉高位结扎加旋切手术。7 月，开展了输尿管末端囊肿行电切取顶术、胰头取囊腺瘤行囊腺瘤摘除术、膀胱癌行膀胱全切结肠代膀胱术。8 月，开展了胰体部断裂行胰体尾切除、胰腺近端与空肠 Y 式吻合术。

2008 年，先后开展了下腔静脉后输尿管 行输尿管狭窄段切除、输尿管吻合术。

2009 年，开展了门脉高压巨脾行脾切除加联合断流术。

2010 年，先后开展了胃癌病人行胃全切除加脾切除术、肝门部胆管癌行胆管癌根治术、胆管与空肠 Y 式吻合术、前列腺癌行前列腺根治术。

2011 年 5 月，农工民主党山东省立医院基层委员会就与邹平县中医院签订了医疗技术服务指导协作书，规定定期组织有关专家来中医院坐诊、讲座、指导手术等活动。2012 年 6 月，山东省立医院肝胆外科主任卢俊应中医院邀请，每周三于外二科进行业务指导，极大地促进了外二科的业务发展。开展了肝右叶广泛破裂行捆绑式止血术，下肢深静脉瓣膜功能不全行瓣膜成形术，前尿道广泛狭窄行尿道狭窄段切除移植皮瓣尿道成形术，压力性尿失禁行无张力经阴道中段悬吊术等。

2012 年，医师陈动自北京 301 医院进修胃肠外科回来，立即开展了胃肠外科手术治疗。同时还开展了十二指肠球部溃疡行腹腔镜下穿孔修复术。

2013 年，开展了胰腺巨大囊腺瘤行囊肿切除加胰体尾、脾切除术，肝内胆 囊积石行腹腔镜肝内胆囊切除术等。

【烧烫伤科】

科室成立后，门诊业务主要在外二科门诊，病房设在外二科病区，行政与业务统一接受外二科领导。2011 年 5 月，科室刚成立，即收治了一名合并颅脑损伤的大面积烧伤病人，通过多次手术治疗，病人痊愈出院，开创了中医院治疗大面积重度烧伤病人的先例。

2011 年 6 月，收治了 3 例特重度烧伤（Ⅱ～Ⅲ度）伴呼吸道烧伤的病人，在北京积水潭医院专家组和外二科槐业东主任的指导下，为 3 例特重度烧伤病人进行了长达 53 天的治疗，期间为病人实施各种大小手术达 20 余次。通过对 3 例特重度烧伤病人的抢救和治疗，烧伤科的技术水平有了质的飞跃，为以后独立治疗重度烧伤病人奠定了坚实的基础。

2011 年 12 月，实施了足背部岛状皮瓣转移修复足趾三度烧伤创面 1 例。同月，还收治了一例复杂窦道型褥疮病人。病人患左坐骨结节处褥疮 10 余年，辗转省内多家大型医院治疗，一直未能痊愈，病人一度失去治疗的信心。病人怀着来院换药，控制感染的心态来烧伤科就诊，住院后经充分准备，在北京积水潭医院沈余明教授的指导下为病人实施了手术治疗，手术后 3 周病人痊愈出院。手术的成功，开辟了一条治疗褥疮的新途径。

2013 年 9 月，实施了小腿后侧逆行岛状皮瓣转移修复老年女性足跟部软组织缺损 1 例，10 月，成功实施了手背部烧伤创面切痂 + 大张皮片移植治愈手背部深Ⅱ度烧伤 1 例。这些手术的独立完成，标志着中医院具备了高难度整形手术的技术水平。

表5-8-3　　中医院外二科1999~2013年手术情况统计表

年度	手术总例数	手术类别			
		特大手术	大型手术	中等手术	一般手术
1999	211	15	81	72	42
2000	233	21	94	67	51
2001	260	32	102	84	42
2002	285	43	108	83	51
2003	313	37	114	115	47
2004	360	32	110	184	34
2005	371	35	120	135	81
2006	369	36	107	144	82
2007	419	48	151	128	92
2008	484	39	51	270	124
2009	440	64	75	218	83
2010	360	71	77	154	58
2011	345	61	67	123	94
2012	335	74	75	152	34
2013	344	96	66	147	35

第九节　脑外科疾病治疗

一、科室沿革

中医院神经外科成立之前，属于脑外科的疾病都由外一科统一接诊治疗。神经外科疾病最先由医师刘建中从事专业治疗。刘建中自1997年3月至1998年3月在济南军区总医院（90医院）神经外科进修，回院后，对颅骨凹陷骨折、硬膜外血肿等疾病曾作手术治疗。

此后，随着交通事故的增多，颅脑外伤病人增多，需要得到及时有效的救治。中医院根据社会需求，积极培养专业治疗技术人才。2001年4月，中医院派外一科副主任张玉枝到北京朝阳医院神经外科进修学习1年。

2002年4月，张玉枝进修回院。9月，即开展了颅内肿瘤摘除术，开颅清除急性硬膜外血肿6例。同时，结合手术实践，为神经外科人员进行理论培训和技术操作训练，使神经外科医护人员得到了直接学习和实践的机会。

2003年，刘建中调出，到邹平县中心医院工作。

2005年8月，中医院外科系统进行调整，神经外科从外一科独立出来，成立外三科，又称神经外科。9月，张玉枝任神经外科副主任，主持科室工作。外二科副主任马修谭调入神经外科，任副主任。医院为了加强神经外科的技术力量，孙汉亭医师调入神经外科工作。当时，住院医师有胡坤鹏、仲晨光、王松奎、李强、徐飞等。护士长为孙虹，副护士长为刘琳，护士有张慧、王静、张丽红、宋玉娟、张苑、巩迎春等。11月，医师夏天瑞调入神经外科工作。是年，马修谭到山东大学第二医院神经外科进修，时间6个月。

2006年6月，医师王松奎到齐鲁医院神经外科进修学习，时间1年。

2007年4月，医师李豪由急救中心调入神经外科。6月，中医院重新聘任科室中层领导，张玉枝任外三科主任，马修谭任副主任，孙虹为外三科护士长，刘琳为副护士长。是年，神经外科安排医师孙汉亭到省立医院神经外科进修学习，时间1年。

2008年，王秀娟由内二科护士长调入外三科任护士长，原护士长孙虹调入呼吸内科，任护士长。是年，孙汉亭医师调入骨二科工作。9月，医师胡坤鹏到省立医院神经外科进修学习，时间1年。

2009年5月，王秀娟任护理部副主任兼外三科护士长。6月，崔迎新由外三科调出，到外二科。8月，中医院领导引进人才，将遵义医学院外科学研究生毕业的邢树员安排进入该科工作。9月，医师李豪到北京朝阳医院神经外科进修学习，时间1年。

2011年1月，医院根据工作年龄规定，决定张玉枝不再担任神经外科主任，只负责神经外科的业务技术指导，每周三查房一次。副主任马修谭担任神经外科主任，邢树员担任神经外科副主任。3月，仲晨光医师调出，到防保站工作。4月，医师俎国良调入神经外科工作。

2012年6月，王宝玉为神经外科副护士长。根据中医“三甲”医院的要求，科室的名称都统一改为以治疗疾病的业务来命名，如“神经外科”改称为“脑外科”。12月，夏天瑞调出，到防保站工作。

2013年9月，王秀娟为护理部副主任兼脑外科护士长，崔双燕由儿科调入脑外科，任副护士长，副护士长刘琳调到供应室工作。12月，刘东亮调入脑外科工作。

2013年底，脑外科共有医护人员26人，其中副主任医师3人，中级职称人员3人。科主任为马修谭，副主任邢树员，护士长王秀娟，副护士长崔双燕。脑外科是中医院的重点科室。主任马修谭，副主任医师，多年来一直致力于神经外科临床工作，对脑外科疾病有较深入的研究，特别擅长治疗重度颅脑损伤及高血压脑出血等病症。原主任张玉枝，副主任医师，擅长脑外伤、脑出血、骨折、颈肩腰腿疼等疾病的治疗。副主任邢树员，副主任医师，擅长脑外伤、脊髓损伤、脑瘤、脊髓肿瘤等病症的治疗，均有很好的疗效。

附表 5－9－1　中医院脑外科主任副主任护士长任职情况表

科　名	职务	姓　名	性别	任职时间	备　注
外一科	副主任	张玉枝	男	2002.4～2005.9	分管神经外业务
外三科（神经外）	副主任	张玉枝	男	2005.9～2007.4	神经外科独立主持工作
	副主任	马修谭	男	2005.9～2011.1	
	护士长	孙　虹	女	2005.9～2008.	
	副护士长	刘　琳	女	2005.9～2013.9	
	主　任	张玉枝	男	2007.4～2011.1	
	护士长	王秀娟	女	2008.～2009.5	
	护士长	王秀娟	女	2009.5～	兼护理部副主任
脑外科	主　任	马修谭	男	2011.1～	
	副主任	邢树员	男	2011.1～	
	副护士长	王宝玉	女	2012.6～	
	副护士长	崔双燕	女	2013.9～	

表 5－9－2　2013 年底脑外科医护人员情况表

姓　名	性别	学　历	职　务	职　称	职称晋升时间	在本科工作时间
马修谭	男	本科	主任	副主任医师	2011.12	2005.9～
邢树员	男	研究生	副主任	副主任医师	2013.12	2009.8～
张玉枝	男	大专		副主任医师	2000.12	2001.4～
王松奎	男	在职研究生		主治医师	2009.5	2005.8～
胡坤鹏	男	本科		主治医师	2009.5	2005.8～
俎国良	男	本科		住院医师		2011.4～
刘东亮	男	本科		住院医师	2012.12	2013.12～
王秀娟	女	本科	护士长	主管护师	2008.5	2008.～
崔双燕	女	本科	副护士长	护师	2009.5	2013.9～

姓 名	性 别	学 历	职 务	职 称	职称晋升时间	在本科工作时间
张 慧	女	专科		护师	2011.5	2005.8 ~
曲晓明	女	本科		护师	2011.5	2010.11 ~
刘春燕	女	专科		护士	2010.5	2011.6 ~
周蒙蒙	女	专科		护师	2014.5	2011. ~
霍 莉	女	专科		护士	2012.5	2012. ~
刘琳琳	女	专科		护士	2011.5	2011. ~
仇卫卫	女	专科		护士	2012.5	2012. ~
李菲菲	女	专科		护师		2009. ~
霍慧学	女	专科		护士		2012. ~
黄敬煜	女	专科		护士		2012. ~
张羡璐	女	专科		护士		2013. ~
孙鲁梦	女	专科		护士		2013. ~
王招弟	女	专科		护士		2013. ~
韩丹丹	女	专科		护士		2013. ~
刘晓晴	女	中专		护士		2013. ~
徐贝贝	女	大专		护士		2013. ~
石梦淇	女	大专		护士		2013. ~

二、业务开展

2005 年 8 月，神经外科建科，病房设于 2 号病房楼五楼，床位 31 张。同时，加强培养神经外科人才，派马修谭副主任去山东大学第二医院进修学习。每周六请周村 148 医院原院长兼神经外科主任彭兴义来院查房指导工作，并给科室医护人员系统讲解神经解剖，常见病的诊断、治疗，加强了医护人员的理论知识。部分手术请彭兴义院长来院主刀，对神经外科的技术水平提高有很大帮助。住院病人逐渐增多，为满足临床需要，引进了亚低温治疗仪、呼吸机及多台心电监护仪。

2006 年初，马修谭副主任进修回科。在张玉枝主任的领导下，科室业务开始向专科方向发展，颅脑损伤、脑出血病人的救治更加专业。张玉枝开展的硬通道微创治疗具有创伤小、疗效确切、费用低等优点，用于治疗高血压脑出血、慢性硬膜下血肿、无开颅手术适应症的创伤性颅内血肿等，取得了良好的治疗效果。科室引进了电动开颅设备，使手术时间大大缩短，开颅省时省力，为尽快解除脑疝赢得了时间。同年，引进了下肢血栓治疗仪，脑神经治疗仪。

2007 年，王松奎医师进修回科，开展了脑血管造影术。诊断颌内动脉创伤性动脉瘤 1 例，以自发性蛛网膜下腔出血为 CT 表现得颅内动脉瘤 1 例。业务开始向脑血管病方向拓展。随着全科业务能力的提高，危重病人的死亡率有所下降。

2008 年完成 1 例右额叶胶质瘤手术，术后病人恢复佳。诊断动静脉畸形复发 1 例，并请专家来院会诊行血管畸形切除术。住院病人逐渐增多，全年收治病人 400 余人，完成手术 80 余例。特重型颅脑损伤病人死亡率降至 30% 以下，伤残率也明显降低。

2009 年，王秀娟护士长带领护理人员定期进行业务学习，护理水平向专业化方向发展。

2010 年，住院病人数 500 余人，抢救危重病人 160 人次，手术 100 余例。开展技术“大练兵”，医师熟练掌握气管切开、静脉置管等急救操作，全科人员学习心肺复苏等急救技术，进一步提高了危重病人的救治能力。引进振动排痰机用于预防和治疗吸入性肺炎、下呼吸道感染。

2011 年 1 月，成立神经外科监护室，实行封闭式管理，由值班护士 24 小时不间断护理，病情观察更加及时，护理更到位。监护室的成立减少了护理不良事件的发生，方便管理。引进了颅内压监护仪，在县内率先开展了新技术颅内压监测。

2012 年，马修谭主任到上海华山医院学习先进的治疗理念和技术，本科的治疗水平同国内先进技术逐步接轨。危重病人的并发症逐渐减少，特别是应激性溃疡的发生率降至 1%。特重型颅脑损伤的死亡率降至 20% 以下。

2013 年，应用颅内压监测病人增多，积累了丰富的经验，技术日臻成熟。9 月，病房搬至新建门诊病房综合大楼九楼，床位 40 余张，引进床边血气分析仪等设备。在二楼西诊区设有门诊。全科认真学习《神经外科重症管理专家共识（2013）》，建立了神经重症的理念，对于危重病人进行颅高压的降阶梯治疗，取得了良好的临床效果。

至此，脑外科已有副主任医师 2 人，主治医师 4 人，住院医师 3 人，护理人员也经过了较为系统的专科培训。脑外科形成了完善的梯队建设，技术力量雄厚，特别对于危重病人的抢救多次受到齐鲁医院专家、教授的好评。

表 5－9－3　　脑外科 2005～2013 年业务开展情况表

年份	门诊量（人次）	住院数（人次）	总手术病例数	手术类别							治愈率（%）	好转率（%）	死亡
				硬膜外血肿	硬膜下血肿	脑挫裂伤	脑内出血	高血压脑出血	开放损伤清创术	微创			
2005	508	310	55	20	5	5	5	6	4	10	80	20	10
2006	1201	520	106	30	20	10	10	10	6	20	85	15	15
2007	1280	550	127	28	21	20	12	15	10	21	87	13	17
2008	1320	600	136	29	24	18	20	20	6	19	85	15	15
2009	1360	601	139	31	28	20	19	10	8	23	85	85	20
2010	1490	548	123	20	25	18	22	6	9	28	83	17	23
2011	1976	604	161	29	36	25	20	10	10	20	90	10	30
2012	2406	569	156	30	32	28	20	10	7	29	85	15	15
2013	2600	650	151	30	30	20	19	15	6	31	89	11	19

第十节　手足外科疾病治疗

一、科室沿革

中医院开展手足（显微）专业起始于 1996 年，隶属于原大外科系列。

1995 年 2 月，中医院派外科医师马修谭到中国人民解放军第八九医院进修学习手足（显微）外科，时间 1 年。

1996 年 2 月，马修谭回院后立即开展工作，实施断指再植、拇指再造术。由于工作突出，连续两年被评为全区先进个人及青年文明工作者 。

1999 年春，大外科分为外一科、外二科。

2001 年，工作调整，马修谭调入外二科。同年 10 月，外一科医师马凯又到解放军第八九医院进修学习手足（显微）外科，时间 1 年。

2006 年春，医师马凯调出，到邹平县人民医院工作。11 月，外一科医师刘厚水到解放军第八九医院进修学习手足（显微）外科，时间 7 个月。

2009 年初，恰逢国家著名矫形外科专家秦泗河从事矫形外科 30 年庆典，中医院副院长宋晨光、外科张玉枝和李刚主任参会后感触深刻，建议发展矫形外科。遂于同年 3 月至 9 月，派刘厚水、杜启江到北京矫形外科医院师从秦泗河教授学习矫形外科。10 月 26 日，在宋晨光副院长积极倡导下，以刘厚水、杜启江医师为主，正式成立手足及矫形外科，刘厚水任负责人。病房设在老院区 1 号楼 5 病区，和外三科合用一个病区一个护理组，王秀娟任护士长，刘琳任副护士长。

2011 年 8 月，岳光于山东中医药大学中医骨伤科专业研究生毕业，进入科室工作。12 月，刘厚水被任命为手足外科副主任，主持科室工作。

2012 年 4 月，孙汉亭调入手足及矫形外科，任副主任。7 月，朱开发于山东现代职业学院专科毕业，被安排到手足外科。

2013 年 9 月，中医院新病房楼启用，手足外科、矫形外科、外三科病房搬迁至大楼 9 楼。王秀娟任护士长，崔双燕任副护士长。原副护士长刘琳调出到供应室工作。

2013 年底，手足及矫形外科共有医疗人员 5 人。刘厚水为主任，孙汉亭为副主任。医师有杜启江、岳光、朱开发 3 人。护理工作与神经外科共用一组护理人员，不再赘述。

附表 5－10－1　　2013 年底手足外科医护人员情况表

姓　名	性别	学　历	职　称	职　务	本科工作时间	备　注
刘厚水	男	本科	医师	副主任	2009. 10 ~	主持工作
孙汉亭	男	本科	主治医师	副主任	2012. 4 ~	
杜启江	男	本科	医师		2009. 10 ~	
岳　光	男	研究生	医师		2011. 8 ~	
朱开发	男	专科	医师		2012. 7 ~	
王秀娟	女	本科	主管护师	护士长	2009. 10 ~	
崔双燕	女	本科	护师	副护士长	2013. 7 ~	

二、业务开展

中医院手足外科专业的开展，填补了当时邹平县手足疾病治疗领域的一项空白 。1996 年，在马修谭医师的带领下，完成邹平县第一例断指再植、拇指再造术，并相继完成游离皮瓣、肌皮瓣、腓骨肌皮瓣等高难度显微外科手术，断指再植成活率达到 100% 。

2009 年 10 月，手足及矫形外科成立以来，手足外科的诊疗范围进一步扩大。诊疗范围涉及断肢、断指（趾）再植、手指再造；各种手足及四肢外伤所致神经、血管、肌腱、皮肤损伤或缺损的治疗，手足部骨折治疗；复杂手足外伤处理，各种手足疾病（多指、多趾、并指、肿物、踇外翻、甲沟炎等）的治疗；手足畸形矫治，手足功能重建；骨搬移治疗慢性骨髓炎及骨缺损等。

2010 年 4 月，手足外科先后完成邹平县首例首批 4 人（小儿麻痹后遗症 1 人，脑瘫 3 人）肢体残疾矫治手术，并获圆满成功，填补了邹平县疾病治疗领域一项空白。5月9日，经过10小时手术，成功抢救了“多发刀砍伤”致“失血性休克，左拇指离断，右尺动脉尺神经断裂，多发皮肤裂伤及骨折”的病患者，拇指再植成活。5月13日，在神经外科配合下，成功抢救3岁“脑挫裂伤，左手掌断裂”的儿童患者，断掌再植成功。8月30日，对一创伤性踝关节骨性关节炎患者行“关节牵伸术”，效果良好，成为创伤性骨性关节炎治疗方法的一大创新。

2011年10月2日，手足外科成功完成了6岁儿童小指离断再植手术，手指获得成活。由此，标志着手足外科的断掌再植、断指再植的治疗水平达到了一个新的水平。

2013年9月，对一左足全足挤压伤、皮肤脱套伤患者行保足性手术治疗，获得成功，病人不但保住了左脚，而且恢复了正常人的行走功能。

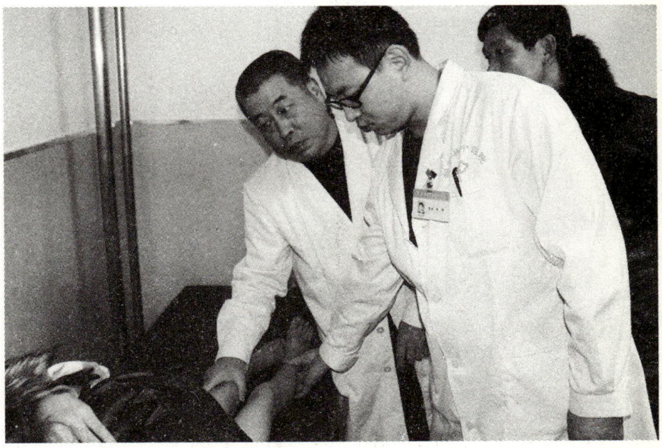

图5.10.1 手足矫形外科医生正在为患者检查病情

手足及矫形外科充分发挥中医院中医中药的治疗优势，运用手足部骨折的闭合复位外固定治疗，牵引复位治疗，避免了不必要的手术；利用针刀技术治疗手部狭窄性腱鞘炎等疼痛性疾病；运用中药烫洗治疗跟痛症等手足疼痛性疾病；运用中药烫洗促进手足部损伤后期功能恢复，都取得了很好的效果。经过几年发展，手足（显微）外科已经发展为全县独具特色、专业性强的医疗科室。

附表5-10-2 手足及矫形外科2010~2013年门诊及住院业务量统计表

年　份	门诊人次	住院人次	手术人次
2010	960	96	80
2011	1200	140	100
2012	1500	180	130
2013	2000	210	160

第十一节　肿瘤疾病治疗

一、科室沿革

1995 年，随着肿瘤病人的增多，社会对医疗的需求，中医院开始着手培养肿瘤治疗的专门人才。中医院从外科抽调医师朱旭东等人先后到山东省立医院、济南军区 106 医院、山东医科大学附属医院、北京 301 医院、上海新华医院等地学习肿瘤治疗技术。

1996 年，中医院开始着手筹建肿瘤科。同年，巩瑞红、刘文霞由县中心医院调入中医院工作。10 月，到济南军区 106 医院进修肿瘤防治。

1997 年 4 月，成立放疗科，开始收治肿瘤患者，病房设在外科病房。10 月，巩瑞红到山东大学齐鲁医院肿瘤中心进修。

1998 年 3 月，成立肿瘤防治中心，又称外二科，朱旭东为肿瘤防治中心主任。肿瘤医疗组成员有巩瑞红、刘文霞等，这是邹平县成立最早的治疗肿瘤疾病的机构。肿瘤科设单独病房，王丽任护士长，护理人员有张秀兰、范秀芳、刘文静、高春花、王凤英、胥新梅。9 月，临沂医专毕业的宋晓花、菏泽医专毕业的牛克勋先后分配进入肿瘤防治中心工作。刘文霞调出。

1999 年 4 月，由肿瘤防治中心、普外科、胸外科组成新的肿瘤综合科室，朱旭东任肿瘤防治中心主任。肿瘤防治中心分肿瘤组和手术组两部分，巩瑞红任肿瘤组组长，胡春勇任手术组组长。此前，医院聘请天津医学院附属医院胸外科主任柴树德任中医院名誉院长，参加肿瘤中心工作。中心医疗人员有柴树德、朱旭东、巩瑞红、胡春勇、尹向东、杨国营、马凯、高文波、宋晓花。同时，护士长王丽调出到感染科，马秀娥任护士长，王秀娟任副护士长。护理人员有田伟娜、王艳芬、鲍敬懿、范秀芳、刘文静、王凤英、霍红霞、孟朝霞、李剑。由于肿瘤中心的工作突出，中心主任朱旭东分别被评为 1998 年度“滨州市卫生系统先进个人”、“山东省青年岗位能手”、被地区行署荣记三等功。是年，胡春勇、杨国营、马凯调出，槐业东调入肿瘤防治中心工作。7 月，菏泽医学院毕业的高晓刚、滨州医学院毕业的耿佃忠，先后被分到肿瘤防治中心。

2000 年 10 月，肿瘤防治中心着手准备创建山东省重点中医专科。山东中医药大学中医专业毕业的张茂臣调入肿瘤科，耿佃忠被派往山东省肿瘤医院进修。此时，肿瘤防治中心人员有朱旭东、巩瑞红、宋晓花、耿佃忠、张茂臣等。重点专科创建期间，院领导支持，科室人员加班加点，科室配备了微机管理，建立了学习室、阅览室。是年，朱旭东被评为1999年度“山东省青年岗位能手”。

2001年7月，曲斌自山东省中医药大学毕业后进入肿瘤防治中心工作。11月，医师巩瑞红、手术室医师侯云飞到军区总医院学习内镜下的诊断与治疗。12月，赵冬玲调入。是年，孟丹到山东肿瘤医院学习适形调强放射治疗，师从于金明院士。

2002年7月，刘志国从华北煤炭医学院本科毕业后进入肿瘤防治中心，胡晓华、王春杰从滨州医学院本科毕业后进入肿瘤防治中心，科室队伍进一步壮大。10月，副主任医师赵明义由滨州地区结核病防治院调入中医院，任副院长并负责外二科和手术室工作。12月，肿瘤科被共青团邹平县委授予“青年文明号”的称号，朱旭东被评为“邹平县十大杰出青年”，并获得滨州市青年科技奖。

2003年，顾汉涛、李广起大学毕业后进入科室工作。刘志国调到肝病科，曲斌调整到中医门诊。至年底，肿瘤防治中心医疗人员有朱旭东、巩瑞红、宋晓花、耿佃忠、张茂臣、胡晓华、顾汉涛、李广起等。是年，朱旭东被评为邹平县肿瘤学科带头人。12月，肿瘤科再次被共青团邹平县委授予“青年文明号”称号。

2004年6月，外科调整为外一、外二、外三3个科。肿瘤防治中心独立成科，成立外三科。病房与外二科统一病区，统一管理护理。7月，肿瘤防治中心被山东省卫生厅公布为山东省重点中医专科。8月，孙锦贵自滨州医学院毕业后进入科室工作。王秀娟调出，任内科护士长。是年，肿瘤科人员有朱旭东、巩瑞红、耿佃忠、张茂臣、胡晓华、顾汉涛、李广起、孙锦贵等。朱旭东被授予滨州市“富民兴滨”劳动奖章，肿瘤科被评为县“青年文明号”，巩瑞红被评为“青年岗位能手”。

2005年3月，中医院重新聘用中层科室领导，朱旭东为肿瘤科主任。4月，对邹平县的肺癌、食管癌病人进行普查统计。8月，外科系统又一次调整，神经外科独立出来，成立外三科，肿瘤科又称外四科。同时，刘乐军从牡丹江医学院毕业后进入科室工作，朱瑞从齐齐哈尔医学院毕业后进入科室工作，宋晓花、耿佃忠分别考取青岛医学院研究生和南通大学医学院研究生。医疗人员有朱旭东、巩瑞红、张茂臣、胡晓华、顾汉涛、李广起、孙锦贵、刘乐军、朱瑞等。9月，朱旭东被公布为院长助理、院长办公会成员，仍任肿瘤科主任。

2006年9月，中医院肿瘤防治中心顺利通过“山东省重点中医专科”复审验收。同时，获得了第二批“国家级农村医疗机构中医特色专科建设单位”荣誉称号。10月，巩瑞红公布为外四科副主任，马秀娥为外四科护士长。同年，马秀娥赴北京系统学习肿瘤病人的护理干预和护理人员陪护。12月，范秀芳公布为外四科副护士长。是年，成德健大学毕业后进入科室工作。肿瘤科被评为滨州市“青年文明号”单位。

2007年6月，中医院重新公布中层领导职务，朱旭东为外四科主任，巩瑞红为外四科副主任，王保明为放疗科副主任。原护士长马秀娥调出，改任外一科副护士长，原副护士长范秀芳调外二科任副护士长，陈艳红由内一科调任外四科副护士长，主持工作，刘红霞为外四科副护士长。是年3月，张茂臣到山东省肿瘤医院进修学习肿瘤介入治疗、化疗、中医药治疗等技术。王晓霞、赵玉晶调入肿瘤科。12月，巩瑞红、胡晓华到北京大学第一人民医院进修肿瘤高频聚焦超声（海扶刀）治疗技术。是年，肿瘤科被评为滨州市第二届“知名科室”，朱旭东被评为滨州市“十大名医”。

2008年2月，胡晓华先后到山东大学齐鲁医院和山东省立医院进修血液病专业和肿瘤放化疗技术，时间1年。7月，赵玉晶考取研究生，离开科室。郭帅、成德建在中医院转科一年后，进入肿瘤科工作。是年，肿瘤科被滨州市总工会评为滨州市“工人先锋号”，被县卫生局评为“先进科室”。

2009年5月，中医院聘任朱旭东为副院长，兼任外四科（肿瘤科）主任。

11月，副护士长陈艳红调出，改任内一科护士长，宋玉玲由内三科调来，任外四科护士长。任职一周后，又返回内三科任护士长。肿瘤科护理由魏少玲主持工作。12月，刘乐军到山东省肿瘤医院进修放疗。是年，孟丹调入肿瘤科临床工作。

2010年3月，魏少玲任外四科副护士长，主持工作，赵月霞为外四科副护士长。5月，肿瘤科获得“滨州市首批优质护理示范病房”。7月，贾涛自山东中医药高等专科学校毕业，进入肿瘤科工作。10月，刘红霞赴广西柳州市中医院学习脾胃病治疗。11月，成德建考取事业编制，调至西董镇卫生院工作。

2011年3月，胡晓华、顾汉涛去中国医学科学院血液病研究所学习，时间1年。同年，朱瑞到北京肿瘤医院进修肿瘤介入与放疗。6月，刘红霞调出到脾胃科任护士长。8月，马薇为外四科护士长。原副护士长魏少玲改任特检科护士长。中医药大学研究生毕业的耿盼盼、李忠伟、滨州医学院毕业的刘红波先后进入科室工作。10月，李忠伟调至阳信县中医院工作，耿盼盼调至泰安市东平县人民医院工作。韩彬到中国医学科学院协和血液病医院学习。11月，贾涛考入邹平县中心医院，离开科室。12月，张茂臣被任命为外四科副主任。

2012年4月，毕玉斌在中医院转科两年后，定科进入肿瘤科工作。6月，顾汉涛公布为肿瘤科（血液病科）

副主任，韩彬为外四科副护士长。8月，根据创建“三甲医院”的统一科名的要求，外四科改称肿瘤科。同月，马薇参加山东省中医医疗机构护理人员中医药知识技能培训班。10月，为更好地服务于广大肿瘤疾病患者，提高全社会对肿瘤疾病的认知水平，有效降低县内肿瘤疾病的发病率，肿瘤科牵头成立了邹平县肿瘤预防与康复俱乐部，成为医患联系和交流的平台。朱旭东当选为首任理事长。是年，肿瘤科护理组被评为“滨州市护理工作三等功”。

2013年1月，孙锦贵调入寿光市人民医院肿瘤科工作。宋倩华考入邹平县妇幼保健院工作。8月，王保明、胡晓华、刘乐军到上海455医院进修学习肿瘤伽马刀治疗。9月，中医院新门诊病房大楼启用，肿瘤科病房搬迁至新大楼第十二楼，三楼设有门诊室。12月，毕业于山东中医药大学的段晓东进入肿瘤科工作。至2013年底，肿瘤科共有医护人员27人，其中医疗人员11人，护理人员16人。中级以上职称人员9人。朱旭东为副院长兼肿瘤科主任，巩瑞红、张茂臣、顾汉涛为肿瘤科副主任。马薇为肿瘤科护士长，赵月霞、韩彬为肿瘤科副护士长。

中医院肿瘤科是一支年轻有为的医疗队伍，技术力量雄厚。主任朱旭东，副主任医师，研究生导师，从事肿瘤防治20余年，在肿瘤放化疗、介入治疗、中医药治疗、肿瘤微创治疗等方面拥有丰富经验，有多项研究成果获省市科技进步奖，曾获山东省医德标兵、滨州市劳动模范、滨州市十大名医等荣誉称号。副主任巩瑞红，主治医师，从医近20年，一直从事肿瘤的预防与临床治疗，参与开展时辰化疗、术中放疗、粒子植入、氩氦刀、射频刀等先进的肿瘤治疗手段，具有丰富的临床经验。副主任张茂臣，主治医师，擅长肿瘤的介入治疗、中医中药治疗和各种微创治疗，在中医院开创了中医中药与介入相结合的综合治疗模式。副主任顾汉涛，主治医师，从事血液肿瘤临床诊疗10余年，擅长各种恶性血液病、贫血、恶性肿瘤的放化疗及中西医结合治疗。

中医院肿瘤科历经10余年的发展，成为本地区设备最先进、最齐全、开展肿瘤治疗项目最多的一家集肿瘤治疗与预防一体的大型医疗科室。科室医护人员坚持“以病人为中心，以质量为核心”的宗旨，坚持以“让患者得到最有效的治疗和最周到的服务”为行医的目标，努力提高服务质量和医疗水平，先后被评为山东省重点中医专科、滨州市知名科室、国家级建设单位及科室、山东省中医药特色专科、青年文明号等荣誉称号，并与上海中山医科大学合作成立了肝胆肿瘤治疗实验培训基地、与济南肿瘤冷冻治疗研究所联合成立了滨州市冷冻治疗中心。知名度不断提高，在附近及其周边地区的影响力不断扩大，社会效益和经济效益获得双丰收。

表 5－11－1　　中医院肿瘤科科主任副主任护士长任职情况表

科　名	职务	姓　名	性别	任职时间	备　注
肿瘤防治中心	主任	朱旭东	男	1998.3～1999.4	在外二科内
	护士长	王　丽	女	1998.3～1999.4	
外二科	主任	朱旭东	男	1999.4～2004.6	肿瘤中心主任
	护士长	马秀娥	女	1999.4～2006.10	
	副护士长	王秀娟	女	1999.4～2004.8	
外三科（肿瘤科）	主任	朱旭东	男	2004.6～2005.8	肿瘤中心改科
外四科（肿瘤科）	主任	朱旭东	男	2005.8～2009.5	院长助理兼
	副主任	巩瑞红	女	2006.10～2012.8	
	护士长	马秀娥	女	2006.10～2007.6	
	副护士长	范秀芳	女	2006.12～2007.6	
	副护士长	陈艳红	女	2007.6～2009.11	主持工作
	副护士长	刘红霞	女	2007.6～2011.6	
	主任	朱旭东	男	2009.5～2012.8	副院长兼
	护士长	宋玉玲	女	2009.11～2009.11	
	副护士长	魏少玲	女	2009.11～2011.8	主持工作
	副护士长	赵月霞	女	2010.3～2012.8	
	副主任	张茂臣	男	2011.12～2012.8	
	护士长	马　薇	女	2011.8～2012.8	
	副主任	顾汉涛	男	2012.6～2012.8	血液病科副主任
	副护士长	韩　彬	女	2012.6～2012.8	
肿瘤科	主　任	朱旭东	男	2012.8～	时间为创三甲申报
	副主任	巩瑞红	女	2012.8～	
	副主任	张茂臣	男	2012.8～	
	副主任	顾汉涛	男	2012.8～	
	护士长	马　薇	女	2012.8～	
	副护士长	赵月霞	女	2012.8～	
	副护士长	韩　彬	女	2012.8～	

表 5-11-2　　2013 年底肿瘤科医护人员情况表

姓名	性别	学历	职务	职称	职称晋升时间	本科工作时间
朱旭东	男	本科	副院长主任	副主任医师	2010.7	
巩瑞红	女	本科	副主任	主治医师	1999.7	1996.10~
张茂臣	男	本科	副主任	主治医师	2006.7	2000.10~
顾汉涛	男	本科	副主任	主治医师	2009.7	2003.~
胡晓华	男	本科		主治医师	2009.7	2002.~
刘乐军	男	本科		主治医师	2011.7	2005.~
朱　瑞	男	本科		主治医师	2011.7	2005.~
孟　丹	男	本科		医师	2008.7	2009.~
郭　帅	男	本科		医师	2008.7	2008.~
刘红波	男	本科				2011.8~
毕玉滨	男	本科				2012.~
段晓东	男	本科				2013.12~
马　薇	女	本科	护士长	主管护师	2012.7	2011.8~
赵月霞	女	本科	副护士长	主管护师	2009.7	2010.3~
韩　彬	女	本科	副护士长	护师	2011.7	2012.6~
高俊华	女	专科		护士		2007.2~
王　群	女	本科		护师	2012.7	2009.12~
牛海燕	女	专科		护士		2010.1~
董婷婷	女	本科		护师	2010.7	2010.9~
苑洪秀	女	本科		护师	2013.7	2010.4~
韩增卉	女	专科		护士	2010.7	2008.7~
成丹丹	女	专科		护士	2012.7	2009.7~
纪学敏	女	专科		护士		2010.8~
王　会	女	本科		护师	2013.7	2011.9~
翟潞潞	女	专科		护士		2011.7~
孙艺伟	女	本科		护士	2012.7	2012.7~
李亚男	女	专科		护士	2012.7	2012.7~
田　丽	女	专科		护士	2012.7	2013.2~

二、业务开展

肿瘤科建科十几年来，随着肿瘤疾病的发病率明显增高，肿瘤科从无到有、从小到大、从弱到强、由单一治疗到综合治疗，发展过程中历经坎坷，逐渐成长为山东省重点中医专科，邹平县中医院的品牌科室。肿瘤科时刻重视创新，不断引进各项新技术，填补了县内、市内乃至省内多项技术空白。

1996 年，在县内率先开展了介入治疗技术，进行脑瘤、消化系统肿瘤、肺癌、盆腔妇科肿瘤、四肢软组织肿瘤的药物灌注和栓塞等治疗，病人经治疗后达到了解除痛苦、延长生命的目的，此项技术的开展使医院的治疗技术上了一个新台阶。

1997 年，医院巨资引进西门子 MEVATRON－12 直线加速器。4 月，在全县率先开展肿瘤的放疗，填补了邹平县肿瘤防治的空白。5 月，引进后装机，开展后装治疗技术，并随后在全省率先开展术中插值、术后放射源进入插值瘤体进行照射的技术，为肿瘤的治疗开辟了新的途径。10 月，引进热疗机和升白仪，分别开展肿瘤的热疗和升白治疗。

1998 年 4 月，肿瘤防治中心在邹平县率先开展了肿瘤的化疗技术、介入治疗技术，进行脑瘤、肝癌食道癌等消化系统肿瘤、肺癌、子宫肌瘤等盆腔妇科肿瘤、四肢软组织肿瘤等的药物灌注和栓塞治疗。同时，科室相继开展内科性切脾技术、B 超、CT 引导下穿刺活检技术、无水酒精肝癌局部注射技术、肝、肾、卵巢囊肿的非手术治疗、经皮经肝穿刺胆管道内、外引流技术、食管气管瘘的支架治疗、贲门失弛缓症的扩张治疗、食管癌放疗后再狭窄的食管支架治疗、支气管动脉栓塞治疗肺癌大咳血、血管成形术等。以上项目在全省均居于领先地位。

肿瘤防治中心在发展过程中始终把科研创新放在重要位置，充分运用中医药的特殊优势，进行了中药对放化疗的减毒作用，中医药应用的新途径及中药对术后抗复发的作用研究。

在研究中药在防治肿瘤方面的作用方面，1998 年，研制了参龙金灵丸加 MVP 与单用 MVP 治疗非小细胞肺癌术后患者，效果十分显著。《参龙金灵丸加 MVP 与单用 MVP 治疗非小细胞肺癌术后患者随机对比研究》获市自然科学成果二等奖。

在研究中药局部注射治疗肿瘤方面，1998 年起，防治中心研制了中药华蟾素加无水乙醇局部注射治疗原发性肝癌，通过药物局部注射，使病变部位药物浓度提高，提高治疗效果。使用后疗效好，病人副反应大大减少。

在研究中药在介入治疗中的作用方面，1999 年，应用中药鸦胆子油动脉导管灌注和栓塞治疗肝癌，取得了较好的疗效，且副反应少，应用简便，为介入治疗开辟了新的途径。彻底打破了只有运用西药治疗是介入治疗的主流的传统治疗手段，治疗了30例病人，疗效都较好。

1999年，肿瘤防治中心根据当时肿瘤治疗的发展方向制定了肿瘤综合治疗的规划。从此走上集手术、放化疗等各种治疗手段为一体的综合治疗之路。10月，购买了术中放疗限光筒，这种国内领先的术中放疗技术，填补了山东省在这方面的空白。成功开展了全省首例肿瘤患者的术中放射治疗，并进行了术中能够放疗的适形及增敏研究，为肿瘤的综合治疗开辟了新途径。科室拥有纤维胃镜1台，对食管、十二指肠疾病的诊断，提高了很大的水平。

2000年，在柴树德的主持下，肿瘤防治中心所在的外二科开展了腹膜后巨大肿瘤切除术。购进腔道支架，开展了人体各部位的腔道支架植入技术。5月，开展了5－氟尿嘧啶持续注入技术，通过应用持续注入器持续恒速注入5－氟尿嘧啶，取得了很好地治疗效果。

2000年，在多位中医老前辈的指导下，结合肿瘤科实践经验，科内大胆创新，开发了一系列中药制剂。其中有：噎膈Ⅰ号、噎膈Ⅱ号（硇矾散）、噎膈Ⅲ号、肝癌Ⅰ号（斑蝥素片）、肝癌Ⅱ号、肺癌Ⅰ号（肺癌配和治疗方）、肺癌Ⅱ号、参龙金灵丸、胃癌Ⅰ号、胃癌Ⅱ号、乳岩Ⅰ号、乳岩Ⅱ号、消癥Ⅰ号、消癥Ⅱ号、瘰疬消、止吐散、益气生血丸、止痛酊等18种中成药，大大降低了放、化疗中副反应对身体的危害。

2001年3月，肿瘤防治中心与卫生部放射卫生防护监督监测医学综合咨询服务中心签订合作协议，由服务中心定期派人员到肿瘤中心进行讲座、查房，行介入、放疗指导。10月，中医院又与南京东影生物医学影像公司签订关于建立邹平光子刀肿瘤放射治疗中心的合作协议，双方协议共同引进体部X－刀、适形、TPS设备等当今国内最先进的光子刀放疗系统。同年，肿瘤防治中心开展了中心静脉置管技术，开展了中药华蟾素加无水乙醇局部注射治疗原发性肝癌。

2002年上半年，科室组织对全县的肿瘤普查活动，对全县17个乡镇、887个自然村进行了发病病种、发病人数、发病年龄、地域分布、周围环境等方面的调查和研究。是年，开展了支气管镜检技术、肺切除、纵隔肿瘤切除等胸科手术，开展了肺癌肺叶切除、全肺切除、食管癌、贲门癌切除手术。还开展了内镜下息肉黏膜下肿瘤切除、食管胃底黏膜静脉曲张套扎＋栓塞术。在运用新技术方面，防治中心还开展了子宫肌瘤的介入治疗技术，开展了中药鸦胆子油动脉导管灌注和栓塞治疗肝癌技术，均取得满意的效果，开创了中医中药与介入相结合的综合治疗模式。

2003年5月，肿瘤中心引进了上海产光子刀治疗设备，成立了邹平县光子刀放射治疗中心。10月，经过三年的准备，肿瘤防治中心顺利通过了

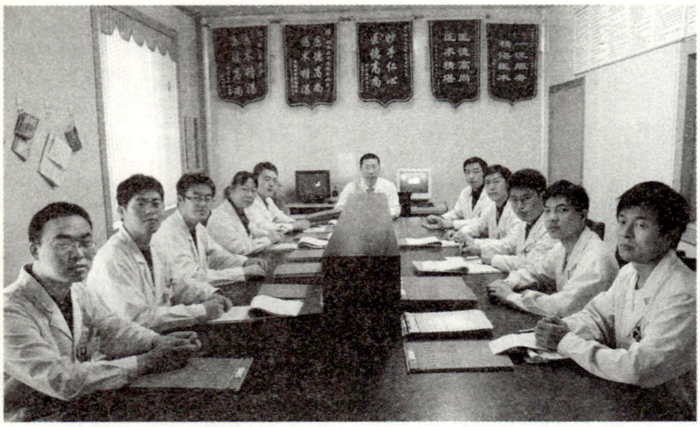

图 5.11.1　肿瘤科全体医生正在研究工作

“山东省中医重点专科”评审验收。11月，购入放射性粒子植入设备，并在天津胸科医院柴树德教授指导下，开展了第一例肿瘤患者的体内 γ－刀治疗术。并率先在全省开展了术中插植、术后放射源通过导源管进入插植瘤体进行照射的技术，为肿瘤的治疗开辟了一个新途径。这种国内最先进的放射治疗技术，适形调强放疗，大大减少了正常组织的受量，提高了肿瘤组织的放射治疗剂量，当年治疗病人 16 例。

2004 年，购进了国内外先进的肿瘤化疗技术——时辰化疗设备，开展了肿瘤的时辰化疗，制定以生物节律为依据的给药方案，把古老中医药理论与现代医药更好地结合起来。开展了胸骨后巨大甲状腺瘤摘除术、十二指肠奥狄氏括约肌成型术等技术。

2005 年，肿瘤科开展了放射性粒子植入、联合药物缓释技术治疗各部位肿瘤的医疗技术。

2006 年，肿瘤科添置生物安全柜，所有化疗药物均在生物安全柜内完成加药，保证了用药安全。9 月，肿瘤科顺利通过“山东省重点中医专科”复审，同年获得了“国家级农村医疗机构中医特色专科建设单位”荣誉称号。

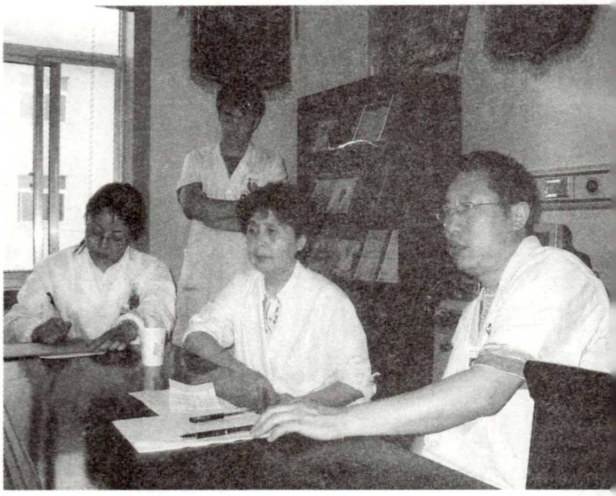
图 5.11.2　佟芮教授在中医院坐诊.

2007 年 1 月，肿瘤科引进了体外短波热疗机和射频消融治疗机，同时，即分别开展了首例射频消融治疗术和短波热疗术。这两项技术的引进，使中医院的肿瘤治疗水平有了更大的提高。

2008 年 1 月，肿瘤防治中心引进治疗设备——超声聚焦刀，又称海扶刀；3 月，医院举行海扶刀开业仪式，标志着科室又增加一项新的治疗手段。10 月，科室成功举办了肿瘤微创治疗新技术学术研讨会，并成立了滨州市中西医结合肿瘤治疗委员会，朱旭东当选为主任委员，来自全市各医院的医疗骨干都参加了会议，肿瘤防治中心在会上做了重点发言，交流了肿瘤治疗的经验和做法。

2009 年 8 月，科室开展了第一例

脑部肿瘤放射性粒子植入手术。11 月，刘红霞赴滨州医学院附属医院学习 PICC（经外围中心静脉置管）技术，回院后完成邹平县首例 PICC 穿刺，开辟了肿瘤病人静脉通路的新途径。

2010 年科室开展了首例肿瘤患者的氩氦冷冻治疗，完成了第一例经外周中心静脉置管术，治疗手段进一步完善。同时，进一步开展中医外治，采用艾灸、耳穴埋豆、穴位埋线等手段，治疗胃瘫，取得了良好的效果。

2011 年 7 月，科室人员积极参加了中医特色专科评审工作，经过大家的共同努力，顺利地通过了评审。

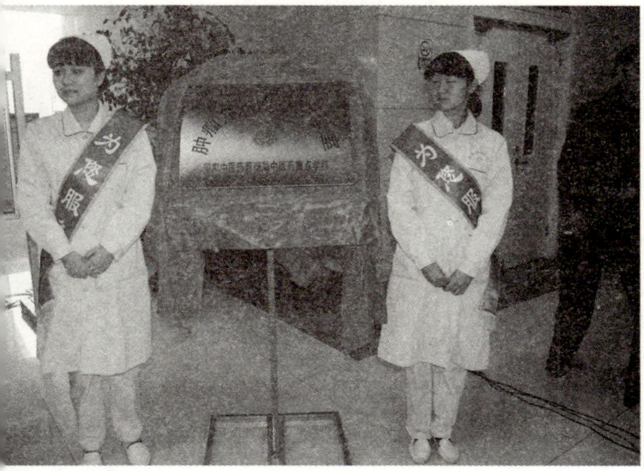

5. 11. 3　肿瘤科获全国中医药重点学科介入研究室

2012 年 5 月，科室引进光动力治疗方法，在胃镜下成功开展第一例食管癌患者的光动力治疗，科室治疗方法日益完善。9 月，圆满完成了三级甲等中医院重点科室的创建工作，顺利通过了专家组的评审。10 月，科室牵头成立邹平县肿瘤预防与康复俱乐部，朱旭东当选为首任理事长。是年，肿瘤科大力开展中医中药治疗，护理人员自行研制改良三黄酊，采用三黄酊外敷和中药熏蒸的方法，预防和治疗化学性静脉炎，取得了良好的效果。

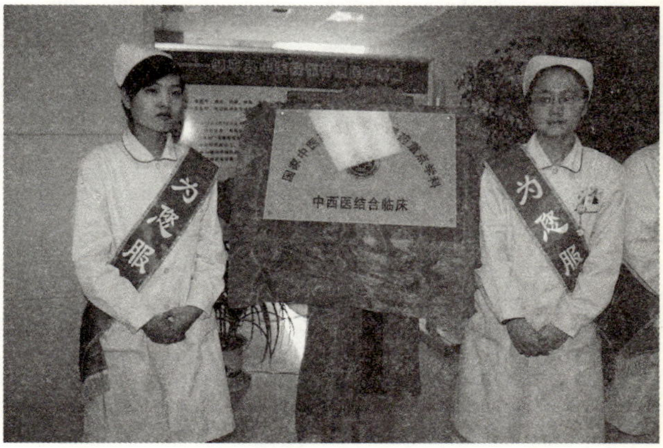

图 5. 11. 4　肿瘤科获全国中医药重点学科
中西医综合临床

2013 年 2 月，肿瘤科配备层流洁净病床 2 张，安置血液病人、放化疗病人和其他免疫力低下的病患者。8 月，医院引进世界最先进的陀螺刀。9 月，肿瘤科及病房搬迁到新门诊病房大楼第十一、十二楼，并在二楼西诊区设有肿瘤科门诊。环境宽敞优美，设备先进，技术力量雄厚，从此，中医院的肿瘤治疗又进入了一个新的发展阶段。

中医院肿瘤科自建立十几年来，采用中医药为主，结合放、化疗、手术、介入等多种治疗手段，形成了一套完整的规范化综合治疗肿瘤的办法，是目前本地区设备最先进、最齐全、开展肿瘤治疗项目最多的一家集肿瘤治疗与预防一体的大型医疗科室，治疗范围覆盖全市及周边县区。肿瘤科全体医护人员坚持"以病人为中心，以质量为核心"的行医宗旨，踏实工作，力求让患者得到最有效的治疗和最周到的服务。

表 5－11－3　　中医院肿瘤科 1995～2013 年业务开展情况表

年度	入院病人数	各种手术治疗例数					中药治疗例数
		粒子植入	氩氦刀	射频消融	骨水泥	光动力	
1995							
1996							
1997	28						
1998	52						
1999	76						76
2000	108						108
2001	153						153
2002	186						186
2003	256						256
2004	347						347
2005	513						513
2006	620						620
2007	756						756
2008	982						982
2009	1239	25	30	2	1		1239
2010	1377	68	45	2	3		1377
2011	1561	60	20	3	5	1	1561
2012	2060	50	15	3	5	3	2060
2013	2365	98	10	5	8	5	2365

第六章　临床疾病治疗（下）

第十二节　妇科疾病治疗与生产

一、科室沿革

中医院妇产科是在原城关公社医院妇科门诊基础上建立的，是中医院最早的科室之一。1983年中医院建院之初，即设置了妇产科，医士赵秀芬为妇产科主任，人员有医士孙菊婷、护士李文萍。人员少，条件简陋，医护不分家，不分门诊与病房，有病床2张。主要业务在门诊，门诊观察，门诊接生，在病床观察几个小时后，病人即可出院。

1984年，医院设置产科病房及产房，推行住院接生，医护人员也有所增加。1985年，新增护士柳玉荣、张国璧、贾玉东，但未设立护士长。住院病人逐渐增加，开始处理不同程度的难产。同时中医院还承担着城关镇的计划生育手术职责，陆续开展人工流产、放环、取环、女扎四种手术。

1986年，医疗与护理明确分开，当时的妇产科医生有赵秀芬、王荣、孙菊婷，护士长为贾玉东，护士有李文萍、柳玉荣、张国碧。赵秀芬被县委县政府记功一次。

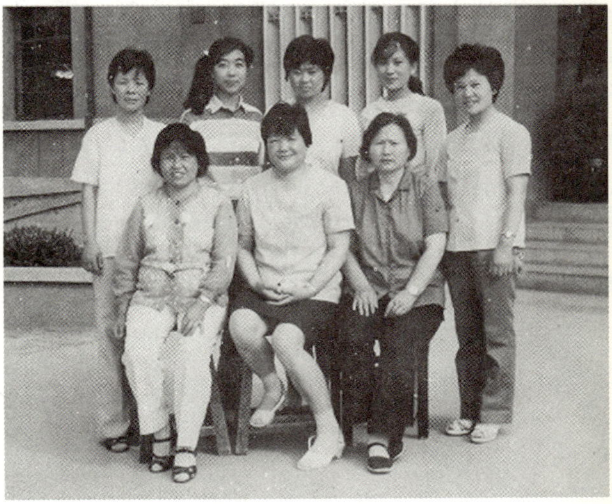

图6.12.1　1986年妇产科医护人员合影

1987年，妇产科床位增加到22张，增加门诊医生张秀芬。7月，马明宁和马丽滨州卫校助产专业毕业，分配入妇产科工作。年底，护士长贾玉东调到其他科室，史淑华由内科调入妇产科，担任护士长。妇产科人员调整为13人：中医妇科门诊为王秀华、郝树涛、孙菊婷、张秀芬，病房为赵秀芬、王荣、马明宁、马丽、刘玉荣、史淑华、李文平、张国璧、杜凤敏。是年，赵秀芬被县委、县政府记功一次，被评为“巾帼建功岗位明星”，参加了惠民地区巾帼业绩巡回展。

1988 年 7 月，耿爱红、李莉由滨州卫校毕业，分入中医院妇产科，分别任助产士、护士。不久，李莉调出。是年，赵秀芬被评为惠民地区“三八红旗手”。

1989 年下半年，医士王荣、护士长史淑华、护士柳玉荣先后调出。医师李红由济宁医学院毕业，分入妇产科。护士朱秀荣由外科调入，接任护士长。妇产科主任赵秀芬被县委、县政府记大功一次。

1990 年，护士张爱芹调入。孙菊婷退休。

1991 年，护士长朱秀荣调出，护士霍素霜调入，接任护士长职务。助产医师杨淑青、护士吴桂云调入妇产科工作。

1992 年，医师李红到淄博三院（妇幼保健院）进修学习，医师邓爱英、护士张丽萍调入妇产科，张国璧、张爱芹调出到其他科室。

1993 年 12 月，李红被任命为妇产科副主任，护士长霍素霜调出，护士杜凤敏任妇产科副护士长，护士孙红调入。是年，妇产科有 5 人晋升为妇产医师，6 人晋升为护师。孙菊婷退休，耿爱红到淄博三院进修。

1994 年，妇产科主任赵秀芬已近退休年龄，时值妇产科业务量大，工作离不开，医院重新返聘其继续担任妇产科主任。

1995 年，医师张秀芬到周村 148 医院进修，耿爱红调出。是年，妇产科荣获“省青年文明号”荣誉称号。

1996 年 1 月，中医院进行卫生改革，科室领导实行聘任制，重新公布。赵秀芬被聘为妇产科主任，杜凤敏被聘为妇产科护士长。是年，黄燕涛、韩贵玉调入妇产科。

1997 年 2 月，吴桂云被聘为妇产科副护士长。是年，马明宁到滨州市人民医院进修 1 年。张丽萍、孙红晋升为护师。付贞大学毕业后，分入妇产科。吴桂云调出，邓爱英退休。

1998 年，医师马丽到山东中医药大学附属医院进修 1 年。护士崔艳青调入，张丽萍、黄燕涛调出。

1999 年 3 月，马明宁任妇产科副主任。是年，李光凤调入本科。

2000 年，医师付贞到解放军济南军区总医院进修 1 年。医师赵会珍、护士耿淑青调入，李秀东晋升为护师。

2001 年，杨淑青到滨州市人民医院进修学习，杜凤敏晋升为主管护师，耿淑青晋升为护师。马小青、孙金霞先后调进本科，任护士。

2002 年，马明宁到省立医院学习进修 1 年。赵丽美、张晓蕾、郑宁宁调入妇产科，任医士。韩慧、赵娜调入妇产科，任护士。李文萍晋升为主管护师，霍健美、张红、韩贵玉晋升为护师。

2003 年 9 月，主治医师李红到中

国人民解放军海军总医院进修1年。护师张红到山东省立医院进修。12月，妇产科搬入新病房，实施分组管理，床位扩展到40张。是年，医士陈军平、沈秀清，护士焦娜、熊荣华调入本科。

2004年，护士刘艳霞、赵晓丽调入妇产科，崔艳青晋升为护师。

2005年3月，赵秀芬因年龄原因，不再担任妇产科主任一职，改任业务主任，只负责业务指导。马明宁任妇产科副主任，主持全科工作。李红、张秀芬、付贞为副主任。杜凤敏为妇科产科护士长。医疗队伍不断壮大，有医生17人，其中主治医师11人，医师6人。护士王丛丛、王杰调入。护师韩贵玉调出到小儿科。9月，主治医师李光凤到山东省立医院进修1年。

2006年10月，主治医师陈军平到湖南中医药大学附属医院进修学习1年。12月，张红为妇产科副护士长，分管助产工作。

2007年，赵秀芬因身体有病，离开了一生热爱的工作岗位。6月，马明宁任妇产科主任，李红、付贞为妇产科副主任，协助主任分别管理妇科、产科工作。杜凤敏为妇产科护士长，张红为副护士长。张秀芬因年龄原因，不再担任科室领导职务。

2008年6月，护师李秀东被聘为妇产科副护士长，主持工作。张富华硕士研究生毕业，被招聘进妇产科任医师，为妇产科首个中医药大学毕业的全日制硕士研究生。

2009年2月，主治医师沈秀清到齐鲁医院进修学习1年。是年，硕士研究生毕业的朱朋朋和本科毕业的田燕，被招聘进妇产科，任医师。

2010年2月，主治医师赵会珍到北京军区总医院进修学习1年。3月，李秀东任妇产科护士长。原护士长杜凤敏调任护理部、病案质控科护士长，卢玉梅退休。硕士研究生毕业的王燕妮招聘进妇产科，任医师。薛妍妍、李宸进入妇产科，任护士。

2011年，李文萍退休。赵会珍到山东大学附属生殖医院进修半年。郑宁宁到齐鲁医院进修。是年，专科毕业生贾文凤、李伟、张晓林、王晓霞、唐亚涵、先后被招进入妇产科任护士。

2012年6月，崔艳青任妇产科副护士长。张秀芬退休返聘，马小青转出。10月，主治医师沈秀清到山东大学附属生殖医院进修学习半年。是年，专科毕业生宋景艳、张明慧、孙春蕾、张彩霞进入妇产科，任护士。

2013年4月，主治医师马丽到山东大学生殖医院进修3个月。医师赵丽美到山东省立医院进修学习。韩玉洁本科毕业被招聘进妇产科，任医士。

2013年底，妇产科共有医护人员43人。其中医生17人，护士26人。中级以上职称的20人，其中，副主任医师1人，主治医师13人，主管护师6人。科主任为马明宁，副主任为李红、付贞、赵会珍，护士长为李秀东，副护士长为张红、崔艳青。

中医院妇产科为中医院的骨干科室，技术力量雄厚。主任马明宁，副主任医师，从事妇产科医疗近30年，参与主持妇产科大多数新项目、新技术的开展及应用，临床经验丰富；副主任李红，主治医师，多年致力于产科领域的技术拓展，在科内率先独立完成子宫下段剖宫产术，擅长难产、产科并发症、合并症的处理；副主任付贞，主治医师，熟练掌握剖腹产、子宫病变、异位妊娠、卵巢肿瘤等疾病的诊疗操作，擅长难产、产科并发症、合并症的处理；副主任赵会珍，主治医师，擅长中西医结合治疗不孕不育相关疾病，熟练掌握剖腹产、子宫病变、异位妊娠、卵巢肿瘤等疾病的诊断治疗。

表6－12－1　中医院妇产科主任副主任护士长任职情况表

科名	职务	姓名	性别	任职时间	备注
妇产科	主任	赵秀芬	女	1983.3～1994.	不分妇、产科
	护士长	贾玉东	女	1986.～1987.12	
	护士长	史淑华	女	1987.12～1989.	
	护士长	朱秀荣	女	1989.～1991.	
	护士长	霍素霜	女	1991.～1993.12	
	副主任	李红	女	1993.12～2005.3	
	副护士长	杜凤敏	女	1993.12～1996.1	
	主任	赵秀芬	女	1994.～2005.3	退休返聘
	护士长	杜凤敏	女	1996.1～2005.3	
	副护士长	吴桂云	女	1997.2～1997.	
	副主任	马明宁	女	1999.3～2005.3	
	业务主任	赵秀芬	女	2005.3～2007.6	业务指导
	副主任	马明宁	女	2005.3～2007.6	主持工作
	副主任	李红	女	2005.3～	妇产科
	副主任	张秀芬	女	2005.3～2007.6	妇产科
	副主任	付贞	女	2005.3～	妇产科
	护士长	杜凤敏	女	2005.3～2010.3	管妇、产科
	副护士长	张红	女	2006.12～	分管助产
	主任	马明宁	女	2007.6～	
	副护士长	李秀东	女	2008.6～2010.3	主持工作
	护士长	李秀东	女	2010.3～	
	副护士长	崔艳青	女	2012.6～	
	副主任	赵会珍	女	2010.12～	

附表 6－12－2　　2013 年底妇产科医护人员情况表

姓名	性别	学历	职务	职称	职称晋升时间	在本科工作时间
马明宁	女	本科	主任	副主任医师	2013. 11	1987. 7
马　丽	女	中专		主治医师	2005. 12	1987. 7
李　红	女	本科	副主任	主治医师	2001. 12	1989. 7
付　贞	女	本科	副主任	主治医师	2005. 12	1997. 7
李秀东	女	本科	护士长	主管护师	2007. 5	1996.
杨淑青	女	中专		主治医师	2003. 12	1991.
孙　红	女	本科		主管护师	2012. 5	1993.
张　红	女	本科	副护士长	主管护师	2008. 5	1996.
霍健梅	女	中专		主管护师	20010. 5	1996.
崔艳青	女	专科	副护士长	主管护师	2011. 5	1998.
李光凤	女	本科		主治医师	2006. 5	1999.
赵会珍	女	本科	副主任	主治医师	2005. 12	2000.
耿淑青	女	专科		主管护师	2009. 5	2000.
孙金霞	女	本科		主管护师	2012. 5	2001.
赵丽美	女	本科		医师		2002.
张晓蕾	女	本科		医师		2002.
郑宁宁	女	本科		主治医师	2011. 5	2002.
韩　慧	女	中专		护师		2002.
赵　娜	女	本科		护师		2002.
陈军平	女	本科		主治医师	2008. 5	2003.
沈秀清	女	本科		主治医师	2008. 5	2003.
焦　娜	女	本科		护士		2003.
熊荣华	女	本科		护师		2003.
赵晓丽	女	本科		护师		2004.
刘艳霞	女			护师		2004.
王丛丛	女	本科		护士		2005.
王　杰	女	本科		护师		2005.
张富华	女	硕研		主治医师	2011. 5	2008.
朱朋朋	女	硕研		主治医师	2012. 5	2009.
田　燕	女	本科		主治医师	2014. 5	2009.

姓名	性别	学 历	职 务	职 称	职称晋升时间	在本科工作时间
王燕妮	女	硕研		主治医师	2013. 5	2010.
薛妍妍	女	专科		护士		2010.
李　宸	女	专科		护士		2010.
贾文凤	女	专科		护士		2011.
李　伟	女	专科		护士		2011.
张晓林	女	专科		护士		2011.
王晓霞	女	专科		护士		2011.
唐亚涵	女	专科		护士		2011.
宋景艳	女	专科		护士		2012.
张明慧	女	专科		护士		2012.
孙春蕾	女	专科		护士		2012.
张彩霞	女	专科		护士		2012.
韩玉洁	女	本科		医师		2013.

二、业务开展

妇产科是在城关医院妇科门诊基础上成立的。城关医院妇科门诊于1963年开始开展业务，主要是下乡接生、放环取环及治疗妇科常见病。随着1973年国家开展大规模计划生育，对工作人员进行计划生育技术培训。1976年，城关医院妇科担负起邹平镇的绝育手术，随县医疗队下乡做女扎工作，开展人工流产术等工作。

1983年，中医院建院之初即设立妇产科，分门诊及病房，有病床2张，主要以门诊为主，对分娩产妇进行临时观察。同时承担了协助城关镇计划生育，负责妇女的放环、取环、人工流产和输卵管结扎手术。

1984年，随着妇产科工作人员的逐渐增多，开始设置产科病房及产房，推行住院接生，处理不同程度的难产。

1986年，积极开展计划生育工作，全年共做四种手术1412例，其中：人流690人次，取环298人次，放环403人次，女扎21例。由于工作成绩突出，赵秀芬被县委县府记功一次。

1987年，人口生育正值高峰，妇产科也随之纳入规范化管理。10月，开展了“利凡诺羊膜腔内注射术”，实施中期妊娠引产。妇产科床位增加到22张，住院人数1096人。

1988年，开展利凡喏引产，并收治中期妊娠病人，78人做了引产术。7月，在邹平县人民医院妇科专家王逸民院长协助下，开展第一例剖宫产手术，提高了危产儿的存活率。是年，妇产科住院病人 957 人。

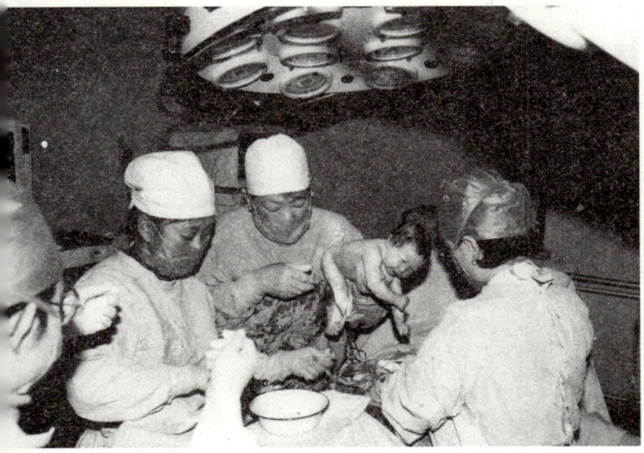

图 6. 12. 2　妇产科正在进行剖腹产手术

1990 年，妇产科搬入新病房，设有床位 22 张，待产床 2 张，实行产房隔离制度。在 148 医院妇产科田润玲军医协助下，妇产科开展了第一例子宫全切术。同时开展“超声对胎盘功能检测术”，检测晚期妊娠胎盘功能情况。从此开始收治妇科病人，以后业务量逐年增加。是年，住院人数 1655 人。首次开展“开腹子宫全切术”

1991 年，住院人数 2029 人。仅 8 月份，住院人数 248 人，达到建院以来单月收治病人最高峰。

1993 年，剖宫产手术病人开始增多。

1995 年，护理人员开展“整体护理”“晨间护理”技术。住院人数 1035 人 。是年，妇产科获“山东省青年文明号”荣誉称号。

1996 年，住院人数 1355 人。作为医院重点科室，为“创二甲医院”，做了大量的工作。

1997 年，开展了“促进母乳喂养”，为“新生儿洗澡”活动，创建“爱婴医院”并通过省级达标验收。住院人数 1392 人。

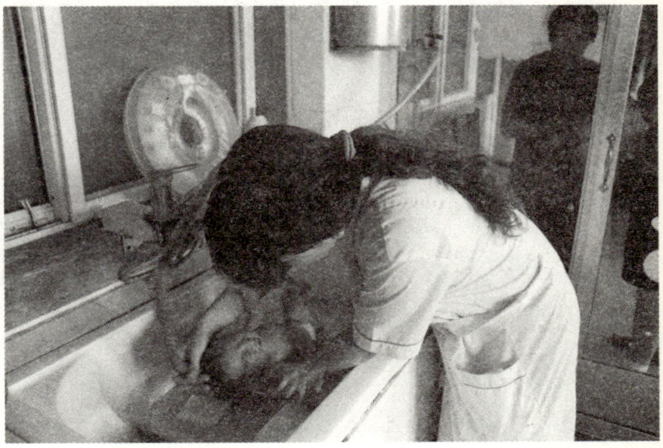

图 6. 12. 3　妇产科护士正在为新生儿洗澡

1998 年，马明宁到滨州市人民医院妇产科进修，接触了阴式手术。8 月 3 日，在滨州市人民医院妇产科主任袁秀玲的指导协助下，马明宁开展了第一例子宫脱垂的阴式手术，即经阴子宫切除术加阴道前后壁修补术。自此，阴式手术作为妇产科优势项目不断开展。同时，还开展新式子宫下段剖宫产术，即下腹部横切口剖宫产，使用电子胎心监护仪进行晚期妊娠胎心检测，以 NST 及 OCT 的形式检测胎儿宫内情况。是年，妇产科获滨州市巾帼建功先进集体荣誉称号。

1999 年 3 月，在上级医院的指导下，马明宁带领妇产科首次开展了第一例宫颈癌根治术，利用声 BBT 检测排卵以协助治疗不孕症，开展了“输卵管结扎再通术”，使输卵管结扎术后再次妊娠成为可能。妇产科部分病种治疗费实行单病种限价服务。是年，妇产科还顺利开展新生儿疾病筛查血样采集、听力筛查、免疫接种、新生儿沐浴游泳、抚触、孕期保健指导、产后访视、促进母乳喂养等妇幼保健项目。积极推行新的护理模式和工作方法，争创优质护理示范工程。

2000 年，开展了“改良式子宫阴式切除术及阴道前后壁修补术”，子宫切除成型一次完成。护理上开展“新生儿疾病筛查”活动。当年住院人数 1341 人。手术人数逐渐增多，全年手术病例 307 例。

2001 年，成功抢救了一例重症 HELLP 综合征的孕妇，对一名“HELLP 综合征”重症并发 DIC 患者，以溶血、黄疸、肝酶升高依据诊断，及时终止妊娠，输血 1 万毫升，挽救了病人生命。及时总结经验，对此病症有了深刻的认识。

2002 年，妇产科开展了“输卵管造影术”，利用连续成像技术观察子宫输卵管形态，为治愈患者提供了准确依据。开展了“hcG 用于宫外孕保守治疗病情检测”，提供判断异位妊娠保守治疗的价值。开展了“MTX + 米非司酮治疗异位妊娠”，出生医学证明微机化管理，上门为婴儿采血，婴儿使用留置针技术。

2003 年，随住院分娩人数的增加，产科专业需要，妇产科搬入新病房，床位 40 张，实施分组管理。产科设立了专门的助产人员，初始有助产士 3 名：张红、马小青、韩慧，均为专业助产人员。妇科先后开展了第一例腹腔镜手术，子宫鞘内切除术及完全子宫全切术。开展“宫腔镜诊断术”“阴道镜诊断术”“腹腔镜子宫切除术”。住院人数 1290 人，手术病例 411 人次，剖宫产 315 例，妇科病例 96 例，其中 6 例腹腔镜手术病例，顺产人数为700 人。

2004 年，妇产科病人明显增多，病种多种多样。先后开展了“多指标检测产科 DIC”“腹膜外剖宫产（顶侧式）术”，降低产后并发症。开展的项目还有先进的妇科内镜手术，经阴子宫切除术，腹膜外剖宫产等。7 月，首次对 12 周妊娠大病变子宫做了“经阴切除术”。护理取消了“交班报告及书写护理记录”，护理工作开始使用微机化管理。

2005 年，妇产科共收住院人数 1733 人，手术病例 622 例，剖宫产 470 例，妇科手术病例 152 例，其中 31 例阴式手术，15 例腹腔镜病例，顺产人数 900 多人。

2006 年，住院人数 1389 人次，手术病例 581 例，剖宫产 462 例，妇科手术病例 119 例。顺产分娩人数 900 人次。

2007 年，住院人数 1332 人次，手术病例 700 人次，剖宫产 581 例，妇科病例 119 例，顺产 700 人次。

2008 年，为一例卵巢癌Ⅲ期病人成功实施卵巢癌细胞减灭手术。全年住院人数 1598 人次，手术病例 903 例，剖宫产 737 例，妇科手术病例 166 例，顺产 700 人次。

2009 年，开始开展新生儿游泳洗浴。是年，妇产科住院人数 1669 人次，手术病例 799 例，剖宫产 680 例，妇科手术病例 119 例。

2010 年，为一例子宫内膜癌的病人成功实施了腹主动脉旁淋巴结清扫术，规范了妇科恶性肿瘤的治疗方式，契合宫颈癌筛查平台。开展了 LEEP 刀宫颈锥切系列手术，系统了产科产前检查项目，包括唐氏综合征的筛查，先心的筛查等项目。是年，住院人数 2401 人次，住院分娩人数 1390 人次，手术病例 1040 人。

2011 年，为一位年轻的子宫脱垂病人顺利完成曼氏手术 + 骶韧带紧缩手术，成功实施首例保留子宫动脉上行支的子宫大部切除术。是年，住院人数 1775 人次，住院分娩人数 1400 人次，手术病例共 1210 人次。

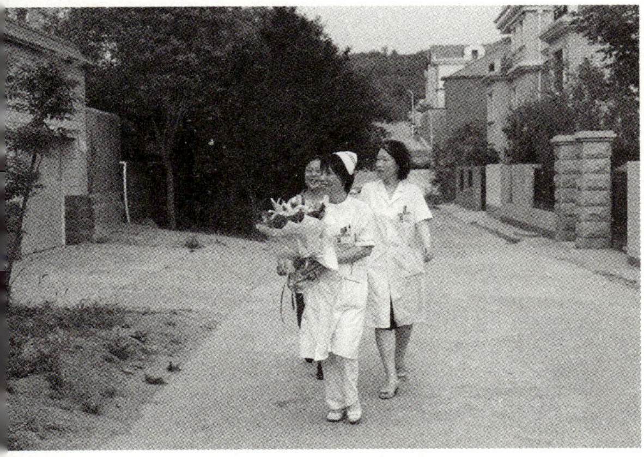

图 6. 12. 4　妇产科主任与护士长到出院产妇家中回访

2012 年，为两例子宫脱垂的病人成功实施坐骨棘周围固定术。是年，妇产科共收治住院病人 2040 人次，住院分娩人数 1600 人次，手术病例共 993 人次。

2013 年，与山东大学附属生殖医院达成协作意向，成立优生与不孕门诊，开展优生与不孕疾病的诊治工作。住院人数 2300 余人，分娩人数 1670 人次，手术病例共 1200 人次。

中医院妇产科是一个富有爱心传统的敬业团队，基本承担了县内部分妇女病的普查及治疗、妇科肿瘤治疗、孕产妇保健、孕产妇住院分娩、新生儿疾病筛查、计划生育等工作。妇科导入微创的先进理念，开拓发展了阴式、腔镜等系列手术，在子宫疾病的治疗上独树一帜。经过多年的研究和探索，突破了传统观念的限制，开拓了在全国处于领先地位的“非脱垂子宫经阴道系列手术”。其优越性明显超过了开腹手术和腹腔镜下子宫手术。现在经阴道可实行的手术有：经阴道全子宫切除术、经阴道子宫肌瘤剔出术。可覆盖的病重有子宫肌瘤、子宫肌腺病、功能失调性子宫出血、子宫脱垂、阴道前后壁膨出等。

产科不仅拥有母婴同室的温馨病房、无菌条件较高的产房、先进的胎儿电子监护系统，更有一支反应迅速、医术高超的医疗队伍。多年来积累了对多种妊娠并发症、合并症的诊疗经验，积极引进新的治疗技术，开展了无痛分娩，倡导自然分娩。许多医师不仅拥有丰富的难产处理经验，同时具有熟练的腹膜内、腹膜外剖宫产手术技能。中医院妇产科还与山东省医科大学附属生殖中心联合开展了优生与不孕疾病的诊治工作，开辟了试管婴儿的绿色通道。

附表 6－12－3　中医院妇产科 1986～2013 年病房业务情况一览表

年度	住院人次	分娩数	妇科手术（例）		
			手术总数	疾病手术	剖宫手术
1986					
1987	1096				
1988	957				
1989	1400				
1990	1655				
1991	2029				
1992	1883				
1993	1181				
1994	1152				
1995	1035				
1996	1355				
1997	1392				
1998	1362				
1999	1250				
2000	1341	900	307	89	218
2001	1121	700	325	57	268
2002	1401	约 1000	370	115	255
2003	1290	700	411	96	315
2004	1199	520	595	124	471
2005	1733	约 900	622	152	470
2006	1389	约 900	581	119	462
2007	1332	约 700	700	119	581
2008	1598	约 700	903	166	737
2009	1669		799	119	680
2010	2401	1390	1040	145	
2011	1775	1400	1210		
2012	2040	1600	993		
2013	2300	1670	1200		

第十三节　儿科疾病治疗

一、科室沿革

1993 年之前，邹平县中医院没有儿科，遇有小儿疾病皆由内科医疗人员诊治。

1993 年 4 月，医师朱秀华自礼参卫生院调入，在县人民医院儿科完成 1 年进修学习后，与内科主治医师吴兰恩一起，组建了中医院儿科门诊，正式开展了儿科疾病的门诊诊疗工作。一直到儿科病房设立前，需住院治疗的儿科病人，皆由内科护理兼管，由儿科大夫查房，下达医嘱，书写病历。

1994 年 7 月，医师马淑华山东省卫校毕业，分配至儿科门诊工作。

1999 年 4 月起，医师朱秀华到济南儿童医院进修学习 1 年。

2000 年 6 月起，医师马淑华到济南儿童医院进修学习 1 年。

2001 年 7 月，医师吴兰恩退休，儿科门诊由朱秀华、马淑华两位医师担任。

随着儿科门诊业务量的不断增加，中医院着手筹备建立儿科病房。先后派遣护士孙红和霍红霞、赵月霞和崔双燕 4 人，分别于 2000 年和 2001 年去滨州医学院儿科进修学习儿科护理工作各半年。

2002 年 2 月，医院派遣急救中心医师李刚去滨州医学院附院儿科进修学习 1 年，翌年回院后到儿科门诊工作。6 月，医师马淑华因工作需要调至邹平一中门诊部。8 月，医师耿爱霞由滨州医学院本科毕业，分配入儿科工作。10 月，医师朱秀华参加北京儿科高级研修班学习 2 个月。

2003 年 3 月起，医师耿爱霞到滨州医学院附院儿科进修学习 1 年。4 月，中医院儿科病房正式成立，李刚任主任，孙红任护士长。医疗人员有朱秀华、宋红梅、耿爱霞，护理人员有霍红霞、赵月霞、崔双燕、孙娜、王金凤。病房设在旧病房楼二楼西区。后因装修，儿科病房曾一度迁至旧门诊楼一楼东区急救中心观察室。

2004 年 5 月，护士刘雪莲调入。8 月，丁占华、王宝滨州医学院本科毕业，分配进入儿科，任医师。8 月，护士王金凤调出，护士朱文波、韩贵玉调入。不久朱文波辞职。12 月，护士长孙红调出，主管护师刘恒兰调入，任小儿科护士长。

2005 年 3 月，中医院重新公布科室中层领导任职，李刚为小儿科主任，朱秀华为小儿科副主任，刘恒兰为小儿科护士长。5 月，护士张红自乡镇医院借调入儿科。8 月，儿科病房又迁到装修后的旧病房楼二楼东区。8 月，张晶于牡丹江医学院本科毕业，分配入儿科，任医师。

2006 年 3 月，护师钟彬彬调入小儿科，任副护士长。6 月，钟彬彬去淄博市妇幼保健院进修 3 个月。同月，医师宋红梅去齐鲁儿童医院进修学习 1 年。

2007 年 6 月，中医院重新聘任中层科室领导。李刚仍任小儿科主任，朱秀华任小儿科副主任，钟彬彬任小儿科护士长。原护士长刘恒兰因年龄原因离任调出。8 月，康永丽大专毕业，进入小儿科任医师。12 月，护士王慧宁调入。

2008 年 1 月，护士孙娜调出。2 月，护士由冉调入。6 月，医师王宝到齐鲁儿童医院进修半年。8 月，王婷婷、成晓利本科毕业，进入小儿科任医师。9 月，护士刘丹由别科调入。

2009 年，护士宋甜甜调入。

2010 年 3 月，韩贵玉任小儿科副护士长，护士赵月霞调出至肿瘤科任副护士长。7 月，护士韩贵玉和由冉同去北京儿童医院进修新生儿护理半年。陈颖颖、张会君、王莎、王超群等大学专科毕业后，调入儿科任护士。8 月，杨灵芝和刘芳本科毕业，进入小儿科任医师。同月起，医师李刚和王宝一起到北京儿童医院新生儿中心进修学习 1 年。

2011 年 3 月，路时梅医学院护理专业毕业，进入小儿科工作。8 月，护士孙琼毕业进入小儿科。9 月，医师丁占华到山东大学齐鲁医院儿科进修学习半年。

2012 年 6 月，由冉任小儿科副护士长。同月，医师耿爱霞和张晶到山东省立医院新生儿科进修学习半年。7 月，护师孙文静由别科调入，孙明翔、张灵芝护理专科毕业，被招聘进入小儿科工作。

2013 年 9 月，新门诊病房大楼启用，儿科病房迁至新门诊病房大楼 6 层，门诊迁至二楼西北角。人员有所调整，护士张会君、崔双燕、孙明翔、张灵芝、刘丹、孙琼调出。11 月，护士唐甜甜、曹曙新护理专科毕业，进入儿科工作。

2013 年底，小儿科共有医护人员 27 人，其中，医疗人员 12 人，护理人员 15 人。中级以上职称的 11 人，其中，副主任医师 1 人，主治医师 6 人；副主任护师 1 人，主管护师 3 人。主任李刚，副主任医师，擅长中西医结合治疗儿内科疾病及新生儿疾病；副主任朱秀华，主治医师，擅长用中西医结合方法医治各种儿内科疾病；主治医师有耿爱霞、宋红梅、王宝、丁占华。

附表 6－13－1　　中医院小儿科主任副主任护士长任职情况表

科　名	职务	姓　名	性别	任职时间	备　注
儿　科	主　任	李　刚	男	2003. 3～2007. 6	
	护士长	孙　红	女	2003. 3～2004. 12	
	护士长	刘恒兰	女	2004. 12～2007. 6	
	副主任	朱秀华	女	2005. 3～2007. 6	
	副护士长	钟彬彬	女	2006. 3～2007. 6	
	主　任	李　刚	男	2007. 6～	
	副主任	朱秀华	女	2007. 6～	
	护士长	钟彬彬	女	2007. 6～	
	副护士长	韩贵玉	女	2010. 3～	
	副护士长	由　冉	女	2012. 6～	

表 6－13－2　　2013 年底小儿科医护人员情况表

姓名	性别	学历	职务	职称	职称晋升时间	本科工作时间
李　刚	男	大本	主任	副主任医师	2010. 2	2002. 2～
朱秀华	女	大本	副主任	主治医师	2005. 5	1993. 4～
宋红梅	女	大专		主治医师	2011	2004. 1～
耿爱霞	女	大本		主治医师	2013	2002. 8～
丁占华	男	大本		主治医师	2010	2004. 8～
王　宝	男	大本		主治医师	2010	2004. 8～
张　晶	女	大本		主治医师	2011	2005. 8～
康永丽	女	大专		执业助理医师	2013	2007. 8～
王婷婷	女	大专		执业助理医师	2011	2008. 8～
成晓利	女	大本		医师	2008	2008. 8～
杨灵芝	女	大本		执业医师	2012	2010. 8～
刘　芳	女	大专		医师	2010	2010. 8～
钟彬彬	女	大本	护士长	主管护师	2005	2006. 3～
韩贵玉	女	大本	副护士长	主管护师	2007	2004. 8～
由　冉	女	大本	副护士长	主管护师	2009	2008. 2～
张　红	女	大本		副主任护师	2013	2005. 5～
刘雪莲	女	大专		护师	2012	2004. 5～

姓名	性别	学历	职务	职称	职称晋升时间	本科工作时间
王慧宁	女	大专		护士	2011	2007.12～
宋甜甜	女	大专		护师	2013	2008.1～
王超群	女	大专		护师	2014	2010.7～
路时梅	女	大专		护士	2010	2011.～
王　莎	女	大专		护师	2014	2010.7～
陈颖颖	女	大专		护士	2013	2010.7～
徐　慧	女	大专		护师	2013	2012.11～
孙文静	女	大专		护师	2012	2012.6～
唐甜甜	女	大专		护士	2014	2013.11～
曹曙新	女	大专		护士	2014	2013.11～

二、业务开展

1993年，儿科门诊成立之初，在旧门诊楼二楼西头，门诊量不大。后来门诊移到一楼，病人渐渐多起来。

儿科病房成立前，儿科需要住院病人都收入内科。由于护理不专业，输液困难，又没有夜班儿科大夫值班，只能零星收住轻症的大孩子。病情稍重的、年龄略小的患儿均不敢收入住院。

2003年，儿科病房成立后，护理上克服重重困难，率先在县内开展了静脉留置针技术，大大减轻了住院患儿反复穿刺的痛苦，得到了广大患儿家长的普遍认可，为儿科护理工作的顺利开展奠定了基础。

2005年3月，病房固定在旧病房楼二楼东区后，医院对科室的人员进行优化调整。全科医护人员坚持“家庭式管理、亲情化服务”的模式，凝心聚力，在医护业务上比学赶帮，努力发挥中医优势，以优秀的服务质量赢得了广大群众的信赖。同时，科室坚持廉洁行医，坚决抵制医疗行业的各种不正之风，尽量将群众的住院费用降低，得到了广大群众的赞扬。

2004年，科室配置主要设备有新生儿培养箱3台，新生儿经皮黄疸检测仪1台，心电监护仪1台，微量输液泵1台，婴儿辐射式保暖台1台。共有开放床位19张，年门诊人次3000人以上，住院人次480人，平均住院天数6天，平均床位使用率45%，诊断符合率95%，治愈率90%，病死率0.2%。科内应用的诊断技术有腰椎穿刺术、骨髓穿刺术、经皮测疸术；治疗技术有蓝光光疗、微量泵注射；护理技术有静脉留置针的使用等。

2005年，新进设备新生儿黄疸治疗箱1台，新生儿培养箱1台，微量元素检测仪1台，开展了微量元素检测。

门诊年诊疗人次约3500人次，住院550人次。开放床位19张，平均住院6天，床位使用率56%，诊断符合率95%，治愈率90%。

2006年，门诊年诊疗人次约7200人次，住院710人次。开放床位19张，平均住院6天，床位使用率86.7%，诊断符合率97%，治愈率81%。

2007年，新进新生儿经皮黄疸检测仪1台，门诊年诊疗人次约9000人次，住院850人次。开放床位19张，平均住院6.5天，床位使用率88%，诊断符合率95%，治愈率81.9%。

2008年，门诊年诊疗人次约9500人次，住院918人次。开放床位19张，平均住院6天，床位使用率89%，诊断符合率94.9%，治愈率83%。

2009年，新进新生儿培养箱1台，门诊年诊疗人次约12000人次，住院1129人次。开放床位19张，平均住院5.8天，床位使用率90%，诊断符合率96.3%，治愈率84.7%。

2010年，门诊年诊疗人次约14670人次，住院1467人次。开放床位19张，平均住院5.5天，床位使用率92%，诊断符合率96%，治愈率85.7%。

2011年，新进新生儿黄疸治疗箱1台，门诊年诊疗人次约14850人次，住院1475人次。开放床位19张，平均住院6天，床位使用率93.3%，诊断符合率97%，治愈率86.5%。

2012年，乘着医院创建全国三级甲等中医院的东风，科室无论是在业务水平上还是在服务理念上都取得了很大的进步，中西医结合特点突出，住院病人数量也大幅增加。

表6－13－3　2006～2013年小儿科业务开展情况表

年　份	门诊人次	住院人次	床位使用率%	治愈率%
2004	3000	480	45	90
2005	3500	550	56	95
2006	7200	710	86.7	81
2007	9000	850	88	81.9
2008	9500	918	89	83
2009	12000	1129	90	84.7
2010	14670	1467	92	85.7
2011	14850	1475	93.3	86.5
2012	15000	1495	94.2	87
2013	15550	1530	96.7	87.5

2013年，儿科病房搬迁至新门诊病房大楼6层，医疗设备有新生儿培养箱、新生儿黄疸治疗箱各4台，经皮黄疸检测仪、新生儿心电监护仪、臭氧空气消毒机等。床位增加至32张，最多加床收住39名患儿。

在新的环境和优良的条件下，儿科全体上下团结一致，坚持服务质量和服务态度并重，知名度逐渐提高，门诊量也一路上扬。随着医院知名度的不断提高、软硬件条件的逐步完善，尤其是升级全国三级甲等中医院和新的门诊病房综合大楼启用后，儿科的门诊量突飞猛进，最多时达79人次/天。

第十四节　肛肠疾病治疗

一、科室沿革

1994～1996年，主管护师张秀兰在中医院外设门诊工作期间，接触到一些痔、瘘、裂等肛肠疾病的知识，由此对肛肠疾病治疗产生了兴趣。2000年，她主动向院领导申请，要求进修学习肛肠专业。院长宋淑平重视人才建设和培养，欣然答应了她的请求。2001年4月，张秀兰到山东省中医药大学附属医院肛肠科进修学习1年。

2002年3月底，张秀兰学习期满归来，立即着手组建肛肠科。4月，开始接诊肛肠病患者。肛肠科成立之初，门诊设在旧门诊楼二楼西侧。有两间门诊室，外间做门诊，接诊病人，里间做治疗室，设施简陋，器械不足。当时，肛肠科只有张秀兰1人，每当病人需要手术时，就到处找临时助手帮忙。10月，姚太锋山东省卫生干部学校毕业来到中医院，被分配到肛肠科。

2003年3月，张秀兰被任命为肛肠科负责人。

2005年3月，张秀兰被医院聘任为肛肠科副主任。7月，引进“SPZ”电脑多功能肛肠病治疗机1台。

2006年，新入院转科医师刘水滨、甄岩、刘伟伟、杨灵芝、赵俊美、张园园先后在肛肠科工作过。

2007年6月，中医重新聘任科室中层领导，张秀兰仍被聘任为肛肠科副主任。

2008年4月，张秀兰再次前往北京肛肠病医院（原二龙路医院）、中日友好医院肛肠科进修学习9个月。

2009年1月，医师张中远由外二科调入肛肠科。上半年，医师姚太峰先后在山大二院肛肠科及济南槐荫区肛肠医院进修6个月。10月，医师王彬旭由内二科调入肛肠科。

2010年8月，中医院院长办公会议决定，张秀兰任肛肠科主任，姚太峰为肛肠科副主任。同时，肛肠科有了相对固定的病房，安排在老院区二号病房楼三楼，与五官科合用一层病房。护理人员不分专业，共同管理五官科及肛肠科病人。

2012年2月，刘莹山东中医专科学校毕业，进入中医院转科学习期满，调入肛肠科。5月，肖萌山东中医药大学研究生毕业，被分到肛肠科工作。7月，医师张中远到北京东直门医院肛肠科进修学习6个月。

2013年9月，中医院新门诊病房大楼正式启用。肛肠科门诊搬迁至新大楼二楼；病房搬迁至十楼，与五官科、肺病科共用一层病房。护理工作由五官科护理人员代为护理。

2013年底，肛肠科共有医疗人员6人，其中研究生学历1人，本科学历3人，大专学历2人，副高级职称1人。科主任张秀兰，副主任姚太锋，护士长韩惠青。肛肠科以技术精湛，服务到位，赢得了社会的信任和赞誉。就诊人数及科室业务收入，逐年大幅度提高。肛肠科的医疗人员用自己的实际行动履行了自己的神圣职责。自肛肠科成立以来，收到广大患者送来表示感谢的锦旗就有80余面，为中医院争得了一块块金子般的口碑。

表6－14－1　2013年底肛肠科医护人员情况表

姓名	性别	学历	职务	职称	职称晋升时间	在本科工作时间
张秀兰	女	本科	主任	副高级	2012．12	2002．4～
姚太锋	男	大专	副主任	初级	2005．06	2002．10～
张中远	男	本科	医师	初级	2012．06	2009．1～
王彬旭	男	本科	医师	初级	2012．06	2009．10～
刘 莹	女	大专	医师	初级	2012．06	2012．2～
肖 萌	男	研究生	医师	初级	2012．06	2012．5～

二、业务开展

2002年4月，中医院成立肛肠科，弥补了邹平县级医院没有肛肠科的空白。

最初肛肠科开展的业务，主要以肛肠科常见病、多发病为主，如内痔、外痔、混合痔、肛裂、肛周脓肿、肛瘘、脱肛、肛管狭窄、肛周湿疹、肛门尖锐湿疣等。大部分患者以门诊手术为主，随治随走。或手术后让病人到急诊室留观1～2小时，没特殊情况即带药回家调养。部分病情较严重的安排住院，完善相关检查后，入医院手术室进行手术。当时没有单独的病房，除了妇产科之外，中医院所有的科室病房，都曾经安排过肛肠科的病人。

2002 年 4 月 25 日，在门诊手术室局部麻醉下，为韩店镇一女患者李某，成功实施了陈旧性肛裂手术，术后取得了令患者非常满意的疗效。这是建科以来实施的第一例手术。

2003 年 7 月，接诊了一例年龄最大、病史最长、体质最差、病情最严重的痔疮患者李某，患特大环状混合痔内痔嵌顿伴严重贫血，病史长达 30 余年。在硬膜外麻醉下，成功实施了手术治疗。术后取得了令家人及患者非常满意的疗效，彻底解决了患者半生的难言之苦。

2004 年 3 月，接诊了一例病情严重、情况危急的高位复杂肛周脓肿患者马某，初步确诊为直肠后间隙、右侧骨盆直肠间隙、右侧坐骨直肠窝、伴直肠黏膜下脓肿。入院后及时做了相关辅助检查，入手术室行手术治疗。术中引流出大量脓液，整个右侧屁股成了空腔。术后病人病情明显好转，经过一个半月的精心调养及换药处理，病人完全康复，回访至今无复发。

2005 年 2 月，肛肠科开展了第一例“PPH + 阴道修补 + 痔切扎术”，在腰硬联合麻醉下，为一出口梗阻性排便障碍女性患者成功实施了 PPH + 阴道修补 + 痔切扎联合术式，彻底解除了患者的难言之痛。回访至今情况良好。此项手术的开展，标志着中医院肛肠手术达到了国内先进水平，也填补了滨州市的技术空白。

2007 年初，中医院肛肠科引进上海长海排粪造影设备，开展了排粪造影检查技术，标志着肛肠科相关辅助检查得到了进一步完善，达到了目前国内领先水平。是滨州市及周边地区唯一能开展此项检查的医院，张店、周村等地的一些患者也经常慕名来中医院做此项检查。

2007 年 10 月，肛肠科接诊了一位 89 岁高龄男患者刘某，肛门处长有一 10x10x10cm 巨大肿瘤。由于患者年事已高，尊患者家属意见，给予实施了姑息切除手术，术后病理确诊为肛管癌，取得了令患者及家属满意的疗效，解除了患者的病痛。

2008 年 4 月，张秀兰医师再次前往北京肛肠病医院、中日友好医院肛肠科进修学习 9 个月。通过目睹国内著名肛肠专家的手术过程及术后临床疗效，进一步开阔视野，学习了新技术、新项目，使肛肠科诊疗技术发生了质的改变，提升到了一个新的层次。以前处理一个特大的环状混合痔，手术时间需要 1．5 小时左右，通过进修学习后，只需要半小时左右即可完成手术。学习了众多疑难杂症的诊疗手段。如骶尾部藏毛窦、大汗腺炎、重度直肠脱垂、溃疡性结直肠炎、坏死性筋膜炎等。

2011 年 12 月，肛肠科接诊了一位超复杂肛瘘伴混合痔患者，溃口多达 20 余处，有七八处正在溢脓，病情确实复杂。在麻醉成功后，主任张秀兰亲自实施了多处内口挂线 + 部分内口切开 + 痔切除 + 瘢痕切除整形术，实现了一次手术彻底治愈的目的。既保证了肛门的正常生理功能，又恢复了较完美的肛门外观，达到了满意的疗效。

至 2013 年，中医院肛肠科已经攻克了高低位复杂肛瘘、各种类型的环状混合痔等目前国内外公认的难治性肛肠疾病。对高低位复杂肛瘘，采用“内口切开、病窦挂线、支管旷置引流”的手术方法，化繁为简，在一次性根治疾病的同时不损伤肛门功能，避免治疗高位肛瘘易至组织损伤大、肛门失禁、肛门移位变形、疗程长、易复发的难题。对环状混合痔，则在传统外剥内扎的基础上，大胆采用“断皮桥、剥离皮下痔组织”的手术方法，解决了以往手术后创缘易水肿、创面不平整、需多次整形修剪才能达到理想效果的手术难题。还采用联合术式（阴道修补 + PPH + 消痔灵注射 + 括约肌松解 + 肛窦切开 + 痔切扎）治疗出口梗阻排便障碍取得了良好的临床疗效。采用微创注射 + 肛门紧缩术治疗重度直肠脱垂疗效显著。已成功为患者实施各种高难复杂手术 1000 余例，随访数年均无后遗症和并发症发生，赢得了社会各界广大病患者的信赖和爱戴。

中医院肛肠科始终坚持“以病人为中心，以质量为核心”的服务宗旨，用饱满的工作热情，规范的医德医风，高度的责任心为广大病患者提供最优质的服务。用实际行动，打造值得老百姓可信赖、可依靠的肛肠专科。

表 6－14－2　中医院肛肠科 2002～2013 年业务情况一览表

年份	门诊接诊人次	疑难杂症例数	住院人次	手术例数	治愈率（%）
2002	323	3	5	85	99
2003	815	13	16	96	99
2004	987	20	28	98	99
2005	1175	33	55	107	99
2006	1415	50	60	111	99
2007	1687	63	65	124	99
2008	1925	71	81	143	99
2009	2015	105	92	158	99
2010	2267	204	98	175	99
2011	2413	243	112	193	99
2012	2732	303	145	221	99
2013	3266	357	172	268	99

第十五节　五官疾病治疗

一、眼部疾病治疗

1983 年，中医院建院之初，科室划分不细，设立五官科综合门诊，眼科疾病的治疗业务，由五官科统一接诊。

1984 年 8 月，马培基调入中医院，分到五官科。

1985 年 7 月，王越由山东中医药学校毕业，被分配到中医院五官科。当时五官科有医生 3 人，为马培基、王越、秦荣新，主要对常见简单的眼科疾病进行诊治。

1987 年 10 月，眼科独立成科，有医生王越、马培基两人，配备眼底镜、验光盘等器械，以中医诊疗为主，并开展门诊小手术，年门诊人次 2000 人。

1990 年，购置了裂隙灯及治疗白内障、青光眼、泪囊手术器械，开展了白内障囊内摘除术、泪囊摘除术、青光眼手术、泪小管断裂吻合术及各类门诊小手术，年门诊人次 2300 人。10 月，医师巩建中由县医院调入眼科工作，并任眼科主任。

1991 年，拓展眼科业务，吸收人才，成立眼科病房。当时因病房紧张，与骨伤一科合用病房，护理人员未分专业，共同管理骨科及眼科病人。门诊由 1 间扩展为 2 间，暗示 1 间、治疗室 1 间，门诊小手术室 1 间的眼科综合门诊室。开始独立开展青光眼手术。是年 9 月，医士王萍调入眼科工作。

1992 年，中医院眼科被确定为省“白内障扶贫手术点”，王越被团省委授予“青年立功”二等功。

1993 年，眼科圆满完成了县社区康复领导小组分配的扶贫工作，被县团委授予“优秀服务岗位”，王越被评为县“优秀青年”。

1994 年，王越到山东省白内障康复中心进修学习 1 年。6 月，巩建中晋升为主治医师，并被县卫生局评为“十佳医生”，

1995 年，眼科购进了手术显微镜。4 月，王越回院后首次开展了白内障囊外摘除术加人工晶体植入术。12 月，王萍晋升为医师，医师曲辉调入眼科工作。年门诊人次 2800 人。

1997 年，医师于光明由明集卫生院借调中医院，安排到眼科工作。

1997 年 4 月，巩建中于《中国民间疗法》第四期发表“耳穴压豆法治疗 48 例眼底病观察”。

1998 年，为扩大眼科诊断治疗质量，又购进了 COLDMANN 弧形视野计。独立开展了白内障囊外晶体摘除合并人工晶体植入术，病患者无并发症，均痊愈出院。中医院被确定为“白内

障定点医院”。是年，王萍到山东省中医药大学附属眼科医院（施尔明眼科医院）进修白内障专业学习，时间1年。

1999年，购进日本产手术显微镜、美国产超声乳化仪各1台。聘请上级医院医师开展白内障超声乳化术，独立开展鼻腔泪囊吻合术，均获得成功。开始翼状胬肉切除合并角膜缘干细胞移植术，大大降低胬肉单纯切除所导致的复发率，年门诊人次3000人。是年，在全国开展的“视觉第一，中国行动”活动中，中医院眼科被确定为全国唯一县级医院手术点，配合国家医疗队“复明4号车”，集中开展老年性白内障40余例，取得了良好的社会效益。12月，中医院重新理顺中层领导，巩建中为眼科主任，王萍为副主任。巩建中被评为县“专业技术拔尖人才”。是年，王萍在山东省卫校参加防盲扶贫学习。

2000年，王越调出。王晓丽自滨州职业中专毕业，安排到眼科工作。自本年开始，采用中西医结合治疗葡萄膜炎，并采用独特的蜂疗技术，患者治愈率取得了提高，复发率明显降低。

2001年12月，巩建中晋升为副主任医师。是年，医师曲辉到济南市眼科医院进修青光眼、白内障专业，时间1年。

2002年7月，张旭伟自华北煤炭学院临床医学专业毕业，分入眼科工作。同年，李建华自滨州医学院临床专业毕业后，分入眼科。

2004年，成立五官科病房。科内医师达6人，护士6人，巩建中任五官科主任，王萍任眼科副主任，田燕任五官科副护士长，有护师李俊华、韩惠卿、刘文静、护士张娜等。开放病房床位18张。病房以眼科病房为主，主要为眼科常见疾病、泪道疾病、翼状胬肉、葡萄膜炎、青光眼、白内障的保守治疗和手术治疗，各种眼底病的中西医结合治疗。是年，医师王晓丽到山东省中医药大学附属眼科医院进修白内障、整形美容专业。

2005年3月，中医院公布中层科室领导职务，王萍为眼科副主任，田燕为五官科副护士长。7月，李强由辽宁锦州医学院眼科专业毕业，安排到眼科工作。9月，田燕任五官科护士长。是年，王萍与李强、张爱玲及巩迎春到聊城光明眼科医院进行准分子激光治疗近视的专业学习。

2006年，眼科引进美国VISX STAR S3型准分子激光系统，同步引进角膜地形图、全自动眼压计、验光仪、角膜测厚仪及眼科A超等一系列高精度检查设备，率先在县内开展近视眼矫治手术（lasik），手术时间短，无痛苦，见效快。开展准分子激光治疗近视，当年成功治疗200余例，术后均达正常视力，无一例复发。

2007年6月，中医院重新聘任中层领导，巩建中特聘为五官科主任，田燕为五官科护士长，王萍为眼科副主任，主持眼科工作。同年，曲辉医师因工作需要调出科室。

2008年6月，聘任韩惠卿为五官科副护士长。同年，李建华因读研究生调出科室。

2009年6月，五官科主任巩建中已到退休年龄，办理了退休手续。

2012年，护士长田燕因年龄原因退居二线，韩惠青接任五官科护士长。

2013年9月，眼科门诊及病房，分别迁入新建的门诊病房大楼3楼和10楼。门诊有接诊室2间，暗室1间，检查室1间，治疗室1间，门诊小手术室1间，成为眼科综合门诊室。病房开放床位20张。

眼科自1998年至2013年，先后派出科内医师、护士到上级医院学习青光眼、白内障及准分子激光治疗近视等技术，圆满完成了进修任务，收获颇丰，眼科专业诊疗技术水平得到了极大的提高。

2013年底，眼科共有专业医疗人员6人，其中副主任医师1人，主治医师3人，住院医师2人，主治医师王萍任眼科主任。

附表6－15－1　　中医院眼科主任副主任护士长任职情况表

科　名	职务	姓　名	性别	任职时间	备　注
眼科	眼科主任	巩建中	男	1990. 10～2004.	
眼科	眼科副主任	王萍	女	1999. 12～2007. 6	
	准分子激光近视矫正中心主任	王萍	女	2006. ～	
五官科	五官科主任	巩建中	男	2004. ～2009. 6	2004年建五官科
	五官科副护士长	田燕	女	2004. ～2005. 9	
	五官科护士长	田燕	女	2005. 9～2012.	
	眼科副主任	王萍	女	2007. 6～2013.	主持工作
	五官科副护士长	韩慧青	女	2008. 6～2012.	
	五官科护士长	韩慧青	女	2012. ～	
	眼科主任	王　萍	女	2013. ～	
	准分子激光近视矫正中心护士长	张爱玲	女	2006. ～	

中医院眼科现已成为中医院的重点专科科室，设备精良，技术力量雄厚，坚持“以人为本、以病人为中心”的服务原则，用爱心、责任心、同情心实行个性化医疗、人性化服务。现在已经开展各种眼睑疾病，泪腺、泪道疾病，翼状胬肉，葡萄膜炎，青光眼，白内障的保守治疗及手术治疗，以及玻璃体、

视网膜疾病及糖尿病、高血压眼底病变的中西医结合、中医中药辨病辩证的治疗。中医院眼科将以“个性化医疗、人性化服务”的为服务理念，为每个病人提供最佳的治疗和服务，让患者在就医中时刻体验到最温馨的关爱和安慰。

附表 6－15－2　　2013 年底眼科医护人员情况表

姓 名	性别	学 历	职　务	职　称	职称晋升时间	在本科工作时间
王　萍	女	本科	眼科副主任	主任	2012.	1991. 9～
于光明	男	本科		主治医师	2005.	1997. ～
张旭伟	男	本科		主治医师	2011.	2002. 7～
王晓丽	女	本科		住院医师	2010.	2000. ～
李　强	男	本科		住院医师	2012.	2005. 7～
韩慧青	女	本科	五官科护士长	主管护师	2008.	2004. ～
张爱玲	女	本科	准分子护士长	主管护师	2003.	2004. ～
刘文静	女	本科	五官科副护士长	主管护师	2009.	2004. ～
巩迎春	女	本科		护师	2011.	2005. ～
王冬梅	女	中专		护师	1996.	2007. ～
毛　霞	女	专科		护师	2012.	2010. ～
赵莎莎	女	本科		护师	2011.	2010. ～
霍明杰	女	中专		护士	2007.	2010. ～
王海燕	女	专科		护士	2011.	2010. ～

附表 6－15－3　　中医院眼科 2000～2013 年业务开展情况表

年　度	门　诊　业　务（人次）		住　院　业　务（人次）		
	一般治疗	门诊手术	住院人数	手术人数	痊愈率 %
2000	851	62	92	18	85
2001	946	89	89	23	68
2002	974	02	96	19	78
2003	1207	126	84	24	89
2004	1277	48	93	27	90
2005	1387	178	102	26	90
2006	1442	190	97	29	92

年　度	门　诊　业　务（人次）		住　院　业　务（人次）		
	一般治疗	门诊手术	住院人数	手术人数	痊愈率 %
2007	1467	163	107	31	95
2008	508	98	116	32	96
2009	1543	231	121	35	96
2010	1580	245	110	27	96
2011	1640	268	117	31	96
2012	1722	324	108	26	96
2013	1821	352	109	34	96

二、口腔疾病治疗

【口腔科】

1983 年，中医院建院之初，就设立了五官科综合门诊，口腔疾病的治疗业务，由五官科统一接诊。

1984 年 8 月，马培基由县医院调入中医院，分到五官科。

1985 年 7 月，王越由山东中医药学校毕业，被分配到中医院五官科。当时五官科有医生 3 人，为马培基、王越、秦荣新，主要对常见简单的口腔疾病进行诊治

1987 年 6 月，马培基调县卫校工作。10 月，口腔、耳鼻喉与眼科分开，单独成立口腔、耳鼻喉科。有主治医师 1 人，医师 1 人，开展了口腔内、外修复诊治及耳鼻喉常见病的诊治。

1991 年 7 月，孙燕由好生卫生院调入中医院口腔、耳鼻喉科工作。

1992 年，马培基由卫校复回中医院，任门诊部主任，与孙燕重新单独建立口腔科。3 月，马岩调入口腔科工作。9 月，马培基任门诊部主任兼口腔科主任。是年，由利民进入口腔科。

1993 年 12 月，马培基专任中医院口腔科主任。

1996 年 1 月，中医院深化卫生改革，中层科室领导班子重新聘用，马培基被聘为口腔科主任。3 月，马培基承包医院药材供应，口腔科业务不再管理。由由利民代管口腔科工作。

1997 年 7 月，成晓飞由山东滨州卫生学校口腔医学技术专业毕业，到中医院工作。是年，主任马培基因病离开口腔科。刘雪莹进入本科工作。

1998 年，孙燕到济南军区总医院进修学习口腔矫形 1 年 。是年，由利民去世。孙燕担任口腔科负责人，成晓飞、石翠莲进入口腔科工作。

1999 年 马岩去淄博侨联医院耳鼻喉科进修学习。是年，孙燕率先开展恒牙期方丝弓矫治、直丝弓矫治技术。

2000 年，耳鼻喉科由口腔科分出。

自此，口腔科成为一个独立科室，由孙燕负责全面工作。

2002 年 7 月，门彦光滨州医学院毕业后，进入中医院口腔科，从事医学临床工作。8 月，张延超调入口腔科。口腔专业技术人员的进入，使科室的技术力量迅速壮大。10 月，成晓飞到济南军区总医院进修学习口腔烤瓷 1 年 。

2003 年 3 月，孙燕为口腔科负责人。年底，成晓飞开展烤瓷修复技术。

2004 年，口腔科负责人为医师孙燕，成员有医师成晓飞、张延超，配置 30 万元的牙科综合治疗机、牙科手术椅等设备，开展了口腔正畸、烤瓷、铸造及颌外面伤、颌骨骨折等治疗技术，年门诊人次 2000 人。

2007 年 6 月，中医院重新聘任中层科室领导，孙燕被聘为口腔科负责人。

2008 年 1 月，陈宁进入口腔科。7 月，张鹏毕业于滨州医学院口腔学院，进入县中医院口腔科工作。

2010 年初，成晓飞自山东大学齐鲁医院、山东大学口腔医学院进修口腔颌面外科专业及口腔种植专业回来后，积极拓展业务，率领张鹏、门彦光两名医师开展颌面外科手术，正式成立口腔颌面外科。3 月，中医院发文公布，孙燕任口腔科副主任，主持口腔科工作，成晓飞为口腔科副主任。7 月，成立口腔颌面外科，成晓飞任主任。从此，口腔科正式分为口腔内科和口腔颌面外科两个科室。

2011 年 12 月，马小青调入口腔科门诊工作。

2013 年 8 月，护士长张元琳调入口腔科工作。

2013 年 9 月，中医院新门诊病房大楼启用，口腔内科和颌面外科门诊都搬迁至大楼三楼东区。成晓飞任口腔科主任，兼任颌面外科主任。孙燕为口腔内科主任。门诊设有综合治疗室、技工室、消毒室、VIP 治疗室。设备有台湾进口牙科治疗椅 6 台，韩国口腔曲面断层机及头影测量机 1 台，德国口腔内窥镜 1 台，新华消毒柜 1 台，登仕佰根管测量仪 2 台。做到一人一机，一机一消毒，防止了交叉感染。

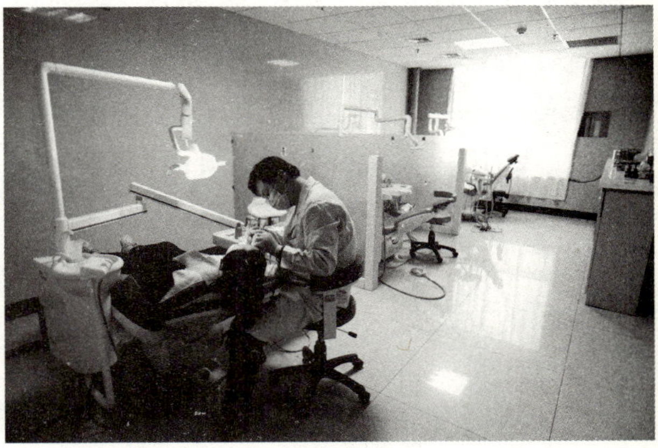

图 6. 15. 1　口腔科医生正为患者治疗牙病

2013 年底，口腔内科共有医疗人员 3 人，主任为孙燕，医师有陈宁、张晓。主要开展牙周病、口腔黏膜病、龋齿、牙髓炎、根尖周炎等的诊断与治疗。结合针刀、针灸、局部封闭、中药熏洗，消除局部神经卡压、粘连及炎症水肿，配合中药内服，舒筋活血。2013

年研制出对口腔黏膜病有独特治疗效果的配方，经过临床试验，疗效显著，药物无毒副作用，价格低廉，深受广大患者的好评，慕名前来就诊的患者数量明显增多

【口腔颌面外科】

口腔颌面外科是一个新兴的学科。2009 年 2 月，成晓飞到山东大学齐鲁医院、山东大学口腔医学院进修学习口腔颌面外科专业及口腔种植专业。2010 年春回来，积极拓展业务，带领张鹏、门彦光两名医师积极开展颌面外科手术工作。最初，口腔颌面外科仅有 1 间门诊。为更好地为广大口腔病病人服务，成晓飞带领科室人员，轮流下乡做科普宣传工作。经过半年多的不懈努力，逐步得到基层医院及病人的认可。

2010 年 3 月，口腔颌面外科在上级医生的指导下完成了邹平县第一例双侧髁状突骨折切开复位内固定术，这项技术的开展填补了邹平县不能进行较复杂口腔手术的空白。4 月，顺利完成了腮腺恶性肿瘤面神经解剖术 + 腮腺腺体深浅叶切除术 + 颈部淋巴结清扫术。8 月，成功实施了外伤致面神经断裂面神经吻合术 + 腮腺导管吻合术，和面部基底细胞癌扩大切除术 + 临近皮瓣转移修补术。同年 7 月，在中医院领导的支持下，成立口腔颌面外科，成晓飞任主任。同月，王亮从万杰医学院口腔医学专业毕业，进入口腔颌面外科工作。

2010 年 8 月，成立口腔种植中心，在邹平率先开展种植修复。当时因病房紧张，与五官科合用病房，护理人员未分专业，共同管理五官科及口腔颌面外科病人。病房由田燕任五官科护士长，韩会青任副护士长，病房床位 10 张。医师 4 名，护士 6 名。主要治疗范围包括口腔颌面外科常见病的治疗，口腔齿槽疾病、涎腺疾病、颌面创伤疾病、颞下颌关节疾病等手术治疗。

2011 年 8 月，成晓飞与医师张鹏到山东大学齐鲁医院口腔颌面外科进行了半年的手术强化训练，师从于博士生导师魏奉才院长及刘少华教授，积累了手术经验。同时，医院派优秀护士马小青到山东大学口腔医院进行为期 3 个月的门诊护士技能培训，12 月，马小青调入口腔科门诊任护士，为后来门诊护理工作的开展奠定了基础。

2012 年 2 月，口腔颌面外科为病人实施了面部软组织缺损，腹部断蒂皮瓣转移修补术，取得了成功。随着门诊量及病人的增多，明显感到医师较少，工作量较大。10 月，医师吕聪进入本科工作。

2013 年底，口腔（颌面外科）科共有人员 9 人，其中本科以上学历 6 人。成晓飞任口腔科主任兼口腔颌面外科主任。有主治医师 3 人，分别为成晓飞、门彦光、吕聪。门诊护士 2 人，分别为副护士长马小青，护士张元琳。

业务项目大量拓展，科室门诊面积由以前的 20 平方扩展到现在的近 150 平方，门诊室功能也进行了细化，有综

合治疗室、技工室、消毒室、VIP 专家治疗室等。主任成晓飞带领科室人员积极参加各种新技术培训，鼓励年轻医师进修学习，以此提高科室整体实力及技术水平。自口腔颌面外科成立至今，能开展所有口腔常见疾病的诊治与治疗。门诊主要以口腔内科、修复、正畸、口腔种植为主，病房开展复杂面部骨折复位内固定术、三大腺体常规手术、区域颈部淋巴结清扫术、面部恶性肿物切除及皮瓣转移修补术、面部外伤皮肤缺损远位皮瓣转移修补术等较大手术。口腔种植牙手术已开展上千例。随着病人要求的提高，口腔科逐步引进国际最先进的 invisalign 隐形矫治牙套，反颌病人的正颌治疗等高难度技术，现已基本能够实施颞下颌关节骨折内固定术、腮腺深浅叶组织及肿物摘除术、面部软组织缺损远位皮瓣转移修补术等较大手术。中医院口腔颌面外科知名度和影响力逐步扩大，已发展成邹平县及周边县市比较知名的科室。

附表 6－15－4　中医院口腔科主任副主任护士长任职情况表

科　名	职 务	姓　名	性别	任 职 时 间	备　注
五官科	负责人	马培基	男	1984. 4～1987. 6	调到卫校
口腔科	负责人	马培基	男	1992. 9～1993. 12	兼门诊部主任
口腔科	主 任	马培基	男	1993. 12～1996. 3	口腔单设科
	负责人	孙　燕	女	2003. 3～2010. 3	
	副主任	孙　燕	女	2010. 3～2013. 9	主持工作
	副主任	成晓飞	女	2010. 3～2013. 9	
	护士长	田　燕	女	2010. 3～	五官科护士长
	副护士长	韩会青	女	2010. 3～	五官科副护长
	主　任	成晓飞	女	2013. 9～	兼颌面外科主任
口腔内科	主任	孙　燕	女	2013. 9～	
	副护士长	马小青	女	2013. 9～	口腔门诊

附表 6 – 15 – 5　2013 年底口腔科医护人员情况表

姓 名	性 别	学 历	职 务	职　称	职称晋升时间	在本科工作时间
成晓飞	女	本科	主　任	主治医师	2011. 5	1998. 7 ~
孙　燕	女	本科	主任（内）	主治医师	2006. 5	1991.　~
张　鹏	男	研究生		医师	2010. 12	2008. 7 ~
门彦光	男	本科		主治医师	2014. 5	2002. 7 ~
吕　聪	男	研究生		主治医师	2014. 5	2012. 10 ~
王　亮	男	本科		医师	2010. 12	2010. 9 ~
刘旭东	男	本科				2013. 10 ~
陈　宁	男	专科		技师	2008. 7	2008. 1 ~
张　晓	女	专科		医士	2010. 11	2010. 11 ~
张延超	男	专科		助理医师	2007. 12	2002. 7 ~
马小青	女	本科	副护士长	护师	2009. 5	2011. 12 ~
张元琳	女	专科		护士	2012. 5	2013. 8 ~

附表 6 – 15 – 6　中医院口腔科部分年份业务开展情况表

年　度	口腔内科	口腔颌面外科			
	门诊量	门诊量	手术量	种植牙	住院人次
2000	1601				
2001	1610				
2002	1720				
2003	1879				
2004	1880				
2005	1960				
2006	1998				
2007	2009				
2008	2070				
2009	2090				
2010	2210	2200	40		80
2011	2260	3370	36	30	120
2012	2985	3858	50	36	160
2013	3553	4216	60	40	180

三、耳鼻喉疾病治疗

1983年，中医院建院之初，就设立五官科综合门诊，耳鼻喉科疾病的治疗业务，由五官科统一接诊。

1984年8月，马培基调入中医院，分到五官科。

1985年7月，王越由山东中医药学校毕业，被分配到中医院五官科。当时五官科有医生3人，为马培基、王越、秦荣新，主要对常见简单的耳鼻咽喉科疾病进行诊治。

1987年10月，王越成立眼科，耳鼻咽喉科和口腔在一起，马培基任主任。

1991年7月，马岩由邹平县卫校毕业，被分配到中医院耳鼻咽喉科。

1997年7月，刘学莹由滨州卫校毕业，被分配到中医院耳鼻咽喉科。

1999年3月至2000年5月，医师马岩到淄博市耳鼻喉医院进修学习，时间1年。

2000年7月至2001年9月，医师刘学莹又到淄博市耳鼻喉医院进修学习，时间1年。

2001年10月，巩建中任五官科主任，主管眼科。耳鼻咽喉科独立成科，有医生人2人，马岩任科室负责人，成员刘学莹，配备微波治疗仪等器械，实施耳鼻咽喉疾病以中医诊疗为主的诊疗技术，并开展了门诊小手术，年门诊人次3000人，病房和眼科合用。

2005年3月，医院重新公布科室负责人，马岩仍为耳鼻喉科负责人。同月28日，为拓展耳鼻咽喉科业务，医师李青由博兴县湖滨卫生院借调到邹平县中医院，购置了鼻窦镜、扁桃体等手术器械，开展了鼻窦开放术、鼻中隔矫正术、下鼻甲部分切除术、腭扁桃体摘除术、耳前瘘管切除术及各类门诊小手术，年门诊人次5000人，当年鼻窦镜手术32人。病房和眼科合用。住院病人达100人，业务收入50万元。

2006年1月，马岩因身体情况原因，从耳鼻咽喉科调入保管室工作，李青任耳鼻咽喉科副主任。

2007年6月，医院重新聘任中层科室领导，李青仍被聘任为耳鼻咽喉科负责人。

2009年3月，孙科由滨州医学院口腔系毕业，分配到中医院耳鼻咽喉科。10月，任洪花由山东中医药大学耳鼻咽喉硕士研究生毕业，分配到中医院耳鼻咽喉科。

2010年3月，中医院公布李青为耳鼻咽喉科副主任，主持科室工作。

7月，为拓展耳鼻咽喉科业务，购置耳乳突切割钻1台，后开展中耳炎手术，鼻切割吸引器1台（鼻动力系统），当年中耳炎手术成功治疗9例。同年9月，孙科考取华西医科大学口腔专业硕士研究生，离职学习。

2013年5月，李青被聘为耳鼻咽喉科主治医师。

2013年9月，新门诊病房大楼启

用，耳鼻咽喉科门诊及病房，分别迁入新建的门诊病房大楼三楼和十楼。门诊有接诊室2间，检查室1间。病房开放床位20张。现有先进的乳突切割钻、耳鼻咽喉综合诊疗台、鼻窦镜、鼻腔切割吸引器等医疗设备。至2013年底，耳鼻咽喉科共有医疗人员3人，其中主治医师2人，医师1人。李青为科室副主任，主持工作，主治医师。

在历届院长的积极支持下，耳鼻咽喉科自1998年至今，先后派出科内医师到上级医院学习耳鼻咽喉科疾病诊治及手术治疗等技术，并圆满完成了进修任务，收获颇丰，耳鼻咽喉科专业诊疗技术水平得到了极大的提高。

中医院耳鼻咽喉科现已成为中医院的重点专科科室，设备精良，技术力量雄厚，坚持“以人为本、以病人为中心”的服务原则，用爱心、责任心、同情心施行个性化医疗、人性化服务。现在已经开展各种耳鼻咽喉科疾病诊治及手术治疗，以及鼻炎、鼻窦炎、咽炎、喉炎、中耳炎、神经性耳聋等疾病的中西医结合、中医中药辨病辩证的治疗。中医院耳鼻咽喉科将以“个性化医疗、人性化服务”的为服务理念，为每个病人提供最佳的治疗和服务，让患者在就医中时刻体验到最温馨的关爱和安慰。

附表6－15－7　　2013年底耳鼻咽喉科医疗人员情况表

姓名	性别	学历	职务	职称	职称晋升时间	本科工作时间
李青	男	专科	副主任	主治医师	2011. 5	2005. 3～
刘学莹	女	专科		医师	2002. 10	1997. 7～
任洪花	女	硕士		主治医师	2012. 5	2009. 10～

附表 6－15－8　　耳鼻咽喉科 2001～2013 年业务开展情况表

年　度	门诊人次	住院人次	手术人次
2001	1500	10	10
2002	1800	9	9
2003	2000	7	7
2004	2500	—	—
2005	5000	57	57
2006	5500	63	61
2007	6100	69	59
2008	6500	71	62
2009	7000	73	60
2010	7100	77	63
2011	7300	89	75
2012	7500	96	80
2013	8000	101	75

第十六节　肾部疾病治疗

一、科室沿革

2002 年前，有关肾部疾病的诊断与治疗都归属于大内科。2002 年 8 月，主治医师魏恒法、护士卢红霞去济南千佛山医院进修血液透析。回来后，立即开展此项治疗技术，是本县最早开展此项治疗技术的医院。

2002 年 11 月，内科成立“血液透析室”，投资 20 万元购置人工肾机 1 台，制水机 1 台，开展血液透析治疗。病区安排在大内科，医疗由大内科医师共同管理。由主治医师魏恒法负责这项业务，护理人员主要有内科护士长刘秀丽、护士卢红霞等，当年治疗病人 27 人次。

2003 年 1 月，护士赵冬玲由外二科调入血液透析室工作。

2004 年 6 月，中医院内科科室调整细化，分为 4 个科室，透析中心归属于内一科。由魏恒法任血液透析中心主任。

2005 年 3 月，中医院（2005）4 号文件公布，魏恒法为急救中心主任兼透析中心主任，刘秀丽为透析中心护士长。

2006 年 10 月，卢红霞任透析室副护士长。

2007 年 6 月，刘秀丽因已到内退年龄，不再担任中层领导职务。血液透析室护士长职务由卢红霞接任。同时，王霞有放射科转入血液透析室工作。9 月，中医院科室调整细化，血液透析中心归属于内二科。主治医师魏恒法担任内二科主任。由于血液透析业务的逐渐开展，工作量逐年增大。同年 9 月，医师荣娜调入血液透析中心工作。

2008 年 7 月，护士孙丽莉由外一科转入血液透析室工作。

2009 年 10 月，成立独立的肾内科及透析中心，魏恒法为肾内科及透析中心主任。

2010 年 7 月，医师荣娜到北京 301 医院进修肾内科，时间 2.5 年。

2011 年，医师张怀亮由介入室调入肾内科及血液透析中心工作。同年 8 月，护士郑丽丽由急诊室转入肾内科及血液透析中心工作。

2012 年 5 月，主管护士王佳欣由魏桥中心医院调入中医院血液透析室工作。

2013 年 5 月，张怀亮到济南军区总医院进修肾内科，时间 1 年。

2013 年底，肾内科及透析中心共有人员 9 人，其中医疗人员 3 人，护理人员 6 人。科主任魏恒法，主任医师，擅长各种肾炎、肾病综合征、慢性肾功能不全和高血压病的诊断治疗。护士长卢红霞，副主任护师，富有多年的肾病护理经验。医师有荣娜、张怀亮，护士有赵冬玲、王霞、孙丽莉、郑丽丽、王佳欣。

附表 6－16－1　县中医院肾病科及透析中心主任副主任护士长任职情况表

科名演变	职 务	姓 名	性别	任 职 时 间	科名改变
内 科	负责人	魏恒法	男	2002. 11～2004. 6	血液透析室
内二科	主任	魏恒法	男	2004. 6～2007. 6	血液透析中心
	护士长	刘秀丽	女	2002. 11～2007. 6	
	副护士长	卢红霞	女	2006. 10～2007. 6	
	护士长	卢红霞	女	2007. 6～	
内二科	主任	魏恒法	男	2007. 6～2009. 10	
肾内、透析中心	主任	魏恒法	男	2009. 10～	

附表 6－16－2　　2013 年底肾内科及透析中心医护人员情况表

姓名	性别	学历	职务	职称	职称晋升时间	在本科工作时间
魏恒法	男	本科	科主任	主治医师	1999．12	2002．6～
荣　娜	女	本科		主治医师	2012．5	2007．～
张怀亮	男	专科		医士	2009．12	2011．～
卢红霞	女	本科	护士长	副主任护师	2012．12	2002．11～
赵冬玲	女	本科		主管护师	2007．5	2003．1～
王　霞	女	本科		主管护师	2006．5	2007．6～
王佳欣	女	本科		主管护师	2009．5	2012．5～
孙丽莉	女	本科		护师	2009．5	2008．6～
郑丽丽	女	专科		护师	2012．5	2011．8～
刘莎莎	女	研究生		医师	2012．5	2013．8～

二、业务开展

中医院肾病科主要针对各种原发性、继发性肾小球疾病、肾病综合征、急、慢性肾功能不全、血液透析及其常见并发症的诊断及治疗。

近年来，随着环境因素的影响，各种肾病发病率居高不下，发病率约为10%，终末期肾病（尿毒症）发病率约3%左右，严重影响了人们的身体健康，早诊断、早治疗可以有效地控制肾病发展。肾病的综合治疗是中医院肾病科的特色之一。多年来，肾病科以中西医综合的方法治疗各种蛋白尿、慢性肾功能不全，取得了良好的效果。并且结合血液透析，对治疗终末期肾病，取得了很好的社会效益。

血液透析是治疗终末期肾病（尿毒症），各种药物治疗中最有效的办法。中医院肾病科于 2002 年在全县率先开展此项技术，当时只有 1 台机器。由于病人逐渐增多，2003 年增加至 2 台，至 2005 年增加至 5 台，治疗病人由刚开始时的几百人，增至近两千余人次。

2005 年，肾病科开展了药物中毒的血液灌流技术，此技术对药物中毒的治疗作用较好，如傅××，因自服敌敌

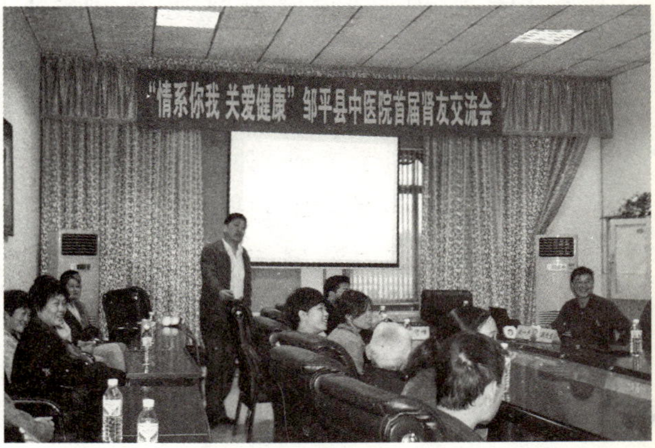

图 6.16.1　肾病科组织首届"情系你我，关爱健康"肾友交流会

畏而入院治疗，入院后急查胆碱酯酶为“0”，即行血液灌流治疗，治疗后胆碱酯酶升至“20”。当年还通过血液灌流技术治疗了2例百草枯中毒的患者，获得了较好的治疗效果。此项技术对各种药物、毒物中毒、顽固性高血压、顽固皮肤瘙痒等有较好的治疗作用。在科透析时间最长的患者长达10年之久。

2013年，肾病科已发展至血液透析机7台，年透析患者近3000人次。

表6-16-3　　肾病科2003~2013年治疗业务情况一览表

年度	门诊人次	透析人次	年度	门诊人次	透析人次
2003	750	500	2009	1700	1213
2004	900	570	2010	1800	1128
2005	1000	750	2011	2000	1284
2006	1100	815	2012	2200	1558
2007	1300	860	2013	2500	2272
2008	1500	920			

第十七节　两腺 胸外疾病治疗

一、科室沿革

中医院两腺胸外科成立时间较短，但业务延伸很长。起初，两腺胸外科专业隶属于外二科（普外科），未明确划分专业，相当于大外科系统。1993年9月，原籍邹平县明集镇柴家、工作于天津医科大学第二附属医院的胸外科主任医师柴树德，来邹平承包县康复中心临床医疗部，成立了邹平县胸科医院，开创了邹平县胸外科专业治疗之先河。

1998年底，柴树德承包期结束，邹平县胸科医院解散。中医院领导审时度势，招揽人才，立即接聘柴树德任邹平县中医院名誉院长，负责管理中医院外科临床工作。柴树德作为胸外科专家，工作认真负责，治学态度严谨，业务能力深厚，手术技艺精湛，创新理念超强，带教示教积极热心，为中医院外科领域培养了数名合格的胸外科人才和一大批技术过硬的医护人员。

1999年下半年，外科首次开展了肺癌、食管癌、胃癌术中放疗新业务，获得满意疗效，为肿瘤患者的综合治疗走出了一条新路，也为中医院肿瘤科的创立与发展打下了良好的基础。

2000年6月，柴树德调回原单位

工作，在中医院任名誉院长一年半，为中医院的胸外科手术、为胸外科的创立做出了不可磨灭的贡献。

2002年10月，原滨州市结核病防治院副院长、胸外科副主任医师赵明义调入邹平县中医院，被聘为副院长，工作于外二科，主持管理胸外科及临床外科。

2003年10月，为尽快开展拓宽中医院胸外科业务，主治医师尹向东去天津胸科医院跟随柴树德进修胸外科1年。归来后，在外二科设置胸外科专业组，由尹向东任外二科副主任，主管胸外科专业组工作。

2009年，甲状腺肿瘤、乳腺癌的发病率明显增高，需要手术的病人越来越多。3月，中医院再派出专业医疗团队去天津肿瘤医院进修学习。团队组成人员有尹向东（甲状腺乳腺临床外科）、孙海波（甲状腺乳腺临床外科）、张艳云（彩超）、刘冬（钼靶）、程志华（病理）、柴小燕（护理），历时半年，圆满完成了进修任务。9月20日，成立两腺科，同时胸外科专业也由外二科分离出来，合并科室定名为两腺胸外科。由尹向东任科主任，科室人员有医师潘鸿江、孙海波、张娜组成。因病房紧张，安排在老院区一号病房楼一楼，与骨伤一科合用一层病房，护理人员共同管理骨科及两腺胸外科病人，张崇美任护士长，成莹任副护士长，柴小燕为两腺专科专业护士。

2010年9月，医师曹鹏由邹平县皮肤病院调入本科。

2011年12月，主治医师高文波由外二科调入两腺胸外科，任两腺胸外科副主任。

2013年5月，医师张娜调焦桥镇卫生院工作。同时，医师王志胜2010年毕业于滨州医学院、王立地2011年毕业于潍坊医学院，先后进入中医院，转科学习期满，定科进入两腺胸外科。9月10日，中医院新病房大楼启用，两腺胸外科病房搬迁至新病房大楼七楼，仍与骨伤一科共用一个护理组。

经过几年的发展，两腺胸外科已经发展成中医院的重点科室。至2013年底，全科共有医护人员15人。科主任尹向东，副主任高文波，护士长张崇美，副护士长成莹。主治医师潘鸿江、孙海波、医师曹鹏、王立地、王志胜、护士柴小燕等。其中副高级职称1人，中级职称8人。

附表 6－17－1　2013 年底两腺胸外科医护人员情况表

姓名	性别	学 历	职 务	职　称	职称晋升时间	本科工作时间
尹向东	男	本科	主任	主治医师	2002. 12	2009. 9～
高文波	男	本科	副主任	主治医师	2005. 12	2011. 12～
孙海波	男	本科		主治医师	2011. 5	2009. 9～
曹　鹏	男	本科		医师	2009. 12	2010. 9～
潘鸿江	男	本科		医师	2011. 12	2009. 9～
王立地	男	本科				2011. ～
王志胜	男	本科		医师	2011. 12	2010. ～
张崇美	女	大专	护士长	副主任护师	2004. 12	2009. 9～
柴小燕	女	专科		护师	2011. 5	2009. 9～

二、业务开展

两腺胸外科成立之前，两腺胸外科疾病治疗，都由普外科诊治。两腺胸外科成立后，以专业治疗乳腺、甲状腺及胸部疾病为主。

2001 年，以尹向东主任为首，独立开展了肺癌肺叶切除术、全肺切除术、心包内肺切除术、食管癌切除术、贲门癌切除术、纵膈肿瘤切除术，重症胸外伤肺切除、肺修补术，心包破裂修补术等，无重大并发症发生，患者均痊愈出院。同年，首先开展了国内最先进、经典的手术方式“无张力疝修补术”，使患者疝气术后复发明显降低，平均每年手术约 50 余例，至今从未发现复发病人。

2009～2011 年，在山东省肿瘤防治办的直接组织领导下，中医院对本县的部分乡镇农村妇女做了乳腺癌筛查。以两腺科为主，多科室参与，直接去乡镇农村，共计查了 6000 余人，筛查结果如下：乳腺增生 70% 左右，其中约 30% 伴有增生结节。腺癌 4 例，发病率约 60/10 万，国家统计的农村妇女发病率约为 17/10 万，显示邹平为高发地区。

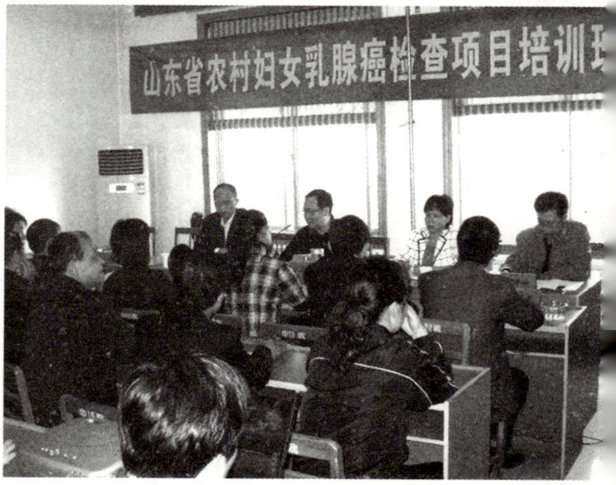

图 6. 17. 1　中医院举办农村妇女乳腺癌检查培训班

2009 年，先后开展了滨州地区首例“乳腺癌术后乳房再造术”“巨乳症缩乳术”“乳腺巨大、多发纤维瘤美容切除手术”。手术采用隐匿性切口、皮内缝合的方法，既切除了病灶，又保持了乳房美丽的外形，获得了满意效果。

2010年，在上级医院医师指导下，完成了中医院首例“壶腹周围癌胰十二指肠联合切除术”“双侧甲状腺癌全切除、颈部淋巴结廓清术”，手术顺利，获得成功，病人顺利康复。

2011年5月，以尹向东为首开展了“肺叶袖式切除吻合术”，手术顺利，病人完全康复出院。病例为一严重胸部挤压伤患者，右主支气管爆裂，右肺上叶损毁，行右肺上叶切除、气管吻合术。标志着胸外科手术已经达到了较高的水平。

2012年1月，开展了“多发肋骨骨折钢板内固定术”。多发肋骨骨折病人疼痛较重，出现反常呼吸，影响肺通气，采用肋骨接骨板固定后，病情恢复快，缩短了治疗时间，减轻了病人痛苦。

2012年2月，一左中心型肺癌患者，病灶侵犯心包及左上叶肺静脉根部，心包内肺切除，对心肺功能影响大。两腺胸外科开展了“心包内全肺切除术”，手术过程顺利，术后护理到位，病人康复出院。

2012年，两腺胸外科与上海鼎晶生物医药科技有限公司合作，开展了肿瘤细胞分子学诊疗靶标检测，实施了围手术期化疗内分泌治疗和分子靶向治疗，实现更精准的个体化诊疗。此后，开展了“单孔胸腔镜肺大泡破裂修补术”，治疗效果非常满意，病人恢复顺利。

中医院两腺胸外科是主要开展两腺、胸外科手术的专业科室。乳腺外科主要做腺癌根治术、改良根治术、保乳术、前哨淋巴结活检、乳癌切除术后乳房再造术、缩乳术、副乳切除术、多发乳腺纤维瘤美容切除术等；甲状腺外科主要是甲状腺癌、甲状腺瘤、结节性甲状腺肿、甲亢等手术治疗，开展甲状腺全切、次全切除术、甲状腺瘤切除术、甲状腺癌切除颈部淋巴结廓清术等；胸外科主要业务是胸外伤、胸骨骨折、肋骨骨折、血、气胸、胸腔积液、肺癌、肺脓肿、支气管扩张、肺囊肿、纵隔肿瘤、胸腺瘤、纵膈神经纤维瘤、食管癌、贲门癌、贲门失迟缓症、食管裂孔疝、食管黏膜破裂出血等，开展肺癌肺叶切除或全肺切除术、食管癌、贲门癌切除食管胃吻合术、胃底折叠固定术、胸外伤开胸探查术等。两腺胸外科本着“专业诊疗，真诚待人，呵护美丽，关爱健康”的服务宗旨，坚持“以人为本、以病人为中心”的服务原则，力求以最小的代价，包括身体创伤及经济负担，让患者获取最大的利益。

表 6－17－2　　中医院两腺胸外科 2009 ~2013 年手术情况统计表

年度	手术总例	手术类别				
		甲状腺	乳　腺	开胸	开腹	其 他
2010	280	40	35	30	175	
2011	280	35	20	20	205	
2012	300	70	60	40	130	
2013	340	80	60	30	210	

第十八节　针灸　推拿

中医院针灸科是邹平县中医院建立最早的科室之一，也是中医院的特色专科之一。

1983 年 3 月，中医院建院时，设立针灸科，负责人为中医师张德业。

1984 年，殷凤新自北镇卫校毕业后分入针灸科。主要从事治疗脑中风后遗症、神经性头疼、面神经麻痹、关节炎、腰腿痛等疾病。

1987 年 7 月，邢民自山东省中医药学校针灸专业毕业，分入针灸科。

1988 年，张德业、殷凤新调出。

1989 年，针灸科购进了三棱针、梅花针、神灯等器材。7 月，杨金华自山东省中医药学校针灸专业毕业分入针灸科。开展了针灸治疗脑中风后遗症、肩周炎、腰扭伤、膝关节炎、腰椎骨质增生、颈椎病等疾病。

1990 年，购进“骨质增生治疗仪”1 台，开创了利用中药离子导入治疗颈椎病、腰椎骨质增生疾病。

1993 年，购进了周林频谱仪两台、电针仪两台，开展了针灸治疗眼肌麻痹；中药外用治疗颈椎病；推拿治疗小儿斜颈、腹泻、脑瘫；穴位埋线治疗癫痫、哮喘、胃下垂等疾病治疗。12 月，邢民为针灸科副主任。

1994 年，邢民到“148 医院”针灸科进修学习，杨金华被滨州地区卫生局授予“滨州地区优秀针灸师”。

1995 年，开展了针灸治疗神经内科病，针灸推拿中药外用治疗颈肩腰腿病。邢民、杨金华晋升为中医师。

1996 年，购置电针仪 2 台。中医师槐业伟自韩店医院调入，杨淑妍自明集医院调入，邢民调出到淄博工作。

1997 年 2 月，槐业伟为针灸科副主任。针灸科购进“腰椎熏蒸牵引床”1 台，开展腰椎间盘突出治疗术，日牵引 31 人次。

1999 年，中医师孙学安调入针灸科。

2000 年，槐业伟调出。

2001 年，杨淑妍到山东省中医药大学附属医院进修学习针灸推拿，时间 1 年。回院后把成人推拿和小儿推拿开展起来，取得了很好的社会效益。

2002 年，孙学安在《针灸临床杂志》第四期发表“针灸天容穴治疗呃逆一例”。

2003 年 3 月，孙学安为针灸科负责人。

2004 年，主治医师邱波负责针灸科工作，购进“腰椎三维立体牵引床”1 台，配合针灸、推拿、小针刀、骶管注射等治疗腰椎间盘突出症。开放床位 6 张。

2005 年 3 月，邱波任针灸科主任。7 月，景光武自山东中医药大学针灸推拿专业毕业，分入针灸科。

2008 年 7 月，孙冉冉自山东中医药高等专科学校针灸推拿专业毕业，分入针灸科。孙学安调出。

2009 年 7 月，刘学平自山东中医药大学针灸推拿专业毕业，刘文龙自山东中医药高等专科学校毕业，分入针灸科。杨淑妍调出。

2010 年，张亮邹平职业中专医士专业毕业，分入针灸科。

2010－2011 年，刘文龙到广西柳州与北京西苑医院进修脾胃病及治未病。针灸科开展了穴位埋线、温针灸、艾盒灸等疾病治疗方法。

2011 年，邱波调出。12 月，景光武被任命为针灸科副主任兼脾胃病科副主任，协助脾胃科，运用针灸推拿手段治疗脾胃疾病。杨金华调出，为中风外治室副主任。

2012 年 9 月，黄惠春山东力明科技职业学院中医学专业毕业，进入针灸科。年底，齐萍自山东中医药大学针灸硕士毕业，分入针灸科。

2013 年 8 月，刘霞自山东中医药大学针灸研究生毕业，分入针灸科。9 月，景光武被公布为针灸科主任。

2013 年底，针灸推拿科共有医疗人员 8 人，其中硕士研究生 2 人，本科学历 2 人，专科学历 4 人；主治医师 1 人，住院医师 7 人。

针灸科通过多年来的发展，不仅能治疗一般性的颈肩部疼痛、落枕、腰椎间盘突出症、急性腰扭伤、腰肌劳损、脑中风后遗症及内科杂症、运动功能障碍、小儿感冒、腹泻、斜颈等疾病。还开展了多种中医特色疗法，如运用传统灸法中的隔药物灸、温针灸等方法，治疗脾胃虚寒、慢性结肠炎与溃疡性结肠

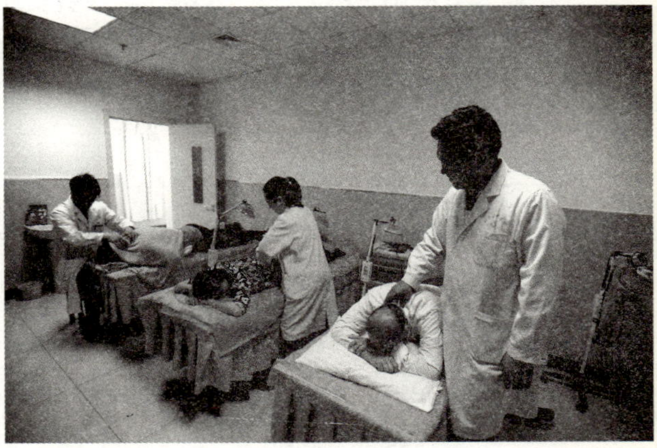

图 6. 18. 1　医师正在对病人进行推拿按摩治疗

炎以及痛经、腰腿疼痛等疾病；运用传统推拿疗法，通过推、拿、按、摩、揉、捏、点、拍等多样手法，疏通经络、推行气血、扶伤止痛、祛邪扶正；运用穴位贴敷疗法，实施“冬病夏治”和“夏病冬治”的治疗；运用穴位注射疗法，将药液注射到特定的腧穴，通过经络影响所属脏腑器官，激发和调整机体内在的生理功能，治疗和预防疾病；运用穴位埋线疗法，将医用羊肠线埋在穴位内，通过对穴位的长久刺激作用，促使经络疏通，促进新陈代谢，治疗慢性胃炎、慢性结肠炎、单纯性肥胖、失眠、更年期综合征等疾病；特别是小儿推拿疗法，通过穴位点按推拿、调节脏腑、疏通经络、调和气血、平衡阴阳，来改善儿童体质，提高机体免疫力。

中医院针灸科是一个以中医治疗为特色，突出中医优势，中西医结合为主的重点专科。技术力量雄厚，中医特色浓郁。科室本着“以病人为中心，全心全意为病人服务”的宗旨，为患者提供优质服务。

附表 6－18－1　中医院针灸科主任副主任任职情况表

科　名	职务	姓　名	性别	任职时间	备　注
针灸科	负责人	张德业	男	1983. 3～1988	
	副主任	邢　民	男	1993. 12～1996.	
	副主任	槐业伟	男	1997. 2～2000	
	负责人	孙学安	男	2003. 3～2005. 3	
	主　任	邱　波	男	2005. 3～2011.	
	副主任	景光武	男	2011. 1～2013. 9	兼脾胃病科副主任
	主　任	景光武	男	2013. 9～	

附表 6－18－2　2013 年底针灸推拿科医疗人员情况表

姓　名	性别	学历	职务	职　称	职称晋升时间	本科工作时间
景光武	男	本科	主任	主治医师	2007. 12	2005. 3～
孙冉冉	女	专科		医师	2011. 12	2008. 7～
刘学平	男	本科		医师	2010. 12	2009. 7～
刘文龙	男	专科		医士		2009. 7～
齐　萍	女	研究生		医师	2010. 12	2013. 1～
刘　霞	女	研究生		医师	2012. 12	2013. 8～
黄惠春	女	专科		医士		2012. 9～
张　亮	男	专科		医士		2010. ～

附表 6－18－3　　中医院针灸科 2001～2013 年业务情况表

年　度	治疗业务量（约人次）	年　度	治疗业务量（约人次）
2000 以前	7000	2007	9800
2001	8000	2008	11000
2002	8000	2009	12000
2003	8000	2010	12000
2004	8500	2011	12500
2005	8500	2012	13000
2006	9200	2013	14000

第十九节　皮肤病防治

【县中医院皮肤科】

邹平县中医院皮肤科始建于 1993 年。

1992 年 8 月，中医院派遣原在城里门诊的中医士魏峰去山东省皮肤病防治研究所进修学习，时间为半年。1993 年 3 月进修回来后，即建立皮肤科门诊，由魏峰担任负责人，开展真菌镜检查及女性性病业务，主要对常见皮肤病进行防治，并能用高频电刀对痣、疣进行根治治疗。

1994 年 12 月，魏峰晋升为中医师。

1999 年，医师王美调入皮肤科。

2000 年 3 月，医师王美到省立医院皮肤科进修一年，回院后开展了用紫外线治疗仪治疗银屑病、玫瑰糠疹等皮肤病。2001 年，用中药熏蒸治疗仪治疗银屑病、湿疹等皮肤病。2002 年 12 月，魏峰晋升为主治医师。2003 年，增加性病治疗业务，用多功能精液分析仪诊治男科疾病。是年，医师左超调入皮肤科工作，人员增至 3 人。

2004 年，皮肤科门诊对外实行承包，由南方医师坐诊。同时，魏峰、王美、左超调出皮肤科。2005 年，皮肤病门诊除治疗常见皮肤病外，还治疗性病。

2005 年 8 月，中医院收回承包合同，辞退南方坐诊医师，皮肤病科门诊关闭。

【邹平县皮肤病防治站】

1984 年 5 月，邹平县皮肤病防治站由城关镇滕家村北洼搬迁至东关村租赁民房开诊。

1986 年到 1995 年，皮肤病防治站的业务主要以麻风病防治和性病防治为主。1986 年，全县有麻风病现症病人 7 人，其中复发病人 2 人，新发病人 5 人。另有需服药巩固治疗的 27 人。皮防站在治疗麻风病过程中，首先注重对病人进行宣传教育，引导他们自尊自重，克服世俗偏见，自己解放自己，其次做到三定时，即定时看病，定时送药，定时走访，新发病人基本治愈，复发病人症状得到控制。

1987 年，对 7 名现症病人坚持化疗，治愈 1 人。

1989 年，对现症病人进行分片包干责任制，及时进行化疗，对 17 名巩固治疗病人进行定期观察，对麻风病高发区 20 个自然村进行线索调查。

1990 年后，对全县 235 名麻风病治愈病人每年都进行复查，发现复发者，及时进行治疗。1995 年，对存活的 108 名原麻风病人及子女亲属进行重点查体，均未发现新病人。

1992 年，根据卫生部关于《性病防治管理办法》和山东省 1990 ~ 1995 年性病防治规划要求，皮防站先后对 3000 多名饮食服务人员进行健康查体。1993 年，查治性病病人 86 人。1994 年 36 人，全部进行彻底治疗，制止了性病蔓延。

1996 年到 1998 年，县皮防站对全县 102 名麻风病治疗存活病人和 2 名现症病人每年组织一次普查防治，坚持入户送药。新研制 6 个临床疗效好的新药和剂型（祛风止痒丸、消白祛癜丸、新皮炎凝酊、新补骨脂酊、护肤酊、抗银 1 号）用于皮肤病人的治疗。依据卫生部《性病防治管理办法》，开展性病监测及防治，年均处理性病病人 100 余人次。

1999 年到 2003 年，县皮防站设皮肤病第一门诊、皮肤病第二门诊、白癜风门诊、性病监测中心、化验室、治疗室、药房制剂室等科室，年接待门诊 15000 多人次。

2004 年到 2009 年，县皮防站运用紫外光皮肤病治疗仪、冷冻治疗仪、微波治疗仪、电离子等高端设备，通过综合疗法治疗各种皮炎、湿疹、荨麻疹、体癣、股癣等过敏性、病毒性、真菌性、物理性等数十种皮肤病。采用细菌培养对淋病、非淋菌性尿道炎等多种性传播疾病予以确诊。通过微波治疗仪、电离子配合新特药物可治愈多种性传播疾病，年门诊病人 12000 ~ 18000 人次。每年对 61 名麻风病治愈存活病人进行 2 次免费查体送药。

2010 年 7 月，县皮肤病防治站整体划归县中医院。

【邹平县皮肤病医院】

邹平县皮肤病医院经过改扩建后，医院面貌焕然一新。主要设备有东芝 400 生化分析仪、血球计数仪、水平旋转仪、心电图机、彩色超声、冷冻治疗仪、半导体激光治疗仪、光子嫩肤、E 光美容仪、红蓝光痤疮治疗仪、调 Q Nd：YAG 激光治疗仪、CO_2 激光美容治疗仪、中药熏蒸治疗仪、摩拉生物物理治疗仪、Super 煎药机等 10 余台（件），固定资产达千万元。

邹平县皮肤病医院下设临床门诊 11 个：具体有皮肤病门诊 1、2、3 室，中医内科门诊、西医内科门诊、中医不孕不育门诊、西医专家门诊、西医全科门诊、口腔门诊、激光中心和治疗室等。现有医护人员 62 人，其中中级以上医务人员 10 人。其中，院长时霄霄为副主任中药师，对中药的习性、用药、制药有很深的研究；副院长魏峰，主治中医师，擅长各种常见、疑难性皮肤病的治疗，尤其是对银屑病有独到见解；门诊部副主任石海燕，主治医师，从事临床工作 20 多年，擅长各种过敏性皮肤病、皮炎、湿疹的诊治；其他的主治医师门付克、左超等，皆对各种皮肤病治疗有很深的研究。

邹平县皮肤病医院自改建以来，突出专业特点，打造著名中医专科，整个医院彻底改变了模样，业务和收入也是连年攀升。开业前，医院年收入在 100 万元左右，2011 年 5 月开业，当年业务收入就达到 200 多万元。2012 年达到 400 多万元，2013 年达到 600 多万元。2013 年，邹平县皮肤病医院被评为滨州市中医重点专科。

附表 6－19－1　　2013 年底皮肤病医院医技护人员情况表

姓名	性别	学历	职务	职　称	职称晋升时间	在本科工作时间
时霄霄	男	本科	院长	副主任中药师	2003. 11	2010. 8～
魏　峰	男	本科	副院长	主治医师	2002. 12	2010. 8～
由玲玲	女	大专	副院长	主治医师	2002. 12	2011. 5～
王　玮	男	大专	主任	馆　员	2005. 1	1978. 9～
孟国华	男	大专		主治医师	1999. 5	1982. 7～
门付克	男	专科		主治医师	1997. 12	1972. 12～
高文娥	女	中专	主任	主管技师	2002. 3	1978. 12～
石海燕	女	本科	副主任	主治医师	2009. 1	1992. 7～
赵桂华	女	大专	副主任	主管护师	1997. 12	1992. 12～
赵华跃	男	中专		医师	1988. 6	1969. 3～
韩开俭	男			医师	1993. 6	1975. 12～
曹秀丽	女	大专		医师	2001. 1	1995. 7～
左　超	男	本科		主治医师	2010. 8	2011. 5～
由金辉	男	大专	副主任	检验师	2003. 1	1997. 7～
惠　玲	女	大专		医师	2002. 1	1998. 10～
田　峰	男	大专	副主任	助理馆员	2005. 1	1998. 4～

姓名	性别	学历	职 务	职　称	职称晋升时间	在本科工作时间
赵　辉	男	大专		助理馆员	2006．1	1997．4～
黄纯雪	女	大专		检验师	2010．12	2011．5～
石春梅	女	大专	副主任	药剂师	2012．8	2011．5～
段金茹	女	本科				2011．5～
刘莎莎	女	大专				2011．5～
明淑芳	女	大专				2011．5～
张　倩	女	大专				2011．5～
刘　立	女	中专				2011．5～
董建英	女	大专		主管药师	2010．10	2011．5～
尹文英	女	本科		药师	2008．7	2013．8～
李爱美	女	大专				2011．5～
靳　苏	女	大专		医师	2003．8	2011．5～
王　嘎	男	大专		药剂士	2013．5	2011．5～
刘炅麟	男	大专				2011．5～
刘瑶辉	女	大专				2011．5～
李婉雪	女	大专				2011．5～
宋云侠	女	大专		护师	2014．7	2011．5～
刘春兰	女	本科	副护士长	主管护师	2012．5	2011．5～
赵海燕	女	大专		主管护师	2006．5	2011．5～
曲　斌	男	本科		主治医师	2006．8	2011．5～
耿迎新	女	大专		医师	2003．5	2011．5～
杨　帅	女	大专		医士	2011．8	2011．5～
王　越	男	本科	副主任	主治医师	1999．12	2011．5～
耿玉珍	女	大专		主管药师	2004．8	1980．12～
赵邦丽	女	本科		医师	2012．7	2012．9～
张松松	女	硕士		医师	2013．5	2013．9～

第二十节　手术　麻醉

一、科室沿革

中医院手术室成立于1987年，只有一间独立的手术房间。麻醉师由外科护士马平、成敏兼任。

1988年，由县人民医院调入张丽琴护师，手术室人员相对固定，有护士张丽琴、麻醉师成敏。

1992年，成敏调至邹平县康复中心，马平从滨州卫校学习毕业，分配调入手术室工作。

1993年7月，朱旭东从滨州医学院临床医疗专业毕业，分配进入手术室，担任麻醉工作。马平被任命为手术室副主任，负责手术室工作。

1994年上半年，马平被派到148医院进修麻醉6个月。

1995年，王旭峰自外科调入任麻醉师，护士李莉自外科调入，朱旭东调出到外科工作。

1996年1月，马平被任命为手术室主任，吕新莉、崔学芬邹平卫校毕业，被招聘入手术室任护士。

1997年，搬入新手术室，条件大有改善。李淑娟、吕翠荣滨州卫校毕业，先后分配入手术室担任护士。

1998年，王国栋从菏泽医专毕业，被分配到手术室工作。12月，马平晋升为中级职称，王旭峰被任命手术室副主任。马宁宁自供应室调入，任护士。

1999年4月，李淑娟、王国栋到滨州医学院附属医院分别进修护理和麻醉。孙红英由山东省中医护校毕业，招聘进入手术室任护士。同时，护师张丽萍由门诊治疗室、张爱芹由药库、田红、张燕由邹平县康复中心、侯云飞自明集医院先后调入，手术室护理力量大大增强。同年，护士吕新莉、崔学芬离职。

2000年6月，手术室先后派出护士张丽琴、张爱芹到滨州医学院附院手术室进修大手术的配合护理。同年，刘娟邹平卫校毕业招聘入手术室任护士，田红调出至邹平县人民医院。

2001年1月，主管护师刘恒兰由急救中心调入手术室，任手术室护士长。2月，派护师张丽萍到滨州医学院附属医院手术室进修手术室标准化管理3个月。7月，孙会云从济南卫校麻醉专业毕业，招聘入手术室任医士。同年，护士侯云飞调至胃镜室，吕翠荣调至急救中心。

2002年，护师张丽琴晋升为主管护师，主治医师邢庆永由沂南县中医院麻醉科调入，并被聘为手术室副主任。6月，王旭峰到济南军区总医院进修麻醉6个月。7月，王玲由东营胜利油田卫生学校毕业，被招聘入手术室任护士。医师赵明湖自滨州医学院临床专业毕业，招聘入手术室担任麻醉工作。

2003 年，手术室迁入新五层病房楼，护士长刘恒兰调至胃镜室，主管护师张丽萍接任手术室护士长。医师王国栋调至外科。

2004 年，护士刘娟离职。护师付小芳自介入室调入，护士曾莉和医师薛红菊自魏桥中心医院聘入，孙红自一中门诊部聘入。护师张爱芹调至胃镜室。邢庆永山东大学临床医学专业本科毕业。

2005 年 3 月，中医院（2005）4 号文件公布：马平为手术室主任，邢庆永、王旭峰为手术室副主任，张丽萍为手术室护士长；王旭峰、张丽萍晋升为主管护师。同年，护士赵林林自外二科调入，李鹤由牡丹江医学院麻醉本科毕业分配入手术室。10 月，邢庆永到安贞医院进修临床麻醉 3 个月。

2006 年，护士孙红调至急救中心，护师张燕调至保管室。

2007 年 6 月，中医院实施人事制度改革，对所有中层重新聘用：马平因年龄原因，不再担任中层领导职务，并调至感染科；邢庆永被聘为手术室（麻醉科）主任，王旭峰为手术室副主任，张丽萍为手术室护士长。同年，手术室增设监护仪 1 台。护师王艳芬自肿瘤科调入。

2008 年 10 月，曾莉被派往北京 301 医院进修学习关节镜手术的配合护理 3 个月。医师潘立峰自孙镇医院调入。

2009 年，新进前列腺汽化电切镜。先后派出孙会云、赵明湖到山东省立医院麻醉科进修半年。5 月，付小芳被聘为手术室副护士长，并派其到山东齐鲁医院手术室进修大手术的配合 1 年。

2010 年 3 月，潘立峰被派往山东省立医院麻醉科进修半年。7 月，滨州职业学院毕业的张斌、侯世明、菏泽医专麻醉专业毕业的侯芳先后被招聘入手术室工作。

2011 年，邢庆永晋升副主任医师，护师李淑娟晋升主管护师。6 月，护士长张丽萍调出任内三科护士长，副护士长付小芳调为内二科副护士长；内三科护士长宋玉玲调入，任手术室护士长，内二科副护士长马旭调入手术室任副护士长，护士张丽琴提为副护士长。同年，王玲调至供应室，护士孙宏升由外二科调入，山东医专毕业的成环、滨州职业学院毕业的田越群被招聘入手术室任护士，护士侯世明调至邹平县精神卫生中心。

2012 年 3 月，医师李鹤到北京 309 医院（总参谋部总医院）进修麻醉专业 1 年。麻醉队伍不断壮大，蔺青青自潍坊医学院麻醉专业毕业、马林浩自滨州医学院麻醉专业毕业，先后被招聘入手术室工作。医师高长青自邹平县妇幼保健院聘入。孙宏升晋升为护师，孙会云、薛红菊取得滨州医学院麻醉专业专科学历。万杰医学院毕业的芦文静、滨州职业学院毕业的杨潇利、刘栋、谢延峰，先后被招聘入手术室任护士，护士毕银娣由外三科调入，护师马宁宁调至供应室。

2013年，护师马旭晋升主管护师，赵林林晋升为护师，邢庆永晋升为副主任医师，并聘为山东中医药高等专科学校兼职副教授。李鹤滨州医学院麻醉专业在职研究生学习，高长青、孙会云潍坊医学院麻醉专业成考本科被录取。手术室于9月份搬入新病房大楼四楼。曾莉被聘为手术室副护士长，薛红菊、赵明湖被聘为麻醉科副主任。护士许思佳由五官科调入。

2013年底，中医院麻醉手术科共有29人，其中医师11人、护士18人。副主任医师1人，主治医师1人，医师9人，主管护师4人，护师5人，护士9人。主任为邢庆永，副主任为王旭峰、赵明湖、薛红菊，护士长宋玉玲，副护士长张丽琴、马旭、曾莉。

附表6－20－1　中医院麻醉手术科主任副主任护士长任职情况表

科　名	职务	姓　名	性别	任职时间	备　注
手术室	副主任	马　平	女	1993. 7～1996. 1	
	主　任	马　平	女	1996. 1～2007. 6	
	副主任	王旭峰	男	1998. 12～	
	护士长	刘恒兰	女	2001. 1～2003.	
	副主任	邢庆永	男	2002. ～2007. 6	
	护士长	张丽萍	女	2003. ～2011. 6	
麻醉手术科	主　任	邢庆永	男	2007. 6～	
	副护士长	付小芳	女	2009. 5～2011. 5	
	护士长	宋玉玲	女	2011. 6～	
	副护士长	马　旭	女	2011. 6～	
	副护士长	张丽琴	女	2011. 6～	
麻醉手术科	副主任	赵明湖	男	2013. 9～	
	副主任	薛红菊	女	2013. 9～	
	副护士长	曾　莉	女	2013. 9～	

附表 6－20－2　　2013 年底麻醉手术科医护人员情况表

姓名	性别	学 历	职 务	职 称	职称晋升	本科工作时间
邢庆永	男	本科	主任	副主任医师	2011. 1	2002. ~
王旭峰	女	本科	副主任	主管护师	2005. 12	1995. ~
赵明湖	男	专科	副主任	医　师	2012. 12	2002. ~
李淑娟	女	中专		主管护师	2011. 5	1997. ~
孙会云	女	专科		医　师	2012. 12	2001. ~
薛红菊	女	专科	副主任	主治医师	2006. 5	2004. ~
潘立峰	女	本科		主管护师	2009. 5	2008. ~
张丽琴	女	专科	副护士长	主管护师	2002. 12	1987. ~
孙红英	女	专科		护　师	2011. 8	1999. ~
赵林林	女	专科		护　师	2007. 12	2005. ~
曾　莉	女	中专	副护士长	护　师	2005. 12	2004. ~
王艳芬	女	中专		护　师	2008. 5	2007. ~
李　鹤	男	本科		医　师	2006. 12	2005. ~
侯　芳	女	专科		医　士	2010. 12	2010. ~
张　斌	男	中专		护　士	2013. 5	2010. ~
孙宏升	女	专科		护　师	2012. 5	2011. ~
宋玉玲	女	本科	护士长	主管护师	2008. 5	2011. ~
马　旭	女	本科	副护士长	主管护师	2013. 5	2011. ~
成　环	女	专科		护　士	2011. 5	2011. ~
田越群	女	中专		护　士	2011. 5	2011. ~
杨潇利	女	专科		护　士	2012. 5	2012. ~
芦文静	女	专科		护　士	2012. 5	2012. ~
刘　栋	男	中专		护　士	2013. 5	2012. ~
谢延峰	男	中专				2012. ~
蔺青青	女	本科		医　士	2012. 5	2012. ~
马林浩	男	本科		医　士	2012. 5	2012. ~
高长青	男	专科		医　师	2012. 5	2012. ~
许思佳	女	专科		护　士	2012. 5	2013. ~
毕银娣	女	中专		护　士	2010. 5	2012. ~

二、业务开展

手术室于1987年成立，归外科管理。当时条件比较简陋，只有一间独立的手术房间，取暖靠火炉，消毒用甲醛和高锰酸钾熏蒸。人员只有外科护士马平和成敏，她们还同时兼任麻醉师。当时麻醉设备简陋，仅用听诊器和手动血压计来监测病人生命体征。麻醉方式以腰麻、硬膜外麻醉、颈丛、臂丛神经阻滞为主。只能承接简单的阑尾炎、疝气、骨折等中小手术，年手术量约100例。

1988年后，手术量逐渐增多，能开展骨折复合伤、腰椎间盘突出症等较大手术。7月，配合妇产科成功完成中医院第一例子宫下段剖宫产手术。10月，配合完成颅骨肿瘤切除术1例，全年完成各种手术200余例。

1989年，手术室已初具规模，配备电刀1台，麻醉机1台，对急症、重症手术如产后大出血、宫外孕大出血、胃穿孔、肠穿孔、开放性骨折复合伤等都能及时手术救治，麻醉、手术成功率提高。

1990年，手术室实行24小时听班制度，基本做到了随时抢救急危重症手术。全年完成手术260余例

1991年，手术室全年完成手术300余例。

1992年，手术室全年完成手术400余例。

1993年，手术室全年完成手术450例。

1994年，马平被派到148医院进修学习麻醉，回院后开展了全麻、气管插管、静吸复合麻醉。当时麻醉机虽是最简易的，需手动控制呼吸完成全麻手术，但效果良好，为开展复杂手术提供了有利条件。全年完成手术456余例。

1995年，手术量逐渐增多，完成手术500余例，

1996年，完成手术600余例。

1997年，搬入新手术室，条件大有改善，两个手术间能同时开展3台手术，新进麻醉机1台，心电监护仪1台，各种器械也趋于完善。能开展胃癌根治、甲状腺次全切、乳癌根治、胆囊切除、子宫全切等手术。全年完成手术650例。

1998年. 手术室全体医护人员在“以病人为中心优质竞赛”活动中被评为地区先进科室。全年完成手术680余例。

1999年，配合国家医疗队“复明4号车”集中开展老年性白内障手术40余例，取得了良好的社会效益。手术室逐步走上了正规化管理轨道，麻醉和护士分工明确，密切合作，全年共完成手术700余例。

2000年，中医院聘任天津医科大学第二附属医院主任医师柴树德为邹平县中医院名誉院长，负责管理中医院外科临床工作。在柴树德的指导下，手术室配合开展胸外科手术20余例，术中

放疗手术20例，填补了邹平县胸外科手术的一项空白。为提高手术室医务人员的医疗护理水平，先后派出4人到滨医附院手术室进修护理专业。全麻手术开展多了起来，上腹部手术，乳腺癌根治术等采用了静吸复合全麻。全年共完成手术700余例。

2001年，购进心电监护仪2台、双极电凝电刀1台、麻醉机1台，新开展了颅脑手术6例，全年完成手术758例。

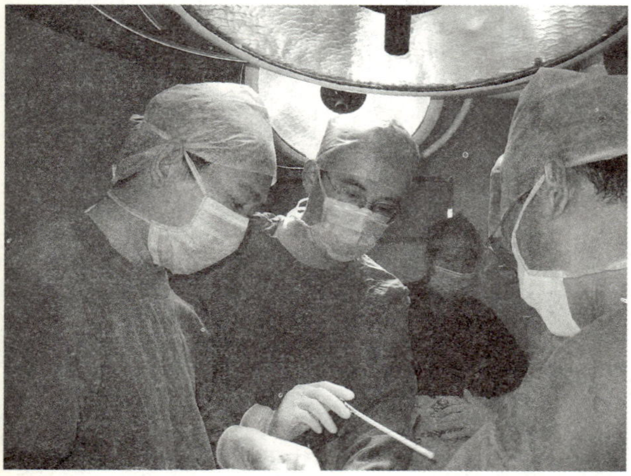

图6.20.1　手术中

2002年，全麻手术量逐渐增多，开展术后镇痛，大大缓解了病人术后痛苦，受到了病人家属的好评。与济南军区90医院博士赵延宝合作，配合开展了颈椎病手术10例，全年完成手术884例。手术室被县妇联授予“巾帼文明示范岗”。

2003年，手术室迁入新五层病房楼五层。手术室采用层流净化，达到国内县级医院先进水平。购置德国产腹腔镜1套。11月，配合开展了中医院第一例腹腔镜手术。继而配合开展了腹腔镜胆囊切除术、腹腔镜阑尾切除术、腹腔镜精索静脉结扎、腹腔镜探查术等手术。全年完成手术980例。

2004年，新进进口Drager Fabius麻醉机1台，配备关节镜，膀胱镜各1套。与北京301医院教授白一冰合作，开展了关节镜手术9例，开展膀胱镜手术3例，配合开展首例复合高压水囊前列腺扩裂术、小儿腹腔镜阑尾切除术。全年完成手术1200余例。

2005年3月，“120”急救电话开通后，手术室做到常备不懈，急诊手术无一例延误。开展了经阴子宫全切手术21例，同时，配合开展了前列腺电切术、腹腔镜下肾上腺瘤摘除术。全年完成各种手术1300余例。

2006年，麻醉师邢庆永从安贞医院进修回来，开始开展有创血流动力学的监测，包括中心静脉压和动脉压的监测，为重大危重手术的开展提供了有力保障，全年完成手术1377例。

2007年，麻醉技术已全面提升，增设监护仪1台。2月，配合完成首例胸骨后巨大甲状腺肿物切除术。4月，配合开展了大隐静脉曲张旋切术。7月，配合完成首例膀胱全切术、结肠代膀胱术。同时，开展了腰硬联合阻滞、双腔支气管插管技术，手术室外麻醉，如无痛人流、无痛胃肠镜检查、介入手术的麻醉。应用可行走时自控硬膜外镇痛技术应用于无痛分娩，减轻了产妇的痛苦。全年完成手术1605例。

2008年，曾莉在北京301医院进修学习关节镜手术归来，以点带面，微创手术配合全面展开。5月，配合完成输尿管狭窄段切除、输尿管吻合术，开展了应用喉罩进行全身麻醉，减少了气管插管的一些缺陷，使全身麻醉病人更容易管理，并发症更少，能更有效地降低全麻手术的死亡率。全年完成手术1937例。

2009年，手术室新进前列腺汽化电切镜，并配合开展了前列腺电切手术。1月，配合完成首例巨大肾肿瘤切除。9月，配合完成滨州地区首例“乳腺癌术后乳房再造术”，邹平县首例“乳腺巨大、多发纤维瘤美容切除术”及“巨乳症缩乳术”。全年完成手术2123例。

2010年，新引进飞利浦、迈瑞监护仪各1台，高频移动式手术X射线机C臂1台，配合开展了县内首例“壶腹周围癌胰十二指肠联合切除术”。7月，配合完成了“双侧甲状腺癌全切除、颈部淋巴结廓清术”、肝门部胆管癌根治术、肝门部肝管与空肠吻合术。8月，开展前列腺癌根治术。全年完成手术2592例。

2011年，科室各项规章制度逐渐完善，并按照三级甲等医院手术室的标准，规范了接送病人的流程及细节，完善和规范了各种护理文书的记录，优质开展了术前、术后访视工作，针对工作中的不足，采取相应的整改措施，满足病人一切合理的要求，满意度达到95%以上。配合开展了肺叶袖式切除吻合术 、低位直肠癌保肛根治术、首例尿道广泛狭窄行狭窄段切除移植尿道吻合术。全年完成手术2684例。

2012年，在争创“三甲”中医院过程中，全科人员加班加点，圆满完成任务，为医院成功晋升“三甲”做出了应有的贡献。同时配合开展了多发肋骨骨折钢板内固定术、心包内全肺切除术、首例腹腔镜下十二指肠球部穿孔修补术及首例胰十二指肠切除术。全年完成手术2615例。

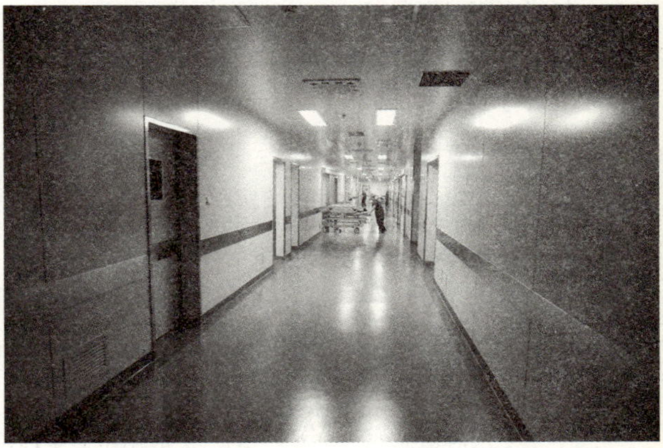

图6.20.2　宽敞洁净的手术室走廊

2013年，手术室新进迈瑞T5监护仪2台，恒速注射泵6台，于9月搬入新病房大楼四楼。现代化新型层流净化手术室拥有8个手术间，其中正负压切换手术间1个，百级手术间1个，并配备了麻醉恢复室及麻醉准备间，能承做各种特殊感染、急危重症、微创及三级以上的高难度手术，成为全县空间最大，结构最合理，消毒、设备最现代化的手术室。全年完成手术2511例。

表6－20－3　中医院1987－2013手术室治疗技术发展情况表

年度	治疗技术名称	治疗技术内容	应用情况
1987	硬膜外麻醉	于硬膜外实施麻醉	常用麻醉方法主用于下肢、腹部手术，
	臂丛阻滞麻醉	在臂丛神经处实施麻醉	常用麻醉方法，主用于上肢手术
1988	氯氨酮麻醉	利用氯氨酮麻醉	常用主用于小儿麻醉
1993	硬膜外阻滞治疗腰椎间盘突出症	根据病位，用自制镇痛液（VB12：3支＋VB6：3支＋曲安奈德1支＋NS至30ML）对硬膜外腔穿刺后，缓慢推入	
1996	琥珀胆碱全麻术	1%普鲁卡因加1%琥珀胆碱持续静滴	效果优，但现已少用
1998	术后镇痛术	吗啡2毫克加入生理盐水10毫升中于术毕注入硬膜外腔	效果良好，很少单独应用
2000	气管插管全麻	将咪唑安定、丙泊酚、芬太尼、维库溴铵联合应用于诱导	效果好，主要应用于大手术和不能用其他麻醉方式的手术
2002	全麻加连续硬膜外麻醉在开腹上腹部手术中的应用	全麻加连续硬膜外麻醉	可减少全麻药应用量，病人苏醒早，效果优
2003	1、双腔支气管插管术 2、小儿单次硬膜外阻滞 3、腰硬联合麻醉复合丙泊酚用于腹腔镜手术	单次硬膜外阻滞复合全麻药物用于小儿麻醉	用于开胸、肺部手术减少全麻药量，患儿苏醒快，并发症减少效果良好，降低病人费用
2004	术后镇痛 无痛人流	应用镇痛泵经硬膜外或静脉持续给药丙泊酚、芬太尼静脉给药	效果优，减少病人痛苦，提高病人满意度无痛苦、苏醒快、舒适度高
2005	无痛胃肠镜检查， 介入手术的麻醉	静脉麻醉	无痛苦、苏醒快、舒适度高
2006	有创动脉血压、 中心静脉压监测	将留置针穿刺动脉测血压、深静脉置管（颈内、锁骨下）监测中心静脉压	主要用于大手术、急危重症，更精确、能及时监测生命体征
2008	应用喉罩技术进行全身麻醉		减少气管插管并发症
2010	自控镇痛泵	舒芬太尼、布托菲诺、格拉司琼，药量据病人体重	
2013	麻醉恢复室	全麻病人苏醒至拔除气管导管	主要用于全麻病人

表 6-20-4　　中医院手术室 1987-2013 年手术情况统计表

年度	手术总例	手术类别			
		一类	二类	三类	四类
1987	100	93	7	0	0
1988	200	152	43	5	0
1989	220	172	24	4	0
1990	260	188	54	18	0
1991	300	203	70	27	0
1992	400	320	66	14	0
1993	450	370	70	10	0
1994	456	380	71	4	1
1995	500	402	72	20	6
1996	600	483	80	32	5
1997	650	396	190	50	14
1998	680	480	182	12	6
1999	702	500	178	19	5
2000	723	623	85	12	3
2001	758	558	173	20	7
2002	884	644	200	32	8
2003	980	720	226	28	6
2004	1200	860	290	35	15
2005	1300	870	360	56	14
2006	1377	977	360	32	8
2007	1605	985	570	41	9
2008	1937	1002	835	86	14
2009	2123	1523	527	52	21
2010	2592	1510	992	63	27
2011	2684	1604	980	72	28
2012	2615	1415	1030	139	31
2013	2511	1501	908	80	22

第二十一节　急病接诊

一、科室沿革

急救中心是从1984年成立的“急诊室”、1986年改称的“急症室”，1994年改称的“急症科”发展演变而来。急诊室的建立始自1984年，中医院进行机构改革，临床科室设有急诊室。有医生2人，张敦序、李君英。

1986年，急诊室改成急症室。

1990年，副主任医师朱洪云与自明集医院调入中医院的医师邢裕河共同建立的西医门诊，有两张床，心电图机，洗胃用具等简单的医疗器械，主要救治急性农药中毒、门诊病人及简单的清创缝合。

1991年，中医院成立急诊室，邢裕河任主任，王丽任护士长。共有5名医生和5名护士，医师有朱洪云、邢裕河、张敦序、张华、李君英，护士有王莉、柳玉荣、王淑贞、张国壁。配备有心电图机、洗胃器、氧气瓶等急救设备及急救药品，对常见的心脑血管急症、农药中毒等病症开展了急救工作。无救护车及急救电话，病人以自己来就诊为主。

1992年，邢裕河任急诊室主任，刘恒兰任护士长。

1993年，朱洪云借调为县卫生志编辑，12月邢裕河晋升为主治医师。

1994年，“急诊室”改为“急症科”，刘叶青任副主任，主持科内工作，刘恒兰仍为急症科护士长，邢玉河公布为门诊部主任。

1995年3月，主任医师朱洪云退休。急症科改称急诊科。

1996年1月，中医院公布邢裕河为急诊科主任兼门诊部主任，张敦序为急诊科副主任，刘恒兰仍为护士长。同年春，急诊科购买了呼吸机、除颤仪等设备，急救水平有了进一步提高。

1997年2月，在急诊科的基础上成立急救中心，有8张病床，开通“999”为急 救电话。邢裕河任急救中心主任，孟风雷、魏恒法任副主任，刘

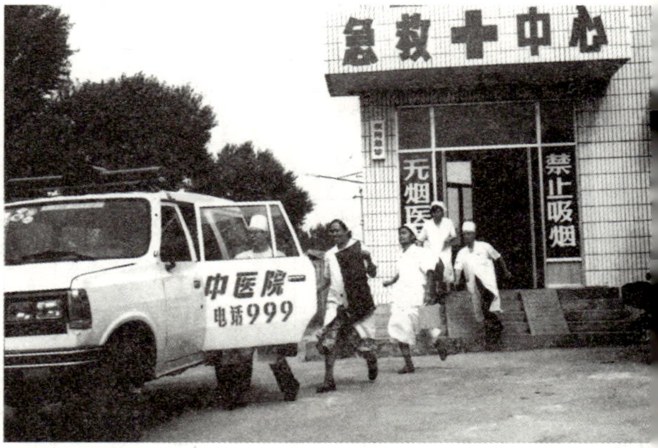

图6.21.1　中医院急救车出诊接病人

恒兰任护士长。工作人员有主治医师刘宗德、乔杭州，住院医师孙瑞鹏、贺瑞

兴、石广君，主管护师刘恒兰、王莉、张艳芬、徐彬，护师韩惠青，护士赵冬玲、霍红霞、陈艳红、刘凤芹、高春花、刘文静、孟朝霞。有急救车一部，马鲁东任司机。

1998 年 6 月，乔杭州到北京，先后在北京阜外医院、中国医学院心血管病研究所、北京协和医科大学进修学习心血管病诊治，时间 1 年。是年，医师王震、赵峰分入，司机增加为 2 人。12 月，霍红霞、赵冬玲晋升为护师。主治医师刘宗德遇车祸身亡。

1999 年，增加急救车一部。12 月，邢裕河晋升为副主任医师并退休。孟风雷任急救中心主任。医师隆新霞、张启发调入，王莉、刘文静调出。

2000 年，派护士陈艳红到山医附院进修 6 个月。医师鹿海彬、马永广，护士刘玉敏调入。

2001 年 1 月，护士长刘恒兰调出任手术室护士长，赵秀梅任急救中心副护士长，主持护理工作。同年，医师周平调入，魏恒法、乔杭州调出。护士杨苗、袁立娟、宋玉玲、吕翠荣、史玮、季彩凤调入，徐彬、霍红霞调出，孟朝霞、高春花晋升为护师。

2002 年 1 月，急救中心主任孟风雷到北京进修学习，5 月，周平任急救中心副主任，主持急救中心工作。医师杨福特分入，石光军调离，张艳芬调出，张美庆调入，杨苗晋升为护师。

2003 年，医师张涛分入，隆新霞、张启发、贺瑞兴调出。

2004 年，主治医师魏恒法调入急救中心，任主任。医师王伟廷、李豪分入，周平调出，护士郑丽丽调入。

2005 年 3 月，魏恒发为急救中心主任兼透析中心主任，孙瑞鹏、贺瑞兴为急救中心副主任，赵秀梅为急救中心护士长。9 月，魏恒法不再担任急救中心主任，孙瑞鹏任急救中心副主任，主持工作。

2006 年 12 月，孟朝霞为急救中心副护士长。

2007 年 6 月，孙瑞鹏副主任调到心内科工作，周平回任急救中心主任，贺瑞兴、张启发为急救中心副主任，赵秀梅为急救中心护士长，孟朝霞为副护士长。

2009 年 5 月，李军为急救中心副护士长。

2009 年 10 月，周平调出到内二科任主任，仍担任急救中心顾问，贺瑞兴调到内二科任副主任，急救中心由副主任张启发主持工作。

2011 年 7 月，张启发到北京进修 ICU，贺瑞兴由内二科回任急救中心主任。

2013 年 9 月，寇强、鹿海彬任急救中心副主任。至 2013 年底，急救中心有医护人员 30 人，司机 6 人，其中副主任医师 1 人，中级以上人员 5 人。主任贺瑞兴，副主任寇强、鹿海彬，护士长赵秀梅，副护士长孟朝霞。

科室配有救护车 4 辆，有多功能呼吸机、心电监护仪、便携式除颤器、车载呼吸机、心电图机、电动洗胃机、气动胸外按压器等多台先进设备。实施“120”滨州市救援中心统一调度，为急、危、重患者开启了绿色通道。

急救中心 2001 年获邹平团县委“青年文明号”荣誉称号。2002 年、2006 年获中共邹平县委“文明科室”称号，2007 年、2012 年获滨州市“青年文明号”称号。2010、2011、2012 年获滨州市院前急救大赛优秀奖，2012 年获滨州市院前急救“示范急救站”称号，2013 年获滨州市院前急救先进集体。

急诊科是中医院建立比较早的科室，有着光辉的历史和优良的传统，为医院其他科室的建立和发展奠定了基础，并培养了许多骨干力量，在急救中心工作过的许多医生成为医院其他科室的负责人和中坚力量，如心病科主任乔杭州，副主任王洪亮、孙瑞鹏，脑病科主任王新超，肺病科主任周平，肾病科主任魏恒发，儿科主任李刚，重症科主任张启发，脾胃病科副主任隆新霞、崔传峰等都曾先后在急救中心工作过，为急诊急救工作做出了贡献。

附表 6－21－1　　中医院急救中心主任护士长任职情况表

科　名	职务	姓　名	性别	任职时间	备　注
急诊室	主任	邢裕河	男	1991.　~1994.	
	护士长	王　丽	女	1991.　~1992.	
	护士长	刘恒兰	女	1992.　~2001.1	
急症科	主任	刘叶青	男	1994.　~1995.12	
	主任	邢裕河	男	1996.1~1997.2	
	副主任	张敦序	男	1996.1~1997.2	
急救中心	主任	邢裕河	男	1997.2~1999.12	
	副主任	孟风雷	男	1997.2~1999.12	
	副主任	魏恒法	男	1997.2~2001.1	
	主任	孟风雷	男	1999.　~2002.1	
	副护士长	赵秀梅	女	2001.1~2005。3	主持护理工作
	副主任	周　平	男	2002.5~2004.	主持工作
	主任	魏恒法	男	2004.　~2005.3	兼任
	主任	魏恒法	男	2005.3~2005.9	
	副主任	孙瑞鹏	男	2005.3~2005.9	
	副主任	贺瑞兴	男	2005.3~2009.10	
	护士长	赵秀梅	女	2005.3~	
	副主任	孙瑞鹏	男	2005.9~2007.6	主持工作
	副护士长	孟朝霞	女	2006.12~	
	主任	周　平	男	2007.6~2009.10	
	副主任	张启发	男	2007.6~2009.10	
	副护士长	李　军	女	2009.5~	
	副主任	张启发	男	2009.10~2011.7	主持工作
	主任	贺瑞兴	男	2011.7~	
	副主任	寇　强	男	2013.9~	
	副主任	鹿海彬	男	2013.9~	

附表 6－21－2　　2013 年底急救中心医护人员情况表

姓名	性别	学历	职务	职称	职称晋升时间	在本科工作时间
贺瑞兴	男	硕士	主任	副主任医师	2010．12	1997．2～
鹿海彬	男	专科	副主任	医师	2007．12	2000．11～
寇　强	男	本科	副主任	医师	2009．12	2007．10～
杨福特	男	专科		医师	2008．12	2002．7～
赵沛亮	男	本科		医师	2013．12	2004．10～
肖　虎	男	本科		医师	2011．12	2010．7～
鄢成龙	男	本科		医师	2010．12	2011．1～
杨　哲	男	专科		医师	2013．12	2010．2～
祖国兴	男	专科		医师	2011．12	2008．9～
郭　凯	男	专科		医师	2013．12	2009．12～
马小明	男	专科		医师	2013．12	2011．11～
赵秀梅	女	本科	护士长	主管护师	2006．7	1992．8～
孟朝霞	女	专科	副护士长	主管护师	2009．7	1997．10～
杨　苗	女	本科		主管护师	2011．7	1998．7～
吕翠荣	女	本科		主管护师	2009．7	1997．10～
张金花	女	专科		护师	2012．5	2000．9～
宋晓岳	女	专科		护师	2009．7	2002．9～
张美庆	女	本科		护师	2014．7	1999．7～
张红霞	女	专科		护师	2013．7	2006．3～
崔海燕	女	专科		护师	2012．5	2011．4～
刘　林	女	专科		护士	2009．7	2009．5～
郭磊磊	女	专科		护士	2010．7	2010．7～
刘　静	女	专科		护士	2014．7	2011．9～
孙萌萌	女	专科		护士	2011．7	2011．8～
尹　萌	女	专科		护士	2014．7	2011．3～
刘　硕	女	专科		护士	2013．7	2011．2～
黄亚琦	女	专科		护士	2013．7	2013．9～

二、业务开展

1984 年，中医院急诊室建立之初，没有任何设备，只能接诊一些外伤包扎和急性内科病人的处置。

1990 年，急诊室重新建立后，条件非常简陋，只有基本的心电图机、洗胃器、氧气瓶等急救设备及急救药品，只能对常见的心脑血管急症、农药中毒等病症开展急救。

1997 年 2 月，成立了急救中心后，开通了急救电话“999”，购进了除颤器、多功能呼吸机、多参数心电监护仪、吸痰器等重要设备，配备了急救车，急救水平大大提高。由于急救中心刚刚成立，急救电话号码不为人们熟知，急救车出诊次数不多，主要业务为门诊急诊病人。当时能开展气管插管、洗胃、心肺脾胃复苏等急救技术。年出诊 700 人次，病房观察人数 420 人，开放病床 7 张，平均住院天数 3 天，床位使用率 56%，诊断符合率 90%，治愈率 58%，好转率 32%，死亡率 1%。

1998 年，出诊人次 850 人次，病房观察 442 人。

1999 年，开展了急性心肌梗塞溶栓治疗技术，出诊人次 900 人次，病房观察人数 482 人次，开放病床 9 张，平均住院天数 3 天，床位使用率 52%，诊断符合率 90%，治愈率 52%，好转率 38%，病死率 2%。

2000 年后，医护人员得到了充实，技术水平有了很大提高，开展了许多新业务，如：急性心梗的溶栓治疗、气管切开术 、颅内血肿的微创治疗等，成为医院内科的基础力量。由于医疗服务的扩展和救治水平的提高，急救中心在社会上形成了良好的口碑和影响力，渐渐成为中医院的品牌科室。是年，开展了颅内血肿微创碎吸术。出诊人次 1000 人次，病房观察人数 478 人次，床位使用率 54%，诊断合格率 91%，治愈率 57%，好转率 35%。

2001 年，购进了食道调搏仪 1 台，心率失常捕捉仪 1 台，开展了经食道心脏调搏术，出诊人次 1050 次，病房观察人数 607 人次，床位使用率 60%，诊断符合率 95%，治愈率 60%，好转率 30%，死亡率 1%。

2002 年，开展了脑梗塞溶栓术，出诊人次 1150 人，病房观察人数 682 人次。床位使用率 54%，诊断符合率 91%，治愈率 55%，好转率 36%，病死率 2%。

2003 年，出诊人次 1200 人次，病房观察人数 793 人次，床位使用率 60%，诊断符合率 93%，治愈率 62%，好转率 34%，病死率 1%。

2004 年，出诊人次 1500 人次，病房观察人数 576 人次。平均住院天数 4 天，床位使用率 62%，诊断符合率 93%，治愈率 62%，好转率 33%，病死率 2%。

2005 年 3 月 19 日，邹平开通了“120”急救电话。根据滨州市急救工作的需要和要求，滨州市成立“120”急救指挥中心，“120”为唯一的急救电话，建立“120”急救网络系统。全市的二级三级医院的急救中心为“120”急救指挥中心的网络急救站，中医院急救中心列为滨州市的第十九急救站。“120”指挥中心接诊急救电话后，通过网络发派车命令单到就近的网络急救站及急救车上，避免了医院急救号码不统一，争抢病人，防范了危险，避免了医疗资源的浪费，缩短了病人救治时间，进一步方便了群众。急救中心的业务量也有了显著提高。是年，科内开展快速血糖检测、洗胃机快速洗胃、重症中毒病人透析术，至8月上旬出诊人次共计2000人次，开放病床6张，平均住院4天，床位使用率65%，诊断符合率94%，治愈率67%，好转率27%，病死率2%。

2006年后，急诊室作为中医院重要的接诊科室，纳入120正常管理。每年按照急救的规程，随时待命，一有求救信号，马上出诊，抢救危、急、重病人。一旦接诊，立即采取救治措施，为病患者争取到了最可贵的救治时间。4月，青阳镇一青年男性，因服农药后出现心跳呼吸骤停，入院急诊抢救后，心跳及自主呼吸逐步恢复，两天后神经反射恢复，后转内科继续治疗，痊愈出院。一直到2013年，急救室已经应急接诊、救治处置了数不清的危急重症患者，获得了社会的好评和广泛赞誉。

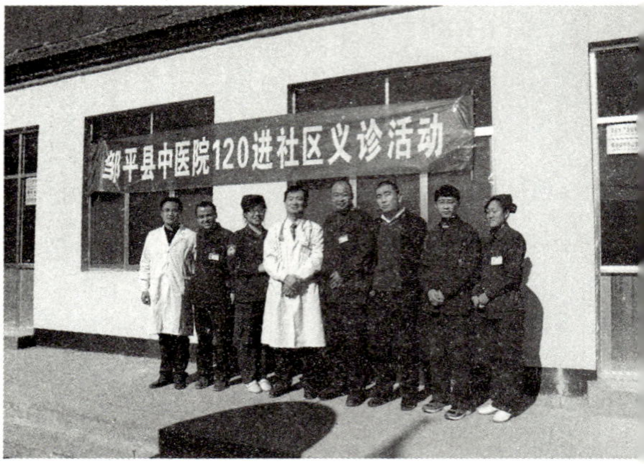

图6.21.2　急救中心开展院前急救知识进社区活动

急救中心多次组织科室部分业务骨干深入农村、社区、学校等地宣传院前急救知识，免费为500余名村民健康查体，为老人免费义诊，测血压，查血糖、血型，做心电图等，方便了群众就医，宣传了医院，宣传了急救中心，普及了医学常识及急救常识，使群众的医学知识和急救知识有了进一步提高。贺瑞兴主任还到学校、工厂举办讲座，普及心肺复苏等急救常识，受到群众的赞誉。

中医院急救中心已经发展为中医院的重要科室，是中医院的第一窗口单位。设备先进，技术水平高超，能妥善处理病人入院前的接诊、急救，常见外伤的清创、缝合、骨折的初步处理等，内科的急、危、重症如急性心肌梗塞、心律失常的诊断和初步处理，尤其在急性药物中毒，呼吸、心跳骤停方面有独到之处。能做到及时、快捷、规范、有效，多年来，挽救了数不清病人的生命，获得群众的一致好评。

表 6-21-3　　中医院 1990-2013 年急救中心工作情况表

年　度	出诊人次	病房观察（人数）	床位使用率（%）	诊断符合率（%）	治愈率（%）	好转率（%）	病死率（%）
1997	700	420	56	90	58	32	1
1998	850	442	—	—	—	—	—
1999	900	482	52	90	52	38	2
2000	1000	478	54	91	57	35	—
2001	1050	607	60	95	60	30	1
2002	1150	682	54	91	55	36	2
2003	1200	793	60	93	62	34	1
2004	1500	576	62	93	62	33	2
2005	2320	1200	65	94	67	27	2
2006	3045	1341	66	93	68	28	1
2007	4484	1403	69	94	69	29	2
2008	4768	1567	70	94．3	70	30	2
2009	4980	1672	71	95	71	31	1
2010	5401	1599	70	95	71	32	1
2011	6040	1555	73	96	72	32	1
2012	5213	1340	72	94	71	31	1
2013	5285	1230	71．5	93	70	31	1

第二十二节　重症医学监护

2011 年 6 月，为了适应社会发展的需要，中医院着手建立了重症医学科（Critical Care Medicine，CCM）。为培养重症医学专门人才，医院组织了由张启发、程健、王宝玉、田萍萍等人组成的重症医学专业医护团队，于 2011 年 7 月，赴北京中国人民解放军总医院（301）进修学习相关专业。2012 年上半年，张启发以进修生身份担任了 301 医院重症医学科住院总。

2012 年 10 月，中医院又抽调王立瑞、段作成、成方媛、王萍等 4 人组成第二组医护团队，由张启发主任带队再赴山东省立医院重症医学科学习，时间半年。

2013 年 9 月，中医院新门诊病房

大楼开始启用。9 月 16 日，重症医学科中心（ICU）正式开科运行。张启发任主任，配备专业医生 6 人，护理人员 13 人，组成了一支经验丰富、梯次配备合理的队伍。ICU 工作人员均经严格的危重症监护医学培训，并相继考取了中华医学会重症医学专业 5C 教育认证、山东省重症医学专业资质。

重症医学科病房系全院中心 ICU，位置在门诊病房综合大楼四楼，毗邻输血科，直通手术室，布局合理，转运便利。重症医学科空间面积约 $400m^2$，现

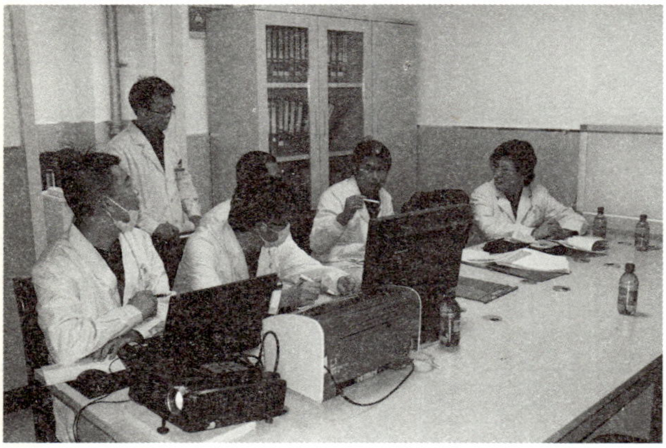

图 6.22.1　重症监护室医生正在研究救治方案

开放床位 9 张，安装层流空气净化系统，配备干湿分离多功能吊塔、多功能抢救床、进口品牌呼吸机（西门子迈柯唯、哈美顿、德尔格、菲利普伟康、GE 等）、费森尤斯血滤机、迈瑞插件式多参数监护设备、美敦力除颤监护仪、奥林巴斯纤维支气管镜、防静脉血栓压力泵、静脉输注系统、震动排痰仪、胃肠营养蠕动泵、床旁拍片机、床旁超声等多种先进设备，为同时抢救多名危重病人奠定了雄厚的技术支持。

2013 年底，重症医学科共开展了呼吸机辅助通气呼吸支持技术、纤维支气管镜气道管理技术、床旁连续性净化技术、采用营养蠕动泵进行营养支持治疗、规范化镇静镇疼治疗等多项技术。还开展了多种形式的教学培训学术交流活动，如外出进修、每日一课、帮助其他专业医师技能培训，外请专家讲座，跨专业学术交流，外请专家会诊，参加各级学术活动等。通过各种形式打造医院重症医学队伍。目前，301 医院、齐鲁医院、省立医院、千佛山医院、济南军区总医院、滨医附院等各家医院专家都曾到邹平县中医院 ICU 会诊、授课、指导工作。临床之余，重症医学科还建立了自己的临床数据库，并以科室研究生为主导，成立科研小组，努力在临床与科研方面能够闯出一条路，逐步形成中医院医教研一体化重症医学专业体系。

朝气蓬勃的全体重症医学科人是一支年轻向上、负责担当的专业团队，是医疗队伍中的“特种兵”。全科上下秉承“博极医道，精诚笃行”的行医理念。面向社会收治包括所有严重脏器功能衰竭、严重创伤、各类休克、中毒、多器官功能障碍、大手术后、心肺复苏术后患者等各类危重病人，提供完善的系统监护、有力的循环支持、科学的营养治疗、严格的感染控制、高效的心肺脑复苏等专业医疗护理服务。在这里，生命将得到最大限度的呵护，微弱的生

命之烛将被重新点燃！

附表 6-22-1　　中医院重症医学科医护人员情况表

姓名	性别	学历	职务	职称	职称晋升时间	本科工作时间
张启发	男	在职研	主任	主治医师	2003. 12	2011. 6～
程　健	男	本科		医师	2008. 12	2011. 6～
王　凯	男	本科		医师	2009. 12	2013. 9～
崔　超	男	研究生		医师	2011. 12	2013. 9～
王立瑞	男	专科		医师	2013. 12	2012. 10～
段作成	男	本科		医师	2013. 12	2012. 10～
王宝玉	女	本科	护士长	护师	2008. 5	2011. 6～
成方媛	女	本科	副护士长	主管护师	2013. 5	2012. 10～
田萍萍	女	大专	副护士长	护士	2007. 5	2011. 6～
王　萍	女	大专		护师	2012. 5	2012. 10～
刘　丹	女	大专		护士	2005. 7	2013. 9～
霍　夏	女	大专		护士	2006. 5	2013. 9～
李亚男	女	大专		护士	2012. 5	2013. 9～
田　乐	女	大专		护士	2012. 5	2013. 9～
刘亚萍	女	大专		护士	2012. 5	2013. 9～
殷赛男	女	大专		护士	2011. 5	2013. 9～
潘梦莹	女	大专		护士	2011. 5	2013. 9～
孙明祥	女	大专		护士	2012. 5	2013. 9～
宋延凯	女	大专		护士	2012. 5	2013. 9～
霍　莉	女	大专		护士	2012. 5	2013. 9～

第二十三节　门诊部

门诊是医院重要的职能窗口。门诊医生经过诊断、检查，对病症较轻的病人给予及时治疗，对病情有疑问或病情较重较急的病人，则将其收入住院，作进一步检查治疗。门诊部则是主要负责门诊范围内的行政管理，协调各医疗科室之间的关系，确保门诊医疗服务工作的正常运转。

中医院建院初期，各种机构不健全，只设有中医科、骨伤科、妇产科、针灸科、五官科很少的科室，接待前来看病的病患者。

1986年，随着条件的好转，医院机构设置逐步健全。为加强对各科门诊的管理，中医院始设门诊部，门诊部主任为马培基，副主任为贾崇岭。

1987年6月，马培基被借调到邹平卫校。

1992年9月，马培基由卫校调回中医院，仍任门诊部主任，兼口腔科主任。

1993年12月，邢裕河为门诊部主任。

1995年，医院实行人事制度改革，医院机构设置重新理顺确定，仍设立门诊部，刘东升任主任，张敦序任副主任。当时门诊部下有内科门诊、外科门诊、西医门诊、妇产科门诊、眼科门诊、口腔耳鼻喉科门诊、针灸科门诊。

1996年1月，刘东升内退，张敦序去医务科任副主任，邢裕河为急症室主任兼门诊部主任，王越为门诊部副主任。

1997年2月，王丽任门诊部副护士长。

1998年，王越任门诊部副主任，主持工作。

1999年2月，王继平兼任门诊部副主任。

2000年，王越调往新一中门诊，王继平任门诊部副主任、主任。

2002年，刘宜国任门诊部主任，刘叶青任副主任。先后增设了糖尿病门诊、头疼门诊、肝病门诊、心脑血管病门诊、高血压肾病门诊、中医门诊、儿科门诊、外一门诊、外二门诊、肿瘤门诊、风湿病门诊、医保特殊病门诊、优抚门诊、呼吸消化门诊、离休干部门诊。

2005年3月，中医院公布各科室领导任职，刘宜国为门诊部主任，李秀莲为门诊部副主任，刘叶青为优抚门诊副主任。

2007年6月，中医院重新聘任科室领导，李秀莲为门诊部主任。

2011年7月，李秀莲任门诊部主任兼脾胃科主任。

2011年12月，刘叶青任门诊部主任，王娟任副主任。

2012年，有病房科室的门诊由各科分别管理，无病房的门诊科室由门诊部进行日常管理。坐诊医师基本固定无论换。共设有糖尿病门珍（主治医师王娟）、失眠门诊（副主任医师郑宗和）、风湿病门诊（主治医师曲斌）、西医专家门诊（主任医师朱洪云）、疼痛门诊（副主任医师孙学安）、内科优抚门诊（副主任医师刘宜国、主治医师刘叶青）。

2013年9月，门诊部和各科门诊一同迁入新门诊病房大楼，主要集中在二层和三层。付小芳为门诊输液室护士长。

至2013年底，门诊部主任为刘叶青，副主任为王娟。除去有病房的科室门诊由科室管理外，门诊部负责管理着

5个门诊，分别为：综合内科（优抚门诊）、糖尿病门珍、风湿病门诊、疼痛门诊、神志病门诊。执业医生6人，分别为：副主任医师刘宜国、孙学安、郑宗和，主治医师刘叶青、王娟、曲斌。

另有特殊病门诊，值诊医生为刘方武。

另有门诊输液室，有护士4人，分别为主管护师付小芳、护师宋连美、张晓悦、护士卢静，门诊治疗室护士2人，分别为副主任护师张崇美、主管护师马秀娥。

表6－23－1　　中医院门诊部主任副主任任职情况表

科　名	职　务	姓　名	性别	任　职　时　间	备　注
门诊部	主 任	马培基	男	1986.　~1987. 6	
	副主任	贾崇岭	男	1986.　~?	
	主　任	马培基	男	1992. 9~1993. 12	兼口腔科主任
	主　任	邢裕河	男	1993. 12~1995. 9	
	主　任	刘东升	男	1995. 9~1996. 1	
	副主任	张敦序	男	1995. 9~1996. 1	
	主　任	邢裕河	男	1996. 1~1998.	急症室主任兼
	副主任	王　越	男	1996. 1~1998.	
	副护士长	王　丽	女	1997. 2~1999. 10	
	副主任	王　越	男	1998.　~2000.	主持工作
	副主任	王继平	男	1999. 2~2002. 4	
	主　任	刘宜国	男	2002.　~2007. 6	
	副主任	刘叶青	男	2002.　~2005. 3	
	副主任	李秀莲	女	2005. 3~2007. 6	
	副主任	刘叶青	男	2005. 3~2011. 12	优抚办副主任
	主　任	李秀莲	女	2007. 6~2011. 7	
	主　任	李秀莲	女	2011. 7~2011. 12	脾胃科主任兼
	主　任	刘叶青	男	2011. 12~	
	副主任	王　娟	女	2011. 12~	

表 6－23－2　2013 年底门诊部所辖门诊医疗护理人员情况表

门诊名称	医生姓名	学　历	职　称	职称晋升时间	门诊工作时间
内科优抚门诊	刘宜国	大专	副主任医师	2000．10	2002．～
	刘叶青	大专	主治医师	1999．12	2002．～
糖尿病门珍	王　娟	本科	主治医师	2001．12	1999．～
风湿病门诊	曲　斌	本科	主治医师	2007．5	2006．～
疼痛门诊	孙学安	本科	副主任医师	2010．12	2011．12～
神志病门诊	郑宗和	本科	副主任医师	2003．12	2008．8～
特殊病门诊	刘方武	中专	副主任医师	2008．12	
门诊输液室	付小芳	本科	主管护师	2008．5	2013．9～
	宋连美	本科	护师	2011．5	2013．9～
	张晓悦	本科	护师	2012．12	2013．9～
	卢　静	专科			
门诊治疗室	张崇美	专科	副主任护师	2004．12	2014．1～
	马秀娥	中专	主管护师	2003．5	2007．9～

第七章　医疗技术诊疗

第一节　血、尿、便检验

一、科室沿革

1983年，邹平县中医院建立之初，检验科是最早成立的科室之一。只有房屋1间，简单的显微镜等设备，检验士毕春香1人。

1985年，房屋增为2间。

1986年，检验士杜明刚调入检验科。

1988年7月，张峰从德州卫校检验专业毕业，分配到检验科工作。同年，刘聿福从邹平县第二人民医院调来中医院，任检验科主任。

1989年，检验技师张德峰调入检验科，不久调入防保站。刘聿福任门诊部主任兼检验科主任。

1991年，赵坤从韩店医院调任中医院任检验科副主任。

1992年9月，县卫生局（1992）1号文件公布，刘聿福任检验科主任，赵坤任检验科副主任。

1995年，为提高疾病的诊断率，充实检验科力量，高清华、王晓飞由德州卫校毕业，分配至检验科工作，化验工作开始听班制度。同年，刘聿福主任退休，赵坤被任命为检验科主任。

1996年4月，张峰到泰安济南军区总医院进修学习免疫检验。8月，刘方达德州卫校毕业、孙芳红由滨州医学院医学检验专业毕业，先后分配到检验科工作。

1997年7月，杨翠云由德州卫校检验专业毕业分入，检验科室人员增加到10人。开始24小时值班制度。同年，孙芳红到滨医附院进修病理技术及诊断1年。

1998年7月，检验技士兰希彬自滨州医学院医学检验专业毕业，分配到检验科工作。同年，孙芳红组建病理科。

1999年，毕春香退休。同年，刘方达到山东大学医学院附院进修学习1年。

2000年，肖伟伟进入检验科工作，王晓飞到山医附院进修学习1年，杨翠云到省千佛山医院进修学习1年。

2002年，兰希彬到北京朝阳医院进

修学习1年。7月，先后有潘承霞、张贝贝、李妍萍、张云霞、张峰（小）等5人，分入检验科。检验科力量大为增加。

2003年，高清华被聘为主管检验师，2月，张成彬、孙芳红任检验科副主任。程志华分入检验科工作。

2004年，王晓飞到省立医院进修妇科脱落细胞分析，填补了诊断脱落细胞的空白。孙芳红升聘为主治医师、张峰为主管检验师。9月，王宗宝滨州医学院毕业、张志永山东中医药大学毕业，先后进入检验科。医师左超转入检验科工作。

2005年2月，张成彬离开检验科。3月，兰希彬任检验科副主任。检验科人员18人，其中主管检验师3人：赵坤、张峰、高清华；检验师4人：兰希彬、刘方达、王晓飞、杨翠云；检验士8人：张峰（小）、李妍萍、张云霞、潘承霞、张贝贝、王宗宝、张志永、肖伟伟；主治医师1人：孙芳红；医师2人：左超、程志华。

2006年，主任赵坤调往医务科工作，兰希彬任检验科主任。8月，王敏泰山医学院检验专业毕业、赵新静省卫生学校毕业，进入检验科工作。公晓燕借调进检验科工作。

2007年5月，张峰（小）调往医务科工作。是年，肖伟伟到齐鲁医院进修免疫学，时间半年。

2008年，李妍萍到齐鲁医院细菌室进修，时间半年。刘强分配到检验科工作。

2009年，王金凤、赵静、周林则进入检验科。

2010年8月，王宗宝调往医院办公室工作。

2013年7月，李秀景大连医学院研究生毕业，分到检验科工作。

2013年底，检验科共有人员20人，兰希彬为主任，王晓飞 刘方达为副主任。其中中级以上人员7人，硕士研究生1人，其他除一人外，均为本科学历。检验科已经成为一个年轻的现代化科室，拥有先进的仪器及高超的技术力量。

附表 7－1－1　　2013 年底检验科人员情况表

姓　名	性别	学　历	职　务	职　称	职称评定时间	在本科工作时间
兰希彬	男	本科	主　任	主管检验师	2008.5	1998.7～
王晓飞	男	本科	副主任	主管检验师	2008.5	1995.7～
刘方达	男	本科	副主任	主管检验师	2008.5	1996.7～
高清华	女	本科		主管检验师	2003.12	1995.7～
杨翠云	女	本科		主管检验师	2012.5	1997.7～
肖伟伟	女	本科		检验师	2012.5	2001.7～
李妍萍	女	本科		检验师	2013.5	2002.7～
张贝贝	女	本科		检验师	2008.12	2002.7～
张云霞	女	本科		护师	2012.5	2002.7～
潘承霞	女	本科		检验师	2013.5	2002.7～
张志永	男	本科		检验师	2013.5	2004.7～
公晓燕	女	本科		主管检验师	2012.5	2006.7～
王　敏	女	本科		检验师	2012.5	2006.7～
赵新静	女	本科				2006.7～
刘　强	男	本科				2008.7～
王金凤	女	本科		检验师	2010.5	2009.7～
赵　静	女	本科		检验师	2012.5	2009.7～
周林则	男	本科		检验师	2010.5	2010.7～
李秀景	女	硕士研究生		检验师	2011.5	2013.7～
张　峰	男	中专		主管检验师	2004.5	1988.7～

二、业务开展

检验科是中医院最早的科室之一。开始设施简单，设备只有简单的显微镜。开展的项目也非常少，只能开展三大常规（血常规、尿常规、大便常规）血沉、ASO 及 RF，均为最基本的手工操作。

1985 年，检验科房屋增为 2 间，器械有显微镜 1 架、水浴箱 1 台、离心机 1 台、天平 1 台、581 比色计 1 个，烤箱 1 个。开展了血沉、肝功、血型项目检查，日检验 15 人次左右。

1986 年，检验科房屋增为 3 间，新开展了乙肝表面抗原的检测，日门诊量 20 人次左右。

1987 年，引进了火焰光度计，可

以测定K 、Na 、CI ，诊断电解质紊乱，年检验工作量达到7332人次。

1988年，扩大业务范围，设备不断引进，房屋增为4间，新增1/1000分析天平1台，每天检验35人次左右。

1989年2月，首次在滨州地区开展了血流变学检测，进行中风预报，并开展手工操作钾、钠、氯、尿素氮、肌酐、淀粉酶测定，胸腹水、脑脊液常规，表面抗原反向凝集法测定。每天检验50人次左右。

1990年，设备新增添“721”分光光度计，开展临床检验、生化、免疫学检验，日门诊量60人次。

1991年，新增荷兰半自动生化分析仪1台，火焰光度计1台，相继开展血糖、胆固醇、甘油三酯、GPT、GOT、蛋白电泳和乙肝五项指标等检验项目。

1992年，生化室搬至二楼北头，房屋7间，刘聿福负责开展了血液流变学测定。

1993年，新增“751”光电比色计1台，开展了唾液酸测定及癌胚抗原、AFP检测。同年，赵坤、杜明刚、张峰晋升为检验师，科内发表国家级论文一篇。

1994年，刘聿福晋升为副主任检验师。

1995年，引进半自动生化分析仪，检测各种生化项目。化验工作开始明确化、具体化，开始了听班制度。

1996年，引进二分类血球计数仪，用电阻抗原理测定血细胞。检验业务量大大增加。

1997年，新增加血流变仪1台，开展血液黏度的测定。科室职工增加到10人，随着人员的不断增加和业务能力的提高，为保证随时服务于病患者，从此科内开始24小时值班制度。

1998年，购进三分类日本光电6318血球分析仪，血细胞检测实现了机器化操作。

1999年，购进意大利产BT—2000全自动生化分析仪和钾、钠、氯分析仪各1台，开展肝功系列、血脂系列、肾功能、心肌酶谱、钙镁磷等项目的检查检验，诊断肾功能衰竭的病人20人，参加全省生化质量控制，成绩优秀。至此，生化检测项目进入常规检测，所检验的项目也大大增加，大部分替代了手工操作。

2003年，开展乙肝五项定量和DNA病毒的定量分析，生化质量控制成绩优秀。随着业务量的不断增加，BT－2000生化检测仪已经不能满足临床需要。12月，医院新购进日本东芝40全自动生化分析仪，速度达到400次测试/小时，基本满足临床需要。

2006年，购进当时比较先进的五分类日本光电mek－7222k血细胞分析仪。

2009年10月，引进杭州龙鑫5000尿沉渣分析仪，尿液检查实现自动化。

2010年，随着医院的发展，病人的增多，原先的东芝40全自动生化分析仪已经不能满足临床需要，检验科购进先进的日本奥林巴斯2700全自动生化分析仪，速度达到1600次测试/小时，测试的项目达到四百多项。同期为满足需要把原先的五分类日本光电mek－7222k血细胞分析仪更新为五分类血球日本光电mek－8222k，该设备全自动轨道进样，极大缩短了标本检测时间，其精确性也大大提高。

2011年10月，检验科引进北京科美cc600全自动化学发光仪，开展乙肝五项、丙肝、梅毒、艾滋病抗体的定量检测，填补了当时县级医院的空白。引进德国BE全自动血凝仪，凝血系统的检查实现全自动化。同年，建立检验科细胞室，主要对血液疾病以及脱落细胞良恶性进行检测。

2012年12月，引进济南兰洁大便沉渣分析仪，实现大便检验的自动化。

2013年10月，引进日本东槽AIA900全自动化学发光仪，主要检测甲状腺功能、肿瘤标志物、HCG等项目。

中医院检验科已经成为一个年轻的现代化的科室，具有先进的检测设备和精干的技术力量。生化检测项目达400多种，基本满足临床需要，细菌培养为临床抗生素的合理应用提供了保障，细胞学多年来也积累了丰富的经验，为临床诊断提供了有力的证据。

附表7－1－2　1983～2013年中医院检验科检查项目工作情况表

年份（年）	检查项目	年工作量（人次）
1983	三大常规、ASO、RF，血沉	3500左右
1984－1985	上述项目基础上增加肝功能、血型的检测	6000左右
1986－1988	同上	10000
1989	增加血流变检测、骨髓细胞、钾、钠、尿素氮、肌酐、氯、淀粉酶、胸腹水及脑脊液常规、乙肝表面抗原检测	18000
1990	增加生化及免疫学方面的检验	21000
1991－1992	增加血糖、胆固醇、甘油三酯、蛋白电泳	25000
1993－1994	增加唾液酸、癌胚抗原、甲胎蛋白检测	30000
1995－1997	同上	40000
1998－1999	开展血脂系列、肾功能、心肌酶谱、钙镁磷并参加了全省的质量控制	50000
2000－2003	开展乙肝五项和DNA病毒检测	70000
2004－2006	日本东芝40全自动生化分析仪的应用，临床所需的检测项目基本都能检测	80000
2009	尿液分析仪的应用使尿检自动化	85000
2010	日本奥林巴斯2700生化分析仪的引进，使血液中的测试项目达到四百多种	90000
2011－2012	增加了乙肝五项、艾滋病、梅毒、丙肝定量检测、凝血五项，随着细胞室的建立，血液病方面检测及纤支镜、各种穿刺细胞学广泛开展。	120000
2013	随着AIA900全自动化学发光仪的引进，增加了甲状腺功能、肿瘤标志物、HCG等检测	150000

第二节　放射诊断

一、科室沿革

放射科是中医院成立之初仅有的几个最早科室之一。

1983 年，中医院就设有放射科，有马启忠、蔡成两名工作人员，马启忠任主任，设备仅有新华产 200MA、上海产 30MA X 光机，只能开展普通透视、普通胃肠、透视下整复等工作。

1985 年，张德修从孙镇卫生院调入放射科。

1987 年，医士王公爱调入放射科，蔡成调离。

1988 年，医士李士存从孙镇卫生院调入放射科。

1989 年，王公爱调出放射科。

1990 年，医士郑军调入放射科。

1991 年，韩成森调入放射科。

1992 年 9 月，李士存任放射科副主任。

1993 年，医师崔美荣从好生镇卫生院调入放射科。

1996 年 1 月，主任马启忠退休，李士存担任放射科主任。8 月，王保明从山东省卫校、赵艳丽从莱阳卫校影像专业毕业后，分配进放射科工作。

1997 年，王保明调离放射科，王守沪从临沂卫校影像专业毕业分入放射科。

1998 年，护士王霞、医士刘冬、牛现泳调入放射科。崔美荣晋升主治医师。

1999 年 6 月，郑军被聘任为放射科副主任。12 月，李士存晋升主治医师，赴省立医院进修 CT 诊断半年。

2000 年，李伟华调入放射科，郑军调离。王守沪赴济南军区总医院进修 CT 诊断 1 年。赵艳丽取得大型医用设备 CT 技师上岗证。

2001 年，赵艳丽赴济南军区总医院进修 CT 诊断半年。

2002 年，放射科工作人员增加为 20 人，李士存为放射科主任，李晓伟、李磊、高英杰、卢岩、张塑、颜世平、霍苏、王加伟、李志刚、王静调入，其中李晓伟等 8 人在解放军 148 医院进修 1 年。

2003 年，曹金凤、曹景慧、段丛调入放射科，同时一块到山东省影像所进修学习，时间 1 年。

2004 年，刘冬赴省影像所进修 CT 诊断，时间 1 年。医士袁泉从牡丹江医学院毕业后来放射科工作，韩成森调离放射科，李志刚因攻读硕士离开放射科。

2005 年，高英杰、卢岩、李磊赴滨州医学院附院进修 CT 诊断 1 年。尹新洋从万杰医学院毕业后来放射科工作。王加伟因攻读硕士，调离本科。尹新洋到省影像中心进修 MRI 诊断，时间 1 年。

2005 年 3 月，中医院公布科室中层领导，放射科主任为李士存，副主任刘冬、王守沪。放射科共有工作人员 22 人，其中中级职称的 2 人，其余为初级职称。

2006 年，牛现泳、张塑赴滨州医学院附院进修 CT 诊断 1 年。

2007 年 6 月，赵艳丽担任放射科副主任，刘冬、牛现泳取得大型医用设备 CT 医师上岗证。张承林调入放射科。王霞、李伟华调离。曹金凤因读硕士，离开本科。王静、颜世平赴滨州医学院附院进修 CT 1 年。

2008 年 7 月，赵艳丽晋升主治医师。孙娜、刘涛调入放射科，李晓伟调离。

2009 年，刘冬赴天津肿瘤医院进修乳腺影像诊断半年。赵艳丽赴北京安贞医院进修 CTA、MRI 诊断 1 年，袁泉取得大型医用设备 CT 技师上岗证。孙国亮调入放射科。

2010 年，刘冬晋升主治医师，袁泉晋升主管技师。麻轲、仇亚菲、王续生调入放射科。尹新洋赴山东省影像所进修 MRI 诊断，时间 1 年。

2011 年，赵艳丽担任放射科主任，牛现泳担任放射科副主任。刘涛赴北京安贞医院进修 CTA、MRI 诊断 1 年。王静到天津医科大学附属医院进修 CT 诊断，时间 1 年。是年，赵艳丽、王静取得大型医用设备 CT 医师上岗证。杨斌调入放射科，曹景慧调离。

2012 年 6 月，刘涛担任放射科副主任。9 月，在全科人员共同努力下，圆满完成了三级甲等中医院的创建工作，顺利通过了专家组的评审。赵艳丽、杨斌取得大型医用设备 MRI 医师上岗证。刘涛、杨斌晋升主治医师。崔美荣退休离岗。李士存病逝。

2013 年，杨斌赴省影像所进修 MRI 诊断半年。孙娜、王续生赴上海市第六人民医院学习 CTA 诊断技术。刘福宝、李翠霞、赵方刚调入放射科工作。杨斌、卢岩、李磊取得大型医用设备 CT 医师上岗证，孙国亮、仇亚菲、王续生取得大型医用设备 CT 技师上岗证。

2013 年底，放射科共有工作人员 24 人，其中主治医师 4 人，主管技师 1 人，持有大型医用设备 MRI 医师上岗证 3 人，CT 医师上岗证 9 人，CT 技师上岗证 4 人。科主任为赵艳丽，副主任为王守沪、牛现泳、刘冬、刘涛。

附表 7-2-1 中医院放射科主任副主任任职情况表

科　名	职务	姓　名	性别	任职时间
放射科	主　任	马启忠	男	1983.3~1996.1
	副主任	李士存	男	1992.9~1996.1
	主　任	李士存	男	1996.1~2011.
	副主任	郑　军	男	1999.6~2000.
	副主任	刘　冬	男	2005.3~
	副主任	王守沪	男	2005.3~
	副主任	赵艳丽	女	2008.7~2011.
	主　任	赵艳丽	女	2011.~
	副主任	牛现泳	男	2011.~
	副主任	刘　涛	男	2012.6~

附表 7-2-2 2013 年底放射科医技护人员情况表

姓　名	性别	学历	职务	职　称	职称晋升时间	在本科工作时间
赵艳丽	女	本科	主　任	主治医师	2008 年	1996.1~
王守沪	男	大专	副主任	医师	2002 年	1997.~
刘　冬	男	本科	副主任	主治医师	2010 年	1998.~
牛现泳	男	大专	副主任	医士	1999 年	1998.~
张　塑	男	大专		医士	2004 年	2002.~
李　磊	男	本科		医士	2003 年	2002.~
卢　岩	男	大专		医士	2003 年	2002.~
高英杰	男	大专		医士	2004 年	2002.~
颜士平	男	大专		医士	2003 年	2002.~
王　静	女	大专		医士	2004 年	2002.~
尹新洋	男	大专		医师	2006 年	2005.1~
段　丛	女	大专		技士	2004 年	2003.~
张承林	男	大专		技士	2006 年	2007.~
孙　娜	女	本科		护师	2009 年	2008.7~
袁　泉	男	本科		主管技师	2010 年	2004.9~
刘　涛	男	本科	副主任	主治医师	2012 年	2008.7~
王续生	男	大专		技士	2013 年	2010.~
仇亚菲	女	大专		技士	2011 年	2010.~

姓　名	性别	学 历	职 务	职　称	职称晋升时间	在本科工作时间
孙国亮	男	大专		技士	2012 年	2009. ~
麻　轲	男	大专		技士	2012 年	2010. ~
杨　斌	男	硕士		主治医师	2012 年	2011. ~
刘福宝	男	大专		技士	2013 年	2012. ~
赵方刚	男	本科		医士	2011 年	2013. ~
李翠霞	女	大专		医师	2007 年	2013. ~

二、业务开展

1983 年，中医院放射科成立之初，条件简陋，设备只有新华产 200MA、上海产 30MA X 光机，能开展普通透视、普通胃肠、透视下整复等工作，所有工作都是在暗室操作。此后很长一段时间，由于条件限制，仅能在原先的基础上，因陋就简，开展放射诊断业务。

1991 年，购进西南 KC－400MA X 光机 1 台，开始开展全身各部位普通摄片，洗片为暗室内手动洗片，分为显影、漂洗、定影、水洗 4 个步骤。

1992 年，购进北京产 F78－III 型 300 MA X 光机 1 台。

1996 年，购进北京产 300 MA X 光机影像增强器 1 件，结束了透视下暗室操作的历史。

1999 年 12 月，购进 CT1 台（美国产 GE－9200）、日本岛津 800MA 胃肠机 1 台、天津及江苏虎丘产自动洗片机各 1 台，新开展了全身各部位的 CT 扫描、钡灌肠等工作。自动洗片机的使用摆脱了手工暗室洗片，图像质量也有了很大的提高。

2000 年，CT 诊断成为诊断疾病的重要手段，获得重视，先后有王守沪、赵艳丽赴济南军区总医院进修 CT 诊断。赵艳丽并取得大型医用设备 CT 技师上岗证。

2004 年，购进东软核磁共振，型号 Dsm－p023a。开展的业务：颅脑、颈椎、腰椎、膝关节、髋关节等部位的常规 MRI 平扫及颅脑、脊髓的 MRI 强化。同时购进东软螺旋 CT 1 台（型号 CT－C3000）、东软产 CR 1 台、柯达及柯尼卡干式相机 2 台、CT 高压注射器 1 台。开始开展螺旋 CT 和核磁共振检查以及 CT 强化扫描业务。

2005 年，中医院开通 CT、MR 远程会诊业务，由北京几家三级综合医院协助诊断，并出具检查报告书。

2006 年，购进日立 800MA 透视机一台，型号 Tu－51B。实现了点片、实时采集图像，开展的业务：上消钡透、全消钡透、钡灌肠、透视下定位、透视下尿路造影、子宫输卵管造影等。

2008 年 7 月，放射科购进日立单排螺旋 CT，型号 CT－WS－17V。全身各部位的常规 CT 平扫及 CT 强化扫描业务又上了一个台阶。赵艳丽赴北京东直门医院进修排粪造影。排粪造影及结肠运输试验的开展，为需要手术的肛肠疾病患者提供了明确诊断。

2009 年，刘冬赴天津肿瘤医院进修乳腺影像诊断半年。随后开展了乳腺钼靶 X 线检查及诊断工作。赵艳丽赴北京安贞医院进修 CTA、MRI 诊断 1 年，随后开展了核磁强化。袁泉取得大型医用设备 CT 技师上岗证。

2010 年，引进荷兰 Planmed（普兰梅德）钼靶乳腺机，型号 Planmed X - Ray unit ，实现了乳腺的数字化摄影。

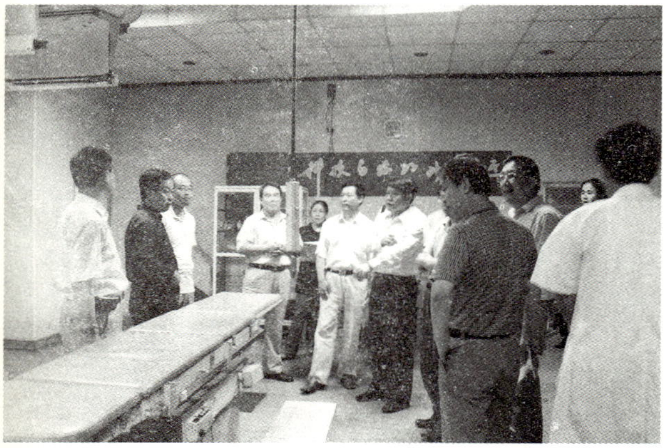

图 7. 2. 1　省环保厅领导对中医院放射设备环保评估

2011 年，引进北京万东透视机，型号 F—108V，主要用于胸透查体。赵艳丽担任放射科主任。牛现泳担任放射科副主任。刘涛赴北京安贞医院进修 CTA、MRI 诊断 1 年，并取得大型医用设备 MRI 医师上岗证。赵艳丽、王静取得大型医用设备 CT 医师上岗证。随着科室人员的各种任职资格的取得，放射科的检查诊断水平大大提高。

2012 年 9 月，放射科圆满完成了三级甲等中医院放射科方面的创建工作，顺利通过了专家组的评审。赵艳丽、杨斌取得大型医用设备 MRI 医师上岗证。

2013 年 9 月，中医院新门诊病房大楼启用，放射科的检测设备也上了一个大的层次。新引进西门子 64 排 128 层 CT，型号 Definition AS 128。开始更详尽地开展全身各部位的 CT 平扫、CT 强化（包括冠脉、头部、颈部、主动脉、上下肢 CTA）、矢状位重建、三维重建、MPR 重建、仿真内窥镜等业务。尤其是 CTA 的成功开展，为各种血管疾病的明确诊断提供了无创、便捷的检查手段，为临床科室的发展奠定了更稳健的基础。同时引进的佳能悬吊 DR，型号 E7254FX，操作更加方便，图像质量更加清晰。

表7-2-3　1983~2013年部分年份放射科业务工作情况表

年度	胸透拍片例数	CT例数	磁共振例数	钡透例数	造影例数	业务收入（万元）
1983	2160			26	12	2.4
1991	2520			52	24	3
1996	3650			104	36	5
1999	5754			372	52	12
2000	4745			542	78	14.4
2004	7774	3285	288	728	176	120
2005	12957	5475	504	901	216	180
2009	25915	10950	864	1263	648	355
2010	27375	12922	1234	1441	756	420
2011	29350	13076	1241	1932	864	516
2012	27660	11661	1236	1865	903	490
2013	28800	13140	1460	2160	1080	650

第三节　超声检查

B超室是中医院建立相对较早的医技科室。1989年，随着医学的发展和社会的需求，中医院引进美国SR-50黑白B超机。7月，派医师张艳云到解放军148医院（周村）进修超声诊断。1990年1月，张艳云回来建立B超室，地点在检验科西楼，房屋1间，约20平方米。主要对腹部及妇产科病人可做B超诊断。每天病人很少，曾诊断发现脑积水2例，无脑儿畸形1例，葡萄胎1例。

1991年，心电图室、B超室合并，成立特检科，总负责人为张艳云。搬入门诊二楼东侧，有房屋2间，心电图、B超各1间，共约40平方米。医士章莉于邹平卫校医士专业毕业后，分入特检科工作，从事B超诊断。

1993年9月，章莉到滨州医学院大专班脱产学习3年。12月，张艳云晋升为护师，被任命为特检科副主任，主持特检科的工作。

1994年，心电图日门诊检查8人次，B超10人次。

1995年，医师耿爱红到山东省影像研究所进修学习超声技术，学习回来后调入超声室。张艳云任超声室主任。同年，引进美国超9，开展彩色多普勒超声检查，检查成人心脏及颈部血管病变。科室月收入6000余元。

1996年1月，中医院进行卫生制度改革，实行聘任制，张艳云被重新聘任为特检科副主任，主持工作。同年，原院工会主席张素红从山东省影像研究所进修超声学习回来，调入超声科。下半年，B超室引进心脑工作站1台（即24小时动态心电图、脑电图）。章莉于滨州医学院大专毕业，回到科内，同刘俊华到秦皇岛参加心脑工作培训班。医师耿爱红从妇产科调入特检科，随即到省影像研究所进修学习彩超诊断技术，回来后开展了彩色多普勒超声检查，检查成人心脏及颈部血管病变，填补了中医院的一项空白。至此，特检科共有心电图室、B超室、彩超室、心脑工作站4个专业诊断技术室。

1997年，特检科搬入新建门诊楼东，房屋4间，心电图室、彩超室、B超室、心脑工作站各1间，每间约20平方米 。开展眼科超声和介入超声业务。

1998年，查体人数400人，开展腹部急诊超声，发现肠套叠2例，宫外孕2例，

2000年，超声科人员到滨州市医学会参加了“非医学鉴定胎儿性别”培训班。7月，石志波从滨州医学院临床专业本科毕业，分入特检科超声室工作。

2001年，张艳云通过成人高考，考取滨州医学院大专班。12月，石志波晋升为住院医师。

2002年，特检科引进经颅多谱勒1台，医师赵峰调入超声室，经过培训，负责经颅多普勒超声检查工作。邢立莎从滨州医学院附属医院进修超声学习后，调入特检科超声室。

2003年，超声室引进西门子G50（2013年停用）。医士田晓慧到山东省影像研究所进修学习超声技术，调入超声室。因工作需要，耿爱红、章莉调入心内科，成立心脏病研究室，负责成人心脏超声的检查。10月，石志波、田晓慧参加了全国大型仪器上岗证CDFI的培训并取得证书。石志波参加全国执业医师考试，取得执业医师资格。张艳云、石志波参加省内组织的超声对胎儿畸形筛选培训班，回来后立即开展工作，制定检测标准，对胎儿先天畸形超声筛选检查，作知情同意书及可行的检测，发现多例胎儿畸形病例。

2004年，石志波到山东大学齐鲁医院进修超声，张艳云、邢立莎参加全国大型仪器上岗证培训并取得证书。张艳云取得中级职称。

2005年3月，张艳云被任命为特检科主任，医师王素才调入超声科。同年，特检科超声室引进东软阳光180彩超、GEα200黑白超。

2006年，超声室引进飞利浦4000彩超。

2007年6月，中医院重新聘任科室中层领导，张艳云被聘为特检科副主任，主持特检科的全面工作。医师王晓霞、技士张琦、医士季彩凤由查体中心

并入超声室，为超声室增强了力量。超声室由听班制度改为24小时值班制度，为广大病患者提供了更及时的医疗服务。

2008年6月，张艳云被聘为特检科主任，主持心电图、B超、彩超、经颅多谱勒等多项检查业务。同时，心脏病研究室彩超业务及人员一起并入超声室，建立大特检科。石志波、耿爱红任特检科副主任，主要负责超声室工作。医师章莉调入查体中心。同年，超声室引进TOSHIBA APLIO 770高端彩超诊断仪，开展彩超小器官检查，如：乳腺及腋窝淋巴结、甲状腺及腹部淋巴结、腮腺、颌下腺、体表包块等。医师石志波到山东省齐鲁医院超声诊断科进修胎儿心脏超声检查回来后，率先在全市开展了胎儿心脏常规检查，诊断并提示胎儿先天性心脏病例和胎儿畸形病例，大大提高了出生幼儿的健康概率，获得了社会的普遍认可，妇女在怀孕期间对胎儿孕情的超声检查逐渐成为常规。自2009年，彩超室年超声检查孕期胎儿心脏在1000~1500余例。科室业务量明显提高。

2009年3月，为配合两腺科的建立，张艳云与两腺科人员一起到天津肿瘤医院进修学习6个月。技士边娟调入超声室。经颅多普勒设备出现故障，经多次修理未能正常运行，遂停用，负责此工作的医师赵峰后转为从事超声工作。

2010年，医师夏明玉调入。从本年度开始，利用三年的时间，全科人员与两腺科合作，承担了由国家卫生部、妇联抗癌协会组织的农村妇女乳腺癌筛查项目。超声室人员加班加点，不辞辛苦，下乡村为妇女检查，圆满完成了任务。

2011年，超声室引进日立HIVISION PreIrus高端彩超诊断仪。8月，护师魏少玲从肿瘤科转入特检科，任护士长。医师汲萍调入。

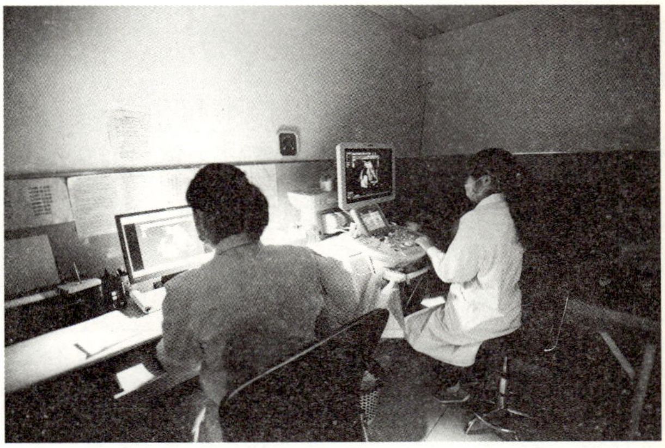

图7.3.1　彩超室在为患者做超声检查

2012年5月，中医院开始创建三级甲等中医医院，按照“三级甲等中医院”的科室设置要求，大特检科划分为彩超室（科）和心电图室（科）。彩超室由张艳云任主任，石志波、耿爱红任副主任，魏少玲任护士长。同年，彩超室引进飞利浦IU22、MEDISON等高端彩超诊断仪。医士赵雪、技士皮娟调入彩超室工作。科室月诊断病人1800余例。从本年开始开展妇科的腔内超声检查，使妇科的盆腔肿块，宫腔内及宫颈病变、异位妊娠等疾病的诊断比经腹部超声更加明确，大大提高了诊断率。同时，开始开展超声介入治疗，采用细针操作，创伤轻微，无手术切口，在超声引导下对各部位囊性肿块的硬化治疗取得了很好的效果。还开展超声引导下置管引流和药物注射治疗及超声引导穿刺活检技术，获得成功。

2013 年，医士王娟调入。9 月，彩超室搬入新门诊病房综合大楼，就医环境的大大改善，病人增多，业务量大增。

2013 年底，彩超室（科）共有 17 名医技护人员，其中，本科生 7 人，专科 9 人。中级职称 8 人。科主任张艳云，山东大学本科毕业，中级职称，擅长腹部、妇产、两腺的超声诊断；副主任石志波，主治医师，擅长腹部、妇产、血管、心脏及胎儿心脏的超声诊断；副主任耿爱红，主治医师，擅长腹部、妇产、血管、心脏及胎儿心脏的超声诊断。其他人员均已取得全国大型医用设备使用人员上岗证。科内多位医师承担各种医学兼职，同时承担乡镇及个体医院、医学院在校学生的超声影像诊断课的教学任务。

中医院搬进新病房大楼后，彩超室设备更加先进，环境更加优越，技术力量更加雄厚，成为邹平县中医院疾病诊断和健康查体的重要窗口单位。

附表 7－3－1　　中医院彩超室主任副主任任职情况表

科　名	职务	姓　名	性别	任职时间	备　注
彩超室	负责人	张艳云	女	1990. 1 ~ 1991.	
特检科	负责人	张艳云	女	1991.　~ 1993. 12	
	副主任	张艳云	女	1993. 12 ~ 2005. 3	主持工作
	主任	张艳云	女	2005. 3 ~ 2007. 6	
	副主任	张艳云	女	2007. 6 ~ 2008. 6	主持工作
	主任	张艳云	女	2008. 6 ~ 2013. 9	
	副主任	石志波	男	2008. 6 ~ 2013. 9	
	副主任	耿爱红	女	2008. 6 ~ 2013. 9	
彩超室	主任	张艳云	女	2013. 9 ~	
	副主任	石志波	男	2013. 9 ~	
	副主任	耿爱红	女	2013. 9 ~	

附表 7－3－2　　2013 年底彩超室（科）医技护人员情况表

姓名	性别	学 历	职 务	职　称	职称晋升时间	在本科工作时间
张艳云	女	本科	主　任	主管护师	2004. 12	1989. 7 ~
耿爱红	女	本科	副主任	主治医师	2004. 12	1996. 6 ~
石志波	男	本科	副主任	主治医师	2006. 5	2000. 10 ~
汲　萍	女	专科		医师	2013. 12	2011. 12 ~
王晓霞	女	本科		主治医师	2010. 5	2004. 5 ~
田晓慧	女	专科		医师	2011. 12	2003. 7 ~
赵　雪	女	专科				2012. 11 ~
夏明玉	女	本科		主治医师	2013. 5	2010. 7 ~
赵　峰	男	本科		主治医师	2011. 5	2002. 7 ~
季彩凤	女	专科		护师	2012. 8	2005. 7 ~
邢立莎	女	本科		医士	2009. 12	2002. 7 ~
王素才	女	专科		主管护师	2007. 1	2005. 9 ~
张　琦	男	专科		技师	2008. 12	2003. 10 ~
皮　娟	女	专科		技士		2012. 12 ~
魏少玲	女	中专	护士长	主管护师	2003. 7	2011. 8 ~
边　娟	女	专科		技士	2004. 12	2009. 6 ~
王　娟	女	专科		医师	2002. 10	2013. 5 ~

附表 7－3－3　　中医院彩超室 1990 ~2013 年业务情况表

年 份	超声例数	查体例数	疑难病例	急症例数
1990	1000		8	8
1991	1500		10	12
1992	1600		10	12
1993	1600		12	15
1994	2400		18	25
1995	3000		17	25
1996	4000		15	30
1997	5000		13	28
1998	6000	400	14	30
1999	6000	500	17	28
2000	6600	600	15	30
2001	6800	600	16	30

年 份	超声例数	查体例数	疑难病例	急症例数
2002	7000	800	17	36
2003	8000	800	18	40
2004	9000	1000	20	50
2005	10000	2000	22	80
2006	12000	2000	24	120
2007	13000	3000	26	150
2008	15000	4000	30	200
2009	16000	14000	30	300
2010	17000	5000	36	350
2011	18000	4800	40	360
2012	20000	6000	36	600
2013	23000	5000	48	800

第四节　心电图检查

心电图室是中医院建立时就设立的最早的科室之一。

1983 年设立心电图室，在门诊楼一楼西，有房屋一间，约 20 平方米，购置上海 ECG6511 心电图机，由心电技士宋策茵负责，对就诊的心脏病患者进行心电图监测。

1985 年，心电图曾诊断出 1 例完全性房室传导阻滞合并下壁心肌梗塞患者，使病人得到及时的救治。

1991 年，心电图室和 B 超室合并，成立特检科，负责人张艳云，搬入门诊二楼东，有两间 40 平方米房屋。护士刘俊华调入科内。

1992 年，刘俊华到 148 医院进修脑电图。

1993 年，刘俊华进修回院后，设立脑电图室，购置脑电图机 1 台，房屋一间约为 15 平方米。7 月，刘俊华，宋策茵分别晋升为护师，心电技师。

1994 年 心电图门诊人次每天约 8 人。

1996 年下半年，引进心脑工作站 1 台，派刘俊华到秦皇岛参加心脑工作站培训班，回来后即开展心脑检测，检测效果显著。每月心电图检查人次 200 人左右。

1997 年搬入新建门诊楼东，房屋 4 间，心电，彩超，B 超，心脑工作站各一间，每间约 20 平方米，王莉调入心电图室，每月心电图检查人次 300 ~ 450 人。

1998 年，王莉到济南军区总医院进修心电图 1 年。

1999 年，发现一例变异型心绞痛，通过追踪观察，复查心电图证实。刘俊华、宋策茵晋升为中级职称。

2001 年，王莉晋升为医师。

2003 年，刘晓丽自滨州卫校毕业，进入特检科，张芹调入特检科工作。月心电图检查 600 人次左右。同年，刘俊华由心电图室调至心内科心脏病研究室从事心电图检查，开展综合心电向量，动态心电图，运动平板试验等检查，填补了滨州地区医学领域的一项空白。

2004 年，张芹在滨州医学院附属医院学习心电图及脑电图，参加了临床心电图及新概念心电图学术会。王莉参加全国执业医师考试，取得助理执业医师资格，王莉，张芹，刘晓丽通过成人高考，考取济宁医学院大专班。

2005 年 2 月，刘晓丽到齐鲁医院进修心电图半年。科内引进日本产光电 9130P 同步 12 导自动分析心电图机 1 台，上海产诺诚脑电图仪 1 台。通过 12 导联同步动态心电图发展起来的心电新技术，可连续不间断地记录 24 小时，为临床医疗提供重要依据。不仅能正确判断出房性早搏或室性早搏，有助于识别单源，多源，多形性房早和室早，利用 12 导联同步记录心电图可准确测量参数，判断有无房室分离现象，提高宽 QRS 波群心动过速的鉴别能力。曾快速诊断出一例双向性心动过速患者，给临床医生提供了依据，使病人得到及时诊治。

2006 年，赵娟从滨州职业学院毕业，进入心电图室工作。5 月，宋策茵退休。是年，心电图室发现一例心肌梗塞超急性期患者，为患者赢得了救治时间。

2008 年，心脏病研究室并入特检科，心电图室与心研室合为一起，在门诊二楼，约为 30 平方米，心电图室增至 6 人，王莉任副主任。

2009 年，王莉参加全国执业医师考试，取得执业医师资格，刘晓丽取得执业助理医师资格。

2010 年，张芹参加全国执业医师考试，取得执业助理医师资格。门诊病例发现一例室性心动过速，病情危急，内科医生立即抢救，后转危为安。

2011 年，刘俊华退休，医院返聘回来继续工作。查体办公室刘玉敏，卢义红，高冬梅调入心电图室。刘玉敏，王莉参加全国职称考试，晋升中级职称。同年，皮肤病防治站设立心电图室，购置日本光电 1350P 自动分析心电图机 1 台，隶属于特检科。年底，姜灵燕调入心电图室。

2012 年，引进长春时代数码远程心电图监测系统，通过网络与各基层卫生院（室）联网，病人的心电图资料通过网络直接传输到会诊中心，实现远程会诊功能，使患者不出村就能享受到上级医院的检查指导，极大地方便了基层医生诊断治疗。心电图室开始实行值班制度。

2013年9月，心电图室由原门诊楼三楼迁入新门诊大楼二楼，面积约100平方米。新上2台日本光电1350P自动分析心电图机。环境条件的改变，大大提升了病患者的就诊率。马群由邹平县中心医院调入，张芹调至皮防站心电图室，王莉担任主任，刘晓丽，刘玉敏担任副主任。

2013年底，全科共有专业技术人员11人，其中中级职称4人，技术熟练，经验丰富。心电图室现有心电图机3台，型号日本光电1350P，上海诺诚数字化脑电图仪1台，12导同步动态心电图仪1台，长春时代数码12导同步远程动态心电监测系统1套，12导同步运动平板试验检测系统1套，设备先进、齐全，检查结果准确、可靠，为临床的诊断和治疗提供了有力保障。24小时动态心电、运动平板试验是发现冠心病的有效检查。有多例动态心电图、运动平板试验发现心肌缺血改变患者，后经冠脉造影检查确有冠脉病变，给临床医生提供了有力证据。

附表7-4-1　邹平县中医院心电图室（科）主任副主任任职情况表

科名	职务	姓名	性别	任职时间	备注
心电图室	负责人	宋策茵	女	1983. ~1991.	
特检科	负责人	张艳云	女	1991. ~2005. 3	
	主　任	张艳云	女	2005. 3 ~2013. 9	
	副主任	王　莉	女	2008. 6 ~2013. 9	分管心电图
心电图室	主　任	王　莉	女	2013. 9 ~	
	副主任	刘玉敏	女	2013. 9 ~	
	副主任	刘晓丽	女	2013. 9 ~	

附表7-4-2　2013年底心电图室专业技术人员一览表

姓　名	性别	学　历	职务	职称	职称晋升时间	本科工作时间
王　莉	女	本科	主任	主治医师	2011. 5	1998. ~
刘玉敏	女	本科	副主任	主治医师	2011. 5	2011. ~
刘晓丽	女	专科	副主任	医士	2009. 12	2003. ~
张　芹	女	本科		医师	2013. 12	2003. ~
赵　娟	女	专科				2006. ~
高冬梅	女	专科		护师	1997. 9	2011. ~
卢义红	女	专科		主管护师	2002. 12	2011. ~
姜灵燕	女	本科		医师	2009. 12	2011. 12 ~
马　群	女	专科		技士	2004. 12	2013. 9 ~
袁晓梅	女	专科				2002. ~

第五节　病理检查

中医院病理科创建于1998年。

1997年3月，为了提高中医院医疗水平，全面培养人才，医院派出检验科医师孙芳红，到滨州医学院附属医院病理科，师从张祥盛、吴淑华教授进修，时间1年。

1998年3月，孙芳红进修回院，医院设立病理室，工作隶属检验科。设备开始用的是济南军区总医院（九零医院）病理科退下来的旧机器，有医师孙芳红1人，开始开展病理检查项目，当年病理标本量就有92例。

1998年12月至1999年1月，孙芳红再次到济南军区总医院病理科进修。

2002年10月，病理科淘汰旧设备，更新了德国莱卡RM2125组织切片机，安装了当时先进的MIAS病理图文报告系统及OLYMPUS－BX41显微镜，新购置常州华立生物组织脱水机。新的设备大大提高了病理检查的速度和准确性，工作量每年以15%的速度增加，并开设了特染项目。

2003年9月，医院大力引进人才，程志华滨州医学院本科毕业，进入病理科工作。12月，孙芳红被公布为检验科副主任，专门负责病理科的工作。

2004年3月，程志华到滨州医学院附院病理科进修，时间1年。

2006年9月，病理工作从检验科独立出来，成立单独的病理科。当年病理标本量达到600余例。

2007年6月，孙芳红仍为检验科副主任，主管病理科工作。

2009年4月，程志华再次到天津肿瘤医院，专业进修甲状腺、乳腺的病理诊断，时间1年。

2010年1月，省卫生厅对中医院病理科进行专项达标检查，病理科顺利通过。8月，周林则泰山医学院医学检验专业毕业，被招聘安排到病理科，从事病理检验技术工作。

2011年5月，在滨州市首届病理诊断与技术比赛中，中医院病理科获得了技术一等奖，诊断三等奖的好成绩。8月，新上德国LEICA CM1950型冰冻切片机，开展了术中快速冰冻项目。更换了泰维TC－120智能程控生物组织脱水机。

8月，程新增从江苏大学医学临床专业本科毕业，进入病理科工作。12月，孙芳红被任命为病理科主任。

2012年，在中医院争创“三级甲等”中医院过程中，病理科全体工作人员，认真准备，积极应对，为创建成功做出了应有贡献。10月，周林则调往检验科工作。

2013年2月，病理科更换了新的MIAS病理图文报告系统。9月，中医院新门诊病房大楼投入使用，病理科搬迁到新楼二楼东部。至 2013 年底，病理科共有工作人员 3 人，其中，中级以上职称的 2 人。主任为孙芳红，病理医师程志华，技师程新增。新的环境，新的设备，使业务量大大增加。

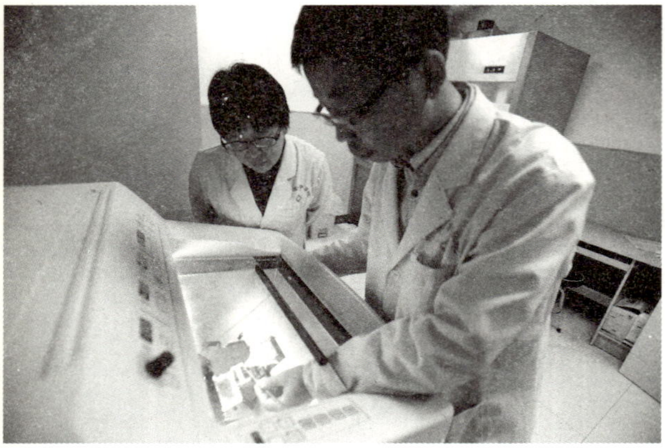

图 7.5.1　医检人员正在做病理检查

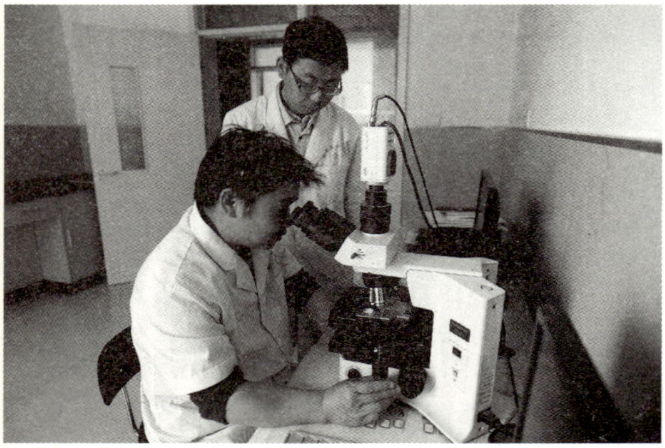

图 7.5.2　病理科人员正在做病理检查

病理科拥有先进的病理诊断设备：德国莱卡 RM2125 石蜡切片机 1 台，德国莱卡 CM1950 冰冻切片机 1 台，O-LYMPUS - BX41 显微镜 1 台，Mias 病理图像分析系统、泰维 TC - 120 智能程控生物组织自动脱水机 1 台，泰康达 TKD - BMB 型石蜡包埋机 1 台，TIKON 冷冻工作台 1 台，泰康 TKY - TK 摊片烤片机 1 台。科内设有病理诊断、免疫组织化学、术中快速病理、特染等专项技术实验室。年常规病理工作量 1500 余例。术中病理快速冰冻检查达 150 余例。

科开展的主要项目有：常规病理检查、术中快速病理检查、免疫组织化学和特殊染色，细胞学各检查项目也已开展等，尤其是妇科肿瘤和肺穿刺研究方面取得长足进步，并开展常规的快蜡业务，极大缩短病理报告时间，为病人特别是肿瘤病人的及时治疗提供依据。

表 7-5-1　中医院病理科 1998～2013 年业务情况表　单位：例

年度	病理诊断	免疫组织化学	术中快速病理	特殊染色
1998	92			
1999	339			
2000	321			
2001	280			
2002	316			
2003	388			2
2004	569			4
2005	609			5
2006	619			7
2007	691			7
2008	869			7
2009	909	3		8
2010	1102	5		8
2011	1210	11	32	11
2012	1335	13	104	15
2013	1385	16	110	20

第六节　内窥镜探查

一、科室沿革

1990 年，中医院利用山东省卫生厅扶贫下拨的上海产纤维胃镜，成立胃镜室，负责人为韩守峰 。

1993 年 1 月 10 日，胃镜室开展第一例纤维胃镜检查。是年，共做胃镜 508 例。

2001 年 4 月，医院引进奥林巴斯电子胃镜（JRF-V）1 台。2 月，为筹建消化内镜科，中医院派遣隆新霞到山东省齐鲁医院进修消化内科，时间 1 年。11 月，又派侯云飞、巩瑞红到济南军区总医院进修消化内镜半年。

2003 年 3 月，消化内镜科成立，医务科主任韩守峰兼任科室负责人，成员有主治医师隆新霞、医师巩瑞红、医士侯云飞。5 月，主管护师刘恒兰调入内镜科。

2004 年 11 月，设置胃镜工作站，胃镜室人员有主治医师韩守峰、隆新霞、医师巩瑞红，主管护师刘恒兰、护师侯云飞。12 月，护士长刘恒兰调出到小儿科任护士长。主管护师张爱芹调入消化内镜科。

2005 年 3 月，侯云飞到济南军区总医院进修消化内镜，时间 3 个月。6 月，护师张爱芹到济南军区总医院学习消化内镜的消毒洗涤剂保养。是年，共检查胃病病人 890 例

2007 年 5 月，医师刘方雷调入消化内镜科工作。由于房屋紧张，消化内镜科安排在老门诊楼 2 楼一间约 15 平方米的诊室里，设备为 OLYMPUS 系列 V 型内镜，主要开展业务为胃镜的诊断，每年诊断病例 900 余例。

随着医院的发展和壮大，对消化内镜科的业务需求提出了更高的要求，主治医师隆新霞带领团队进行了更加全面及细化的学习。2010 年 10 ~ 11 月，医院安排隆新霞、庄建宏、张巧莲、侯云飞、郭盈到柳州市中医院消化内镜中心进行培训。接着，隆新霞、庄建宏、张巧莲到解放军总医院进修消化内镜的诊治半年。

2011 年 6 月，脾胃病科成立，胃镜室并入脾胃病科。隆新霞任脾胃病科副主任、胃镜室主任。内镜室成员庄建宏、张巧莲、侯云飞、刘方雷、张爱芹、郭盈等并入。同年，在院领导的大力支持下，消化内镜室购入先进的 OLYMPUS H 型胃镜及结肠镜。

2013 年 2 月，医师郑兴刚调入胃镜室工作。9 月 10 日，中医院新病房门诊综合大楼启用，消化内镜科搬迁至新病房大楼二楼，科室建筑面积达 100 多平方米，功能区布局合理，环境温馨、舒适。现拥有 Olympus 系列消化道电子内窥镜主机 2 套，配备高清晰电子胃镜、电子肠镜，配备电凝电切设备，并拥有先进消化内镜清洗消毒系统，能规范、快捷地清洗消毒消化内镜，有效地杜绝内镜诊疗过程中的交叉感染，确保医疗安全。配备麻醉复苏监测系统，保障术中及术后复苏安全性。

2013 年底，内镜室共有人员 8 人，其中主治医师 5 人，医师 1 人，护士 2 人。主任为隆新霞。

二、业务开展

1993 年 1 月，胃镜室开展了第一例纤维胃镜检查，是年，共做胃镜 508 例。

随着医学科技的发展，人们对胃镜检查和治疗有了进一步的了解。前来检查并治疗的病患者逐渐增多。2005 年，检查胃病病人 890 例

2006 ~ 2010 年，每年开展胃镜检查例数都在 450 ~ 800 例，内镜下静脉曲张套扎术 2 ~ 3 例/年。

2011 年，消化内镜科开展无痛胃肠镜检查，受到广大患者欢迎，年完成

胃肠镜检查1300余人次，胃肠道息肉切除术20例，内镜下放置营养管3例。

2012年，年完成胃肠镜检查1500余人次，胃肠道息肉切除术50例，内镜下放置营养管6例，与肿瘤科联合开展内镜下激光治疗食管癌病例5例。

2013年，在开展胃肠镜检查诊断及治疗的基础上，开展上消化道急诊止血术6例。同时，联合介入科和麻醉科进行首例十二指肠镜下胆总管取石术，获得成功，标志着中医院消化内镜诊疗技术日趋成熟与完善。

消化内镜科以其一流的设备、一流的技术、一流的服务，成为广大患者心中最信任的医疗科室之一。

附表7-6-1　　邹平县中医院消化内镜科主任副主任任职情况表

科　名	职务	姓　名	性别	任职时间
胃镜室	负责人	韩守峰	男	1990. ~ 2002.6
消化内镜科	负责人	韩守峰	男	2002.6 ~
	护士长	刘恒兰	女	2002.6 ~ 2004.12
内镜室	主　任	隆新霞	女	2011.6 ~

附表7-6-2　　2013年底内窥镜室医护人员情况表

姓名	性别	学历	职务	职　称	职称晋升时间	在本科工作时间
隆新霞	女	本科	主任	主治医师	2000.05	2003.3 ~
刘方雷	男	本科		主治医师	2014.05	2007.5 ~
张巧莲	女	本科		主治医师	2011.05	2004. ~
侯云飞	女	本科		医师	2005.05	2003.3 ~
庄建宏	男	研究生		主治医师	2013.05	2011.6 ~
张爱芹	女	本科		主管护师	2006.05	2004.12 ~
郭　盈	女	专科		护师	2010.05	2011.6 ~
郑兴刚	男	研究生		主治医师	2014.05	2013.2 ~

表 7－6－3　　中医院内窥镜室 2002～2013 年业务开展情况表

年份	肠胃镜检查（例）	内镜微创治疗（例）	内镜介入治疗（例）	业务收入（万元）
2002	400			1.2
2003	450			1.5
2004	400			1.2
2005	500	3		4.5
2006	500	3		4.5
2007	520			1.5
2008	600			2
2009	750			2.3
2010	800			2.4
2011	1300	10		5
2012	1500	15		8
2013	1600	20	1	10

第七节　输　血

输血是医院医疗工作的一个重要组成部分，是临床抢救和治疗疾病的重要手段。邹平中医院输血科的前身为检验科血库。

2006 年 11 月，中医院成立输血科。有工作人员 2 人，张成彬任主任，张志永任检验师。输血科先后购买血库专用低温冰箱 1 台、试剂冰箱 1 台、标本贮藏冰箱 1 台、血小板震荡保存箱 1 台、日本三洋储血专用冰箱 1 台、贝索离心机 1 台，血浆融化箱 1 台，开展项目齐全。

2011 年，输血科引进抗人球蛋白法配血，提高了输血工作的标准化、科学化。

2012 年，中医院创建三级中医医院，输血科创建达标。

2013 年，输血科搬到新门诊病房综合大楼，现有建筑面积 146 余平方米，设有发血室、配血室，贮血室、办公室、消毒室、更衣室等。主要仪器设备包括：专用日本三洋储血冰箱、血小板保存箱、循环式冰冻血浆解冻箱、卡式血型系统鉴定仪、BASO 专用离心机、奥林巴斯显微镜、专用运血箱等。

输血科自成立以来，制定了完整的

科室规章制度，规范实验程序和标准操作规程，加强质量控制管理，严格按照国家法律法规为临床和医疗急救提供各种血液及血液成分制品，在医院临床输血管理委员会的领导下，负责对临床用血进行管理、指导、培训和督导检查，使临床用血更加科学、规范、安全、有效。

输血科每年供应临床的血液成分主要为：红细胞悬液、洗涤红细胞、机采血小板、手工分浓缩血小板、冰冻血浆、冷沉淀、Rh 阴性血等。开展的主要业务是卡式微柱凝胶 ABO（正、反）、Rh 血型鉴定、各种方法交叉配血实验及疑难配血、不规则抗体筛选和鉴定、抗人球蛋白试验、新生儿溶血病血清学实验、产前抗体检测。同时参与输血病例的临床会诊，指导和监督临床科学合理用血。多年来，中医院的成功输血率均达 99% 以上。

附表 7－7－1　输血科历年供应临床用血统计表

年　度	悬浮红细胞（u）	血浆（ml）	血小板（治疗量）	全血（ml）	冷沉淀（u）
2007	2376	139600	89	24400	4
2008	2387	179900	53	7600	20
2009	2722	124300	55	9600	10
2010	2792	218900	76	9400	46
2011	3479	387700	81	4800	4
2012	3260	256500	55	2000	8
2013	2865	222100	64	11600	58

第八节　放射治疗

1998 年 1 月，中医院投资数百万元引进了德国西门子电子直线加速器和模拟定位机。4 月，成立放疗科，放疗科隶属于肿瘤科，人员由放射医师王保明、护师付小芳等。朱旭东任肿瘤防治中心主任，王保明负责放射物理、铅模制作、机器保养维修等方面的工作，付小芳负责放疗摆位等方面的工作。同时，在邹平县率先开展了肿瘤的放射治疗技术，填补了邹平县肿瘤治疗方面的空白。5 月，引进了后装机，开展后装治疗技术，完善了肿瘤的综合治疗水平，并在全省率先开展术中插植、术后放射源通过导源管进入瘤体进行照射的技术，为肿瘤的治疗开辟了一个新途径。10月，建立热疗室，引进了热疗机和升白仪，分别开展肿瘤的热疗和升高白细胞的治疗。11月，医士李伟华调入放疗科工作。12月，王保明自行开发一套计算放疗剂量的软件，简化了工作，提高了效率。是年，放疗病人4536人次。

1999年3月，王保明、付小芳参加制定肿瘤科肿瘤综合治疗的发展方向的会议。5月，到北京“301”医院参观学习了术中放疗，定做了术中放疗限光筒。10月，购进了术中放疗限光筒。11月7日，由医疗组、放疗组、护理组、手术室共同协作，在放疗科直线加速器机房成功地开展了山东省首例肿瘤病人的术中放射治疗。完成该项目的医疗组由柴树德教授、朱旭东、槐业东、高文波组成，放疗组由王保明、付小芳、李伟华组成，护理组由马秀娥等组成。12月，王保明自行设计把直线加速器治疗床改造成了可安放手术托盘、输液架和麻醉支架并能自由活动的手术床。12月7日，主管护师王莉自医院供应室调入放疗科任护士长。同月，孟丹自邹平卫校毕业后到放疗科，负责放疗摆位等工作。至此，放疗科工作人员有王保明、付小芳、李伟华、王莉、孟丹共5人，是年，共放疗病人4620人次。

2000年，放疗科购进了腔道支架，由朱旭东等人开展了腔道支架植入技术。3月，李伟华调走。12月，王保明晋升为医师。是年，共放疗病人5166人次。

2001年1月，孟丹到山东省肿瘤防治研究院师从全国著名放射治疗专家院长于金明教授学习。3月，放疗科与卫生部放射卫生防护监督监测医学综合咨询服务中心达成合作协议，由中心定期派人员到科室讲座、查房，行介入、放疗指导。同月，孟丹到山东省肿瘤防治研究院进修学习光子刀治疗技术1年。6月，付小芳调走。7月，潘科毕业后分入放疗科，负责放疗摆位等工作。9月，医院派朱旭东、王保明到南京东影生物医学影像公司考察了国内外先进的光子治疗技术设备。10月，与南京东影生物医学影像公司签订建立邹平光子刀肿瘤放射治疗中心的合同，双方协议共同引进体部X－刀、适形、TPS设备等当今国内最先进的光子刀放疗系统。是年，共放疗病人5418人次。

2002年1～6月，放疗科参加了肿瘤防治中心组织的对全县肿瘤普查活动，对17个乡镇、887个自然村进行了发病病种、发病人数、发病年龄、地域分布、周围环境等进行了调查和研究。5月，科内微机与互联网联网。7月，潘科调走，医师夏欣欣毕业后分入放疗科，负责放疗摆位等工作。10月，医师李菊分入放疗科负责放疗摆位等工作。12月，肿瘤科、放疗科被共青团邹平县委授予“青年文明号”的称号。是年，共放疗病人6636人次。

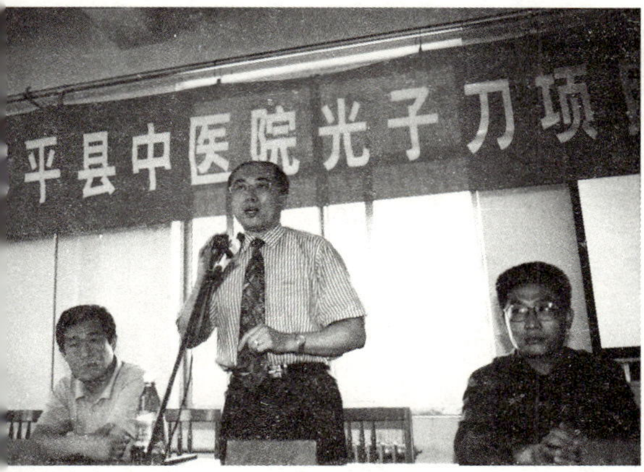

7.8.1　于金明教授在光子刀项目开业仪式上讲话

2003年5月，朱旭东、王保明、孟丹到江苏省淮阴第一人民医院、上海新华医院和上海宝钢医院参加光子刀的技术培训。同月，引进了光子刀治疗设备，成立了邹平县光子刀肿瘤放射治疗中心，并举行了开业仪式。县领导和山东省肿瘤防治研究院院长于金明出席了开业仪式并发表了重要讲话。4月，全国大面积暴发流行“非典”，放疗科人员积极参加了防治“非典”工作。7月，放疗科参加了中医院肿瘤防治中心创建“山东省重点中医专科”的工作。王保明被派往山东省肿瘤防治研究院进修学习肿瘤的光子刀治疗技术、适形调强放疗以及放射物理技术。10月24日，省专家验收团对肿瘤科和放疗科进行“山东省重点中医专科”的验收评审，并顺利通过，肿瘤科和放疗科被评为山东省重点中医专科。11月，购进放射粒子植入设备。天津胸科医院教授柴树德来放疗科指导了第一例肿瘤病人的体内γ－刀治疗术。该项目由医疗组朱旭东主任、巩瑞红和放疗组王保明、王莉、孟丹、夏欣欣等参加，共同协作完成。12月，肿瘤科、放疗科再次被邹平县委、共青团县委授予“青年文明号”的称号。是年，共放疗病人6762人次，其中，运用光子刀治疗病人16例 。

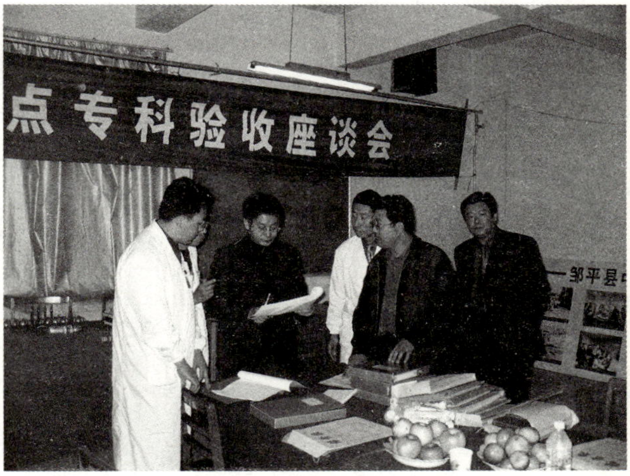

图7.8.2　省专家验收团对肿瘤科进行重点专科验收

2004年4月，王保明从山东省肿瘤防治研究院进修归来。5月，科室参加了“邹平大舞台”电视节目。7月，邹平县中医院肿瘤防治中心被山东省卫生厅评为“山东省重点中医专科”。利用体内γ－刀治疗术，共治疗该类病人16例。是年，放疗病人共7560人次，其中光子刀治疗病人26例。

2005年3月，王保明被县团委评为2004年度“青年岗位能手”。王莉被聘任为放疗中心护士长。5月，王保明自行设计改进了电子线限光筒。这项技术的改进避免了放疗过程中铅挡块脱落砸伤或惊吓病人的弊端 。截至8月底，总放疗病人 5712 人次，其中，利用体内 γ－刀治疗术治疗病人 21 例，光子刀治疗病人 24 例。

2006 年 9 月 21 日，省卫生厅专家来院复审山东省重点中医专科——肿瘤科。经过科室前期的精心准备和共同努力，顺利地通过了复审。10 月，王保明被聘任为放疗科副主任。是年，共放疗病人 6438 人次。

2007 年 1 月，王爱杰自九户镇卫生院借调至放疗科，从事放射治疗摆位工作。同月，引进体外短波热疗机和射频消融治疗机。热疗机主要适用于腹盆部肿瘤的热疗。射频消融是一种介入导向治疗，主要用于肝癌、肺癌、子宫肌瘤等实体肿瘤的治疗。1 月 19 日，利用射频消融治疗机成功治疗了首例患者，使中医院的肿瘤治疗水平有了更大的提高。1 月 24 日，开展了首例患者的热疗。6 月，中医院重新聘任中层科室领导，王保明仍为放疗科副主任，主持放疗科工作。王莉因年龄问题，不再担任护士长职位。8 月 15 日，朱旭东、王保明去济南参加山东省中医药管理局举办的全省特色中医专科资料统计培训学习班。8 月 29 日，滨州市卫生监督局来院检查放射诊疗工作开展情况。11 月李菊调走。11 月 26 日，丁涛从神经内科转到放疗科工作。是年，总放疗病人 7277 人次。

2008 年 1 月，放射科引进肿瘤治疗设备超声聚焦刀，又称海扶刀，主要用于腹盆部肿瘤的治疗。2 月 1 日，运用海扶刀首次成功治疗了一例肿瘤患者，肿瘤治疗中心又增加了一项新的肿瘤治疗手段。3 月 15 日，在门诊楼三楼会议室举行了海扶刀开业仪式，聘请了多位国内知名专家进行了肿瘤治疗方面的讲座，各乡镇医院院长及骨干医师参加了培训。3 月 17 日，北京中日友好医院佟芮教授来放疗科坐诊，时间为 1 周，对放疗工作进行了培训指导。3 月 19 日，山东省专家团来放疗科进行放射诊疗许可证的评审工作，现场勘查了加速器和 CT 机等设备的情况，经评审验收合格，准予发证。9 月 1 日，李晓伟从放射科转入放疗科，派往山东省肿瘤医院进修放射物理和适形放疗计划半年。10 月 15 日，赵方刚从滨州医学院毕业，被招聘进放疗科工作。10 月 25 日，肿瘤科放疗科成功举办了肿瘤微创治疗新技术学术研讨会，来自全市各医院的医疗骨干参加了会议，并在邹平县中医院成立了滨州市中西医结合肿瘤治疗委员会。是年，放疗科工作人员有王保明、王莉、孟丹、夏欣欣、王爱杰、丁涛、赵方刚、李晓伟 8 人。共放疗病人 7301 人次。

2009 年 5 月，孟丹从放疗科调至肿瘤科，从事临床医疗工作。8 月 2 日，在放射科 CT 室内开展了第一例脑部肿瘤放射性粒子植入手术，参加人员有专家胡晓坤，朱旭东、巩瑞红、王保明等人。9 月，王保明获执业医师注册。12 月，放疗科引进先进的国产电动多叶光栅，用于肿瘤患者的适形放疗。是年，共放疗病人7012人次。

2010年4月，夏欣欣、李晓伟去省肿瘤医院进修放射物理和适形计划半年。11月5日，放疗科开展了首例肿瘤患者的氩氦冷冻治疗，使中医院的肿瘤微创治疗手段得到了完善。是年，共放疗病人7347人次。

2011年4月，放疗科人员分两批先后去滨州市卫生防疫站参加放射防护培训。5月，科室人员积极参加中医医院管理年活动。7月，放疗科及肿瘤科人员积极参加了中医药特色专科评审工作，经过大家的共同努力，顺利地通过了评审。12月，王保明担任放疗科主任。是年，共放疗病人6617人次。

2012年1月，科主任王保明被选为山东省激光医学会第二届脑瘤专业委员会委员。6月，王莉护士长退休。夏欣欣调离放疗科，到发热门诊工作。7月，王保明被选为滨州市放射肿瘤学专业委员会常务委员。9月，在全科人员共同努力下，圆满完成了三级甲等中医院放疗科方面的创建工作，顺利通过了专家组的评审。12月，开展了首例食管癌患者的光动力治疗，参加人员有朱旭东、巩瑞红、王保明、孟丹、苑洪秀、毕玉斌、刘洪波。是年，共放疗病人6446人次。

2013年4月28日，省环保厅专家团来院放疗科室进行核技术利用项目辐射安全现场监督检查，顺利通过检查，参加人员有朱旭东副院长、医务科韩守峰主任、张峰副主任，放疗科王保明主任、放射科赵艳丽主任。8月5日，赵方刚调离放疗科去放射科工作。9月，朱旭东、王保明、刘乐军、胡晓华去上海陀螺刀公司参加陀螺刀知识的培训学习。归来后引进安装了大型肿瘤治疗设备陀螺刀（目前最先进的伽玛刀），并于10月1日投入使用，此项技术填补了邹平县乃至滨州市在此方面的空白，使中医院的肿瘤治疗水平大大提高。至2013年底，放疗科共有4人。科主任为王保明，主治医师，工作人员有王爱杰、丁涛、李晓伟等3人。是年，共放疗病人6213人次，陀螺刀治疗人次657人次。

附表7-8-1　　邹平县中医院放疗科主任副主任任职情况表

科　名	职务	姓　名	性别	任职时间	备　注
放疗科	负责人	王保明	男	1998.4～2006.10	
放疗中心	护士长	王　莉	女	2005.3～2007.6	2003.5建立中心
	副主任	王保明	男	2006.10～2011.12	
	主　任	王保明	男	2011.12～	

附表 7 –8 –2　　中医院放疗科 2013 年底医护人员情况表

姓　名	性别	学 历	职 务	职　称	职称晋升时间	本科工作时间
王保明	男	专科	主任	主治医师	2013. 5	1998. 4 ~
王爱杰	女	专科		医师		2007. 1 ~
丁　涛	男	专科		医士		2007. 11 ~
李晓伟	男	专科		医士		2008. 9 ~

表 7 –8 –3　　中医院放疗科 1998 ~2013 年业务开展情况表

年份	引进设备	手术开始种类	放疗总人次	重点手术
1998	德国西门子电子直线加速器、模拟定位机、后装机热疗机和升白仪	术中插植、术后插植瘤体照射技术肿瘤热疗、	4536	
1999		山东首例肿瘤手术中放射治疗	4620	
2000	腔道支架	腔道支架植入手术	5166	
2001	体部 X – 刀、适形、TPS 设备		5418	
2002			6636	
2003	光子刀治疗设备放射粒子植入设备	光子刀治疗技术体内 γ – 刀治疗技术	6762	光子刀治疗 24 例
2004		体内 γ – 刀治疗技术	7560	光子刀 26 例 γ – 刀 16 例
2005 (8)			5712	光子刀 24 例
2006			6438	
2007	体外短波热疗机射频消融治疗机	利用射频消融技术和热疗技术治疗癌症	7277	
2008	超声聚焦刀（海扶刀）	运用海扶刀治疗技术	7301	
2009	电动多叶光栅	第一例脑部肿瘤放射性粒子植入手术	7012	
2010		首例肿瘤氩氦冷冻治疗技术	7347	
2011			6617	
2012		开展食管癌光动力治疗技术	6446	
2013	陀螺刀（伽马刀）	伽马刀肿瘤治疗技术	6213	陀螺刀治疗 657 人次

第九节　介入治疗

2001 年，随着社会上心脑血管以及肿瘤疾病的高发和对介入支架技术的需求，中医院审时度势，引进西门子公司生产的大型血管造影机，筹备建立介入科。

9 月，中医院介入中心成立，郑军由放射科副主任调任介入中心副主任。同时，护师张艳芬由急救中心调入，护士付小芳由放疗科调入。此后，3 人被派往泰安市中心医院介入科进修学习 3 个月。

2002 年 1 月，郑军 3 人学习回来，介入中心正式运作。肿瘤介入由以往在普通 X 光机下操作，正式转至 C 臂下进行。同月，心内科主任宋晨光成功完成本院第一例心脏冠状动脉造影术。2 月，聘请安贞医院吕树铮主任指导，成功完成第一例心脏冠状动脉支架成型术（PTCA）。6 月，顺利完成了第一例脑动脉造影。从此，中医院开始走上心脑血管疾病以介入中心为龙头，打造特色重点专科的道路。7 月，肿瘤科主任朱旭东成功完成经皮肝穿胆道支架成型术。当年完成心内造影和支架手术 62 例，肿瘤及外周手术 109 例，大大提高了中医院的知名度。

随着业务的开展，人员力量显得不足。2002 年 7 月，护士刘丽萍调入。9 月，张怀亮分配到介入科工作，任操作技师。

2003 年 3 月，护士付小芳调至手术室。同时，护士颜嫘自治疗室调入介入科。7 月，护士刘丽萍调离中医院。

2005 年 3 月，中医院公布科室中层领导任职，郑军为介入中心副主任，主持工作。张艳芬为介入中心护士长。

2006 年 5 月，护师刘凤芹由急救中心调入介入科。年底，西门子 C 臂陈旧失修，更换北京恒瑞美联公司生产的大型 C 臂，投入使用。

2007 年 3 月，护士颜嫘调离中医院。6 月，中医院重新聘任科室中层领导，郑军为介入室主任，张艳芬任介入室护士长。是年，完成心内支架介入手术 63 例，肿瘤及外周介入手术 125 例。

2009 年 12 月，张艳芬调至病案室工作。原心内科护士长王凤英调入介入室，任护士长。

2010 年 4 月，肝病科与肿瘤科合作完成首例肝硬化干细胞移植术，获得成功。12 月，技师张怀亮调至透析室工作。当年完成心内支架手术 66 例，完成肿瘤及外周手术 154 例。

2011 年 2 月，主管护师霍红霞由儿科调入。3 月，郑军任介入室主任。同时，娄宁分配至介入室，从事操作技师工作。

2012 年 10 月，娄宁调至防保站工作。11 月，王雪根调入介入科，从事操作技师工作。

2013 年 9 月，刘凤芹任介入科副护士长。是年，共完成心内支架手术 88 例，完成肿瘤及外周手术 122 例。

2013 年底，介入科共有 5 人，其中中级以上职称人员 3 人。主任为郑军，护士长王凤英，副护士长刘凤芹，主管护师霍红霞，医士王雪根。介入科拥有北京恒瑞美联有限公司制造的大型 C 型臂血管造影机、沈阳东软医疗有限公司生产的高压注射器和深圳深迈医疗设备有限公司制造的彩色多参数监测仪。主要开展心脏介入和肿瘤介入治疗，其次还有神经介入、外周介入及非血管性介入治疗等多项业务。介入科以高尚的医德、精湛的技术和优质的服务，让广大病患者得到最良好的治疗和康复。

附表 7－9－1　　邹平县中医院介入科主任护士长任职情况表

科　名	职 务	姓　名	性别	任 职 时 间	备　注
介入中心	副主任	郑　军	男	2001. 9 ~ 2005. 3	
	副主任	郑　军	男	2005. 3 ~ 2007. 6	主持工作
	护士长	张艳芬	女	2005. 3 ~ 2007. 6	
介入室	主　任	郑　军	男	2007. 6 ~	
	护士长	张艳芬	女	2007. 6 ~ 2009. 12	
	护士长	王凤英	女	2009. 12 ~	
	副护士长	刘凤芹	女	2013. 9 ~	

附表 7－9－2　　2013 年底介入科医护人员情况表

姓名	性别	学 历	职 务	职　称	职称晋升时间	在本科工作时间
郑　军	男	专科	主任	主治医师	2006. 7	2001. 9 ~
王凤英	女	本科	护士长	主管护师	2004. 12	2009. 11 ~
刘凤芹	女	专科	副护士长	护　师	2008. 12	2006. 5 ~
霍红霞	女	本科		主管护师	2006. 12	2011. 2 ~
王雪根	男	专科		医　士	2013. 12	2012. 11 ~

附表 7－9－3　　中医院介入科 2002～2013 年手术业务情况表

年份＼科别	心内手术	肿瘤及外周	合计
2002	62	109	171
2003	85	71	156
2004	58	82	140
2005	59	73	132
2006	44	119	163
2007	63	125	188
2008	52	139	191
2009	51	141	192
2010	66	154	220
2011	70	155	225
2012	62	106	168
2013	88	122	210
合　计	760	1396	2156

第十节　血液透析

（此节内容请见第六章第十六节　肾部疾病治疗）

第十一节　消毒供应

中医院供应室初建于 1983 年，有消毒室一间，有贾凤华 1 人，承担注射针头、注射针管的简单消毒工作。

1984 年，高秀珍调入，人员增加为 2 人，贾凤华为负责人。有简陋的两间平房，其中一间为消毒间，位置在医院的东南角，内有消毒设备 1 台、手提式高压蒸汽消毒器、一次只消毒一个阑尾包和少量其他物品。主要业务是清洗空针、充输液器、冲针头，洗手套、翻手套、打滑石粉、胸穿包、骨穿包、包装灭菌发放到各科室。

1985 年 6 月，设立供应室，工作室 2 间。人员有护士高秀珍、贾凤华，主要工作是对玻璃注射针头、针管清洗消毒，制作棉球、棉签、敷料，整理乳胶手套，做油布，清洗各种手术器械包，并做好消毒工作。

1992 年 9 月，卢玲调入供应室工作，当时只有一台小型电压力锅，每天的工作主要是涮空针，消毒手术器械包等。是年，张国碧调入供应室。

1993 年，供应室房屋扩大为 3 间，杨涛调入供应室工作。人员增为 5 人，贾凤华为供应室副护士长，工作人员有高秀珍、卢玲、张国壁、杨涛。

1995 年，对各种手术包、器械包、换药碗、棉球棉签、纱布做好下收下送工作，对一次性医疗垃圾做好收集、登记、毁型处置工作。

1996 年 1 月，贾凤华被聘任为供应室护士长。供应室迁至医院西侧，科室功能更加细化。有功能房间 11 间，分别是回收间、洗涮间、包装间、手套间、敷料间、更衣间、办公室、灭菌间、无菌间、发放间。购进新华 I 型小型电热灭菌柜 1 台，工作人员有卢玲、张国壁、杨涛、刘曰凤。

1998 年，供应室扩大为 4 间平房，设消毒间、敷料间、办公间、库房间。护士长贾凤华调城里门诊工作。主管护士王莉调进供应室，任护士长，是年，高秀珍、张国壁退休，刘曰凤调往院外门诊工作，人员减为 3 人。自 1998 年淘汰反复使用的输液器，更换一次性输液器，输血仍使用输血瓶。随着新技术的发展，随后有输血袋，全部使用一次性医疗用品，包括一次性手套、一次性无菌注射器及各种一次性无菌穿刺包等。

1999 年 12 月，护士长王莉调出任放疗科护士长，护师吴桂云接任护士长工作。

2000 年，李长迎、徐彬、时凤兰调入供应室，供应室工作人员达到 6 人：护士长吴桂云，护士卢玲、杨涛、李长迎、时凤兰、徐彬。

2001 年，护师王健明调入供应室工作。

2002 年，供应室搬至新址二层小楼一楼。徐彬调出到院外门诊。

2003 年 4 月，王健明因病长期休息。同年，李长迎调出到院外门诊，时凤兰调出到卫生局红十字会工作。

2004 年，供应室迁入新图书供应楼，房屋由原来的 4 间扩大为 10 间，内设办公间、更衣间、敷料间、初洗间、灭菌间、净洗间、包装间、库房间、无菌间。购进新华 SII－500 电热消毒柜 1 台，供应室走上更加规范化的管理道路。

2005 年 3 月，中医院重新公布科室中层领导名单，吴桂云为供应室护士长。

2006 年 4 月，李丽调进供应室任消毒员，10 月，主管护师卢玲退休。

2007 年 6 月，中医院（2007）15 号文件公布，重新聘任科室中层领导，吴桂云继续被聘为供应室护士长，主管供应室工作。

2008年1月，随着医院临床业务量的增加，原有的灭菌器已不适应医疗的需要，更换为预真空灭菌器（0.6cm^2）。7月，刘燕霞调入供应室，人员有护士长吴桂云，护士杨涛、李丽、刘燕霞。

2010年12月，孙慧调入供应室。2011年11月，王玲调入供应室。12月，孙慧调出。

2012年1月，马宁宁调入供应室。工作量由原来的每天消毒灭菌3～4锅，增加到目前5～6锅。所服务的科室增加为手术室、骨伤室、普外科、神经外科、妇产科、肿瘤科、小儿科、肺病、肛肠科、口腔科、眼科、耳鼻喉科、透析室、介入科、门诊治疗室、急诊科、疼痛科、皮防站等18个临床科室。

2013年12月，刘琳调入供应室。至此，供应室共有人员7人，其中中级以上职称3人，吴桂云为供应室护士长。

随着医院临床业务量的增加和业务技术的不断发展，供应室与时俱进，不断提高专业知识和业务水平，严谨求实，爱岗敬业，精益求精，更好地服务于临床，为中医院的发展奉献一份力量。

附表7－11－1　　邹平县中医院供应室护士长任职情况表

科　名	职务	姓　名	性别	任职时间	备　注
消毒室	负责人	贾凤华	女	1984～1985.6	
供应室	负责人	贾凤华	女	1985.6～1993.	
	副护士长	贾凤华	女	1993. ～1996.1	
	护士长	贾凤华	女	1996.1～1998.	
	护士长	王　莉	女	1998. ～1999.12	
	护士长	吴桂云	女	1999.12～	

附表7－11－2　　2013年底供应室医护人员情况表

姓名	性别	学历	职务	职　称	职称晋升时间	在本科工作时间
吴桂云	女	中专	护士长	主管护师	2001.1	1999.12～
刘　琳	女	专科	副护士长	主管护师	2011.5	2013.12～
杨　涛	女	中专		护　师	1999.10	1996.1～
刘燕霞	女	本科		护　师	2012.5	2008.7～
王　玲	女	专科		护　师	2009.5	2011.12～
马宁宁	女	专科		主管护师	2010.5	2012，12～
李　丽	女		消毒员	（临时）		2006.4～

第十二节　药剂供应

1983 年 4 月，中医院一成立就设立药房，设施有中药橱 4 个，西药调剂台 1 张。有中药士 5 人，为孙其云、张金枝、王云海、石艳君、张光，负责人为孙其云。主要工作是对医生处方进行调配药品。药品以中药为主，品种约 200 余种，月业务收入约 5000 元。

1984 年 4 月，中医院建立药剂科，科内设药房、药库。房屋为平房，面积 240 平方米。

1985 年，夏尔平、刘建敏调入药剂科。

1986 年 1 月，中药士崔正好及张淑秋调入药剂科。7 月，张霄岳由山东省中医药学校中药专业毕业分入药剂科，并以其为主成立制剂室。12 月，中药士李学民调入，张光调出到院东门诊。同年，崔正好被任命为药剂科主任、夏尔平为副主任。科室下设药房、药库、煎药室、炮制室、制剂室。

药房有房屋 2 间，值班室 1 间，负责人张金枝，成员有王云海、张淑秋、石艳君、张光、刘建敏、李学民。主要调剂中草药，时有戥子称 3 杆、铜捣筒 1 个、中药调剂桌两张（调剂中药用纸包装）、西药调剂台 1 张，中药橱 4 个。

药库有房屋 6 间，负责人为崔正好，中药士孙其云负责日常药品的出入库工作。煎药室、炮制室各有 1 名工作人员负责，每月煎煮中药约 150 副，月炮制中药约 300 公斤。

制剂室有房屋 4 间，使用简单的量筒、量杯、烧杯等配制普通制剂进行试生产。负责人为夏尔平，中药士张霄岳。

1987 年 3 月，制剂室购置糖衣机、干燥箱、搓丸板、大铁锅正式生产。生产六味地黄丸、益母膏等 7 种剂型 18 个品种。6 月，医院实行目标责任管理制度，超额提成奖励。药剂科自购中药材及西药，采取加价提成方式为医院取得了较好的经济效益。7 月 时霄霄由山东省中医药学校中药专业毕业分配到制剂室。

1988 年 4 月，上海暴发“甲肝”大流行，迅速波及山东。中医院立即行动起来，药剂科以救死扶伤为己任，迅速购进了大量大青叶、板蓝根、茵陈蒿等治疗甲肝的中药。制剂室也立即根据提供的专家验方，经过连续 5 天 5 夜的加班工作，生产了“甲肝一号”、“甲肝二号”合剂 8000 余瓶，为全县的“防甲治甲”做出了重要贡献。6 月，时霄霄调入药库，分管中药贮藏及中药出入库工作。10 月，时霄霄指导播种苡米 0. 8 亩，翌年收获苡米 200 公斤。王云海由药房调入炮制室，负责中药的炮制加工。张光由东门诊调入制剂室，医师张杰由城里门诊调入药房工作。7月，中药士姚丽华由山东省中医药学校中药专业毕业，分入药房工作。

1989年，夏尔平调城里门诊负责，主管药师袁训贞由部队转业调入药剂科任副主任，张光由药房调入制剂室工作，制剂室工作由张霄岳负责。2月，县内突发“红眼病”，制剂室一班人积极响应医院号召，迅速研制了治疗红眼病的“PAA滴眼剂”，为控制红眼病的流行发挥了突出的作用。5月，炮制室将手推碾粉碎中药改装成电推碾，极大地提高了劳动效率。

1990年，全院动员实行“勤俭办院”，要求每人每年自采中药10公斤(干品)。全年共收到职工自采中药材益母草500公斤、龙葵200公斤、茜草50公斤、丹参70公斤、蝉蜕40公斤、陈皮120公斤、橘络10公斤、旱莲草60公斤、薄荷20公斤、生铁落50公斤、小蓟30公斤、蒲公英30公斤、白茅根30公斤、瓦楞子20公斤，极大地促进了医院的发展。药房日调配中药100副、西药处方30张。煎药室日煎中药30副。炮制室月炮制中药500公斤。制剂室换发了“制剂许可证”，用房由原来的5间扩大为10间，分设粉碎加工间、普通制剂间、丸剂制作间、药检室。药检室由中药士李学民负责。孙其云晋升为主管药师，退休，袁训贞接管西药库，负责西药的出入库和贮藏管理。12月，刘秀英、张洁调入药房工作。

1991年3月，姚丽华调入药库工作。4月，药剂科集资8000元购买切药机1台，为医院发展开辟了一条新思路。5月，药库开始为城里门诊、东门诊送西药、中成药。7月，中药库购进铁架17个。9月，时霄霄调入药房工作。药剂士张连民由魏桥医院调入药房。10月，药剂科获山东省卫生厅授予“山东省医院药剂工作达标单位”，惠民地区卫生局授予“首批医院药剂工作达标单位”。11月，李素芹由药房调入制剂室工作。

1992年3月，时霄霄负责药房工作，成立“临床药学研究室”，药房添置铝合金中药橱2个，中成药、西药橱6个。5月，姚丽华调药房工作，张连民调药库工作。6月，药房使用计价器计算中药处方价格，把300种中药及炮制品编成序号，只输入数字就可，大大缩短了计价时间。制剂室能生产5种剂型22个品种，产值五六万元。10月，药房开展了“中药鉴别知识竞赛”，姚丽华获第一名。

1993年，李学民由制剂室调入药库，分管中药库工作。7月，崔云刚由山东省中医药学校中药专业毕业，分入中药房工作。常树春由山东中医学院毕业，分入制剂室。韩君调入煎药室工作。9月，时霄霄获县团委授予的“十佳共青团岗位标兵”荣誉称号。11月，张霄岳破格晋升主管中药师。12月，时霄霄被任命为药剂科主任，袁训贞、张霄岳为副主任。崔正好、张淑秋辞职。

1994年3月，药房由原来的中西合一分为中、西两个药房，中药房石艳君负责，成员有张金枝、刘建敏、刘秀英；西药房姚丽华负责，成员有张杰、李素芹、张连民。张洁由药房调药库工作，李瑛由统计室调药库管理财务账目。7月，医士毕研更由临池医院调入制剂室工作。8月，煎药室启用五组三炉头电磁煎药炉，煎药锅由原来的砂锅改为搪瓷锅，缩短了煎药时间、提高了煎药质量，由原来每天可煎药12副，增加到每天可煎药50副。11月，时霄霄破格晋升主管中药师。

1995年，制剂室换发“制剂许可证”。房屋按制剂要求进行改造，房间增至11间。张霄岳去山东省中医药药厂学习2个月。5月，举行药剂科“药品应用知识竞赛”，姚丽华获第一名。6月，时霄霄获滨州市卫生局、人事局、市团委等联合授予的“滨州地区优秀青年中医”。7月，赵涛由山东省中医药学校中药专业毕业分入中药房工作。11月，代教实习生山东省中医药学校3人、临沂卫校4人。12月，主管药师袁训贞辞职，中药师张金枝、中药师王允海、中药师刘建敏退休。

1996年1月，制剂室独立核算，成立制剂科，主任为张霄岳。2月，医院成立防保站药品代购分发处，对邹平镇各乡医用药实行“药品代购分发”，从药剂科抽调李学民、张光、张连民、张洁、李瑛5人。同时，将医院药库改为防保站药库用于供应药房和乡医购药。同月，设器械科，负责人由护士张爱芹担任，临时归药剂科管理。器械科有盛放小型器械的两开门橱子1张，对大型医疗设备进行登记及档案建设，对小型器械及易耗器械进行了账目管理和统计。7月，王明刚由临沂卫校药剂专业、刘则宗由莱阳卫校药剂专业毕业，同时分入西药房工作。9月，赵冰冰晋升为中药师，韩君晋升为医师。11月，西药房由原来1间房屋扩为3间，中药房由原来两间房屋扩为3间。药剂科借调人员3人。代教实习生山东省中医药学校3人、曲阜中医药学校1人。

1997年，卫生系统开展行风教育整顿活动，时霄霄获得本年度医院“十佳爱岗敬业标兵”“十佳医生”。7月，郭海英由临沂卫校药学专业毕业、李鹏由曲阜中医药学校中药专业毕业，分入中药房。李玉霞由淄博卫校药学专业毕业分入西药房。

1998年2月，药库由防保站划归药剂科，防保站部分人员张连民、张光、王会调入药库，张洁调入中药房。3月，药库开始为东门诊、城里门诊、镇府门诊配送药品。4月，赵冰冰调入中药房工作。5月，由时霄霄负责编印的《中医院药讯》第一期出刊。6月，时霄霄负责编辑了《中医院基本用药目录》。7月，成立了以院长宋淑平为组长、以副院长张德修、药剂科主任时霄霄为副组长的新一届“药事管理委员会”。7月，张洁负责中药房工作。

药库办公室由一楼1间房屋搬到门诊三楼2间。药剂科工作由时霄霄全面负责。中药库工作由中药房调入的崔云刚负责，西药库由西药房调入的王明刚负责，器材类由张爱芹负责，炮制室由张光负责。8月，开展“药品基本知识与技能竞赛”，姚丽华获得第一名。同月，韩娟由临沂卫校毕业，分入西药房工作。10月，为各门诊配送药品工作结束。

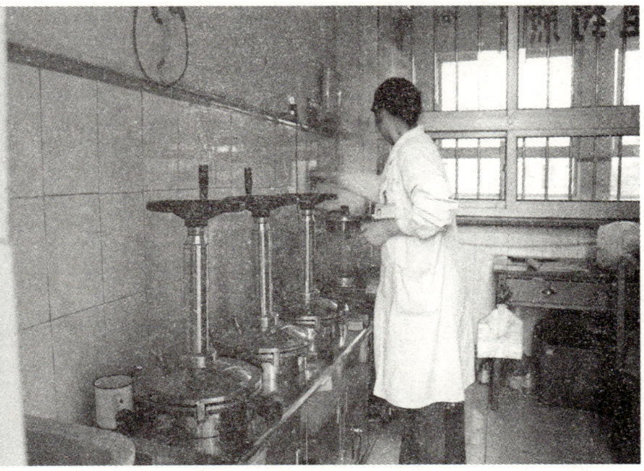

图7.12.1　制剂室工作人员正在煎药

1999年3月，煎药室电磁煎药炉更换为韩国产中药煎药及包装机械1套，煎出的药液分装成每袋200毫升装的袋装液，提高煎出率，缩短煎药时间，保证了煎药质量。煎药室归中药房管理，负责人张洁。3月，张羽、张守鹏调入西药房工作。4月中、西药房各购置微机1台，实现了药库、药房、收款、住院、统计互联网，提高了工作效率，杜绝了管理可能存在的漏洞。5月，药库迁入原妇产科病房，库房由原来7间增为9间。10月，时霄霄考取“执业药师”。

2000年2月，崔云刚调出药剂科，任防保站副主任。李学民由防保站调入药剂科任副主任。张连民调出药剂科，负责器械科工作。10月，姚丽华考取“执业药师”。12月，石艳君晋升为主管中药师、赵涛晋升为中药师、张羽晋升为医师。

2001年1月，中药房、西药房迁入建于门诊楼和病房楼之间的药房特检二层楼内，房屋面积扩大为154平方米。煎药室由原来的中药房代管，分成独立一室，面积4平方米。2月，微机系统进行全面升级，管理更加严密。12月，实行新修订的《中华人民共和国药品管理法》，姚丽华、刘秀英晋升为主管中药师。张守鹏调去防保站工作，李学民调去医保科工作，滕艳芝、吕双方分入药剂科工作。

2002年1月，全体药剂人员学习新修订的《药品管理法》。3月，在县药检局组织的“药品管理法知识竞赛”中获得第二名。6月，时霄霄参与研制的“参龙金灵丸配合化疗治疗小细胞肺癌临床研究”获得滨州市科委授予的科技进步二等奖。9月，药库迁入刚竣工的总务楼二楼，用房面积扩大为216平方米。10月，刘则宗考取“执业药师”。11月，时霄霄撰写的“中药活血化瘀治疗脱疽30例”，获得滨州市科协授予的科技成果二等奖。12月，张洁晋升为主管中药师，李鹏晋升为中药师，刘则宗、郭海英、李玉霞晋升为药师，杜艳丽晋升为医师。赵颖、时春连分入西药房工作。

2003年3月，“非典型性肺炎”由广州迅速传入北方，各地立即成立了“防非典领导小组”，药剂科根据国家中医药管理局非典型肺炎中医药防治技术方案之处方五：苍术12g白术15g黄芪15g防风10g藿香12g沙参15g银花20g贯众12g，立即从各地购备了中药材。置备了各种“防非典”消毒制剂及器材：120升过氧乙酸，9000瓶“84”，6000个18层纱布口罩，1万副一次性乳胶手套，500个喷雾器，500支体温表等以及“防非”免疫制剂，300支胸腺肽，500支干扰素，500支丙种球蛋白等。印发了160份宣传材料。中药房、西药房、药库、煎药室、炮制室所有药剂人员加班加点为广大群众调配药品，煎熬中药。“非典”期间，虽然药品、器材、消毒剂等价格飞涨，药剂科按照物价局要求，一日一报药品器材价格表，从未超出国家所规定物价，对稳定全县药品价格起到了关键作用，得到了市、县领导的赞扬和肯定。10月，赵冰冰考取“执业药师”。韩娟晋升为药师。11月，时霄霄破格晋升为副主任药师，李素芹晋升为主管药师，毕研更晋升为主治医师，韩娟晋升为药师。姚丽华调新一中门诊工作，王明刚办理了停薪留职，王芳、贾晓红、宋小红、张淑华、田源源分入药剂科工作。

2004年3月，时霄霄组织重编写了《中医院基本用药目录》。同月，住院药房成立，位置位于一号病房楼与二号病房楼之间走廊东侧，与住院处相邻，办公面积约50平方米左右。取药凭医师处方，结账与住院处手工计算对账。郭海英为住院药房负责人，成员张杰、毕研更、张羽、王芳、韩娟、贾晓红。4月，药剂科进入邹平光电宽带互联网，及时了解药品信息。7月，郭鹏调来住院药房工作。刘健自滨州医学院毕业后分到住院药房。9月，药库迁入病房楼一楼原妇产科病房，库房增为14间，添置药架15个，垫架20块。同月，马静、刘婕、郭鹏、刘健调入药剂科工作。9月，韩娟、贾晓红、郭鹏调去西药房工作，李玉霞、时春莲、滕燕芝由西药房调到住院药房工作。10月，毕研更调去西药房工作。

2005年2月，张羽调去县医院药剂科工作。3月，张洁为中药房副主任，刘则宗为西药房副主任，郭海英为病房药房副主任，赵涛被任命为药剂科副主任，分别负责中、西药房、住院药房、药库工作。李玉霞调去药库工作。6月，王会调信息科。7月，刘方雷自医保科调入住院药房工作。9月，时霄霄调质检科工作，张守鹏任药剂科主任。12月，张倩自万杰医学院毕业后，到住院药房工作。郭海英取得执业药师资格，吕双芳取得中药师资格。

2006年2月，刘方雷调去医务科。3月，韩晓凤由孙镇卫生院调入住院药房。韩娟取得执业药师资格。

2007 年 1 月，成娜自泰山医学院药学专业毕业后，来住院药房工作。6 月，医院重新聘用中层管理人员，药剂科主任仍为张守鹏，副主任为赵涛、郭海英、张洁、刘则宗。8 月，张丛丛自邹平专修学院药剂专业毕业，进入住院药房。郭海英、赵冰冰、李玉霞、刘则宗晋升主管药师。

2008 年 4 月，王国振从中药房调到住院药房工作。5 月，住院药房启用中科 HIS 系统，药房领药、退药，病人取药、结账完全实行微机化管理。刘健调去药库工作。6 月，姚丽华为药剂科副主任，不再担任一中（南）门诊部主任。8 月，张晓璇自潍坊医学院药学专业毕业，到住院药房工作。韩晓凤取得执业医师资格，滕艳芝取得执业中药师资格。

2009 年 5 月，李鹏为药剂科副主任。7 月，崔红蕾由山东药品食品职业学院毕业，分配至西药房工作。滕艳芝取得中药师资格。

2010 年 7 月，宋晓红从西药房调到住院药房工作。8 月，张守鹏调任办公室主任，温海滨为药剂科副主任，主持工作。10 月，赵娜自济宁医学院药学专业毕业，分到住院药房。吕华奇由淄博卫校毕业，分到西药房。张杰、石艳君退休。温海滨、李鹏取得主管药师资格。宋晓红取得药师资格。张敏由制剂室调入西药房工作。

2011 年 3 月，石春梅由邹平梁邹医院调入住院药房。6 月，石春梅调到邹平中医院东院药剂科工作。8 月，孙文超自山东中医药高等专科学校中药专业毕业，进入住院药房。11 月 29 日，郭海英由住院药房调到西药房主持工作，刘则宗自西药房调入住院药房主持工作，赵涛由药库调入中药房主持工作。张洁、吕双方由中药房调至药库工作，赵敏由药库调至中药房。经院长办公会通过，药剂科副主任李鹏负责麻精药品的采购保管工作。是年，姚丽华晋升为副主任药师。

2012 年 4 月，王永方由中心药库调至药库工作，李玉霞由药库调至器械科工作。药房引进小包装中药饮片，提高了药品质量和调剂水平。5 月，张晓璇、赵娜取得药师资格。6 月，温海滨被任命为药剂科主任，马海峰为中心药库副主任。7 月，段宝镇自济宁医学院药剂专业毕业，进入住院药房工作。10 月，贾晓红取得执业药师资格。

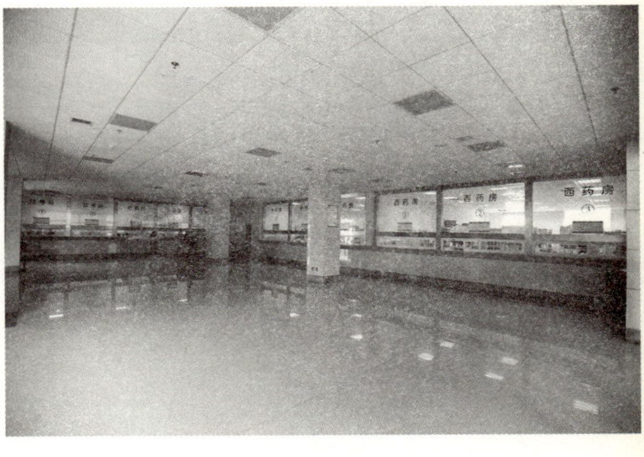

图 7. 12. 2　门诊楼药房大厅

2013 年 1 月 1 日，落实县级公立医院改革政策，西药与中成药取消药品加成。7 月，李岳进入中药房工作。9 月，西药房、中药房、住院药房迁入新落成的门诊病房综合大楼一楼西侧。住院药房工作面积扩大至 150 平方米左右。推广应用基本药物和省常用药品，实现药品网上集中采购。10 月 18 日，正式启用中联 HIS 系统。11 月刘秀英退休。是年，住院药房流水 3390.22 万元，全院药占比控制在 35% 以内。

表 7－12－1　中医院药剂科主任副主任任职情况表

科　名	职务	姓　名	性别	任职时间	备　注
药　房	负责人	孙其云	男	1983.4～1984.4	
药剂科	负责人	孙其云	男	1984.4～1986.	1984.4 建科
	主　任	崔正好	男	1986.～1993.12	
	副主任	夏尔平	男	1986.～1989.	
	副主任	袁训贞	男	1989.～1995.	
	主　任	时霄霄	男	1993.12～2005.4	
	副主任	张霄岳	男	1994.～1996.1	制剂室主任
	副主任	李学民	男	1996.1～2001.12	
	副主任	赵　涛	男	2005.2～	
	副主任	张　洁	女	2005.2～	中药房副主任
	副主任	刘则宗	男	2005.2～	西药房副主任
	副主任	郭海英	女	2005.2～	病房药房副主任
	主　任	张守鹏	男	2005.3～2010.8	
	副主任	姚丽华	男	2008.6～	
	副主任	李　鹏	男	2009.5～	
	副主任	温海滨	男	2010.8～2012.6	主持工作
	主　任	温海滨	男	2012.6～	
中心药库	副主任	马海峰	男	2012.6～	

附表7－12－2　　中医院药剂科2013年底医药护人员情况表

姓　名	性别	学历	职　务	职　称	职称晋升时间	在本科工作时间
温海滨	男	本科	主任	主管药师	2010.5	2010.8～
王永方	男	大专	副主任	主治医师	2003.10	2012.4～
李　鹏	男	本科	副主任	主管药师	2010.5	1997.7～
张　洁	女	本科	副主任	主管药师	2005.5	1988.10～
吕双方	女	本科		主管药师	2014.5	2001.～
刘　磊	男	本科		药士	2007.5	2003.7～
刘　健	男	本科				2004.7～
刘则宗	男	本科	副主任	主管药师	2007.5	1996.7～
段宝镇	男	本科		药士		2012.7～
王国振	男	本科		药师	2012.1	2007.7～
孙文超	男	大专		药士		2011.8～
韩晓凤	女	大专		医师	2008.12	2006.3～
王　芳	女	中专		药士	2003.9	2003.～
时春连	女	本科		药士	2003.9	2012.12～
刘　婕	女	本科		药士		2004.7～
滕艳芝	女	本科		中药师	2009.11	2001.～
张晓璇	女	本科		药师	2012.8	2008.8～
张丛丛	女	中专		药士		2007.8～
张　倩	女	大专		医士	2005.7	2005.12～
赵　娜	女	本科		药师	2012.5	2010.10～
成　娜	女	本科		药师	2012.1	2007.1～
赵　涛	男	本科	副主任	主管中药师	2008.10	1995.7～
姚丽华	女	本科	副主任	副主任药师	2011.10	1988.7～
宋　华	女	本科		药师	2010.10	1996.12
孙文婕	女	本科		药士	2004.10	2002.9～
赵青霞	女	本科		医师	1999.10	2008.9～
田源源	女	本科		药师	2005.10	2003.～
李　岳	男	大专				2013.7～
赵　敏	女	大专				2011.11～
王建云	女	本科		中药师	2014.10	2009.9～
赵冰冰	女	本科		主管中药师	2007.10	1998.4～
崔　越	女	本科		中药师	2012.10	2005.7～
郭海英	女	本科	副主任	主管药师	2007.10	1997.7～
张淑华	女	本科		药师	2010.10	2003.～
贾晓红	女	本科		药师	2010.10	2003.～

姓　名	性别	学历	职　务	职　称	职称晋升时间	在本科工作时间
崔红蕾	女	大专		药士	2010. 10	2009. 7 ~
张　敏	女	本科		医师	2004. 10	2010. ~
韩　娟	女	大专		药师	2003. 10	1998. ~
赵　颖	女	大专		药士	2012. 10	2002. 12 ~
马　静	女	大专		药师	2010. 10	2004. 7 ~
李素芹	女	本科		主管药师	2003. 10	1991. 11 ~
吕华奇	男	大专		药士	2011. 10	2010. 10 ~

表7－12－3　邹平县中医院1983－2013年药剂科药品供应情况表

年份	药品收入（万元）				制剂收入（万元）
	西药	中成药	中草药	合计	
1983	3. 65		7. 66	11. 31	
1984	5. 01		7. 59	12. 60	0. 37
1985	10. 90		8. 76	19. 66	1. 53
1986	25. 70		10. 37	36. 07	3. 59
1987	29. 65		12. 32	41. 97	7. 58
1988	42. 55		14. 37	56. 92	7. 43
1989	48. 78		15. 99	64. 77	9. 55
1990	49. 39	27. 25	17. 64	94. 28	7. 26
1991	65. 21	27. 16	17. 67	110. 04	6. 25
1992	81. 63	35. 51	20. 35	137. 49	6. 74
1993	66. 12	25. 20	18. 65	109. 97	4. 10
1994	70. 24	22. 00	17. 49	109. 73	6. 65
1995	81. 80	27. 66	18. 90	128. 36	7. 40
1996	113. 81	27. . 98	26. 34	168. 13	14. 84
1997	190. 11	33. 25	30. 06	253. 42	13. 97
1998	244. 42	49. 50	30. 61	324. 53	11. 44
1999	278. 74	65. 30	31. 50	375. 54	15. 38
2000	281. 16	83. 14	39. 44	403. 74	19. 85
2001	347. 76	80. 05	37. 46	465. 27	21. 35
2002	466. 83	81. 04	32. 14	580. 01	25. 84
2003	838. 27	137. 44	34. 99	1010. 07	27. 65
2004	1056. 58	138. 44	43. 48	1238. 50	31. 87
2005. 6	809. 39	83. 02	24. 27	916. 68	18. 96

第十三节　器械　器材

一、医疗器械

【科室沿革】

中医院器械科成立之前，医院医疗器械的引进采购业务归药剂科管理。

1996 年 2 月，设器械科，负责人由护士张爱芹担任，临时归药剂科管理。器械科有盛放小型器械的两开门橱子 1 个，对大型医疗设备进行登记及档案建设，对小型器械及易耗器械进行账目管理和统计。

1998 年 8 月，中医院器械科正式成立。主要负责医院医疗设备的采购、维修、安装、验收、保养、设备档案管理、设备及器械的出入库、保管等工作。

1999 年 6 月，器械科从药剂科分出，药师张连民从药剂科随之分出，任器械科副主任，负责器械科的工作。

2001 年 2 月，商百水从山东省千佛山医院器械科进修学习回来，调入器械科。同年，商百水参加了中华医学会医学工程分会主办的医疗器械设备维修技术培训。回院后，维修院内损坏的器械，为医院节省了开支。

2003 年 11 月，许雷分入器械科工作，为器械科增添了新的技术力量。

2005 年 3 月，中医院以（2005）4 号文件公布，重新聘用中层干部，张连民任器械科副主任。9 月，张连民调整为院部办公室副主任，商百水任器械科副主任，主持工作。

附表 7－13－1　　2013 年底器械科医技护人员情况表

姓名	性别	学历	职务	职　称	职称晋升时间	本科工作时间
商百水	男	专科	主任	助理工程师	2002.	2001. 2 ~
许　雷	男	本科	副主任	技师	2005.	2003. 11 ~
张承先	男	本科		助理工程师	2012.	2010. ~
周　帅	男	本科		助理工程师	2012.	2009. ~
杜艳丽	女	本科		主治医师	2009.	2006. 6 ~
杨鲁靖	女	本科	保管	助理工程师	2012.	2009. 6 ~
李玉霞	女	本科	会计	主管药师	2008.	2009. ~

2012 年 6 月，商百水为器械科主任，许雷为器械科副主任。

至2013年底，器械科共有7人。主任商百水，副主任许雷。维修工程师周帅、张承先，主要负责医疗设备的安装、维修等技术支持工作。保管人员有杜艳丽、杨鲁靖，主要负责设备及器械的出入库及保管工作。会计李玉霞，负责设备器械的账目管理工作。

【设备采购供应】

1995年以前，中医院医疗设备器械多年保持在总值40万元左右。1995年，中医院进行卫生制度改革，新领导班子大力实施科技兴院战略，积极筹备资金，增加科技投入。1996年，引进先进仪器和诊断治疗设备，使医疗设备总值由多年一直40多万元猛增到160余万元。

1997年，新增加了多功能呼吸机、心电监护除颤仪、全自动洗胃机、多参数生命体征监护仪、麻醉喉镜等抢救设备。

1998～2000年，先后投资350多万元，相继引进先进医疗设备15台，总值350多万元。其中包括直线加速器，CT机、进口彩超等大型医疗设备。医院设备总值达到600余万元。

进入新世纪以后，随着社会的进步，科技的发展，医疗技术诊断大大提升了疾病的治疗质量。面对着越来越急迫的社会需求，中医院领导班子统一思想，加大科技投入，为医院上档次、上水平，奠定基础。在二十世纪末先后引进500多万元的医疗器械基础上，2001年，先后引进德国西门子大C型臂、美国产彩超、美国产布氏镜、日本产V型胃镜、岛津产X光机等一批世界先进的设备，总价值达345万元。

2002～2003年，中医院又引进日本产人工肾机、尿十项检验设备、病理分析系统、凸阵B超、内窥镜、G50西门子彩超、定向造影放射治疗x刀、人工肾机等先进医疗设备40余台套，总价值474万余元。

2004～2006年，经济形势相对迟缓，医院的科技投入仍然保持在每年100万元以上。随着一些旧有设备的淘汰，引进一些新的设备，更新换代。先后引进了超声诊断仪、影像工作站、小C型臂、麻醉机、支气管镜、无创伤呼吸机、除颤监护仪、血凝仪、尿沉渣分析仪、电脑验光、手术动力装置等先进检验医疗设备。中医院及各科室依靠科技设备诊断和科技设备治疗，大大提升了诊断的准确率和治疗疾病的效率，彻底改变了原先被动缓慢地发展状态，迈入了快速发展的健康之路。

2007年，中医院领导班子继续加大科技投入，多方筹措资金，采取多种方式，先后引进C型臂、东软阳光180彩超、美国产除颤仪、臭氧发生器、多通道输液泵、五分类血球计数仪等先进设备，总投资达634万余元。

2008年，新上大型CT、奥林巴斯胃镜等一批先进医疗设备，总投资近300万元。

2009年，引进全自动尿沉渣分析

仪、美国产血气分析仪、东芝770彩超、等离子射频治疗仪、电脑骨创伤治疗仪等先进医疗设备，总价值达411万元。

2010年，投资318万元，新上了乳腺X射线诊断设备，新上了麻醉机等设备，总投资在454万元。

2011年，医院继续加大投资力度，增加医院科技检测和治疗设备。先后引进大二郎神日立彩超、血凝分析仪、透视机，磁共振升级、奥林巴斯电子内窥系列、冰冻切片机、高效烧伤翻身治疗机、Be血凝仪等先进设备，总价值超过700万元。

2012年，为适应创建“三甲”医院的需要，新上全自动生化分析仪、菲利普婴儿监护系统、内镜专用吸入麻醉机、Sdd多导心电分析软件、拍片机、遥控透视X射线机、全自动血液细胞分析仪、单人透析机等20余台套医疗设备，总投资在390余万元。

2013年，中医院新门诊病房大楼建成，为适应新的环境，乘着“三级甲等中医医院”的创建成功大好机遇，使中医院医疗水平再进一步提升，中医院多方筹措资金，购进了三星麦迪荪彩色超声多普勒系统、飞利浦彩超、彩超硬件、手术室ICU桥深式吊塔、呼吸机等20多台新设备，总投资578万元。

附表7-13-2　　中医院1989～2013年购进设备器械总值表

年份	设备数量（台套）	设备总值（万元）	年份	设备数量（台套）	设备总值（万元）
1989	1	3.8	2002	8	37.25
1990	1	1.7	2003	32	437.53
1991	1	1.05	2004	19	128.6
1992	2	6.1	2005	16	94.5
1993	2	2.5	2006	18	160.0
1994	1	9	2007	29	634.0
1995	2	14.9	2008	10	297.1
1996	8	78.93	2009	17	411.0
1997	3	17.35	2010	18	454.0
1998	6	101.19	2011	22	701.0
1999	5	23.03	2012	20	390.9
2000	4	19.16	2013	22	578.4
2001	9	345.6	总计	276	4947.7

从1989年至2013年，中医院共引进各种医疗器械276台套，总价值4947.7万元。这些设备器械的引进，极大地提高了临床的诊断和治疗水平，提高了中医院的知名度和吸引力。随着科学技术的进步，医疗医械的更新换代，经过临床使用，现今已经损毁、淘汰、报废、转出的器械有90台。2002年以前的设备由于技术落后，设备老化，除大C型臂外，已经全部报废。现在正在使用的160余台设备，基本都是2003年以后购进的，整个医院医疗设备都处于先进新型行列。

表7－13－3　中医院器械科1989～2013年历年购进器械设备情况

年　度	设备器械名称	型号与产地	价值（万元）	现有状况
1989	B超机	SCR－1韩国产	3.8	报废
1990	X光机	400MA万东产	1.7	报废
1991	麻醉机	上海产	1.05	报废
1992	脑电图仪	SP－I上海产	2.5	报废
	生化分析仪	2000P	3.6	报废
1993	紫外光分光光度计	VII－1广东产	1.05	报废
	尿液分析仪	STV深圳产	1.45	报废
1994	血球记数仪	ST－20北京产	9.0	报废
1995	血液三项测定仪	X－500型	3.0	报废
	影像增强电视	3000型上海产	11.9	报废
1996	彩超	UITRAMARR美国产	60.0	报废
	妇科治疗仪	XQ无锡产	1.9	报废
	痔疮治疗仪	S－III庆云产	1.7	报废
	十二孔无影灯	SV－III上海产	1.08	报废
	激光治疗仪	SI上海产	0.75	报废
	钾钠分析仪	上海产	3.5	报废
	除颤监护仪	ST－2000上海产	5.0	报废
	血流变仪	济南产3000	5.0	报废
1997	呼吸机	上海产	6.8	报废
	麻醉机	上海产	4.25	报废
	多功能呼吸机	I型淄博产	6.3	报废
1998	呼吸机	Beer德国产	3.5	报废
	机械手术床	综合型上海产	3.5	报废

年　度	设备器械名称	型号与产地	价值（万元）	现有状况
	无损伤钳	P50 上海产	1.3	报废
	胎儿监护仪	SO－2 北京产	2.8	报废
	临时体外起搏器	TAR－SI 日本产	0.9	报废
	CT	GE9200 美国 GE	90.0	报废
1999	多参数监护仪	UNIECH400R 北京产	5.86	报废
	冲片机	HQ430KT 北京产	2.9	报废
	氩气电刀	200－XV 珠海产	8.7	报废
	冷光源发生器	500KV 江西产	1.35	报废
	骨伤治疗仪	S－20 上海产	4.22	报废
2000	UPS	50KI 北京产	1.6	报废
	多参数监护仪	UVIECH4000R 北京产	5.5	报废
	心脑工作站	北京产	9.0	报废
	牙科综合治疗床	CS101 上海产	3.06	报废
2001	B 超	SONOACE4800 韩国产	9	报废
	制剂颗粒机	Ⅶ－500 广东产	37.6	报废
	X 光机	800mA 岛津产	18	报废
	大 C 型臂	PolyDOXOS100 德国西门子	115	正常使用
	布氏镜	T200－V 美国产	60	报废
	进血液净化设备	SUN－JS 济南产	10	报废
	彩超	UITRANARR 9 美国产	60	报废
	胃镜	V 型日本产	30	报废
	彩色多普勒	MEUTRON 美国产	6	报废
2002	蒸气治疗仪	Ⅳ型广东产	1	报废
	半自动血凝仪	SI－U 日本产	6	报废
	临时起搏器及植入工具	SR－501 日本产	3.4	报废
	电脑肛肠治疗机	SCT－C 珠海产	0.95	报废
	心血管压力测试仪	Ⅵ－Ⅱ北京产	5.2	报废
	无痛分娩设备	Ⅱ型上海产	2.1	报废
	动态心电图一台	I510 日本产	3.8	报废
	人工肾机	Sds 日本产	14.8	报废
2003	尿十项	Ⅰ类 BF 北京产	10.8	正常使用

年　度	设备器械名称	型号与产地	价值（万元）	现有状况
	A 超	BME100 济南产	2.7	正常使用
	显微镜一台	X－30D 奥林巴斯	3.95	正常使用
	病理分析系统一套	MAIS－2000 北京产	9.49	正常使用
	华初脱水机	9820 北京产	3.9	正常使用
	莱卡切片机一台	2125 德国产	5.78	正常使用
	膜曲率计一台	XQ－2 上海产	1.25	正常使用
	凸阵 B 超	602 日本产	4.3	正常使用
	全自动血球计数仪	Sp20 日本产	7.4	正常使用
	心电监护仪	Ⅰ类 BF 深圳产	1.98	正常使用
	高频电刀	9000 型济南产	1.3	正常使用
	多功能麻醉机	Ⅰ类 Q 型上海产	4.4	正常使用
	内窥镜一台	Sq－i 浙江产	2.98	正常使用
	四床监护	SP－Ⅱ北京产	3.5	正常使用
	进口心电图机	Sub 日本产	1.4	正常使用
	电子阴道镜	SV－BIV 日本产	4.3	正常使用
	彩超	G50 西门子	47.9	正常使用
	心脏工作站	2000 型北京产	4.7	正常使用
	注射汞	ICI－Ⅰ	2.3	正常使用
	中药提取、回收浓缩机	SQ－Ⅳ北京产	5.5	正常使用
	真空干燥箱一台	KV－2000 上海产	1.8	正常使用
	运动平板	Q－20 北京产	4.7	正常使用
	计算机后装系统	SF－2 德国产	20	正常使用
	精子分析仪	SP－5V 北京产	3.8	正常使用
	定向造影放射治疗 x 刀	Angelplan 上海东影	240	正常使用
	工肾机	SOS－20 日本产	14.5	正常使用
	碎石镜	BS－1	2.4	正常使用
	CO_2 监护仪	900Ⅰ－V 北京产	4	正常使用
	高频电刀	VU－D300 深圳产	7.2	正常使用
	心电综合分析仪	JS－20 北京产	2.8	正常使用
	电解质总 CO_2 分析仪	5I5C 德国产	5	正常使用
	植入装载器	TG－Ⅱ德国产	1.5	正常使用

年　度	设备器械名称	型号与产地	价值（万元）	现有状况
2004	超声诊断仪	260	9.9	正常使用
	中药治疗仪	Ⅰ类 BF 北京产	1.9	正常使用
	综合手术床	KV－201 上海产	1.6	正常使用
	全自动多功能电动护理床	NC－12 济南产	2	正常使用
	医用空气消毒洁净器	Mkg	5	正常使用
	低速冷速多层离心机	50I 上海产	3	正常使用
	影像工件站（CT）	2.5 型沈阳产	8.5	正常使用
	心电监护仪	BLT－900 东莞产	2.3	正常使用
	自动气压止血带	SUV－2 上海产	1.1	正常使用
	多通道输液泵	WI－30 法国产	9	正常使用
	电脑母婴监护仪	I－4V 北京产	3.98	正常使用
	支气管镜	BF－P40 日本产	9.65	正常使用
	人工肾机	JSM 日本产	18	正常使用
	新生儿黄疸治疗仪	KV－Ⅱ北京产	1	正常使用
	心电监护仪	BT－2000 北京产	1.98	正常使用
	多功能手术床	KV－21 上海产	2.7	正常使用
	关节镜	RV－5 浙江产	6.5	正常使用
	小 C 型臂	NHC－35 西安产	21.5	正常使用
	麻醉机	SR－T 上海产	19	正常使用
2005	无创伤呼机	110 型北京产	1.5	正常使用
	无创伤呼吸机	ST33 德国产	10	正常使用
	氩气凝血高频电刀	DD－2R 济南产	8.2	正常使用
	双极电凝器	SP－2Ⅱ北京产	2.1	正常使用
	除颤监护仪	LP20　德国产	8.5	正常使用
	人工肾机	NCU－12 日本产	18	正常使用
	微电脑高频电刀	ST－Ⅲ济南产	2.3	正常使用
	微量元素测定仪	Rf 北京产	5.98	正常使用
	鼻窦镜	D2066 莱恩产	2.68	正常使用
	血沉仪	Micnosed 上海产	1.65	正常使用
	血流变仪	SA－6000 上海产	16	正常使用
	血沉压积仪	EHK－40 上海产	1.68	正常使用

年　度	设备器械名称	型号与产地	价值（万元）	现有状况
	颅脑钻	Ⅲ型上海产	2.6	正常使用
	多功能肛肠机	SPT 庆云产	6.8	正常使用
	脑电图仪	9128 上海产	5.3	正常使用
	监护仪	PC－9000 深圳产	1.1	正常使用
2006	磁分离霉免测定仪		3	正常使用
	血凝仪	日本东亚	16	转青阳医院
	离心机	B320	0.63	输血科
	尿沉渣分析仪	B320	12	报废
	x 光机	630ma	73	正常使用
	胃肠工作站	日立	4	报废
	监护仪	北京 kd580	1.58	正常使用
	空气净化器	Kkj	1.5	报废
	裂隙灯显微镜	Slm－1	1.3	正常使用
	蒸汽灭菌器	2000	3.5	正常使用
	电脑验光	R－f10	8.6	报废
	心电监护仪	9107b 京博	1	报废
	多参数监护仪	M－111	2.4	报废
	手术动力装置	重庆西山	20	正常使用
	台式灭菌器	Tmq－r60l	2	报废
	加缩机	Kch606 淄博	2.6	报废
	肝病治疗仪	1	1.8	正常使用
	胰岛素泵	美，敦力	3.98	正常使用
2007	新生儿黄疸治疗箱	Xh2 宁波	1.38	正常使用
	除颤仪	美国	8.3	正常使用
	神经中央监护	Icu	3.98	报废
	多参数监护仪	Bd－600	1.6	正常使用
	彩超	东软阳光 180	48	转青阳医院
	心电图机	Se－12express	5.6	正常使用
	12 导心电图机	动态	9.9	正常使用
	煎药机包装机	YFY13－3A	2.5	正常使用
	彩超	康强	45	报废

年　度	设备器械名称	型号与产地	价值（万元）	现有状况
	臭氧发生器	德国	26	正常使用
	多参数监护仪	深圳 m9b	1.32	报废
	床边 x 射线机	50ma	1.5	报废
	骨创伤治疗仪	Gs－100b	3.7	报废
	多极射频消融系统		12	报废
	多通道输液泵		12.8	报废
	生物安全柜		6.8	报废
	心电监护仪	深圳	3	报废
	多参数监护仪	Bd－9000	1.6	报废
	自动气压止血仪	A7s－1	1	正常使用
	静脉曲张去除系统		7	正常使用
	30 内窥镜		1.5	正常使用
	高频电刀	美	9	正常使用
	等离子射频气化仪	美国	2.4	正常使用
	半导体激光治疗仪		2	报废
	c 型臂	2il051205	350	正常使用
	高压注射器	Nsj－150a	9.5	正常使用
	双有创监护仪	Mp－900f	4.5	正常使用
	细菌分析仪		12	正常使用
	无份类血球计数仪		36	正常使用
2008	电解质	Aft 深圳	2.4	报废
	Aftco2	深圳	1.5	报废
	Ct	日立 xe	244	正常使用
	Ct 影像工作站	Ya－g500w	2.2	正常使用
	Cr 工作站	Ya－g2000	2.2	正常使用
	彩超工作站	东芝	2.8	正常使用
	奥林巴斯胃镜	V70	29	正常使用
	b 超	9000e	9	正常使用
	Pt 训练床	电动	2	正常使用
	电动直立床	电动	2	正常使用
2009	加速器	Meratron	260	正常使用

年　度	设备器械名称	型号与产地	价值（万元）	现有状况
	定位床板	安个 glan - 2000	3.6	正常使用
	全自动尿沉渣分析仪	山东迪马	33.5	正常使用
	血气分析仪	I - stat 美国	13	正常使用
	彩超	东芝 770	23	正常使用
	超声工作站	G50 菲利普	1.9	正常使用
	心电监护仪	南京	1.68	报废
	净化交流稳压电源	20kw	1	正常使用
	床单位臭氧消毒器	Cod2000 - 2	2	报废
	医用空气净化消毒器	济南	1	报废
	等离子射频奇花仪	美国	24	正常
	高频电刀	System2560	9	正常
	前列腺气化电切镜	杭州时空	4	报废
	自动罐装机	Py2	1	正常使用
	腰椎牵引系统	Yhz - 200	4.8	报废
	腰椎治疗牵引床	Yhz - 12d	1	报废
	电脑骨创伤治疗仪	Gs - 100b	36	报废
2010	心电图机	6951e	0.65	报废
	监护仪	北京	1.68	报废
	呼吸机	美国伟康	30	报废
	多普勒血流探测仪	Dt - 2100	1.68	报废
	洗胃机	Yl - 3	1	报废
	吸引加切割机	i 型	4.3	报废
	耳鼻喉综合治疗台	Xd - 2400b	9.6	正常使用
	下肢关节康复器	Ytr - e	0.95	正常使用
	电切镜	美国	11	正常使用
	监护仪	菲利普	4.3	正常使用
	麻醉机	Ex - 65	35	正常使用
	麻醉机	7800a	22	正常使用
	监护	迈瑞	5.5	正常使用
	旁流呼模二氧化碳	3 万元	3	正常使用
	动态心电记录盒		2	正常使用

年　度	设备器械名称	型号与产地	价值（万元）	现有状况
	生化仪配套设备	奥林巴斯	0.84	正常使用
	干式生化仪	罗氏	2.7	正常使用
	乳腺 x 射线诊断设备	Plammed nuance	318	正常使用
2011	放射粒子植入计划系统	北京	10	正常使用
	药品保存箱	北京	2.4	正常使用
	血凝分析仪	Be	33	正常使用
	透视机		39	报废
	磁共振升级	西门子	83	正常使用
	脱水机	泰维	7.5	正常使用
	冰冻切片机	莱卡	30	正常使用
	监护仪	菲利普	4.8	正常使用
	热风循环风箱	上海	2.3	正常使用
	腰椎牵引治疗床	Yhz－120	1	正常使用
	日立彩超	二郎神日本	250	正常使用
	奥林巴斯电子内窥系列	奥林巴斯	142	正常使用
	全自动血细胞分析仪	Urit300	7	正常使用
	尿液分析仪	Urif－55	1.5	正常使用
	微波治疗仪	上海	1.5	正常使用
	Co2 激光美容治疗机	Splb－200c	1.5	正常使用
	双波长激光治疗机	Qnd－yad 型	1.65	正常使用
	烧伤翻身床	北京	4.2	正常使用
	高效烧伤翻身治疗机	北京	16.7	正常使用
	血流探测仪	上海	1.68	正常使用
	干式生化仪	罗氏	27	正常使用
	Be 血凝仪	Be	33.8	正常使用
2012	病理图文系统	济南泽尔	3.2	正常使用
	婴儿监护系统	菲利普	39.8	正常使用
	恒温摆动保存箱	宁波戴维	2.3	正常使用
	医用低俗离心机	北京	1.7	正常使用
	低温保存箱	Dw－40－262	2.6	正常使用
	内镜专用吸入麻醉机	Aii5000b	16.5	正常使用

年　度	设备器械名称	型号与产地	价值（万元）	现有状况
	监护仪	菲利普	4.6	正常使用
	Sdd 多导心电分析软件	济南	35	正常使用
	心电图机	Ecg－6951e	4.7	正常使用
	全自动生化分析仪	东芝 4.0	176	正常使用
	拍片机	Nsx－500r	30	正常使用
	遥控透视 x 射线机	Plx－120	17.8	正常使用
	Cr 工作站	Ya－g－200	2.28	正常使用
	全自动血液细胞分析仪	Bc－5380	23	正常使用
	新生儿黄疸治疗仪	Xhz	2.3	正常使用
	黄疸测试仪	Nj33a	2.3	正常使用
	福尼亚胰岛素泵		2.4	正常使用
	生物安全柜		4.5	正常使用
	单人透析机		18.2	正常使用
	床单位臭氧消毒器		2	正常使用
2013	黄疸治疗箱	Xhl	2.58	正常使用
	糖尿病足筛查诊断箱	Sd2	4.5	正常使用
	多普勒血流探测仪	Dt－2100	1.6	正常使用
	监护仪	迈瑞	4.3	正常使用
	压低温治疗仪	Hgf－200iii	3.7	正常使用
	空气压力波治疗仪	龙之杰 lct－2200s	4.3	正常使用
	呼吸机	Lvent201	16.8	正常使用
	除颤监护仪	Lifepak20	8.5	正常使用
	床单元臭氧消毒机	Mq－300s	2.6	正常使用
	桥深式吊塔	T100e	49.5	正常使用
	十二道心电图机	Eca－1350p	4.4	正常使用
	病人监护仪	菲利普 mp5	4.6	正常使用
	医用震动排痰机	Ptj－767a	5	正常使用
	电动站立床	Itl－zlc－1	2.6	正常使用
	大便分析仪		15	转出
	稳压电源	Aps－33010	1.7	正常使用
	Dr 长骨拼接影响工作站		2	正常使用

年　度	设备器械名称	型号与产地	价值（万元）	现有状况
	彩色超声多普勒系统	三星	210	正常使用
	彩超	菲利普	175	正常使用
	重要汽疗仪	Abs	2.8	正常使用
	彩超硬件	Hd2400	55	转入
	蒸汽灭菌器		1.96	正常使用

【设备保养维修】

1998 年 8 月，中医院器械科成立后，科室的主要职能，除采购急用的设备器械外，还有一项重要的工作，就是负责医院医疗设备的维修、保养，保证其正常运转。

2001 年 2 月，商百水从山东省千佛山医院器械科进修学习回来，调入器械科，主要负责医疗设备的维修、维护、保养、安装调试等工作，并维修院内损坏的器械。经他手维修保养的器械主要有雾化器、电动吸引器、6511 心电图机、麦邦监护仪、氧气表、血压计、血流变仪、离心机、血球计数仪、小型放射机等。还为科室安装了多台紫外线灯，提供了服务，为医院节省了开支。

2002 年，中医院新进日本 SDS—20 型血液透析机，安装水处理设备。商百水与厂家工程师一道安装，很快掌握了该机的工作原理及调试方法，能及时排除常见故障，保证了机器的正常运行。

2003 年，新病房楼启用。技术人员商百水协助厂家安装了手术无影灯、中心供氧、中心吸引及科室的通话呼叫装置，对手术室的净化设备进行了交接验收，对监护仪、麻醉呼吸机、高频电刀、冷光源等进行了维修保养，保障了手术室设备的正常运行。11 月，许雷分入器械科工作，为器械维修增添了新的技术力量。

2004 年，中医院新进了螺旋 CT、核磁共振、CR 等大型医疗设备，商百水、许雷与厂家一起进行设备的安装、调试工作。对急救中心的除颤监护仪、呼吸机、洗胃机等进行了检修保养，对特检科的 B 超、心电图机、胃镜、经颅多普勒等进行了维修。一年中，检验科 BT—2000 型意大利产全自动生化分析仪出现了 3 次故障，商百水与许雷及时进行排除，保证了设备运转，为医院节省了维修费用近万元。

2005 年，器械科健全各种规章制度，制定了《科主任职责》《医疗设备管理制度》《维修工作制度》《维修人员工作职责》《器械科会计管理制度》等，对购入的设备履行严格的出入库手续，小的器械在保证供应的前提下，减少库存量。技术人员定期深入各科室检查、保养、维修，器械管理更加完善。

检修了消毒柜、担架车、污物车、抢救车，维护保养了西门子彩超、运动平板、动态心电图机、血液透析机，维修了螺旋CT，为医院节省费用近五千元，还配合市技术监督局对设备进行了检测。

2006年，东软CT－C3000曾出现过高压异常、电弧放电、床位超限、通讯超时，在扫描过程中漏扫或显示采集图像、伪影、联机等故障。如果厂家来一次不但收上门服务费2000元（不包括配件费），而且还要耽误临床诊断的应用。主任商百水带领科室维修人员，立即进行抢修，及时修好，没耽误应用，为医院节省费用万元以上。是年，还维修了神经科低温治疗仪、妇产科四床监护仪、眼科监护仪、日本岛津800mAX光机、CR拍片机、特检科彩超、数字胃肠机、东芝40全自动生化分析仪、离心机、并对院内其他大型设备进行了除尘维护保养。

2007年，大型C臂血管造影机16帧不曝光、出现04、05故障代码，机器不正常。开机后P轴只向一个方向旋转，按下开机键无任何反应，无法进行正常工作。厂家工程师维修一次服务费就是5000元。器械科自行更换了交流接触器后正常，此次维修只花了200元的配件费，仅C臂维修就为医院节省费用万元以上。是年，还维修了特检科彩超阳光180、DR数字X线机。直线加速器水循环系统更换一套需要40000元左右，还是二手的，器械科找了一家专业维修水泵电机的师傅，只花了几百元，为医院节省了很大开支。

2008年，院内一些大型设备相继出现故障。如胸透机因显示器信号传输故障急需维修，胃肠工作站因突然停电程序错误出现故障，磁共振因中心频率偏差引起图像差的诊断，DR机器因定位灯故障，柯尼卡相机因打印故障，东软CT图像伪影校正无用故障，DR机器因探测器故障旋转时有异常响声故障，磁共振头部T2像质量差等设备故障。器械科设备维修人员，积极想办法，能当场解决的就当场解决，不能当场解决的就通过电话咨询工程师，在工程师指导下进行维修，问题顺利解决，为医院节省了大量经费，保证了设备的应用。

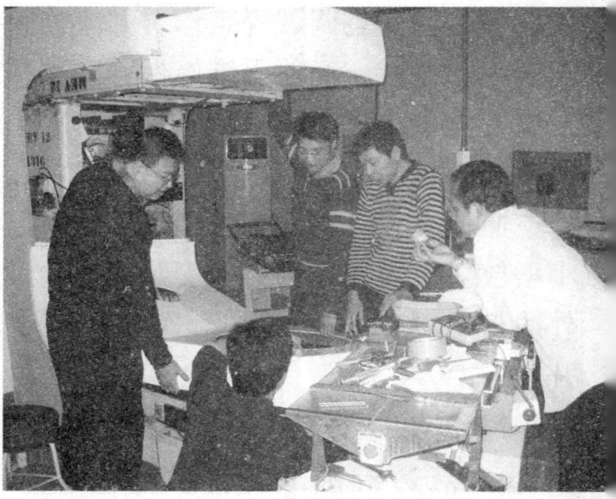

图7.13.1　器械科正在对大型医疗设备进行检查维修

2009年，核磁共振稳压电源出现故障，CR机器开机异常故障，数字X线机开机打不开探测器故障，器械科都及时进行了维修，保障了工作的正常进行。大型C臂从机电脑出现启动不起来故障，开机后曝光无图像，器械科全体维修人员忙碌了整整一个上午，把问题彻底解决好，没有耽误下午专家正常做手术使用。平时工作中还维修了监护仪、心电图机、紫外线灯车、手术无影灯、氧气管道的终端及负压吸引终端等设备。

2010年，日立CT机出现不曝光故障，器械科人员及时联系厂家，并汇报领导进行了更换球管作业。东软CT机、扫描数据丢失，器械科配合厂家对数据刷进行更换，进行彻底除尘调试，维护保养等。器械科人员对全院的呼吸机、彩超进行了除尘维护保养，把故障消除在萌芽状态。柯达8100相机出现机器报错、卡片故障，飞利浦MP5监护仪测不出血压故障、DR拍片机打开探测器失败故障，透视机显示器不显示故障，大型C臂透视时有时无故障，器械科人员都及时进行了解决。

2011年，大型C臂伺服器报错，大屏幕扫描005错误代码，近台操作盒不能进行操作，任何指示灯不亮。螺旋CT扫描床控机工作异常、联不上机、无法运动故障。9月20日，螺旋CT曝光不正常，病人扫描几层就不扫描了。器械科维修人员都及时赶到，抓紧维修，使工作没受大的影响。煎药包装机漏液故障，热疗机真空泵抽气管路漏气故障，器械科人员都及时进行了维修。遇有自己维修不了的，如胃镜出现图像有横条纹及斑点，操作部漏水故障。器械科人员就电话联系厂家工程师，把胃镜邮到北京奥林巴斯维修总部，维修好后及时邮寄回来。

2012年，器械科全体维修人员把直线加速器进行了彻底保养，彻底清除灰尘，清洗过滤网，风扇打油，擦拭，各项参数进行了调试校正。用同样的办法把CT、胃肠机进行了维修维护保养，减少了机器的故障率。5月20日，大型C臂血管造影机设备启动不起来，伺服器板报E38故障，经查24V电源正常，查A27板无24V电源，经查运动控制卡8132，24V电源端短路。在和厂家沟通后，厂家给邮了配件运动控制板，把板子换上后机器正常工作，厂家只收了配件费。此次维修就给医院节省了5000元的厂家上门维修服务费。

2013年9月，新的门诊病房综合大楼投入使用，器械科全体人员在使用之前就把设备搬到新楼上去，并且不影响正常的门诊及住院病人的检查。本着“能为医院节省一分钱就省一分钱”的思想，器械科全体维修人员加班加点，能自己干的活就自己干，自己干不了的，就让科室帮忙协助着干，没有从外面找劳务人员，按期完成了医院交给的搬迁任务。还把新购置的设备，如CT机、数字DR拍片机，协助厂家工程师安装调试，确保了医院工作的正常进行。

二、医疗器材

【科室沿革】

中医院器材科成立之前，业务上一直归药剂科统一管理。医疗器材类业务由张爱芹负责。随着医院规模的不断扩大，业务量的增加，为了更好地、科学地管理，经院长办公室研究决定，于2006年6月成立了器材科。主任张深田，人员有杜艳丽，会计李玉霞，保管杨鲁靖、殷菲菲。

至2013年底，器材科共有4人。主任为张深田。人员有杜艳丽、会计李玉霞、保管杨鲁婧。

附表7－13－4　2013年底器材科医技护人员情况表

姓名	性别	学历	职务	职称	职称晋升时间	本科工作时间
张深田	男	专科	主任	主管药师	2005	2006.6～
杜艳丽	女	本科	科员	主治医师	2009	2006.6～
李玉霞	女	本科	会计	主管药师	2008	2009.～
杨鲁婧	女	本科	保管	助理工程师	2012	2009.6～

表7－13－5　中医院器材科2006～2013年历年购进医疗器材情况表

年度	医疗器材分类及价值（万元）					总额（万元）
	化验试剂	手术类	介入类	注射器	其他	
2006	100	45	—	22	33	300
2007	150	55	—	25	150	380
2008	200	60	30	30	110	430
2009	300	65	45	38	72	520
2010	350	75	60	45	140	670
2011	400	85	80	50	185	800
2012	500	100	100	70	230	1000
2013	600	150	130	80	720	1680

【医疗器材的采购供应】

器材科主要负责一次性医用耗材的管理购进，各科室领用耗材的实用情况和效益分析，账目的管理，每月月底报院长财务及统计科，账目更加明朗化。

第八章 中医药学的继承与发展

第一节 中医药人员的培养与传承

邹平县中医院是县内唯一的一处综合运用传统中医手段治疗疾病的县级医院。中医院从建院伊始，就秉承中国传统中医药学的精髓，发挥中医中药特长优势，救死扶伤，治病救人。

建院之初，中医院是在城关卫生院的基础上而建立的，人员成分多样，专业水平普遍缺乏。当时三四十个人，真正科班出身的医护人员没有几个。医疗人员技术普遍薄弱成了制约医院发展的关键环节。1984 年，趁县级机构改革之时，加强县中医院的中医力量，先后从各卫生部门抽调了 4 名中医本科院校毕业的医生和分配了中医学校毕业的几名中专生，充实进中医院医疗队伍。中医出身的院长李明忠主动与省、地大医院联系，邀请著名的中医专家教授来院讲学授课，指导、传授业务技术。同时，选派郑丰成、宋明智、马秀娥、刘萍、燕红芹、毕春香等一批有一定专业基础的医护人员，先后到济南省中医或文登、乳山等地中医院学习进修。根据中医传道授业的传统，中医院还实行了办学习班的办法，决定每周安排两个下午为中医业务学习时间。院长李明忠带头亲自备课，上课，讲解中医药基础知识和中医理论，力求尽快提高院内人员的业务水平 。同时，医院鼓励医护业务人员采取自学、函授等形式，多方提高自身素质和业务水平，经过几年的努力，中医院的业务水平和医疗技术大大提高。

1993 年以后，加大贯彻山东省政府《关于加强中医工作的决定》文件精神，县中医院以争创省级重点中医院为总抓手，大力加强两个文明建设。按照省制定的《县级示范中医医院标准》的要求，为突出中医院的中医特色，运用中医中药防病治病，积极抓好专科建设，加强人员辅导学习和设备的配备。先后组织了两期“西学中”学习班，由中医药大学毕业并富有临床经验的医生任教，系统讲授中医理论和医疗经验知识。同时，组织护理人员进行技术练兵，按照“三基”（基础理论、基本知识、基本技能）训练的要求，开展实际护理操作大比武，有效地激发了员工热爱本职工作的浓厚热情，也提高了医护人员的专业技术水平，为创建省级重点中医院奠定了良好的基础。

二十世纪九十年代以后，中医类本科毕业院校的毕业生大量增加，中医院每年都接受一定数量的中医药学专业毕业生，充实进医院临床和医技部门。据不完全统计，从2002年至2013年，中医院共引进大专以上毕业生496人，其中本科以上毕业的占27%。本科以上毕业生当中，中医药专业毕业的就达50%以上。为了提高知识学历和业务水平，中医院大力提倡职工在职进修，通过自学、函授、网络学习等方式进行提升学历教育，而进修的大多数也是中医药院校和专业，这些人现在都已成为中医院的院级、中层领导和各专业科室的中坚力量。

创建二级甲等中医院是县中医院分级管理的既定目标。县中医院按照《二级甲等中医院的实施细则》要求，建立健全各种技术操作规范、医院工作制度及各级各类人员岗位职责，并抓好制度落实。护理上每周二、五对针灸学进行系统辅导，由专业人员授课，学习结束后进行考试，成绩记入护理档案，随后到针灸室实习一周，严格操作规程，运用中医护理知识进行辨证施治。

2002年，遵照安丘全省中医工作会精神，中医院提出一定要在3年之内创建农村中医工作先进县的奋斗目标。此后，中医院调整定位，以科技兴院为先导，加强软硬件建设，引进先进设备，选拔培养学科带头人，发展特色科室，树立自己的品牌，争创山东省重点中医工作先进县。首先以心内科为主，在临床实践中，采用先进的诊疗技术，结合中医的辨证施治，加大中药制剂在治疗中的辅助作用。如治疗冠心病方面，根据寒凝心脉型、痰浊闭阻型、气滞血瘀型、气血虚弱型等，自拟方剂随症加减；在治疗病毒性心肌炎方面，根据心血不足、心阳不振、心血瘀阻、水饮凌心等分型，给予不同的治疗方法。特别是采用静脉滴注大剂量黄芪注射液，取得了很好的疗效。还配合制剂室研究开发了治疗心脏病的“黄芪胶囊”。同年，中医院将心内科申报为省级重点中医专科。同时，为了把传统的中医技术和现代西医技术融为一体，医院先后派人到文登、济南等地中医院学习中医治疗技术。

2003年，在参与抗击“非典”的斗争中，中医院充分发挥中医药的特色优势，药剂科参照国家中药方制作制剂，全院调配动员100余人，苦战15天，为全县生产防非典制剂10余万瓶，为防治“非典”疫情做出了贡献。现实的经验更坚定了中医院领导坚持走中医药特色、中西医结合的发展道路。中医院作为全县中医的龙头，充分发挥三级网络的中心作用，面向农村，指导基层，带动全县农村中医工作的重点突破和全面发展。建立了全县中医卫生技术人员培训中心，制定培训计划，采取进修、专题讲座等形式，常抓不懈。对镇级卫生院采取临床、医技、管理对应指导的方式，完善了农村中医医疗保健服务网络。

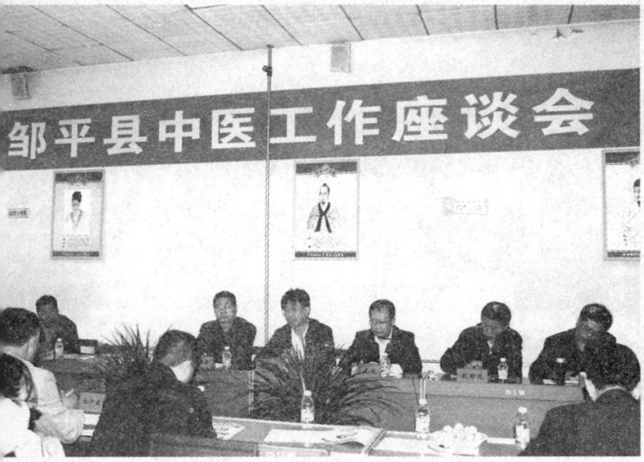

图 8.1.1　邹平县中医工作座谈会在中医院召开，各镇街卫生院负责人参加了会议

同时，中医院肿瘤防治中心利用先进科技手段治疗的同时，对康复期的一些病人，配以中医中药等治疗也取得了良好的效果。积极探索祖国传统中医中药在肿瘤治疗方面的应用，并开发出中药治疗肿瘤剂型 10 余种。2004 年 7 月，邹平县中医院肿瘤科被确定为山东省第二批重点中医专科。2006 年 6 月，国家中医药管理局文件公布，邹平县中医院肿瘤科被确定为第二批“国家级农村医疗机构中医特色专科建设单位”。其次，中医院脾胃病科、脑病科也大量应用中医药治疗手段，取得了不凡的成绩，并被评为山东省中医重点专科。

2009 年，山东省人民政府（2009）89 号文件发布了《关于扶持中医药事业发展的意见（讨论稿）》。提出“用 5 年左右的时间，在全省建成功能完善、特色突出、基本满足人民群众需求的中医医疗服务体系；建成一批全国知名的中医医院和优势学科、专科；建设一支高素质中医药队伍，造就一批全国知名的中医药专家；建立起中医药进农村、进社区、进家庭的有效机制；提高中医药自主创新、产品研发能力和学术水平。”中医院遵照文件精神，继续坚持科学发展观，以改革为动力，加强质量建设和重点学科建设两个重点，全力推进医院管理和经济效益双丰收。是年春夏之交，甲型 H1N1 流感大流行。中医院立即成立防控综合协调领导小组，设立独立的发热门诊及隔离留观病房。紧急生产“防治甲型 H1N1 流感中药合剂”，从而保证了本县区域无一例感染病例发生。

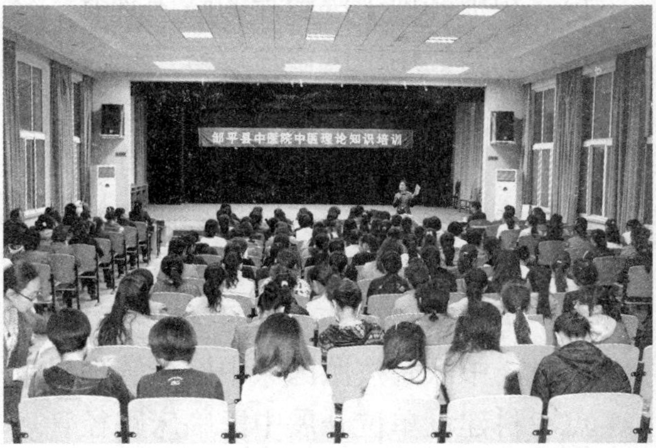

图 8.1.2　中医院举办中医理论知识培训班

2012 年，县中医院正式启动创建三级中医医院工作。对照三级甲等中医院的标准要求，加大了软硬件建设。中医药人员卫生技术人员结构进一步优化，配备充足。中医类执业医师达到全

部执业医师的比例的 65.5%，中药专业技术人员占药学专业技术人员的比例为 70.8%，护理人员系统接受中医药知识和技能培训的比例占 96%。医院领导和科室负责人配备上，注重中医药教育和培训背景，医院领导和主要职能部门负责人具有中医药专业技术职称的占 75%，各科室负责人中具有中医类执业医师资格的占 90%。2012 年，招聘中医药研究生 7 人，进一步提高了医院中医药人员比例，使中医药人员比例达到 70% 以上，形成合理的中医药人才梯队。

中医院以争创“三级中医医院”为重要契机，进一步整合现有资源，发掘传统中医药文化，规范中医医院与临床科室名称，加强了临床科室的内涵建设，积极开展中医治疗的临床研究，合理配置并应用中医诊疗设备，拓展中医诊疗技术项目，推广应用中医非药物治疗方法，针灸、推拿、康复训练成为中医院临床治疗的一大特色。研制推广使用中药制剂和中药饮片，把自制制剂作为中医院发展的有力抓手和特色品牌。同时，中医院按照国家中医药管理局重点专科建设单位开展中医临床路径管理试点工作的要求，有 16 个临床科室参加了第一批 12 个病种的试点工作。原先一些形成特色的科室，也积极准备条件，力争早日申报省、市重点专科。

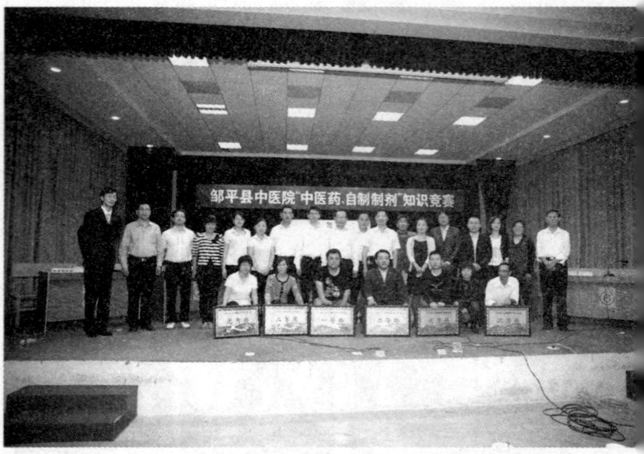

图 8.1.3　中医院举办"中医药、自制制剂"知识竞赛

在中医院文化建设上，发掘传统中医药文化，设计了极富中医药特色的中医院院徽，制订了“中医为本、发展专科、品牌立院、追求卓越”的院训，编写了饱含深情、激情昂扬的院歌《永恒的诺言》，创办了《邹平中医院院报》，在医院走廊里，安装了中药展示柜、布置了中医药知识画廊，彰显了中医医院的文化氛围。在全院干部职工的共同努力下，2012 年，中医院成功创建为“三级甲等”中医院。

现在，中医院正乘着“三甲医院”的强进势头，大力发展中医药事业，中国传统医学的独特优势将越来越突出。中华民族医学文明之花，将越来越开放的瑰丽无比。

第二节　名老中医经验的整理与继承

邹平县中医院原院长李明忠是享誉省内的中医药界著名专家，是德医双馨的名老中医。1961 年，高中毕业后，就学于山东中医学院医疗系，得到著名中医专家刘惠民、张珍玉、李克绍诸家的真传，系统掌握了中医药学基础理论、各科临床医学知识，为深入发掘研究中医医药学宝库，奠定了坚实的医学理论基础。毕业后，先后在博兴县乔庄、寨郝医院、博兴县卫生学校、邹平县中医院工作，任卫生学校党支部书记、中医院院长等职。1993 年荣获山东半岛中医药研究基金会第二届“齐鲁杏苑伯乐奖”。

李明忠一生热爱中医事业，潜心追求探索，皓首穷经，自喻“痴心岐黄，悟奉橘杏”。中医理论扎实，临床经验丰富，精于中医内科，长于方药。擅长治疗心脑、肝肾、糖尿病、肿瘤及妇科等疑难杂症，熟谙针灸、推拿、正骨、心理等多种非药物疗法。临床常以中药治疗为主，或针药兼施，或内外兼治，切中病机，三因制宜，屡起沉疴，疗效显著。1994 年，晋升为中医主任医师后，仍不以此为满足，继续学习新的医疗知识理论。他科研成果颇多，曾主编《名医良方编诀》，主审《脑血管疾病》，参编著述 8 部，撰写论文 50 多篇，在省、地以上医学刊物发表 30 余篇，并获得诸多科技学术成果奖。其中 1986 年参与的省中风病科研课题《中风病中医诊断疗效评定标准》，获卫生部重大科研成果乙等奖；1992 年的《益心口服液治疗真心疼的研究》获山东省卫生厅科技进步二等奖。1997 年，在北京首届国际民族医药研讨会上获“传统医学博士（TMD）”“当代世界传统医学杰出人物”“世界优秀医学专

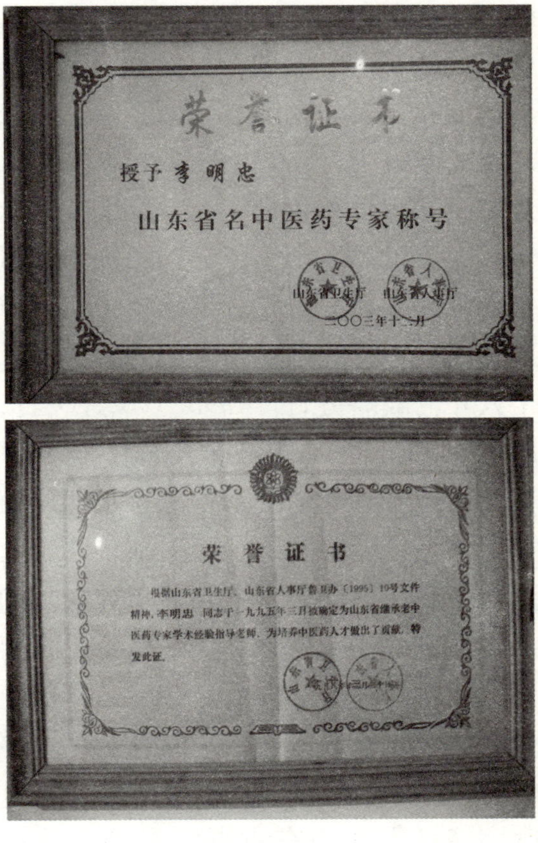

图 8.2.1　李明中获得山东省名中医药专家称号

家”“世界医药文化名人”等荣誉称

号。1998 年，被山东省卫生厅、人事厅确定为“山东省继承老中医医药专家学术经验指导老师”，2003 年，荣获“山东省名中医药专家”荣誉称号。

李明忠善于读书学习，广征博采，积累方剂，总结经验。每天临床医病后，总要将一天的重要病患者的情况和诊病处方记录下来。等到病人复诊时，作为病情的参照和处方的依据。多年来形成习惯。根据他多年的积累，这样的笔记本他已积攒了好几十本，满满一大箱子，成为他一生辛勤工作的结晶和临床医疗经验的总结。在诊务频繁的同时，他还忙里偷闲，辛勤笔耕，为传播中医的传统医学和养生保健知识，根据自己的切身体验，编写了“儒、道、释”三教的著名人物的养生之道，以及健身知识，每年都写几万字的文章。

二十世纪九十年代，国家加强和重视中医药工作，把整理继承老中医专家成功经验，作为培养跨世纪的中医药骨干人才的战略方针。1995 年 3 月 7 日，山东省卫生厅，山东省人事厅联合下文，公布全省老中医药专家学术经验继承工作指导老师和继承人，邹平县中医院李明忠和李秀连，分别为指导老师和继承人，并于 1995 年 4 月 1 日在济南南郊宾馆参加拜师大会。会后，指导老师与继承人双方共同商定继承工作主要内容、方式、方法、目的要求和带教进度，签订了“山东省继承老中医药专家学术经验协议书”。规定继承期限为 3 年，指导老师与继承人同一时间上岗，按照继承协议带教学习。李明忠感激党和组织的信任，立誓把自己的知识和经验毫无保留地传授给学生，奉献给社会。

李明忠带徒三年，教带专攻中风病。不仅按文件规定，及时讲解，且对该病的理、法、方、药及现代科学研究，不厌其详地写了十几万字的备课稿，要求学生对重点方剂、药物、理论，要理解渗透，牢记娴熟，尽力背诵。反复引导学生牢记“治病求本”是中医治病的基本法则，不可移易。临证不论祛邪扶正，目的都是为了恢复和充足元气，以达气血调和，阴平阳秘。他的座右铭是：“学医须平日博览精研有素，治病戒临时彷徨犹豫失机；八纲要细审，四诊宜合参；虚实挟杂则当明辨症结，攻补翰旋可力挽沉疴；处方投药，谨守病因病机，疗病挽疴，慎察标本虚实。”三年来，师生二人治疗病人 20000 多人次。治病不分亲疏贵贱，一视同仁，把握患者心理取得病人信任，诚直待患，深切关怀，倍加悯恤，济人于危。并写出“中医医德观”，让徒弟学习，师生共同学习了《大医精诚》、《不失人情论》，并谈写个人的学习心得，同时反复学习《纪念白求恩》《为人民服务》等毛主席著作，做到古今结合，誓做“良医”。为使学生产生浓厚的学习兴趣，治学态度明确，坚定信心，树立“勤苦”决心，特专为学生讲述学好医古文、中医基本功和各家学说的重要性、必要性。

李秀莲作为山东省首批老中医药专家学术经验继承人，全面地完成了3年学徒所规定的要求，整理出住院病历100份，撰写了2万字的学术经验和技术专长的论文，圆满完成了学徒任务，合格结业。她全面继承了李明忠精湛的医术，系统地学习和研究了李明忠的学术思想和临床经验，重点研究了中风病、脾胃病、肝肾病及妇科杂症，积累了宝贵的中医学知识和临床经验。在此后数十年的临床实践中，形成了自己独具特色的临床诊疗方法和完整的中医药临床防治体系。

在带徒期间，李明忠还与学生共同总结自己和他人的医疗经验，撰写论文和著作。编著了《名医良方编诀》一书，《数术与中医》《邹平县近代三位名中医简介》等论文，并指导学生李秀莲参与编写了《中国奇特疗法大全》《基层医生针灸手册》，任副主编；参与编写《中西医结合临床丛书》的《急性脑血管病（中风病）》分册，任主编。同时，撰写论文7篇，4篇在国家级、3篇在省级医刊上正式发表，1篇获齐鲁中青年中医读书会学术年会优秀论文奖。

李明忠为人热诚，虽已年逾古稀，仍希望为中医药事业做一些力所能及的事情，为传承晚辈而努力。他不但激励医院内中青年同道学习中医的热情，提高其对学习中医的兴趣。加深其对中医的笃信，增强其对中医的运用，树立献身中医药事业的决心。而且社会上 也有不少热爱中医的中青年人，登门求教，渴望拜师。通过多年的观察了解，他选择了数位真正热爱中医药、具有一定理论基础和中医知识，品行端正的社会医生进行传授。如刘长恩、崔忠、李长玲、马海燕、毕永先、王超、郭东等人。有的已指导勤学20多年，医易学识均有很大提高和进步。有的虽学时间不长，但看到他们真心向学，勤苦有加，教学相长，以为乐事。

2002年，市卫生局转发的国家中医药管理局《关于进一步加强中医药继承和发展工作意见》精神，结合滨州市的实际，提出加强中医药文献的搜集、整理和出版，加强对名老中医药专家学术思想和临床诊疗经验的系统总结整理，总结整理、研究和推广中医独特的临床诊疗技术，为名老中医选配学徒，学习和继承他们的丰富诊疗经验和学术成果。推进中医药的理论创新和技术创新。

2012年，山东 省卫生厅、省财政厅、省人力资源和社会保障厅、省中医药管理局下发了《关于组织实施山东省五级中医药师承教育项目的通知》，安排部署省内五级中医药师成教育工作。中医院立即组织实施，精心选定中医师承教师，选拔中医继承人选。2012年12月，选定第一批师承教育指导老师为中医骨科副主任医师李刚，继承人为骨科主治医师王国栋、孙超；指导教师为中医内科副主任医师张德修，继承人为肿瘤科主治医师巩瑞红、张茂臣。

在组织指导教师和继承人认真学习文件的基础上，明确指导老师和继承人各自职责。然后，指导老师与继承人共同签订继承教学协议。继承人继承学习时间为3年。按照统一时间进岗学习，具体起止时间为2013年1月1日至2015年12月31日。

继承人在跟随老师临床学习的同时，将平时学习情况、跟师临床和独立临床时间以及指导老师的带教时间和指导工作情况，认真填写《跟师学习笔记本》《经典学习笔记本》《跟师每月心得》《经典学习心得》《医案记录》。指导老师再按照带教要求，进行批阅指导。中医院按照《平时考核表》的内容，每月进行一次考核，每半年按照《学习档案》格式对继承工作资料进行汇总整理。继承人学习期满后，根据省卫生厅统一下达中医药师承教育工作结业考核规定的考核指标、考核方法和考核程序，对中医药师承教育工作进行结业考核。继承人经结业考核合格者，由省卫生厅、省财政厅、省人力资源和社会保障厅颁发出师证书，给指导老师颁发荣誉证书。

2013年，第一批师承教育指导老师李刚因身体原因不能继续带教，根据文件规定，中医院报经山东省中医药管理局批准，重新确定由副主任医师张玉枝继续带教，原继承人王国栋、孙超的学习时间相应延长半年。

2013年12月，县中医院根据医院实际情况，又选定了第二批中医药师承教育指导老师和继承人。选定了脾胃病科副主任医师李秀莲为师承教育指导老师，继承人为内科张启发和范丽霞；外科副主任医师张玉枝为师承教育指导教师，继承人为骨伤科主治医师王凯和王松奎。从此，县中医院的中医药师承教育纳入正常轨道，也成为中医院培养人才的重要渠道。

县中医院历届领导非常尊重名老中医，重视中医药事业的传承。2013年，为保护和加强对名老中医的经验总结，在旧门诊大楼一楼，专门安排了两间办公室，作为李明忠中医传承工作室。李明忠除每周两个上午为病人诊病外，他还把自己一生的医学书籍都搬到工作室来，经常和一些中医人员共同学习，研究病症，切磋处方。

县中医院重视和保护名老中医的经验整理与继承。2010年，帮助李明忠整理自己的研医心得，编写了《痴心岐黄，悟奉橘杏》一文，收录于2012年出版的《名老中医之路续编》（第三辑）中。2013年后，又帮助整理他一生中医药研究成果，汇集编辑了《李明忠名中医辑录》一书，由中国古籍出版社出版。内容分为劝学、医易、养生、诗联4篇，这既是李明忠一生临床工作成就的真实写照，也是对他一生潜心研究中医药学辉煌成就的肯定。

第三节　古方、验方精录

1. 胸膜炎效方：

处方：银柴胡 18g　条黄芩 15g　生牡蛎 30g　瓜蒌皮 10g　广郁金 15g　鱼腥草 30g　生苡米 20g

水煎服　日 3 次　连服 5 剂

该方治愈胸膜炎患者数十例。

2. 白茅根汤：

该方系近代名医张锡纯所创，治阴虚不化阳，小便不利，或湿热壅滞，致小便不利，积成水肿。

用法：水煎服，掘取鲜者去净皮与节前小细根、切细、日服 5~6 次，夜服 2~3 次。

编歌：白茅根汤强，阴虚不化阳。

湿热壅滞者，溲少水肿尝。

3. 尿床方：

该病临床常见，尤以儿童、少年维多，老年亦有之。曾用该方治愈数例。

鸡肠子洗净晾干锅内焙黄研细末，黄酒冲服。每次用黄酒 50ml，鸡肠粉适量，日服 3 次，连服一周（量小者黄酌减）。

4. 严重失眠效验方：

失眠，中医称不寐，西医称神经衰弱。该方对用脑过度，肝火旺盛，过于兴奋，心神不宁，疗效显著，治愈无算。

处方：淮小麦 30g　石决明 15g　夜交藤 30g　合欢皮 30g　珍珠粉 30g　赤乌 15g　黄芪 15g　柏子仁 30g　寸冬 15g　沙参 20g　炒枣仁 15g　炙甘草 6g

水煎服　日 1 剂

5. 古传治半身不遂验方：

处方：宣木瓜、净麻黄、川牛膝各 15 克

制法：将上药用纱布包好，放入内脏挖空的鸡（男用母鸡，女用公鸡）腔内，置砂锅中，煮熟，吃肉喝汤不食药。最后把鸡骨头炒黄，研成细末，白酒冲服出汗，多吃几只，直至痊愈。服药期间忌食生冷酸辣食物。

6. 皮肤瘙痒妙方

该病临床多见，虽病不大，但患者痛苦甚重，且有的久治不愈。我常用一方随症加减治疗，效果非常满意。

处方：荆芥 10g　防风 10g　双花 10g　丹皮 15g　赤芍 15g　桑叶 10g　连翘 15g　苦参 15g　黄柏 6g　地肤子 20g　蝉衣 10g　白蒺藜 10g　白藓皮 15g

水煎服　日 3 次，连服 9 服为一疗程。

7. 通乳验方：

治产后乳汁不下，效验非常。

处方：炙黄芪 30g　太子参 20g　全当归 15g　王不留行 10g　炮山甲（研细冲）6g　通草 6g　黄精 20g　漏芦 9g

水煎服　日1剂　分二次服

8．滴虫性阴道炎学效方

该病妇科常见，症多为阴道分泌物增多，呈灰黄色泡沫状，有鱼腥臭味，外阴及阴道内瘙痒难忍。曾用一偏方治疗数十例，多获良效。

处方及使用方法：鲜桃树叶160g，苦参90g，将该二味放入砂锅或瓦罐内，加生凉水500～700ml，煎煮半小时，去掉药渣，倒入浴盆内趁热坐浴，先熏后洗，可用纱布蘸药汁尽量送至阴道内，早、晚各坐浴一次，连用一周，即可获愈。

9．小儿流涎方：

处方：①焦白术15g　炒苡米15g　益智仁10g　研细调匀，每服1.5～2g，开水冲服，1～3日一换。

②吴茱萸9g，胆南星3g，研磨调匀，用陈醋调敷足心涌泉穴，胶布固定，1～3日一换。

③天南星30g，研末醋调，睡前敷涌泉穴（男左女右），每次12小时，敷3～5次见效。

④肉桂10g，研末醋调，敷于涌泉穴，次晨取下，连服3～5次。

10．中心性视网膜炎：

用两地白芍汤。

处方：熟地12g　生地15g　白芍15g　丹皮10g　木通6g　车前子（包）10g　谷精草10g　枸杞子12g　泽泻10g　怀山药15g　金石斛10g

水煎服，早晚各1次，日1剂

功效：养阴补血，祛湿明目。

编歌：两地白芍通丹皮，车谷薯泽斛枸杞。

养补祛湿兼明目，中心视膜炎症除。

11．防风止痒汤：

方药：荆芥10g　防风10g　木贼10g　菊花10g　蝉衣10g　苦参15g　地肤子15g　双花12g　甘草6g

水煎二次　二次服，日1剂

功效：疏风止痒，清热解毒。

主治：春季结膜炎（红眼病），症见眼奇痒不止，眵泪俱多，结膜中度充血，微痛畏光，发热，恶风寒，头痛，鼻塞流黄稠涕，舌质红，苔薄脉浮数。

编歌：疏风止痒荆防风，蝉菊木贼苦参统。

双花地肤甘草并，红眼病者服有功。

12．薄荷连翘汤：

处方：双花15g　连翘15g　绿豆衣10g　薄荷6g　牛蒡子20g　鲜竹叶10g　知母15g　生地黄15g

水煎服　日1剂

功效：疏风清热，解毒消肿。

主治：牙齿作痛，牙龈红肿或溢脓，口渴，苔黄，脉浮数，或口渴、口臭，大便秘结，小便黄，舌质红，脉数。

编歌：薄荷连翘汤，知竹生地黄。

金蒡绿豆衣，风火牙痛尝。

13．加减通窍汤：

处方：苍耳子15g　白芷12g　辛夷10g　薄荷6g　麻黄10g　防风10g

川羌10g　藁本10g　细辛6g　川芎10g　升麻10g　葛根12g　川椒3g　甘草6g

水煎服　日1剂

功效：辛温解毒，通窍。

主治：鼻塞流清涕，声重，多见于冬季，恶寒重，发热轻，头痛，无汗，或汗出不多，口不渴，舌淡苔薄白，脉浮或浮紧。

编歌：加减通窍苍耳散，麻防藁羌细辛全。

升麻芎葛川椒草，寒重鼻炎功效显。

第四节　中草药采集与炮制

过去的中医行医买药，除去一些当地没有的中药材需要外出采购外，一部分当地生产的药材，大都采取自采、自制、自销。县中医院从一开始就继承了中华中医药的传统理念和传统文化的节俭风格，在一穷二白的基础上，开始了自力更生，白手起家的创业之路。

当时，中医院一年的药品周转资金仅有5700元，中西药品种仅有200余种。有时医生开了方，药房里却没有药，这对于担负着救死扶伤、救护人民生命健康职责的中医院来说，成了急需解决而刻不容缓的大事情。中医院领导首先想到了县内著名的长白山，有着丰富的中药材资源，何不自己采集中药材，以解燃眉之急。在李明忠和院领导的动员下，全院职工怀着满腔的热情，义务采集中药材。早上带着干粮、水壶，上山下坡。长白山中的峰岩崖壁，平原上的沟头地堰，都闪现着中医院职工们不怕苦，不怕累的身影。傍晚背回一麻袋一麻袋或大捆小捆的中草药材。半夏、柴胡、丹参、蝎子、益母草、王不留、柿皮、野菊花、锦灯笼、大枫子、蓖麻子、败酱草、蒲公英、苍耳子、百合、地锦草、大小蓟、白茅根等，应有尽有。第二天，就放在太阳底下晒干，摘净，切好，然后再送到药剂科统一炮制成中药。

为了激发广大员工采集中药材的积极性，中医院开展采集中药竞赛活动。为科室分配了任务，科室再把任务分到每个人。开始每个人5斤干药材的任务，以后增加到10斤，人人都能超额完成。没有奖励，没有报酬，全院职工热情高涨，发挥自力更生、艰苦奋斗的优良作风，以院为家，把采集中药变成自觉的行动。有的职工夏天晚上跑到黛溪河边的树林里去采集蝉蜕，并当成了一种乐趣。采集的中药材，经过制剂室的洗净、晾干、炮制，制作成可供医疗处方的中药材。据记载，仅1987年，药剂科就自制生产了7个剂型，18个品种，炮制中药285种之多。既解决了中医院缺钱少药的问题，又为中医院树立下自力更生、艰苦奋斗的光荣传统。1992 年 8 月，药剂科集资购买切片机用于中药材生产。这种利用社会资金投入，既解决了缺乏资金、无力购置器械的困难，又大大提高了科室和职工的积极性，提高了医院药剂制作的经济效益。

采集和自制中药材的活动，增加了医院的收入，解决了经费不足的困难；锻炼的中医院职工对中药材的认识，增强了专业知识也实践的结合；提高了人们爱岗爱院的事业心，激发了艰苦奋斗的精神。正是有了这种精神，邹平中医院在几年时间里，就采集了中药材四五十个品种，总数达上万斤。以后很长时间里，采集中药成了中医院的一个优良传统。

进入九十年代后，由于野生药材资源越来越匮乏，引种生产的药材资源越来越丰富，因此，采集中药材的活动便停止了。医院所用中药材大都从药材公司购进，或从种植户购进，然后再自己加工。

进入二十一世纪后，随着药材生产制作的专业化，中医院一般都是从药材公司或批发商处购进。

第五节　中药制剂

一、科室沿革

中药制剂是中医院发挥中医药材传统优势，自行研制、生产的药物制剂，也是中医院自建院以来开展较早的业务之一。

1986 年 10 月，张霄岳从山东省中医药学校中药专业毕业，分配进药剂科。为适应当时医院艰苦奋斗、自制中药材的形势，在药剂科负责人崔正浩协助下，在药剂科内筹建制剂室，由张霄岳负责。在制剂室没有独立之前，制剂业务在工作上受药剂科统一管理。当时条件简陋，只有一间不足 20 ㎡房子，和一些简单的玻璃器皿、电炉、瓷盆、钢精锅等。

1987 年，制剂室房屋增至 5 间。先后购置电热鼓风干燥箱 1 台、荸荠式糖衣机 1 台、小型电热蒸馏水器 1 台。7 月，时霄霄由山东省中医药学校中药专业毕业分配到制剂室。人员增至 4 人，分别是夏尔平、时霄霄、李桂英、张霄岳。

1988 年 6 月，时霄霄调入药库工作，分管中药贮藏及中药出入库工作，原药库药工石毓文调入制剂室，10 月，张光由东门诊调入制剂室工作。

1989 年 10 月，张霄岳参加“全国制剂专业培训班”学习。夏尔平因工作需要调门诊工作，李桂英因清退临时工下岗。石毓文调入收款处，护师王秀兰由孙镇卫生院调入制剂室工作，人员降至3人。

1990年，制剂室业务扩大，地点由北边房屋搬至原先外科病房西部10间房屋，经改造制作间用屏风隔开。因换制剂许可证，将药房中药士李学民、在魏桥医院从事制剂工作的张燕调入制剂室。

1991年1月，药剂士李素芹由韩店卫生院药房调入制剂室工作。

1992年，制剂室6人，李学民调入药库工作。

1993年3月，张霄岳晋升为中药师。12月，张霄岳被任命为药剂科副主任，并破格晋升为主管中药师。常树春由山东中医学院毕业分入制剂室工作。

1994年，李素芹调入西药房工作，张燕因清退人员调走，毕研更从临池医院调入。

1995年4月，张霄岳去山东省中医药药厂学习2个月。9月，参观魏桥医院制剂室，药剂科房屋按制剂要求进行改造，房屋增至11间。王清华、曲炳书进入科室工作。12月，制剂室换发“制剂许可证”。

1996年1月，制剂室从药剂科分出，成立制剂科，张霄岳任制剂科主任，工作人员有中药师常树春、医师毕研更、中药师张光、护师王延华。房屋10间，设粉碎加工间、普通制剂间、丸剂制作间、药检室。年内，接纳山东省中医药学校中药专业实习学生3人，临沂卫校药剂专业4人。

1997年，中医院建设病房大楼，制剂科临时迁到原医院平房病房北面一排。邹平卫校毕业生王红英、临时工王茂芹、中药房赵冰冰调入。接纳山东省中医药学校中药专业实习生2人。

1998年，医院病房大楼竣工，制剂科回迁至原平房病房南排，新增19冲压片机、煤式蒸馏水器各1台。滕艳芝由山东中药学校毕业调入科室。接纳山东省中医药学校中药专业实习生2人。

1999年，刘春来由防保站调入科室。接纳山东省中医药学校中药专业实习生4人。张霄岳参加“黄花胶囊”临床研究，获滨州市科技进步2等奖。宋淑英、张敏调入科室。宋淑英、王红英因临时工后被清退，张敏调入康复中心，毕研更、赵冰冰调入药房工作。

2000年，张萍分配入科室，张敏调回科室。接纳张店药校药剂专业实习生1人。

2001年，王晓霞从临池卫生院、李炳南从防保站调入科室。

2002年9月，张霄岳获县第三届青年科技奖。10月，制剂科由旧址搬迁到中医院家属区西南角位置，有净化工作间10间，办公室、仓库8间。常树春调人保局医保处工作。12月，王祥调入制剂室工作。

2003年4月，锅炉工侯光明调入，

6 月，刘海红从苑城医院调入科室。药房抽调刘泽宗、吕双芳、毕延更、袁晓梅帮忙修订 24 种制剂质量标准。9 月，为解决大量中药材的粉碎问题，购进破碎、粉碎两用粉碎机 1 台。12 月，张霄岳破格晋升为副主任药师。刘艳霞、刘凤芹调入。

2004 年 5 月，王晓霞调出到彩超室。6 月，刘凤芹调出到急诊室。7 月，刘艳霞调出到妇产科。8 月，温海滨从山东中医药大学制药工程专业毕业，分配至制剂室。刘宁、苗喜乐分配入制剂室。

2005 年 4 月，由于工作需要，温海滨调医院院部办公室。12 月，制剂科验收合格，换发医疗机构制剂许可证。侯光明调出到医院门卫。

2006 年，为增强制剂科药检室技术力量，泰山医学院药学专业毕业生尹文英入科工作。购进胶囊填充机，胶囊生产能力进一步提高。10 月，李炳南任制剂科副主任。

2007 年 6 月，医院重新聘用中层管理人员，张霄岳为制剂科主任，李炳南为副主任。同年，赵青从医院挂号科调入，李鑫、高艳华进入制剂科工作。

2009 年 11 月，购进液体灌装机 3 台。

2010 年 3 月，王祥任制剂科副主任。5 月，张德修、孙振杰副院长等参观青州一饮片厂膏滋制备回来后，提议并督促成立膏滋制作间。挪用总务科仓库 3 间，制定工艺规程，质量标准，增加适量器具，冬季开展膏滋生产。12 月，换发制剂许可证。市药监局对制剂科的制作车间进行了验收，提出净化间改造和工艺用水改进等要求。

2011 年 5 月，宋晨光院长率领制剂科参观济宁市皮肤病防治院制剂室后，加大制剂生产的重视和投入。7 月，制剂科购进热风循环烘箱。9 月，医院制订制剂科发展实施新政策，促进制剂科发展。11 月，购进油循环温度控制机，解决了蒸汽锅炉的不安全、耗能大的问题。是年，石可、王洪娟、贺静波、张玉、明文婷及泰山医学院药学专业毕业生任广平、山东中医药大学中药学专业研究生梁宝军、山东医专药学专业毕业生成涛、滨州职业学院药学毕业生李晓调入科室工作。12 月，李鑫调出科室。

2012 年，大力引进先进设备，新进数粒机、自动永停滴定仪、数显酸度计、水分快速测定仪、离心机等检验仪器，药检室检验能力增大。增加软膏搅拌机、软膏灌装机、超声波封尾机、微波灭菌流水线、墨轮机等设备。为发展中医文化，促进中药膏方剂型试生产，购进温控调膏机、药液提取机、药液浓缩机、膏方包装机等，保证了膏方的正常生产。是年，黄振华、高丽、贾桂霞、滕晓宁、黄晓玥、王尚华、赵凯歌、肖森、姚莎、张成国、徐乾、高颖、郑倩、宋姗姗先后调入制剂科。3 月，赵青调离本科。5 月，医院部分科室会计轮换，殷菲调入本科。6 月，高丽调离本科。12 月，殷菲调离制剂科，韩翠苹会计轮换进入制剂科。同时，由于工作成绩突出，先后有兖州市久益医院制剂室、市中医局局长及各县中医院长、德州临邑中医院制剂室一行来本科参观。

2013 年 3 月，建造药品存放冷库 1 间。先后购进搅拌机 1 台、9 冲压片机、不锈钢电热蒸馏水器、为摇摆式颗粒机、板框过滤机等。6 月，尹文英调离科室。9 月，梁宝军为制剂科副主任。12 月，张海林分配进入制剂科。

2013 年底，制剂科共有 32 人，其中高级职称的 1 人，中级职称 2 人。主任为张霄岳，副主任李炳南、王祥、梁宝军。

附表 8－6－1　　2013 年底制剂科医技护人员情况表

姓 名	性 别	学 历	职 务	职　称	职称晋升时间	本科工作时间
张霄岳	男	本 科	主 任	副主任药师	2003. 12	1986. 10 ~
李炳南	男		副主任	高级工	2005. 9	2001. 1 ~
王　祥	男	大 专	副主任	主管药师	2012. 5	2002.　~
梁宝军	男	研究生	副主任	主管中药师	2012. 5	2011. 9 ~
刘海红	女	本 科		医师	2002.	2003. 6 ~
李　晓	女	大 专		药士	2012.	2011. 10 ~
黄振华	女	中 专				2011. 12 ~
成　涛	男	大 专		药士	2012.	2011. 11 ~
张　玉	女	中 专				2011. 3 ~
崔太祥	男			中级工	1993. 10	2011. 6 ~
明文婷	女	本 科				2011. 11 ~
任广平	男	本 科		药师	2012.	2011. 9 ~
王洪娟	女	本 科				2011. 8 ~
苗喜乐	女	大专		助理会计师	2014.	2004. 8 ~
石　可	女	本科				2011. 1 ~
滕晓宁	女	大专				2012. 2 ~
贾桂霞	女	专科		护师	2004.	2012. 1 ~
高　颖	女	本科				2012. 10 ~
黄晓玥	女	大专				2012. 2 ~
王尚华	女	大专				2012. 2 ~
肖　森	男	大专				2012. 4 ~
张成国	男	专科		医士		2012. 6 ~
徐　乾	男	本科				2012. 10 ~
郑　倩	女	本科				2012. 10 ~

姓名	性别	学历	职务	职称	职称晋升时间	本科工作时间
宋姗姗	女	大专				2012. 10 ~
韩翠苹	女	大专				2012. 12 ~
刘　宁	女	中专				2004. 8 ~
张海林	女	本科				2013. 12 ~
赵凯歌	男	大专				2012. 2 ~
姚　莎	女	大专				2012. 5 ~
高艳华	女	高中				2007. 5 ~
贺静波	女	高中				2011. 3 ~

二、中药制剂生产

1986年10月，刚从山东省中医药学校中药专业毕业的张霄岳，在药剂科负责人崔正浩协助下，负责筹建制剂室。一间不足20㎡房子，购置一些简单的玻璃器皿、电炉、瓷盆、钢精锅等。当月就用直火加热的铁锅凭仅有的一点经验生产了益母膏，并应用于临床。11月，开始生产六味地黄丸等蜜丸。

1987年4月，从张店购置电热鼓风干燥箱1台，解决中药材制作前的烘干。5月，从潍坊购置荸荠式糖衣机1台，生产了黄连上清丸、逍遥丸、艾附暖宫丸、补中益气丸、人参归脾丸等，开始生产十几种水丸。6月，购置易小型电热蒸馏水器，开始配制10%的氯化钾溶液、颠茄合剂、大非合剂、棕色合剂、漱口水、5%新吉尔灭溶液。

1988年1月，上海甲肝大流行，药剂科审时度势，结合中医特点，依据国家公布验方，及时组方生产“甲肝合剂”，解决了当时防治甲肝的用药问题，为医院创造了较好的社会效益和经济效益。同年5月，“红眼病”流行，制剂室研制生产了中药滴眼液，对红眼病的控制治疗起到了积极作用。

1989年10月，张霄岳参加了“全国制剂专业培训班”学习。

1990年1月，制剂室生产的制剂，开始上报地区卫生局药政科，核发“惠卫药剂字号”。中药制剂品种增加了驱风合剂、硫酸锌合剂、卢戈氏液、硼酸酒精、呋嘛滴鼻液、复方薄荷脑滴鼻液、藿香正气水、伸筋丹、接骨丹、血府逐瘀丸、伤科跌打丸等。12月，换发制剂许可证。

1992年，主要生产六味地黄丸、棕色合剂、大非合剂、呋麻液等，开始研制“降脂胶囊”，年产值1万余元。

1994年，制剂室根据需要在“苯强霜”基础上研制“苯地霜”，研究“碘苯柳酸酊”的制备工艺，年产值1.5万余元。

1996年，制剂室从药剂科分出，单独成立制剂科。在宋淑平院长的支持下，去魏桥医院制剂室参观学习，发扬艰苦朴素作风，在条件简陋的情况下生产注射用水，运用直火加热回流法提取丹参浸膏，制备复方丹参片，生产大青叶合剂等，并制备黄花胶囊、生化汤、身痛逐淤丸、通痹1号、伤筋断骨片、皮科3号等品种，产值从前几年的年产值3万元左右，上升至10余万元。

1997年，新增回乳煎等制剂。

1998年，新增19冲压片机，煤式蒸馏水器各1台，开始试制“牛黄抗感片”“哮喘宁胶囊”等。

1999年，增加“桂枝茯苓丸”“羚翘解毒丸”“地塞米松渗透剂”“骨刺酊”等，年制剂产值174982元。

2000年，新增正泰灵丹蜜丸。

2001年，新增膏药、糖肾宁、乙肝转阴丸（后改为滋肾清肝丸）、参龙金灵丸等，并通过了许可证的验收。产值25.45万余元

2002年12月，全省召开治理整顿提高医院制剂会议。药剂科根据会议精神和整顿标准，历时3个月，资料整理100余份，实验利用薄层色谱法，滴定法检验药物成分，用紫外分光光度法测定紫草的含量等，拟订每个品种的处方组成、生产工艺流程、质量标准、临床应用情况、说明书及药品的稳定性。12月，省药监局下发“医疗机构批准文号核发文件”的文件，根据要求，中医院制剂品种保留了20个品种，新增4个新品种，中药制剂21个，化学药3个，按剂型分为口服液4个、胶囊剂6个、片剂4个、合剂2个、硬膏剂1个、擦剂1个、丸剂2个、外用溶液剂2个。

2003年4月，“非典”疫情大流行，制剂科参照国家中医药管理局修订的《非典行性肺炎中医药防治技术方案》（试行）中的中药处方五：黄芪、白术、防风、苍术等8味中药，上报市局申请制剂批准文号，获得批准，成为滨州市第一个取得非典制剂批准文号的单位。全院调配动员100余人，苦干15天，每天工作15小时以上，克服设备简陋等重重困难，利用中药提取机组，每次提取药液约10万毫升，日产量180万毫升，每日包装（200毫升/瓶）9000多瓶，为全县参保职工及群众生产防非典制剂10余万瓶，为防治“非典”疫情做出了重要贡献。张霄岳获得邹平县防治“非典”嘉奖荣誉。下半年新增设备制剂锅炉、蒸馏水器、中药提取机组、口服液灌装机等设备。年制剂生产量217万元，其中非典用药171万元。

2004年，购进口服液灌装机，开始生产4个口服液品种，月生产2000盒以上，严格按照口服液制备标准，从配料、提取、浓缩、分装、灭菌等各个环节严格执行无菌操作，保证了药品质量。新增进口树脂交换器，生产去离子水。按照国家标准，利用PH计、滴定仪等测定去离子水硬度，蒸馏水PH、

氨盐等各项指标均符合2000年药典中蒸馏水的测定标准。蒸馏水月生产2吨，供制剂、药检使用。另销售到企业化验室，利用空闲房间建立药品留样观察，使制剂质量得到更好的控制。制剂原材料、标签等都实行电脑管理，年检产品合格率达到95%。

2005年4月，为解决大量中药材的粉碎问题，购进破碎、粉碎两用粉碎机。同月，省药监局下发制剂批准文号，制剂执行山东省制剂审批标准，批准文号为“鲁药制字”。6月，制剂室验收合格，换发医疗机构制剂许可证，年制剂产值43.8万元。

2006年为监督控制中药制剂质量，建立药检室。购进胶囊填充机，胶囊生产能力进一步提高。

2007年，生产剂型23个品种。

2008年，制剂产值37.6万元。

2009年12月，“甲流”爆发，疫情就是命令，制剂科积极组织生产“甲流合剂”，全科职工加班加点组织生产，经过半月的努力，为邹平县内学校及居民生产“甲流合剂”146.5万瓶，有效地进行了预防。年制剂生产量718.9万元，其中甲流用药670万元。

2010年5月，张德修、孙振杰副院长等参观青州一饮片厂膏滋制备后，建议腾用总务科仓库3间，成立膏滋制作间，开始膏滋的生产。

2011年9月，医院为促进制剂科发展，实施新的政策。同时，扩大制剂生产，先后购进热风循环烘箱、油循环温度控制机，解决了蒸汽锅炉的不安全，耗能大问题。年制剂产值124万元。

2012年9月，国家中医药管理局专家组对中院进行了三甲医院的评审，药剂专家组对制剂科准备的中药材标本，植物浸液标本，植物标本，给予了好评，并参观考察了膏滋间和药检室，对膏滋开展给予赞赏。是年，增加2个软膏剂型，生产通用膏滋3种，分别用于老年人、体弱女子、40～50岁男子预防保健。12月，在原来基础上增加4号方，并对增稠辅料进行了筛选。年制剂产值330.9万元。

2013年4月，南方发现H7N9禽流感，制剂科自制中药香囊，并做好禽流感的预防工作。新增多种软膏制剂：红榆软膏、腮腺炎软膏、四黄软膏、芙蓉玉膏。跌闪膏也在原有的配方上采用新的制作工艺，改变样式。6月中旬，开展夏至养阴液宣传活动。12月，张霄岳主持举办“滨州市继续医学教育、滨州市膏方推介会暨中医膏方的进展学习班”。是年，制剂产值达到548.8万元。

表 8-6-2　制剂科经省食品药品监督管理局批准的 29 个制剂品种表

品名	批准文号
乙醇溶液	鲁药制字 H15080035
参芪口服液	鲁药制字 Z15080003
苍鹅合剂	鲁药制字 Z15080046
醋酸氯己定碘醇溶液	鲁药制字 H15080100
复方蜂胶胶囊	鲁药制字 Z15080035
复方海贝胶囊	鲁药制字 Z15080043
复方海龙口服液	鲁药制字 Z15080045
复方磺胺嘧啶口服混液	鲁药制字 H15080078
黄花胶囊	鲁药制字 Z15080042
加味牵正胶囊	鲁药制字 Z15080044
加味生化汤口服液	鲁药制字 Z15080004
健脑安神口服液	鲁药制字 Z15080048
咳喘糖浆	鲁药制字 Z15080005
牛黄抗感片	鲁药制字 Z15080039
乳没祛痛搽剂	鲁药制字 Z15080006
伤筋断骨片	鲁药制字 Z15080040
糖肾宁片	鲁药制字 Z15080036
消痹宁胶囊	鲁药制字 Z15080041
哮喘宁胶囊	鲁药制字 Z15080034
紫草蛇蝎片	鲁药制字 Z15080002
滋肾清肝丸	鲁药制字 Z15080029
加味血府逐瘀丸	鲁药制字 Z15080047
跌闪膏	鲁药制字 Z15080007
祛银胶囊	鲁药制字 Z20120042
祛痤胶囊	鲁药制字 Z20120043
金花舒肤胶囊	鲁药制字 Z20120039
芪归祛白胶囊	鲁药制字 Z20120040
恩肤软膏	鲁药制字 H20120028
维生素 E 乳膏	鲁药制字 H20130014

附表8-6-3

中医院 1998～2013 年中药制剂生产情况表

单位：元

品名	1998	1999	2000	2001	2002	2003	2004	2005	2006	2007	2008	2009	2010	2011	2012	2013
牛黄抗感片	2010	2350	2690	2630	2980	3920	3980	4230	5770	6740	7748	7376	7480	15278	44297	73466
参芪口服液	1000	1000	1140	1120	1180	1200	1400	1180	1420	1530	1732	1680	1730	2460	6903	11448
苍鹅合剂	3450	3600	3570	3943	4120	4200	4660	4970	4780	5540	6596	7584	7483	10647	18654	30938
加味血府逐瘀丸	1780	1965	2150	2470	2970	3400	3900	4350	4000	4300	5000	4007	3946	4783	10347	17160
咳喘糖浆	600	740	820	910	990	970	1010	1320	1078	1247	1420	1483	1504	2576	7573	12560
复方海贝胶囊	380	375	425	290	380	400	390	410	398	345	408	398	453	490	2390	3965
复方磺胺嘧啶口服混液	3000	3460	3920	3980	4120	4100	4500	4760	4970	5325	5660	5466	5964	14740	28344	47009
黄花胶囊	630	690	680	600	695	700	750	795	886	810	740	788	975	870	241	400
加味生化汤口服液	300	310	290	320	270	300	370	340	375	360	372	473	576	978	2956	4903
健脑安神口服液	250	270	310	290	295	280	296	290	290	290	276	476	465	765	3409	5655
上感合剂（非典时期）						105120										
-祛银胶囊															1934	3208
祛痤胶囊															1025	1700
金花舒肤胶囊															3261	5409
伤筋断骨片									400	432	258	453	466	898	2748	4558
甲流合剂 （甲流时期）												1465328				

三、主要制剂简介

1. 牛黄抗感片

【成　　份】羌活、蒲公英、板蓝根、射干、陈皮、人工牛黄。

【性　　状】本品为淡黄棕色片剂，气微，味苦。

【功能主治】疏散风邪、清热解毒。用于治疗感冒及感冒引起的头痛、发热、鼻塞流涕、咽痛、痰多等症。

【规　　格】0.25g。

【用法用量】口服，一次1～2片，一日3次，小儿酌减或遵医嘱。

2. 磺胺嘧啶口服混悬液

【成　　份】伤风止咳糖浆、磺胺嘧啶、琼脂、尼泊金乙、蔗糖。

【性　　状】本品为淡棕色的混悬液，味甜，久置后分层，振摇后混合均匀，颗粒细腻。

【功能主治】用于小儿上呼吸道感染，过敏性支气管炎、肺炎、百日咳等疾病引起的咳嗽。

【规　　格】50ml。

【用法用量】口服：一日2次，用前摇匀。3个月以下婴儿不宜应用本品；6个月，剂量为1～2ml；1岁，剂量为2ml～3ml；4岁，剂量为3ml～5ml；8岁，剂量为5ml～7ml；12岁以上10ml，首剂加倍。

3. 苍鹅合剂

【成　　份】苍耳子、辛夷、鹅不食草、荆芥、白芷、细辛、川芎、柴胡、金银花、蒲公英、黄芩、鱼腥草、大青叶、甘草。

【性　　状】本品为深棕黄色至深棕褐色的液体，气香，味甜、微苦，久置微有沉淀。

【功能主治】散风消炎，宣通鼻窍。用于急慢性鼻炎、鼻窦炎及过敏性鼻炎，亦可用于风寒头痛、前额头痛、鼻塞不通、流黄稠涕等。

【规　　格】10ml。

【用法用量】口服。一次10～20ml，一日3次，儿童酌减或遵医嘱。

4. 加味血府逐瘀丸

【成　　份】桃仁、红花、川芎、当归、牛膝、炒枳壳、赤芍、桔梗、柴胡　生地黄、甘草、郁金、水蛭。

【性　　状】本品为黄褐色水丸，味微甘后苦。

【功能主治】活血化瘀、理气止痛。用于血瘀胸中所致头痛、胸痛、呃逆、痛经、经闭，以及胁下痞块等病症。西医诊断之冠心病心绞痛、高血压、胸部挫伤、神经性头痛、三叉神经痛、脑震荡后遗症、后部缺血性视神经病变，皆可辩证应用。

【规　　格】60g。

【用法用量】口服，一次9g，一日

2～3 次，温开水送服。

5. 咳喘糖浆

【成　　份】麻黄、炒苦杏仁、炙甘草、石膏、金银花、桑白皮、鱼腥草。

【性　　状】本品为棕红色至棕褐色的液体，味甘、微苦，久置可有微量沉淀 。

【功能主治】清热化痰、止咳平喘。用于上呼吸道感染、急性支气管炎、肺炎、百日咳等肺热咳喘。

【规　　格】100ml。

【用法用量】口服，一次 20ml，一日 3 次，小儿酌减或遵医嘱。

6. 参芪口服液

【成　　份】党参、黄芪、阿胶、枸杞、补骨脂、女贞子、当归、白芍、生地黄、大枣、鸡内金、神曲。

【性　　状】本品为棕褐色液体，气香，味甜，微苦。

【功能主治】益气健脾、补血补气、滋补肝肾、扶正固本。用于各种原因引起的白细胞、红细胞、血小板减少症，尤其适用于放、化疗引起的白细胞减少、头晕、消瘦、倦怠乏力、食欲不振等症。

【规　　格】100ml。

【用法用量】口服，一次 30ml，一日 2 次，或遵医嘱。

7. 健脑安神口服液

【成　　份】合欢皮、灵芝、首乌藤、大枣、女贞子、甘草、浮小麦。

【性　　状】本品为棕褐色液体，气微香，味甜微苦，久置微有沉淀。

【功能主治】养心安神、健脑益智。用于神经衰弱，头昏失眠、血虚多梦、精神忧郁、头痛心悸、烦躁不安等症。

【规　　格】200ml。

【用法用量】口服，一次 10～20ml，一日 3 次，儿童酌减，请遵医嘱。

8. 金花舒肤胶囊

【成　　份】金银花、苦参、生地黄、白芍、茯苓、苍术、薏苡仁、白鲜皮、地肤子、牡丹皮、车前子。

【性　　状】本品为胶囊剂，内容物为棕黄色至棕褐色粉末；气微香，味微苦。

【功能主治】清热解毒除湿，凉血祛风止痒。主治湿热证，症见瘙痒较重、渗出明显、伴皮肤红斑、灼热，心烦、口渴、尿黄，大便干，舌质红，苔黄腻，脉滑；适用于湿疹。

【观　　格】0. 38g。

【用法用量】口服，一次 4～5 粒，一日 3 次，或遵医嘱。

9. 加味生化汤口服液

【成　　份】当归、川芎、红花、

桃仁、甘草、炮姜、益母草。

【性　　状】本品为深棕红色液体；气香，味甜。

【功能主治】活血化瘀，温经止痛。用于瘀血阻滞引起的产后恶露不绝，恶露不下，小腹疼痛等症。

【规　　格】100ml。

【用法用量】口服，一次 25 ml，一日 2 次，温热后服用。

10．伤筋断骨片

【成　　份】没药、当归、川芎、制川乌、肉桂、自然铜、地龙。

【性　　状】本品为灰褐色片；气特异，味苦。

【功能主治】活血化瘀，舒筋通络，消肿止痛。用于跌打损伤及骨折所致的软组织疼痛、关节肿痛等症状，促进骨折愈合。

【规　　格】0.4g。

【用法用量】口服，一次 4～6 片，一日 3 次。

11．复方海贝胶囊

【成　　份】海螵蛸、甘草、浙贝、儿茶、延胡索、白芨。

【性　　状】本品内容物为棕色颗粒，气微，味苦。

【功能主治】收涩生肌敛疮，制酸止痛。用于治疗胃及十二指肠溃疡、胃酸过多、胃脘痉疼、胃伤出血、胃炎等。

【规　　格】0.35g。

【用法用量】口服，一次 4～6 粒，一日 2～3 次，或遵医嘱。

12．祛银胶囊

【成　　份】枇杷叶、黄连、金银花、黄芩、当归、牡丹皮、丹参、生地黄、栀子、玄参、浙贝母、桑白皮、夏枯草。

【性　　状】本品为胶囊剂，内容物为棕黄色至棕褐色的粉末；气微香、味微苦。

【功能主治】清热解毒，凉血活血。主治血热证，症见以丘疹、斑丘疹为主，疹基底皮肤颜色鲜红，刮除鳞屑可见点状出血，可有不同程度瘙痒，心烦口渴或口干，便秘尿黄，舌质红，苔黄，脉数；适用于寻常型银屑病进行期。

【规　　格】0.38g。

【用法用量】口服，一次 4～5 粒，一日 3 次，或遵医嘱。

13．祛痤胶囊

【成　　份】枇杷叶、黄连、金银花、黄芩、当归、牡丹皮、丹参、生地黄、栀子、玄参、浙贝母、桑白皮、夏枯草。

【性　　状】本品为胶囊剂，内容物为棕黄色至棕褐色细粉末；气微香、味微苦。

【功能主治】清热解毒，凉血活血。主治热毒血瘀证，症见皮损常为结节及囊肿，色暗，反复发作，容易形成疤痕，舌质暗有瘀点或瘀斑，脉涩；适用于寻常痤疮。

【规　　格】0.38g。

【用法用量】口服，一次4～5粒，一日3次，或遵医嘱。

14. 黄花胶囊

【成　　份】黄芪、当归、菊花、人工引流熊胆

【性　　状】本品内容物为黄棕色至棕褐色粉末，气微香，味苦。

【功能主治】益气活血，理气止痛，用于气虚血瘀型冠心病引起的胸闷、气短、乏力、心痛等。

【规　　格】0.35g。

【用法用量】口服，一次3粒，一日3次；维持量一次2粒，一日3次。

15. 跌闪膏

【成　　份】三七粉、吴茱萸、血竭、薄荷脑、冰片。

【性　　状】本品为摊于布上或纸上的黑膏药。

【功能主治】祛风湿，活血化瘀，止痛，用于腰腿痛等。

【规　　格】10g。

【用法用量】外用，将药烘软，贴于患处，每周一帖。

16. 恩肤软膏

【成　　份】本品为复方制剂，其成分为：每40g含丙酸氯倍他索20mg、尿素4g。

【性　　状】本品为乳剂型基质的白色软膏。

【适 应 症】有抗炎、止痒及抗过敏作用。用于神经性皮炎、慢性湿疹、银屑病、盘状红斑狼疮及其他瘙痒性皮肤病等。

【规　　格】40g。

【用法用量】外用。涂于患处，一日2～3次。

【不良反应】可在用药部位产生红斑、灼热、瘙痒等刺激症状，及毛囊炎、反肤萎缩变薄、毛细血管扩张及增加感染的易感性等。长期大量用药可能引起皮质功能亢进症状，表现为多毛、痤疮等，偶可引起接触性皮炎。多半患者可适应及耐受，刺激或过敏反应可逐步消失。若刺激或过敏反应持续或加重，可停止用药或在医师指导下间歇用药。

【禁　　忌】对本品过敏者禁用，过敏体质者慎用。

【注意事项】①本品属于强效皮质类固醇外用制剂，不宜长期、大面积或大量使用，亦不宜采用封包治疗。②不宜应用于面部、腋部及腹股沟等皮肤折皱部位。③如伴有皮肤感染，宜同时使用抗感染药物，直至感染得到控制。④不可用于眼部。⑤请将本品放在儿童不能接触的地方，儿童必须在成人监护下使用。⑥运动员慎用。

【药物相互作用】如正在使用其他药物时，使用本品前应向医师或药师咨询。

【药物过量】未进行该项实验且无可靠参考文献。

【药理毒理】丙酸氯倍他索作用迅速，是高效外用皮质类固醇中药效较强的一种，具有较强的毛细血管收缩作用，其抗炎作用为氢化可的松的112.5倍。尿素可使角质蛋白溶解变性，增进角质层水合作用，从而使皮肤柔软，并防止干裂。

【药代动力学】本品可通过皮肤吸收，吸收后主要在肝脏代谢，经肾脏排出。

17. 复方蜂胶胶囊

【成　　份】柴胡、泽泻、蜂胶、黄连、水蛭、葛根。

【性　　状】本品为胶囊剂，内容物为黄绿色粉末，气腥。

【功能主治】疏肝解郁，清热化浊，活血化瘀。降低血脂，用于高血脂病。

【规　　格】0.4g

【用法用量】口服，一次4~6粒，一日2次。

18. 复方海龙口服液

【成　　份】黄芪、赤芍、桃仁、川芎、地龙、当归、胆南星、生半夏、石菖蒲、郁金、炙甘草、制何首乌。

【性　　状】本品为棕褐色液体，气香，味甜，微苦，久置微有沉淀。

【功能主治】补气活血，化痰通络。用于脑中风后遗症，如半身不遂、口眼歪斜、语言不利、下肢痿废、小便频数。

【规　　格】100ml

【用法用量】口服，一次10~20ml，一日3次，或遵医嘱。

19. 加味牵正胶囊

【成　　份】全蝎、僵蚕、制白附子、天麻、防风、蜈蚣。

【性　　状】本品内容物为黄褐色粉末，气微香，味微苦。

【功能主治】祛风化痰止痉。用于风邪中络、口眼歪斜。颜面神经麻痹、三叉神经痛等。

【规　　格】0.3g。

【用法用量】口服，一次8~10粒，一日3次，黄酒或温开水冲服。

20. 乳没祛痛搽剂

【成　　份】乳香、没药、当归、川芎、三七、骨碎补、血竭、冰片、干姜、肉桂、地龙、薄荷脑。

【性　　状】本品为红色的澄清液体，气微香。

【功能主治】活血化瘀、舒筋通络、消肿止痛。用于血瘀、气滞导致的肌肉、筋脉肿胀疼痛等症。

【用法用量】外用，涂擦患处适量，一日4~5次。

21. 糖肾宁片

【成　　份】黄芪、粉防己、车前子、泽兰、坤草、冬瓜皮、石韦、白术、怀牛膝、桑寄生、女贞子、枸杞、熟地黄、山药、山茱萸、丹皮、茯苓、泽泻、三七。

【性　　状】本品为浅棕色至棕褐色的片；气微香，味甘、苦。

【功能主治】益气活血，滋肾利水，主要用于糖尿病肾病早期，有效清除或降低尿蛋白。

【规　　格】0.4g。

【用法用量】口服：一次4～6片，一日3次，或遵医嘱。

22. 消瘅宁胶囊

【成　　份】黄芪、丹参、党参、白术、何首乌、熟地黄、黄连、大黄、西洋参、冬虫夏草。

【性　　状】本品内容物为浅黄棕色粉末，气香，味苦。

【功能主治】益气养阴，活血化瘀。主要用于气虚血瘀型消渴病及并发症，症见：口渴多饮，周身乏力，双目干涩，下肢麻木等症。

【规　　格】0.3g。

【用法用量】口服，一次6～8粒，一日3次，饭后15分钟服用。

23. 哮喘宁胶囊

【成　　份】椒目、葶苈子、防己、人工牛黄、浙贝母、山药、甘草浸膏。

【性　　状】本品内容物为淡黄棕色粉末，气芳香，味特异。

【功能主治】清热、平喘、止咳、化痰，用于急慢性支气管炎、支气管哮喘、肺心病引起的胸闷不适，呼吸困难，咳嗽等症状。

【规　　格】0.4g。

【用法用量】口服，一次2粒，一日2次，早、晚饭后服。

24. 滋肾清肝丸

【成　　份】女贞子、旱莲草、枸杞子、黄芪、何首乌、巴戟天、桑寄生、太子参、白花蛇舌草、板蓝根、丹参、猪苓、小蓟、蝉蜕、蛇蜕、明矾、甘草、半枝莲。

【性　　状】本品为棕褐色的水丸，气微，味甘苦。

【功能主治】滋肾清肝、益气解毒，促进乙肝大、小三阳转阴。

【规　　格】60g。

【用法用量】口服，一次9g，一日2次。

25. 紫草蛇蝎片

【成　　份】紫草、乌蛇、全蝎、赤芍、金银花、红花。

【性　　状】本品为灰绿色至墨绿色的片；气腥。

【功能主治】凉血活血、祛风通络，清热解毒，用于银屑病及瘙痒症。

【规　　格】0.4g。

【用法用量】口服，一次4～6片，一日3次，或遵医嘱。

26. 芪归祛白胶囊

【成　　份】补骨脂、黄芪、当归、丹参、红花、川芎、炒桃仁、香附、紫草、蒺藜、白鲜皮、龙胆。

【性　　状】本品为胶囊剂，内容物为棕黄色至棕褐色粉末；气微香，味微苦。

【功能主治】养血活血，疏风通络，调和气血。主治血虚血瘀、气血失和证，症见白斑形状不规则、边缘清楚、无炎症及皮屑，舌质淡或有瘀斑，苔薄白，脉缓；适用于白癜风见上述证候者。

【规　　格】0.38g。

【用法用量】口服，一次4～5粒，一日3次，或遵医嘱。

第九章　社会医疗服务

第一节　预防接种

一、机构与人员

1984年，县中医院设社会卫生科，当时只有刘德臣1名医生，主要负责邹平镇区域内计划免疫、食品卫生、药监、妇幼保健等方面的工作。

1985年，王振廷调社会卫生科任科长，孙怀仁、孙振声、孙波先后调入社会卫生科工作，社会卫生科增至5人。

1987年，社会卫生科有王振廷、孙振生、刘德臣3人。

1990年，中医院社会卫生科业务移交给邹平镇府管辖，名称改为镇防保站。

1996年1月，防保站由邹平镇府管辖再回归县中医院管理，马培基被任命为防保站站长。防保站下设社会防疫组和药品组，社会防疫组副主任为孙波、刘春来，成员刘德臣、张德峰。药品组副主任为李学民，成员张连民、张光、李瑛、杜艳丽，另还有3名临时工。防保站共计有14人。

1998年，站长马培基离职，院长助理孙振杰兼任防保站站长，李炳南、崔云刚调入任副站长。工作人员有刘德臣、孙波、刘春来、张德峰。2月，药品组从防保站分离出去成立中心药库，药品组人员也随之去了中心药库。防保站人员减为7人。

2000年7月，李炳南调出到制剂室工作。12月，张守鹏调入防保站，任副站长。

2003年，王丽被任命为副站长，赵文斌、刘素霞调入防保站工作，张守鹏调出到院办公室。

2005年，魏学峰调入防保站工作，防保站增至10人。3月，中医院公布中层领导任职，孙振杰为院长助理兼防保站站长，崔云刚、王丽为防保站副主任。

2006年10月，张德峰被任命为防保站副主任，崔云刚被任命为社区服务中心副主任。

2007年6月，中医院重新聘任中层领导，院长助理孙振杰不再兼任防保站站长一职，崔云刚被任命为防保站站长，张德峰、刘素霞为防保站副站长。王丽因年龄关系，不再担任科室领导职务。同年，韩成森、李伟华调防保站工作。

2009年，王丽调出防保站。

2010年，李伟华调出，到人事科工作。孙波调出，到保卫科工作。

2011年5月，崔云刚被任命为防保站站长、皮肤病医院副院长、黛溪社区卫生服务中心副主任，张德峰、刘素霞公布为防保站副站长。是年，仲晨光、袁立娟、杨莺调入防保站工作。

2012年，夏天瑞、赵冬梅、李颖、刘晓翠、娄宁、皮娟、樊传坤、李文惠先后调入防保站。刘素霞调离。同年12月，皮娟调出到彩超室工作。

至2013年底，防保站共有工作人员17人。站长，崔云刚，副站长张德峰，工作人员有刘德臣、刘春来、赵文斌、魏学峰、夏天瑞、赵冬梅、李颖、刘晓翠、娄宁、樊传坤、李文惠、仲晨光、袁立娟、杨莺、韩成森。

附表9－1－1　邹平县中医院防保站主任、副主任任职情况表

科名	职务	姓名	性别	任职时间	备注
社会卫生科	科长	王振廷	男	1985～1990	1990－1996.1
防保站					1990－1996.1，防保站归邹平镇政府管辖
防保站	站长	马培基	男	1996.2～1998	
	副站长	刘春来	男	1996.2～1998.	
	副站长	孙波	男	1996.2～1998.	
	站长	孙振杰	男	1998～2007.6	
	副站长	崔云刚	男	1998～2006.10	
	副站长	李炳南	男	1998～2000.7	
	副站长	王丽	女	2003～2007.6	
	副站长	张德峰	男	2006.10～2007.6	
	站长	崔云刚	男	2007.6～	
	副站长	张德峰	男	2007.6～	
	副站长	刘素霞	女	2007.6～2012.	

附表 9－1－2　　2013 年底防保站医护人员情况表

姓名	性别	学历	职务	职　称	职称晋升时间	在本科工作时间
崔云刚	男	本科	站 长	副主任药师	2012. 12	1998. 12 ~
张德峰	男	大专	副站长	主管技师	2005. 11	1996. 12 ~
刘德臣	男	大专		主管医师	2001. 12	1984. 6 ~
夏天瑞	男	大专				2012. ~
赵冬梅	女	本科		护师	2009. 12	2011. 5 ~
李　颖	女	本科		助理馆员	2013. 12	2011. 11 ~
刘晓翠	女	本科		护师	2009. 12	2011. 5 ~
娄　宁	男	大专		医师	2012. 12	2012. 10 ~
樊传坤	男	大专				2012. 11 ~
李文惠	女	大专				2011. 5 ~
仲晨光	男	大专				2011. 4 ~
袁立娟	女	本科		主管护师	2013. 12	2011. 5 ~
杨　莺	女	大专		护师	2013. 12	2011. 5 ~
韩成森	男	初中		医师	1994. 9	2007. 4 ~
刘春来	男	大专		主管医师	2001. 12	1996. 1 ~
赵文斌	男	本科				2002. 12 ~
魏学峰	女	本科				2005. 12 ~

二、计划免疫

县中医院是在原邹平城关镇卫生院、城关中医院的基础上改建的。建院之始，医院建立社会卫生科，承担原邹平镇 7 个办事处，75 个行政村，8 万多人口的预防保健工作。1985 年至 1990 年的 5 年间，社会卫生科每年按年龄、季节对邹平镇适宜人群进行卡介苗、脊灰苗、百日破、麻疹、流脑、乙脑、白破二联等 7 种疫苗的接种，接种人数分别为 1985 年 19532 人次，1986 年 19347 人次，1987 年为 20528 人次，1988 年为 19956 人次，1989 年为 20285 人次。有效地保障了儿童的身体健康。同期，还对全镇的食品卫生、药品进行了监督检查。

1986 年，医院社会卫生科参与全省伤寒、副伤寒的防治工作，全年接种 1000 余人次。1988 年，参与全国甲肝大流行预防控制工作，接种 20000 多人次。1989 年，参与全省灭鼠流行性出血热防治工作。连年被评为“全省卫生系统计划免疫先进单位”“消灭脊髓灰质炎先进单位”“灭鼠先进单位”。

1990 年到 1996 年 1 月，根据有关文件，社会卫生科划归邹平镇府管辖，更名为邹平镇防保站。

1996 年 2 月，防保站由邹平镇府管辖再次划归县中医院管理，代行原镇防保站的一切职能。县中医院任命马培基为站长，配备了较强的医疗护理力量。防保站下设社会防疫组和药品组。既负责全镇的计划免疫工作，又负责医院药品及邹平镇卫生药品代购分发工作。是年，接种各种疫苗 20826 人次。刘德臣被评为年度全县卫生系统先进个人，刘春来连续二年获得滨州市卫生局授予的“十佳年度先进个人”。

1998 年，院长助理孙振杰兼任防保站站长，更加重视计划免疫工作。调整站内医护人员，扩大用房面积，购置先进医疗器械，改善医疗环境和条件。是年，全站参与“全省布氏杆菌病预防控制工作”，取得了良好的效果。刘春来在《山东预防医学》上发表了论文《新生儿卡介苗接种后卡痕与 OT 试验调查报告》。

2000 年，医院防保站对全镇育龄妇女及儿童进行了一次查体，查体 21000 余人，对全镇 0 ~ 4 岁儿童进行了强化服脊髓灰质炎疫苗，人数 10000 余人。由于保持高水平的连续的免疫接种，建立起了持久的免疫屏障，在所辖地域内有效地阻断了脊髓灰质炎病毒的传播。

2003 年，防保站积极参与了全院组织的“抗非典”工作，努力学习、迅速掌握“非典型肺炎”防治技术，建立健全了“消毒隔离制度”“疫情报告制度”“非典防治工作制度”“会诊制度”等，确保了“非典”防治工作有条不紊地进行。7 月，孙振杰获得滨州市授予的“防非典优秀共产党员”称号。

2004 年，对邹平镇 30 岁以上农村人员进行了一次上消化道大普查，人数达 20000 余人。对全县各村进行了“中医院 999、肿瘤、心脏介入”的宣传及发放优惠卡活动。对全镇 0 ~ 15 岁 2000 名儿童进行了“乙肝查漏补种”。对全镇 4000 名 0 ~ 15 岁儿童进行了强化服脊髓灰质炎苗。6 月，健康查体办公室独立成立查体中心。本年度被县防疫站评为“计划免疫先进单位”。

2005 年对全镇 3500 名 0 ~ 4 岁儿童进行了强化服脊髓灰质炎苗。对全镇 2000 名 1 ~ 15 儿童进行了甲肝查漏补种。麻疹暴发期间为 4 万人接种了麻疹疫苗，消除了当时居民的恐慌。

2006 年，实行社区卫生室一体化管理，根据所辖行政区域，对中心村卫生室进行统一规划，实现了卫生室规范化改造，满足了群众不断增长的就医需求。

上半年，县内风疹突发，根据县卫生局的要求，中医院立即成立了风疹疫苗应急接种领导小组，和不良反应处理小组，组织人员对区域内的中小学生进行了风疹的预防接种，制止了风疹的大范围蔓延。

2007 年 6 月，崔云刚担任防保站站长。接种门诊实现了日接种，预防接种工作开始电脑管理。

2008 年，在东关医院创建黛溪社区卫生服务中心，开展乳腺癌筛查工作，为辖区 1000 余名妇女进行了乳腺癌筛查，为医院创造了较好的社会效益。接种中心被评为“省级规范化接种门诊”。

2009 年，医院成立公共卫生办公室，开展公共卫生工作。

2010 年，在完成日常接种工作同时，对辖区 2000 余名幼儿园、小学、初中、高中学生查验接种证。

2011 年 4 月，防保站迁至黛溪四路皮防站。完成日常接种工作的同时，对辖区幼儿园、小学、初中、高中学生查验接种证。

2012 年，开展脊髓灰质炎疫苗查漏补种工作，为辖区 500 余名适龄未接种儿童接种脊髓灰质炎疫苗。对辖区 2000 余名幼儿园、小学、初中、高中学生查验接种证。

2013 年 7～8 月，对辖区内 7000 余名老年人、高血压、糖尿病患者进行健康查体，并建立居民健康档案。对辖区 2000 余名幼儿园、小学、初中、高中学生查验接种证。9 月，中医院新门诊病房大楼启用后，防保站迁回至中医院旧门诊楼二楼东部。11 月，为黛溪办中兴村、前城村 3000 余名村民入户进行脑卒中筛查，并对 300 名高危人群进行查体。

附表 9－1－3　　邹平县中医院历年预防接种情况表（一）　　单位：人

时间＼疫苗	卡介苗	脊灰苗	百日破	麻疹	风疹	麻腮	流脑	乙脑	百破二联	乙肝	甲肝	驱虫药	合计
1985	796	3085	3112	803			5321	3205	3210				19532
1986	812	1995	3025	820			3888	4155	3652				19347
1987	761	3120	3156	819			4897	4210	3565				20528
1988	758	2980	2978	867			4968	3989	3416				19956
1989	760	3050	3110	898			5340	4015	3112				20285
1990－1995	工作归镇府							工作归镇府				工作归镇府	
1996	754	2869	2978	867			4876	3986	2996		1600		20826
1997	698	2598	2612	789			5290	4100	3210		1480		20777
1998	740	3349	3519	3046			5879	3387	2912		1600		24432
1999	734	2516	2507	830			5228	4182	3010	650	1500		21157
2000	685	2428	2507	843	312		3586	3564	2989	589	1550	3800	21573
2001	531	2071	2130	778	778		5201	3672	2085	724	1480	3500	21470

时间＼疫苗	卡介苗	脊灰苗	百日破	麻疹	风疹	麻腮	流脑	乙脑	百破二联	乙肝	甲肝	驱虫药	合计
2002	586	2930	2967	3386	1524		5145	3583	1967	611	1500	3500	27699
2003		2915	2659	610	480	1650	2300	1678	1519	579	1400	3000	19389
2004		2728	2559	532	485	395	1660	1063	1185	960	1000	2500	15067

续表　　邹平县中医院历年预防接种情况表（二）　　单位：人

时间＼疫苗	卡介苗	脊灰苗	百日破	麻疹	风疹	麻腮	流脑	乙脑	百破二联	乙肝	甲肝	驱虫药	麻风	麻风腮	合计
2005		1813	1812	468	427	326	1608	658	708	998	266	2000			12269
2006	366	1213	1472	547	427	95	1492	717	4	1125	253		1	3	
2007	827	1992	2019	746	412	42	880	767	21	2085	572		1		
2008	926	2838	2899	690	360	301	1863	1018	82	2604	483		389	1	
2009	784	1981	2619	94	75	754	1398	1190		2163	693		725	8	
2010	827	2080	2851	285	266	398	1484	1189		2391	590		333	201	
2011	789	3078	2862	13		114	2105	1495	3	2415	640		844	436	
2012	984	3463	3618	8	2		2376	1524	16	2749	666		806	940	
2013	803	3207	3246	39		5	2816	1590	414	2581	743		962	1209	

第二节　传染病防治与管理

1983年到1989年，县中医院对传染病的防治与管理依据国务院颁布的“急性传染病管理条例”执行，以预防为主，发现疫情，积极进行救治。1989年9月，国家《传染病防治法》公布实施，传染病防治与管理有了法律依据。县中医院组织医护人员深入学习，严格按照传染病防治法进行防治与管理，并印制各类宣传材料，广泛开展传染病防治法宣传活动，传染病防治与管理走上了法制轨道。

一、霍乱防治

县中医院为市、县卫生行政部门确定的治疗霍乱病的定点医院。1990年，成立了霍乱及肠道传染病防治领导小组，院长亲自任组长，并成立了有专家参加的“霍乱及肠道病防治机动队”。每年根据工作的需要和院内人员的变化，对领导小组进行一次整顿、调整、充实，确保组织落实。

每年5月1日至10月31日，医院开设肠道门诊，对可疑病例进行SPA快诊，做到早发现、早诊断、早报告、早隔离、早治疗，防止疫情蔓延。建立健全了疫情网络直报系统，确保按规定时间、内容和程序及时报告。任何环节都不允许瞒报、缓报和漏报。建院30年来，年年都对肠道门诊病人严格细心检查，但未发现霍乱病人。

二、肝炎病防治

肝炎病是县境内常见传染病之一，近年来在部分乡镇、办事处出现过流行趋势，个别村庄曾呈现暴发流行。每年都有患病者来中医院门诊、治疗。县中医院每当发现疫情，均采取得力措施，对患者实行隔离，并精心治疗。对其所在地和接触的物品进行消毒，防止发生感染。本院对医护人员，辖区的保育员、献血人员、从事饮食服务的人员，每年都进行健康查体，发现肝炎患者或乙肝表面抗原阳性者，均建议有关部门、单位及时调离，经长期周密工作，减少了传播，降低了发病率。

三、抗击非典型肺炎

2003年春，国内许多地区发生了“非典型性肺炎”的烈性传染病，凡是有人接触的地方都可能造成大规模传染，形势严峻。党中央、国务院高度重视，要求切实加强领导，把防非典各项工作落实到实处。

“非典”疫情爆发后，县中医院被县委、县人民政府确定为“非典”防治定点医院，从2003年4月到6月两个月的时间内，中医院先后收到国家、省、市、县等各级政府和卫生行政部门关于防治“非典”的文件、通报及有关资料上百份。根据《中华人民共和国传染病防治法》和《传染性非典型肺炎防治管理办法》，中医院一次次召开院务会、中层领导会，反复进行动员，周密安排部署。4月24日，中医院下发了“关于非典防治工作的紧急通知”。要求全体共产党员，领导干部迅速行动起来，把疫情当敌情，切实肩负起保护人民群众身体健康和生命安全的光荣使命，用实际行动做践行“三个代表”的模范。随即成立了防“非典”疫情领导小组和医疗救治专家组、防疫消毒组、药械供应组、后勤保障组、宣传组等专业小组。各组分工明确、责任到人，各负其责，并与医院签订了目标管理责任书。

医院要求全院干部职工必须严格遵守工作纪律，坚守工作岗位，总值班室要24小时值班，坚守待命。各科室要恪尽职守，认真负责。认真执行“非典”防治有关工作措施，发现疑似病例要及时上报，并保证联络畅通，做到上班时间随叫随到，休息时间接到通知20分钟内到达指定岗位。所有中层以上干部外出必须经院长批准，特别是“五一节”放假期间，凡参与“非典”防治的工作人员，不得离开县境，第一救治小组成员接到通知后必须20分钟内到岗位，其他人员30分钟内必须到岗。制定严格的奖惩制度，要求全体干部职工严格遵守纪律，保证抗击“非典”工作的顺利进行。

制剂科参照国家中医药管理局修订的《非典型性肺炎中医药防治技术方案》（试行）中的中药处方五：黄芪、白术、防风、苍术等8味中药，上报市局申请制剂批准文号，获得批准，成为滨州市第一个取得“非典”制剂批准文号的单位。全院调配动员100余人，苦干15天，每天工作15小时以上，克服设备简陋等重重困难，利用中药提取机组，每次提取药液约10万毫升，日产量180万毫升，每日包装（200毫升/瓶）9000多瓶，为全县参保职工及群众生产防治“非典”制剂10余万瓶，为全县防治“非典”疫情做出了重要贡献。

在县委、县政府和卫生局的直接领导下，县中医院历时2个多月的抗“非典”斗争取得了圆满胜利，中医院有上百名医护人员直接参与了抗非典工作。发热门诊共诊查发热病人1000余人次，没有发现“非典”感染者和疑似病人。是年，县中医院被评为全市“抗击非典工作”先进单位，荣立县委、县政府颁发的全县非典型肺炎防治工作集体三等功。孙振杰被滨州市委评为“防非典优秀共产党员”，刘长春获全市抗击非典嘉奖奖励，吴桂云、张德修被县政府记三等功，张霄岳、田燕获全县抗击非典嘉奖奖励。

四、手足口病防治

县中医院是全县手足口病定点救治医院。医院每年都认真做好手足口病的防治工作。医院成立了由院长任组长的领导小组和各科室主任、专家、知名医生参加的医疗小组，保证组织落实。医院领导和相关科室分工明确，严格实行防控工作责任制，切实做好药物保障、经费保障、人员保障和物质保障等工作。医院设立专门门诊，抽调专职医务人员、安排专门病区，做到门诊预检分诊，严格临床诊断，严格隔离治疗，严格治疗操作程序，确保医疗质量与安全保卫到位。配置了心电监护仪、心电除颤仪、血糖分析仪、床旁X光机、心电图机、空气消毒机等手足口病检测和治疗的必要设备，为做好手足口病防治工作提供了充足的物质条件保障。严格按照手足口病日报告制度，及时上报手足口病发生与治疗情况，确保了信息报告渠道畅通，落实疫情报告制度。医院组织医护人员认真学习了省卫生厅组织专家制定的《手足口病临场诊断依据及处理流程》《小儿手足口病中医防治方案》《手足口病及其并发症临床治疗指南》等文件规定，印发了《手足口病防治手册》，举办了《传染病防治法》及手足口病知识培训班，有效地提高识别、诊治和防控手足口病的能力。每年5月，医院便把手足口病防治转移到正常的防治渠道和重症患者治疗上来。全院上下对疫情保持高度警惕，各科室加强团结、密切配合，做到早发现，早诊断，早治疗，早转诊，确保了全县人民的生命安全。2008年、2009年医院共收治病人216例，成功救治216例，治愈率为100%，死亡率为零。

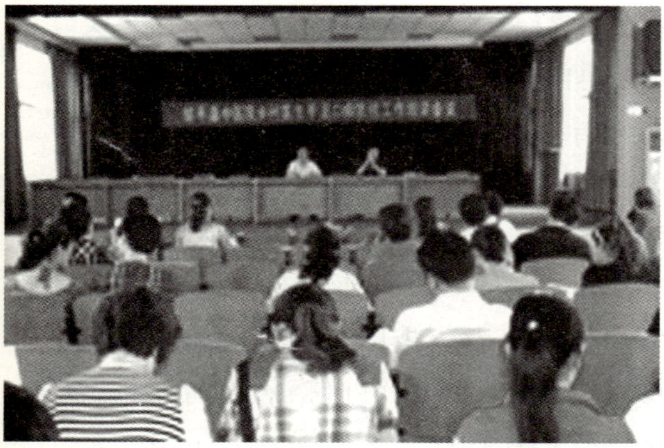

图9.2.1　中医院举办乡村医生手足口病防控工作培训班

五、甲型流感和H7N9禽流感防治

2005年秋冬季节，世界一些地区相继发生高致病性禽流感疫情，部分国家还出现了人感染禽流感，国内也出现了禽流感的实例。党和政府高度重视，自上而下层层建立防控组织，对禽流感采取了严格的防御措施。县中医院被县政府确定为“甲流”防控定点医院。为确保全县人民群众的生命安全，11月17日，中医院成立了以宋淑平院长为组长的预防人感染高致病性禽流感防控领导小组，并成立了疫情应急救援医疗队。

此后，根据工作需要和院内人员变化情况，中医院每年对防治禽流感领导小组和救援队成员进行一次调整、充实，确保组织健全，领导到位，防控措施有力。

2009年春夏之交，甲型H1N1流感病毒大流行引起国家的关注。根据国家卫生行政部门制定的《人感染H1N1流感诊疗方案》，邹平县中医院高度重视，积极行动，成立了以院长宋淑平为组长、副院长宋晨光、孙振杰为副组长的甲型H1N1流感防控综合协调领导小组，领导小组下设医疗救治梯队、疫情防控组、后勤保障组、宣传舆情组、维稳安保组等5个具体工作机构，每个组都有副院长或院长助理任组长并亲自带队，落实责任到人。并积极开展防控甲型H1N1流感的宣传教育，提高全院职工的防护意识和加强重要技能的培训和训练。在医院内加强了对甲型流感的监测和报告制度。在医院门诊设立了独立的发热门诊及隔离留观病房，安排专业人员接诊救治。发现疑似病例，立即收住隔离留观病房。是年，发热门诊接诊726人次，甲型H1N1流感防治制定并启动预案，救治发热病人135人次，治愈135人次，治愈率100%，死亡率为零。

2009年11月，经上级批准，紧急

生产了供5万参保职工饮用的“防治甲型H1N1流感中药合剂”，每人每天一剂，连服20天，取得了很好的效果。平时，防控领导小组和防控救治专家组都做到了24小时值班待命，移动电话24小时开机保持联络畅通，达到了早发现、早报告、早隔离、早治疗的目标要求。

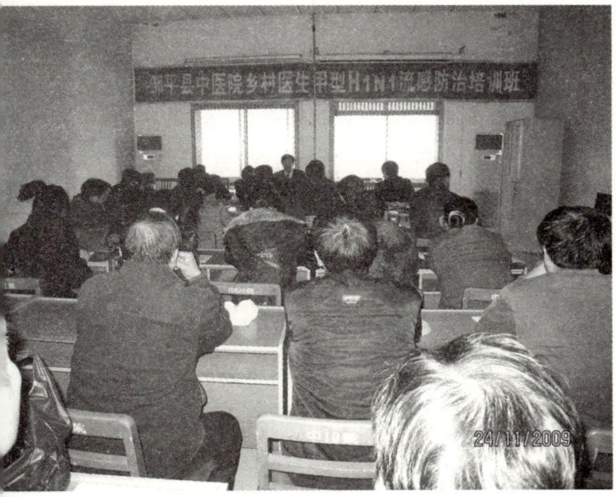

图9.2.2　中医院举办防治甲型H1N1流感培训班

2013年3月，上海和安徽两地率先发现新亚型流感病毒——H7N9型禽流感，经调查，H7N9禽流感病毒基因来自于东亚地区野鸟和中国上海、浙江、江苏鸡群的基因重配。截至5月6日，全国已确诊130人感染，36人死亡，72人痊愈，病例分布于北京、上海、江苏、浙江、安徽、山东、河南、台湾、福建等地。疫情就是命令，中医院闻风而动，4月8日，就建立了以宋晨光院长为组长，副院长孙振杰、朱旭东为副组长的感染H7N9禽流感防控工作领导小组，以副院长朱旭东为组长的疫情防控救治专家组。医院抽调了全院最顶尖的精干的医疗主力量作为救治专家组成员，24小时待命。全院提高认识，加强战备，遵照国家卫生部和计划生育委员会制定的《人感染H7N9禽流感诊治方案（2013版）》、《人感染H7N9禽流感医院感染预防与控制技术指南（2013年版）》，开展人感染H7N9禽流感的防控应急培训工作，提高医务人员的防范意识，提升流感防治综合能力。重点加强医务人员的诊断治疗、消毒隔离、个人防护、污物处理等相关专业知识的培训。器械科、药剂科及时做好相关消毒药械和防护用具的储备工作，急救中心也做好了相应的准备，随机待命。争取做到发现及时、控制有力，严防疫情扩散和蔓延，从而保证了邹平境内无一例禽流感疫情病症的发生。

第三节　爱国卫生运动

县中医院建院以来，每年都组织开展各种形式的爱国卫生活动。

1983 年到 1988 年，爱国卫生活动与精神文明建设，开展五讲四美活动相结合，制定了爱国卫生公约和制度，划分了环境卫生保洁区，坚持每天上班前打扫卫生，每周星期六为清洁卫生进行大扫除日，每月进行卫生大检查，开展了卫生流动红旗比赛活动，从而增强了全体干部职工搞好清洁卫生的积极性和责任感，养成了讲卫生的良好生活习惯。

二十世纪九十年代，爱国卫生活动与除害灭病相结合，充分发动群众消灭苍蝇、蚊子、老鼠。防保站每年发给各科室和职工敌敌畏、烟熏剂等杀虫药。每年春秋两季爱委会配拌毒饵杀灭老鼠。同时，进一步修定、完善了卫生检查制度、食堂卫生管理制度、医疗区卫生管理制度、家属生活区卫生管理制度等规章制度，通过这些制度的贯彻落实，医院的面貌发生了很大变化。多次被省、市、县评为“卫生先进单位”“灭鼠先进单位”　“计划免疫先进单位”。

2000 年后，开展爱国卫生活动与绿化美化环境相结合。在保持环境清洁的基础上，对破损的建筑、道路、地面及时进行维修，粉刷墙壁，油漆门窗。在院内砌花池、造假山、建花园，植花草树木，医院的环境优美、空气清新，群众称中医院是花园式单位。

2003 年后，爱国卫生运动与创建国家级卫生县城相结合，建立了以院长为组长、各科室主任为成员的中医院“创城”领导小组，积极参与全县组织的“健康教育、卫生防疫和除四害创城专业小组”的工作。开展健康教育，在院内设置健康教育宣传栏，设立健康教育咨询门诊和导医台，设传染病预检分诊点，制定合理分诊流程，制定健康教育处方 50 余种。院内医疗废弃物有专人管理，并按照《医疗废物管理条例》《医疗废物集中处置技术规范》实行。恢复并坚持了节假日、周末义务打扫卫生制度。门前实行“三包”制度，责任到人。落实院内绿地建设、垃圾箱等卫生设施管理，大大改善了院容院貌，为创建国家级卫生县城做出了贡献。

2010 年后，爱国卫生运动与控烟戒烟工作相结合，建立了控烟领导小组，认真落实世界卫生组织通过的《烟草控制框架公约》，从 2011 年 1 月起，医院所有室内公共场所、工作场所和室外公共场所全部禁止吸烟。2011 年建成无烟单位。

由于坚持常抓爱国卫生活动，并根

据医院工作的实际，将爱国卫生活动与精神文明建设相结合，与不同时期的卫生中心工作相结合，使医院的院容院貌年年发生新的变化。多次被省、市、县评为精神文明先进单位，综合整治先进单位，环境卫生工作先进单位。被群众称为“绿色社区”、“花园式单位”。

第四节　巡回医疗与卫生支农

一、巡回医疗

1983年县中医院成立以来，就积极参加县里组织的各种巡回医疗活动。每逢夏收夏种，秋收秋种大忙季节，都抽调各科医生组成下乡义诊服务队，不畏炎夏酷暑，顶风冒雨，深入到山区乡镇和广大农村，为群众送医送药到田间地头。

1985～1989年的5年间，每月一次冷链运转，组成服务队为适宜人群接种各种疫苗，一年达20000多人次。

1988年，医院派出巡回医疗队，带上制剂科生产的甲肝合剂，参与全国甲肝大流行的预防控制工作，巡回医疗队走遍了邹平的所有乡镇，送医送药，送宣传材料，赢得了全县人民的称赞和拥护。

二十世纪九十年代初，县中医院组织的巡回医疗队多次到偏远乡镇，帮助农村卫生室规范管理，进行业务指导。参加农村的“三管五改”（即饮水管理，粪便管理，饮食管理，改良水井，改良厕所，改良栏圈，改良鸡窝，改良锅灶。）一次时间多为3个月到半年。

1995年，农村开始实行新型合作医疗制度。县中医院组织巡回医疗队下乡宣传农村医疗新政策，帮助整顿农村卫生室，实施一体化管理。

2000年以来，县中医院积极参加县卫生系统组织的“三下乡”巡回医疗活动，先后到黛溪街道敬老院、驻邹部队某部、县聋哑学校、马庄、滕家、碑楼等村和县老干部休养所等单位巡回义诊，为战士、学生和老年人进行义务查体。

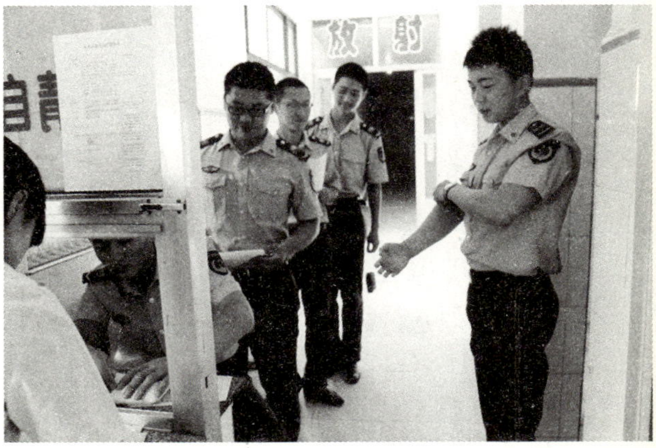

图9.4.1　中医院为驻邹部队官兵查体

2004年，为庆祝中医院建院20周年，医院开展了“百万救助金”活动，为生活贫困和患有相应病症的患者提供100万元救助金，共救助7200多名患者。

2008年，县中医院为了大力支持新农村建设，与驻地的南营村、中兴村等村建立了良好的合作关系，每年都义务为村民查体。同时，还积极参加县组织的3.15消费者维权日、爱牙日、艾滋病日等义诊宣传活动，为广大农民群众送去了看得见摸得着的优质服务。

2011年12月，心脑病科部分医护人员，在县心脑康复联谊会和院长成素珍的带领下，到长山镇东尉村敬老院巡回义诊和查体，一个上午就为60多名老人进行了精心查体，并为患有各种疾病的老人进行了诊治，答复了许多老人的保健和健康咨询，体现了医护人员尊老敬老的真诚情怀，也为构建和谐社会、密切党群关系做出了积极贡献。

二、卫生支农

县中医院的前身为城关卫生院、城关中医院。1983年4月改为县中医院后，一直肩负着原邹平镇辖区75个行政村公共卫生服务与管理工作。1985年，中医院对村卫生室实行每月例会制度，组织乡村医生学习有关卫生工作的方针政策和各种法规、条例，提高他们对卫生工作重要性的认识。每年举办乡村医生培训班，学习业务知识和技术，交流农村防病治病的经验，提高乡村医生独立工作的能力。开展创建“甲级卫生室”的活动，定期不定期对村卫生室和乡村医生的工作进行检查考核，促进村级公共卫生事业的发展。1990年，邹平镇75个行政村的公共卫生服务与管理工作移交给邹平镇。

二十世纪九十年代后，为积极推进农村医疗卫生事业的发展，方便农民群众就近就医就诊，县中医院充分发挥自身人才技术和医院规模、综合实力优势，积极扶持乡镇卫生院和村卫生室。医院派出业务技术骨干到乡镇卫生院坐诊看病，传授技术、培训指导，为乡镇卫生院改革发展出谋划策。

1996年后，邹平镇管辖的75个行政村公共卫生服务与管理工作又交县中医院负责。同年，县中医院举办乡村医生培训班11期，培训829人次。

1997～1999年，县中医院连续三年开展到农村送温暖服务，每到一村，便走村入户，问寒问暖，了解群众生活、健康状况，对有病人的困难家庭，送医送药，有的还捐款捐物，帮助解决病痛之苦，又帮助解决生活困难。1998年，举办乡村医生培训班12期，1800多人次参加培训。1998年，原院长李明忠退休后应聘到里八田乡卫生院帮助工作，每周二、四定时坐诊，为当地群众治病，大大提高了里八田卫生院的医疗技术水平，扩大了乡镇卫生院的知名度。到1999年底，邹平镇辖区村级卫生室百分之七十达到甲级卫生室标准。

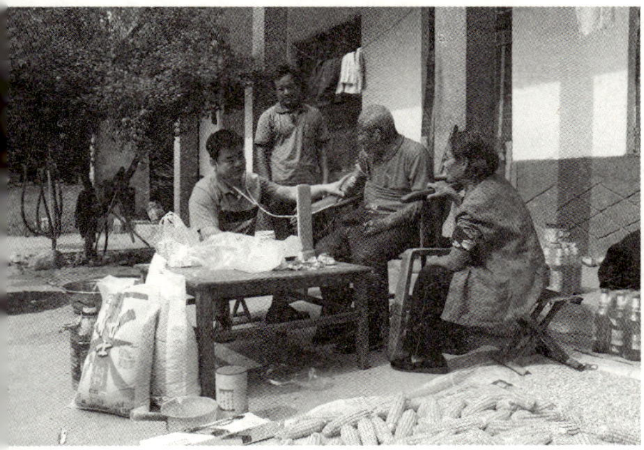

图 9.4.2　中医院开展为农村贫困群众送温暖活动

2000 年后，县中医院支援农村卫生，开展医生下基层活动成为制度化、常态化的一项工作。2004 年，县中医院制定了支援农村卫生、开展医生下基层活动的实施意见。根据上级的统一部署，县中医院对口支援单位为青阳卫生院、九户卫生院、孙镇卫生院、临池卫生院。院内有支农任务的科室为内科、外科、妇产科、中医科。支农科室为长期帮扶，定期或不定期的组织医生到农村巡回医疗，卫生支农的主要内容为人员培训、技术指导与推广，双向转诊，合作经营管理，帮助发展适宜技术以及支援物品设备等。每次下乡支农，县中医院都派具有中级以上职称的业务骨干。为使卫生支农工作落到实处，县中医院在院内严格执行医生在晋升副主任医师前，必须到农村累计服务满一年的制度，未完成下乡服务任务的，职称评审委员会不受理其晋升副主任医师的申请。每年分配到对口帮扶的乡镇医院的毕业生，先到中医院接受一年的规范化培训，并免收培训费。县中医院每年都组织一次下乡巡回医疗活动，每次时间不少于 1 个月。把卫生支农与卫生“三下乡”活动、“视觉光明行动”“亿万农村健康促进活动”“复明四号”手术扶贫活动有机结合起来。

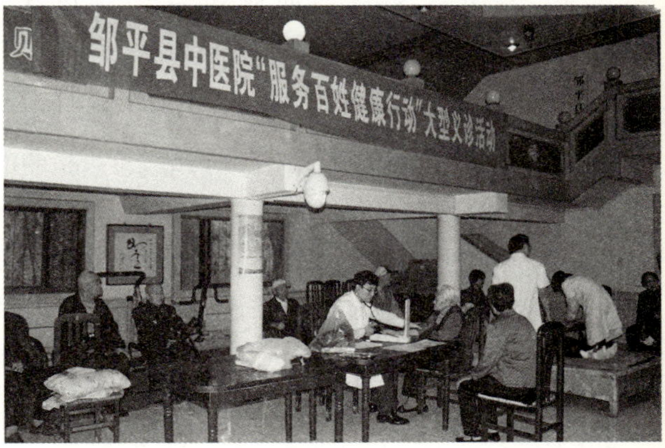

图 9.4.3　中医院组织“服务百姓健康行动”大型义诊活动

2008 年 9 月，县中医院依托东关村医院，成立中医院黛溪社区服务中心，覆盖人口 3.6 万人。抽调 5 名德才兼备的全科医生到东关村医院坐诊，具体负责社区各项卫生服务工作，同时成立了社区康复门诊，受到了辖区群众的欢迎。

2012 年，县中医院出台城乡困难群众就医优惠管理新办法，凡来中医院就医的农村五保供养对象，其挂号费、诊疗费、住院费、药品费在新农合的基础上再优惠 15%。

县中医院坚持多年的卫生支农，为全县新农村卫生事业的发展提供了技术指导和人才支持，有效地发挥了三级甲等县中医医院的龙头带动和示范引导作用。

三、“三鹿问题奶粉”患儿筛查

2008 年 8 月，河北省石家庄市生产的“三鹿牌”奶粉，含有对人体有害的“三聚氰胺”成分，致使婴幼儿食用后泌尿系统发生结石现象（简称问题奶粉事件）。全国各级卫生行政管理部门迅速启动应急机制，对使用三鹿奶粉的婴幼儿进行全面普查和治疗。邹平县是“三鹿牌”奶粉销售区域，是重点普查和治疗的地区。

三鹿奶粉事件发生后，县中医院被县人民政府确定为婴幼儿普查救治定点医院。县中医院广大医护人员不负党的信任和人民的愿望，以高度的责任感和满腔的工作热情，全力以赴，扎实开展了问题奶粉事件中婴幼儿普查医疗救治工作。医院召开了院务会议、专家会议、中层领导干部会议，迅速成立了医疗救治领导小组和医疗救治专家组，抽调精干力量，组建了一支精良的普查救治队伍，制定了科学规范、操作性强的诊治方案，认真完善了安全保卫、宣传教育、挂号排队、体检筛查、免费救治、统计报告等各个环节。同时，投资 150 万元配置了必要的医疗普查、诊断设备，设立了专门门诊和救治病房，为保障医疗救治工作顺利开展提供了良好的环境和条件。

突击筛查期间，院领导经常深入现场督促指导，认真了解工作进度，及时召开各种协调会议，及时调整工作部署，帮助解决筛查中的实际问题。医院在各个重点部位和人群聚集的地方制作张挂了宣传版面和醒目标志，向群众散发《小儿结石筛查指南》、《婴幼儿家长须知》等宣传材料，向家长热情宣传救治知识、耐心疏导群众情绪，解除家长思想包袱。此次筛查，全县共筛查婴幼儿 13418 人次，发现问题婴幼儿 73 人。县中医院共筛查 3343 人次，未发现一例疑似病例。

第五节　社会服务

1985 年 7 月，为方便群众就诊，县中医院在黛溪一路北首（原三义拖拉机站北邻）租用民房 2 间，设立了中医院城里门诊，选派贾崇玲、孙怀仁、侯爱琴、孙淑英、张杰、邢民、钟会贞、王力等 8 名全科医生坐诊，具体负责城里卫生服务方面的工作。

1986 年，县中医院又在黄山二路的西段设立中医院东门诊，选派赵云萌、王旭、刘萍、刘秀丽等医生在东门诊坐诊。不仅方便了群众就医，而且收到了良好的社会效果。

1989 年，中医院在黄山三路西首设立专家偏瘫门诊，殷凤新为坐诊医生。

1990 年又在黛西三路南首设立检查院门诊，由孙连珍坐诊。

1996 年，县中医院防保站成立药品代购分发处，负责邹平镇各行政村医疗卫生室用药的代购分发工作。医药仓库更名为中医院防保站药库。

1998 年，县中医院利用原黄山医院闲置的房屋，设立中医院黄山分院，黄山分院负责人为郑宗和。

1999 年，为方便群众就医，中医院在黄山三路西段开设了“公安门诊”，有王秀玲坐诊。

2002 年，为方便城南新区居民看病买药，在花园小区设立了中医院新区门诊部。同年，还在黄山二路西段设立了“社区门诊部”。负责人鹿法源。

2003 年 5 月，县中医院接管了县劳动医疗保险事业处设立的位于黛西三路南首的“方正药店”。9 月，与邹平一中共同成立邹平一中高中部门诊部，门诊用房由一中提供，医护人员及医疗设备由县中医院配备，实行学校、医院双重领导，一中门诊部主任为贺瑞兴。

2004 年，中医院又与邹平一中成立一中初中部门诊部，在黄山三路东段设立颈肩腰腿病门诊。

2012 年 2 月，县中医院机构设置清理规范方案请示报告设置的 69 个机构中，只保留邹平一中高中部门诊、邹平一中初中部门诊、黄山实验中学门诊部等 3 处校外门诊。其他院外门诊，有的早已停业，有的与中医院脱离隶属关系。

至 2013 年底，院外门诊及人员配备没有变化。

中医院院外门诊部和与单位学校办联合诊所，为解决基层医疗卫生单位人才短缺，医疗设备匮乏，业务开展滞后做出了重要贡献，亦为解决群众看病难、看病贵走出了一条新路子，很受社区群众的好评与欢迎。

附表 9－5－1　　2013 年底院外门诊工作人员情况表

门诊地点	姓名	性别	学历	职务	职称	晋升时间	在门诊工作时间
邹平一中高中部	安继勇	男	大专	科主任	主管医师	1993.12	2010.8 ~
	赵爱华	女	本科		副主任护师	2012.12	2007.1 ~
	王秀桂	女	本科		主管护师	2009.1	2008.6 ~
	赫海礁	女	本科		医士	2009.12	2007.7 ~
	刘莹莹	女	本科		护士	2009.5	2008.6 ~
	刘月凤	女	专科		医士	2012.12	2011.1 ~
	高　丽	女	专科		护士	2013.5	2011.11 ~
	王　倩	女	专科				2012.11 ~
邹平一中初中	李长迎	女	大专		主治医师	2013.1	2008.6 ~
	张红娟	女	中专				2005.5 ~
黄山实验中学	孙红敏	女		副主任	主治医师	2012.12	2006.3 ~
	王海燕	女			护师	2013.12	2008.1 ~

第六节　医疗救灾

“医者仁心，大善至诚”。邹平县中医医院全体干部、职工胸怀仁爱、惠民济世之心，倾心倾情社会公益事业，关爱人民生命，积极扶贫帮困。医院自成立以来，凡遇国家发生干旱、洪涝、地震突发公共卫生事件等重大自然灾害和突发事故，都积极组织医护人员抢险救灾，捐款捐物，支援灾区。

1998 年，长江淮河流域发生特大洪涝灾害，中医院干部、职工自愿捐献衣被百余件，帮助灾区人民渡过难关。

2007 年 8 月 19 日，魏桥创业集团铝厂发生铝水外溢爆炸事故，造成重大人员伤亡，县中医院立即启动“突发公共卫生事件医疗救援应急预案”，成立领导指挥组织和专家队伍，全力救治受伤人员，共接收伤病人员 21 人。经过 3 个多月的精心治疗护理，全部伤愈出院。

2008 年 5 月 12 日，四川特大地震灾害发生后，全院 326 名医护人员情系灾区人民，奉献天使爱心。5 月 16 日、20 日，两次捐款共计人民币 62930 元。全院 95 名共产党员踊跃交纳“特别党员”，总计 9500 元。充分体现了中医院医护人员，特别是共产党员关爱人民生命、为民真情奉献的高尚情怀。

2009 年 4 月，县中医院选派温海

滨、王洪亮、高文波、孙汉亭、赵文斌、马超等6人，参加滨州市第十四批援川医疗队，赴四川省绵阳市北川县禹里乡执行医疗和卫生监督援助工作。

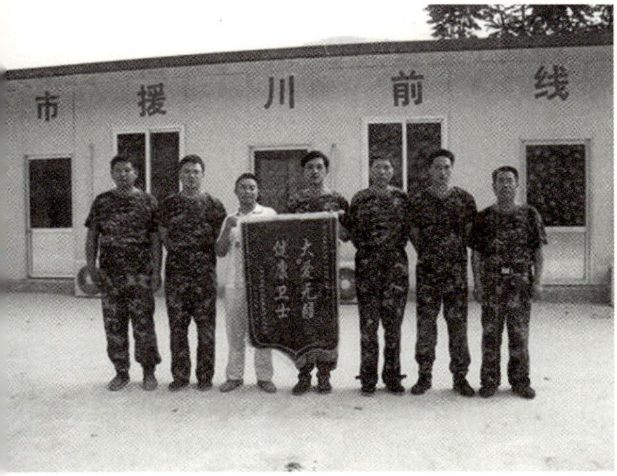

图9.6.1 中医院援川医疗队在援川前线

温海滨为领队，他们入川后，克服了生活中的诸多困难，不怕苦、不怕累、不怕脏，满腔热情地投入到工作中，有时一天工作10多个小时。在坚持对震后常见病、多发病进行预防治疗的同时，还积极开展了环境卫生防疫工作，为灾区的恢复和重建做出了贡献，圆满完成了援川任务。援川医疗队于是年6月底返回。7月，孙汉亭被评为山东省对口支援北川灾后重建医疗卫生工作优秀共产党员，受到省卫生厅直属机关党委的表彰。王洪亮被省卫生厅、人保厅评为山东省百名优秀定岗医师。

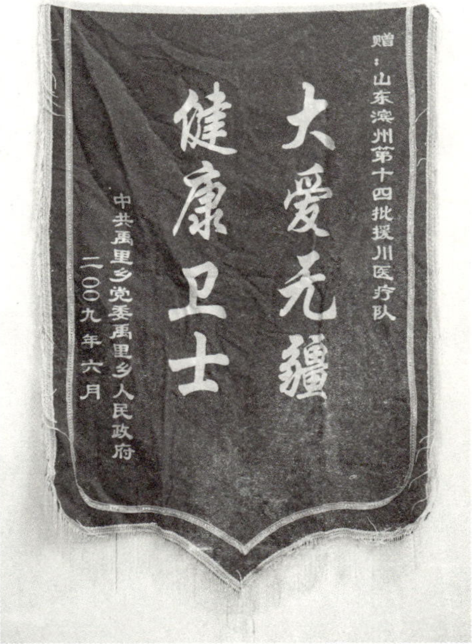

图9.6.2 四川北川县禹里乡赠送给滨州援川医疗队的锦旗，表达了对他们的深情致谢

第七节　计划生育服务

1983年，县中医院建院初期，辖区内计划生育服务由妇产科负责，主要为宣传党和国家的计划生育政策，培训乡镇计划生育工作人员，指导乡村医生开展计划生育工作，全面落实节育措施，免费供应避孕药具，实施计划生育手术，处理计生中的各种疑难病症。

1986年，全年共做计划生育四种手术1412例，其中人流690人次，取环298人次，放环403人次，结扎21例。是年，主任赵秀芬，护士长贾玉东被评为计划生育工作先进个人，县委、县政府给予记功一次。

1987年10月，开展了“利凡诺羊膜腔内注射术”，开展中期妊娠引产，填补了医院空白。

八十年代，是全国人口出生的一个高峰期，也是全面落实计划生育政策的关键时期，县中医院从建院到1990年，每年都做上千例计划生育四种手术。8年间，共做各种节育手术上万例，号称万例无事故，获得群众的信任和上级的奖励。妇产科主任赵秀芬总结自己的经验体会：手术前认真做孕妇的思想工作，争取配合。手术严格执行操作规程，一丝不苟，精益求精，手术后要做好护理工作，发现问题及时处理。

九十年代后，国家计划生育政策逐渐被群众认识，同时，随着医疗科学技术的发展，避孕手段和方法越来越先进，来医院做四种节育手术的人逐年下降。

1999年，中医院开展了利用超声BBT检测排卵以协助治疗不孕症，开展了输卵管结扎再通术，使输卵管结扎术后再次妊娠成为可能。

2000年后，加强对彩超值机人员的管理，为彩超值机人员建立档案，主管部门每年两次组织职业道德和专业技术培训。建立健全非医学需要鉴定胎儿性别和选择性终止妊娠制度，孕产妇检查必须落实双人检查、双人签字，严禁为他人鉴定胎儿性别。计划内怀孕需终止妊娠者，3个月内必须通知育龄妇女所属地计生部门，进行孕情周期核实，3个月以上者，必须持县计生局出具的《准予实施终止妊娠手术证明》及医学诊断证明，方可实施。

同时，落实优先优惠政策，对持《计划生育家庭优惠服务证》的农村独生子女和独女户的父母，就医免收挂号费，优先提供生殖保健和其他保健服务，免费提供健康咨询，对符合计划生育政策参加新农合的农村妇女分娩，顺产的一次性补助300元，实施手术分娩的按住院费用比例优惠报销。并每月将情况汇总上报。

县中医院计划生育组织积极支持配

合县计生部门的工作，把计划生育工作纳入年度工作计划，做到与本职工作同部署，同检查，同考核。加强女职工的计划生育知识的学习，积极开展避孕节育、优生优育科学知识的宣传和技术服务。在妇科门诊、病房，开展“出生缺陷干预”“生殖道感染综合防治”“不孕不育症查治”“避孕节育知情选择”等知识的宣传教育，不断开拓计生服务范围和渠道，提高服务质量和水平。

县计划生育服务站成立后，医院不再承担社会上的节育手术工作。但仍负有计划生育的技术指导、人员培训、计划生育疑难手术及手术后并发症的处理工作，为全县的计划生育工作提供技术保障。

第八节　红十字会工作

中国红十字会以发扬人道主义精神，保护人类的生命和健康，促进人类和平进步事业为宗旨。中国红十字会是中华人民共和国统一的红十字会组织，是从事人道主义工作的社会救助团体。中国红十字会遵循国际红十字运动确立的人道、公正、中立、独立、志愿、统一、普遍七项基本原则；根据独立、平等、互相尊重的原则，参与国际红十字运动，发展同各国红十字会或红新月会的友好合作关系。

中国红十字会的主要任务是：宣传贯彻《中华人民共和国红十字会法》的基本办法；开展备灾救灾工作，对自然灾害和突发事件中的伤员和其他受害者进行救助；开展初级卫生救护培训，普及卫生救护和防病知识，组织群众参加现场救护；参与输血、献血工作，推动无偿献血。开展造血干细胞（骨髓）、器官、遗体捐献的动员、宣传和数据储存、检索工作；组织红十字医疗机构开展义诊、救护等工作；组织会员、志愿者开展社会服务活动和其他人道主义服务工作；对青少年进行人道主义宣传教育、开展红十字青少年活动；参加国际人道主义救援工作；依法开展募捐活动；完成同级人民政府和上级红十字会委托的事宜。

县中医院为邹平县红十字会团体会员单位，会员为临床、医技科室的医疗、护理人员。医院每年都组织内科、外科、儿科、妇科等科室下乡义诊活动、开展无偿咨询、查体宣传活动，亦多次开展义务献血和为灾区捐款、捐棉被、棉衣活动。并开展奉献爱心，救助弱势群体活动，开展急救技能培训活动。

第十章 医学科研 学术活动

第一节 临床教学

县中医院建院伊始，就担负着原邹平镇初级医务人员的业务指导培训和有关医学院校实习生的实习教学工作。1984 年到 1987 年期间，医院每年都举办乡村医生培训班，对邹平镇的 180 多名乡村医生进行培训，有时一年中举办 2～3 期，年参加培训的达 500 多人次。每年接收来院实习生 10 人左右，为加强对实习教学的管理，医院结合具体情况，建立健全了各项实习管理制度，明确了带教实习生医生的职责，制定了各个专业、不同阶段的实习计划及带教方案，确保实习生的实习效果。

1987 年 9 月，滨州地区邹平县中医药职业中专成立。县中医院部分医生开始承担该校有关专业的理论课教学，医院每年为该校带教实习医生、护士。中医院按照学校教学计划的要求，选择理论扎实、具有丰富临床经验、业务水平高、医德品质高尚的王继平、槐业东、李秀莲、贺瑞兴、韩守峰、杨翠萍、丁杰等 7 名医务人员担任教学，其中副高级职称以上的医务人员承担着理论课授课总学时的 80%。1989 年到 2000 年，滨州地区邹平县中医药职业中专每年都为省卫校举办 2～3 个代培班。1992 年，与省中医联合办中医大专班，招生 64 人。1993 年为省中医学校代培计划内针灸专业中专生 40 人。上述各种教学班，县中医院都安排理论课任课教师，承担着一定量的授课任务，授课者均按山东省卫生厅制订的教学方案（大纲），使用全国统一教材进行教学。学习期满，经考试，考核及格，发给国家承认的卫生职业大专、中专学历证书。其中 120 多名非农户口的学生毕业后分配到全民、集体所有制正规医院工作，50 多人被解放军 148 医院接收，14 人安排到其他解放军医院工作。淄博市周村区卫生系统接收安置 11 人，其他大部分充实到县内各镇乡村，担任乡村医生。这些毕业生在各自的工作岗位上，都发挥了应有的作用。

1990 年到 2000 年，县中医院每年还接收来自山东中医药学校、滨州医学院、山东省卫生学校、滨州职业学校实习学生 20～30 人，经过认真严格的临床带教，均达到实习大纲的要求，使他们顺利地完成学业。

二十世纪九十年代期间，县中医院还担负着对全县乡村医生进行中医药知识与技能的培训，每年都举办多次学习班，对全县乡村医生进行培训。每次培训班都建有学员花名册，有学习记录，有考试试卷，有学员考试成绩表，学业结束有总结，发给结业证书。据档案材料不完全统计，1996 年共举办培训班 11 次，培训乡村医生 829 人次。1997 年举办培训班 12 次，共培训乡村医生 1800 人次。经过多年多次培训，百分之九十的乡村医生取得了中专、大专医学文凭。全县村级卫生室都经过注册，登记，乡村医生都具有行医资格和执业执照。

2005 年，县中医院被确定为滨州职业学院实习点，每年有 30 名左右应届毕业生来院实习。

2006 年，经省卫生厅、省教育厅审核评估，县中医院被批准为山东省中医药高等专科学校临床教学基地。县中医院严格按照《普通高等医学院校临床教学基地管理暂行规定》（教高［1992］8 号）和《关于加强高等中医教育临床教学工作的意见》（国中医药教［1992］2 号）要求，成立了医院教学领导小组，有专门分管教学的领导，有负责具体教学的职能部门，分工明确，任务落实，措施到位。教学工作有计划，有布置，有检查，有总结。临床带教老师均为本科毕业三年以上的住院医师或主治医师，对实习学生书写的各种文书都能及时批阅。每批实习生入院后都进行岗位培训，医德医风教育。医院有关领导经常检查学生实习情况，并征求学生意见，发现问题及时解决，基本上能满足学生的合理要求。自成为山东省中医药高等专科学校临床教学基地后，每年都为社会培养输送一批高质量的中医药人才。

2007 年，邹平县中医院编写了《实习学生管理制度》，建立了教学质量工作评价制度、学业学习讲座制度、实习生轮转制度、标准化实习带教制度等，不断规范带教行为。

2010 年，编写了《教学规章制度汇编》，当年接收实习生 35 人。

2011 年，编写了《临床实习带教指南》，制定了各科室具体实习带教方案，进一步规范带教工作。当年接收实习生 34 人。

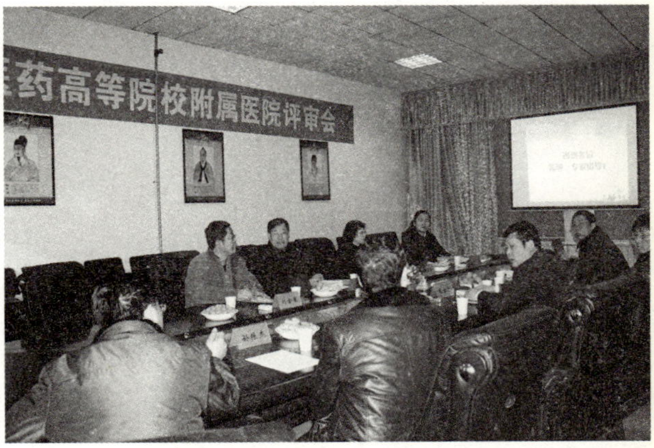

图 10. 1. 1　山东省中医药高等专科学校附属医院评审会在中医院召开，中医院顺利成为省中医药高专附属医院

2012 年 5 月，医院开始申报山东

中医药高等专科学校附属医院。11 月，与滨州医学院签订研究生联合培养协议，成为滨州医学院研究生联合培养基地。滨州医学院聘县中医院宋晨光、孙振杰、朱旭东、韩守峰、贾玉东、成素珍、李秀莲、槐业东、王继平、周平等 10 人为硕士研究生导师。

2013 年 1 月，中医院通过山东省卫生厅、山东省教育厅的验收，成为山东省中医药高等专科学校与当地政府部门实施教学工作双重领导的附属医院（非隶属关系）。山东省中医药高等专科学校以鲁中校字（2013）36 号文件聘任邹平县中医院主任医师王继平为该校兼职教授，聘任副主任医师宋晨光、韩守峰、朱旭东、成素珍、时霄霄、李刚（外科）、马修谭、槐业东、贺瑞兴、周平、邢庆永、崔云刚、张霄岳、史淑华、贾玉东、李刚（儿科）为该校兼职副教授。聘任怀居刚、张艳云、马明宁、王秀娟、陈艳红、钟彬彬、杨淑妍为该校兼职讲师。聘任期自 2013 年 6 月至 2016 年 6 月。2013 年 5 月，邹平县中医院又成为滨州医学院实践教学医院。是年，还被山东力明科技职业学院确定为实习点。

县中医院成为教学医院后，对临床教学工作更加重视，医院成立了教学管理委员会及中医内科、中医外科、中医妇产科、中医儿科 4 个教研室，编写了《邹平县中医院教研室工作条例》，对实习、见习、临床教学及进修生的带教工作，都做到了周密安排。所有教研室及教学人员严格把关，根据教学大纲，认真研究确定教学人选，具有主治医师以上职称并有一定教学经验者，方能任教。科教科进行审查均选派业务水平高、技术操作精良、服务态度好、医德品质高尚的医务人员担任教学。不直接担任带教工作的医务人员也都积极配合，密切协作，从而建立起一支素质好、结构层次合理的临床带教队伍。

第二节　在职教育

1983年县中医院建院初期，对本院技术人员的继续教育主要是坚持在职培训和自学为主，医院每周安排两个晚上为集体业务学习或开展学术讲座活动，其他时间以自学为主。充分发挥主治医师和有本科学历的人员师资作用，对住院医师和护士进行培训。1983～1984年，对刚参加工作的高中、初中毕业青年职工和新招收的城镇下放知识青年进行了文化课补习，请本院有大学文化的人员担任教师进行辅导，提高了青年职工学习文化的自觉性。

1985年9月，县中医院与省中医院挂钩，每周六、周日邀请省中医院2名老中医来邹平中医院门诊，既帮助解决疑难病症，又对青年医生进行传、帮、带，此举是在职教育的一种很好的形式。是年，医院为鼓励、调动青年医护人员在职学习的积极性，规定凡参加自学、函授等形式学习的，其学费由医院报销一半。

1986年后，中医院每年都有计划的派医护人员外出参观学习，开阔眼界接受教育，曾先后到过济南、淄博、博兴等地的先进医疗单位参观。医院鼓励有条件、有机会的医护人员外出听讲座，参加学术交流会。

1988年3月7日，中医院召开的职代会上，制定了各科室技术干部培训计划，建立了考试考核制度。决定从3月8日晚开始上课培训，每周二、五晚上为上课时间，要求每个人都制定学习计划，定出年内达到的目标，努力提高自身业务素质。

1990年10月23日，中医院举办唯象中医学讲座，院长李明忠担任主讲，对中医医护人员的再提高起到了很大帮助。

1991年后，医院把继续教育，提高医、药、护、技人员的业务技术水平作为一项长期工作任务，常抓不懈。每年都组织新分配来院的应届大、中专毕业生进行岗前培训。采取走出去，请进来的办法，有计划的安排外地专家学者来医院给职工授课。

1998年，医务科副主任医师刘叶青编写了“中医病案书写规范”及“医疗质量控制”，组织各科室学习并严格执行，调动了在职职工学习业务的积极性。中医院各项医疗技术操作程序得到规范，医疗质量有了显著的提高。

2000年，医院在继续教育方面进一步加大了力度，出台了有关文件，把医、药、护、技人员的业务考试列入重要工作之一。

2002年，组织了“三基”训练考核，规范了医疗护理职业。进行应届大中专毕业生岗前培训，学习病历书写、执业医师法等各种法规、院规，组织参观培训、专家讲座、拟订处方、开展科研等活动，全面提高医务人员的素质。

2003 年，采取走出去，请进来的方法，学习新技术，开展新项目，突出中医特色，提高医疗水平。

2004 年，时值中医院建院 20 周年院庆，开展了医院文化建设年活动，打造服务、管理、名医、专科、专病品牌，创名医、名科、名院，全年开展各种知识讲座 10 次，进行了执业医师考试，三基考核，丰富了继续教育的内容，提高了继续教育的实效。

2005 年，继续教育从病历文书的书写入手，突出各级临床医师的“三基”训练，进行定期与不定期的检查，规范了临床医护人员的职业行为。

2006 年，对新进医院工作的 10 名大学生进行了岗前培训，派 12 人次外出进修，全院有 20 人次外出参加各种学术活动。

2007 年，全院组织业务学习、培训 40 余次。5 月，住院医师规范化培训，有 5 人取得了第一批考核合格证书。年内共有 16 人通过了执业（助理执业）医师考试。医技科室有 8 人报名参加大型医用设备上岗考试，均通过并获得证书。

2008 年，中医院组织了中医四大经典培训、住院医师规范化培训、全院执业医师麻醉、第一类精神药品培训。

2009 年，科教科成立后，对医院职工继续教育、技能操作培训、科研和外出进修学习作了周密安排。是年，全院有 25 人通过了执业（助理执业）医师考试。

2010 年，中医院制定《人才引进、进修学习制度》。根据县卫生局 2010 年全县卫生系统技术人员业务知识考试工作方案的要求，组织全院各类在岗卫生专业技术人员进行了考试。6 月，举办全市中西医结合肿瘤专业委员会成立大会暨首届中西医结合肿瘤专业学术研讨会。12 月，制定了院外专家会诊和外聘专家讲座制度。是年，对新进院的 17 名大学生进行了岗前培训。

2011 年，医院组织全院临床医师开展“西学中”活动，由本院具有大本学历或主任、副主任中医师职称的人员任教，旨在培养中西医结合的全科医生。4 月，制定了中医院参加学术会议的管理规定。是年，对新来院工作的 18 名大学生进行了岗前培训，外派进修人员 18 人，外出参加各种学术会议的有 42 人次。

2012 年，为充分发挥中医药在护理中的优势和作用，全面提升全院医护人员的中医技术水平和应用能力，进一步加强护理人员“西学中”的培训工作，护理部制定了全年中医药理论和中医护理技术操作培训计划，对除值班人员和大于 50 周岁以外的所有护理人员进行了全员培训。中医药理论知识培训共 100 学时，每周 2 次，每次 2 个小时，培训 3 个月后进行中医基础考试，培训 6 个月后进行中医理论考试。中医理论技术培训针对临床常用十项操作进行。4 月、5 月，分别进行 5 项，分两批进行了培训。是年，还开展了山东省第一批五级中医药师承教育，医院确定了 2 名县级带教老师和 4 名继承人。医院还对新进院工作的 24 名大学生进行了岗前培训。医院派遣 9 人外出进修学习，有 28 人次外出参加各种学术研讨会。

2013 年，医院组织对各临床科室、门诊在岗医师进行了信息系统培训，承担省级继续教育项目 30 项，市级继续教育项目 1 项。开展了山东省第二批五级中医药师承教育，确定了 2 名县级带教老师和 4 名继承人。对新进院工作的 10 名大学生进行了岗前培训，派 6 名医务人员外出进修，有 35 人次外出参加各种学术会议。

第三节　院外进修

县中医院自建院始，为了提高医务人员的医疗技术水平，有计划地选派人员到上级医院、医药院校、兄弟单位或科研机构进修学习。仅据 1999 年到 2013 年的不完全统计，全院外派参加进修 3 个月以上人员约 228 人次。（外出进修详情见第五、第六章各《科室沿革》）。

第四节　科研项目及著作

随着医学事业的发展，县中医院从医药大专院校分配的学生逐年增多，医务人员探讨医学理论，总结临床实践经验，开展医学科学研究的积极性越来越高。2000 年后，发表论文及有关医学著作成为晋升高级职称的必备条件。参加科研项目，撰写论文的业务人员逐年增多，医学著作和论文质量稳步提升。据 1985 年到 2013 年的不完全统计，全院主编和参编的医学著作共 52 部，有 92 人次参加编纂。省以上报、刊、杂志发表论文 322 篇。历年获得科研成果

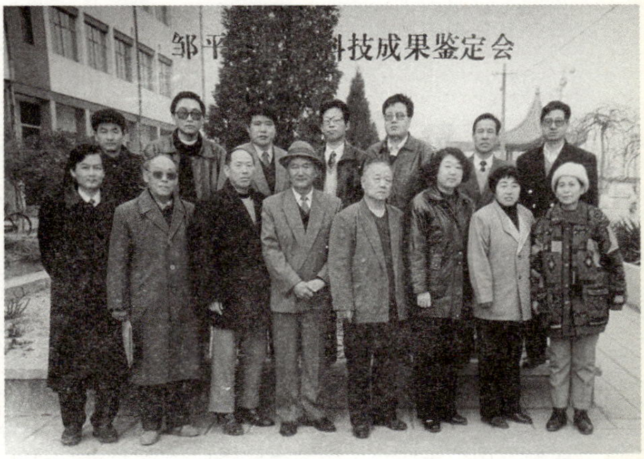

图 10.4.1　1999 年邹平中医院科技成果鉴定会合影

77 项，其中国家级 3 项，省部级 8 项，地市级 66 项，涉及主研人员 77 人次。

历年获专利 52 项，涉及发明人 59 人次。

附表 10 -4 -1　　邹平县中医院历年学术著作一览表

著作名称	编著者	出版社	出版时间
《中西医结合内科常见病诊治与调护》	槐业东	中医古籍出版社	2001
《中国全科医学》	杨宏	中国全科医学杂志社	2001
《乡村医生常见病临床手册》	孙振杰、张德修、刘宜国	中医古籍出版社	2001
《中国现代医药科技》	杨宏	世界医药出版社	2002
《现代临床检验》	郑宗和	中国古籍出版社	2003
《放射治疗医用物理学》	王保明	山东科技出版社	2003
《危重病诊疗学》	魏恒法、邢庆永	中国医学科技出版社	2004
《外科理例新释》	孙振杰、刘叶青、宋淑平、张德修	中医古籍出版社	2004
《脑血管病现代治疗学》	汪晓锋	中国科学技术出版社	2005
《现代外科学》	邢树员	吉林科学技术出版社	2005
《疑难病诊断与治疗》	李红	中国医药科技出版社	2005
《胃溃疡的自然疗法》	韩守峰	人民卫生出版社	2005
《失眠自然疗法》	范丽霞	人民卫生出版社	2005
《肺癌的现代基础与临床》	尹向东	中国科学技术出版社	2006
《肿瘤临床应用》	马平	中医药科学技术出版社	2006
《慢性乙型肝炎的自我疗法》	王继平	中国中医药出版社	2006
《济众新编释》	孙振杰、时霄霄、宋淑平	中医古籍出版社	2007
《家庭推拿图解》	贺瑞兴	金盾出版社	2009
《现代临床护理与实践》	贾玉东、王凤英、卢红霞、史淑华、张爱玲、韩慧青	吉林科学技术出版社	2009
《临床疾病药物治疗学》	张守鹏	天津科学技术出版社	2009
《痛风与高尿酸血症用药知识》	杨淑妍	金盾出版社	2009
《四肢严重创伤救治技术》	怀居刚	金盾出版社	2009
《当代医学临床诊疗全书》	邢树员	中医古籍出版社	2010
《感染性疾病药物治疗学》	刘则宗	天津科学技术出版社	2010
《乡村医生常见病临床手册》	朱旭东	中医古籍出版社	2010
《常见中西医结合内科诊治辑要》	崔传峰、郑宗和、张丽萍	天津科学技术出版社	2011

著作名称	编著者	出版社	出版时间
《实用护理学》	张秀兰	中医古籍出版社	2011
《中医学》	李秀莲	中医古籍出版社	2011
《骨科疾病学》	孙汉亭	中医古籍出版社	2011
《实用临床疾病诊疗与护理常规》	赵爱华	天津科学技术出版社	2011
《呼吸和消化系统疾病药物学》	孙振杰、张守鹏、张霄岳、时霄霄	天津科学技术出版社	2011
《儿科常见疾病诊疗与护理》	成莹	中国科学技术出版社	2012
《普通外科疾病诊疗学》	高文波	吉林科学出版社	2012
《放射性粒子植入治疗胸部肿瘤》	朱旭东、巩瑞红	人民卫生出版社	2012
《新编临床妇产科常见病诊疗学》	付贞	科学技术文献出版社	2012
《CT 介入治疗学》	朱旭东、王保明	人民卫生出版社	2012
《自我治疗冠心病》	宋晨光、王继平、周平、成素珍	中国中医药出版社	2012
《神经内科学》	成素珍	中医古籍出版社	2012
《新编血液病诊疗与护理》	赵秀梅	中国科学技术出版社	2013
《临床消化内科诊疗新进展》	崔传峰	科学技术出版社	2013
《内外科急危重症》	王国栋	中国科学技术出版社	2013
《儿科重症疾病诊疗与护理》	李秀东	科学技术出版社	2013
《精神病学》	郑宗和	中医古籍出版社	2013
《药物学》	张守鹏	中医古籍出版社	2013
《新编血液病诊疗与护理》	吕翠荣、赵秀梅	中国科学技术出版社	2013

附表 10－4－2　　　　邹平县中医院历年学术论文一览表

发表时间	论文题目	出版刊物	作者
1989	《珠黄散合雷尼替丁治疗消化性溃疡 50 例》	《新消化病学杂志》	刘宜国
1990	《补肾益身法治疗慢性肺心病 138 例》	《河南中医》	刘宜国
1991	《血清唾液酸对肺癌的诊断价值》	《山东医药》	刘聿福 赵坤
1991	《药用甘油在外科换药中的应用》	《临床医学》	朱秀荣
1991	《住院精神分裂症应用镇静催眠药和弱安定剂的调查分析》	《山东精神医学》	郑宗和
1991	《血府逐淤汤应用四则》	《山东中医杂志》	李明忠
1992	《红砒治疗流痰二则》	《中国民间疗法》	刘宜国
1992	《积极开发自然疗法》	《山东中医杂志》	李明忠

发表时间	论文题目	出版刊物	作者
1992	《消肿定痛软膏介绍》	《山东中医杂志》	张霄岳 朱洪云
1993	《对1990年中国药典一部10种中药材用法的改进意见》	《中国中药杂志》	时霄霄
1993	《降脂胶囊的制备及临床应用》	《中国医院药学杂志》	张霄岳
1993	《浅谈狗骨的煅制》	《中成药》	张霄岳 宋明智
1993	《调脂胶囊治疗高脂血症284例》	《山东中医学院学报》	朱洪云 邢玉河 孟风雷
1993	《肘关节外侧脱位并腕舟骨骨折一例》	《中医正骨》	宋明智 怀居刚
1993	《中药治疗因避孕剂致排卵停止不孕13例》	《吉林中医药》	郝树涛
1993	《胃海Ⅱ号的临床应用》	《山东中医杂志》	张霄岳 邢民
1993	《隐匿性抑郁症长期误诊26例分析》	《临床误诊文集》	郑宗和 杨淑青
1994	《市场经济条件下的药剂管理》	《滨州中医药》	时霄霄
1994	《经皮撬拨手法复位闭合穿针治疗陈旧性趾跗关节脱位》	《足外科荟萃杂志》	张玉枝
1994	《王不留方》	《新编内外治良方》	张秀兰
1994	《先天性隐性遗传性低丙种球蛋白血症1例》	《中原医刊》	吴兰恩 朱秀华 郝　勇
1994	《环状胰腺1例误诊分析》	《中原医刊》	丁秀云 吴兰恩
1994	《浅谈马钱子的醋剂》	《 基层中药杂志 》	张霄岳
1994	《保阴煎治疗精液过敏1例》	《吉林中医药》	郝树涛
1994	《静滴清开灵致心动过缓及低血压休克1例》	《中国中医急症》	孙振杰
1994	《通宣理肺丸应用举隅》	《山东中医杂志》	孙振杰
1994	《珠黄散合雷尼替丁治疗消化性溃疡》	《新消化病学杂志》	孙振杰
1994	《针刺溪穴配合按摩治疗急性腰扭伤》	《中国乡村医生》	李秀莲 贾崇玲
1994	《子午流注针法治疗癌性疼痛118人次疗效观察》	《中国乡村医生》	李秀莲 贾崇岭
1994	《巴豆至过敏性休克1例》	《中国中药杂志》	时霄霄
1994	《夹板与石膏并用治疗孟氏骨折16例报告》	《中医正骨》	槐业东

发表时间	论文题目	出版刊物	作者
1994	《地龙如何防蛀》	《滨州中医药》	孟昭慈
1994	《市场经济条件下的药剂管理初探》	《滨州中医药》	孟昭慈
1994	《硝苯吡啶治疗慢性腹泻 27 例临床观察》	《临床荟萃》	刘东升
1994	《针药结合治疗慢性肥厚性鼻炎 1 例》	《滨州中医药》	张秀兰
1994	《服生发丸治过敏反应 1 例》	《中国中药杂志》	孙振杰
1995	《中药特殊煎法宜规范化》	《山东中医杂志》	张霄岳 孟昭慈 崔云刚
1995	《针刺腰阳关治疗急性腰扭伤 300 例疗效观察》	《实用中西医结合杂志》	张玉枝
1995	《地龙防蛀及生虫地龙处理》	《中药材》	时霄霄 马明宁
1995	《浅谈护士长如何处理好与护理人员的人际关系》	《滨州医药》	王　丽
1995	《苯地霜的制备及疗效观察》	《中国医院药学杂志》	魏　峰 张霄岳 崔云刚
1995	《浅谈癌症病人的心理护理》	《中国医学理论与实践》	张崇美
1995	《刘氏功血Ⅰ号方合补肾调经排卵汤治疗青春期功血 66 例》	《中医药研究》	卢玉梅 张德修
1995	《经皮穿针内固定治疗孟氏骨折 46 例报告》	《中医正骨》	马修谭
1995	《幽门螺旋杆菌与消化性溃疡研究进展》	《滨州医学院学报》	宋　超 宋淑平 赵　坤
1995	《红砒治愈流痰二则》	《中国民间疗法》	王　旭 刘宜国
1995	《冠心胶囊治疗冠心病疗效观察》	《山东医药》	孟风雷 邢裕河 朱洪云
1995	《乌蛇驱风汤治疗寻常型银屑病 100 例》	《山东中医杂志》	魏　峰 张素红 崔云刚
1995	《脉冲温针治疗肱骨外上髁炎 108 例》	《山东中医杂志》	李君英
1995	《洗消灵的临床应用》	《滨州医学院学报》	由玲玲
1995	《冠心安胶片治疗冠心病、心绞痛 68 例》	《中国中医急症》	刘东升
1995	《浅谈静脉曲张穿刺技术的经验体会》	《中国医学理论与实践》	张秀兰
1995	《妊娠高血压综合征的治疗与护理》	《滨州医药》	杜风敏

发表时间	论文题目	出版刊物	作者
1995	《流涎呛咳治验 1 例》	《中医杂志》	张秀兰
1996	《综合疗法治疗陈旧性趾跗关节脱位》	《中国骨伤杂志》	张玉枝 张素红
1996	《中药保留灌肠治疗急性湿疹 68 例》	《中国民间疗法》	刘宜国
1996	《消痒汤治疗老年皮肤瘙痒 60 例》	《中国民间疗法》	刘宜国
1996	《自拟抗感散防治小儿呼吸道反复感染 20 例》	《中国乡村医生》	刘宜国
1996	《医易相通初识》	《亚洲医药杂志》	李秀莲
1996	《心肌缺血时 T 波“正常化”（附 18 例分析）》	《临床荟萃》	孟风雷
1996	《六味地黄丸治疗宫劲刮片巴氏Ⅲ级 55 例体会》	《医学实践杂志》	王　莉
1996	《服黄芪复方煎剂出现过敏反应 1 例》	《中国中药杂志》	魏　峰 崔云刚 张德峰
1996	《“一针灵”针刺法治疗急性腰扭伤 150 例》	《中国民间疗法》	崔云刚 魏　峰 张德峰
1996	《血友病急性出血治验举隅》	《中西医结合实用临床急救》	王　旭 韩守峰 刘宜国
1996	《肛门指引经会阴部前列腺穿刺活检 19 例》	《前卫医药杂志》	李　刚
1996	《失笑散加味治疗崩漏 36 例》	《陕西中医》	王秀华
1996	《性与优生考》	《实用中医药杂志》	王　莉
1996	《泻火益肾固涩汤治疗白淫 122 例》	《天津中医》	王　莉
1996	《血友病急性出血治验举隅》	《中西医结合实用临床急救》	王　旭 韩守峰 刘宜国
1996	《浅述肺失宣降的尿量变化》	《河南中医》	孙学安
1997	《股骨干骨折病人的辨证施护》	《中国医学研究与临床实践》	张崇美
1997	《小便淋漓病人的辨证施护》	《滨州中医药》	张崇美
1997	《二氢麦角隐产与阿司匹林对短暂性脑缺血发作的疗效比较》	《新药与临床》	曲秀贞
1997	《浅谈股骨干骨折的辨证施护》	《中国医学研究与临床实践》	田伟娜
1997	《血府逐瘀汤验证三则》	《中国中西医结合耳鼻咽喉科杂志》	孙振杰 张深田 刘　平
1997	《耳背放血治疗周围型面神经麻痹 38 例》	《滨州中医药》	刘　平

发表时间	论文题目	出版刊物	作者
1997	《莴苣子粥治产后缺乳 63 例》	《中国民间疗法》	韩守峰
1997	《刺络艾灸治疗 150 例面瘫疗效观察》	《中国民间疗法》	由利民 魏　峰 王玉珂
1997	《植入性胎盘合并大出血 1 例》	《滨州医学院学报》	张秀芬 卢玉梅
1997	《胞二磷胆碱治疗有机磷中毒 23 例疗效观察》	《滨州医学院学报》	孟风雷 杜明刚 张成彬
1997	《吴茱萸汤治验举隅》	《滨州中医药》	李士存
1997	《耳穴压豆治疗 48 例眼底病观察》	《中国民间疗法》	巩建忠 由利民
1997	《毒性中药不可乱用》	《中国药事》	时霄霄 马明宁
1997	《疏肝解郁法在糖尿病中的应用浅析》	《第四届全国糖尿病（消渴病）学术研讨会论文集 》	王继平 马　丽
1997	《聚肌胞治疗带状疱疹 70 例》	《佳木斯医学院学报》	马　岩
1997	《冰花散的制备及临床疗效观察》	《中药材》	时霄霄 马明宁
1997	《嗅罗布麻原植物至鼻衄》	《中国中药杂志》	时霄霄
1997	《鲜三七治疗银屑病及寻常疣 》	《中国中药杂志》	孙振杰 刘　平 孟昭慈
1997	《右肺类癌颅内转移 1 例》	《国外医学》	巩瑞红
1997	《介绍一种胃管固定的新方法》	《中国理论与实践》	张秀兰
1997	《青霉素无痛皮试液配制及临床应用初探》	《十年护理学成就与展望》	张秀兰
1997	《以停经为首发症状的鼻咽癌 1 例》	《当代外科学》	巩瑞红
1997	《结肠癌合并结肠韧带、大网膜、结肠带、结肠袋缺如 1 例报告》	《当代外科》	朱旭东
1998	《散瘀散外敷治疗急性软组织损伤》	《滨州中医药杂志》	肖慧
1998	《跌打丸治过敏 1 例报告》	《滨州中医药杂志》	张艳芬
1998	《新生儿卡介苗接种后卡痕与 OT 试验调查报告》	《山东预防医学》	刘春来
1998	《利多卡因混合液过敏并脑出血 1 例》	《滨州医学院学报》	马　平
1998	《七联疗法治疗腰椎间盘突出症 238 例》	《滨州中医药》	殷风新
1998	《穴位注射治疗急性支气管炎》	《滨州中医药》	殷风新

发表时间	论文题目	出版刊物	作者
1998	《七联疗法治疗颈椎病 203 例》	《滨州中医药》	殷风新
1998	《口服加味大承气汤结肠造影 72 例》	《滨州中医药》	李士存
1998	《中药灌肠治疗银屑病 60 例》	《中国民间疗法》	王　娟
1998	《经皮撬拨复位闭合穿针治疗陈旧性跖跗关节脱位 20 例》	《骨与关节损伤杂志》	张玉枝 张素红
1998	《环磷酰胺静脉注射引起严重背痛反应 1 例》	《河南诊断与治疗杂志》	马　平 巩建忠
1998	《蜂针治疗慢性葡萄膜炎三例》	《中国民间疗法》	巩建忠
1998	《乳腺原发性恶性淋巴瘤》	《四川肿瘤防治》	朱旭东
1998	《子午流伍针法治疗中风肢体疼痛 23 例》	《山东中医杂志》	李秀莲
1998	《老年性胸腔积液的 X 线及脱落细胞学分析》	《中华中西医结合临床医学》	李士存
1998	《大黄钡剂治疗肠梗阻 16 例小结》	《滨州中医药》	李士存
1998	《丹参临床应用举隅》	《山东医药工业杂志》	李秀莲 崔秀红
1998	《止泻灵敷脐治疗小儿腹泻 100 例观察》	《中国民间疗法》	孙振杰 张德修 刘宜国
1998	《异位妊娠 18 例误诊分析》	《滨州医学院学报》	张秀芬 王爱华
1998	《蜂王浆治疗病毒性心肌炎疗效观察》	《滨州医学院学报》	邢裕河 孟风雷
1998	《翼点入路咽管瘤全切一例报告》	《当代外科杂志》	刘建忠
1998	《菠菜根粥治疗糖尿病胃功能紊乱 76 例》	《中国民间疗法》	王继平 马　丽
1998	《介绍一种导尿管固定法》	《中原医刊》	马　平
1998	《蒸鲜山药治疗糖尿病三消症》	《中国民间疗法》	王继平 马　丽
1998	《T 波假正常就诊急性非 Q 波心肌梗塞一例》	《中医药杂志》	宋策茵
1998	《蜂针治疗慢性葡萄膜炎 2 例》	《中国民间疗法》	巩建中 王　萍 朱秀荣
1998	《超声雾化在眼科门诊的作用观察》	《滨州医学院学报》	贾玉东
1998	《治疗颈椎病验方》	《滨州中医药杂志》	肖　慧
1998	《伴有失认症的不完全性中枢盲 1 例》	《中国中医眼科杂志》	巩建中 王　萍 巩瑞红

发表时间	论文题目	出版刊物	作者
1998	《清开灵注射液致过敏 1 例》	《滨州医药》	张艳芬
1998	《脊椎小关节错位的诊治与预防》	《临床优秀论文集》	尹向东
1998	《针刺加封闭治疗腱鞘囊肿 30 例》	《中国民间疗法》	马　岩
1998	《局部封闭加中药外洗治疗肩周炎 60 例体会》	《中国民间疗法》	马　岩
1998	《穴位加针刀配合电磁波理疗肩周炎 120 例》	《中华实用中西医杂志》	巩瑞红
1998	《动脉灌注化疗联合放射治疗晚期宫颈癌近期疗效分析》	《中国肿瘤临床与康复》	朱旭东
1998	《中西医结合治疗白塞氏综合征一例》	《中国综合医学》	耿爱红
1999	《动脉灌注顺铂放射增敏治疗晚期宫颈癌近期疗效分析》	《肿瘤防治研究》	朱旭东
1999	《中药麻黄宜加强管理》	《中国医院药学杂志》	张霄岳
1999	《黄花胶囊的制备及临床应用》	《中国药业》	张霄岳 常树春
1999	《正泰灵丹对脊柱系列病的独特疗效》	《世界华人医学杂志》	张霄岳
1999	《普乐林治疗冠心病心绞痛的临床疗效评价》	《滨州医学院学报》	王秀玲
1999	《冠心病临证一得》	《滨州中医药》	宋策茵
1999	《藻酸双酯配合中药治疗中浆观察》	《中华实用中西医杂志》	巩建忠
1999	《中药外敷加穴位注射处理产后尿潴留 8 例体会》	《滨州医药》	杜凤敏
1999	《头痛验案 3 则》	《山西中医杂志》	刘文静 贺瑞兴
1999	《临终患者的心理护理》	《中华临床医学进展》	赵海燕
1999	《髌骨粉碎性骨折 39 例康复治疗报告》	《现代康复》	尹向东
1999	《三乌酒治疗痹病 68 例》	《中国民间疗法杂志》	韩守峰 宋玉玲
1999	《椎管内成骨性纤维瘤 1 例》	《现代中西医结合杂志》	尹向东
2000	《鼻炎膏的制备及临床疗效观察》	《中国药业》	张霄岳 毕研更
2000	《克痫王胶囊治疗癫痫 18 例》	《国医论坛》	张霄岳 姚丽华
2000	《中药炮制成分的改变临床疗效的变化》	《中国实用综合医学理论与实务》	姚丽华
2000	《卫生理化检验中的几点经验体会》	《中国卫生检验杂志》	刘春来
2000	《胶姜汤治疗功能性子宫出血 32 例》	《中国民间疗法》	王　娟 刘春来
2000	《加味九分散的制备与临床疗效》	《黑龙江中医药》	张霄岳 崔云刚

发表时间	论文题目	出版刊物	作者
2000	《骨碎补酒治疗刺瘊临床观察及护理》	《中国民间疗法第7卷》	宋玉玲 刘春来 韩守峰
2000	《活血消疕丸治疗静止期银屑病90例》	《中国麻风皮肤病杂志》	崔云刚 魏　峰 郑　军
2000	《氯氮平的双相效应》	《山东医药工业》	宋玉玲
2000	《结核菌伴产色杆菌致病难治1例》	《医学理论与实践》	张　峰
2000	《丽株肠乐治疗慢性腹泻 50例临床观察》	《滨州医学院学报》	张德修
2000	《对中成药说明书的几点建议》	《中国基层医药》	隆新霞
2000	《警惕中药山茱萸中的掺伪现象》	《中国药业》	常树春 李素芹
2000	《颈外动脉结扎治疗顽固性鼻后部出血》	《华北煤炭医学院学报》	马　岩
2000	《单味蛤蟆草治疗瘙痒性皮肤病》	《中国民间疗法》	王　学 李士存
2000	《牛黄抗感灵的制备及临床应用》	《中国药师》	张霄岳 常树春 毕研更
2000	《阳和汤在内科应用举隅》	《中华使用医学第2卷第3期》	宋玉玲
2000	《麻雀屎治疗皮肤皲裂》	《亚洲医药》	张秀兰
2000	《产褥期的自我保健》	《滨州中医药》	马秀娥
2000	《生活饮用水中硫酸盐含量 测定方法的改进》	《中国卫生检验杂志》	曲　辉
2000	《肝硬化施护要点》	《滨州中医药》	马秀娥
2000	《活血汤治疗黄褐斑50例》	《中国民间疗法》	张德修 王　娟
2000	《针刺腰阳关穴治疗 急性腰扭伤300例》	《中国民间疗法》	田　艳 马秀娥
2000	《大椎、太阳穴放血治疗感冒》	《中国针灸》	刘叶青
2000	《残胃食管吻合治疗贲门食管癌》	《中国肿瘤临床》	尹向东 朱旭东
2000	《胃大部切除术后胃食形成 并发急性肠梗阻2例》	《现代中西医结合杂志》	尹向东
2000	《C型臂定位行侧脑室模窦 心房分流的体会》	《美国中华现代医学杂志》	杜凤敏

发表时间	论文题目	出版刊物	作者
2000	《中西医结合治疗柏一查综合征8例》	《山东中医杂志》	贺瑞兴 耿爱红 贾玉东
2001	《强力止咳糖浆的制备及临床应用》	《中国药业》	毕研更 李玉霞 高　妍
2001	《参龙金灵丸的制备及其治疗肺癌的疗效观察》	《中国民间疗法》	毕研更 赵秀梅
2001	《康宁克通在眼外伤中的应用》	《中华眼外科杂志》	曲　辉
2001	《一种掺伪穿山甲的鉴别》	《时珍国医国药》	李　鹏
2001	《季圣功血Ⅲ号方治疗更年期功血190例》	《中国全科医学》	杨　宏
2001	《Meckel憩室嵌顿左侧致穿孔1例》	《中国临床解剖学杂志》	槐业东 高晓刚 高文波
2001	《盲肠嵌顿于左侧1例》	《中国临床解剖学杂志》	槐业东 李　丽
2001	《中药保留灌肠治疗急性湿疹68例》	《中国民间疗法》	刘宜国 刘春来 崔玲玲
2001	《鼻炎膏的制备及临床应用》	《中国医院药学杂志》	张霄岳 刘方达
2001	《泽泻汤加味治疗梅尼埃综合征》	《山东中医杂志》	李秀莲
2001	《本草蒜素β－环糊精包合物的制备》	《中成药》	张霄岳 常树春 毕研更
2001	《少数民族与汉族正常儿童P300认知电位的比较研究》	《中国优生与遗传杂志》	杜明刚
2001	《三维动态增强磁共振血管成像技术质量控制》	《中国医学影像技术》	王守沪
2001	《地奥心血康胶囊伪品鉴别》	《时珍国医国药》	郭海英
2001	《闭合整复夹板与石膏并用治疗盖氏骨折》	《中医正骨》	槐业东 李　莉
2001	《青礞石阳起石阴起石三药鉴别》	《时珍国医国药》	时霄霄 张　洁
2001	《自制中药酒喷剂在伤科的应用》	《中医正骨》	张崇美
2001	《胫骨近端内翻截骨治疗骨性关节炎》	《滨州医学院报》	怀居刚
2001	《注射加针刀治疗第3腰椎横突综合征68例报告》	《疼痛》	王国栋 巩瑞红

发表时间	论文题目	出版刊物	作者
2001	《单味蛤蟆草治疗瘙痒性皮肤病》	《中国乡村医生》	王　学 魏　峰
2001	《腰椎间盘突出合并腰部肿瘤的诊断治疗》	《医学信息杂志》	怀居刚
2001	《自制中药喷剂在骨伤科应用》	《医学信息》	怀居刚
2001	《行车式外固定架（器）治疗股骨干骨折》	《滨州医学院报》	怀居刚
2001	《异位骨化致全髋关节置换术后的髋关节功能障碍的防治研究》	《现代康复医学》	怀居刚
2001	《腰椎间盘突出症合并肿瘤误诊原因及对策》	《中国误诊学杂志》	怀居刚
2001	《自制中药喷剂在伤科的应用》	《中国正骨》	李　刚 田　燕
2001	《静滴甲硝唑自发热反应 3 例护理》	《中国乡村医生》	由玲玲
2001	《一过性全面性遗忘症临床分析（附 11 例报告）》	《中国社区医师》	郑宗和
2001	《B 超超声误漏诊葡萄胎 9 例分析》	《中国乡村医生》	张艳云 由玲玲
2001	《消痒汤治疗老年性皮肤瘙痒症 60 例》	《中国民间疗法》	刘宜国 孙振杰
2002	《参龙金灵丸对肺癌的临床疗效观察》	《中成药》	张霄岳 刘叶青
2002	《顽固性便秘辨治一得》	《山东中医杂志》	王继平 马　丽
2002	《藻酸双酯纳致急性喉头水肿 1 例报道》	《中国民间疗法》	张崇美
2002	《参苓白术散加减治疗糖尿病胃肠功能紊乱 98 例临床观察》	《现代中西医结合杂志》	张茂臣
2002	《右斜疝伴阑尾嵌顿坏死致肠瘘 1 例》	《中国临床解剖学杂志》	潘鸿江
2002	《中医药治疗结肠黑变病 30 例》	《中国肛肠病杂志》	张秀兰
2002	《臂丛神经损伤的早期手术治疗》	《山东医药》	李　刚
2002	《石膏托外固定配合指骨牵引治疗掌骨骨折》	《山东医药》	李　刚 史淑华
2002	《谷维素的新用途》	《中国民间疗法》	张崇美
2002	《气管插管致气管漏》	《中国联合商务机构出版》	魏恒法
2002	《颈椎后路一次性手法治疗颈椎管狭窄合并椎间盘突出》	《中国现代医学》	怀居刚
2002	《急性 Q 波心肌炎与急性心肌梗死的心电图对比》	《滨州医学院学报》	王健明

发表时间	论文题目	出版刊物	作者
2002	《双侧开窗潜行扩大治疗老年人腰椎管狭窄症》	《临床骨科杂志》	怀居刚
2002	《曼陀罗中毒误诊 1 例》	《滨州医学院学报》	李光凤
2002	《前列腺素 E1 治疗肺心病心衰 30 例疗效观察》	《中华临床荟萃杂志》	王洪亮
2002	《肺心病并低渗血症 113 例治疗体会》	《现代医学与临床》	王洪亮
2002	《脐带脱垂还纳成功 4 例总结》		孙　虹
2002	《自拟尿石方治疗泌尿系结石》	《中华实用中西医杂志》	张立芹
2002	《敌敌畏并奋乃静中毒误诊为癫痫发作 1 例抢救体会》	《吉林科学技术出版社》	张立芹
2002	《老年性糖尿病从肾论治》	《中国社会医师杂志社》	张立芹
2002	《院前急救静滴硝酸甘油加肝素治疗急性心肌梗死 15 例》	《实用医学杂志》	周　平 王宏亮
2002	《糖肾宁片对早期糖尿病 24 小时尿蛋白排泄率的影响》	《中华实用中西医杂志》	王继平
2002	《参苓白术散加减治疗糖尿病胃肠功能紊乱 98 例临床观察》	《中华实用中西医杂志》	王继平
2002	《活血化瘀汤治疗偏头痛 39 例》	《中国民间疗法》	刘东升 刘宜国
2002	《聪脑汤治疗脑震荡综合征 66 例》	《中国民间疗法》	刘东升 刘叶青 张立芹
2002	《中医保留灌肠治疗慢性前列腺炎 180 例》	《中国中医药信息杂志》	孙振杰 张守鹏 魏　峰
2002	《Reiter 病 1 例》	《皮肤病与性病》	王　美
2002	《聪脑汤治疗脑震荡后综合征》	《中国中医药出版社》	张立芹
2002	《聪脑汤治疗脑震荡后综合征 66 例》	《中国民间疗法》	刘叶青
2002	《卵巢肿瘤并同侧输卵管妊娠破裂 2 例》	《现代妇产科进展》	贾凤华 孙　红
2002	《针刺天容穴治疗呃逆验案一则》	《针灸临床杂志》	孙学安 杨金华 杨淑妍
2002	《止泻灵敷脐治疗小儿腹泻 100 例》	《中国中西医结合消化杂志》	孙振杰 刘东升 张守鹏
2002	《肿瘤手术病人的手术中综合治疗》	《天津医药》	王保明
2002	《行车式外固定器治疗股骨干骨折》	《中国民间疗法》	贾玉东

发表时间	论文题目	出版刊物	作者
2002	《老年性糖尿病从肾论治》	《中国社区医师》	刘叶青
2002	《针刺治疗肛门手术后腹胀90例》	《山东中医杂志》	张秀兰
2002	《超声雾化在眼科门诊的作用观察》	《滨州医学院学报》	朱秀荣 贾玉东
2002	《肿瘤手术病人的手术中综合治疗》	《天津医药》	朱旭东
2002	《残角子宫4个月妊娠破裂2例报告》	《滨州医学院学报》	贾凤华 孙　虹
2002	《腹部外伤性疝的CT诊断研究》	《临床放射学杂志》	刘　涛
2002	《自拟尿石方治疗泌尿系结石32例》	《中华实用中西医杂志》	刘叶青
2002	《五种天麻素类中成药治疗发作性紧张型头痛比较》	《中国疼痛医学杂志》	韩守峰
2002	《接种百白破制剂引起不良反应143例报告》	《中华中西医杂志》	张其刚
2002	《参龙金灵丸对肺癌的临床疗效观察》	《中成药》	刘叶青
2002	《采用椭圆形大褥式包埋吻合口预防食管胃吻合口瘘》	《天津医药》	尹向东 朱旭东
2002	《中医药治疗结肠黑便病30例》	《中国肛肠杂志》	张秀兰
2003	《发疹性汗管瘤1例》	《中国麻风皮肤病杂志》	王　美
2003	《水蛭临床应用举验》	《国医论坛》	姚丽华
2003	《介绍一种放腹水的新方法》	《护士进修杂志》	赵冬玲
2003	《中药烧烫灵的制备及疗效观察》	《中国医院药学杂志》	常树春 赵　涛 郭海英
2003	《异位甲状腺1例》	《中国临床解剖学杂志》	高文波 侯云飞
2003	《外科理例新释》	《中医古籍出版社》	张立芹
2003	《老年及老年前期自发性气胸特点》	《中华实用中西医杂志》	王洪亮
2003	《双黄连注射液过敏反应3例》	《中国实用综合医学杂志》	王洪亮
2003	《结直肠双荷包缝合技术治疗直肠前突48例》	《中国肛肠杂志》	张秀兰
2003	《副癌综合征临床分析》	《临床医学》	成素珍 邢庆永
2003	《P27基因在原发性肝癌中表达及其与预后的关系》	《山东医药》	孟丹
2003	《磷霉素钠致严重过敏反应4例》	《中原医刊》	周　平
2003	《反相HPLC法测定心可舒片中葛根素的含量》	《中国药品标准》	时霄霄

发表时间	论文题目	出版刊物	作者
2003	《金黄散治愈过敏性皮炎 1 例》	《中国民间疗法》	贾玉东 徐丽玲 燕红琴
2003	《氯丙嗪治疗皮肤疣 75 例》	《中国民间疗法》	李　刚 史淑华
2003	《太阳大椎穴放血治疗感冒》	《中国针灸杂志》	殷风新
2003	《氯丙嗪治疗皮肤疣 75 例》	《中国民间疗法》	李　刚
2003	《中药外洗加外敷治疗腱鞘炎 33 例》	《中国民间疗法》	王　娟
2003	《青光眼术后眼压性浅前房的治疗》	《中华实用中西医杂志》	王　平
2003	《穴位注射治疗颈椎病》	《中国针灸杂志》	殷风新
2003	《火针加拔罐治疗神经性皮炎》	《中国针灸杂志》	殷风新
2003	《剖宫产并子宫全切护理配合一例》	《中华实用医学》	张丽萍
2003	《中医药治疗胆汁反流性胃炎的现状》	《甘肃中医》	贺瑞兴
2003	《右冠状动脉右室瘘 1 例》	《济宁医学院学报》	乔杭州
2003	《小儿单次硬膜外阻滞 200 例临床观察》	《解剖与临床》	邢庆永 成素珍
2003	《胫腓骨造釉细胞瘤一例》	《临床放射学杂志》	赵艳丽 刘　冬 王　霞
2003	《莫沙比利治疗顽固性腹胀 便秘 69 例分析》	《川北医学院学报》	赵冰冰
2003	《小儿单次硬膜外阻滞 200 例》	《淮海医药》	邢庆永 成素珍
2003	《臂丛复合颈浅神经阻滞用于颈肩 部手术麻醉的体会》	《淮海医药》	邢庆永 成素珍
2003	《温胆汤临床应用举隅》	《陕西中医》	贺瑞兴
2003	《硼替佐米对喉鳞状细胞癌细胞》	《中华耳鼻咽喉头颈的放射 增敏作用的体内外研究》	朱旭东
2003	《治疗痔疮验方二则》	《中国民间疗法》	孙学安 杨淑妍 王玉珂
2003	《优微显致过敏性休克 1 例》	《济宁医学院学报》	乔杭州
2003	《土豆片治疗肌肉注射硬结》	《中国民间疗法》	赵冬玲 马秀娥 徐丽玲
2003	《微创钻颅治疗慢性硬膜下 血肿 25 例临床体会》	《淮海医药》	成素珍 邢庆永

发表时间	论文题目	出版刊物	作者
2003	《参龙金灵丸加 MVP 治疗非小细胞肺癌术后患者随机对比研究》	《中华现代中西医杂志》	朱旭东
2003	《注射用氨苄青霉素与乳酸环丙沙星存在配伍禁忌》	《中华医学论坛》	张艳云
2003	《关于电针选穴的一点体会》	《中国针灸》	孙学安 王玉珂 杨金华
2003	《湿润烧伤膏在换药中的应用》	《现代中西医结合》	张丽萍 张爱芹
2004	《格林巴利综合征出现呼吸麻痹患者 1 例的护理体会》	《职业与健康》	钟彬彬
2004	《牛黄抗感灵的制备及临床应用》	《中国药师》	张霄岳
2004	《残胃食管吻合治疗贲门食管癌》	《中国肿瘤临床》	朱旭东
2004	《生化汤口服液的制备及质量控制》	《中国药业》	王　祥
2004	《紫草蛇蝎片的制备及临床应用》	《中国药业》	王　祥 吕双方
2004	《加味牵正胶囊的制备及应用》	《中国药师》	刘则宗 李玉霞 王　祥
2004	《剖宫产术后晚期产后出血 23 例临床分析》	《中原医刊》	李光凤
2004	《以 PTF－V_ 1 阳性预测慢性肺源性心脏病患者左心功能敏感性的临床分析 》	《滨州医学院学报》	张　芹
2004	《血涂片镜检在血液病诊断中的作用》	《齐鲁医学检验》	兰希彬 赵　坤
2004	《交叉配血冷凝集一例》	《齐鲁医学检验》	杨翠云 张　峰
2004	《胸腹水生化检查的临床意义分析》	《齐鲁医学检验》	兰希彬 杨翠云 赵　坤
2004	《血标本放置时间对 14 项生化检测结果的影响》	《齐鲁医学检验》	孙芳红 赵　坤
2004	《笑气用于分娩镇痛 150 例分析》	《淮海医药》	李　红 韩贵玉
2004	《痔消宁治疗内痔 216 例疗效观察》	《中国乡村医生》	张秀兰
2004	《中药加针灸治疗脱肛 19 例》	《中国肛肠病杂志》	张秀兰
2004	《玻璃酸酶结膜下注射治疗外伤性前房积血》	《中国临床医学外科》	王　平

发表时间	论文题目	出版刊物	作者
2004	《针刺照海临证三则》	《中国民间疗法》	刘　萍 孙振杰
2004	《刺血疗法的运用体会》	《实用中医杂志》	刘　萍 孙振杰
2004	《针刺拔罐治疗过敏性鼻炎122例》	《中国中医药科技》	刘　萍
2004	《磺胺嘧啶混悬剂的制备及质量标准》	《现代医药卫生》	刘则宗 李玉霞
2004	《双黄连注射液致变态反应3例》	《现代中西医结合杂志》	刘方武
2004	《妇产科腹部手术切口缝合方式的改进》	《现代妇产科进展》	贾凤华 孙　红
2004	《化疗泵的用药配伍禁忌》	《中华临床医药杂志》	王国栋
2004	《针刀+理疗治疗颈治病126例》	《医学理论与实践杂志》	王国栋
2004	《出血性中风与缺血性中风如何区别治疗》	《中国针灸杂志》	殷风新
2004	《高效液相色谱法测定胃乐胶囊中芍药苷的含量》	《中国药房》	时霄霄
2004	《肝硬化腹水并发细菌性腹膜炎防护》	《当代护士》	王　荣
2004	《舒肝和胃冲剂治疗功能性消化不良临床观察》	《山西中医》	贺瑞兴 隆新霞
2004	《CT对比剂血管外渗的检测报警装置》	《实用医药杂志》	赵艳丽
2004	《钩针治疗小儿先天性弹响指13例》	《中国民间疗法》	马修谭 王旭峰 韩惠青
2004	《自拟胜湿汤治疗乳腺癌术后顽固性皮下积液38例》	《中华实用中西医杂志》	马修谭
2004	《肝硬化腹水并发自发性腹膜炎的护理体会》	《当代护士》	钟彬彬
2004	《颈动脉硬化的彩超表现与中风》	《解剖与临床》	成素珍
2004	《笑气用于无痛人工流产100例分析》	《中国医学文摘计划生育妇产科学》	付　贞 张　红
2004	《异烟肼的临床新用途》	《中国药物与临床》	刘方武
2004	《速尿、多巴胺腹腔内注射治疗肝硬化顽固性腹水50例》	《现代医药卫生》	刘方武
2004	《急性心肌梗塞院前急救体会》	2004年全国危重病急救医学学术会议论文集	孙瑞鹏 郭　峰
2004	《输卵管畸形致肠梗阻1例》	《中国临床解剖学杂志》	槐业东 董学峰 刘恒兰

发表时间	论文题目	出版刊物	作者
2004	《剖宫产术后并发下肢深静脉血栓 11 例分析》	《滨州医学院学报》	付　贞 张　红
2004	《刺血疗法运用体会》	《实用中医药杂志》	孙振杰
2004	《半夏泻心汤加减治疗慢性胃炎 246 例》	《齐鲁药事》	李秀莲
2004	《疏肝和胃胶囊治疗胆汁反流性胃炎 40 例》	《中国中西医结合消化杂志》	贺瑞兴 隆新霞 张守鹏
2005	《加味生化汤口服液提取工艺优选》	《中国药业》	张霄岳 刘燕霞 王　祥
2005	《从患者用药的依从性看执业药师指导用药的必要性》	《中国药事》	崔云刚
2005	《中药内服加坐浴治疗慢性前列腺炎 46 例》	《社区医学杂志》	崔云刚
2005	《他汀类药物非降脂作用的应用前景》	《中国误诊学杂志》	刘方武 刘俊华
2005	《云南白药灌肠治疗慢性前列腺炎》	《实用医药杂志》	崔云刚
2005	《结直肠癌组织谷胱甘肽－S－转移酶 π 的表达和其血浆水平的关系》	《肿瘤防治杂志》	孟　丹
2005	《防范医院不合理用药的几点措施》	《中国全科医学》	刘则宗 李玉霞
2005	《中西医结合治疗切口延期愈合 10 例》	《淮海医药》	李　红 宋晓花
2005	《血液透析患者的心理护理》	《中国民间疗法》	刘秀丽
2005	《辨证分型治疗神经衰弱 60 例》	《中国民间疗法》	张　芹
2005	《腰硬联合麻醉用于下腹部腹腔镜手术（附 78 例报告）》	《淮海医药》	邢庆永 赵明湖
2005	《狂犬疫苗致过敏性肺炎 1 例》	《现代中西医结合杂志》	李　刚 朱秀华
2005	《冠心病心肌缺血治疗性血管生成的研究进展》	《现代中西医结合杂志》	魏恒法
2005	《时辰化疗中发现替加氟与四氢叶酸钙配伍禁忌》	《中华现代医药》	巩瑞红
2005	《腹腔镜下阑尾切除的手术配合》	《中华临床》	赵海燕
2005	《对<中国药典>中“分”与“份”两字通用的商榷》	《安徽医药》	李玉霞 刘则宗
2005	《一次性输液器调节夹在加压输液中的应用》	《中国民间疗法》	刘恒兰 韩贵玉
2005	《中西药联用治疗产后尿潴留 30 例临床观察》	《中国社区医师（综合版）》	耿佃忠 宋晓花

发表时间	论文题目	出版刊物	作者
2005	《呕吐为首发症状的多发性神经根神经炎1例》	《济宁医学院学报》	宋　磊
2005	《手术治疗阑尾周围脓肿36例体会》	《腹部外科》	槐业东 李　莉 董学峰
2005	《暖雾雾化法》	《中国民间疗法》	刘恒兰 刘玉敏
2005	《小儿留置针临床应用体会》	《中国民间疗法》	韩贵玉 刘恒兰
2005	《糖尿病引起肢体溃疡的护理》	《中华中西药杂志》	田伟娜
2005	《辨证分型治疗神经衰弱60例》	《中国民间疗法》	张　芹
2005	《有机磷农药中毒护理》	《齐鲁护理杂志》	张　红
2005	《慢性盆腔炎中药保留灌肠的治疗与护理》	《中国民间疗法》	张艳芬
2005	《生化汤口服液的制备及质量控制》	《中国医院药学杂志》	王　祥 张　敏
2005	《围术期人性化护理浅析》	《中华临床医药与护理》	张　红
2005	《舒适护理在输液中的应用》	《中华临床医药与护理》	张　红
2005	《剖宫产手术中仰卧位低血压综合征的护理》	《实用诊断与治疗杂志》	马　平
2005	《溃疡期褥疮的护理体会》	《实用诊断与治疗杂志》	马　平
2005	《针灸治疗周围性面瘫83例疗效观察》	《中国煤炭工业医学杂志》	张　杰
2005	《盲肠憩室并发化脓性炎症1例》	《中国临床解剖学杂志》	槐业东 李　莉 董学峰
2005	《减少药物不良反应的对策》	《中国社区医师（综合版）》	鹿法源 鹿海彬
2005	《妊娠高血压综合征并发急性肾功能衰竭的护理》	《中国社区医师（综合版）》	张素红
2005	《浅谈手术室护理差错及纠纷的防范》	《使用神经疾病杂志》	马　平
2005	《苯唑西林 头孢西丁对MRS的鉴定比较》	《齐鲁医学检验》	高清华
2005	《血液透析患者的心理护理》	《中国民间疗法》	刘秀丽
2005	《莪术油－羟丙基－β－环糊精包合物的制备研究》	《中国药业》	张德修 卢玉梅 张霄岳
2005	《穴位加针刀疗法配合超激光治疗颈椎病136例》	《医学理论与实践》	王国栋 巩瑞红
2005	《以多浆膜腔积液首诊的原发性甲状腺功能减退1例》	《医药卫生杂志》	范丽霞
2005	《急性心肌梗死21例护理体会》	《齐鲁护理杂志》	张　红

发表时间	论文题目	出版刊物	作者
2005	《异位妊娠32例误诊分析》	《中国社区医师》	李　红 付　贞
2005	《速效救心丸在治疗原发性痛经的临床应用》	《齐齐哈尔医学院报》	孙汉亭 薛红菊
2005	《脑出血患者的护理》	《实用医药杂志》	刘秀丽
2005	《刘氏痛消饮治疗痛经680例》	《实用中医药杂志》	王　莉
2005	《产后出血子宫次全切除术后仍阴道出血1例》	《中原医刊》	宋晓花 耿佃忠
2005	《王不留行治疗带状疱疹53例及护理体会》	《中国医药卫生杂志》	韩守峰
2005	《微波宫颈散治疗宫颈炎1000例临床分析》	《中华现代妇产科学杂志》	张爱芹
2005	《新生儿疾病筛查的采样体会》	《中华现代妇产科学杂志》	张　红 李秀东
2006	《小儿静脉留置针穿刺失败原因及改进》	《中华现代护理学杂志》	吴桂云 卢红霞
2006	《金匮肾气丸合五苓散治疗尿崩症一例》	《山西中医学院学报》	孙　超
2006	《重型颅脑损伤并发消化道出血的预防与护理》	《中国民康医学》	张艳芬
2006	《化疗药物外渗的护理》	《中华中西药杂志》	田伟娜
2006	《护理纠纷的隐患与防范对策》	《中国临床研究》	史淑华
2006	《老年痴呆的预防保健及家庭护理》	《中国临床研究》	史淑华
2006	《β－环糊精包合清热消炎颗粒剂中挥发油的工艺研究》	《中国药业》	王　祥 刘则宗
2006	《泻火益肾固精汤治疗早泄》	《山东中医杂志》	张德修、 卢玉梅
2006	《邹平县改水降氟工程现状调查》	《中国预防医学杂志》	宋　磊
2006	《中西医结合治疗糖尿病足30例》	《中国中西医结合杂志》	卢玉梅
2006	《枕骨矫正手法致眩晕加重1例》	《按摩与导引》	孙学安 王玉珂
2006	《产后尿潴留46例分析与护理》	《中华现代妇产科学杂志》	吴桂云 张　红 李秀东
2006	《邹平县中医院2002～2004年度抗高血压药使用情况分析》	《中国乡村医药》	刘则宗 李玉霞 王　会
2006	《阿奇雪素干混悬剂治疗小儿支原体肺炎疗效及安全性》	《世界临床药物》	李　刚 耿爱霞
2006	《善胃方对萎缩性胃炎癌前病变患者P16蛋白的影响》	《天津中医药》	袁红梅 王　学
2006	《4例低血糖症的误诊分析》	《医学理论与实践》	王国栋

发表时间	论文题目	出版刊物	作者
2006	《二尖瓣置换术后合并永久心房颤动患者心室率与左心功能关系研究》	《心肺血管病杂志》	田　锐
2006	《运用 ISO9000 族标准进行护理风险管理的效果》	《齐鲁护理杂志》	马　平
2006	《浅谈时间养生学》	2006 全国时间生物医学学术会议论文集	李秀莲
2006	《善胃系列方治疗胃癌前病变的相关基因蛋白表达试验研究》	《天津中医学院学报》	袁红梅 王　学
2006	《双阑尾患者 1 例》	《中国社区医师（综合版）》	孟　丹
2006	《以多浆膜腔积液首诊的原发性甲状腺功能减退 1 例》	《心肺血管病杂志》	范丽霞
2006	《扇贝多肽保护单次 UVA 氧化损伤 HaCaT 细胞》	《中国药理学通报》	张　杰
2006	《钩针结扎治疗下肢静脉曲张 56 例》	《中国现代普通外科进展》	赵明义
2006	《极泉穴的针刺方法探讨》	《中国针灸》	孙学安 殷风新
2006	《原胶酶溶解术治疗 LDH 健康教育体会》	《齐鲁护理杂志》	张艳芬
2006	《黄芩甙对角质形成细胞产生 IL－8 和增殖活性的影响》	《泰山医学院学报》	张　杰
2006	《复方甘草甜素对寻常型银屑病的疗效及对 T 细胞亚群影响》	《实用医药杂志》	张　杰
2006	《徐长卿临床应用进展》	《江西中医学院学报》	温海滨
2006	《头孢哌酮钠致戒酒硫样反应 21 例临床观察》	《滨州医学院学报》	宋淑平
2006	《内关透外关治疗急性胸部扭伤 93 例》	《实用中医药杂志》	刘　萍 赵　娟 刘素霞
2006	《花红消痈散结合剂治疗急性乳腺炎 80 例》	《医药产业资讯》	张德修
2006	《介入性诊疗与导管溶栓治疗急性肺动脉栓塞 3 例》	《滨州医学院学报》	宋淑平 宋晨光
2006	《异位妊娠 20 例误诊分析》	《中华现代妇产科学杂志》	杜凤敏
2006	《生脉注射液辅助治疗慢性充血性心力衰竭疗效观察》	《山东医药》	石志波 张艳云 赵　峰
2007	《厄贝沙坦加氢氯噻嗪治疗老年高血压 26 例临床观察》	《中国社区医师》	姚丽华
2007	《口腔恶性肿瘤并发口腔念珠菌病的机制与治疗》	《中国医药卫生》	成晓飞

发表时间	论文题目	出版刊物	作者
2007	《医院感染相关因素的调查分析及对策》	《中华临床护理》	马　平
2007	《胺碘酮的临床应用进展》	《中国实用医药》	刘方武
2007	《难治性门脉高压腹水的治疗》	《中国医药导报》	刘方武
2007	《脑卒中病人家庭护理者信息需求调查》	《中国慢性病预防与控制》	马　平
2007	《针灸配合耳穴贴压治疗眼肌型重症肌无力 159 例》	《实用中医药杂志》	刘　萍
2007	《执业护士发生锐器伤的调查及对策》	《中国当代护理》	史淑华
2007	《成人腋窝囊状淋巴管瘤 1 例》	《中国临床解剖学杂志》	董学峰 孙海波
2007	《医院会计在新形势下面临的挑战》	《中国高新技术企业》	房玉忠
2007	《小儿空肠系膜海绵状淋巴管瘤 1 例》	《中国临床解剖学杂志》	马修谭 孙海波 赵明义
2007	《五输穴临床应用心得》	《亚太传统医药》	孙学安 殷风新 杨金华
2007	《62 例跟骨骨折切开复位钢板内固定手术治疗经验》	《山东中医药大学学报》	孙　超
2007	《稳心颗粒配合倍他乐可治疗冠心病心律失常 126 例疗效观察》	《中国现代药物应用》	李秀莲
2008	《米非司酮联合甲氨蝶呤保守治疗异位妊娠 40 例疗效观察》	《中国煤炭工业医学杂志》	姚丽华
2008	《鸦胆子油乳经肝动脉介入治疗晚期肝癌》	《中国医药学刊》	朱旭东 巩瑞红
2008	《难治性门脉高压腹水的治疗》	《中国现代医生》	卢玉梅
2008	《中枢性高热 65 例临床护理体会》	《中外医疗》	刘秀丽
2008	《浅谈建立和完善内部会计控制制度的必要性》	《医学检验与临床》	房玉忠
2008	《中医治疗急症》	《中国现代医生》	张德修 卢玉梅
2008	《针灸配合走罐治疗腰椎间盘突出症 158 例》	《中国中医药科技》	刘　萍 孙振杰 姚丽华
2009	《健脾温肾方治疗糖尿病性腹泻 26 例临床观察》	《中国中医药实践杂志》	王继平

发表时间	论文题目	出版刊物	作者
2009	《滋肾清肝丸联合拉米夫定治疗慢性乙型肝炎的临床研究》	《中国现代医生》	王继平 崔传峰 刘志国
2009	《滋肾清肝丸对原发性高血压病肾损害早期尿微量蛋白的影响》	《辽宁中医药大学学报》	王继平 崔传峰 刘志国
2009	《舒胆和胃胶囊治疗胆汁反流性胃炎》	《中国中医药现代远程教育》	贺瑞兴 马永广 程　健
2009	《分期辩证治疗慢性乙型肝炎 26 例》	《山东中医杂志》	王继平 崔传峰 刘志国
2009	《血液透析治疗急性肾功能衰竭 41 例的临床护理》	《中外医疗》	刘秀丽
2009	《妇血平颗粒治疗围绝经期无排卵性功能性子宫出血出血期 30 例》	《世界中西医结合杂志》	朱朋朋
2009	《加味半夏白术天麻汤治疗眩晕的临床观察》	《山西中医杂志》	梁永凯
2009	《清咽利膈汤加减治疗扁桃腺炎 162 例》	《山东中医杂志》	李秀莲
2009	《疏肝和胃冲剂治疗功能性消化不良 50 例临床观察》	《当代医学》	贺瑞兴 马永广 程　健
2009	《小果香椿的化学成分研究》	《中国现代药物应用》	李秀莲
2009	《手足十二针治疗脑梗死 150 例疗效观察》	《中国当代医药》	孙振杰
2009	《LC－NMR 联用技术在天然产物研究中的应用》	《齐鲁药事》	李秀莲
2009	《家庭护理干预对糖尿病 57 例的影响》	《中国保健》	贾玉东
2010	《中药制剂逆转肿瘤多药耐药的研究概况》	《中国实用医药》	姚丽华 张　洁
2010	《中药抗血管生成作用的研究概况》	《中国实用医药》	张　洁 姚丽华
2010	《温浸醇提除蜡蜂胶总黄酮的工艺研究》	《中国实验方剂学杂志》	梁宝军
2010	《中药制剂逆转肿瘤多药耐药的研究概况》	《中国实用医药》	张　洁
2010	《环丙沙星治疗细菌性痢疾 59 例疗效分析》	《中国当代医药》	刘则宗
2010	《冠状切口在重型颅脑损伤中的选择和应用》	中华医学会神经外科学分会第九次学术会议论文汇编	张玉枝 邢树员 马修谭
2010	《单侧多功能外固定架治疗关节内骨折 26 例分析》	《中国民康医学》	怀居刚 孙汉亭

发表时间	论文题目	出版刊物	作者
2010	《四肢开放性骨折早期内固定152例临床分析》	《中国民康医学》	怀居刚
2010	《妇血平颗粒治疗功能性子宫出血期30例》	《河南中医》	朱朋朋
2010	《补肾活血法在子宫内膜异位症不孕患者行试管婴儿术中的应用体会》	《实用中医药杂志》	王艳妮
2010	《益肾序贯配合活血法对盆腔子宫内膜异位症保守术后临床疗效观察》	《南京中医药大学》	王艳妮
2010	《补肾通络汤治疗增生性膝关节炎60例》	《中国实用医药》	杨淑妍
2010	《影响留置针穿刺成功的原因分析及应对措施》	《医学信息》	钟彬彬 张　红
2010	《难治性门脉高压腹水的治疗》	《中国医学新进展》	张守鹏
2010	《压疮的护理研究》	《中国现代临床杂志社》	贾玉东 王凤英
2010	《他汀类药物非降脂作用的应用前景》	《中国医学新进展》	张守鹏
2010	《乳腺增生的预防及自我护理》	《中外医疗》	贾玉东 张爱玲
2010	《急性心肌梗死后应用不同溶栓剂治疗效果对比研究》	《中国现代医生》	张启发
2010	《胃食管反流病的内科治疗进展》	《中国医学新进展》	张守鹏
2010	《善胃Ⅰ号方对血瘀热毒型胃癌前病变大鼠胃粘膜rasp21和血管内皮抑素表达的影响》	中华中医药学会第二十二届全国脾胃病学术交流会暨2010年脾胃病诊疗新进展学习班论文汇编	袁红梅 梁新生
2010	《善胃Ⅲ号方对气阴两虚型胃癌前病变大鼠胃粘膜rasp21和血管内皮抑素表达的影响》	第二十二届全国中西医结合消化系统疾病学术会议暨消化疾病诊治进展学习班论文汇编	袁红梅 梁新生
2010	《自拟方药口服并保留灌肠治疗慢性溃疡性结肠炎90例疗效观察》	《中国当代医药》	贺瑞兴
2010	《阑尾周围脓肿手术治疗126例报告》	《中国社区医师（医学专业）》	槐业东 怀居刚
2010	《急性心肌梗死21例护理体会》	《中国医学新进展》	张　红 钟彬彬
2010	《腰硬联合麻醉在下腹部腹腔镜手术的应用》	《中国实用医药》	邢庆永
2010	《肱骨骨折不愈合64例临床分析》	《中国民康医学》	孙汉亭 怀居刚
2010	《中医药干预胃肠疾病的研究概况》	《中国实用医药》	贺瑞兴
2010	《胫腓骨造釉细胞瘤1例》	《中国实用医学杂志》	孙芳红

发表时间	论文题目	出版刊物	作者
2010	《护士对儿童发热认知的调查分析》	《实用护理杂志》	钟彬彬
2010	《妊娠期高血压疾病 169 例终止妊娠时机及分娩方式临床分析》	《中国美容医学》	李　红
2011	《急性心肌梗外溶栓治疗 120 例护理观察》	《陕西医学美学美容杂志社》	王凤英
2011	《重型颅脑损伤急性弥漫性脑肿胀的诊治》	《中国中医药资讯》	邢树员
2011	《氩氦刀消融结合中药治疗中晚期肝癌 72 例》	《中国现代普通外科进展》	巩瑞红
2011	《腹腔镜手术治疗子宫肌瘤的疗效》	《中国卫生产业》	李光凤
2011	《益精一号方治疗弱精症 30 例体会》	《山东省中西医结合不孕不育会议文集》	朱朋朋
2011	《产后出血的护理探讨》	《中国社区医师》	王凤英
2011	《中西医结合预防下肢静脉血栓后遗症 57 例效果观察》	《医学信息》	赵爱华
2011	《浅析护理人员的心理健康状况及对策》	《医学信息》	赵爱华
2011	《阴道细胞学检查的影响因素》	《中外医学研究》	孙芳红
2011	《动态增强 MRI 评价内皮抑素对小鼠结肠癌肿瘤血管生成的研究》	《实用放射学》	杨　斌
2011	《pph 术后的概述及经验体会》	《全国肛肠疾病肛瘘专题学术论坛论文集》	张秀兰
2011	《Lichtenstein 式无张力疝修补术在腹股沟疝中的应用体会》	《中国医学创新》	石海燕
2011	《温胆汤加减治疗高脂血症 36 例》	《中国民间疗法》	王　娟
2011	《中西医结合治疗滴虫性阴道炎的临床观察》	《中西医结合研究》	王　越
2011	《糖尿病足溃疡与坏疽是糖尿病患者致残致死的重要原因》	《中国社区医师（医学专业）》	王娟
2011	《治疗时间及灸量对灸脐疗法疗效的影响》	《中国民族民间医药》	齐　萍
2011	《阴式子宫切除术后输卵管脱垂的诊治分析》	《军医进修学院学报》	赵会珍
2011	《小柴胡汤治疗头痛 36 例》	《中国民间疗法》	王　娟
2011	《一过性全面性遗忘症临床分析（附 11 例报告）》	《中国社区医师（医学专业）》	郑宗和 杨淑青
2011	《急性阑尾炎合并肠梗阻 21 例分析》	《中国医学创新》	石海燕
2011	《眼部瘢痕性类天疱疮误诊为湿疹 1 例分析》	《中国误诊学杂志》	石海燕
2011	《肛肠病患者的心理状态分析》	《中国中医药现代远程教育》	张秀兰
2011	《钩针加中药药浴治疗狭窄性腱鞘炎 69 例》	《中国民间疗法》	杨淑妍
2011	《针刀治疗腰椎间盘突出症体会》	《中国民间疗法》	杨淑妍

发表时间	论文题目	出版刊物	作者
2011	《消栓通络片中人参皂苷 Rg_ 1 含量测定的不确定度评定》	《解放军药学学报》	李秀莲
2011	《精神分裂症认知功能的评价和治疗》	《医学信息》	郑宗和
2011	《氩氦刀消融结合中药治疗中晚期肝癌 72 例》	《中国现代普通外科进展》	朱旭东 隆新霞
2011	《肝门部高位恶性胆管梗阻的双支架治疗探讨》	《中国介入放射学》	朱旭东
2011	《痔上黏膜环切术前清洁肠道的护理》	《中国现代医药杂志》	张秀兰
2012	《双氧水在肛瘘、肛周脓肿术后换药中的疗效观察》	2012 医学前沿——中华中医药学会肛肠分会第十四次全国肛肠学术交流大会论文精选	张秀兰
2012	《浅谈医院档案信息化管理》	《中国报道》	袁红梅
2012	《阳春肾舒胶囊制备及淫羊藿苷和黄芪甲苷含量测定》	《中国中医药信息杂志》	张霄岳
2012	《咽喉清颗粒剂中的挥发油 β－环糊精包结工艺研究》	《中国中医药现代远程教育》	刘则宗 李玉霞
2012	《针刺推拿治疗失眠症 106 例临床对比研究》	《中国中医药咨询》	杨金华
2012	《滋肾清肝丸联合拉米夫定治疗慢性乙型肝炎 289 例临床观察》	中华中医药学会第十五届内科肝胆病学术会议暨国家中医药管理局专科专病协作组（肝病组、传染病组）会议论文汇编	王继平 崔传峰 刘志国
2012	《针灸、推拿、康复训练对腰椎间盘突出症 64 例疗效观察》	《中国实用医药》	杨金华 王　萍
2012	《袁红霞运用经方治疗脾胃病验案举隅》	《河南中医》	袁红梅
2012	《氨溴索对哮喘大鼠炎性因子的影响及其作用机制》	《中国医院药学杂志》	袁晓梅 明　晓 王　静
2012	《护理干预对普外术后止痛的效果分析》	《中国实用医药》	张艳云
2012	《165 例妇产科腹腔镜手术患者的临床护理体会》	《中国卫生产业》	杜凤敏
2012	《基于 GIS 缓冲区分析的济南市医院分布合理性研究》	《科技视界》	王翠萍 宋冉冉
2012	《头痛病因多 颈椎是关键》	《中国社区医师》	殷风新
2012	《上腹部手术后胃瘫的临床分析》	《中国社区医师》	高文波
2012	《新生儿高胆红素血症健康教育的效果研究》	《中国保健营养》	张　红 钟彬彬
2012	《重度子痫前期终止妊娠时机与方式的临床探讨》	《中国美容医学综合版》	付　贞

发表时间	论文题目	出版刊物	作者
2012	《慢性萎缩性胃炎内镜检查与病理诊断临床对比研究》	《中国社区医师》	孙芳红
2012	《小儿脑瘫的心理护理》	《中国保健营养》	张艳云
2012	《果糖二磷酸钠注射液与注射用炎琥宁存在配伍禁忌》	《中国社区医师》	张 红
2012	《血液透析护理中风险管理的研究》	《中国保健营养》	卢红霞
2012	《儿科常见疾病诊疗与护理》	《中国科学技术出版社》	成莹
2012	《334 例男性不育症患者精液中衣原体、支原体及与抗精子抗体检测及分析》	《山东医药》	高清华 兰希彬
2012	《十二指肠胃食管反流动物模型的构建》	《天津中医药》	梁新生 宋晨光
2012	《善胃Ⅲ号方对气阴两虚型胃癌前病变大鼠胃粘膜 rasp21 和血管内皮抑素表达的影响》	中华中医药学会脾胃病分会第二十四次全国脾胃病学术交流会论文汇编	袁红梅
2012	《产后出血 281 例临床探讨》	《中国社区医师》	付 贞
2012	《香佛和胃舒颗粒治疗慢性胃炎胃脘痛的临床研究》	《中国卫生产业》	孙振杰
2012	《银杏降脂胶囊治疗原发性高脂血症的临床研究》	《中国卫生产业》	宋晨光
2012	《自制气灌肠复位器治疗肠套叠 56 例》	《中国社区医师（医学专业）》	槐业东 李 莉 怀居刚
2012	《遥感和 CA 在城市医院选址中的应用》	《科技信息》	王翠萍
2012	《术前访视对妇科手术患者心理的影响》	《中国保健营养》	王旭峰
2012	《中医药治疗慢性萎缩性胃炎临床疗效观察》	《中国中医药现代远程教育》	李秀莲
2012	《HPLC 测定肺宁合剂盐酸麻黄碱和盐酸伪麻黄碱含量》	《中国医学新进展》	张守鹏
2013	《香陈胶囊薄层色谱鉴别及其浸出物的测定》	《中国药业》	张霄岳 梁宝军 尹文英
2013	《梢地祛银胶囊治疗寻常型银屑病药效学研究》	《中国药师》	张霄岳
2013	《宣痹汤加减治疗急性痛风性关节炎临床观察》	《中国中医药信息杂志》	郭海英
2013	《浅谈新时期县级医院护理服务工作的创新》	《中国学术研究》	张艳云
2013	《中西医结合治疗早期糖尿病肾病的疗效观察》	《中国实用医学杂志》	魏恒法

发表时间	论文题目	出版刊物	作者
2013	《中药灌肠治疗早中期慢性肾衰的疗效分析》	《中国医学创新》	魏恒法
2013	《IL－17 与肿瘤血管生成》	《实用肿瘤学杂志》	朱 瑞
2013	《护理干预对胰岛素泵强化治疗糖尿病的临床效果观察》	《中国卫生产业》	张丽萍 张爱芹
2013	《网络环境下图书馆文献资源建设分析》	《中国信息化》	袁红梅
2013	《静脉输液中不同进针角度致患者疼痛的探讨》	《中国社区医师》	王旭峰
2013	《医院档案管理信息化建设》	《现代企业文化》	袁红梅
2013	《腹腔镜手术配合米非司酮治疗子宫内膜异位症疗效观察》	《中国现代医生》	马明宁
2013	《腹腔镜与异位子宫肌瘤剔除术的临床效果比较分析》	《中国现代医生》	马明宁
2013	《＜金匮要略＞积滞性胃肠病证治规律及特点》	《吉林中医药》	隆新霞
2013	《穴位注射加针刀治疗第 3 腰椎横突综合征 120 例报告》	《中国民间疗法杂志》	王国栋 巩瑞红
2013	《穴位加针刀疗法配合手法治疗肩周炎 150 例疗效观察》	《中国民间疗法杂志》	王国栋
2013	《分期治疗腰椎间盘突出症 506 例》	《实用中医内科杂志》	王 越
2013	《臭氧消融加椎间孔注射甲钴胺治疗椎间盘突出症 300 例疗效分析》	《中国中西医结合外科杂志》	王国栋
2013	《CT 引导术中实时计划对胸部肿瘤 ^{125}I 粒子植入治疗的价值》	《中华放射肿瘤学杂志》	王保明
2013	《负压吸引辅助自体血胸腔注射治疗顽固性气胸的有效性及安全性观察》	《中国医学创新》	尹向东
2013	《320 排容积扫描对肾动脉狭窄的诊断研究》	《放射学实践》	刘 涛
2013	《综合治疗 60 例乳腺癌患者的效果观察》	《中国卫生产业》	尹向东

表 10-4-3　中医院历年科研成果一览表

科研时间	科研项目	项目等级	主研人员	获奖情况
1987	《中风病中医诊断标准》	国家级	李明忠	科研成果二等奖
1992	《益心口服液治疗真心疼》	省级	李明忠	科研进步二等奖
1996	《当归寄生穴位注射治疗颈椎病 46 例》	市级	李　刚	优秀成果二等奖
1999	《黄花胶囊》	市级	邢裕河	科技进步二等奖
1999	《黄花胶囊治疗冠心病的临床研究 》	市级	张霄岳	滨州地区科委二等奖
2000	《食管渗疗反置治疗贲门失松症研究》	市级	怀居刚	滨州市科技进步三等奖
2000	《γ-射线照射与维生素 K3 合用增强放射线抗妇科恶性肿瘤效应的体外研究》	市级	怀居刚	滨州市科技进步二等奖
2000	《通痹Ⅱ号胶囊、跌闪膏治疗腰腿痛临床研究》	市级	张霄岳	滨州地区科委二等奖
2001	《非静脉曲张性上消化道出血的胃镜治疗技术研究应用》	市级	怀居刚 张丽琴	滨州市科技进步二等奖、滨州市科技星火奖二等奖
2002	《针刺治疗肛门手术后腹胀 90 例》	国家级	张秀兰	2002 年度中国医药卫生科技进步奖一等奖
2002	《自制中药喷剂在伤科的应用》	市级	怀居刚 张崇美	滨州市第六届自然科学优秀学术成果三等奖
2002	《车前桔梗汤治疗慢性支气管炎 96 例治疗及观察》	市级	孙振杰	滨州市优秀成果二等奖
2002	《克痫王胶囊治疗癫痫临床研究》	市级	孙振杰 张霄岳 崔云刚	滨州市科技进步二等奖
2002	《参龙金灵丸配合化疗治疗非小细泡肺癌临床研究》	市级	张霄岳 朱旭东 崔云刚	滨州市科技进步二等奖
2002	《本草蒜素 β-环糊精包合物的制备》	市级	张霄岳 毕研更	滨州市自然科学优秀成果一等奖
2003	《自拟尿石方治疗泌尿系结石临床研究》	市级	刘叶青 张爱芹 张立芹 郑宗和	滨州市星火科技壹等奖
2003	《聪脑汤治耳眩晕耳鸣临床研究》	市级	刘叶青 张立芹	滨州市星火科技三等奖
2004	《膝痛消治疗膝关节骨性关节炎的临床研究》	市级	韩守峰 杜凤敏	滨州市科技进步三等奖

科研时间	科研项目	项目等级	主研人员	获奖情况
2004	《保留乳头的乳癌根治一期修复术术》	市级	邢树员	滨州市科技进步三等奖
2005	《清心化痰汤治疗失眠的临床研究》	市级	王继平	淄博市科技进步三等奖
2005	《氯丙嗪治疗疣 105 例》	县级	怀居刚	县科委二等奖
2005	《采用原位杂交 PCR 法检测 TTV 致肝损伤的研究》	市级	李秀莲	滨州市科技进步奖，第二位
2006	《可卡因泡沫在人工流产中的应用》	市级	马明宁	滨州市自然科学优秀学术成果二等奖
2006	《中药白杨叶熏洗治疗内痔脱出 38 例》	市级	史淑华	滨州市科学优秀成果奖三等奖
2006	《健康教育对维持性血液透析患者的康复研究》	市级	张艳芬	滨州市科技进步奖
2006	《主动护理干预对胶原酶溶解术治疗 LDH 病人康复的研究》	市级	张艳芬	滨州市科技进步奖
2007	《前瘀通胶囊治疗慢性盆底疼痛综合征（cpps）对症状缓解的临床研究》	市级	马　平	滨州市科技进步三等奖
2007	《腰椎间盘突出症术后病人康复路径的临床研究》	市级	马　平	滨州市科技进步三等奖
2008	《胃癌前病变细胞分子生物学基础与中医证候的相关性研究》	市级	袁红梅	天津市科学技术进步奖二等奖
2008	《执业护士发生锐气伤的调查及对策》	市级	史淑华	滨州市自然科学优秀学术成果三等奖
2008	《老年痴呆的预防保健及家庭护理》	市级	史淑华	滨州市自然科学优秀学术成果二等奖
2009	《滋肾清肝丸联合拉米夫定治疗慢性乙型肝炎的临床研究》	市级	王继平 贺瑞兴 张启发 崔传峰	滨州市科技进步三等奖
2010	《慢性乙型肝炎的自我疗法》	市级	王继平	滨州市自然成果一等奖
2010	《冠状动脉支架植入术 130 例的护理体会》	国家级	贾玉东	全国医学新技术优秀成果一等奖
2010	《PET/CT 双时相显像预测非小细胞肺癌放疗敏感性的研究》	省级	朱旭东	山东省科学技术进步奖三等奖
2010	《压疮的护理研究》	市级	贾玉东	滨州市科学技术成果三等奖

科研时间	科研项目	项目等级	主研人员	获奖情况
2010	《姜黄素类化合物研究现状》	市级	张　洁	滨州市人文科学优秀成果一等奖
2010	《大隐静脉移植转流术 + 带戒术治疗原发性髂股静脉栓塞的临床研究 》	市级	马修谭	滨州市科技进步二等奖
2011	《常见中西医结合内科诊治辑要》		杨金华	山东中医药科学技术奖
2011	《祛痤胶囊的药理学与临床应用研究》	市级	杜凤敏	市级三等奖
2011	《补骨脂酊治疗白癜风的药理学与临床研究》	省级	张霄岳	山东省药学会科学技术三等奖
2011	《自制简易气灌肠复位器超声引导下治疗小儿肠套叠临床研究》	省级	张艳云 槐业东 高文波	山东中医药科学技术奖三等奖
2012	《pph 术后的概述及经验体会》	市级	张秀兰	滨州市社会科学优秀成果三等奖
2012	《实用护理学》	市级	张秀兰	滨州市社会科学优秀成果二等奖
2012	《双氧水在肛瘘、肛周脓肿术后换药中的疗效观察》	市级	张秀兰	滨州市人文科学优秀成果一等奖
2012	《梢地祛银颗粒治疗银屑病的药理学与临床研究》	市级	张守鹏	滨州市科技进步三等奖
2013	《忍冬妇炎消胶囊的实验研究与开发应用》	省级	梁宝军	山东省药学会科学技术三等奖
2013	《香佛和胃舒颗粒治疗胃脘疼的临床研究》	市级	成素珍	滨州市科技进步三等奖
2013	《健胃安神口服液治疗肝脾不和证不寐的临床和基础研究》	市级	李秀莲 张霄岳	通过鉴定
2013	《复方蜂胶胶囊治疗高脂症的临床研究与产品开发》	省级	宋晨光 张守鹏 韩守峰	滨州市科技进步三等奖
2013	《银杏降脂胶囊治疗高脂血症的临床研究》	省级	宋晨光 杨淑妍 高清华	山东省药学会科学技术三等奖
2013	《芪归祛白胶囊的药理学与临床研究》	省级	张霄岳 魏　峰	山东省药学会科学技术三等奖

科研时间	科研项目	项目等级	主研人员	获奖情况
2013	《常见中西医结合内科诊治辑要》	省级	李秀莲	山东中医药科学技术奖三等奖
2013	《消瘅宁方治疗糖尿病性胃轻瘫的临床和基础研究》	市级	韩守峰 宋玉玲	通过鉴定
2013	《解郁安神合剂治疗抑郁症的研究》	市级	成素珍	通过滨州市科技局鉴定
2013	《大隐静脉移植转流术 + 带戒术治疗原发性髂股静脉栓塞的临床研究》	市级	张爱芹	科学技术奖二等奖
	《加味九分散的制备与临床应用》、《活血消疕丸治疗静止期银屑病 90 例》	市级	崔云刚	自然科学优秀成果三等奖
	《白龙汤紫蚧胶囊治疗支气管哮喘临床研究与应用》	省级、市级	李秀莲	山东省科委星火计划科技成果奖、滨州市一等奖

表 10－4－4　　中医院历年专利一览表

申报时间	专利名称	授权机构	发明人
2006	B 超探测诊断专用床	中华人民共和国国家知识产权局	孙振杰
2009	一次性水囊引产	中华人民共和国国家知识产权局	马明宁
2010	新型消化道检查床	中华人民共和国国家知识产权局	贺瑞兴
2010	新型中药膏	中华人民共和国国家知识产权局	贺瑞兴
2010	新型中药煎熬装置	中华人民共和国国家知识产权局	贺瑞兴
2011	药物配伍操作箱	中华人民共和国国家知识产权局	张守鹏
2011	乳腺手术备皮刀	中华人民共和国国家知识产权局	尹向东
2011	头皮手术拉钩	中华人民共和国国家知识产权局	邢树员
2011	乳腺手术备皮刀	中华人民共和国国家知识产权局	邢树员
2011	胸壁牵引器	中华人民共和国国家知识产权局	尹向东
2011	胸壁牵引器	中华人民共和国国家知识产权局	邢树员
2011	药房取药分药器	中华人民共和国国家知识产权局	张　洁
2011	新型中药柜	中华人民共和国国家知识产权局	姚丽华
2011	中药盒	中华人民共和国国家知识产权局	姚丽华
2012	一种内科检查器	中华人民共和国国家知识产权局	郑宗和
2012	一种咬骨手持钳	中华人民共和国国家知识产权局	怀居刚
2012	自制气灌肠复位器彩超引导下治疗小儿肠套叠临床研究	中华人民共和国国家知识产权局	怀居刚

申报时间	专利名称	授权机构	发明人
2012	骨科手术床	中华人民共和国国家知识产权局	孙汉亭 薛红菊
2012	医用骨折固定夹板	中华人民共和国国家知识产权局	孙汉亭 薛红菊 贾淇刚
2012	下肢骨折移动装置	中华人民共和国国家知识产权局	孙汉亭 怀居刚 薛红菊
2012	中药煎熬器	中华人民共和国国家知识产权局	崔云刚
2012	带安瓿切割功能的护理剪刀	中华人民共和国国家知识产权局	孙振杰
2012	便携式消毒针灸盒	中华人民共和国国家知识产权局	杨淑妍
2012	新型医用电光辅助指示体温计	中华人民共和国国家知识产权局	宋晨光
2012	临床医用导尿袋	中华人民共和国国家知识产权局	韩守峰
2012	带有薄膜的拔罐	中华人民共和国国家知识产权局	杨淑妍
2012	安瓿开启器	中华人民共和国国家知识产权局	张艳云
2012	病人服药装配	中华人民共和国国家知识产权局	张守鹏
2012	防脱药剂瓶	中华人民共和国国家知识产权局	张守鹏
2012	卧床病人护理专用组合盆	中华人民共和国国家知识产权局	宋晨光
2012	一种糖尿病检验图片器	中华人民共和国国家知识产权局	郑宗和
2012	一种新型塑性肛肠探针	中华人民共和国国家知识产权局	张秀兰
2012	多功能叩诊锤	中华人民共和国国家知识产权局	孙振杰
2012	食道涂药器	中华人民共和国国家知识产权局	韩守峰
2013	易开盖西药瓶	中华人民共和国国家知识产权局	刘则宗
2013	一种治疗腹部术后胃功能减退的中药组合及其制备方法	中华人民共和国国家知识产权局	怀居刚
2013	静脉结扎器	中华人民共和国国家知识产权局	张艳云
2013	一种上消化道清洗器	中华人民共和国国家知识产权局	李秀莲
2013	一种消化内科双管腔洗胃器	中华人民共和国国家知识产权局	李秀莲
2013	档案管理用档案袋	中华人民共和国国家知识产权局	袁红梅
2013	一种妇产科用多功能取环器	中华人民共和国国家知识产权局	付　贞 李　红
2013	一种妇产科用多功能消毒刷	中华人民共和国国家知识产权局	付　贞 李　红
	一种手术钳	中华人民共和国国家知识产权局	高文波

申报时间	专利名称	授权机构	发明人
	肢体消毒缝合架	中华人民共和国国家知识产权局	高文波
	皮试结果判定器	中华人民共和国国家知识产权局	王旭峰
	一种肿瘤科用积液抽取器	中华人民共和国国家知识产权局	朱旭东
	一种氧气常温湿化装置	中华人民共和国国家知识产权局	朱旭东
	一种抗气虚血瘀型胃部肿瘤的中药组合物	中华人民共和国国家知识产权局	朱旭东
	一种医用护理床垫及应用	中华人民共和国国家知识产权局	朱旭东
	一种肿瘤科用积液抽取器	中华人民共和国国家知识产权局	隆新霞
	一种氧气常温湿化装置	中华人民共和国国家知识产权局	隆新霞

第五节　学术研讨活动

县中医院自建院以来，历届领导人都非常重视医学研究和学术交流工作，牢固树立了科研是医疗技术改革发展动力的理念，紧紧围绕医院医疗中需要解决的实际问题，采取多种措施，积极引导医务人员开展医学研究和参加各级各种医学学术交流活动，取得了丰硕成果。

1984 年，院长李明忠参加济南灵岩寺召开的全省中医医院检查标准起草会，参加此次会议的代表全省共 13 人，李明忠在会上就有关检查标准发表了意见，受到参会代表的好评。1986 年 12 月 23 日，院长李明忠参加了在济南召开的中华全国中医药学会山东分会第二届学术交流会，并提交了论文。是年，他参加的中华全国中医学会内科学会中风病学组研制的《中风病中医诊断及疗效评定标准》被卫生部评为重大科技成果乙等奖。1990 年，院长李明忠参加了在泰安召开的国际周易与中医学术思想研讨会，并有论文提交大会。1991 年，李明忠参加了在四川成都召开的中华自然疗法首届学术研讨会。1996 年，李明忠参加了在河南郑州召开的国际中医与周易学术研讨会，。1997 年，李明忠参加了在北京召开的首届国际民族医药科技研讨会，2002 年，李明忠参加了在长岛召开的山东省地方中草药临床应用学术研讨会，在大会上作了重点发言，得到了参会者的高度评价。

2000 年后，县中医院每年都有很多人次外出参加全国、省、市级召开的学术研讨会，不少人在大会上作了发言，向大会提交了有研究价值的论文，仅据医务科不完全统计，2006年，全院外出参加各级各类学术研讨会的有20人次，2007年有43人次，2008年有30人次，2009年有35人次，2010年有42人次，2011年有43人次，2012年有28人次，2013年有35人次。由于参加会议的渠道、参会人员批准权限、参会代表标准不尽相同，不作详细统计。

第六节 学术团体

一、邹平县糖尿病患者协会

邹平县糖尿病患者协会成立于2007年7月27日。选举产生了邹平县糖尿病患者协会第一届理事会。会长由中医院院长宋晨光担任，中医院糖尿病科主任王继平担任副会长兼秘书长。理事会设常务理事7人，理事15人，有单位会员3个，个人会员约500人。糖尿病患者协会依托于县中医院，并经县民政局注册，组织机构代码：67053167－9。

糖尿病协会以倡导糖尿病防治，推广糖尿病知识教育，提高糖尿病患者的生活质量，规范糖尿病综合治疗为宗旨，以糖尿病患者为主要服务对象，定期开展了多种形式的糖尿病教育活动，系统、规范地指导糖尿病患者的生活方式、药物治疗和全面检测，让糖尿病患者能像健康人一样的工作和生活。

2012年12月26日，根据工作需要，糖尿病协会进行了换届工作。选举产生了第二届邹平县糖尿病患者协会理事会。会长由中医院糖尿病科主任、主任医师王继平担任，秘书长由李鹏担任。常务理事7人，理事50人，单位会员数17个，个人会员数约2000人。第二届邹平县糖尿病患者协会加大对基层医疗机构的糖尿病防治指导工作，在各乡镇卫生院、社区服务站发展理事会成员，使糖尿病防治工作范围进一步扩大。

二、邹平县心脑康复联谊会

2012年10月26日，邹平县心脑康复联谊会在县中医院西院大会议室隆重成立。300余名心脑病患者与县中医院的医务工作人员齐集一堂，共同庆祝联谊会的成立。心脑康复联谊会的成立，得到了县委、县政府、县人大、县政协及县委组织部、宣传部、老干局、民政局、卫生局、劳动人事保险事业局、县老干中心等单位的大力支持，县人大副主任朱秀英、县政协副主席潘晓霞及相关单位的领导亲临大会，表示祝贺。

成立大会通过了《邹平县心脑康复联谊会章程》，通过了联谊会第一届理事会推荐名单，选举原邹平县政协主席杨秉海为联谊会第一届理事长，选举原邹平县政协副主席曲延庆、原中共邹平县委党校校长刘遵芳、原邹平县副县长王臣修、原邹平一中校长夏文超、县中医院院长宋晨光等为副理事长。选举曲延庆兼任秘书长，县中医院院长助理、脑病科主任成素珍为副秘书长。山东省政协委员、东尉集团董事长赵洪林向联谊会捐赠1万元，祝贺县心脑康复联谊会的诞生。

邹平县心脑康复联谊会是由邹平县心脑血管病患者及其亲属、有此家族病史的亚健康人群、心脑疾病的医疗服务人员等，自发组成的具有卫生保健、康复训练性质的纯服务非营利的公益性群众组织。由县民政局注册登记，依托于县中医院。联谊会以保护心脏、保护大脑、保护心脑血管，促进健康为第一宗旨，以“联谊——交友——保健——康复”为活动主题。以宣传心脑保健、心脑疾病预防与治疗、交流心脑保护经验为主要活动内容。在病患者及其家庭和医疗机构、医疗人员中间，建立起一座经常联系和沟通交流的平台，使医疗机构的服务进一步扩展到疾病治疗前的保健预防和治疗后的康复指导中去，让广大心脑病患者更直接、更便利、更有针对性的接受医疗和康复指导服务。最终达到让群众无病提前预防，有病及时治疗，病愈尽快康复的目的。

联谊会还聘请了顾问、名誉副理事长、副理事长，并向受聘人员颁发了聘书。

会后，联谊会邀请了山东省内著名的心脑病专家为与会人员作了秋冬季心脑血管疾病的预防和保健的知识讲座。

邹平县心脑康复联谊会成立一年多来，理事会召开了6次常务理事会，研究制定了联谊会的工作，具体安排了联谊会的各项具体事务。第一届联谊会共发展会员200余人。

2012年底以前，联谊会对所有会员都做了一次较全面的体检。会员体检后向联谊会秘书递交体检单，由主治医生查看检查的病情，并指导治疗方案，介绍饮食生活起居注意事项。联谊会为会员建立了病历档案。

2012年年底，联谊会组织中医院心脑科专家，到长山镇东尉村进行了一次农村社区心脑疾病义务查体活动，为全村六七十位老年人检查了身体，得到了群众的欢迎。宣传了联谊会的工作，收到了良好的效果。

2012～2013年底，联谊会共召开了4次心脑康复健康讲座，会员积极参加，认真听讲，积极提问，主动与主讲医生互动，了解对疾病的治疗和注意事项，收到了很好的效果。

2013年，共出版了两期《心脑康复》会刊，每期会刊都设立了《联谊会动态》《专家指导》《康复交流》

《心脑病知识》《询病问医》《病例治疗》《药物解析》《名医介绍》等多个栏目。内容上重点突出了心脑血管疾病的预防和治疗。刊物是联谊会的会刊，也是会员的交流平台。

心脑康复联谊会将在前期工作的基础上，继续扩大队伍建设，加强会员管理，增强医患之间的交流。扩大咨询服务，采取多种方式活动，尽量扩大受益面。进一步扩大心脑疾病预防的宣传力度，以期引起社会的广泛关注，增强人民身体健康。

三、邹平县肿瘤预防与康复俱乐部

邹平县肿瘤预防与康复俱乐部成立于2012年10月，是由全县肿瘤患者及其家属、热心于肿瘤预防与康复的各界人士以及从事肿瘤工作的医疗服务人员自发组成的具有肿瘤预防与康复性质的非营利性的公益性群众组织。俱乐部服务依托于邹平县中医院，由民政局注册登记，是具有独立法人资格的非营利性社会组织。俱乐部成立大会选举出俱乐部第一届理事会：中医院副院长、肿瘤科主任、副主任医师朱旭东担任理事长，巩瑞红、张茂臣、王保明担任副理事长，刘洪波担任秘书。

俱乐部以肿瘤预防、康复治疗、促进健康为第一宗旨，以宣传肿瘤的预防与康复、病友之间的康复治疗交流为主要活动内容，利用文化的融合性和凝聚力，搭建医患之间沟通的平台，疏通医患之间的感情渠道，促进肿瘤患者得到更有效的治疗和康复，扩大医疗人员的服务范围，促进肿瘤患者得到更有效的治疗和康复。

俱乐部每年春冬两季组织两次或以上的肿瘤疾病的预防、治疗饮食保健、患者的治疗交流等方面的知识讲座；不定期印刷有关肿瘤疾病的预防和治疗的指导读物或讲座光盘，向会员提供最先进科学的治疗信息，每年分两期向会员发放；每年一次对会员进行优惠（或免费）查体；每年不定期组织有关肿瘤疾病预防和康复保健的交流活动，组织医疗服务人员有针对性地对会员进行康复指导，让会员互相交流保健康复经验。

俱乐部成立2年来，发展会员达几百人，培训肿瘤防治人员数千人次，诊疗肿瘤患者5000余人，保障了广大人民的身体健康，推动了全县肿瘤防治事业的发展。

第十一章　医务工作管理

第一节　医疗管理机构

一、医务科

1989年3月，为加强对医院的业务管理，中医院成立医务科。医务科是医院重要的职能部门，主要职责是在分管院长领导下，具体组织实施全院的医疗工作。对全院医疗业务、医疗质量、医疗技术实施科学的组织管理，检查、督促医院的方针、政策及各项规章制度的实施和落实，将实施情况及时反馈医院领导，保障全院医疗工作的正常运行。建科初期，由副院长刘东升兼任科主任。

1995年，医院实行人事制度改革，宋淑平竞争担任中医院院长。7月，医务科主任由新聘任的副院长张德修兼任，医师张敦序调医务科，任副主任。

1996年1月，刘叶青任医务科副主任。原副主任张敦序调出，为急症室副主任。

1999年12月，刘叶青晋升为主治医师。

2000年4月，刘叶青任医务科主任。

2002年11月，主治医师韩守峰调医务科，任副主任，原主任刘叶青调整为基层指导科主任。

2003年10月，王越调入医务科，任质控科副主任。

2004年4月，王越调出医务科，任体检科主任。

2005年3月，医院公布医院科室中层领导职务，韩守峰为医务科主任。9月，时霄霄任质控科主任。

2006年10月，赵坤由检验科主任调整为医务科副主任，享受主任待遇。是年，刘方雷、张成彬调入医务科工作。

2007年6月，医院为向管理要效益，要质量，进行人事制度改革，解决只能上不能下的铁饭碗思想，重新聘任科室领导，聘期三年，不聘的为自动免职。韩守峰仍聘为医务科主任，副主任赵坤因年龄原因，不再担任中层职务。时霄霄任质控科主任。张成彬调出，为输血科主任。张峰调入医务科工作。10月，韩守峰任院长助理，兼任医务科主任。

2007年，刘方雷到周村解放军一四八医院进修胃镜，调离医务科。

2008年6月，时霄霄调往办公室任主任，不再担任质控科主任。韩守峰任医务科主任，同时兼任质控科主任。马淑华由一中门诊调入，任质控科副主任。是年，科室人员有韩守峰、赵坤、张峰、马淑华

2009年5月，韩守峰继续聘为院长助理，并兼任医务科、质控科主任。8月，张倩调入医务科。

2010年3月，张峰任医务科副主任。王越为科教科副主任，主管实习学生工作。10月，王越到山东省中医院进修学习，调离医务科。是年，田锐、殷哲调入医务科工作。医务科人员共有7人，为韩守峰、田锐、张峰、马淑华、张倩、王越、殷哲。

2011年12月，田锐升任医务科副主任。

2012年1月，魏晓敏调入医务科工作。6月，张峰为医务科副主任，兼科教科主任。田锐为医务科副主任，兼基层指导科主任。6月，为创建"三级中医医院"，成立邹平县中医院创建办公室。院长助理、医务科主任韩守峰任创建领导小组副组长，分管创建办公室，组织协调全院创建工作。10月，刘园园调入医务科，殷哲离职。

至2013年底，医务科共有人员7人。韩守峰任院长助理、兼任医务科主任；张峰为医务科副主任，兼科教科主任；田锐为医务科副主任，兼基层指导科主任；马淑华为质控科副主任。工作人员有张倩、魏晓敏、刘园园。

附表11－1－1　　邹平县中医院医务科主任副主任任职情况表

科　名	职务	姓　名	性别	任职时间	备　注
医务科	主　任	刘东升	男	1989.3～1995.7	副院长兼
	主　任	张德修	男	1995.7～2000.4	副院长兼
	副主任	张敦序	男	1995.7～1996.1	
	副主任	刘叶青	男	1996.1～2000.4	
	主　任	刘叶青	男	2000.4～2002.11	
	副主任	韩守峰	男	2002.11～2005.3	
	主　任	韩守峰	男	2005.3～2007.6	
	副主任	赵　坤	男	2006.10～2007.6	
	主　任	韩守峰	男	2007.10～	院长助理兼
	副主任	张　峰	男	2010.3～	
	副主任	田　锐	男	2011.12～	

附表 11－1－2　　2013 年底医务科医护工作人员情况表

姓名	性别	学历	职务	职 称	职称晋升时间	本科工作时间
韩守峰	男	本科	院长助理、医务科主任	副主任医师	2008. 12	2001. 10～
张　峰	男	本科	医务科副主任 科教科主任	检验师	2013. 12	2007. 5～
田　锐	男	本科	医务科副主任 基层指导科主任	主管技师	2013. 05	2011. 7～
马淑华	女	专科	质控科副主任	主治医师	2005. 12	2006. 3～
张　倩	女	本科		医师	2011. 12	2009. 8～
魏晓敏	女	本科		助理馆员	2012. 12	2012. 1～
刘园园	女	专科				2012. 10～

二、质控科

县中医院建立初期，医院没有专门负责医疗质量控制管理工作的机构。1989 年设立医务科后，医疗质量控制管理由医务科代行。

1993 年，医院曾设质控科。

2003 年 10 月，院长办公会议提出加强医疗技术质量管理，决定设立专职的质控科，人员归并到医务科，统一行政管理，王越为质控科副主任。2004 年 4 月，王越调出。

2005 年 9 月，时霄霄任质控科主任。

2008 年 6 月，时霄霄调任院办公室主任，离开质控科。马淑华调入质控科任副主任。

2009 年 5 月，院长助理韩守峰同时兼任医务科主任、质控科主任。

至 2013 年底，质控科与医务科、科教科在一起办公，人员统一调配使用。马淑华任质控科副主任，负责质控科专业工作。

三、科教科

科教科是以负责医院实习学生的管理和医院科研及其成果推广的专业管理机构。建院初期，医院基本没有或很少实习的学生。进入 21 世纪后，随着医学教育的发展，特别是自 2004 年成为山东中医药高等专科学校和滨州职业学院的实习教学基地后，每年来院实习的学生都逐渐增加。当时医院没有专门管理实习学生的机构，一切工作有医务科代理。

2010 年 3 月，医院专门成立科教科，王越为科教科副主任，主管实习学生实习工作。人员编制统一在医务科内。

2011 年 12 月，王越调整为社区卫生服务中心副主任。

2012 年 1 月，张峰任医务科副主任兼任科教科主任。

至 2013 年底，科教科主任仍由张峰兼任。

四、基层指导科

基层指导科主要负责中医院中医药业务的基层推广工作，深入乡镇卫生院和卫生服务站，了解基层中医药技术的发展情况，建立双向转诊机制，指导其中医药技术的学习、发展和推广。

早在 2002 年时，中医院为加强基层社区服务，联络乡医，筹建了基层指导科，刘叶青为基层指导科主任。

2012 年 6 月，中医院重新成立基层指导科，全面负责中医药实用技术的推广工作。任命医务科副主任田锐兼任基层指导科主任，成员有刘晓明、孙娥、刘福宝。

2013 年，牛飞飞、刘长泓先后调入基层指导科工作。不久，刘福宝、牛飞飞调出。

至 2013 年底，基层指导科共有人员 4 人，主任为田锐，成员有刘晓明、孙娥、刘长泓。配备新能源电动汽车 1 辆、东风小康汽车 1 辆，及电话、电脑等各项办公设施。

基层指导科成立后，担负起区域内的中医药技术推广工作，宣传中医药疗法，推广应用中医药疗法。以基层指导科为龙头，建立起医院和基层卫生服务站的紧密联系，输送先进医疗技术，普及中医药疗法，极大提高了基层中医诊疗技术，丰富了基层治疗手段，对基层卫生事业的发展提供了很大帮助。

第二节　医疗业务管理

1983 年，县中医院建立初期，医院机构尚不健全，业务管理工作主要由分管副院长负责。当时医院人员少，规模小，技术力量不足，且办院经费困难，在这种情况下，医院突出中医特点，自采自制中草药，艰苦创业。同时，建立了门诊、入院、病危、用药、出院等多项规章制度，并逐步推行医师逐级负责制。

1984 年，县级机构进行改革，医院实行院长负责制。医疗业务管理推行院长领导下的科室主任负责制，各科室以科主任为主，实行医护工一体，共同负责。

1985 年，随着各项医疗业务的发展，医院认真贯彻卫生部颁发的《全国医院工作条例》《综合医院工作制度》《综合医院工作人员职责》，逐步建立健全了各项规章制度和管理制度，并开始制定各种诊疗常规和操作规程，使医院医疗管理工作逐步做到制度化、规范化。

1986 年，医院医疗业务量不断增大，医院机构设置适应医疗业务发展的需要，行政职能科室增设了院部办公室、行政科、财务科、门诊部、社会卫生科等。在院长、副院长的统一领导下，各行政职能科室分担与其有关的医疗业务管理工作，形成了齐抓共管的局面。

1987 年，医院制定了科室目标管理办法，规定各科室必须完成目标任务，超额完成则奖励，完不成的科室则受到扣罚。坚持自力更生、勤俭办院的八字方针，每个职工一年要完成自采中草药 10 斤（干品）的任务，全院全年共采集中草药 38 个品种，1500 余斤，价值 2000 多元。这些措施的实施，调动了全院职工的积极性，促进了医院的发展，全年完成总收入 72．85 万元。

1988 年，县中医院积极开展了文明行医活动，以提高服务质量，改善服务态度为突破口，加强精神文明建设，加强职业道德教育，开展“满意在邹平，温暖在中医院”“假如我是一个病人”的大讨论，制定各项规章制度和具体措施，全年做到了有布置，有检查，有评比。12 月，县中医院被中华人民共和国卫生部评为“全国卫生文明建设先进单位”。

1989 年 3 月，县中医院设立医务科，具体负责医疗业务工作管理。医务科主任由副院长刘东升兼任。医务科从规范工作质量标准入手，逐步推行标准化、规范化、科学化、程序化管理，制定了工作质量定期检查制度，配合科室核算，每季度检查一次。是年，全院动员，开展争创山东省重点中医院工作，把各项指标分解细化到科室，责任到人，一项项抓落实。通过全体职工的共同努力，10 月底，中医院顺利通过了山东省重点中医院达标验收，成为省级重点中医院建设单位。

1990 年，医务科进一步规范了工作质量标准，制定了检查评比制度，对病历书写质量进行了评比，促进了医院标准化、规范化、科学化、程序化管理进程。

1991 年，根据国家中医药管理局制定的《中医医院分级管理标准》中的有关要求，县中医院首先从医疗基础工作抓起，在“三基三严”上下功夫，狠抓医疗制度的落实和病历书写等基础工作。医院建立了病历质量检查小组，按《山东省医疗护理文书书写规范》要求，对门诊、住院形成的病历逐份复查，严格把关，不合格病历进行了补充修改，同时，总结了病历书写中存在的问题逐级进行整改。12 月，在全区护理文书评比中，县中医院获第一名。

1992 年，为保证医院分级管理工作的全面开展，县中医院成立了由 23 人组成的医院分级管理领导小组，系统学习了“分级管理方案”，先后两次去博兴县中医院参观学习。针对医院成立时间短、底子薄的实际情况，决定首先在软件指标上下功夫，并积极创造条件，争取硬件、软件一齐上。

1993年，为搞好医院分级管理，力争用三年时间达到县级中医院标准。县中医院举办了两期西学中学习班，由中医大本毕业的医生任教，系统地讲授中医理论。同时组织医护人员进行业务练兵，按照“三基”训练要求，开展了27项竞赛项目，在护理操作比武中，涌现出了6名各类技术能手，其中4人在静注、输液等项目中，比国家规定的操作时间还快了20多秒。是年，还开展了创“三个十佳”（十佳院长、十佳医生、十佳护士）活动，形成了赶、学、比、帮、超的行业新风。医院制定了干部职工守则、工作制度、纪律、措施等共十二款76条，聘请了13名社会义务监督员，为早日达标奠定了基础。

1995年，县中医院进行人事制度改革，宋淑平经过答辩竞争担任了中医院院长。7月，医务科主任调整为新聘任的副院长张德修兼任。医务科制定了《医务人员道德规范》《医院工作人员守则》《急诊首诊负责制》《医疗差错事故登记制度》《会诊制度》《三级医生查房制度》等规章制度，医院医疗业务管理工作更加规范，更加有章可循。

1996年，组织实施创建“二级甲等中医医院”工作，成立了创“二甲”领导小组，设立了“一办六组”办事机构，将创“二甲”的各项指标层层分解，责任落实到人，形成了院、科室、职工三级责任网络，每季度进行检查，发现问题及时整改，确保了创“二甲”的顺利进行，10月，顺利通过“二级甲等中医医院”达标验收。

1997年，落实卫生部“双十条”精神，县中医院建立并推行科主任例会制度，强化首诊医师负责制度、住院医师负责制度、交接班制度、会诊制度和术前讨论制度、疑难危重病例讨论制度、死亡病例讨论制度。制定了《关于院内外会诊的有关规定》《关于病床管理和收住院病人的规定》，全院各项医疗工作实现了规范化、程序化、科学化管理。为转变行业作风，开展“百日优质服务”活动、二十佳（十佳医生、十佳护士）、“一家”（以医院为家）竞赛活动，制定了《廉洁勤政制度》《廉洁行医措施》，实行了佩戴胸卡上岗制度，设立了导医台，配置了接送病人专车，医院工作实现了向“以病人为中心，以质量为核心”的方向转移。

1998年，医疗工作在转变行业作风、创优质服务上下功夫。是年，县中医院开展了“爱心质量年”活动，制定了《廉洁自律措施》《精神文明、工作纪律、卫生等检查制度及处罚标准》。将“文明行医十要十不要”制成宣传牌，悬挂于门诊、病房等明显部位，建立了星期五院长接待日制度，聘请了12名社会义务监督员，定期向门诊、住院病人发放《病人满意度调查表》，征求患者意见。每季度评选出6名优秀服务标兵，树立榜样鼓励先进。成立了急救中心，开通了绿色生命通道，安装了999急救电话。门诊设立咨询台、开水供应处，实行免挂号直接就诊。中医院的行风建设逐步走向深入。

1999年，县中医院开展了“全程优质服务”活动，先后成立了医疗、护理、卫生、医德医风、工作纪律领导小组，制定实施方案，从一开始就注重抓管理，抓落实，层层把关，责任到人。制定了26条有关医德医风、工作纪律的考评细则，定期进行考核。考核不合格者，一律实行院内待岗。强化服务意识，提高服务质量，推进了医院两个文明建设。

2001年，颁布了县中医院管理方案（条例），分总则、管理形式、管理方法，有关规定4章22条。总则从贯彻党的路线、方针、政策的高度，阐述了坚持以病人为中心、以质量为核心和中西医结合的办院方向，强调突出中医特色，加大管理力度，不断提高科学管理水平的重要性和实行综合目标管理，完善医院内部经营运行机制，坚持按劳分配的必要性。管理形式实行院、科两级管理，三级核算。医院考核到科室或班组，科室（班组）考核到个人。科室（班组）制定出可行的考核核算办法，避免吃“大锅饭”。实行绩效工资与超劳务提奖的方法，工资与超劳奖的发放与综合考评分数挂钩。管理方法实行综合目标责任制的管理方法，按二级甲等中医医院标准考评细则考核。考评内容包括工作数量、工作质量、精神文明建设。考评每周进行一次或结合实际情况进行不定期的抽查。规范化的管理，促进了行业作风的转变，深受患者和群众的欢迎。

2002年，医务科主任调整为主治医师韩守峰。是年，开展“以病人为中心，以质量为核心”的医疗质量管理效益年活动。广大医护人员依法执业，遵章守纪，规范服务，严谨施治，保障医疗安全，改进服务流程，优化医院环境，努力提供优质服务，方便病人就医，构建和谐的医患关系。

2003年，县中医院积极转换运行机制，在管理体制、科技兴院、特色专科建设，分配制度等方面进行了全方位配套改革，采取送出去培训，请进来指导，返聘老同志传、帮、带等多种形式，培养重点科室学科带头人。同时，鼓励专业技术人员进行科研攻关，瞄准医学科技前沿和发展方向开展科研工作，力争早立项，多立项，选课件，苦钻研，发挥中、青年骨干在医院发展中的龙头作用。制定了县中医院医疗质量管理规定，重点以医疗文书书写、规范执业、依法执业、突出中医特色为主，医务科定期到科室查房，了解一线工作情况，协调好科室间的工作关系，创建全省中医工作先进县，并顺利通过达标验收。

2004年，正值县中医院建设20周

年，结合院庆，医务管理上水平，突出医疗、护理质量，建设“名医、名科、名院”。医院开展了文化建设年活动，建设高尚的医院道德文化，打造信誉品牌；建设优秀的医疗行为文化，打造服务品牌；建设完善的医院组织文化，打造管理品牌。先从见之有形、闻之有声、触之有感的形象层开始，继而进入行为层，修定出各个岗位、环节的服务用语，行为准则，激励机制。最后进入核心层，提炼出医院宗旨、精神、发展战略及品格导向。把医院的医疗业务管理化为凝聚人心、提升人气的动力。

2005 年，县中医院认真落实卫生部和省卫生厅开展“医院管理年”活动精神，医务管理工作主要抓了“首诊负责制度”“三级医师查房制度”“疑难病例讨论制度”“会诊制度”“危重病人抢救制度”“手术分级管理制度”“术前讨论制度”“死亡病例讨论制度”“查对制度”“医生交接班制度”“新技术准入制度”“病历管理制度”等 12 项制度的落实，进行定期与不定期检查。为防范医疗缺陷、减少医疗纠纷，制定了医疗缺陷与医疗纠纷防范实施意见。首先从病历文书的书写质量入手，加大处罚力度，其次抓了各级临床医师的三基训练，规范各临床医师的职业行为。组织医师和护理人员认真学习《执业医师法》《医疗事故处理条例》，从意识上加强医疗缺陷及纠纷的防范。

2006 年，县中医院继续开展医院管理年活动。为此，制定了《加强处方管理合理降低医药费用实施方案》《开展医疗服务无缝隙活动实施方案》《治理商业贿赂专项工作实施方案》，开展了各项治理工作，行业作风明显好转。

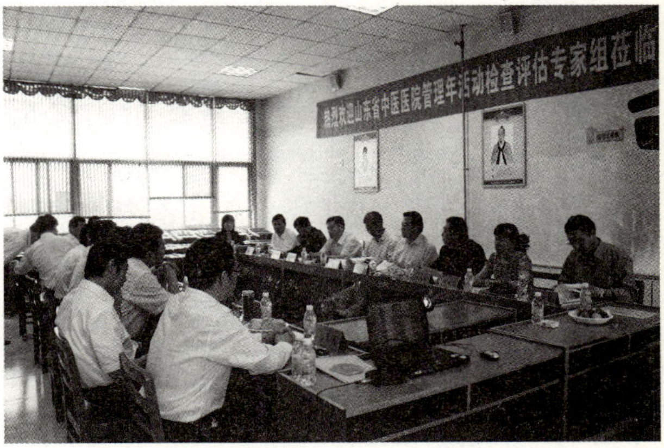

图 11.2.1　山东省中医医院管理年活动检查评估专家组来院检查指导工作

2007 年，医院创新管理制度，实行“领导有情，管理无情，制度绝情”的新型管理方式。院长统筹医院改革、发展方向，科室主任负责科室管理，给予合理权利和职责，实现科室工作量化管理。规范服务行为，铲除工作中的陋习，提高服务质量，实施限时服务、选择服务和无缝隙服务。是年，还开展了“以病人为中心，以提高医疗服务质量为主题”的医院管理年活动，落实院长责任制，逐步建立起科学、规范的医院管理制度。

2008 年，县中医院深入开展“医院管理年”活动，医疗业务管理主要是严肃工作纪律，规范执业行为，坚持一切以病人为中心，自觉参与各种职业道德建设和行风建设活动，确保全年任务目标的顺利完成。为此，推行一站式大窗口服务，导医台、挂号室、咨询处实行集体办公，方便病人就医。开展争创优质服务示范窗口活动，严格规范诊疗程序，依法执业，完善规章制度，提高服务质量。

2009 年，根据市委、县委相关指示精神，中医院开展了“三优三满意”活动。活动以“倡导优良医德医风，构建和谐医患关系”为主题，以加强医院质量、安全、服务、费用管理为重点，建立社会效益、技术效益、经济效益、人才效益相统一的综合体系。中医院制定了 28 条纪律卫生服务管理规定，落实医疗卫生法律法规、规章制度，严格诊疗、护理操作规程，规范医疗护理执业行为，加强行业自律和管理，全面改进医疗服务，提高医疗质量和服务水平，保障医疗安全，减少医疗差错和事故，及时化解医疗纠纷，改善医患关系。

2010 年，医院深化管理体制改革，逐步建立管人、管事、管资产相结合，责、权、利相统一的医院管理体制。建立医疗服务安全质量管理评价体系和评价制度，推进临床路径和单病种质量控制实施。深入开展“医疗质量万里行”活动，重点对急诊急救、围手术期安全管理、手术分级管理、医疗技术准入、病案质量、关键流程的患者识别措施、危急值报告、实验室安全管理、辅助科室病人抢救、抗菌药物合理应用和突发事件应急处理等薄弱环节进行检查，推动落实病人安全目标和各项制度。加强肿瘤科、心内科、省市重点专科的建设和管理，进一步在全市、全省范围内形成优势，打造代表地区先进水平的专科治疗服务品牌。建立住院医师规范化培训制度，完善院、科两级管理体系，提高临床科室自我管理能力。

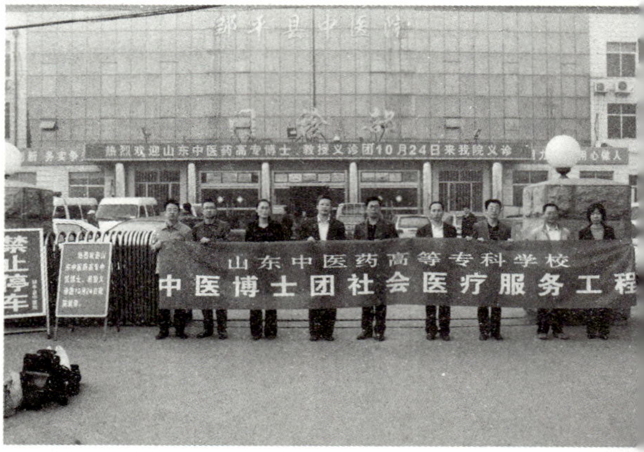

图 11.2.2　2010 年 10 月 24 日，山东省中医药高等专科学校中医博士团来中医院进行义诊

2011 年，继续开展以“以病人为中心，以提高医疗服务质量为主题”的医院管理年活动。县中医院在总结三年来开展“两好一满意”活动的基础上，在全院开展了“三好一满意”（服务好，质量好，医德好，群众满意）活动。坚持依法执业，规范执业，围绕平安医院建设，加强医患纠纷第三方调解机构建设。强化意识，完善制度，加强培训，进一步做好医疗缺陷的预警防范。继续做好邹平县卫生强基工作，加强了对乡镇卫生院、乡医的对口支援和双向转诊工作。开展全县肿瘤、冠心

病、脑卒等疾病的调查工作。围绕医疗质量、医疗安全、创建全国农村中医工作先进单位等工作，加强了病案文书书写培训，举办中医药知识培训，发挥中医药的特色优势，提高医院中医药文化氛围。

2012 年，医疗工作紧紧围绕创建“三级甲等”中医医院这一中心任务，深入开展“效能建设年”活动。建立权责明晰、行为规范、运转协调、工作高效的运行机制，开展“内涵建设年”活动，构建规范型、学习型、人文型、创新型、数字型、平安型、满意型中医医院。开展以“三好一满意”为主题的“诚信医院”创建活动，为群众提供优质、高效、安全、便捷和经济的医

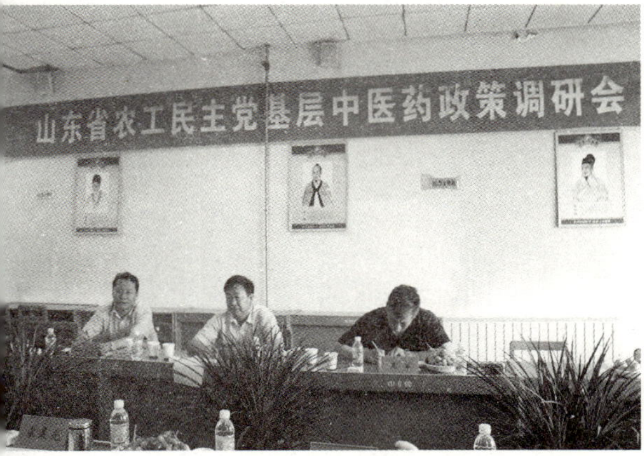

图 11. 2. 3　省农工党副主委吕善勇来院调研基层中医药政策实施情况

疗服务。开展了“挂牌亮责践诺”活动，挂胸牌，立桌标，亮身份，亮岗位职责，公开承诺履职事项，交群众监督。加强标准化管理和制度建设，狠抓“三基三严”训练和质量教育，严格执行三级医师负责制、会诊制、病例讨论制、病历书写质量控制等。是年，调整充实医疗质量管理委员会，配合医疗质量管理方案制定了相应的医疗质量控制、检查、评价等办法，针对出现问题较多的薄弱环节进行了重点加强和控制，使各级人员的岗位责任制都按照“三甲”中医医院的标准要求落实。年底，顺利通过“三级甲等”中医医院的评审。

2013 年，按照《国家中医药管理局关于同意公布第一批三级中医医院评审结论的通知》要求，山东省卫生厅以鲁卫中业务发（2013）1 号文件公布，邹平县中医院为山东省第一批三级甲等中医医院。1 月，国家中医药管理局在组织开展中医医院管理年活动和新一轮中医医院评审工作基础上，针对存在的问题和有关重点工作，开展了“以病人为中心，发挥中医药特色优势，提高中医临床疗效”为主题的持续改进活动，推动中医医院进一步深化改革，加强管理，突出特色，提高疗效，促进发展。县中医院进一步发挥其优势，大力发展中医药事业，继续开展了“作风改进年”活动，和“卫生行风万人评”活动，以“增强素质提能力、强化责任抓落实、团结协作促发展”为主题，进一步形成医院作风建设的长效机制。改进党员干部和医务人员的思想、学习、工作、生活作风，弘扬高效、廉洁、求真、务实的优良作风。为此，中医院积极推进医院改革、严格落实基本药物制度，进一步规范诊

疗行为，抓好《执业医师法》《医疗事故处理条例》《处方管理办法》《抗菌药物临床应用指导原则》等法律、法规的教育落实，建立了长效的《首诊医师负责制》《三级医师负责制》《疑难危重病例讨论制度》《会诊制度》等核心制度，促进了医疗水平的不断提高。是年，山东省卫生厅、山东省教育厅、山东省中医药管理局联合发文，批准邹平县中医院为山东省中医药高等专科学校临床教学基地。6 月，县中医院皮肤科被滨州市卫生局、财政局、中医药管理局公布为第一批滨州市中医重点专科建设单位。

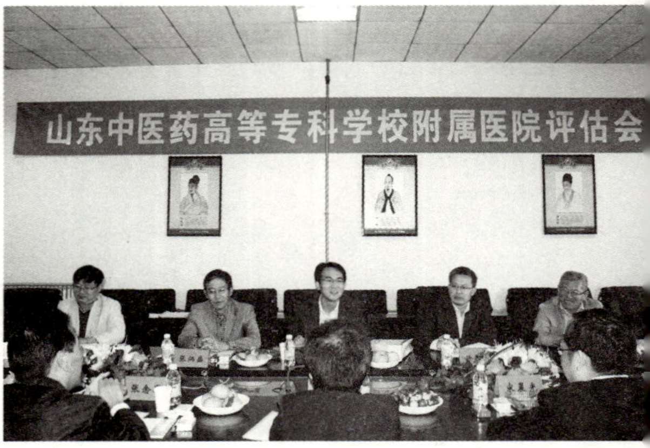

图 11. 2. 4　山东省中医药高等专科学校对中医院列为附属医院进行评估

附表11-2-1　邹平县中医院1985～2013年医疗基本情况表

年份＼项目	门诊人次（人）	急诊人次（人）	入院病人（人）	出院病人（人）	开放床位（张）	平均住院日数	床位使用率（%）	床位周转次数	治愈率（%）	好转率（%）
1985	19923	1926	1468	1490	40	7.2	74.4	37.25	14.3	81.2
1986	20097	2108	1496	1512	40	7.3	75.6	37.80	12.9	83.8
1987	23119	2415	2553	2570	80	7.8	68.7	32.10	16.5	79.2
1988	26642	2608	2498	2534	80	8.1	70.3	31.60	18.9	76.2
1989	28050	2667	2551	2561	80	8.2	72.2	32.01	16.1	77.4
1990	29447	2709	2570	2593	80	8.0	73.6	32.41	14.5	78.1
1991	31214	3164	2645	2614	80	7.9	72.4	32.67	13.2	78.4
1992	32649	3226	2627	2690	80	7.8	73.6	33.62	13.6	77.5
1993	35914	3304	2694	2708	80	7.7	75.8	33.85	14.1	78.2
1994	37006	3415	2687	2754	80	8.1	76.4	34.43	13.5	77.1
1995	38178	3473	2910	2942	80	7.8	78.6	36.77	15.2	78.2
1996	40032	3542	3213	3204	80	7.6	83.4	40.05	14.4	76.2
1997	47017	3612	4035	4019	110	8.2	82.1	36.53	13.5	77.3
1998	47898	3697	4172	4195	120	8.3	81.4	34.95	13.2	78.1
1999	49273	3814	4178	4164	120	7.9	80.7	34.70	14.6	77.2
2000	50124	3898	4280	4296	120	8.2	82.3	35.80	13.3	78.2
2001	52196	4184	4410	4406	120	8.0	81.6	36.71	14.2	76.1
2002	61415	4976	4245	4216	120	8.3	80.4	35.13	12.8	79.3
2003	63844	5175	4186	4195	120	8.2	81.2	34.96	14.8	77.6
2004	82215	7067	7894	7955	220	7.9	78.4	36.15	13.2	77.8
2005	86123	7840	8524	8681	240	7.8	77.3	32.15	15.1	83.1
2006	114182	9176	8710	8740	260	8.2	74.6	33.62	16.3	79.1
2007	130587	8481	8617	8840	260	8.3	77.3	34.00	16.8	74.8
2008	145989	9388	8804	8896	260	8.7	80.3	34.20	15.2	78.1
2009	142223	9512	8912	9040	260	8.6	82.1	34.77	16.2	74.2
2010	151557	10590	9123	9177	260	8.8	85.1	35.30	14.5	80.1
2011	155785	12996	12515	12520	400	8.6	80.6	31.30	15.4	78.6
2012	174088	13609	12987	13024	420	8.8	76.1	31.00	14.1	78.2
2013	200611	14112	13441	13636	420	8.9	77.5	32.47	16.2	73.2

第三节　医疗质量控制管理

县中医院建立初期，院内医疗质量控制管理工作由院长、副院长亲自抓。医院依据有关文件制定了医疗质量控制标准和定期进行质量检查制度，医护人员严格按照有关制度、规定行事。

1989年3月，设医务科，具体组织实施全院的医疗工作。医务科负责对全院医疗业务、医疗质量、医疗技术实施科学的组织管理，检查、督促全院的方针、政策及各项规章制度的落实和实施，并将实施情况及时反馈医院领导，保障全院医疗工作的正常运行。医疗质量控制管理工作为医务科的重要工作内容。规定每个季度检查一次医疗质量控制工作。

1990年，医务科依据国家卫生部门的有关规定，进一步规范了多项医疗质量控制标准，对门诊处方、住院病历书写质量提出了具体要求。是年，全院进行了病历书写质量评比活动。

1993年，设立质控科，质控科为医院医疗质量管理委员会的常设机构，是医院医疗质量管理的核心部门，在医院医疗质量管理委员会的领导下负责组织、实施医院医疗质量管理，督查、评价工作。医院医疗质量管理委员会下设科室医疗质量控制小组，各科室主任及质控员负责本科室质量的具体实施工作。建立院长、职能科室、临床科室质量管理三级查房制度，每月不定期抽查门诊处方、住院病历书写质量及十三项医疗核心制度的执行情况。

1994年，医院建立完善了三级质控网络体系。医疗质量控制管理工作紧紧抓住三个环节，实行三级控制，在基础质量、环节质量、终末质量三个方面，三级质控体系都发挥了应有的作用。

1995年，成立中医病案质控小组，由副院长张德修任组长，负责中医质量控制管理工作。

2001年，为提高中医院整体管理水平，全面加强医疗、护理和医技质量管理，成立了医疗质量管理委员会，副院长张德修任主任，刘叶青、贾玉东、肖慧、王丽、王继平为成员。负责全院医疗质量监督和检查工作。同时，各有关科室相继成立了以科主任、护士长和部分骨干医务人员为主的质量管理小组，形成了院、科质量管理网络体系。

2003年，院内各科室均建立了质控记录本，主要有交接班记录本、上级医师查房记录本、疑难病例讨论记录本、危急重症抢救记录本、死亡病例讨论记录本、医疗质控记录本、业务学习记录本、差错事故记录本等。科室质控员每月协助科主任对科室的医疗控制工作进行及时检查并做好记录，以备质控科检查。质控科环节质量检查及终末质量检查、医院及上级有关部门来院进行检查，均按照卫生部《病历书写基本规范》《山东省医疗护理文书书写规范》和全国病案质量监控委员会《关于住院病历质量评价标准》执行，按照实际检查质量好坏进行打分。

2004年，中医院医疗质量管理委员会调整充实，副院长张德修任主任，韩守峰、王越为副主任，委员会成员增加为20人。(插照片 zhaopian)

2007年，中医院医疗质量管理委员会又进行调整，主任仍为副院长张德修，副主任为医务科主任韩守峰、质控科主任时霄霄，成员有各科室主任组成。各科室设有质控员。

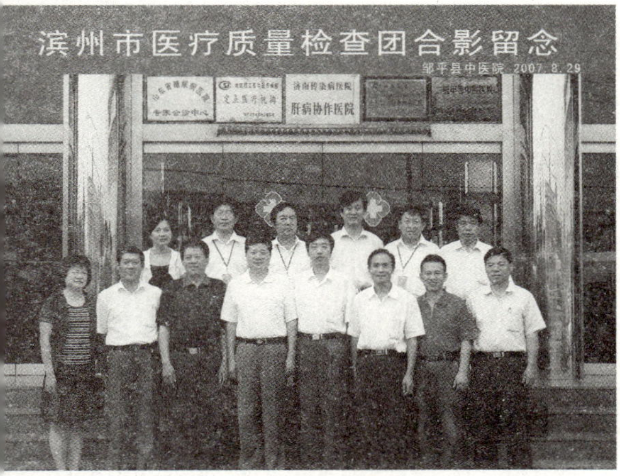

图 11.3.1 滨州市医疗质量检查团来院检查医疗质量控制管理工作

2008年，中医院医疗质量管理委员会调整，副院长宋晨光任主任，医务科主任韩守峰、外一科主任李刚、肿瘤科主任朱旭东为副主任，有关科室主任13人为成员。各科室设立了质控员。质控科制定了临床、医技科室自查自纠月报表，要求临床、医技科室每月上报自查自纠情况。质控科认真贯彻《全国病案委员会住院病历检查评价标准》，加大环节医疗质量和规章制度落实的监控和检查力度，坚持每月下科室检查病历书写情况，当场反馈存在的质量问题。各科室质量控制管理小组明确职责和任务，完善工作制度，将医疗质量检查关口前移，确保了医疗安全和医疗质量。

2010年，根据山东省中医药管理局颁发的《山东省中医病历书写基本规范》(2010年版)，制定了中医院住院病历质控评分表，对有关项目打分细化量化，进一步提高了中医病案的书写质量。同时，调整中医院医疗质量管理委员会，主任由副院长宋晨光担任，副主任为院长助理、医务科主任韩守峰、质控科副科长马淑华，成员有成素珍、周　平、王继平、李秀莲、槐业东、张玉枝、怀居刚、巩瑞红、尹向东、马明宁、王　萍、李　刚(小儿)、张启发、邱　波、李士存、兰希彬组成。下设3个质控管理小组，各科室都设立了质控员。具体为：质控一组为内一科徐飞、李燕，内二科贺瑞兴，内三科崔传峰，小儿科耿爱霞，门诊部成莹莹，针灸科杨金华，急诊室鹿海彬；质控二组为外一科孙超，外二科高晓刚，外三科王松奎，外四科巩瑞红，骨二科孙汉亭，两腺科孙海波，矫形科杜启江，肛肠科张秀兰，妇产科付贞，五官科李强；质控三组为放射科王守沪，检验科刘方达，输血科张成彬，药剂科李玉霞，手术室王旭峰，特检科赵峰。

2012年1月，国家中医药管理局对中医院病案首页进行了修订，县中医院及时组织各临床科室人员进行了系统的学习，整改。从此，住院病案首页的书写一律按修订后的要求书写。8月，中医院创三级甲等中医医院工作进入冲刺阶段，质控科在院长助理韩守峰的带领下，按照“三甲”中医医院的医疗质量、控制标准、具体要求，一项一项具体抓好落实，顺利通过了三甲中医医院的评审验收。

2013年，根据国家卫生部的要求，县中医院由纸质病历全面转换为电子病历系统。为搞好这项工作，医院组织有关人员多次到周边兄弟医院学习参观，吸取借鉴好的经验、做法。电子病历的全面施行，标志着县中医院医疗质量控制管理工作进入了数字化管理和信息化管理的时代，医院的发展发生了质的飞跃。

第四节　医院感染管理

一、机构与人员

1995年10月，中医院成立医院控制感染小组，组长为副院长张德修，副组长贾玉东，张敦序，成员有朱秀荣、马平、赵坤、贾凤华、张崇美、史淑华、杜凤敏、刘恒兰、张霄岳等。医院控制感染小组担负着全院院内感染管理的重要职能，逐步建立健全了医院感染管理的各项规章制度。

1999年10月，医院成立医院感染管理科，王丽任医院感染管理科主任。同时，成立了以王丽为组长，各科室负责人为成员的医院感染管理网络体系。

2000年，主治医师刘德臣调入医院感染管理科工作。

2001年，刘德臣又调离医院感染管理科。

2003年2月，医院感染管理科主任王丽调防保站工作，内科护士长史淑华调入医院感染管理科任主任。

2007年，副主任护师马平调入医院感染管理科，任专职管理人员。刘方达、高清华、李研萍为医院感染管理科兼职检验医师，由刘方达负责组织管理检测工作。至2013年底，机构人员没有变化。

附表 11－4－1　2013 年底医院感染管理科医护人员情况表

姓名	性别	学历	职务	职称	职称晋升时间	在本科工作时间
史淑华	女	本科	主任	副主任护师	2009. 12	2003. 02 ~
马　平	女	中专		副主任护师	2008. 12	2007.　~
高清华	女	本科	兼职	主管技师	2003. 12	2003. 2 ~
李妍萍	女	本科	兼职	检验师	2013. 8	2008.　~

二、感染控制管理

邹平县中医院医院感染管理控制由三级组织进行管理，形成了比较完善的网络体系。

医院感染管理委员会于 1995 年 10 月 6 日成立，初时称院内控制感染小组。2004 年，改称医院感染管理委员会，由院长、分管副院长、医务科主任、感染管理科主任、护理部主任、急救中心主任、手术室主任、供应室护士长、检验室主任、药剂科主任、总务科主任、器械科主任及所有病房科室主任组成。

医院感染管理委员会根据国家和本地区卫生行政部门有关医院感染管理的法规、标准，拟定医院感染控制规划、工作计划。制定医院及各科室医院感染管理的规章制度，并组织实施、监督和评价；负责全院各级各类人员预防、控制医院感染知识与技能的培训、考核；参与药事委员会关于抗感染药物应用的管理，协助拟定合理用药的规章制度，并参与监督措施的落实；开展医院感染管理的专题研究等。县中医院感染管理委员会自成立以来，定期召开感染管理委员会会议，分析现状，对有关医院感染的问题进行讨论，提出对策，确保了医院感染控制工作的实效。县中医院还根据医院感染工作的需要和院内各科室人员的变化，多次调整、充实医院感染管理委员会的组成人员，并根据当地疫情发生的时间及规律，在院内多次成立单项或专业的感染控制领导机构，全面做好各项医院感染控制工作，为保障人民的身体健康和生命安全做出积极贡献。

县中医院感染管理科在院长、分管副院长及医院感染管理委员会的领导下，具体负责医院感染预防与控制。自成立以来，根据卫生部《医院感染管理办法》《医院感染监测规范》《医疗卫生机构医疗废物管理办法》《消毒管理办法》《消毒供应中心管理规范》等要求，结合医院工作实际，根据临床科室工作的特点，制订了一系列的规章制度和技术规范。对有关预防和控制医院感染管理规章制度、技术规范的执行和落实情况进行检查和指导，在消毒隔离工作、手卫生、无菌操作、环境卫生学检测、医疗废物管理等方面每季度进行一次监督、检查和指导。对重点科室、重点部位、重点环节进行每月重点检查、监督和管理。根据省卫生厅的要求定期进行环境卫生学监测，并将监测结果及时反馈给相应科室。还开展了目标性监测，对感染及其高危因素实行监控。利用不同形式对全院职工有计划地进行医院感染知识及技能培训，对新分配、调入职工、实习进修人员进行医院感染知识岗前培训，进一步提高了全院工作人员的医院感染管理知识水平。

近年来，县中医院感染管理科人员分别参加了全国医院感染培训基地——湖南长沙湘雅医院举办的学习班，每年都参加全国及山东省组织的医院感染的学术会议，充实医院内感染管理的基础知识，提高科室整体的业务水平。组织开展医院感染预防与控制方面的科研工作，史淑华在国家级及省级刊物上共发表论文7篇，主编及副主编著作2部，在滨州市评审自然科学成果获二等奖1项、三等奖两项，均为独立完成。在邹平县评审科技成果获二等奖1项，为第一位。马平共发表论文4篇，为独立完成，副主编著作1部，在滨州市科技成果获奖2项。

医院感染管理科刘方达、高清华、李妍萍3名兼职检验医师积极开展环境卫生学监测、消毒灭菌效果监测、医院感染病例监测等多项监测，并定期对监测资料进行登记、汇总、分析，撰写“医院感染监测分析与效果评价”总结，逐渐完善自我监控系统，为制定县中医院的各项控制感染措施提供了科学依据。

科室医院感染管理小组　由各临床科室主任、护士长、各科室兼职监控医师、监控护师组成。是医院感染管理的具体执行者和监控者。县中医院各科室医院感染管理小组自成立后，首先制定科室感染管理小组人员的职责和工作制度、感染控制方案、感染监测制度、医院感染监控计划、科室内培训学习计划、一次性医疗用品使用制度、无菌技术操作原则、紫外线灯消毒使用制度、传染病房消毒隔离制度等，经常检查落实情况，明确责任，确保医院感染控制工作的实施。

2003年抗击非典期间，为做好非典防治工作，各科室严格按照卫生部颁布的标准和要求，制定了防治SARS的消毒隔离制度、医务人员防护措施及工作流程，规范了各种消毒剂的配制及使用方法、传染性非典型肺炎的传染源和疑似传染源的日常消毒方法、医疗垃圾的分类处理等。

消毒灭菌是预防医院感染的一项重要措施，县中医院各科室的医务工作人员十分重视消毒灭菌，树立了严格消毒灭菌观念。依据《医疗机构消毒技术规范》，进入人体组织或无菌器官的医疗用品必须灭菌，接触皮肤黏膜的器具和用品必须消毒，并在进行消毒灭菌前根据物品的性质和实际情况选择消毒方法和消毒剂。注射、针灸、采血针做到一人一用一灭菌，持物钳与加盖容器实行压力蒸汽灭菌，干燥保存。严格病房管理，高危科室区域加强管理，保持室内通风和洁净，每天用紫外线灯照射或空气消毒机进行空气消毒。盛放碘酊、酒精的小瓶或其他消毒容器每周高压灭菌2次，对于连续使用的氧气湿化瓶、雾化器、呼吸机的管道等器材，采取每日消毒，用毕进行终末消毒，干燥保存。采取有效措施严格消毒隔离制度和各项监测管理制度，控制医院感染的发生。

医院所有一次性使用无菌医疗用品，由医院统一集中采购，采购的一次性使用无菌医疗用品，必须从取得省以上药品监督管理部门颁发的《医疗器械生产许可证》《工业产品许可证》《医疗器械生产注册证》和卫生行政部门颁发的卫生许可批件的生产企业或取得《医疗器械经营企业许可证》的经营企业购进的合格产品。进口的一次性导管等无菌医疗用品，应具有国家食品药品监督管理部门颁发的《医疗器械产品注册证》。严禁不合格产品进入医院。用后的一次性医疗用品必须消毒、毁形，并按规定进行无害化处理，禁止重复使用。

加强医院医疗废物管理，各科室对医疗废物都按照规定进行分类包装，严格交接，杜绝非法买卖，由专人运送至医疗废物暂存处。然后用专用车运出医院，交滨州市指定的医疗废物处置单位处置。

第五节　医德医风教育

行业作风建设是构建文明和谐医患关系，创建人民群众满意医院的重要组成部分。县中医院自成立以来，历届领导班子都高度重视医院医德医风建设，加强领导，强化责任，精心组织，强力推进，保证了行风建设深入扎实开展。

1983年，县中医院成立之初，医院就组织广大员工开展讲文明、讲礼貌、讲卫生、讲秩序、讲道德，心灵美、行为美、语言美、环境美，热爱祖国、热爱社会主义、热爱中国共产党的“五讲四美三热爱”活动，参与全国开展的第一个文明礼貌月活动，使“五讲、四美、三热爱”成为全院广大医护人员共同遵守的道德规范。

1985年，中医院制定《文明服务公约》《职工行为规范》，要求广大职工自觉做到文明行医，文明用语，礼貌待患，争当文明职工，争创文明科室。

1987年，院长李明忠被评为县精神文明十佳标兵。

1989年，中医院参与了县委、县政府开展的“升级达标”活动，通过这一活动职工精神面貌发生了很大变化，医德医风建设提高到一个新水平。是年，县中医院被国家卫生部命名为全国卫生文明建设先进集体。

1990年，医院开展“假如我是一个病人”大讨论活动，教育职工换位思考，把病人当亲人，以真情换理解，以奉献赢民心，积极主动为患者排忧解难送温暖。

1992年，中医院以职业道德建设为核心，在职工队伍中开展了“职业思想、职业道德、职业纪律教育”活动。教育职工爱医院、爱岗位、爱病人，推动了医德医风的深入开展。

1994年，中医院开展《满意在邹平、温暖在中医院》和争创“十佳院长、十佳医生、十佳护士”活动。要求广大职工牢固树立“病人、质量、信誉、服务”四个第一观念，立足本职，全心全意为病人服务。

1995年，中医院制定了八项院规，七十条院纪，制定了《礼貌用语》《文明行医十要十不要》《医务人员职业道德基本要求》等规章制度，院长以身作则亲自抓，分管院长靠上抓，科室主任具体抓。全年做到有布置、有检查、有评比。检查考评结果同职务晋升、职称评定、工资奖金等切身利益挂钩，从而收到了良好的教育结果。

1996年，中医院认真学习江泽民总书记倡导的“救死扶伤、忠于职守、爱岗敬业、满腔热情、开拓进取、精益求精、乐于奉献、文明行医”三十二字行业风尚，制定了“廉洁勤政制度”“廉洁行医措施”，深入开展反腐败斗争。加强廉政和行业作风建设，强化职业道德教育，自觉抵制不正之风。从而使干部职工的自我约束力增强，服务意识和医院的整体服务水平有了较大提升。是年，中医院顺利通过了二级甲等中医医院的达标验收。

1997年，中医院认真学习卫生部公布的“以病人为中心，优质服务，树立行业新风”的十条要求和省卫生厅提出的“双十条”，制定了医院抓两个文明建设的年度工作计划和措施，端正服务思想，增强服务意识，改善服务态度，提高服务质量，以信誉、质量赢得社会、病人信赖，以行业新风带动整体效益。是年，中医院顺利通过“爱婴医院”达标验收。

1998年，县中医院开展了“爱心、质量”年活动，以全心全意为患者服务为宗旨，以“病人、服务、质量、信誉”四个第一为原则，全院职工团结一心，医疗工作实现了向“以病人为中心，以质量为核心”的方向转变。

进入21世纪，县中医院以打造文明和谐医院、创建人民满意中医医院为目标，以深化“管理年活动”为主线，坚持“以人为本，民生至上，廉医为重，惠民为先”，在职工队伍中连续开展了一系列思想教育活动，如“三讲”活动，“三个代表”重要思想教育活动，“我为医院添光彩”大讨论活动，“三学一树”活动，“保持共产党员先进性教育”活动，“解放思想大讨论活动”，“20字公民道德规范教育”活动，“八荣八耻”荣辱观教育活动，“诚信、廉医、为民”医德医风教育活动，“爱岗位、献爱心，争做人民健康好卫士”竞赛活动。通过这一系列活动和教育，有力地推进了医德医风建设，促使全院职工树立廉洁为民的高尚医德医风，自觉抵制医药领域商业贿赂的不正之风，有效地缓解了人民群众看病难，看病贵的问题，受到了人民群众的赞扬。2000年，医院被评为“消费者满意单位”。2003年，被评为全省中医工作先进集体。2005年被评为“全省卫生系统廉洁行医树新风”先进单位。

2007年后，县中医院把贯彻科学发展观与加强医德医风教育紧密结合，广泛开展了“讲正气、树新风”“反腐倡廉警示教育”“学习实践科学发展观”“讲党性修养、树良好作风、促进科学发展”等教育活动。中医院采取以会代训、座谈讨论、演讲比赛、知识竞赛等形式，人人签订廉医拒贿赂承诺书，逐人建立医德档案，教育全院医护人员知荣耻，树正气，讲诚信，重操守，拒腐蚀，抗歪风。对医德高尚、医风端正、人民满意的好医生、好护士给予表彰奖励。对违反道德纪律的给予警告教育。广大医护人员增加了压力感、荣誉感和上进心，政治素质大大提高，拒腐防变能力显著增强。

2010年，县中医院先后开展“三好一满意”活动、“创优质服务品牌，树医院良好形象”活动、“擦亮窗口、服务百姓”活动，并将这些活动与创先争优、纠正行业不正之风、治理商业贿赂、文明单位创建和行风评议紧密结合，着力维护群众利益，弘扬良好风尚，解决实际问题，不断提升医疗卫生服务质量和水平，构建和谐医患关系，争创人民满意医院。从而建立起一套科学、完整的医疗卫生管理制度体系，打造一支德艺双馨的卫生专业技术队伍，形成一套彰显县中医院的品牌特色。

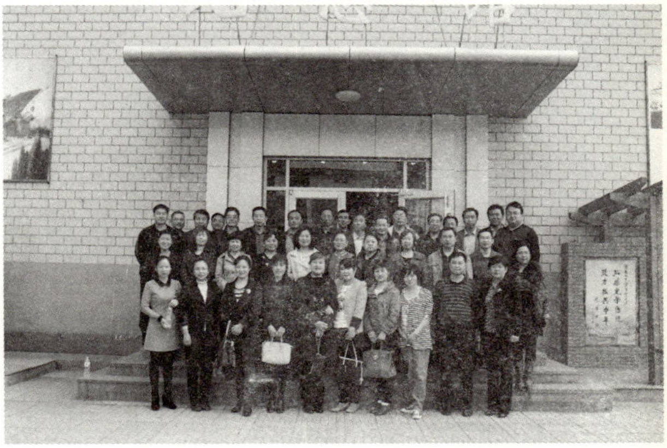

图11.5.1　中医院组织医护人员参观长山中学民族魂纪念馆，接受革命传统教育

2011～2013年，医院先后开展“效能建设年”活动、“内涵建设年”活动、“创建诚信医院”活动、“挂牌亮责践诺”活动、“三好一满意”活动，医院每项活动都制定实施方案，提出具体指标要求，对每个科室实行动态管理，收到了明显的效果。医院连年被评为省、市、县精神文明先进单位。

第六节　创建三级甲等中医医院

医院分级管理，是国家卫生部运用现代化卫生管理理论、根据医院不同功能、不同任务、不同规模，参照其医疗技术状况，医疗质量高、低、医疗设备和科学管理水平，将医院分为不同级别、不同档次的标准化目标管理办法，是医院管理制度的一项重大改革。

邹平县中医院早在1996年就被评定为二级甲等中医医院，多年来，县中医院把争创三级甲等中医院作为奋斗目标，按照《三级中医医院评审标准实施细则》不断加大医疗、人才建设、中药药事、中医护理、文化建设、“治未病”服务、科研教学等方面的工作力度，取得了长足的发展与进步。医院先后被评为全国卫生文明建设先进单位、全省卫生系统先进集体和全省中医工作先进单位。2012年，县中医院正式启动创建三级中医医院工作，并制定了创建三级中医医院实施方案，有计划有步骤的组织实施。

争创三级甲等中医医院，是县中医院发展史上的一个重要里程碑，它既是对历年来治理整顿、事业发展和深化改革的检验，也是对全院干部、职工整体素质的一次测评和考验。县中医院确立了争创三级甲等中医医院的工作目标任务。通过三级中医医院的创建与达标，进一步建立完善医疗科学管理的长效机制，全面规范医疗管理，统筹协调推进学科建设，建立一支医德医风好、中医内涵丰富、技术精湛、服务优良的职工队伍和合理的人才梯队，力争使医院整体实力和技术水平进入省内同级医院前列，促进医院全面、协调、可持续发展。

2012年5月，医院先后召开了院务会及全院创建三级甲等中医医院誓师动员大会，宣讲创建三级中医医院的重要性、必要性、紧迫性。院领导要求全院上下团结一致，紧紧围绕“创三甲，做贡献”这一主题统一思想，群策群力，确保创建目标的实现。与会人员一致表示，坚决拥护医院的决定，发扬团结战斗、敢于拼搏、不怕艰难，勇往直前的精神，决战2012年，确保一举达标。

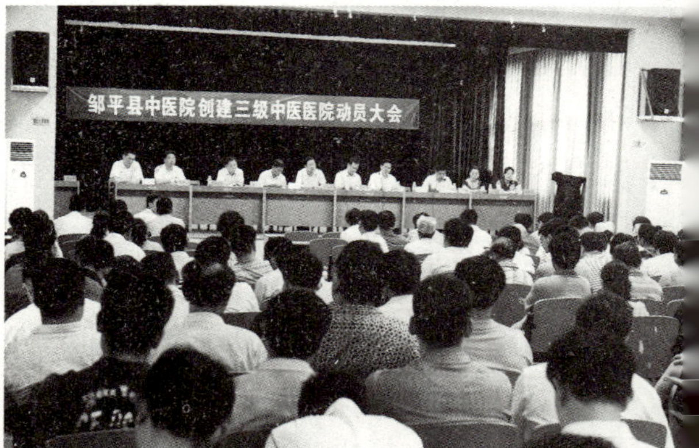

图 11. 6. 1　中医院创建三级中医医院动员大会现场

创三甲工作实行主要领导挂帅，分管领导主抓，职能部门及各科室各负其责的工作责任制。2012 年 5 月，医院成立了由院长宋晨光为组长，孙振杰、朱旭东、房玉忠、赵明义、韩守峰、李刚、贾玉东、时霄霄、张守鹏、成素珍、兰希彬为副组长的创建工作领导小组，全面负责创建三级中医医院工作的领导、组织及指挥、研究部署和决策创建工作的重大事项。还成立了创建工作协调领导小组，作为创建工作的具体组织调度。由院长助理、医务科主任韩守峰任组长，院长助理、办公室主任张守鹏、院长助理、护理部主任贾玉东、医保科副主任杨淑妍为副组长，各科室主任、护士长等 49 人为成员。具体负责创建工作计划和方案的落实。调度全院各科指标完成进度，督导各科材料的完善。同时，还成立了“创建三级中医医院”办公室，杨淑妍任办公室主任，工作人员有张峰、王宗宝、赵燕齐、张璇、刘明卓。创建办在医院创建领导小组的领导下，负责创建三级中医医院的具体工作，制定全院创建实施方案，各阶段工作和工作要求，督促指导创建工作。

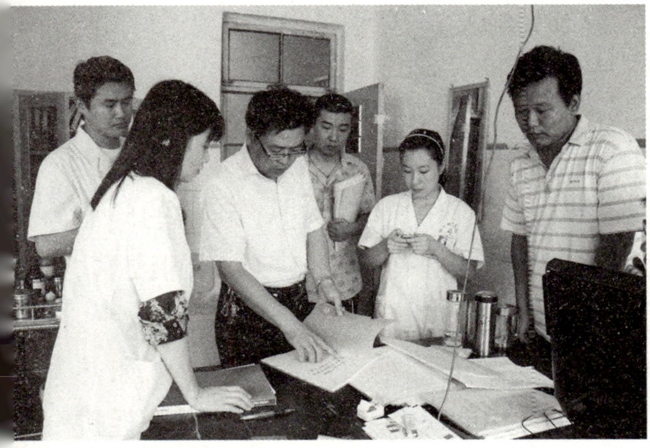

图 11.6.2　创建工作领导小组负责人与创建办到针灸科督促检查落实工作

为使创三甲成为全院的共识，医院团支部亦召开团员青年动员会，号召全体团员青年努力提高自身素质，为创建三甲做贡献。医院办公室、宣传科利用广播、电视、报纸、网站、宣传栏、院报及其他各种形式，向社会广泛宣传“创三甲”的重要意义，争取社会各界及各部门的支持。创建领导小组、创建工作小组及创建工作办公室及时通报创建工作进展情况，交流信息，鼓舞士气。通过广造舆论，增强了全院职工的责任感、紧迫感，创“三甲”、做贡献成为全院核心的思想动力。

根据医院的实际情况，还分别成立了管理、医疗、护理三个片区的创建工作小组，每组由一名院领导牵头负责。各片区创建小组组长召开片区工作人员动员大会，进行层层动员，全面发动，并具体部署实施方案，各阶段工作安排和要求，增强信心，全力投入创建工作。按照《三级中医医院评审标准实施细则》，做好各组创建实施方案，各阶段工作安排和要求，及时进行布置、落实，加大督促指导、检查考核力度，做好资料的收集整理，建册归档工作。

全院各科室在医院创建领导小组的统一部署下，成立科室创建工作小组，在科主任、护士长的具体负责下，各科室认真组织制定创建工作计划，对照《评审标准》，把本科室、本专业要求的全部标准逐项分析，逐条落实，责任到人。各科室、各专业无权放弃任何一个项目的分值。

为使创建工作扎实有效的开展，预防和纠正影响创建工作的各种消极行为和不作为记录，医院制订了《邹平县中医院职工手册》，以制度的形式确保创建工作的顺利进行，做到奖惩分明。

各职能科室组织科室工作人员认真学习《评审标准》，结合本科室管理职能，对照标准逐条落实，做好自身创建工作。按照职能做好分段工作，每月有工作重点，每月有检查考核。同时，进一步规范、完善各类资料，每条标准都有原始资料做支撑，以备连接检查评审。

多年来，县中医院坚持高起点、高标准，增加资金投入，加强硬件、软件建设，努力提高整体服务功能。医院先后购进 50 万元以上设备 30 余台件，100 万元以上设备 20 余台件，包括大型 C 臂、螺旋 CT、核磁共振、电子胃镜、电子肠镜、大型生化分析仪等仪器设备。中医诊疗设备 14 类，58 种 1000 余台件，设备总值 6394 万，使医院的诊疗水平有了雄厚的科技基础。投资 90 万元建设急救中心楼，配备先进的急救医疗设备，开通 120 急救系统，急救水平大大提高。为配合创“三甲”工作，医院多方筹资，整理整修院容院貌，建起了病区之间的花园，栽种了柿树、樱花、雪松等高档花木，增加了院内绿化、硬化面积、为患者和职工提供了一个舒适、安静、优美的就医环境和工作环境。2013 年 9 月，16 层门诊病房综合大楼顺利启用，建筑面积达 3.7 万平方米，设置床位 500 张，环保节能，智能现代，功能完善，极大地改善了就医环境，进一步突显中医药特色优势，搭建起了邹平县中医药事业发展的大平台。

经过全院干部职工的共同努力，2012 年 9 月 7 日，邹平县中医院顺利通过了受国家中医药管理局委托，由江苏省中西医结合医院王小宁院长为组长的评审专家组的评审验收。2013 年 1 月 22 日，山东省卫生厅按照《国家中医药管理局关于同意公布第一批三级中医医院评审结论的通知》，以鲁卫中业务发【2013】1 号文件，公布邹平县中医院为三级甲等中医医院，也是全市唯一、全省仅有 6 家县级医院获此殊荣的中医院。

“创三甲”顺利达标，大大提升了中医院全体干部职工的自豪感、向心力和主动力，县中医院搬进了新建的门诊病房大楼，条件的升级，环境的改善，让中医院大大提升了一个档次和水平。中医院全体干部职工，满怀信心和热情，努力开创医院工作的新局面，促进了中医院在更高层次上的快速发展。

第十二章　护理工作管理

第一节　护理机构与队伍

一、机构设置与沿革

1989年3月，护理部成立，地点设在旧门诊楼三楼，贾玉东任总护士长。

1995年9月，主管护师朱秀荣调入护理部任副主任。

1996年1月，中医院进行卫生改革，从院长到中层科室干部都实行聘任制。所有科室中层领导重新聘任，贾玉东被聘为护理部主任，朱秀荣被聘为护理部副主任。

2002年11月，朱秀荣晋升为副主任护师。

2003年12月，贾玉东晋升为主管护师。

2005年9月，陈艳红任护理部副主任，兼内一科副护士长。

2006年1月，副主任朱秀荣退休。

2007年2月，护理部主任贾玉东被聘任为院长助理，同时仍兼任护理部主任，分管全院的护理工作。6月，陈艳红调出，到外四科任副护士长主持工作。7月，护理部新增干事李晔。

2010年，杜凤敏任护理病案质控科护士长。

2013年9月，王秀娟任护理部副主任，兼外三科护士长。

至2013年底，护理部共有人员2人。贾玉东为院长助理、兼护理部主任，副主任护师，李晔为护理部干事，享受中层副职待遇。

二、护理队伍发展

邹平县中医院的护理队伍是中医院一支不可缺少的重要技术力量。她们以真诚的爱心，热情的服务，配合医疗，做好病患者的健康护理，奉献出了自己的青春和汗水。这支队伍随着中医院的发展，经历了一个从少到多、从弱到强的持续发展过程。

1983年，中医院建院时，全院有护理人员10人。大都是从城关卫生院转过来的，除去个别护士是从中专卫校毕业的，很多是没有经过专业培训的护理员。经过1984年机构改革，至1985

年，护理人员增至 19 人。

1987 年，全院共有护理人员 27 人。其中，护师 4 人，护士 23 人。

1989 年，护理人员增至 36 人。

1996 年，随着医院诊疗水平的提高，科室的不断划分，住院业务量的扩大，中医院建了第一病房楼，并投入使用。护理人员增加到 55 人。

2004 年 1 月，第二病房楼启用，护理人员达到 122 人。

2005 年以后，随着卫生事业的不断发展，医院规模和病房的扩大，护理人员的需用量也显著增加。是年底，护理人员达到 135 人。

2006 年，护理人员的数量增加到 143 人。

2010 年，全院护理人员的数量增加到 222 人。与此相适应的是，护理人员的学历构成也显著提高，许多大学本科、高等专科学历的护理专业毕业生，相继进入中医院。原先工作的低学历护士也通过函授自学，获得了高级学历证书，大大提升了医院护理队伍的素质。

2011 年后，医院实施“创三甲”医院，按照“三甲”医院病房护理人员构成要求，连续两年增加护士配备。是年达到 256 人。

2012 年，全院护理人员总数达到了 289 人。

2013 年底，护理人员 299 人，其中：本科学历 74 人，专科学历 181 人，中专学历 44 人；副主任护师 8 人，主管护师 57 人，护师 95 人，护士 139 人。

表 12－1－1　　邹平县中医院 1983～2013 年护理人员素质情况表

项目 年份	人员合计	学历			职称				
		本科	专科	中专	主任护师	副主任护师	主管护师	护师	护士
1983	10			2					10
1984	14			9				1	13
1985	19		1	14				3	16
1986	22		1	16				4	18
1987	27		1	20				4	23
1988	30		1	22				4	26
1989	36		1	21				4	32
1990	36		1	21				5	31
1991	37		1	24				7	30
1992	47		1	25				7	40
1993	47		1	33			1	20	26
1994	46		1	34			1	20	25
1995	48		2	39				22	26
1996	55		4	53				26	29
1997	62		4	42			5	28	29
1998	71		5	72			9	35	28

项目 年份	人员 合　计	学　　历			职　　称				
		本科	专科	中专	主任护师	副主任护师	主管护师	护师	护士
1999	76		5	63			10	39	27
2000	79		5	62			11	40	28
2001	84		5	71			14	39	31
2002	100		6	69		1	16	36	47
2003	109		13	84		1	18	42	45
2004	122	3	19	99		2	20	45	55
2005	135	3	25	107		2	21	49	63
2006	143	13	45	95		2	46	35	60
2007	153	18	58	77		2	51	33	67
2008	173	28	70	75		3	52	38	80
2009	184	39	73	72		3	61	44	76
2010	222	48	102	72		3	66	49	104
2011	256	55	152	49		5	65	61	125
2012	289	62	176	51		8	62	82	137
2013	299	74	181	44		8	57	95	139

表 12－1－2　　邹平县中医院历年护理人员增减情况一览表

年　份	增加人员	退　休	调　离
1983 年	马　平　王淑珍　肖　慧　卢红霞　李红星　燕红芹　朱凤云 石　昭　柳玉荣　高秀珍		
1984 年	王　丽　李文萍　高　娟　李红菱　林桂美		石　昭
1985 年	贾玉东　史淑华　张秀兰　王　莉　刘恒兰		
1986 年	田维娜　杜凤敏　刘俊华　张晓莹		林桂美
1987 年	张丽萍　张崇美　孟　华　贾凤华　张国碧　刘秀丽 贾　静		高　娟 朱凤云
1988 年	李　莉　王凤英　张艳云　张立芹		孟　华
1989 年	张爱芹　孙　虹　王旭峰　王秀兰　孙秀云　王　荣		
1990 年	朱秀荣　马秀娥	王淑珍	柳玉荣
1991 年	霍红霞　吴桂云		李红菱
1992 年	韩惠青　赵秀梅　赵桂华　田　燕　郝素双　卢　玲 杨　涛　徐　滨　牛继兰　景　春		
1993 年	成　莹　王　霞　钟彬彬　李秀东　张艳芬	孙秀云　王秀兰 牛继兰	郝素双 张晓莹
1994 年		景　春	
1995 年	赵冬玲　赵月霞　付小芳	高秀珍	
1996 年	刘风芹　陈艳红　王秀娟　宋玉玲　韩贵玉　霍建美　高春花 张　红（妇）		贾　静

年份	增加人员	退休	调离
1997 年	丁红 刘琳 刘文静 范秀芳 孟朝霞 李淑娟 吕翠荣		
1998 年	杨苗 王静 崔艳青 马宁宁 李俊华 王艳芬 成莹莹 孙红 王秀玲		
1999 年	孙红英 袁立娟 耿淑青 徐立玲 王健明 李剑	张国碧	
2000 年	张金花 毛霞 张美庆		
2001 年	孙娜 孙金霞 孙丽莉 刘红霞 崔双燕		
2002 年	张文慧 由冉 马小青 王娟 王玲 王坤 宋连美 宋晓岳 韩慧 焦娜 颜华 赵娜 张淑英 刘淑萍 刘小翠 孟桂霞		
2003 年	高欣 熊华荣 曾莉 王娜 刘斐 邢淑芳 张慧 赵林林 田萍萍		
2004 年	郭盈 李娜娜 刘雪莲 丁毅 郑丽丽 刘洁 赵晓丽 柴小燕 孙慧 张娜 纪艳凤 张爱玲 张立红		
2005 年	王萍 王杰 王丛丛 潘学 巩迎春 赵娜 张亚男 杨璇 杨莺 孙巧霞 刘春兰 马薇 张红（儿） 张苑 宋德娟	朱秀荣	张立红
2006 年	刘丹 张红霞 赵莎莎 高俊华 王宝玉 马旭 王连萍 魏少玲 王冬梅 刘燕霞	贾凤华 卢玲	
2007 年	韩玉婵 董婷 霍夏 潘虹 成方媛 李晔 张会君 李军 刘洁 赵松啸 张燕 赵爱华	徐立玲	张苑
2008 年	王慧宁 韩彬 孙宏升 孙文静 李群 韩增卉 刘洋 李聪聪 王群 刘莹莹 荆会 孙学峰 赵晓伟 李娜 张娜 赵淑红 宋汶 王莎 徐慧 王秀桂		
2009 年	陈颖颖 刘林 周亚男 牛海燕 成丹丹 宋甜甜 朱晓琳 李菲菲 康娜娜 李丽萍 张晓悦 夏金枝 张帅帅	王荣	宋德娟
2010 年	刘倩 王海燕 霍明杰 王海燕 苑洪秀 宫延慧 王超群 宋冉冉 郭磊磊 赵巾萱 李公芹 安莎莎 张斌 田乐 曹丽 裴伟 李宸 田欣 纪学敏 董雪玲 谢丽娜 成程 薛妍妍 李亚南 赵海燕 董婷婷 毕银娣 展昭云 卢静 曲晓明 孙丹丹 朱冬梅 王翠萍 刘晓鸥 刘文龙 孙淑民 侯世明 杨倩倩		

年　份	增加人员	退　休	调　离
2011 年	崔海燕　李　伟　宋云侠　刘春燕　宋理慧　葛素纬 刘　硕　刘琳琳　李　迪　贾文凤　崔丽群　路时梅 李春月　张晓林　张亚楠　尹　萌　翟潞潞　毛慧侠 成丹丹　田　甜　刘亚萍　杜　潇　孙萌萌　成　环 孙　琼　王　娇　孙丛丛　唐娅涵　刘文钊　田越群 王亚菲　张　静　崔子叶　殷赛男　潘梦莹　李　莲 周蒙蒙　张明慧　王　会　王晓霞　刘　静　王　倩	李洪星 李文萍 刘秀丽 刘恒兰 刘俊华	孙淑民 侯世明 张帅帅
2012 年	耿　雪　许思佳　刘　栋　王田源　成文姝　霍慧学 贾梦婷　杨萌萌　张彩霞　孙春蕾　张　曼　黄敬煜 曹　芳　刘　莎　孙艺伟　孙明翔　仇卫卫　张　晓 张灵芝　杨潇利　宋景艳　曲　宁　李亚男　魏　茜 张元琳　霍　莉　牛蒙蒙　杨珊珊　芦文静　宋延凯 赵文静　谢延峰　赵冬梅　王佳欣　于　楠　宋　健	王　莉　徐　滨 田　燕	
2013 年	田　丽　雷克秀　黄亚琦　张玲玲　徐贝贝　王招弟 孙鲁梦　高　丽　张羡路　曹曙新　张　霞　郭倩倩 张小玉　刘晓晴　唐甜甜　王春梅　王千千	燕红芹　王秀玲 王健明	夏金枝 宋　健 于　楠 杨倩倩

第二节　护理业务管理

护理部是医院综合管理的重要部门，是在院长和分管副院长的直接领导下，全面负责医院的护理管理工作，制定全院的护理工作管理计划，并认真组织实施；建立健全各项护理管理制度、护理人员岗位责任制度，督促护理人员严格遵守；执行各项操作规程，抓好护理质量管理，促进护理水平和护理质量的提高，保证医院医疗护理工作正常运行。

1989 年，设立护理部后，时值中医院正在开展争创“山东省重点中医院”的活动，护理部按照活动要求，对病房管理按照标准化、科学化、规范化、程序化进行了规范，顺利通过了省重点中医院的检查验收。并以此为契机，全面提高医院护理人员的护理水平，增加了护理人员的考核力度，将每年各两次的中、西医 24 项护理操作技术和护理理论知识的考核作为常规考核内容。11 月，护理部组织带领中医院护理人员参加县卫生局组织的“护理技术比武”活动。

1991 年 5 月，护理部组织护理人员参加了卫生局举办的庆祝“5·12”护士节演讲会。是年，组织参加了全区护理文书评比，并荣获全地区第一名的好成绩。

1992年3月，滨州地区卫生局出台了《中医护理工作“八五”计划》，提出抓好中医临床护理，利用各种形式、多层次、多渠道培养中医护理人才，积极开展中医护理学术活动和科学研究，突出中医护理特色，全面提高护理队伍的素质和专业水平。护理部按照计划的要求，组织广大护理人员积极开展“双学双创”和“四个一”活动。配合团支部，组织团员青年利用集日进行宣传，义务为群众查体诊病，利用黑板报向群众宣传医学知识，组织护理人员参加知识竞赛和业务比赛，大大激发了护理人员敬业爱岗的工作热情。

1993年，中医院着手准备实施医院分级管理，组织科主任、护士长到博兴县中医院参观学习。护理部根据分级管理的要求，建立了各项护理工作制度，护士岗位职责和各项技术操作规程。

1994年，医院开展“四有”（有理想、有道德、有文化、有纪律）教育，结合《满意在邹平，温暖在中医院》，积极争创“十佳院长、十佳医生、十佳护士”活动。护理部组织广大护理人员，开展“假如我是病人”的大讨论，使护理人员树立了“病人、质量、信誉、服务”四个第一的观念，护理质量得到了显著提高。同时，配合团支部，组织护理人员开展“送温暖”活动。到敬老院、干休所、学校、大集义务查体、诊病，护理指导60多人次。“八一”建军节期间，组织护理人员到部队为战士拆洗被褥，并组织军民文艺联欢会。

1995年8月，实行综合目标管理责任制，实行全员、全面、全方位质量管理。护理部制定了详细的考核目标，量化标准，严格督查，将质量管理落到实处。是年为“二甲”达标的关键年，护理部按照二级甲等医院评审标准制定、调整岗位职责6项，规章制度10种，并完善各项技术操作规程。

1996年，按照二级医院护理管理标准，实行分管院长领导下的护理部主任负责制。护理工作的核心逐渐从以疾病为中心的功能制护理向以病人为中心的整体护理过度。是年，护理工作以高分顺利通过“二甲”评审。

1997年，为贯彻落实卫生工作“以病人为中心，以质量为核心”的管理目标，护理部从细微处入手，制定“护士素质要素”“护士工作纪律”“护理工作制度”，在全院推行整体护理。是年，妇产科护理人员争创“爱婴医院”，并通过达标验收。

1998年，护理部以“爱心、质量”年活动为契机，强化护理人员为病人服务意识，要求护理人员要做到微笑服务在脸上，文明用语在嘴上，操作求精在手上，动作勤快在腿上。同时，举办以“爱心、质量”主题的演讲会，并选出1名护士参加县卫生局的巡回演讲。

1999年，成立护理质量检查领导

小组并制定了《护理考核细则》。5 月，组织全院庆祝“5·12”护士节文艺晚会。

2000 年，中医院改革护理模式，实行病人入院宣教制度，通过护士口头宣讲和亲身示范，让病人及家属了解入院须知，周围情况，积极配合治疗，营造爱心护理文化氛围。

2001 年，护理部紧紧围绕医院的工作中心，集中精力大抓优质服务，组织开展服务质量月活动。护理部还经常深入病房督导，发现问题当面和护士长讲明，立即改进。

2002 年，护理部认真学习《医疗事故处理条例》，明确护理文书书写的意义，严格按照省卫生厅护理文书书写规范要求，规范护理记录的书写格式。制定了新的护理表格，补充了危重、一般、手术病人的护理记录，设计了长期医嘱执行签字单，将护理记录归档管理，使护理记录完整、客观，以达到标准要求，全院护理文书进一步统一化、规范化、标准化。4 月，护理部配合中医院开展争创“双十佳”（十佳服务标兵、十佳爱岗敬业标兵）优质服务竞赛和评选“优质服务明星”活动，鼓励全院护理人员积极参加。10 月，护理部组织“天使在我身边”演讲会。

2003 年，面对突如其来的“非典”疫情，全院医护人员忠于职守，任劳任怨。接到命令后，护理部第一时间挑选精兵强将，跟随医院医疗小分队赶赴高速路服务区为来往路人测量体温，战斗在抗击非典第一线。急救中心建立了隔离病房，随时待命。

2004 年 5 月，护理部组织举办大型庆祝“5·12”护士节暨中医院建院 20 周年文艺晚会。

2005 年，护理部多次派人到省城大医院进行礼仪、形象的系统培训。5 月护士节期间，从滨医护校聘请 2 名老师对全院护士进行了礼仪培训，并分别进行护理规范的礼仪训练。组织参加县卫生局举办的庆“5·12”护士节“爱在我心中”演讲会。刘红霞、崔双燕获得一等奖。

2006 年，护理部制定人性化护理考核标准，其基本内容包括：护患沟通规范化、礼仪服务规范化、温馨服务规范化。将护士外塑形象和内练修养相结合，让患者在护理人员的语言和行为中，感受到医院服务的优质与温馨。是年，在全县十佳医护人员评比中，刘恒兰、张崇美被评为邹平县十佳护士。

2007 年，护理部改革护理管理模式，将护理质量管理模式由以往的风险管理、危机管理转向问题管理模式。医院成立护理质量风险管理小组，建立了预警机制，实行二级质控。护士每天对所分管的工作进行自查和督查，护士长每周将发现的问题进行分析，在科室周会上通报，科内预警，每月上报护理部。护理部将全院的护理质量问题在护士长例会上进行讨论分析，提出解决办法，反馈到各病区，达到在全院预警的目的。护理部转变质控理念，实行人本管理。检查形式以督导为主，采取多沟通、多交流的方法，对工作中出现的“小”问题，变“扣罚”为“警示”。同时，转变考核方法，增强督查效果。将定期工作质量检查转向不定期检查，改变以往科室突击准备应付检查的现象，提高了质量检查的实效性。6 月，中医院开展“创建百姓满意医院，争当优质服务标兵”活动，护理部认真贯彻并组织实施，建立健全护理服务体系和优质服务措施，提升服务质量。要求护理人员文明用语，仪表端庄，挂牌上岗，约束护理人员的服务行为。实施限时服务、选择性服务和无缝隙服务，组织优质服务“流动红旗”评选活动。

2008 年，护理部完善护理质量考核标准，在强化护理工作“三基”（基本理论、基本知识、基本技术）“三严”（严格要求、严谨态度、严肃作风）基础上开展岗位技术练兵，规范护理文书书写，深化人性化服务理念，加强专科培训。并结合全县开展的争创“优质服务示范窗口”活动，评选出 10 名“十佳护士”：孟桂霞、张立芹、范秀芳、韩惠青、马薇、耿淑青、宋德娟、霍红霞、成莹、孟朝霞。

2009 年，医院开展“双考双提”活动，护理部组织了《五十项护理操作技术标准》的理论知识考试，组织两年内上岗的护理人员进行《基础护理学》的理论考核，举办“和谐、贴心、关爱、健康”的主题讲演，还举办了急救知识的业务学习。是年，先后流行手足口病、甲流感两大疫情，在院长的统一领导下，护理部积极合理抽调护士，成立手足口病房和甲流感病房，对有关人员进行专业知识的培训。加强甲型 H1N1 流感与手足口病防控工作的督促检查，以确保甲型 H1N1 流感与手足口病各项防控措施的落实。严格按照《预检分诊管理办法》要求，切实做好门（急）诊就诊病人的预检分诊工作，进一步细化转运、防护和隔离流程，增强自我防护意识。

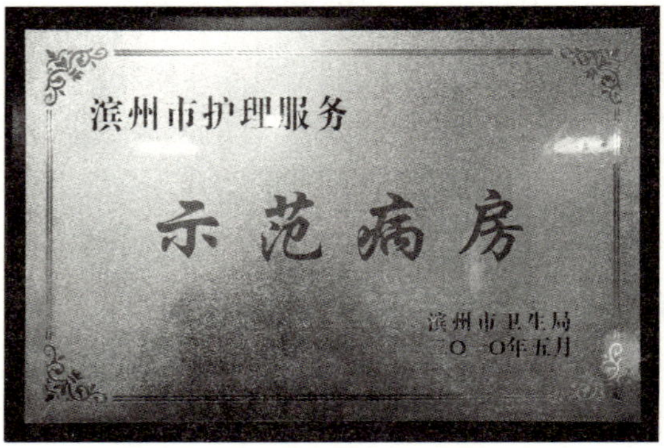

图 12.2.1　外四科荣获滨州市优质护理服务示范病房

2010 年，护理部细化护理质量检查标准，把特殊区域作为单独检查项目，制定手术室护理工作质量考核标准和供应室护理工作质量考核标准。3 月，市卫生局开展创建滨州市护理服务示范病房活动，护理部通过宣传发动，制定活动实施方案，开展“优质护理服务”培训学习，分批、分层次组织全员培训。采取到上级医院参观学习，参加省级培训班，院内讲课，传阅文件资料等各种方式，确保优质护理工作深入人心。以优质服务质量最好的外四科作为“优质护理服务示范试点病房”，组织全员培训（包括服务理念、基础护理操作、护理礼仪等等），加强临床护理管理和开展改善服务新措施。5月，外四科被市卫生局授予“优质护理服务示范病房”光荣称号。开展“优质护理服务示范病房”活动，加强了临床护理工作，改善临床护理服务，基础护理落实到位，加深了护患关系，提高了患者满意度。10月，护理部根据“双提一百”（提高服务质量、提升服务水平，百日无差错）活动要求制定相应措施，严格检查，与此同时，还开展了住院病人的健康教育。在此活动中，王秀娟、陈艳红荣获全县卫生系统“十佳护士”称号，张崇美、宋玉玲、卢红霞、张淑英、李秀东被评为优秀护士。

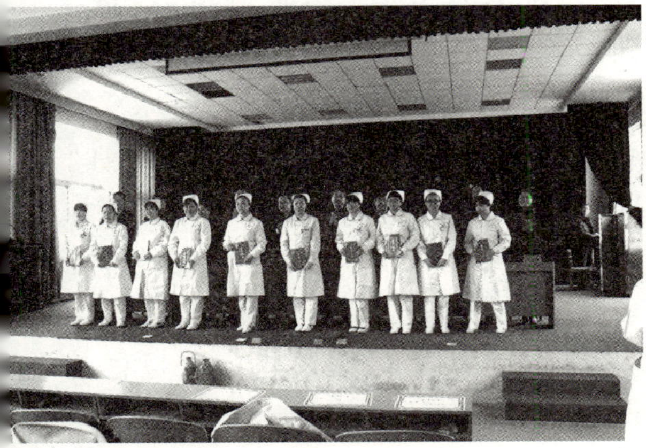

图12.2.2　庆祝“5·12”护士节，表彰先进护理人员

2011年3月，护理部落实滨卫医发〔2011〕3号文件精神，确定外三科为中医院第二批“优质护理服务示范病房”，按照《医院实施优质护理服务工作标准（试行）》，结合中医院的实际，深化优质服务内涵，积极创造条件，加强一线护理力量的配置，加强了服务质量和绩效考核的力度。7～9月，利用3个月时间，开展了“创优质服务品牌，树医院良好形象”的活动，聘请专业老师，全员培训服务语言、服务礼仪。筹备组织主题演讲比赛，护士丁红、韩彬、张宁获得一等奖。

5月，二级中医医院检查评估专家对中医院进行检查督导，护理部分别召开护士长和全院护士动员大会，并通过业余时间为各科培养了3～5名中医操作能手，95%的护士掌握了中医理论，顺利通过专家的评估。“5·12”护士节，陈艳红被评为市“百佳护士”，王秀娟、陈艳红被评为县“十佳护士”，张崇美、卢红霞、张淑英、李秀东、宋玉玲被评为县“优秀护士”。7月中旬，在全市中医护理岗位技能竞赛中，通过中医理论和中医技能两轮角逐，刘红霞、李剑、孟桂霞分获第一、第二、第八名和团体总分第一名的好成绩。9月，代表全市参加全省中医护理岗位技能比赛。

2012年，护理部根据《中医护理工作指南》和《三级中医医院评审细则》的要求，重新修订了护理工作制度、工作职责、护理应急预案及护理工作流程，完善了重点环节护理管理程序及应急流程，如压疮防范管理制度、压疮认定与报告制度、防范住院患者跌倒制度及各类导管防脱落制度、腕带识别制度等，并将以上内容编写成书，做到人手一册。重新制定了符合医院实际情况的新标准，包括中医院中医特色护理质量检查标准、责任制整体护理质量评价标准、护理核心制度落实考核标准、护理文书护理质量检查标准、护士长工作质量检查标准、消毒隔离质量检查标准、重症医学科护理质量检查标准、手术室护理质量考核标准、急诊室护理质量考核标准、供应室护理质量检查标准、透析护理质量考核标准、介入室护理质量考核标准。建立护理质量二级质控，完善细化了质控组职责、质控内容、质量标准及考核办法，每月由质控组对全院护理质量进行检查，及时上报护理部，护理部汇总并在护士长例会上进行讨论，共同分析原因，提出整改措施，不断完善和调整护理质量管理方法。坚持每周护士长夜查房，认真落实“护理不良事件上报制度”，护理部进行季度汇总，在护士长例会上进行讨论分析，以做到及时修改工作流程及相关制度，保证护理安全。重新制定中医护理常规和技术操作规程。护理部每季度进行三项操作的抽考考核，其中中医一项，西医两项，抽考范围为 N1、N2、N3 级护士，有计划地组织全院中西医护理技术操作竞赛。每月对科室内优势病种中医护理常规进行提问，每年进行全院中西理论考核各 1 次，不断强化护理人员的技术水平和专业知识水平。通过不间断的质量考核与监控，保证护理质量的持续改进与提升。

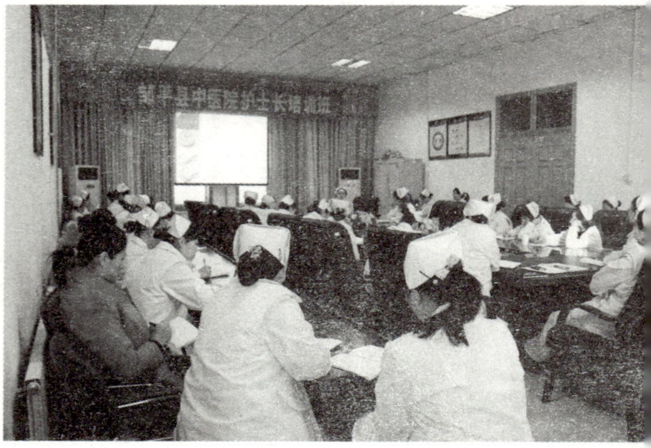

图 12.2.3　中医院护士长培训班会场

为充分发挥中医药在护理中的优势和作用，全面提升全院护理人员的中医护理技术水平和应用能力，加强护理人员“西学中”的培训工作，护理部根据计划制定了 2012 年分层次护士课程安排表，聘请临床资历较深的中医医师、护士长为授课教师。根据培训进度，不同层次的护士参加不同内容的培训，半年一考核，人人过关，通过率达 95%。中医护理技术培训针对临床常用八项操作进行，4 月和 5 月分别培训 4 项，首先是护士长、带教老师和护理骨干，再者是全院护士进行分层次培训。培训后，通过护理部考核，合格率达 90% 以上。为更好地实施中医特色护理，护理部先后组织护士长到省中医院、淄博市中医院、烟台市中医院、章丘市中医院 4 家中医院参观学习。9 月份开始，先后派出 4 名护士长参加省中医药管理局组织的中医药知识技能培训。骨伤科、五官肛肠科、外二科、脑病科、脾胃科为第三批优质护理服务病房。为了进一步深化“优质护理服务”工作内涵，提升服务水平，特邀省优质护理示范医院千佛山医院赵军燕护士长来医院授课，介绍先进经验，以加深临床一线护士对优质护理服务的理解。

护理部按山东省护理服务质量评价标准，进一步规范接待新病人的护理服务标准。新病人入院后，主班护士立刻热情接待，责任护士在10分钟之内、护士长在30分钟之内到病人床前与病人或家属见面，做自我介绍或环境的介绍，护士长在新病人入院第一时间与病人或家属接触，消除新病人的陌生感，满足病人被尊重和被重视的心理需求。在全院范围内开展“明星护士”评选活动，相关医、护、患多方参与，通过住院病人满意度调查表、医护推选、护理部考核等方式进行严格的量化考核，严把明星护士准入关，并实行动态管理，每季度综合考核评选一次，评选出的“明星护士”颁发“明星标牌”。首届明星护士为王宝玉、张慧、纪艳凤、孟桂霞、田萍萍、柴小燕、徐慧、韩惠青、孙学锋、李剑、由冉、张燕、吕翠荣、李淑娟、崔艳青。明星护士的评选极大地调动了临床一线护理人员工作积极性，融洽了护患关系，病人对护理工作的满意度大大提高。“5·12”护士节中医院李秀东被评为市“百佳护士”，记三等功；王秀娟、李秀东、张淑英、陈艳红、宋玉玲、马薇、张丽萍、孙虹、钟彬彬、刘红霞、赵秀梅、赵月霞、刘琳被评为县“优秀护士”。

9月，国家中医医院等级评审专家组到中医院进行“三甲”评审。护理专家通过查、问、访、看，对中医护理工作、患者安全、护理质量管理三大方面进行了检查。在检查过程中护理专家们对中医院护理工作给予了高度的评价，指出护理团队建设好，中医特色突出，护理部制度健全，管理规范，护理安全管理体系完善，优质护理服务活动开展时效显著。圆满通过了三级甲等中医院护理评审工作。

2013年护理部根据“三甲”医院的标准，修改并制定了ICU护理质量检查标准，整合中医特色护理质量检查标准和护理核心制度落实考核标准，制定新的中医特色护理质量检查标准。深化病房责任制工作模式。修订各岗位各班护士资质能力要求及工作职责，指导科室根据护士层级、能力合理分组，将危重患者分配给年资高、能力强的护士负责，体现能级对应。

以“发挥中医药特色优势，全心全意为人民服务”为宗旨，《中医医院中医护理工作指南》为指导，在全院各科室开展“优质护理服务”活动，按照《中医护理常规、技术操作规程》要求，积极开展辨证施护和中医特色专科护理，加强中医护理在老年病、慢性病防治和养生康复中的作用，提供具有中医药特色的康复和健康指导；注重中医药技术在护理工作中的应用，积极开展中医护理技术操作。“5·12”护士节，王秀娟被评为市“优秀护士”，宋玉玲、王秀娟、李秀东、张淑英、陈艳红、成莹、马薇、韩惠青、张丽萍、钟彬彬、刘红霞、赵秀梅被评为县“优秀护士”。

9月，新门诊病房大楼启用。搬迁前期，护理部多次召开护士长会议，就搬迁科室前期准备、转运途中患者安全管理、标识管理、人员管理等均作了统一部署，尤其对患者的搬运、护送、交接、后续治疗护理等重点环节进行重点安排。同时面临着两个新建科室、两个科室合二为一、一个科室一分为二、科室床位增加等多种问题，护理部根据各临床科室的实际工作需要进行了人力调整，要求护士长搬入新大楼后安排人员每日上报实际住院人数，以便对各科室护理人员进行适时流动，实行护理部人力资源的动态管理。新大楼启用后，护理部细致地与各科室的护士长、护士们沟通。不定期深入病房，督查检查科室护理工作是否到位，病人的治疗与护理是否及时有效实施，发现问题及时处理。让每个科室的护理工作步入正轨，工作有序开展。

图 12－2－1　中医院护理管理体系

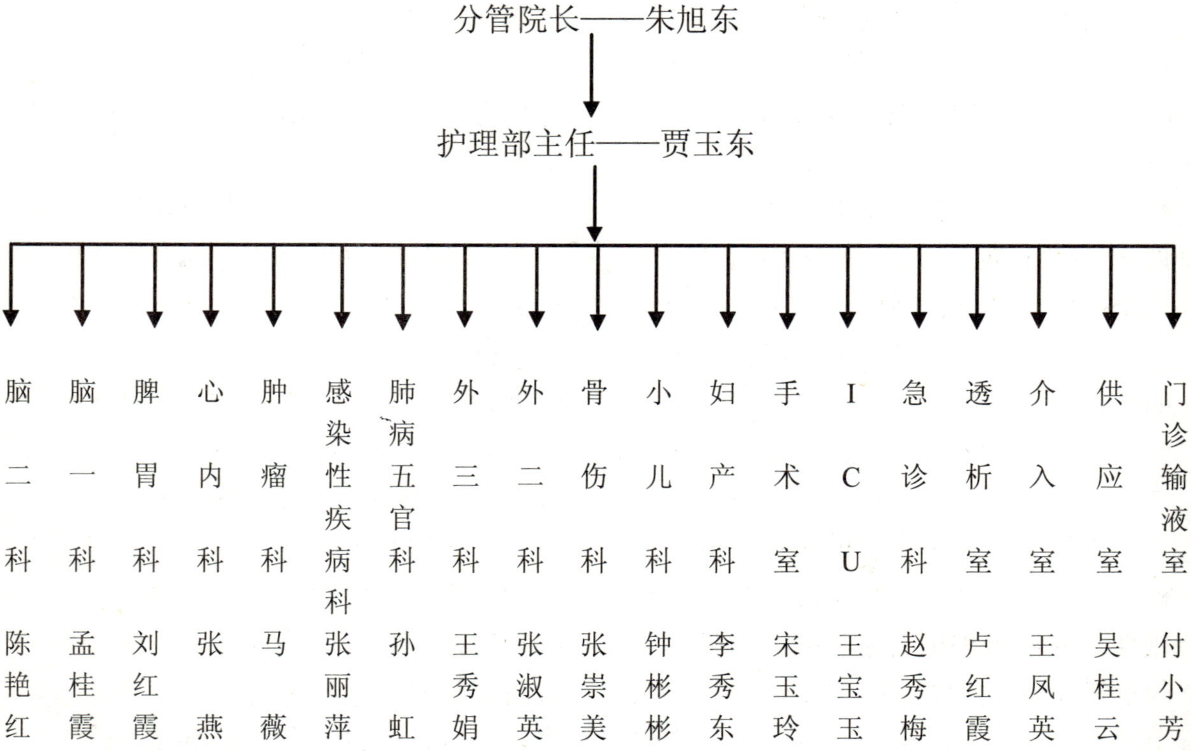

图 12-2-2　护理质控小组

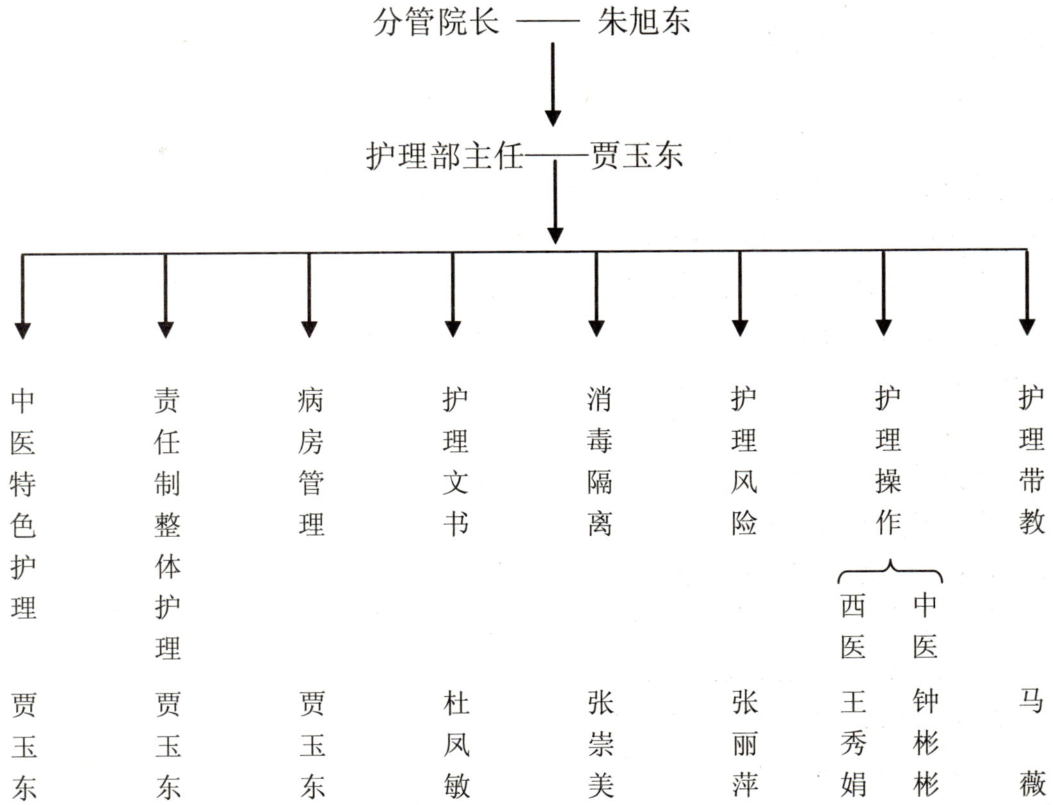

第三节　护理技术教育与培训

一、院外进修学习

根据医院坚持长期智力投资，实施人才培养战略，护理部重视对护士长和护理骨干的培养，有计划地选派业务能力强，认真负责的护理骨干外出进修学习。1992 年至 2013 年，先后选派 40 余人次分别到北京、济南、滨州、淄博等国内知名医院进修。多次组织护士长到安徽、济南、烟台、诸城、日照、临沂等省市参观学习，短期培训，拓展他们的视野，以便及时跟踪国内护理方面学术动态，掌握新知识、新技术，为医院注入先进的护理管理理念，推动医院护理理论和技术创新。

1992 年 7 月，护士卢红霞参加了 3 个月的“中医内科护理学习班”。

1993年7月，护士马秀娥参加了3个月的“中医内科护理学习班”。

1995年5月，马平到“148医院”手术室进修6个月。

1997年，为开展整体化护理，分管院长张德修和护理部主任贾玉东参加了在大连举办的“全国整体护理学习班”。护理部组织病房护士长到滨医附院参加为期15天的培训学习。

1999年1月，护士付小芳到山东省立医院进修学习12个月。6月，组织病房护士长到济南市三院参观学习“整体护理”模式病房15天。

2000年，选派宋玉玲、陈艳红赴山东医科大学附属医院进修心内科、ICU6个月，选派王秀娟、赵秀梅赴齐鲁医院分别进修胸外科、神经外科6个月。6月，张立芹、张爱芹、张丽萍到滨医附院手术室学习3个月。

2001年10月，选派范秀芳、刘玉敏、刘琳到齐鲁医院ICU进修学习6个月。11月，派张艳芬、付小芳到泰安医学院进修学习1个月。

2002年3月，派孙红、霍红霞到滨医附院儿科进修6个月。9月，派崔双燕、赵月霞到滨医附院学习3个月，卢红霞到山东省千佛山医院进修血液透析技术3个月。

2003年，钟彬彬在济南市传染病医院进修传染病护理3个月。组织部分护士长到诸城市中医院、日照市中医院参观学习。

2004年，组织全体护士长到烟台毓璜顶医院、莒县人民医院参观学习。

2006年，钟彬彬在淄博妇幼保健医院儿科进修6个月。3月，杜凤敏参加山东省护理学会组织的“首届护士长角色定位与有效管理高级研讨会”。

2007年，选派纪艳凤赴济南军区总医院胸外科进修6个月。9月，杜凤敏参加滨州市护理学会组织的“现代护理质量安全与创新服务专题研讨会”。

2009年11月，选派刘红霞到滨医附院肿瘤科进修外周深静脉置管术2个月，柴小燕到天津市肿瘤医院两腺外科进修学习6个月。7月，刘琳参加全省组织的“白内障晶体植入术护理”培训。

2010年，选派韩贵玉、由冉赴北京儿童医院NICU进修6个月，韩玉婵、王连萍赴北京积水潭医院烧伤整形科进修6个月，王霞在济南军区总医院进修血液净化护理专业3个月。5月，卢红霞、赵冬玲参加山东省血液透析质量控制和病例信息登记工作培训班。

2011年，护理部组织全体护士长到千佛山医院进行了为期两天的“优质护理服务”学习。范秀芳在山东省齐鲁医院进修ICU6个月。赵冬玲在山东省立医院进修血液净化护理3个月。

2012年3月，卢红霞参加全国医院重点科室感染控制与医护质量管理研讨会。4月，杨苗参加山东省重症护理专业护士培训班。是年，选派李俊华到泰安中医院肝病治疗中心进修3个月，成方媛、王萍到山东省立医院进修 ICU 3 个月，路时梅、张会君到滨州医学院附属医院进修新生儿重症监护室 3 个月。9 月，先后派贾玉东、李晔、陈艳红、马薇参加省中医药管理局举办的为期 10 天的中医药知识技能培训。

2013 年，为了更好地发挥中医特色优势，组织部分护士长到安徽省太和县中医院参观学习。还有数名护士长、护理骨干参加了省、市护理业务和管理培训。

二、在职自学与培训

【继续教育】

随着护理学科的进步及新业务、新技术的引进和发展，护理人才培养和护理人员的继续教育成为护理管理的一项重要内容。护理部通过各种形式、多种渠道，对不同层次的护理人员进行培训，以提高护士的学历层次及业务能力。

1996 年，中医院开展继续医学教育工作，鼓励护理人员积极报考函授大学、高等教育自学。

1999 年，80 余人参加了高级护理班、成人高等自学考试的学习。

2001 年 10 月，医院将专业技术人员继续医学教育实行严格的学分制管理，与年终考核合格、技术职称晋升、聘任挂钩，专业技术人员学习积极性空前高涨，进一步激发了专业人员树立“终身学习”的意识。

2006 年始，推广购买继续医学教育学习卡，网上学习，网上考试，机动灵活，目前已经全员普及，解决了工作与学习的矛盾冲突问题。是年，有 30 余名护理人员被山东医科大学、山东中医药大学、济宁医学院录取为本、专科学员。

护理部鼓励护士参加学历教育，自 1996 到 2013 年，通过自学、函授、成人高考等形式，全院已有 62 名护士取得自学专科学历，61 名护士取得自学本科学历，医院护理队伍在学历层次、业务及整体素质上都有很大提高。

【院内培训】

护士岗前培训是护士走向工作的第一课。中医院对新上岗护士，都要进行为期两周至四周的规范化岗前培训，包括理论知识和技术操作培训两部分。理论主要内容有护理管理制度（核心制度）、护理应急预案、危重病人的观察

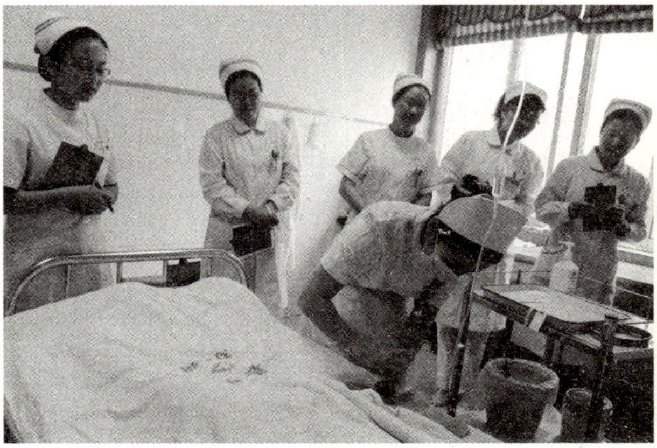

图 12. 3. 1 护理部组织护理技能培训

与抢救、安全意识教育、护理文书、护士礼仪、介绍医院护理队伍情况等。技术操作内容有中西医常用护理技术操作。岗前培训结束后，再分配到科室病房，进行为期3个月的临床试用期，然后进行理论、技术操作考核，合格后上岗。历年来，护理部每年都对新护士进行岗前培训，培训合格率达到100%。加强护士“三基三严”训练是规范护士护理技能的重要一环。2008年，护理部制定了“三基三严”培训方案及培训计划，制定了长达6年的护士规范化培训计划，每月对全院不同职称，不同年资的护理人员进行分层次培训和考试考核，体现能级对应，重点加强对新上岗护士、低年资护士的培训，强化学习意识。根据专业特点采取外出参观、院内轮训、参加学习班等形式，不断提高护理人员的业务素质。每位授课老师根据不同层次护理人员的技术、理论、经验和能力的不同选择课题，有效地提高了护理人员的理论知识水平，提高了学习的兴趣。

同时，狠抓基础护理质量的培训，修订了26项常用护理技术操作流程，组织并编写了《护士岗位技能训练》及《健康宣教手册》，针对不同层次护理人员制定了不同培训目标，强化培训。2008年，护理部成立了中西医护理技术操作小组，西医组为王秀娟、陈艳红、宋玉玲、马薇，中医组为钟彬彬、刘红霞，负责全院护理人员技术操作培训及考核。护理部还将技术操作演示制作成视频，护理人员可以随时观看，随时接受培训，达到了全员培训的目的。技术操作小组成员每季度一次到病区对护士的技能进行考核及测评，由在原来的示教室考核转为到病人身边考核，提高了病人的满意度，改变了操作技能“考”与“用”的分离现象。

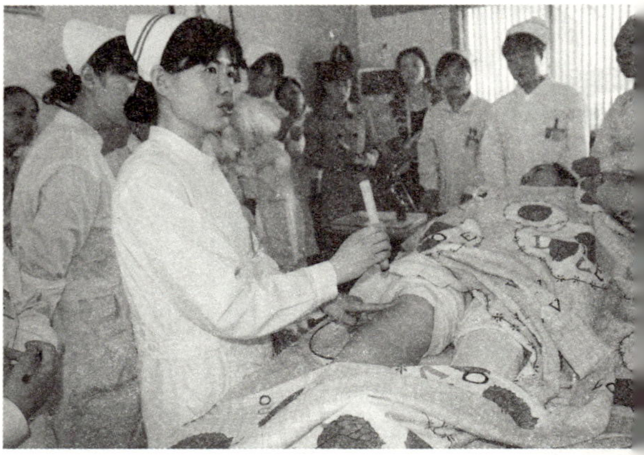

图12.3.2　护士长钟彬彬现场演示艾灸治疗方法

护理部组织学习医院服务礼仪文化，举办行为规范及礼仪培训，制定护士职业礼仪与人性化服务手册，护理人员人手一册。在培养护士日常礼仪的基础上，进一步规范护理操作用语、护患沟通技能，使文明用语贯穿于病人从入院到出院的护理全过程，规范了护理人员在不同工作环境下的礼仪服务准则。

护理部多次举办护理技术操作竞赛活动，评选“护理技术操作岗位能手”，并多次在省市县组织的中西医理论操作技能竞赛中取得好的成绩。

2007年，韩贵玉在滨州市护理技术操作比赛中获得滨州市护理技术能手称号，陈艳红获得邹平县十佳护理技术操作能手称号。

2008年，陈艳红获得邹平县十佳护理技术操作能手称号。

2009年，市卫生局组织开展“全市护士岗位技能竞赛”，陈艳红获得三等奖；在市局举行的急救技术比赛中，张红霞取得个人一等奖，李军获得二等奖。

2010年，在市卫生局举行的急救技术比赛中，李军取得个人三等奖的优异成绩。马薇、王秀娟、李公芹代表中医院参加县卫生局组织的技能大赛，分别取得了一个二等奖、两个三等奖的好成绩。

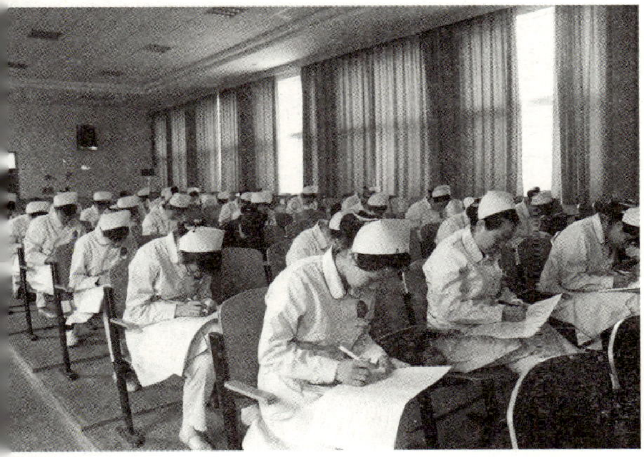

图12.3.3　护理部组织护理人员业务知识考核

2011年，刘红霞、李剑代表中医院参加市中医管理局举办中医护理岗位技能竞赛活动，取得了两个一等奖的好成绩，并随后代表全市参加了全省中医护理岗位技能比赛，获得了省中医药系统中医护理岗位技术能手称号。在市卫生局举行的急救技术比赛中，急诊科获得集体优秀奖，刘琳获得个人优秀奖，李军被评为市院前急救十佳护士。王秀娟、马薇获得县级护理技能操作能手称号。

2012年，在第四届全市院前急救技能大赛中李军、杨苗均获得个人优秀奖。县卫生局组织的5·12理论知识竞赛和技术比武，王秀娟、马薇获得了护理技术操作能手称号。

2013年4月28日，县卫生局举办全县护理技术操作比武，马薇、李晔、孙丹丹分别取得了两个三等奖、一个优秀奖的好成绩。10月12日，市卫生局举办全市中医护理岗位技能竞赛活动，中医院参赛选手钟彬彬、刘红霞、马薇分别取得了二等奖、三等奖的优异成绩。

【护理技术发展】

护理人员专业技术的提高，是医院护理质量的根本保证。护理部严格落实“三基三严”培训考核计划，同时积极引进推广护理新技术、新业务，提高了护理人员的专业技术水平。

2005年，开始普及全院护理人员浅静脉留置针的使用。

护理部加强抢救技术的培训与考核，以提高护士应急能力和急救水平。2007年11月，护理部分别在外科、内科组织了急诊病人入院处置现场观摩，提高专科护理救治能力。护理部还组织护理人员对呼吸机、心电图机、心电监护仪、心电除颤机等仪器进行学习，使护理人员能独立进行操作。为应对突发事件和重大抢救情况的发生，提高护理紧急调配小组成员的应急能力，确保抢救工作及时到位。护理部对护理紧急调配小组成员进行了重新调整，并修订完善了《紧急状态下护理人力资源调配方案》，每半年进行一次应急演练，设立急救场景，选择典型急救病例，设置急救程序，急救现场情景模拟培训，将抢救技能与临床真实救护有效结合，提高了护士的综合急救意识和现场救护的决策能力。加强 ICU 病房、急诊科、神经内科、神经外科、普外科、胸外科、呼吸内科等护理人员对呼吸机相关理论、操作技术的培训，使其掌握呼吸机的安装、使用及简单的故障排除技术。

2008 年，妇产科护理组开展了新生儿抚触术和新生儿游泳项目。

2010 年，肿瘤科护理组开展了经外周静脉深静脉置管术。

2013 年 9 月，中医院成立医院重症监护室，护理部加大对护理人员在临床监护技术、病情观察、危重病人的抢救方面的技术培训，以促使护理人员尽快掌握急救操作技术，熟练掌握多功能生命体征监测仪、呼吸机等仪器的操作使用，并协助医生开展新技术的临床应用，如中心静脉置管、持续床旁血液滤过治疗等。

【临床教学】

中医院积极参与教学活动，在做好临床工作的同时，还担负山东中医药高等专科学校、滨州职业学院等学校的临床实习任务，也接受其他医学院校的见习及实习护生的临床学习。每年带教本科、大专、中专、实习生 30 余人。为了落实带教计划，护理部成立带教质控小组，包括实习护士操作、实习护士理论、带教沟通反馈和实习护士出科考核 4 个质控组，要求质控组每月组织检查一次，时间由质控组长安排，将检查结果当日上交于护理部；据抽查结果及时改进带教质量，以便顺利完成带教任务。

临床实习是护士教育的重要阶段，是护士从理论到实践的过程，是踏入医疗护理活动的第一步。临床教学因材施教，从抓基础着手，分层次多角度培养。通过制定教学目标、规范操作步骤、安排业务学习、举行护理查房等，使实习护士能熟练掌握基本技术的操作和基础理论的应用，并对护理工作的内涵、特点、要求有一个全新的认识。让实习生树立正确的现代护理观，了解医院的规章制度，树立“以病人为中心”的服务理念，培养主动服务意识。熟悉各科岗位职责、工作流程，培训中西医护理操作技术，为顺利进入临床角色打下基础。

教学以身示范，规范带教，每个科室设总带教 1 ~ 2 人，讲解与操作相结合，言传与身教相结合，教学与检查相结合，运用灵活多样的教学方法，激发护士、护生的学习积极性。带教小组每周进行 1 次讲课，每月一次教学查房，每周2次利用晨会时间提问，每轮实习结束转科前，带教小组要对护生进行出科理论及操作考核。对进修及实习护士严格要求，耐心教授，保质保量完成各院校的实习计划，使学生圆满完成学习任务。

第四节　护理工作科研

一、护理科研成果

护理部重视护理工作的科学研究，引导护理人员对护理新技术、新项目的了解，鼓励院内护理人员积极参加护理科研，积极积累资料，撰写护理论文，并鼓励积极投稿。要求主管护师以上职称者每年至少完成1编论文。至2013年，有10人先后完成市级科研项目15项，在研省市项目多项，多次获得各种科研奖项。

（详情见第十章第四节）

另有3项实用型专利：王凤英2013年1月的《一种神经内科叩诊锤》和2013年3月的《一种医疗器械消毒盒》，张丽萍的《一种治疗慢性结肠炎的中药组合物》。

二、学术交流

护理部经常派人参加全国的学术交流，全院有26名护理骨干先后在省市级医学会举办的各种学术团体中担任委员。护理部先后与多家医院合作开展工作，加大与上级医院合作交流的力度，在自身发展的同时，与省内各大医院建立了长期的合作关系，定期来院指导工作，促进业务发展，在巩固现有管理的同时，努力作好自身宣传，加强学术交流，营造学术氛围。2013年12月29日成功举办第一届滨州市中医护理专业委员会。聘请省内知名护理专家10余人次来院讲学。同时，贾玉东、史淑华亦被山东中医药高等专科学校聘任为副教授，王秀娟、陈艳红、钟彬彬被山东中医药高等专科学校聘为兼职讲师 。

三、论文及论著

1995年至2013年，全院护理人员共在国内刊物公开发表论文达到近百篇，其中省级以上杂志近60篇。撰写学术著作、译作和全国统编教材共计10本。

（详细著作和护理论文情况参看第十章第四节科研项目及著作）

第十三章　财务管理

第一节　财务管理机构

【财务科】

1983 年县中医院建院初期，财务设有会计室。李俊昌任主管会计，严忠敏任现金出纳。

1986 年，随着医院人员增多，业务量扩大，医院机构设置逐渐健全。行政职能科室增设了财务科，李俊昌任财务科主任兼主管会计，严忠敏任出纳。

1989 年，李俊昌、严忠敏晋升为会计员。是年，李俊昌调出。

1990 年，助理会计师房玉忠调入，任财务科主任，严忠敏晋升为助理会计师。

1993 年，为加强财务管理，医院在器械科、药库、保管室分别配备会计 1 人，业务上接受财务科领导。

1996 年 1 月，房玉忠提升为副院长兼财务科主任，严忠敏为财务科副主任。房玉忠、严忠敏晋升为会计师。助理会计师丁杰、护师董晓红调财务科工作。丁杰为主管会计，董晓红为出纳。

1999 年，医师宋磊、会计员杨翠萍调财务科工作，杨翠萍为主管会计，宋磊为出纳。同年，严忠敏退休，董晓红调出。是年，收款处、住院处配备电脑 4 台，实现门诊住院病人费用收缴电算化。

2000 年，杨翠萍晋升为助理会计师。

2002 年，财务科配备计算机 1 台，使用浪潮公司的国强财务软件，实现了财务、账务处理电算化。

2004 年，会计员张丽调财务科任出纳。

2005 年 3 月，房玉忠副院长不再兼任财务科主任，杨翠萍任财务科主任，宋磊任财务科副主任，分管住院处、收款处工作。

2007 年 6 月，医院重新聘任科室中层领导。杨翠评为财务科主任，宋磊为财务科副主任，李瑛为财务科副主任。宋磊晋升为会计师。

2012 年 2 月，李瑛调离收款处到中心药库工作，不再担任财务科副主任职务。6 月，王金美任财务科副主任。会计员王翠莲调财务科工作，任出纳员。是年，国家财政部、卫生部对医院的财务会计制度进行了重大改革，县中医院依据改革要求自1月1日起正式执行新的财务会计制度。

2013年9月，医院新门诊病房综合大楼正式启用，财务科仍在旧门诊楼三楼，收款处、住院处迁入新门诊病房大楼一楼。为方便病人交费，在二楼、三楼各设收费点一处。至2013年底，财务科办公室共有工作人员5人，分别为杨翠萍、宋磊、王翠莲、张丽、丁杰。收费处、住院处共有工作人员28人。杨翠萍任财务科主任，宋磊、王金美任副主任。

【住院、收款、挂号处】

1983年建院初期，住院处工作由收款处代理。杜玉洁、朱艳芬任收款员。

1984年，张爱美、颜士德调入收款处工作，任收款处会计员。杜玉洁调出。

1985年，成立住院处，尹素娥任住院处会计员，负责办理住院、出院手续。

1986年，李炳南、钟会贞调收款处工作，任收款处会计员。

1989年，颜士德调离收款处，到院部办公室工作。8月，石玉文调收款处工作。9月，黄世清调住院处工作。

1991年，白凤芹调住院处工作，李云花调收款处工作。

1992年7月，高和平调收款处工作。11月，白凤芹调离住院处。

1995年4月，黄世清从住院处退休。

1996年，钟会贞调住院处工作。石玉文、李炳南先后调出。

1997年，郑少军、成晓飞调收款处工作。

1998年6月马晓芳调收款处工作。7月，成晓飞调离收款处，到口腔科工作。10月，郑少军调离收款处，到急救中心开车。

1999年3月，邢红燕、付丽艳调入收款处工作。尹素娥、朱艳芬从住院处退休。7月，张爱美从收款处退休，王金美调入收款处工作。9月，张丽调入住院处工作。

2000年3月，李瑛调入收款处工作。9月，颜芳调入收款处工作。

2001年10月，张萍调入收款处工作。

2002年，付丽艳调到住院处工作，邢红燕由收款处调到住院处工作。4月，宋淑娜调到收款处工作。

2003年3月，李英任住院处、挂号室负责人。钟会贞调离住院处到总务科工作。张春霞、张莹、夏翠芳调入收款处工作。王佳调入住院处工作。付丽艳调离收款处，到统计科工作。11月，王金美取得会计初级资格证。

2004年，王金美、张翠萍、刘海荣调住院处工作，付丽艳调出。张丽调财务科任出纳。

2005年3月，李瑛任住院处副主任，高和平任收款处副主任。马晓芳由收款处调入住院处工作，宋苗苗、孙玲调入住院处工作。王倩调到收款处工作。12 月，颜芳调离收款处。

2006 年 3 月，李霞调挂号处工作。宋淑娜调离收款处，到中心药库工作。高和平调离收款处到医保科工作。是年，由于工作需要，收款处、住院处、挂号处合并，人员轮流值班。

2007 年 7 月，王翠莲调入住院收款处工作。11 月，薛慧敏调入住院收款处工作。

2008 年 4 月，刘婧、刘明卓调入住院收款处工作。6 月，徐玮、赵肖菲调入住院收款处工作。11 月，李鑫调入住院收款处工作。

2009 年 2 月，袁坤洋调入住院收款处工作。3 月，李鑫调离住院收款处。7 月，梁璐、宋营营调入住院收款处。11 月，刘新梅调入挂号处工作。张翠萍、刘海荣调离住院处到医保科工作。

2010 年，崔荣、王媛媛、刘荣、夏延艳调入住院收款处工作。

2011 年，李云华从挂号处退休。

2012 年 3 月，张齐雪调入住院收款处工作。4 月，赵肖菲调离住院收款处到中心药库工作。10 月，张娟、金雪、韩翠萍调入住院收款处工作。11 月，王亚男、丁亭调入住院收款处工作。12 月，韩翠萍调离住院收款处，到制剂室工作。王翠莲调财务科工作，任出纳。

2013 年 1 月，刘明卓调离住院收款处。2 月，李瑛调离收款处到中心药库工作。3 月，霍雪梅调入住院收款处工作。8 月，董飞调入住院收款处。10 月，李霞调离住院收款处到放射科任导医。

2013 年底，住院收款挂号处共有工作人员 28 人，分别为马晓芳、王金美、张萍、张春霞、张莹、夏翠芳、王佳、宋苗苗、孙玲、王倩、薛慧敏、刘婧、徐玮、袁坤洋、梁路、宋营营、刘新梅、崔荣、王媛媛、刘荣、夏延艳、张齐雪、张娟、金雪、王亚男、丁亭、霍雪梅、董飞。

附表13－1－1　　邹平县中医院财务科主任副主任任职情况表

科名	职务	姓名	性别	任职时间	备注
会计室	负责人	李俊昌	男	1983.3～1986	
财务科	主　任	李俊昌	男	1986～1989	
财务科	主　任	房玉忠	男	1990～1996.1	
	主　任	房玉忠	男	1996.1～2005.3	副院长兼
	副主任	严忠敏	女	1996.1～1999.	
财务科	主　任	杨翠萍	女	2005.3～	
	副主任	宋　磊	男	2005.3～	
	副主任	李　瑛	女	2007.6～2012.2	
	副主任	王金美	女	2012.2～	

附表13－1－2　　2013年底财务科工作人员情况表

姓名	性别	学历	职务	职称	职称晋升时间	在本科工作时间
杨翠萍	女	本科	主任 兼主管会计	助理会计师	2002.10	1999～
宋　磊	男	本科	副主任　出　纳	会计师	2005.12	1999～
王翠莲	女	本科	出　纳			2012.6～
张　丽	女	本科	出　纳			2004.～
丁　杰	男	本科	出　纳	助理会计师	1992.7	1996.～

附表 13－1－3　　2013 年底住院收款挂号处工作人员情况表

姓名	性别	学历	职务	职称	职称晋升时间	在本科工作时间
马晓芳	女	中专				1998. 6 ~
王金美	女	大专	副主任	助理会计师	2003. 11	1999. 7 ~
张　萍	女	大专				2001. 3 ~
张春霞	女	本科				2003 ~
张　莹	女	专科				2003 ~
夏翠芳	女	中专				2003 ~
王　佳	女	本科				2003 ~
宋苗苗	女	本科				2005. 1 ~
孙　玲	女	专科				2005. 1 ~
王　倩	女	中专				2005. 4 ~
薛慧敏	女	大专				2007. 11 ~
刘　婧	女	本科				2008. 4 ~
徐　玮	女	大专		助理会计师	2012. 11	2008. 6 ~
袁坤洋	女	大专				2009. 1 ~
梁　璐	女	本科				2009. 7 ~
宋营营	女	本科		助理会计师	2013. 11	2009. 7 ~
刘新梅	女	专科				2009. 11 ~
崔　荣	女	大专		助理会计师	2012. 11	2010. 9 ~
王媛媛	女	本科				2010. 9 ~
刘　荣	女	专科				2010. 11 ~
夏延艳	女	本科				2010. 11 ~
张齐雪	女	中专				2012. 10 ~
张　娟	女	本科				2012. 10 ~
金　雪	女	大专				2012. 10 ~
王亚男	女	本科				2012. 11 ~
丁　亭	女	中专				2012. 11 ~
霍雪梅	女	大专				2013. 3 ~
董　飞	女	本科				2013. 8 ~

第二节　财务管理体制

1983 年，中医院成立之初，财务执行“全额管理、定向补助、预算包干”的财务管理制度。医院会计实行相对独立核算，医院工作人员的基本工资和附加工资由县财政拨款，其余各项开支均由医院收入解决。超支不增补，结余留单位转下年度使用。是年，财政拨款 3.27 万元，医院各项收入 14.77 万元，全年总收入 18.04 万元，全年总支出 15.52 万元，当年结余 2.52 万元。

1984 年，经省委、省政府批准，对 1966 年国家制定的、已执行近 20 年的收费标准进行了适当调整，提高了部分医疗收费标准。是年，医院总收入 34.15 万元，其中国家补助 10.04 万元，医院业务收入 24.11 万元，支出 25.26 万元，当年结余 8.89 万元。

1988 年，根据国家卫生部、财政部制定的全国统一的医院会计制度和财务管理规定，医院建立了发展基金、奖励基金和福利基金，为反映医院医疗、药品、制剂各自的业务活动状况，对三项内容进行分别核算。为提高医院会计信息质量，改收付实现制为权责发生制的核算方法，改收付记账法为借贷记账法，总账科目由 3 类 25 个科目改为资金来源和资金占用两大类 46 个科目。

1989 年 1 月 1 日起，执行全国统一的新的医院会计制度和财务管理制度。

1994 年 4 月 1 日起，执行与等级医院挂钩的医疗收费标准，范围仅限于挂号费、床位费、手术费和治疗费 4 项内容。

1998 年，国家对医院会计制度再次改革，规定医院财务活动在院长的领导下，实行“统一领导、集中管理”的财务管理体制。规定医院的医疗收支和药品收支分开管理，分别核算，对药品收入实行“核定收支、超收上缴”的管理办法。卫生部制定了新的《医院会计制度》和《医院财务制度》，对事业机构采取分类管理的办法，对一部分可以通过市场和自身发展解决经费来源的事业单位，逐步减少补助。是年，国家补助在医院总收入中的比例降为 12.38%。

1999 年 1 月 1 日，医院开始执行新的会计制度，改变了改革前事业单位会计只规定的 3 个会计要素，即资金来源、资金运用和资金结存，确定了资产、负债、净资产、收入和支出 5 个会计要素。同年，县府对县直医疗卫生单位的经费与人员管理实行新的办法：以 1999 年核实的预算经费数为基数，增人、增资不再增拨经费。是年医院总收入 854.56 万元，支出 862.91 万元，总收入中国家补助 69.49 万元，占

8.13%。

2000年医院总收入1008.77万元，支出1117.46万元，总收入中国家补助75.3万元，占总收入的7.46%。

2012年1月1日起，医院执行新的医院财务会计制度。新财务会计制度增加了财政预算相关核算内容，将基本建设项目纳入医院“大账’，取消了固定基金和修缮基金，全面提取固定资产折旧费。配合新医改，药品收支不再单独核算，合并医疗药品收支核算，完善医疗成本核算体系。改进完善会计科目体系及会计报表体系等，解决了原会计制度的滞后性和不完善性。

第三节　医院收入管理

1983年建院初，医院执行的是1966年国家制定的各级医疗机构收费标准。

1984年，山东省对原收费标准进行了适当调整，医院收费过低的状况初步解决。此后山东省对医疗收费标准又作几次调整，医院的收入逐年稳步增长。

1987年，医院开始实行科室成本核算，并有效的组织合理收入。

1988年，医院收入首次突破100万元，达112万元。

1997年，医院总收入557万元，其中业务收入占87.4%。

2000年，医院收入达1008万元，其中业务收入占92.5%。

2009年，医院总收入突破亿元，达10143万元。

医院财务科制定了一系列的收入管理制度，加强了医疗收入、药品收入、制剂收入和其他收入的管理。首先，明确了必须坚持的收费原则，即：认真贯彻物价政策，严格执行医疗收费标准；正确处理好社会公益与必要收费的关系，在不影响抢救治疗的前体下，及时收取结算住院及治疗费用；坚持因病施治，合理检查，合理用药，合理治疗，不断改善服务态度，提高医疗质量；充分挖掘和利用现有人力、设备和技术条件的潜力，扩大中医服务项目，增加医院收入；根据国家有关政策规定，医院新开展的各项检查、治疗、手术等服务项目，实行不含工资在内的成本收费。其次，加强门诊住院的收费管理，健全了各项收费管理制度，积极组织合理的收入；加强了住院病人预交金管理，预交金要根据病情和治疗需要合理确定；对门诊、住院病人发生的医药费，当日收账；加强对病人医疗欠费的管理和催讨工作，经核实无法收回的病人欠费，按规定核销；对住院病人实行一日清单制度，以便接受群众监督。财务科确定一名副主任，专门负责门诊、住院的收费管理。

2012年，结合争创“三级甲等”医院的标准要求，医院建立健全了财务各项规章制度等。

2013年，医院实现收入17786万元。

第四节　医院支出管理

1983年建院始，医院建立了以岗位责任制为中心的各项规章制度，规定了业务开支的审批权限和手续，制定了“关于加强财务借款、付款的管理办法”等，加强了财务支出的管理。

1984年，财务科运用收付记账法，把资金分为资金来源、资金运用和资金结存三大类，支出的内容包括业务支出、专用基金支出和专项拨款支出，业务支出又分为个人经费和公用经费两部分。个人经费包括工资、补助工资、职工福利费及离退休人员经费。公用经费是在业务工作中所开支的公务费、修缮费、设备购置费、业务费、医药卫生材料费等方面的支出。财务科设有“业务支出”总账账户，按预算科目的“目”级设置明细账，按“节”级科目设专栏组织核算。专用基金的支出，严格执行专款专用的原则，按照规定的项目用途和实际发生并取得合法报销凭证的资金消耗数进行核算。专用基金支出的内容，包括事业发展基金支出、奖励及福利基金支出、其他基金支出。在资金运用类账户中设有“专用基金支出”总账账户。专项拨款支出，严格按照专项拨款规定的项目用途及实际发生并取得合法的凭证进行核算。专项支出的内容有：大型设备费、大型修缮费、核销欠款支出和其他支出。

1987年，医院试行科室核算，进一步提高了节约开支的自觉性。

1989年，医院的会计核算方法改收付记账法为借贷记账法，改收付实现制为权责发生制。医院的业务支出，在资金占用类账户中设医疗支出、药品支出、制剂支出和管理费用支出总账科目，每月按规定的比例将管理费用分摊到医疗支出、药品支出和制剂支出中去。各类支出总账科目下设一级明细科目，有工资、补助工资、职工福利费、卫生材料费、其他材料费、低值易耗品、业务费、一般修缮费、租赁费和其他费用。医院专项基金支出项目设有：专项补助支出、专用基金支出、其他专项资金支出和专项借款支出4个总账科目。医院对专项资金按上级规定标准，专款专用。

1999年，财务科执行1998年11

月卫生部颁布的新的“医院财务制度”和“医院会计制度”。制度规定医院收支分为事业收支和经营性收支，将原来从收支结余中提取的几项基金的做法改为除提取职工福利基金外，全部转为事业基金，用于弥补以后年度的收支差额；根据国家对医院实行“核定收支、定额（定项）补助、超支不补、结余留用”的预算管理办法，财务科把医院各项收入均纳入预算管理，根据医院历年资料和医院事业发展计划，结合具体实际编制预算。

2012年医院新财务会计制度设医疗业务成本、财政项目补助支出、科教项目支出、管理费用和其他支出总账科目。新财务制度对支出的确认：按支出与收入直接联系确认，即收支配比；按合理分摊方式确认，如固定资产提取折旧、无形资产和开办费摊销；直接作为当期费用确认，即收益性支出当期确认。新制度强化了预算执行情况的管理力度，科学合理的安排各项支出，使医院的业务支出向预算目标健康发展。

附表 13－4－1

邹平县中医院 1983～2013 年财务收支情况表

年份	财政拨款	医疗收入									药品收入				卫生材料收入	制剂收入	其他收入	总收入	总支出	固定资产
		挂号收入	床位收入	检查收入	治疗收入	手术收入	化验收入	护理收入	其他	合计	西药收入	中成药收入	中草药收入	合计						
1983	3.27	0.23	0.72	0.79	0.62	0.21	0.19		0.12	2.88	3.65		7.66	11.31			0.58	18.04	15.52	11.93
1984	10.04	0.22	0.75	3.97	5.29	0.15	0.29		0.06	10.73	5.01		7.59	12.6		0.37	0.41	34.15	25.26	31.48
1985	12.2	0.33	1.1	3.07	3.24	0.18	0.17		0.03	8.12	10.9		8.76	19.66		1.53	0.46	41.97	35.44	33.52
1986	13.15	0.57	1.32	2.75	0.89	0.17	0.44		0.05	6.19	25.7		10.37	36.07		3.59	0.89	59.89	54.32	44.75
1987	14.37	0.66	1.54	1.87	3.24	0.29	0.97		0.25	8.82	29.65		12.32	41.97		7.58	0.11	72.85	69.58	59.47
1988	15.03	1.67	2.54	12.9	10.73	0.42	2.3		1.54	32.1	42.55		14.37	56.92		7.43	1.46	112.94	97.11	69.58
1989	15.21	1.16	3.55	5.96	17.78	0.5	1.3		1.48	31.73	48.78		15.99	64.77		9.55	1.27	122.53	117.92	74.62
1990	10.2	1.14	4.85	1.67	12.45	0.12	3.85		0.02	24.1	49.39	27.25	17.64	94.28		7.26	5.64	141.48	137.11	94.85
1991	14.04	0.72	5.45	7.57	14.84	0.16	2.89		0.34	31.97	65.21	27.16	17.67	110.04		6.25	2.32	164.62	153.28	138.76
1992	15.14	0.49	5.69	8.79	33.97	2.15	7.66		1.02	59.77	81.63	35.51	20.35	137.49		6.74	8.74	227.88	205.44	169.51
1993	16.24	0.7	8.44	9.38	33.44	0.5	7.5		2.37	62.33	66.12	25.2	18.65	109.97		4.1	18.16	210.8	197.65	234.1
1994	34.46	0.54	7.35	8.7	39	0.64	8.04		3.61	67.88	70.24	22	17.49	109.73		6.65	13.69	232.41	232.58	255.16
1995	34.46	0.4	7.3	11.45	42.2	1.21	8.2		3.38	74.14	81.8	27.66	18.9	128.36		7.4	29.36	273.72	272.97	242.35
1996	51.94	0.61	9.17	20.97	90.8	3.28	15.42		5.7	145.95	113.81	27.98	26.34	168.13		14.84	19.23	400.09	403.96	285.17
1997	70.59	1.05	7.94	57.19	114.28	5.58	27.92		3.9	217.86	190.11	33.25	30.06	253.42		13.97	1.36	557.2	589.85	313.95
1998	84.69	0.37	9.42	59.35	137.1	9.85	36.59		9.74	262.42	244.42	49.5	30.61	324.53		11.44	0.79	683.87	774.18	357.51
1999	69.49	0.5	12.2	91.38	173.14	18.84	45.47		10.3	351.83	278.74	65.3	31.5	375.54		15.38	42.32	854.56	862.91	462.7
2000	75.3	0.92	13.66	98.74	232.93	27.6	54.82		8.84	437.51	281.16	83.14	39.44	403.74		19.85	72.37	1008.77	1117.46	609.35
2001	73.3	4.22	19.49	107.98	254.2	33.46	57.24		7.69	484.28	347.76	80.05	37.46	465.27		21.35	149.55	1193.75	1227.79	1512.06
2002	88.6	3.37	21.11	152.62	352.5	53.97	67.57		8.97	660.11	466.83	81.04	32.14	580.01		25.84	111	1465.56	1684.56	1608.38
2003	85.6	2.61	25.93	148.78	480.07	25.34	87.85		12.49	783.07	838.27	137.44	34.99	1010.7		27.65	255.72	2162.74	2383.75	1902.86
2004	283.54	1.75	70.01	217.53	691.53	82.02	131.13		16.14	1210.11	1056.58	138.44	43.48	1238.5		31.87	392.87	3156.89	3181.97	3221.42
2005	337.50	1.72	79.04	410.65	850.79	125.24	172.94		33.03	1673.41	1529.54	184.46	47.25	1761.25		18.94	566.05	4357.15	4049.63	3591.94
2006	414.38	1.88	87.57	437.12	780.57	213.46	211.27		59.51	1791.38	2050.76	211.12	51.86	2313.74		14.78	606.18	5140.46	5042.94	3924.56
2007	502.33	1.90	103.68	549.23	916.29	329.45	276.86		47.14	2224.55	2542.47	232.80	157.34	2932.61		16.19	593.95	6269.63	6250.61	6702.90
2008	753.46	4.85	112.55	973.18	1158.27	419.51	345.34		54.41	3068.11	3268.98	257.94	62.25	3589.17		16.14	464.34	7891.22	7887.07	7047.17
2009	837.30	6.54	118.30	960.34	1492.92	573.19	439.66		97.71	3688.66	4356.50	332.16	108.89	4797.55		577.41	242.49	10143.41	10025.12	7849.71
2010	1084.59	6.97	144.84	1641.17	1835.53	912.64	486.89		142.46	5170.5	5552.72	399.59	124.16	6076.47		100.08	321.50	12753.14	11926.66	8591.93
2011	946.37	8.10	169.61	1255.06	2068.16	1265.50	708.59		162.6	5637.62	7165.25	536.94	187.27	7889.46		58.58	434.78	14966.81	14547.87	12356.75
2012	1415.39	10.36	145.48	1021.17	2181.62	646.96	1085.02	104.75	219.09	5414.45	6881.79	676.08	205.13	7763.00	66.58	177.36	367.74	15204.52	17341.83	16793.75
2013	3447.06	17.65	283.37	1606.22	3440.57	778.62	1136.48	227.17	169.83	7659.91	4441.54	630.71	279.17	5351.42	630.75	356.62	340.42	17786.18	18321.85	22583.75

第五节　资金管理

医院资金管理主要有银行存款管理、现金管理、周转金管理、往来款项管理和专项资金管理。

1983年医院成立初期，设会计、现金出纳岗位，实行钱、账分开管理。

1986年，医院成立财务科，为加强资金管理，财务科依据上级财政部门的有关政策规定制订了各项资金管理制度，后对各项制度逐步规范和完善。

九十年代后，医院对资金的管理逐步实现制度化、规范化，采取了多种相应的工作措施，保证了各种规章制度的实施。

银行存款管理　医院对银行存款严格遵守银行的有关制度，银行存款在取得收支凭证后立即入账，每日结出余额。财会人员按时进行银行存款对账，定期编制银行存款调节表，及时清理未达账项。严格加强支票管理，不签发空白、空头、远期支票，对作废支票妥善保管，按规定处理，不向外单位、个人转借账户代存、代领现金；

现金管理　医院收入现金按规定及时存入银行，不得坐支。库存现金不得超过规定限额，不得白条抵库。现金按规定的适用范围使用，凡超出现金支出限额的，通过银行支付。

往来款项管理　医院坚持及时催讨，处理债权债务，对应收款项及时收回，对长期欠账确认无法收回的，经过清查，分清责任，报经主管部门核准后按规定处理。

专项资金管理　对国家拨入的专项补助款、医院内部形成的专用基金以及由其他方式取得的具有专门用途的资金，坚持专款专用。专用基金中的修、购资金的支出，坚持用于固定资产的更新和大型修缮，严格按计划安排，实行目标管理，并经可行性综合效益论证。专项资金年末出现结余时，结转下年继续使用。项目尚未完工，作为净资产专项管理。

职工福利基金　严格按职工工资总额和年终结余的规定比例提取，按规定范围开支，包括职工救济支出，集体福利设施建设支出、单位职工食堂的补助、按照国家规定可由福利基金支出的其他支出。坚持充分发扬民主，接受群众监督。

周转金的管理　医院周转金按用途分为药品、卫生材料、其他材料、低值易耗品和结算周转金5类。周转金的使用数额过去由卫生、财政部门根据业务正藏需要核定，周转金不足时，由事业发展基金补充。周转金的管理遵循“合理制定定额，满足供应，减少积压，节约资金”的原则。核定周转金充分考虑业务正常需要和财力可能，并注意加快循环周转，各项物资储备定额不能大于核定的周转金额。

第六节　固定资产管理

建院初期及前期，固定资产主要有房屋建筑物、医疗器械和家具被服等，固定资产有总务科管理，财务科设“固定资产”“固定基金”两个平衡对应的总账账户，根据资产类别，在总账账户下设二级明细科目进行金额核算，又根据固定资产在用、在库分布情况，按使用科室建立登记账，只记实物数量及分布情况。

1998 年，医院将固定资产分为 5 大类，为方便管理，采用具有专门格式的固定资产活页明细账记载资产的编号、名称、规格、原值及使用地点等，并于每年末对固定资产进行盘点。

2012 年，新财务会计制度将固定资产分四类：房屋及建筑物、专业设备、一般设备、其他固定资产。医院设置专门管理机构管理固定资产，并建立健全各项管理制度。大型医疗设备实行责任制，指定专人管理，制定操作规程，建立设备技术档案和使用情况报告制度。对固定资产定期进行实地盘点。对盘盈、盘亏的固定资产，及时查明原因，并根据规定的管理权限，报经批准后及时进行处理。固定资产管理部门对固定资产采取电子信息化管理，定期与财务部门核对，做到账账相符、账卡相符、账实相符。出售、转让、报废固定资产或者发生固定资产毁损时，按照国有资产管理规定处理。

第十四章　后勤保障

第一节　总务管理

一、机构设置

1983年，县中医院建立之初，行政上没有设立科室。只配有分管办公室事务和财务的几名行政人员。在院长、副院长直接领导下分管各项行政工作。

1985年，设行政科，张宗云为负责人。下有办公室、会计室、收款室、供应室、洗衣房和职工病员食堂，共计17人。其中办公室4人，张宗云、李敏、刘宝巨、郑少军。会计室2人，李俊昌、严忠敏。收款室4人，颜士德、朱艳芬、张爱美、尹素娥。供应室2人，高秀珍、贾凤华。洗衣房2人，毛美杰、杨秀贞。职工病员食堂3人，张秀花、王延华、卢芳英。均为在编正式职工。

1986年，随着业务量的不断扩大，医院机构设置逐步健全。行政职能科室设立院部办公室、财务科、总务科、门诊部、社会卫生科。总务科管理有洗衣房、供应室、职工病员食堂。张宗云仍为总务科负责人，李敏、张秀花、李家军为科员。

1992年9月，卫生局公布王洪志为中医院总务科主任。原总务科负责人张宗云专管基建工作。

1996年1月，中医院实行人事制度改革，所有人员均为聘任制，王洪志被聘为总务科主任。李家军调入院办公室。

1997年，总务科6人，主任王洪志，科员李敏、张秀花、韩文忠、丁秀英、尹素娥。

1998年12月，主任王洪志退休。李敏为总务科副主任，主持工作。

1999年，王爱华、崔太祥调入总务科，尹素娥、于秀英退休。总务科时有5人，副主任李敏、科员张秀花、王爱华、韩文忠、崔太祥。

2000年，王爱华调离总务科。

2001年12月，王强调总务科任主任。时总务科共有6人，主任王强，副主任李敏，科员马会森、崔太祥、张秀花、钟会贞。

2002年，临时工李刚、赵志强调入总务科。

2006年，马岩调入总务科，张秀花退休离岗，总务科有工作人员8人，主任王强，副主任李敏，科员马会森、崔太祥、钟会贞、马岩、李刚、赵志强。

2007年6月，中医院重新聘任中层领导，总务科主任为王强、副主任李敏，总务科新增临时工张昆，全科共有9人。

2008年，钟会贞退休，张燕、李玉安借调入总务科，总务科增至为10人。

2010年3月，总务科王强主任调出，不再任总务科主任。马鲁东调入总务科，任副主任，主持工作，李玉安为副主任。是年，李刚调出，成士胜、颜丙松、范聪聪调入。时总务科共有12人。

2011年12月，李玉安调基建科任副主任，马鲁东为总务科主任，马会森为总务科副主任。崔太祥调制剂室。总务科共有工作人员10人。

2013年，宋鹏、孙通调入总务科。至2013年年底，总务科共计12人。主任为马鲁东，副主任李敏、马会森，科员马岩、张昆、赵志强、成士胜、颜丙松、范聪聪、宋鹏、孙通，张燕。

附表14－1－1　　邹平县中医院总务科主任副主任任职情况表

科名	职务	姓名	性别	任职时间	备注
行政科	负责人	张宗云	男	1985. ~1992. 9	此后专管基建
总务科	主　任	王洪志	男	1992. 9 ~ 1998. 12	
总务科	副主任主任	李　敏	男	1998. 12 ~ 2011. 12	
	主　任	王　强	男	2001. 12 ~ 2010. 3	
	副主任	马鲁东	男	2010. 3 ~ 2011. 12	主持工作
	副主任	李玉安	男	2010. 3 ~ 2011. 12	
	主　任	马鲁东	男	2011. 12 ~	
	副主任	李　敏	男	2011. 12 ~	
	副主任	马会森	男	2011. 12 ~	

附表 14－1－2　　2013 年底总务科人员情况表

姓名	性别	学历	职务	职称	职称晋升时间	在本科工作时间
马鲁东	男	中专	主　任	档案员	2010. 12	2010. 3 ~
李　敏	男	初中	副主任	初级工	1993. 10	1985. ~
马会森	男	中专	副主任	高级工	2007. 12	2000. ~
马　岩	女	大专		主治医师	2009. 5	2006. ~
张　昆	男	大专				2007. ~
成士胜	男	大专				2010. ~
颜丙松	男	大专				2010. ~
范聪聪	男	大专				2010. ~
赵志强	男	高中				2002. ~
张　燕	女	大专		主管护师	2011. 5	2008. ~
宋　鹏	男	大专				2013. ~
孙　通	男	大专				2013. ~

二、后勤服务

医院后勤是一个集管理、供应、服务于一体的管理服务系统，担负着全院的基本建设，财务管理，物资采购保管供应，环境卫生，生活设施的管理及日常维护等工作。它既为医、教、研服务，又为职工、病员的生活服务，是医院工作的重要支持系统。

【供电】

1983 年，县中医院建院后，一直使用国家电网上的高压电。院内建有 30KVA 变压器 1 台。医疗、手术、X 光透视及办公、生活用电，全靠这台变压器。医院配备兼职电工。大的工程雇请供电部门来施工，平时用电上的事宜由医院电工处理，基本上能满足医院当时的医疗和生活用电。

1987 年，更换 30KVA 安全变压器 1 台。同时，根据日益增长的用电需要，投资 4 万元新上 100KVA 变压器 1 台，增架线路 500 米。

1989 年，随着医院业务的开展，用电量大增。医院又投资 4 万元，再上 100KVA 变压器 1 台。同时架设用电线路 650 米。上述供电设备，在以后的 10 多年时间里，确保了县中医院医疗生活用电。

2001 年，医院投资 6. 72 万元，建成 112 平方米的配电室。

2003 年，随着 2 号病房楼的启用，投资 15 万元，新上 315KVA 变压器 1 台，架设制冷机 70 电缆专线 300 米。为保证正常工作和生活，总务科每年更换白炽灯、日光灯1000余支，合并插座100多个。

2004年，县中医院的供电设备从建院时的1台30KVA变压器发展成为总容量共830KVA的4台变压器。

2007年，随着生活区人口和楼房的增加，医院投资15万元，在生活区建315KVA变压器。投资2万元，为8吨锅炉架设70电缆专线，生活区和制剂室用电得到保障。

2008～2009年，总务科对供电线路进行全面检查、维护、维修，对已老化的线路进行更换，并根据工作需要，新设若干专用线路，确保医院安全用电。

2010年，医院新门诊病房综合大楼开始施工，为确保工程用电，医院投资20万元，新安装双路转换315KVA变压器。同时，更换了医疗区的变压器，对2号病房楼输电线路进行更换，对病区供电线路进行了大检修，更换床档双杠100多件，更换日光灯1000多支。

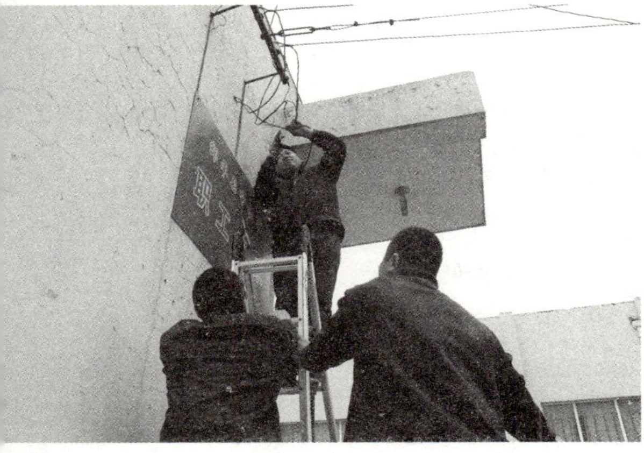

图14.1.1　电工人员正在检修线路

2011年，更换中央空调线路106米，生活区三相电缆改为90包皮铝线。

2012年，更换走廊及厕所顶灯36个，格栅灯70个。

2013年，315KVA变压器由大楼移至生活区，增设电缆76米。同年，新门诊病房大楼进入水电暖线路管道安装阶段。投资新上800KVA变压器2台，2000 KVA变压器1台，配置双路电源自动转换开关。同时各楼层配置双路电源配电箱，各区域分支电源控制，供电实现了智能控制转换。经用电质量安全验收，漏电安全保护达到了国家统一的供电配电标准，为全院医疗安全用电提供了大容量、安全可靠的保障。

【供水】

1983年建院初期，县自来水公司供水管道尚未铺过黛溪河。院内用水采用水井提水。

1985年，安装电动潜水泵，从井内抽水。同时，建起4米高水塔，铺设自来水管道，自建自来水供水系统。供职工和住院病人生活用水。

1991年，随着医院规模的不断扩大，职工人数和住院病人增多，用水量日益增长，原供水系统已无法保证供水。医院投资7000元，打50米深水井1眼，经检验水质符合国家饮用水标准。

1993年7月，采购济南产5立方米压力容器罐1套，全自动控制供水，年供水近万立方米。当时，还只限供应医院职工和病人的生活用水。

1994 年，县自来水公司开始向县中医院供应自来水，从此结束了自供水的历史。

1997 年后，县中医院开始安装自动冲厕设备和生产用水设备，用水量逐年增多。

2002 年，经县水务部门批准，医院投资 4 万元，新打 70 米深水井一眼，投资 5 万元购新潜水泵，铺设管道 700 米，以备自来水公司临时停水时，供应医疗区用水。

此后，用水供应没有大的变化。只有平时对供水管道进行维修和更换，以保证供水及时。

一直到 2013 年，院内医疗、生产、取暖和一切生活用水均使用县自来水公司供应的水，符合国家饮用水标准，纯净、安全、可靠。

【供暖】

建院初期，冬季门诊、病房、办公均使用铁炉子烧煤取暖。职工每年每人发 24 元取暖费。1985 年，全院公用取暖有铁炉子 58 个，年用煤 90 吨。这种状况延续若干年。

1997 年 10 月，医院投资 2.6 万元，建成 196 平方米锅炉房，投资 17 万元安装 2 吨锅炉 1 台，安装管道 1860 米，从此开始集体供暖。当年用煤 350 吨。是年，还花 2 万元，安装 4 台空调。冬季取暖，夏季用于降温。

1998 年，又投资 2.8 万元，安装 4 台空调。是年，购进供暖用煤 430 吨。总务科负责进煤，维修管理，锅炉工招聘。

1999 年，安装空调 5 台。

2000 年，投资 17 万元，为职工生活区安装 2 吨锅炉 1 台，投资 5.2 万元安装管道 13000 米。是年，医疗区、生活区锅炉用煤 680 吨。

2002 年 8 月，投资 17 万元，安装 2 吨锅炉 2 台。12 月，投资 8.45 万元建成生活区锅炉房。是年，投资 3.6 万元，安装空调 20 台。

2003 年，投资 20 万元，更换生活区 4 吨锅炉 1 台。当年，医疗区、生活区共用煤 950 吨。

2005 年，投资 17 万元，更换医疗区 2 吨锅炉 1 台。

2007 年，购进生活区供暖 8 吨锅炉。

2008 年，为生活区 5 号楼更换地下暖气管道。

2009 年，对医疗区 2 吨锅炉盘管进行维修，并清洗一号、二号病房楼盘管、风口。

2012 年，对生活区 8 吨锅炉进行了大修，对循环系统进行了清洗。

2013 年，制剂室增加电热蒸汽锅炉。新门诊病房综合大楼启用后，安装 3 台 SRT－5308HQ 罗杆制冷空调机组。供暖改用中央空调，医疗区结束了锅炉供暖的历史。

【开水供应】

1983年县中医院建立初期，开水供应由伙房用大铁锅烧水，医护、工作人员用水，个人拿暖瓶去打。病员用水，由其家属或勤杂工供应。时医院病床及住院病人不多，日用开水量不大。冬季用开水则由各科室在铁炉子上自己烧。

1997年，医院有了锅炉后，开始由锅炉房供应，病员凭水票打水。

2006年，医院投资4万元，为生活区购800公斤茶水炉1台，专供家属生活区用开水。

2007年，医院投资2万元，医疗区茶水炉增设净水设备。

2009年，医院投资2.6万元，在医疗区安装新茶水炉，供病员用开水，不再收取开水费。

2012年，生活区新增净化水茶水炉3台。

2013年，新病房门诊综合大楼启用，医院投资11万元，安装净化水增压泵设备，同时每个楼层都设有茶水炉，病员刷卡免费打水。

【电梯】

1989年，中医院新建3号病房楼，安装高斯达电梯1部，为手术室接送病员，是为中医院使用电梯之始。

2002年，中医院又为2号病房楼安装高斯达电梯2部，设1人管理操作。为保证使用安全，制定电梯定期检修保养制度，按规定定期年审。制定电梯操作人员管理制度，电梯操作人员均经过严格培训，持证上岗。

2004年，3号病房楼加层改造扩容，原3号病房楼电梯有高斯达电梯厂负责进行了改造，将原有电梯控制吊箱改造升级。

2013年，中医院新的门诊病房大楼投入使用，新大楼安装8台三菱电梯，分别按人员、物品和手术室实行分类控制。电梯操作人员都经过专业培训，持证上岗。医院制定了《电梯管理制度》《电梯操作人员管理制度》《电梯维修、保养、年审制度》，上墙公布，接受监督。电梯安装了吊箱监控、外线联系电话、文明用语、温馨问候等设备，建起了一条温馨顺畅的平安通道。

【食堂】

1983年建院之初，县中医院就设有食堂。食堂配备有司务长、会计、炊事员。职工、病员凭粮票购买面食，凭菜票购买菜肴。病员一般由陪床人代买饭菜。

1985年，时医院规模较小，食堂日用餐人数在35人左右，食堂负责人张秀花，另有2名炊事员。伙房、洗衣房建筑面积170平方米。

1990年后，随着医院规模的不断扩大，食堂日用餐人数在100人左右，购置了和面机、馒头机等炊用机具，设食堂负责人1人，炊事人员多雇用临时工。

1995年，医院食堂实行承包责任制，由总务科李敏承包，承包至2002年。食堂日用餐人数达到200人以上。

2002年，医院投资25.92万元，建成新伙房、洗衣房、总务科综合二层楼，面积共432平方米。之后，食堂实行职工承包责任制，由曹建承包，经营、管理、盈亏均有承包者负责，厨房设备及所用餐具均由甲方投资购买。

2013年4月，通过食堂改制，更换承包人为赵方瑞。食堂管理出现新的起色，面食增加了花样品种，炒菜增加到十几个，就餐人数达到500余人，查体就餐也得到了解决。

新病房大楼启用后，重新规划院内空间布局，为安排新的基建项目，原食堂二层楼拆迁，食堂迁至3号楼一楼东首，设3个房间及用餐餐厅。为改进食堂服务和就餐质量，中医院食堂重新进行竞争投标，并规定由投标者增加设备，改善就餐环境，提高饭菜质量。经过整顿，食堂管理走向正轨，保证了医护人员和病员及陪床人的就餐。

【洗衣房】

1983年，医院洗衣房有职工2人，毛美杰、杨秀贞。洗衣用房170平方米，衣被全靠手工拆洗。洗衣房业务有总务科负责管理。

1990年后，洗衣房开始配洗衣机、甩干机等，负责全院100张床位的被服和100多名工作人员的工作服的洗涤、晒干、缝补、拆叠和发放。

2000年后，洗衣房工作严格遵守隔离消毒制度，防止交叉感染。

2004年，洗衣房新安装2台洗衣机，实行分类洗衣，避免了交叉感染。

2007年，洗衣房新增100公斤甩干机1台，150公斤半自动滚筒洗衣机1台，5公斤双桶半自动洗衣机2台，HQ－40烘干机1台。从根本上解决了衣物分类洗涤、烘干，防止交叉感染。自本年度起，洗衣房交由物业公司管理，总务科负责协助管理。

2013年，新门诊病房大楼启用后，洗衣房又新增了75公斤全自动洗衣机1台，WH－02烘干机2台，实现了分类、分室、分洗、分干的管理格局。

【仓库管理】

1985年，医院有240平方米仓库1间，存放医疗用物资，刘宝巨任仓库保管员。

1997年，仓库迁至化验室南首，面积扩大到100平方米。根据物资管理规定，实行五、五摆放法。建立健全了保管员职责、采购员职责、物资发放审批等各项规章制度。各科室领料由院长签字，仓库记账。每月进行一次清资，做到损增相符，仓库保管员为张秀花、于秀英。

2002年后，增加物资采购透明度，实行阳光操作、集体购买制度。

2008年，新上微机1台，实行计算机管理。物资入库即时记账，出库即时消损，及时掌握物资库存量和消耗情况，每年进行一次固定资产清资。同时，对各科室固定资产进行清资盘点，按科室设立账目，实行一年一清，亦做到损增相符。仓库保管员马岩、张燕。

2013 年，医院实行所用物资随用即购办法，即节约库存空间，又加快资金流转速度。建立健全了“应急用品申请批示制度”“购进物品入库记账制度”“领取物品领导签字制度”等规章制度。仓库物资保管实现制度化、规范化、程序化。仓库保管员仍为马岩、张燕。

【太平间】

1987 年，县中医院设有太平间，位于化验室北首。面积 20 余平方米。

1997 年，医院投资 3 万余元，新建太平间和公厕。并建立健全了《太平间尸体存放制度》《太平间管理制度》《尸体交接查对制度》《尸体存放收费制度》等，总务科有专人负责管理和消毒。

2002 年，太平间由张道强承包。医院与张道强签订了承包合同，对有关事宜作了明确规定。

2007 年，太平间在原有基础上扩建 10 平方。承包人张道强投资新购置 2 台恒温箱，供保存遗体使用，后有 1 台恒温箱报废。

2013 年，太平间拆迁至原急诊南邻，扩建至 40 平方米，存尸房与处置室分开。承包人又投资购置了 2 台恒温箱，存遗体恒温箱达到 3 台。

三、院容院貌

【道路　停车】

1983 年建院之初，医院大门外为原省道——章索公路。路基宽 9 米，路面宽 6 米左右，铺为沥青路，路面狭窄，两边有公路沟。过往车辆会车、行车都需小心谨慎驾驶，群众来医院看病极为不便。

时医院占地面积小，院内几乎全被建筑物占用，房与房之间有小路连接，道路全部铺为水泥路面。职工生活区门前为土路，雨后泥泞难行。生活区内亦多为土路，晴天尘土飞扬，雨后一道泥水，车辆无法出进。

二十世纪九十年代，章索公路改道走城西、城北外环路，县中医院门前道路从此按城区街道设计改造，更名为黄山二路西段。经多次施工，路面加宽了许多，街道对面亦有了房屋等建筑物。

2005 年后，社会私有车辆增加迅猛，来院看病用车辆大多停车在医院大门口两侧，道路上车辆非常拥挤，经常出现堵车，交警部门每天都要亲临现场进行疏导。

2008 年，医院新门诊病房大楼破土动工，医院在建设新大楼的同时，对整个院区的道路、停车用地进行统筹安排。

2013 年 9 月，新门诊病房大楼启

用后，中医院自然形成了东院新区和西院老区的格局。新门诊病房综合大楼北广场占地 8000 余平方米，可停车 100 多辆，大楼南广场占地 4670 平方米，可停车近百辆。广场内用实、虚线划为停车位和行车路径，每日有专人调度进出车辆，减少了门前堵车现象。职工生活区内道路全部硬化为水泥路面，主干道和支干道、停车位组合得当，保证了生活区的道路畅通。

【院内绿化】

县中医院占地面积小，院内除建筑物外，几乎没有空闲地，绿化工作只能是见缝插针，寸土必争。坚持少而精的原则，种些高档树种，名贵花木。

二十世纪八十年代，医院内多平房，房前屋后及道路两旁栽种了许多冬青、黄杨等灌木树种，院内空闲地种有少量水杉、柏树、法桐等。

二十世纪九十年代、平房变为楼房，楼与楼之间用走廊连接，空闲地越来越少，医院便在有空闲地的地方，建花坛，种植花木，以美化环境。家属生活区内道路两旁种有樱花、杨柳。职工多在天井、门前种植石榴、香椿等。1993 年，医院一次购买冬青苗 3000 株，用于院内绿化。

2005 年，医院投资上万元，在原 1 号病房楼与 2 号病房楼之间建一花园。花园西区有一株高大水杉，水杉下有一水池，池中有一假山。水池周围种有小叶黄杨，冬青等灌木。花园东区植 2 株大柿树。用彩色石子铺就的人行小路将花园分割为百草园、紫薇园、药植园，园内种有各种适宜生长、绿化的中草药、每种花木都用木牌做详细介绍。东区亦有一座假山，山体光滑浑厚。园内还有一不锈钢质标志性雕塑，名曰“升华”。

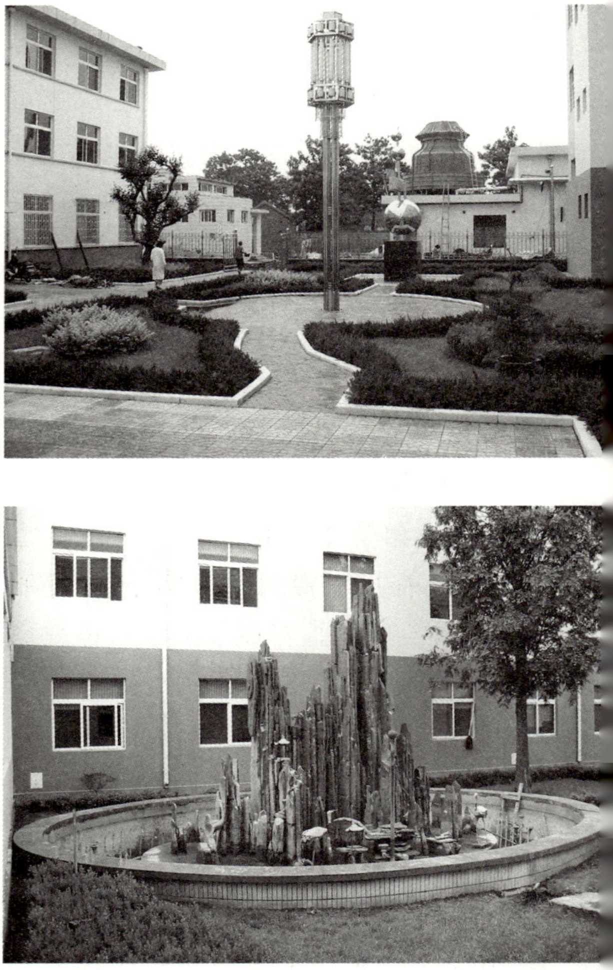

图 14.1.2　清静幽雅的病房区环境（1.2）

2012 年，新门诊病房综合大楼建成后，医院即开始新区的绿化，投资 10 万余元，购两株直径 60 厘米以上的国槐栽种在新大楼南门两侧，新区东侧建有二个长近百米的木结构长廊，长廊东侧种植紫藤数十株，紫藤沿廊架爬上廊顶，形成一道绿色的廊道。夏日花红叶绿，景色宜人。医院北、东、南院墙皆为通透式院墙，沿院墙每隔4～5米栽种一颗法国梧桐。

经过多年的美化、绿化，医院的环境有了很大改善，基本达到了三季有花，四季常青，院内不见黄土地的绿化标准，被群众称之为“花园式医院”。

【污水污物处理】

1990年，中医院建沉淀池，改造污水管道，污水汇入沉淀池内，定期向污水池内投放消毒剂，处理污水。

1997年，医疗区污水管道进行二次改造，实现自动冲厕。

2003年7月，医院购毁形机1台，安装在供应室，由供应室人员将使用后的一次性输液器、注射器每天回收毁形，杜绝流入社会造成污染。对一次性医疗器械（三类），从购到临床使用，再到卫生员回收销毁，均登记造册，保证了医疗质量。是年，医院投资40万元，建40平方米污水处理房，配备经过专业培训的李刚任专职管理员，定时消毒处理污水。

2012年，医院投资200余万元，建地下全自动污水处理系统，全院污水处理达到国家规定的排放标准。

1983年建院之初，医院有勤杂工1人，负责打扫环境卫生，各科室负责本科室室内卫生和科室门前卫生。在医疗区和家属区分别有固定垃圾池，医疗污物和垃圾或统一在垃圾池内焚烧，或用地排车拉运至指定地点处理。

1990年后，医院规模逐年扩大，产生的污物垃圾也逐年增多。医院建有简易焚烧炉，医用污物垃圾由各科室卫生人员负责收集，统一送到焚烧处。焚烧处有专职人员，负责登记、粉碎和焚烧。

2003年，配合防治“非典”，医院建立健全了污物垃圾存放、运输、焚烧、处理等各项规章制度，对污物垃圾处理实现制度化、规范化、程序化。

2005年10月，医院投资4.8万元，建起国家标准焚烧炉，置换了原来的焚烧炉，使医院医疗垃圾处理更规范化。

2008年，医院和滨州市柯林固废处置有限公司达成医疗废物委托处置协议。至此，医院医疗废物由滨州市柯林固废处置有限公司每天定时定点收运，作无害化处理。环境卫生和家属生活区卫生则另有专人负责打扫和清理，所产生的生活垃圾由县环卫处负责清运。

为创造一个安静、清洁、良好的医疗环境，医院制定了多项卫生管理制度。定期开展全院卫生大检查，每年春、夏、秋季，安排专人为医疗区、家属区喷药、灭杀虫、蝇、蚊等。通过规范化管理，有效地解决了医院的脏、乱、差问题。多次被省、市评为医疗卫生先进单位。

第二节 基建管理

一、机构设置

中医院建院后，业务不断发展，基建业务从未间断。都是由总务科指派专人负责，大都临时抽调人员组成班子进行基建管理。

1992 年 9 月后，由原总务科负责人张宗云专管基建工作，直至退休。

2007 年 6 月，县中医院始设基建科，专司全院基本建设任务和基础设施的日常维修事宜。科主任韩文忠，始时全科只有 1 人。

2011 年 2 月，王清玺从皮防院调入基建科工作，基建科工作人员变为 2 人。

2012 年 3 月，李玉安从总务科调入基建科，任基建科副主任，基建科工作人员增至 3 人。至 2013 年底，机构、人员无变化。

附表 14 -2 -1　　2013 年底 基建科工作人员情况表

姓名	性别	学 历	职 务	职 称	职称晋升时间	在本科工作时间
韩文忠	男	大专	主 任	助工	2008. 12	2007. 6 ~
王清玺	男	大专		助理会计师	1992. 7	2011. 2 ~
李玉安	男	高中	副主任	主管医师	2001. 12	2012. 3 ~

二、医院占地

县中医院的前身为邹平城关卫生院，始建于 1958 年，位于西关大街中段路北，时有房屋 15 间。1965 年，迁至西门北面路东建新院，占地 4 亩。

1977 年，城关卫生院始迁至现址，黛溪河大桥西路南（黛溪西路 18 号）占地 16. 62 亩。

1981 年 12 月，经县政府批准，城关卫生院更名为邹平城关中医院。

1983 年 3 月，城关中医院划归县局直接领导，改名为邹平县中医院。占地仍为 16. 62 亩，全为国有划拨土地。

1986 年，中医院在院址西面征地 7. 95 亩，建立家属生活区。从此，中医院分为医疗区和家属生活区两部分，共占地 24. 57 亩，其中，医疗区占地 16. 62 亩，生活区占地 7. 95 亩。全为国有划拨土地。

1991 年 9 月，因建职工宿舍，经县人民政府批准，征用邹平县中兴村非耕地 2.17 亩，中医院占地增为 26.74 亩。

1997 年 3 月，因建职工宿舍楼，县中医院以每亩 7 万元价格，再次从中兴村征用非耕地 7.56 亩，总计地价 52.92 万元。至此中医院共占地 34.3 亩。其中医疗区占地 16.62 亩，生活区占地 17.68 亩，全为国有土地。

1998 年 8 月，家属生活区建锅炉房，租用中兴村建筑公司土地 0.997 亩（664 平方米），租期 10 年，每年租金 2000 元。

2005 年 12 月，根据《中华人民共和国合同法》及有关规定，县中医院再次租用中兴村场院地 11 亩（7346.6 平方米），租赁期 50 年，每亩每年租金 2000 元，至此，县中医院共占用土地 46.297 亩。其中国有土地 34.3 亩，租赁土地 11.997 亩。

2007 年 8 月，县中医院建综合大楼，经协商，黛溪街道办事处将原水利站办公场所用地 8.09 亩，依原征地价格每亩 11.7 万元转让给县中医院。

2012 年 6 月，县中医院租用干休所土地 2300 平方米（3.484 亩），租期 6 年。

2013 年 10 月，县中医院扩大规模，建设新门诊病房大楼，又租用黛溪办事处南营村土地 14.38 亩（每年租金 50 万元），租期 10 年。

至 2013 年底，县中医院共占用土地 72.251 亩，其中医疗区占地 42.57 亩，生活区占地 29.68 亩。在 72.251 亩土地中，国有土地 34.30 亩，转让土地 8.09 亩，租赁土地 29.861 亩。

三、基建项目

【医疗区】

1983 年，县中医院成立时，医疗用房有 3 排 27 间平房，总建筑面积 1335 平方米。是年，投资 18 万元，建三层门诊、办公室综合楼，1984 年投入使用，医疗用房增至 2760 平方米。

1984 年到 1985 年期间，建设了 1 座用做药库、后勤仓库的二层楼，建筑面积 1140 平方米。

1989 年到 1990 年期间，拆除原一排平房的东头，建设 2 号病房楼东头三层病房楼，建筑面积 1332 平方米，共投资 84.2 万元。

1994 年到 1995 年期间，接建办公楼东头三层楼（急救中心楼），建筑面积 1248 平方米，投资 96 万元。

1996 年到 1997 年期间，拆除原一排平房的西头，建设 2 号病房楼西头三层病房楼，建筑面积 1368 平方米，投资 90 万元。

2002 年 5 月，中医院领导根据中医院地狭楼满，空间拥挤，不能扩建的现实，为扩展业务和发展，曾向县府提出，在开发区建设中医院东院的计划，获得了县府的初步允诺。中医院为此成立了新院筹建领导小组。由于后来此计划受阻搁浅，中医院领导不得不返回头来，重新考虑插空改扩建或加高楼层的扩容计划。

2002 年到 2004 年期间，拆除原两排平房，建设了 1 号 5 层病房楼，建筑面积 5600 平方米，投资 650 万元。同年，又投资 35.4 万元，门诊楼楼顶加钢结构屋面，正面玻璃幕墙装饰。

2004 年，投资 57.6 万元，建了图书、供氧楼，建筑面积 720 平方米。投资 8.25 万元，建病房玻璃走廊及 165 平方米的病房药房等。

2005 年，投资 120 万元，用于 2 号病房楼加建第四层钢构病房层，建筑面积 900 平方米。投资 111.96 万元，分别建设了门诊药房、特检科二层楼 240 平方米、病案室二层楼 240 平方米、伙房二层楼 320 平方米。

2005 年以后，由于医院空间已经建满，仍不能满足日益增长的医疗用房的需求，医院领导着手进行医院征地东扩的打算。

2007 年 8 月，购置原黛溪办事处水利站转让土地 8.09 亩，为以后医院东扩作了第一步准备。

中医院经过两年的立项，征租土地，运筹资金，2009 年，开始着手筹建新的门诊病房大楼。建立筹建领导小组，由副院长房玉忠靠上抓建设，上半年完成规划，下半年破土动工。

2010 年至 2013 年，经过 3 年的奋斗，在资金紧缺、物价用工上涨的情况下，圆满建设完成 16 层门诊病房综合大楼，建筑面积 34700 平方米，于 2013 年 9 月投入使用。

至 2013 年底，县中医院医疗区实有建筑面积约 49080 平方米，全为医疗、办公及后勤用房。

【生活区】

1985 ~ 1986 年，在中医院生活区原划拨土地上，拆除平房，建设 3 号宿舍楼 4 层 16 户，每户 85 平方米，建筑面积 1360 平方米。

1986 ~ 1987 年，在中医院生活区原划拨土地上，拆除平房，建设 4 号宿舍楼 4 层 16 户，每户 85 平方米，建筑面积 1360 平方米。

1994 ~ 1995 年，在中医院生活区，新租赁中兴村土地，建设 5 号宿舍楼 6 层 36 户，每户 98 平方米，建筑面积 3528 平方米。

1995 ~ 1996 年，在中医院生活区，新租赁中兴村土地，建设了 6 号宿舍楼 5 层 30 户，每户 98 平方米，建筑面积 2940 平方米。

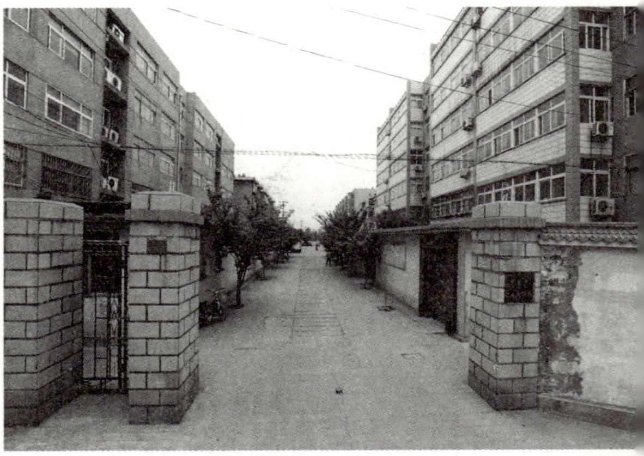

图 14.2.1 中医院宿舍区

1997年，在中医院家属区，租赁中兴村土地，建设了单职工2层宿舍楼，建筑面积1680平方米。由张宗云负责基建工作。1998年，在中医院家属区，租赁中兴村土地，建设药厂，建筑面积1080平方米。

1999～2000年，在中医院家属区原划拨土地上，拆除平房，建设1号宿舍楼6层24户和2号宿舍楼5层20户，每户118平方米，总建筑面积5192平方米。

2004年，在中医院家属区，租赁中兴村土地，建设了职工车库、会议室、娱乐场所、单职工宿舍楼，建筑面积1597平方米。

2005年，租赁中兴村土地，集体购买了中兴建筑公司建设的成品房，为7号宿舍楼3层12户，每户132平方米；8号宿舍楼6层24户，分每户132平方米和145平方米两户型，总建筑面积4908平方米。位置在中医院家属区内。

2006年，集体购买了中兴建筑公司建设的成品房，为9号6层宿舍楼48户，分每户132平方米和108平方米两个户型。为10号6层宿舍楼42户，其中32户每户132平方米，6户每户142平方米，总建筑面积11364平方米。位置在中医院家属区内。

四、新门诊病房大楼建设

中医院始建于1983年，是在城关公社卫生院的基础上建立的，占地面积只有16.6亩。经过多年的事业发展，直到2007年，中医院的医疗用地面积，一直没有扩大。受土地制约，医院为扩大医疗空间，不得不楼上加层，楼间插房。医院地面狭窄、布局拥挤，已经没有了拓展的空间，严重制约着医院的发展。

为进一步完善县中医院公共卫生和医疗两大功能，提高服务质量，满足人民群众就医需要，县中医院遂于2007年8月，接收购置了黛溪办事处水利站转让的8.09亩土地，又租赁了南营村土地一块，准备东扩建设高质量的门诊病房大楼，彻底改变中医院的窄狭拥挤的面貌。

2008年，中医院聘请山东省工程咨询院进行了科学论证、在编制可行性研究报告的基础上，向上级有关部门提交了《关于建设邹平县中医院新门诊病房综合大楼》的立项申请报告。得到了省卫生厅、省发改委、市卫生局、市发改委和县委、县政府的大力支持。2009年5月3日，山东省发展和改革委员会以鲁发改社会［2009］420号文件，批准了邹平县中医院门诊病房综合大楼的立项报告。邹平县政府将此项目列为2009年县政府重点工程。

2009年，中医院成立了以院长宋淑平为组长，副院长房玉忠为副组长，办公室主任时霄霄，财务科主任杨翠萍，基建科主任韩文忠，总务科李玉安为成员的门诊病房综合大楼中央投资项目建设领导小组。积极开展前期准备工作，筹资15621万元，其中，申请争取中央扩大内需第三批专项资金1100万元，地方财政配套资金3000万元，银行贷款7000万元，自筹资金4521万元。按照勘探、设计、建筑工程、安装工程、监理、设备和重要材料等项目分类进行了招标。

2010年4月3日，门诊病房大楼破土动工，工程正式开始建设。地质勘察由滨州市建筑设计研究院工程勘察有限公司进行了前期勘测。工程设计由圣地国际建设工程设计有限公司设计。土建施工、水、电、消防、网络、通信安装由山东省新城建工股份有限公司中标承建。外墙装饰由山东通用幕墙工程有限公司中标施工，内部装饰由北京国都建设集团中标施工。暖通部分由深琛伟业装饰集团股份有限公司中标施工。整个工程由邹平县建设监理公司负责监理。2011年6月，大楼主体封顶。2013年5月，经过3年的紧张施工，门诊病房大楼全部竣工，并通过合格验收。2013年9月，新建门诊病房大楼正式启用。

新大楼为框架式剪力墙结构，高70.89米，地上16层，地下1层，建筑总面积34701.2平方米。整体设计科学，理念先进，布局合理，具有现代化建筑风格。基础建设方面，大楼采用中央空调，中央监控，自动消防，分别设有病人电梯、工作人员电梯、手术电梯、污物电梯共8部，全为名牌三菱电梯。安装800KVA变压器2台，2000KVA变压器1台，双路电源电动转换开关，各楼层亦配备自动转换双路电源配电箱，各区域分支电源控制。供电实现了智能转换，各路供电显示、漏电安全保护均达到国家规定的供电、配电统一标准。为医疗提供了大容量、安全、可靠、有保证的电源。

新门诊病房综合大楼地下一楼为设备机房、供应室、配电室。地上1~3层为门诊及辅导科室。4层为手术室、ICU、输血科。5~16层为病房，设置床位500余张。房间内均设独立卫生间，配备中央空调、中央供氧、中心吸引、床头传呼、闭路监控等现代化设施。

中医院门诊病房大楼的启用，彻底改变了中医院的医疗环境和档次。综合大楼启用后，医院对临床科室进行了重新划分，实现了临床科室由大科综合化向专科专业化方面的转变。同时，“三级甲等”中医医院的创建，大大提升了中医院的外在形象，象征着中医院站在一个新的起点上，开始了新的历史征程。

第三节 车辆管理

一、机构设置

1986 年 8 月，县中医院始有 1 辆跃进牌救护车。院办公室负责对车辆及驾驶员进行管理和调配使用。随着医院的发展和车辆的不断增多，中医院于 2003 年 3 月，成立车辆管理科，归属院办公室。办公室副主任崔汝武分管车辆工作。

2005 年 4 月，车管科正式独立，崔汝武任车管科主任，郑少军任副主任，主要分管急救中心车辆。

2007 年 6 月，崔汝武因年龄原因，不再担任车管科主任，郑少军任车管科副主任，主持工作。

2010 年 3 月，郑少军任车管科主任。

2013 年底，车管科共有工作人员 12 人。主任为郑少军。有救护车 4 辆，办公用车 3 辆。

附表 14－3－1　　2013 年底车管科工作人员情况表

姓　名	性别	学历	职务	职　称	职称晋升时间	在本科工作时间
郑少军	男	高中	主任	高级工	2007.10	1986.9～
李建平	男	初中	司机	高级工	2012.2	2008.3～
明文超	男	中专	司机			2010.3～
王　健	男	中专	司机			2002.9～
张　杰	男	中专	司机			2008.2～
李士德	男	初中	司机			2005.4～
杨向阳	男	初中	司机			1997.9～
魏守高	男	中专	司机			2005.10～
孙传海	男	初中	司机			2009.9～
杨丙辰	男	中专	司机			2007.4～
崔　杰	男	初中	司机			2000.3～
曲　明	男	高中	司机			2011.10～

二、车辆购进与管理

1986年8月，山东省卫生厅将山东中医药研究所1辆跃进牌救护车调拨给邹平县中医院，县中医院从此才有了救护车。救护车主要用于接送急症病人，突发事故救护等。始由郑少军担任司机。

1988年9月，县中医院购买了1辆旧的二手212吉普车。作为办公用车。

1990年3月，从四川购买1辆大宇牌救护车。

1991年9月，从北京购进1辆北京1041型仿日本五十铃双排客货两用汽车，主要用于购药及行政、业务、后勤公务用车。

1992年3月，崔汝武调办公室担任司机。

1994年4月，通过医药公司购进桑塔纳轿车1辆。

随着车辆的不断增多，1996年4月，赵永峰被招用，担任司机。1997年3月，马鲁东、郭勇先后被招用担任司机。1997年2月，县中医院急救中心成立，并开通999急救电话。

1998年1月，为适应医院的快速发展，一次购买2辆金杯牌救护车用于急救。

1999年，招聘朱亮利担任司机。

2000年，购买桑塔纳2000型轿车1辆，用于办公用车，提升了办公用车的档次。是年3月，招聘崔杰担任司机。

2002年9月，医院购买东南面包车1辆，主要用于接送来院的专家和上级领导。同月，招用王健担任司机。

2003年1月，购买东南救护车1辆。

2004年9月至2005年4月，先后购买了3辆江铃全顺救护车，更新了原来的救护车。2004年9月，朱亮利调离。

2005年5月，购买别克牌7座商务车1辆，用于办公用车。9月，又购买了北京现代轿车1辆。

2009年12月，购买了广州本田轿车1辆。

2010年3月，又购买了别克牌7座商务车1辆，主要为办公用车。

2004年后，又有马超、李士德、魏守高、李建平、张杰、孙传海、明文超、曲明、高远征、邵云杰先后被招用担任司机。

从1986年8月至2013年底，县中医院先后调拨、购买各种车辆近20辆，主要为救护、办公用车。期间，多辆车服役期满后，有的被淘汰，有的报废，有的变卖。2013年底，县中医院共有救护车4辆，办公用车4辆，车管科有工作人员、司机共12人。

医院的车辆管理使用，均有车管科统一调配。确保院内公务和医务用车，严格杜绝公车私用。

第四节 治安保卫

一、机构设置

1983年3月，县中医院建院之初，就成立了有张志超、张宗云、李俊昌、崔正好、刘宝巨等5人组成的安全保卫小组。配有专职的门卫传达人员，负责看门，收发报纸信件，管理进出医院的各种车辆，这种形式一直持续多年。

2000年9月，医院始设保卫科，韩文忠为保卫科副主任。同时，聘请物业保安公司5人为专职治安保卫人员。保卫科在行政副院长的直接领导下，负责全院治安保卫及维持门诊的医疗秩序。

2003年3月，中医院成立了以宋淑平院长为组长、房玉忠副院长为副组长，张德修、韩文忠、颜士德、宋晨光、时霄霄、孙振杰、贾玉东、李刚、赵明义为成员的医院"综合治理领导小组""帮教转化领导小组"和"消防安全领导小组"，使治安保卫、消防安全等工作得到进一步加强，步入正规化管理。

2005年，为进一步做好社会治安、综合治理工作，根据上级的要求和统一部署，县中医院又成立了以宋淑平为组长，张德修、房玉忠为副组长的"调解领导小组""普法领导小组""帮教领导小组""安全生产领导小组""平安单位建设领导小组"，社会治安、综合治理的各项工作落到了实处。

2005年3月，中医院发文公布中层领导，韩文忠仍为保卫科副主任。

2006年，张其刚调入保卫科，保卫科工作人员变为2人。

2007年6月，韩文忠为基建科主任兼保卫科主任。

2010年8月，韩文忠不再担任保卫科主任职务，李长凯调保卫科任副主任，主持工作。9月，孙波调保卫科工作。同月，县中医院聘物业公司12人为医院保安人员。

2011年，县中医院调整充实"平安医院工作领导小组""消防安全工作领导小组""综合治理领导小组""防火安全检查领导小组"组成人员。上述各组织均有宋晨光院长为组长，孙振杰、朱旭东副院长为副组长，赵明义、时霄霄、韩守峰、张守鹏、李长凯、张其刚、崔云刚为成员。12月，李长凯为保卫科主任。是年，县中医院被邹平县人民政府评为"年度平安邹平建设先进单位。"

2012年2月，程树生安排到保卫科工作。10月，县中医院与黛溪派出所成立联动的中医院警务室。

2013 年 11 月，杜明刚、李鑫调保卫科工作。是年，县中医院还成立了由 20 人组成的医院保安队伍。

至 2013 年底，县中医院保卫科共有工作人员 6 人。李长凯任保卫科主任，成员为孙波、张其刚、杜明刚、程树生、李鑫。聘请物业保安公司 20 人组成医院保安队，实行 24 小时轮班值勤，确保医院安全。

附表 14 -4 -1　　2013 年底保卫科工作人员情况表

姓　名	性 别	学 历	职 务	职　称	职称晋升时间	在本科工作时间
李长凯	男	大专	主 任	药师	2006. 7	2010. 8 ~
张其刚	男	大专		主管医师	2003. 12	2006. 8 ~
杜明刚	男	大专		主管技师	2003. 12	2013. 12 ~
程树生	男	大专		放射技师	2014. 7	2012. 2 ~
李　鑫	女	大专				2013. 11 ~
孙　波	男	中专		主管医师	1997. 12	2010. 9 ~

二、治安 保卫 消防

医院保卫科自成立以来，在医院党政组织的领导下和上级公安部门业务指导下，积极宣传党和国家的法律、法规，教育干部职工增强法制观念，遵纪守法，树立良好的道德风尚，逐步建立健全各项工作制度，制定治安公约，落实安全责任制，协助公安部门开展治安联防，强化各种安全防范措施，保卫重点科室，要害部位的安全，组织职工开展以防火、防盗、防灾害事故、防治安事故为中心的安全防范工作，查处内部治安案件，制止各种违反治安管理的行为，维护医院内部治安秩序。及时处理群众纠纷，减少诉讼，预防犯罪，确保了医院的安全和稳定。

为做好防火工作，2000 年 10 月，医院购置了 ABC 型干粉灭火器（8 公斤）20 具，分发到药房、药库、后勤保管室等 12 处重点部位。

2001 年 6 月，再次购置 1211 型灭火器 36 具，配备各科室使用。

2002 年，医院先后修订了《保卫科工作职责》《保卫科科长职责》等规章制度，明确了相关人员的责任。利用各种形式广泛开展防火防盗和消防知识教育，提高职工消防安全意识，全力维护医院内部的治安秩序，确保了工作的正常进行。年终被县人民政府评为“消防安全工作先进单位。”

2004 年，随着病人数量的增加，治安压力明显增大。医院一手抓防范一手抓打击，不断加强医院的人防、物防、技防等防范力度。6 月，为更好地维护医院医疗秩序，防治盗窃，安装闭路监控设施1套，在医院关键部位安装6个探头，予以监测。

2005年7月，全院安装巡更巡检器配套设施1套，16个（台），配发保安巡逻棒4根，给保卫人员配置了对讲机，有效提高了应对突发事件的能力。

2007年，医院结合实际，根据“谁主管、谁负责”的原则及“安全自查，隐患自除、责任自负”的安全管理机制，各项检查以科室、班组自查为主。各科室、班组每天做好班前及班后安全检查。保卫科每月组织相关人员对全院治安消防进行全面检查。重大节假日，则由院领导带队深入科室、班组检查薄弱环节，对发现存在隐患的相关科室，由保卫科发隐患整改通知书并督促其及时整改。

2010年，李长凯调保卫科负责保卫工作。保卫科认真落实《消防巡查制度》，做到日巡查、月巡查和季巡查相结合，科学配置消防设施，指定专人对消防设施进行保养维护。组织有关人员进行消防技能演练，使每个人都能熟练掌握灭火器材的使用方法。

2012年，县中医院与黛溪派出所联合成立了中医院警务室，进一步保障了医院的安全。

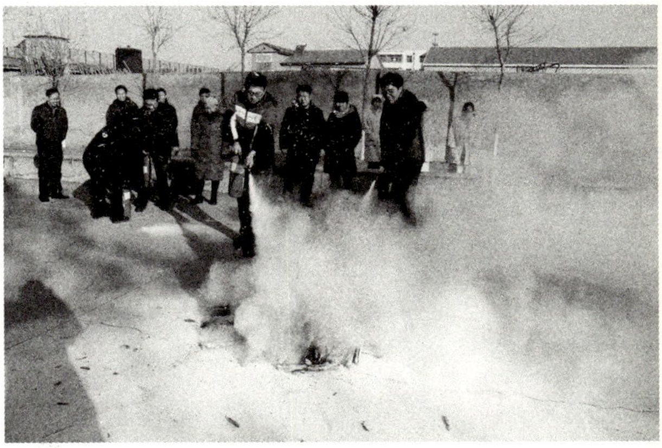

图14.4.1 中医院举行消防灭火演习

2013年9月，中医院高16层、建筑面积34700平方米的新门诊病房综合大楼投入使用。为做好新大楼的治安保卫及消防工作，医院在每个楼层都设有室内消火栓、灭火器、烟感器、喷淋等消防设施。在新楼负一层设有监控调度中心，并设有消防控制室，安装了118个监控摄像头，成立了由20人组成的保安队伍，分为两个班，实行24小时不间断巡逻值班，各楼层均设有应急消防电话，以便于处理特殊事件和紧急情况。高质量的先进装备和设施，确保了新大楼的安全。

第十五章　医苑人物

一　院级领导

（一）

李明忠

（1940. 2～）

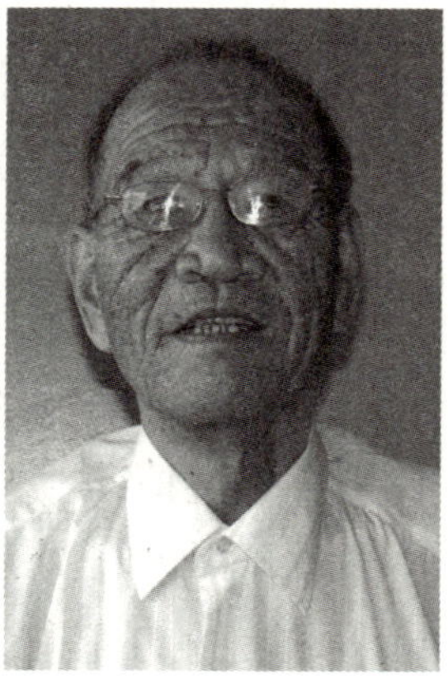

李明忠，男，1940年2月出生于邹平县魏桥镇刘聚桥村一个农民家庭。自幼读书，1955年考入邹平一中，先后在初中部、高中部就读。1961年9月，考入山东省中医学院医疗系，得到刘惠民、张珍玉、李克绍等中医名家的亲授，奠定了坚实的医药理论基础和医疗临床知识。学习之余，参加校学生会工作，任秘书。1966年毕业临近，“文化大革命”爆发，使一颗年轻的从医报国之心受到了巨大挫折。

1968年7月，李明忠被分配到博兴县工作，先后在乔庄、寨郝地段医院任中医师。1975年3月，调博兴县城，创办县卫生学校，任学校党支部书记、主讲教师。1978年2月，又调入博兴县人民医院，任中医科副主任、主治中医师。潜心中医，勤于临床，深入民间诊治，皆药到病除，在博兴享有很高的声誉。

1982年初，李明忠调回本县，到城关卫生院工作，任副院长主持工作，负责筹建邹平县中医院。1983年4月，城关中医院升级改为邹平县中医院，李明忠任院长兼党支部书记。当时医院条件简陋，医疗水平低，为改善医院医疗环境和工作状态，李明忠带领全院职工白手起家，自力更生，艰苦创业。抓业务学习，强化医疗素质，加强医德医风教育，树立为人民服务宗旨；勇于改革，管理上实行岗位责任制，打破大锅饭，科室实行单独核算；医院经费不足，无钱买药，他就发动并亲自带领全院职工上山挖中草药材，在中医院形成传统。一次他因病去威海医疗，回来还带回采集的两大箱子中药材，一时传为佳话。在他的带领下，经过全院职工十多年的拼搏奋斗，中医院不但彻底改变了面貌，而且经济和社会效益大幅度提高。

有付出必定有回报。在他任职期间，县中医院曾连续6年被评为省级文明单位，1988年被评为全国卫生文明建设先进单位。本人也先后被评为省和全国卫生先进工作者，省、地优秀医务工作者，荣获“富民兴鲁”、“振兴惠民”五一劳动奖章，地区优秀知识分子；连续4年先后被评为县、地区劳动模范，优秀共产党员。1990年，被评为县科技拔尖人才。

李明忠身处领导岗位，深知作为一名医生的职责，始终坚守在临床治病第一线。1993年，因年龄原因，李明忠从领导岗位上退了下来。他仍然把临床作为阵地，坚守在第一线。视病人为亲人，无论贫穷富贵，无论高低贵贱，都一视同仁。他医术高明，慕名求医问药者络绎不绝。为人治病，从不求报答，病人康复后有的以礼相谢，皆拒之不收。他认为“治病救命乃医生之天职，收受礼品是对这一崇高事业的亵渎。”他经常遇到病人药费不够，便解囊相助。他还经常捐资助学助教。

李明忠为人正直，厚道正派，医德医风高尚。从医46年，始终坚持学习，记录学习笔记，他的学习笔记有几十册；善于钻研业务，乐于带教。在职期间，经常抽时间亲自为职工上课，培训业务，经他亲自手把手教出的徒弟，现已成为中医院的中医顶梁柱。为继承传统医学，弘扬中医药事业，培养中医后继人才做出了重大贡献。李明忠虽已进古稀之列，仍不顾年事已高，坚持为病人看病。经常有病人到家中寻医问药，从不推诿，热心接待。为弘扬中医传统医学，中医院为他开辟了中医传承工作室，每周定时接待来访的病人，热诚为群众看病，诊室里经常门庭若市，他却乐此不疲。

李明忠一生热爱中医事业，潜心追求探索，皓首穷经，自喻“痴心岐黄，悟奉橘杏”。他中医理论扎实，临床经验丰富，精于中医内科，长于方药。擅长治疗心脑、肝肾、糖尿病、肿瘤及妇科等疑难杂症，熟谙针灸、推拿、正骨、心理等多种非药物疗法。临床常以药物疗法为主，或针药兼施，或内外兼治，切中病机，三因制宜，屡起沉疴，疗效显著。1994年，晋升为中医主任医师后，仍不以此为满足，继续学习新的医疗知识理论。他科研成果颇多，多年来曾主编《名医良方编诀》，主审《脑血管疾病》，参编著述8部，撰写论文50多篇，在省、地以上医学刊物发表30余篇，并获得诸多科技学术成果奖。其中1986年参与的省中风病科研课题《中风病中医诊断疗效评定标准》，获卫生部重大科研成果乙等奖；1992年的《益心口服液治疗真心疼的研究》获山东省卫生厅科技进步二等奖。1997年，在北京首届国际民族医药研讨会上获“传统医学博士（TMD）”“当代世界传统医学杰出人物”“世界优秀医学专家”“世界医药文化名人”等荣誉称号。1998年，被山东省卫生厅、人事厅确定为“山东省继承老中医医药专家学术经验指导老师”，2003年，荣获“山东省名中医药专家”荣誉称号。

李明忠还曾为邹平县第八届政协委员，县第十三届人大代表。曾连续10年担任初、中、高级职称中医评审会评委。现为中国中医药学会会员、全国唯象中医研究会常务理事、山东半岛中医研究会副会长、山东中青年中医读书会副会长等职。

孟昭慈

（1947.5～）

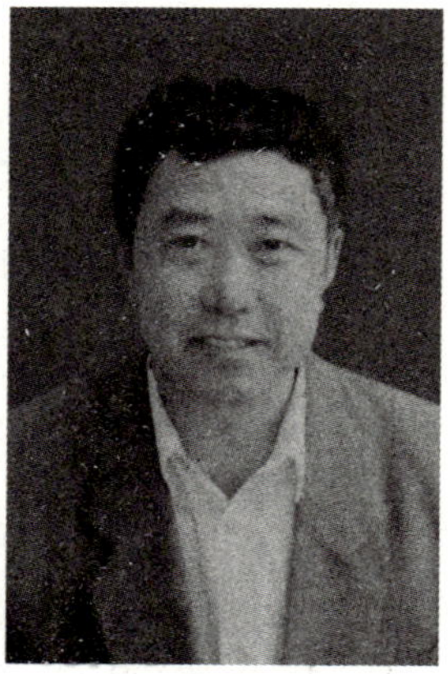

孟昭慈，男，汉族，1947年5月生，山东省青岛市城阳区上马街道办事处北程村人，大专学历，副主任中药师。1965年8月，考入莱阳中医学校中药士专业学习。1968年12月毕业，分配到邹平县苑城公社卫生院。期间，创办医院小药厂，研制出膏、丹、丸、散、片、酊、水、针剂等十几类110多个品种的中西药品，应用于临床，取得良好的效果。还编印了土单验方手册、举办中草药及制剂展览。根据计生工作需要，学习男、女结扎手术，先后做男扎十几例、女扎1000多例无事故。1975年10月，与县卫生局长、计生委主任一起出席了“山东省卫生与计划生育代表大会”。同年，被任命为苑城卫生院院长。

1976年12月，调县卫生局工作，任秘书、党组成员。1983年7月，晋升为中药师。1984年8月，任邹平县结防所所长、党支部书记。带领全所职工深入改革，积极工作，年年超额完成上级交给的各项工作任务，被评为全区先进单位，受到表彰奖励。同年12月，晋升为主管中药师。1989年9月，任邹平县爱卫会办公室副主任，积极参加初级卫生保健和创建卫生县城工作。1989年9月至1991年9月，参加辽宁刊授党校马列主义理论班学习。1992年11月至1994年12月，参加山东省委党校经济管理专业学习，均获大专毕业证书。

1993年10月，调任邹平县中医院院长、党支部书记。在条件困难的情况下，团结领导班子一班人与全院干部职工，提高素质抓技术，积极进取促服务，跑外交争取资金与项目。医院业务收入连续三年均创历史最高水平。1995年11月，晋升为副主任药师。1995年至2001年12月，任中医院党支部书记。为中医院的党组织发展，做出了应有的贡献。2008年8月退休。

1994年12月开始，担任《滨州中医药》杂志副主编。他所撰写的《中药特殊煎法宜规范化》《鲜三七治疗银屑病及寻常疣》等论文在国内医药刊物上发表。

与他人合写的《农村初治涂阴肺

结核不住院化疗管理的探讨》论文，获1992年滨州地区优秀学术成果奖。

孟昭慈工作认真负责，成绩突出，连续多年获得表彰。先后被山东省爱卫会评为先进工作者、邹平县人民政府给予记大功一次，被县评为创建全国卫生县城工作先进工作者、县初级卫生保健先进工作者、县卫生系统先进工作者。1990年5月，当选为中共邹平县卫生系统第一次代表大会代表。

宋淑平

（1962.9～）

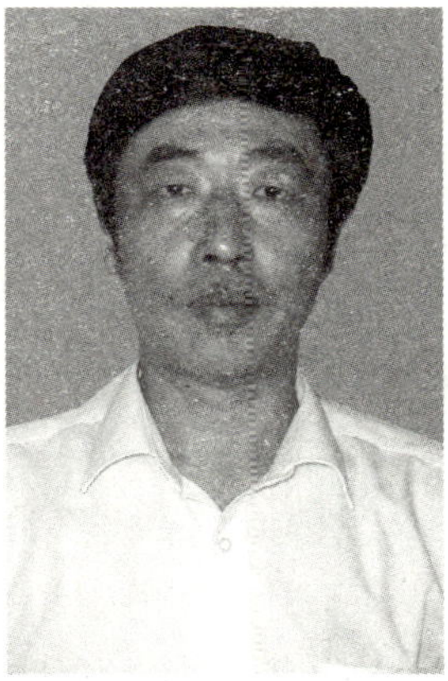

宋淑平，男，汉族，1962年9月出生，山东省邹平县明集镇宋集村人。大学学历，中共党员，主任医师，现任邹平县人力资源和社会保障局党组成员，医疗保险处主任。幼时在家乡读书，品学兼优，多次受到学校表彰和奖励。1979年9月，高中毕业后，以优异成绩考入青岛医学院北镇分院。1983年7月毕业，被分配到邹平县中心医院工作，历任内科医生、内科主任、医务科副主任等职。1989年5月，调邹平卫校工作，历任讲师、办公室主任、副校长、校长等职。

1995年8月，邹平县深化卫生改革，县中医院在全县范围内选聘院长。宋淑平经过竞争答辩，被县委、县政府聘为邹平县中医院院长。上任伊始，注重精神文明建设和职业道德建设，全面推行综合目标管理，实行全员、全方位、全面质量管理，调动了全院职工的积极性，开创了医院工作的新局面。任职期间，积极推行人事制度改革，实行全员聘任制，建立起了能上能下的用人制度；重视人才队伍建设，制定了一系列引进人才和培养人才的政策和激励机制，医疗队伍产生了量的飞跃和质的变化；加强重点科室建设，在完善细化科室的基础上，重点发展特色专科，在心脏及血管病、肿瘤、骨伤病、糖尿病、肛肠疾病、椎间盘突出症等专病专科治疗方面，打造了医院的特色优势。实施科技兴院战略，医院先后投资3000多万元购进先进医疗设备，改变了设备陈旧的落后局面；实行多渠道筹措发展基金，不断对医院进行扩容，筹建新建门诊病房综合大楼，为将中医院打造成科室专业、设施现代、环境优雅、服务优质、管理规范、质量一流的三级甲等中医医院，打下了坚实的基础。

宋淑平在政务之余，还不忘医学业务，先后在医学刊物上发表题为《幽门螺旋杆菌与消化性溃疡研究进展》《头孢哌酮钠致戒酒硫样反应21例临床观察》《介入性诊疗与导管溶栓治疗急性肺动脉栓塞3例》等多篇学术论文，并主编著作多部。1993年晋升为主治医师。1999年12月晋升为副主任医师。2009年5月晋升为主任医师。

2011年4月，宋淑平调邹平县卫生局任副局长、局党委委员，同时仍兼任县中医院党支部书记。2012年8月，宋淑平卸任中医院党支部书记职务，再调邹平县人力资源和社会保障局任局党组成员、医保处主任。

宋晨光

(1965.3～)

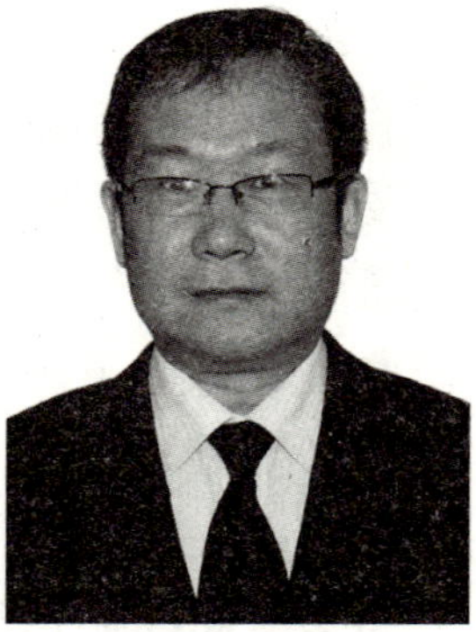

宋晨光，男，1965年3月出生。副主任医师，现任邹平县中医院院长、邹平县人大代表、滨州医学会心血管分会副主任委员、邹平县心血管专业委员会主任委员、邹平县糖尿病协会会长、中国心脏病介入沙龙会员、滨州市医疗事故鉴定专家组成员。

1980年7月，邹平一中高中毕业，考入济宁医学院临床医学专业就读。1983年毕业，分配到邹平县中心医院内科从事临床工作。1984年，调入邹平县人民医院内科历任住院医师、主治医师、副主任医师。1992年至1999年，曾先后于上海长征医院、山东齐鲁医院、北京安贞医院心内科学习心脏病治疗。2001年，调入邹平县中医院任心内科主任、大内科主任，成立邹平县中医院心脏病研究室、邹平县第一家介入治疗中心。率先开展了周围血管（动、静脉）疾病的造影及介入治疗、风心二狭的经皮球囊扩张、临时及永久性起搏器的安装、冠状动脉造影、经皮冠状动脉腔内成形术及支架术、快速性心律失常的射频消融术、下肢深静脉血栓形成的滤器置放及取栓术等高新技术，带动了全县心内科医学的发展，填补了邹平县的空白。2004年，开展骨髓干细胞种植术，手术效果明显，是本县及周边地区尚未开展的一项新技术、新项目，为邹平县心血管疾病治疗开辟了先河。

2004年5月，宋晨光及他所带领的中医院心内科分别被评为滨州市名医、名科称号。

宋晨光从事心血管疾病临床救治工作20余年以来，全身心地投入到医治疾病患者的工作中。业务之余，结合临床，钻研科技，先后发表论文数十篇，以第一作者完成科研成果3项，主编了《高血压病的预防与治疗》、《高脂血症的预防与治疗》等著作，在平凡的岗位上取得了不平凡的成绩。多年来，通过他的双手已使数百位濒临死亡的心血管患者重获新生，仅收到患者及群众的感谢信、锦旗就多达数百件。他还多次通过电台、电视台、报纸等多种媒体，宣传心脏病的治疗、预防和保健，提升了人民群众的健康意识，获得了社会的广泛赞誉及同行的充分认可。

2004年，宋晨光被任命为邹平县

中医院副院长，主抓医院医疗业务工作。他善于吸收国内外先进的医疗科技和治疗理念，积极向主要领导建议，引进先进设备，开阔医疗思路，加强人才的培养和重点专科的建设，打造起中医院独特的医疗优势。身处领导岗位，仍坚持下到科室躬身临床医疗。虽工作忙碌，他却乐此不疲。

2011 年 4 月，宋晨光又被邹平县委、县政府任命为邹平县中医院院长。他坚持高起点，大手笔，带领全院干部职工奋力拼搏。2012 年 9 月，顺利通过了国家中医药管理局“三级中医医院”评审验收，中医院从此获得了全省少有的“三级甲等中医医院”的资格认证。2013 年 9 月，中医院 3.7 万平方米的门诊病房综合楼落成启用，又使中医院彻底摆脱了小而挤、破而乱的环境局面，插上腾飞的翅膀，展翅翱翔。

辛勤的工作换来的是丰硕的奖杯。宋晨光先后被评为“邹平县跨世纪杰出青年人才”“邹平县十大杰出青年”“邹平县新长征突击手”“邹平县百佳文明公民”“邹平县第一届心内科学科带头人”“滨州地区优质服务明星”“市级劳动模范”“滨州市优秀科技工作者”，并分别被邹平县政府和滨州市政府记三等功，2004 年被推选为“滨州市突出贡献的专业技术人员”、邹平县人大代表。2010 年 6 月，被山东省卫生厅评为全省卫生系统“服务好，质量好，群众满意”质量明星，荣记三等功。

（二）

郑丰成

（1931～2008）

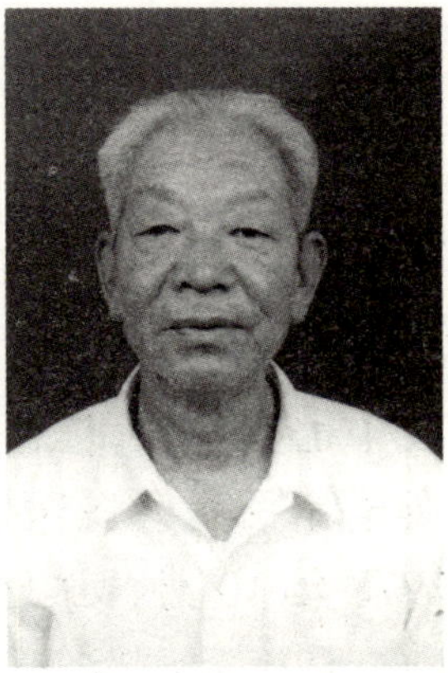

郑丰成，男，汉族，1931 年 7 月生，山东省沂水县人。中共党员，中专学历，主治医师。1946 年 8 月参加工作，中华人民共和国成立后调来邹平。1956 年 2 月，任邹平县清河区卫生所所长。1956 年 11 月，任邹平县韩店乡卫生所所长。1958 年 7 月至 1958 年 10 月，任韩店乡西王卫生所所长。人民公社化后，在韩店人民公社卫生院任医生。1961 年 10 月至 1966 年 9 月，任韩店区卫生院院长。1975 年 5 月至 1983 年 3 月，先后任城关公社卫生院、城关中医院副院长。1983 年 4 月，任县中医院副院长，党支部书记。1984 年 7 月，经组织批准离休。2008 年病故。

刘从俭

（1935. 5 ~ ）

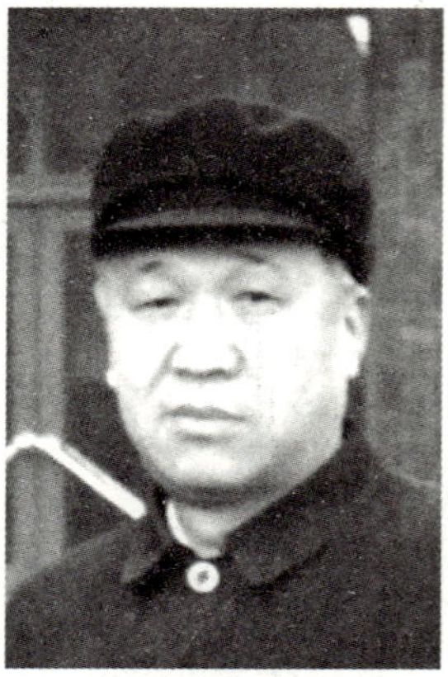

刘从俭，男，汉族，1935 年 5 月生，山东省青岛市平度县城关镇潘家村人。大学学历，副主任医师。1963 年 9 月参加工作，1973 年 3 月加入中国共产党。1963 年 9 月，青岛医学院毕业，分配到邹平县第二人民医院（现邹平县中心医院）任医师。1974 年 6 月，调至邹平县人民医院西董分院任医师，1978 年 10 月，调回邹平县第二人民医院，任医院副院长，1980 年 12 月，调县人民医院任副院长，1984 年 9 月，调县中医院工作，任党支部书记、副院长，1995 年 10 月退休。

刘从俭一生从医，1978 年晋升为主治医师，1988 年晋升为副主任医师，是邹平县第一批具有副高级职称的医务人员。担任行政领导后，仍继续工作在医疗第一线，门诊、病房常看到他的身影。二十世纪七八十年代，他多次担任县征兵办公室体检组副组长、主检职务，每次都圆满完成征兵体检任务，受到上级的表彰和奖励。

张志超

（1939. 1 ~ ）

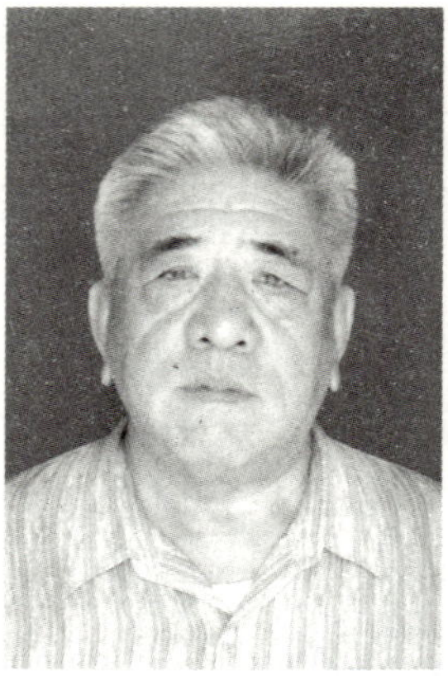

张志超，男，汉族，1939 年 1 月生，山东省临邑县德平镇邢家村人。中专学历，中共党员，1961 年参加工作。幼时在家乡读书，1959 年 8 月，考入惠民医士学校学习。1961 年 9 月毕业，分配到邹平县青阳卫生院从事临床医疗工作。1966 年 9 月，调邹平县卫生防疫站，从事卫生防疫工作。1976 年 12 月，调县卫生局工作。1980 年 6 月，加入中国共产党。

1982 年 7 月，时值县中医院筹建，奉调邹平县中医院负责基建工作。1983 年 3 月，县中医院成立后，任医院行政办公室主任，负责医院行政日常工作。1986 年 9 月，被任命为县中医院副院长。1989 年 6 月调县人民医院任副院长，1999 年 1 月退休。

张志超工作认真负责，任劳任怨，从不计较个人得失，一生淡泊名利地位，连年受到组织的表彰和奖励。

曲秀贞

（1947.4～）

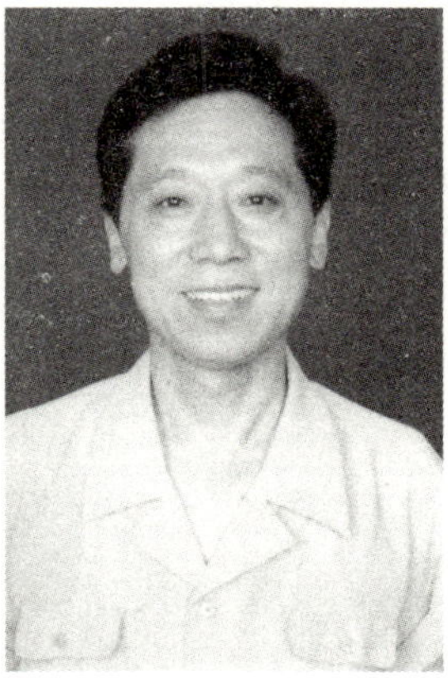

曲秀贞，男，汉族，1947年4月15日生，山东省邹平县韩店镇西韦村人。中专学历，主治医师。1963年8月参加工作，在韩店镇西韦小学任民办教师。1965年12月应征入伍，在江苏省镇江公安支队服现役。1966年3月至1967年3月，到南京军区181师卫训队学医，结业后回镇江公安支部任卫生员，助理军医。1968年3月，加入中共共产党。1969年10月，在江苏省独立二师卫生科任卫生助理。1979年10月，在江苏省南京警备区卫生科任副营职卫生助理。1983年3月，从部队转业到邹平县妇幼保健站任副站长。1984年7月，调入邹平县卫生局任人事秘书股股长。1992年3月，调到县中医院任副院长，1995年10月后，借调县人民医院工作。1999年8月经县委组织部批准退休。

任职期间于1997年5月在《新药与临床》杂志发表《二氢麦角隐产与阿司匹林对短暂性脑缺血发作的疗效比较》一文。

郝本礼

（1951.5～）

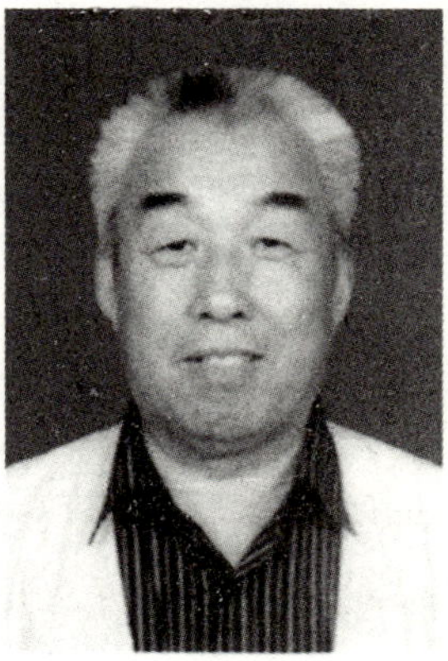

郝本礼，男，邹平县魏桥镇临河村人。1951年5月出生，1967年7月参加工作。1971年9月，加入中国共产党。1972年，到滨州卫校学习。1974年8月毕业后，分配到邹平县西董分院工作，任住院医师。1981年至1982年，到县医院进修1年零10个月，1983年3月至1984年4月，到滨州医学院脱产学习进修骨科1年。业务水平大增，先后被任命为西董医院外科业务负责人、副院长、院长之职。

1987年12月，调入县中医院任外科医师，1988年9月，任中医院外科主任。1996年1月，被聘为业务副院长，并兼任大外科主任。1999年9月，离职创办梁邹医院，并兼任县中医院技术顾问。现已退休。

郝本礼工作大胆泼辣，肯于钻研学习，有开拓精神。1988年，他利用进修所学，开展了阑尾切除、疝气修补、甲状腺瘤等小型手术。1989年，逐渐开展肠梗阻、胆囊切除、胃大部切除、四肢骨折内固定手术，并帮助妇产科开展附件肿瘤切除、剖腹产等手术。1992

年，在全县率先开展了首例腰椎间盘经皮切吸手术，开创了邹平县腰椎间盘微创手术的先河。1993 年，开展了喷门癌根治术、腰椎滑脱、压缩骨折的椎弓根钉内固定术。1995 年，他主持的颈椎管狭窄的后路、前路手术及颈椎椎管肿瘤切除手术，开创了中医院高危手术成功的先例。1999 年，被评聘为主治医师。1993 年，任山东省老年骨质学术委员会常务委员、邹平县老年骨质疏松学术委员会主任委员。先后在国家及省级医学刊物上发表论文多篇。

刘东升

（1951. 8 ~ ）

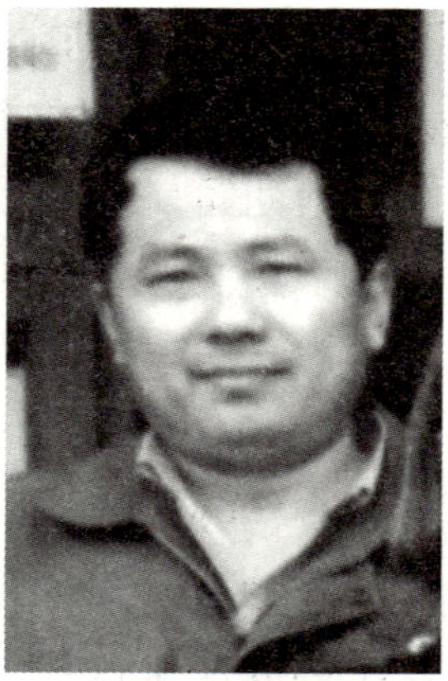

刘东升，男，汉族，1951 年 8 月生，山东省淄博市周村区白家寨村人，大专学历，主治医师。1972 年 12 月参加工作，在邹平县人民医院任医士。1983 年 4 月，调入邹平县中医院工作，任内科主任。1985 年 7 月，加入中国共产党。1993 年，晋升为主治医师。1989 年 5 月至 1995 年 9 月任中医院业务副院长。2003 年 7 月 28 日，经县委组织部批准提前离岗，2011 年 8 月正式退休。

刘东升一生主攻中医，善于学习，勤于钻研。曾于 1984 年 7 月至 1985 年 7 月在山东中医学院进修中医理论 1 年。1986 年至 1988 年，运用中西医结合治疗流行性出血热 137 例，无一例死亡。1989 年，与省中医附院合作的科研成果“浅谈气血升降逆乱致中”，获山东省第二届优秀科研成果二等奖。1997 年 12 月，获中医高等自学考试专业证书。曾有《硝苯吡啶治疗慢性腹泻 27 例临床观察》《冠心安胶片治疗冠心痛、心绞痛 68 例》《活血化瘀汤治疗偏头痛 39 例》等数篇学术论文，在国内医学刊物上发表。

房玉忠

（1954. 8 ~ ）

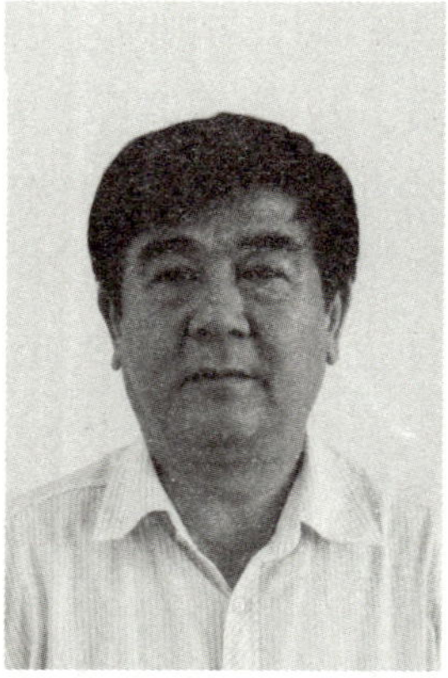

房玉忠，男，汉族，1954 年 8 月生，山东省邹平县礼参镇房桥村人，函大本科毕业，会计师。1972 年 10 月，参军入伍，在中国人民解放军北京 51112 部队 66 分队服现役。1975 年 7 月加入共产党。1976 年 12 月，退伍回原籍，被安排到邹平县第二人民医院任助理会计师。1989 年 10 月，调入县中医院工作，历任财务科主任，主管会计。1996 年 1 月，被聘为副院长兼财务科主任。2005 年 3 月后，不再兼任财务科主任，任医院专职行政副院长。2014 年 9 月，经邹平县人力资源和社会保障局批准退休。

房玉忠工作认真负责，踏实肯干，勤勤恳恳，做出了优异成绩。历年都受到县、局、院里的表彰奖励，先后荣获县卫生系统两个文明建设标兵、社会治安综合治理先进个人、县优秀共产党员、工会工作先进个人、市优秀工会干部、市优秀共产党员、平安邹平建设先进个人等荣誉称号，并给予记大功一次。

赵明义

（1954. 12 ~ ）

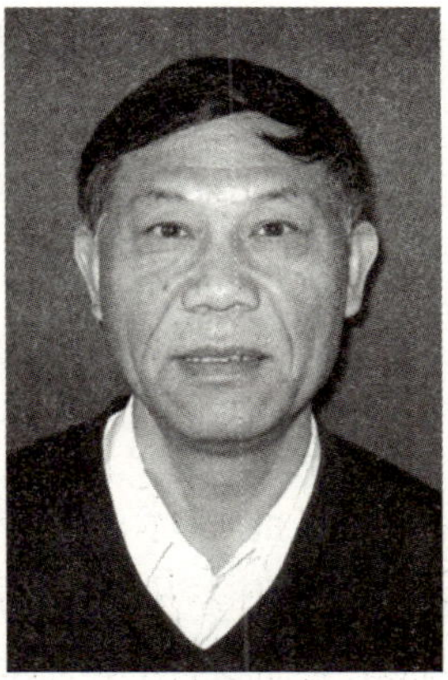

赵明义，男，1954 年 12 月生，邹平县青阳镇郭庄村人。中国共产党党员。1974 年入青岛医学院北镇分院医疗专业学习，1977 年 8 月毕业，被分配到惠民地区结核病防治所（现滨州市结核病防治院）工作，先后任主治医师、副主任医师、外科主任、副院长之职。2002 年 10 月，调来邹平县中医院，被聘为中医院副院长兼外二科主任，并协助业务院长分管外科方面的工作。2007 年 6 月，因年龄原因，不再担任科室中层领导职务，只任专职副院长，分管外二科及其他外科的协调工作。2007 年晋升为主任医师。

赵明义擅长外科，医术精湛，善于开拓。在地区结防所工作期间，就经常主持胸肺部大手术，享有很高的声誉。来到中医院后，亦主要从事外科临床。在他的主持下，外科先后开展了肺癌切除术、食管癌根治、肝癌、胰腺癌根治等重大手术。其中胃癌术中放射治疗，开滨州市癌症治疗的先河，居于全省领先地位。2003 年，被邹平县评为胸外科学术带头人。同年，他建议医院引进了欧林巴斯纤维支气管镜，率先在全县开展了此项检查，填补了这项领域的空白。2004 年，开展了腹腔镜手术，2005 年，曾赴北京学习大隐静脉曲张微创旋切术，并引进器械，在中医院开展了此类手术。他工作认真，大胆泼辣，业务精湛，一丝不苟，身为主管外科的副院长，只要是重大手术，都亲临现场指导或亲自动手。经他亲手做过的手术，都顺利成功，安全痊愈。由于工作和业务突出，被邹平县聘为工伤伤残鉴定专家。

赵明义潜心医学，孜孜追求，善于钻研，勤于思考。业务之余，多有著述和研究成果问世。先后担任《外科理例新释》《疑难病诊断与治疗》两书副主编，其所撰《结核病人 60 例误诊分析》《钩针结扎治疗下股静脉曲张 56 例》《复发纵膈畸胎瘤术后肺漏气》等数篇论文，先后在国内医学刊物上发表。其所主持的《银杏叶提取物对大鼠心脏移植心肌细胞调之和 Bax. Bcl -2

表达影响的实验研究》，获滨州市科研成果二等奖。

现为滨州市防痨协会副理事长、滨州市医学会外科专业委员会副主任委员、中西医结合肿瘤专业委员会副主任委员、滨州市多届卫生人员晋升专业委员会专家组成员。

张德修

（1955．11～）

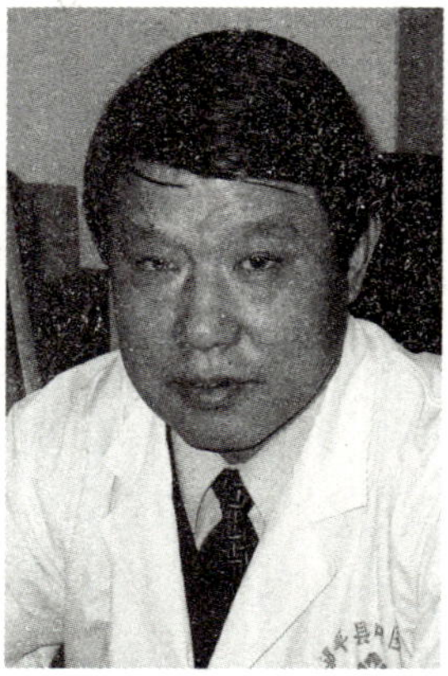

张德修，男，1955年11月生于青阳镇浒山铺村一个农民家庭。自幼读书，1971年初中毕业后，在本村任乡村医生。1973年9月，到滨州卫校（原北镇卫生学校）中医专业学习两年。1975年9月毕业后，分配到原里八田乡卫生院。1982年1月，加入中国共产党。1985年7月，调到孙镇中心卫生院工作。1986年，调入县中医院，先后任中医师，副主任医师。1992年3月，任中医院副院长，分管医院业务工作。2013年晋升主任医师。

张德修勤学好进。1988年，到山东省中医药大学进修后，医术更加臻熟。擅长呼吸道、心血管、脑血管疾病及后遗症的治疗，特别对肾脏疾病的中医治疗，处方味少药精，颇有奇效。在内科疑难杂症的处理上独具匠心，深受患者好评。一生钻研业务，科技研究不断。主编著作两部，参编著作3部，撰写医学论文30余篇，在国家及省、市医学刊物上发表。

张德修善于医学科技发明，他研制的治疗妇科炎症的外用洗液、治疗慢性阑尾炎的中药及其制备方法、治疗萎缩性胃炎的中药组合物、抗胃部肿瘤的中药组合物，获得了国家发明专利。研制的回收中药残渣中药液的装置、多功能治疗带，获得了实用新型发明专利。

张德修任副院长期间，工作勤恳，认真负责，工作之余，仍不离临床。心慈颜和，时刻把病人放在心上，经他手治疗的病人，无不交口称赞。先后多年连续荣获县优秀共产党员、市总工会工会工作先进个人荣誉表彰。在2003年的防治非典中，荣立县三等功。

张德修已近退休年龄，仍坚持上班，执业临床。现为山东省中医学会肺疾病专业委员会委员、山东省中医学会脑病专业委员会委员、山东省中西医结合学会肿瘤专业委员会副主任委员、山东省中医药学会医院管理分会理事、山东省中医药管理局第一批五级师承带教老师、滨州市医学会第一届中西医结合肿瘤专业委员会副主任委员、滨州市针灸推拿学会常务理事、副会长、滨州市医学会医疗事故技术鉴定专家库成员。

张素红

（1959. 12～）

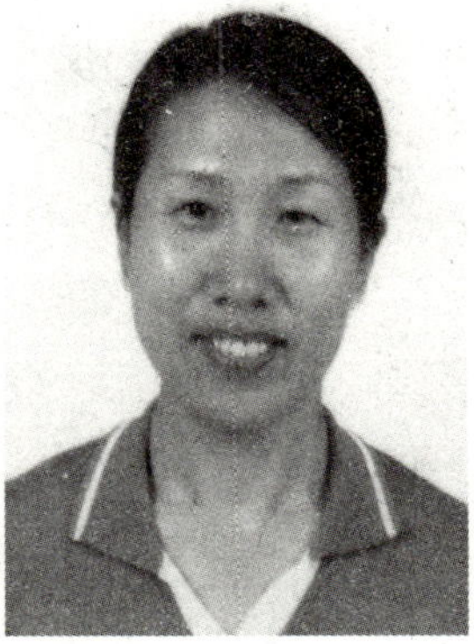

张素红，女，汉族，1959年12月生，邹平县黄山办事处新民村人。大专学历，主管护师。1988年9月，加入中国共产党。1977年1月，在邹平镇新民联中任民办教师。1978年9月，考入北镇卫校读书。1981年8月，毕业分配到邹平县第二人民医院任护士、护士长。1988年10月，调至县卫生局党委办公室，任副主任。1992年4月，调县中医院任工会主席。1993年10月，任中医院副院长。1994年，被评为滨州地区巾帼优秀科技工作者。1995年10月，县中医院进行人事制度改革，院领导班子及科室领导全部实行聘任制。此后，张素红不再担任领导职务，一直在县中医院工作。1997年晋升为主管护师。2007年退休。

张素红肯于学习，努力增强业务能力和知识水平。先后于1994年8月至1995年7月，在滨州医学院护理大专班学习。1992年9月至1995年6月，参加中共山东省委党校业余大专班党政管理专业学习并毕业。曾参与编写《针灸男女科临床精粹》一书，任编委。先后有数篇论文在国内医学刊物上发表，其中《针刺腰阳关穴治疗急性腰扭伤300例》被滨州地区针灸学会评为一等奖。

李　刚

（1961. 1～）

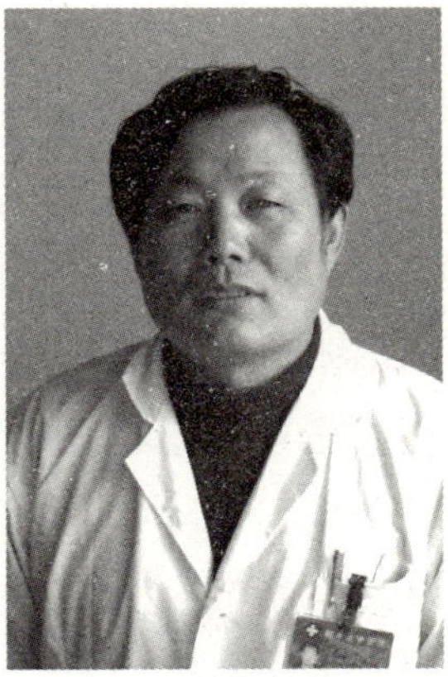

李刚，男，邹平县临池镇郭庄村人。生于1961年正月初五，大专学历，中共党员，副主任医师，邹平县中医院副院长。

1982年7月，李刚北镇卫校毕业后参加工作，在邹平县中医院从事中医骨伤工作至今。先后任中医院外科副主任、骨科主任、院长助理兼骨科主任，2011年被聘为副院长兼骨一科主任。

在医术的道路上，李刚不断学习，一丝不苟，追求医术精湛。1984年8月，参加山东省在文登整骨医院举办的首届骨科医师学习班，时间半年。1987年10月后，在山东省中医院骨科进修1年，从师于骨科著名专家曹贻训、高玉山教授。1992年，在中国人民解放军一四八医院进修普外1年，从师于著名普外科专家凌宝存主任。2000年1～10月，在齐鲁医院骨科进修，从师于全国著名青年骨创伤专家陈允震教授。

多次受到这些高级专家导师的真传，医术大增。工作中任劳任怨，业务上精益求精，无论患者家庭富贵贫贱，地位高低，都一丝不苟，认真细致地进行诊治，每年从事手术病人近400余例，治疗门诊病人约3000余例，未出现一例因诊疗失误出现的医疗纠纷。不断总结诊疗经验，撰写医学论文有10余篇论文在省、国家级杂志上发表。著有个人著作《常见骨科伤病问答》《颈肩腰腿疼的针灸推拿治疗》两部。

现为山东中医学会四肢创伤专业委员会委员、脊椎创伤专业委员会委员、滨州市中医骨伤专业委员会副主任委员、滨州市医鉴专家组成员、邹平县骨伤科学科带头人。由于工作业绩突出，先后被评为滨州市首届优秀青年中医、邹平县劳动模范、邹平县十佳医生、滨州市卫生系统行业标兵、山东省三好一满意标兵、邹平县优秀共产党员、邹平县名医（中医）、滨州市优秀医鉴专家等称号。

孙振杰

（1964.2～）

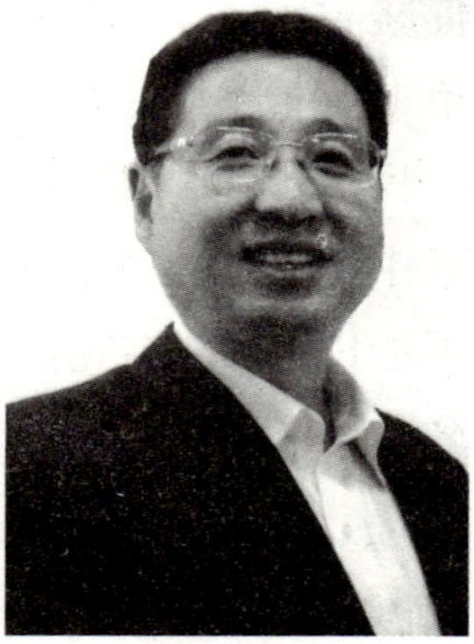

孙振杰，男，1964年2月出生，主任医师，山东省邹平县韩坊村人。1987年7月，山东省中医药学校中医专业毕业，分配至邹平县中医院工作至今。1991年6月至12月，到重庆中医研究所进修中医急症。1992～1993年，解放军148医院进修内科1年，回院后一直从事内科临床工作。工作之余，加强自学教育，弥补自己学历和知识的不足。1992年6月，取得山东中医学院中医专业专科毕业。2003年7月。又获得北京中医药大学中医学专业本科毕业证书。历任住院医师、主治医师、副主任医师，2012年晋升为主任医师。1997年，被聘为中医院院长助理，2007年9月，被邹平县人民政府公布为中医院副院长。现为中医院副院长、滨州医学院中西医结合临床专业硕士研究生导师、山东中医药高等专科学校兼职教授。社会兼职为山东省社区卫生协会理事、滨州市针灸推拿学会常务理事、副会长、滨州市残疾康复协会理事、山东省城市社区卫生服务讲师团专家。

孙振杰长期从事中医内科临床工作，师从山东著名中医李明忠先生，具有丰富的临床经验。他注重业务素质的提高，刻苦钻研，广览医书，运用中医理论辨证论治，熟练地处理危急重症和疑难杂症。对《黄帝内经》《伤寒杂病论》均有深入地研究，尤其擅用《伤寒杂病论》诸方。在长期医疗实践中勤求古训，博采众长，临证则辨证与辨病相结合。擅用滋阴法，重视机体阴液的补充，正确理解中医古籍的理论核心，每一医家或著作均有其不同于其他的理论观点。积极开展中西医结合工作，在临床中勇于实践与探讨。他认为“中医重在辨证，西医主在辨病，各有优点，但各有不足”。主张中医与西医相结合，辨证与辨病相结合，挖掘中医辨证论治与西医病理机制的潜在联系，确切地认识、诊断、治疗疾病，扩大辨证论治的临床范围。临床运用中药除按药性功效外，还根据现代药理研究，分析中药所含有效成分对某些病变的特殊作用，扩大了许多中药的使用范围。在临床工作中，经常组织疑难病例讨论，开展专业学术讲座并担任主讲人，使院内工作井然有序，学术氛围浓厚。

2007年被任命为副院长后，积极协助院长，做好全院及分管的工作。从基础入手，建立并落实医院各项规章制度和各级各类人员岗位职责，做到执法执业行为规范，全院医疗、服务质量有了质的提高。行政管理工作以外，坚持周二、六门诊值班，定期组织大查房，并指导科室医生解决临床中遇到的难题。

工作20余年来，注重从实践到理论的升华，结合本专业的发展，进行科研课题研究。曾主编《乡村医生常见病临床手册》《济众新编释》《呼吸和消化系统疾病药物学》等4部学术专著。参编著作2部。有《克痫王胶囊治疗癫痫临床研究》《手足十二针治疗脑梗死150例疗效观察》等十数篇论文在国家级专业期刊发表。“一种多功能叩诊锤”“带安剖切割功能的护理剪刀”等3项专利获国家实用新型专利证书。先后获得全省基层中医工作先进个人并记三等功、滨州市“防非典”优秀共产党员等荣誉，多次受到市、县级部门的表彰和奖励。

贾玉东

（1964. 10 ~ ）

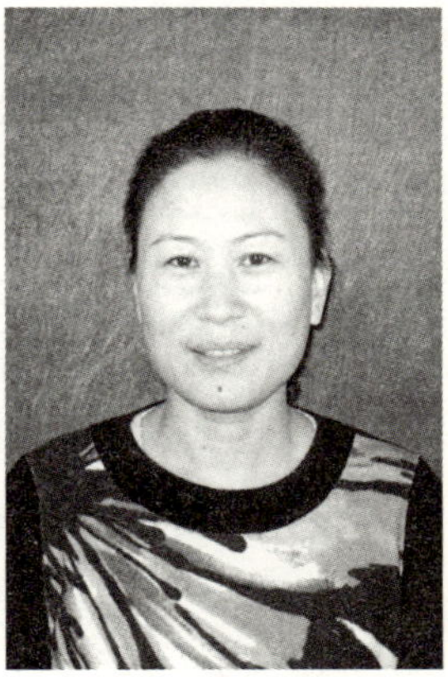

贾玉东，女，汉族，1964年10月出生，邹平县黛溪办事处城里村人。中国共产党党员，副主任护师，现任邹平县中医院院长助理、护理部主任。

1982年9月，考入滨州卫校护理专业学习。1985年7月毕业，被分配到邹平县中医院内科，任护士。1987年6月，调整到妇产科任护士长。1988年，被任命为综合内科护士长。1989年3月，任医院护理部主任。自2007年2月始，被任命为院长助理、并兼护理部主任至今。

贾玉东一心热爱护理工作，她经常以南丁格尔的“爱心、耐心、细心、责任心”精神激励鞭策自己，立志成为一名出色的“白衣天使”。在护士长岗位上，严格要求自己，事事起积极带头作用。坚持学习最先进的护理实践和管理知识，带领科室护理人员做到恪尽职守，努力创建认真负责、积极主动、团结和谐的优秀团队。她刻苦钻研业务，认真执行查房制度，熟练掌握病人的临床表现、治疗原则、护理问题和护理措施，力求对每一位病人都做到心中有数。经常对护理人员进行业务培训和指导，使护理工作质量迅速提升。在护理人员严重缺编情况下，护理工作忙而不乱，从未发生过差错事故；并圆满完成了300余名实习学生的带教工作。困难和压力铸就了她丰富的临床经历，同时也锻炼了她面对复杂问题的淡定心态和解决问题的能力。

1990年，贾玉东担任护理部主任后，不断更新服务观念，狠抓基础护理质量。提出了“换位思考”“六多、六有”服务理念，坚持“以病人为中心、以质量为核心”，在全院开展了争创优质护理服务示范岗活动。对20项常用护理技术操作流程进行了修订，组织编写《护士岗位技能训练》《健康宣教手册》，针对不同层次护理人员进行不同的强化训练。使全院的护理工作逐步达到规范化、制度化、人性化、科学化。2003年“非典”期间，她发挥共产党员的模范带头作用，带领医院的护理骨干，勇敢坚守在抗击“非典”第一线。为解决后来的甲流、手足口病疫情，积累了宝贵经验。随着医院飞速的发展，医院的护理队伍也从最初的10人发展到299人。2012年，凭借她良好的组织协调能力、务实的工作作风、真抓实干的精神，组织全院护理人员圆满通过了三级甲等中医院的评审工作。

贾玉东把坚持学习作为自己成长的基础，她积极参加国内省内护理学术会议，了解掌握国内最新的护理动态。2005年9月至2009年7月，刻苦完成了山东大学护理专、本科学习。工作近30年来，她善于总结临床护理和管理经验，曾参与编辑《济众新编释》（任副主编）《现代临床护理与实践》（任主编）著作2部。亲自主持的科研项目《冠状动脉支架植入术130例的护理体会》，荣获国家级科技成果一等奖，科研项目《压疮的护理研究》获滨州市科技成果三等奖。在国家级和省级杂志上发表论文8篇。凭着优秀的专业知识和丰富的管理经验，先后被聘为山东省中医药护理专业委员会委员、滨州市中医药护理专业委员会主任委员、滨州市护理学会第三届理事会理事、滨州市内科、外科护理专业委员会委员，并被聘为滨州医学院硕士研究生导师。

贾玉东积极认真的工作作风，得到了群众和领导的认可和赞扬。2004年，被滨州市人事局、卫生局给予“记三等功”。2005年，被评为滨州市优秀护理工作者。2010年，被滨州市妇女联合会评为“三八红旗手”“明星护士”。2013年被滨州市人力资源和社会保障局、市卫生局给予“记二等功”。连续多年被评为“文明标兵”“先进工作者”，受到县委县政府和县卫生系统的表彰奖励。

“困难辛酸从不悔、甘苦自知任我飞”，这就是贾玉东白衣天使的胸怀。

时霄霄

（1965.1～）

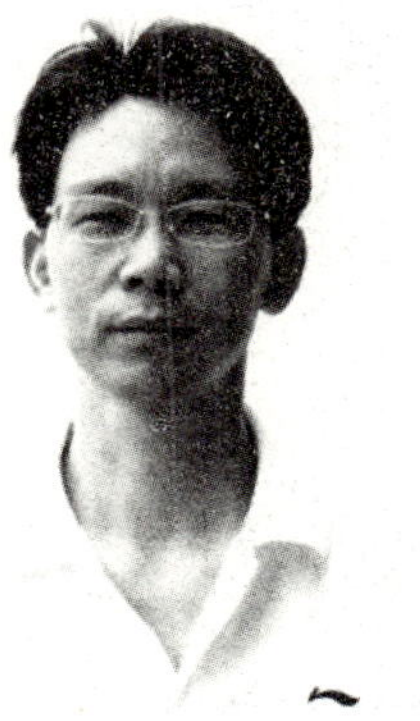

时霄霄，男，汉族，1965年1月生，邹平县孙镇时家村人。本科学历，中共党员，副主任中药师。1987年7月，毕业于山东省中医药学校中药专业，分配来县中医院工作，历任药剂科主任、质控科主任、院办公室主任、院长助理，院长助理兼黛溪社区卫生服务中心主任、皮肤病医院院长等职。2000年后，还兼任医院历届精神文明建设委员会委员、爱国卫生委员会委员、计划生育委员会委员、医疗质量控制管理委员会委员、院内感染管理委员会委员、药事管理委员会委员、专家委员会委员。

时霄霄虚心好学，乐于钻研业务，工作成绩显著。1992年负责药房工作时，建立了“临床药学研究室”，带领大家研制了5种剂型22个品种，在药房开展了“中药鉴别知识竞赛”。任药剂科主任期间，出刊《中医院药讯》，编辑《中医院基本用药目录》。后任质控科、院办公室主任，圆满完成了份内的业务和交办的任务。2010年后，代表中医院负责接收皮肤病防治站，改建邹平县皮肤病医院的工作，同时兼任皮肤病院院长、黛溪社区卫生服务中心主任。在皮防站旧址的基础上，重整旗鼓，建设成为科室相对齐全，特色突出的专科医院。医院工作蒸蒸日上。

时霄霄善于总结经验，先后出版论著2部，在国家级报刊杂志发表论文10余篇，获市级科研成果5项，获国家专利2项。两次破格晋升职称，现为副主任中药师、执业中药师。

时霄霄工作认真负责，勤勤恳恳，任劳任怨，受到领导和群众的好评，多次被评为先进工作者。1993年，被树为“十佳共青团岗位标兵”。1995年，被评为“滨州地区首届优秀青年中医”。2012年，被评为“时代先锋共产党员”。

张守鹏

（1965.9～）

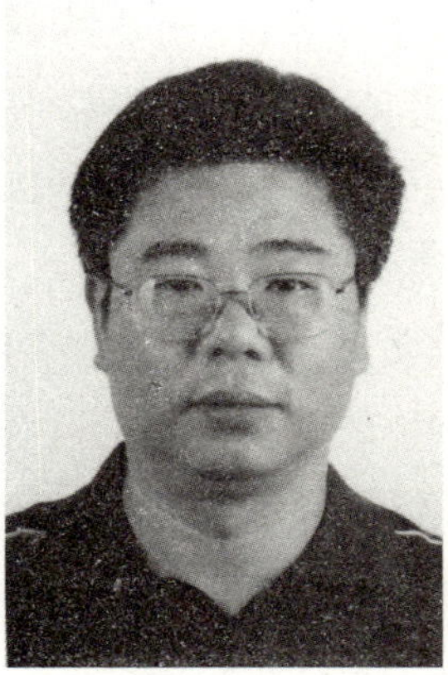

张守鹏，男，山东省邹平县大李村人，1965年9月6日出生。自幼在本村、镇读小学、初中，1981年7月考入邹平一中。1984年8月，考入山东省莱阳卫生学校药剂专业学习。1987年7月毕业，分配到邹平县临池医院工作。1989年9月，调入邹平中医药职业中专，从事《药理学》《免疫学与病原微生物学》教学工作，历任学生科长、办公室主任、教务处主任。1990 年 9 月至 1993 年 7 月，利用业余时间，函授自学完成了山东医科大学药学专业专科学习，获专科毕业证书。1996 年 12 月加入中国共产党。1999 年 3 月，调入邹平县中医院工作。历任防保站副站长、院部办公室副主任、院长办公会成员、药剂科主任、院部办公室主任、院长助理兼办公室主任等职。2006 年 3 月至 2008 年 1 月，业余学习完成山东大学药学专业本科学习，获本科学历证书。先后获得药剂士、药剂师、主管药师、副主任药师等专业技术职务。

张守鹏热爱本职工作，注重医德修养，恪守职业道德。不断加强专业知识学习，熟练掌握药学的基本理论、基本知识和操作技能，努力提高自身业务技术水平。在药剂科工作期间，严于律己，宽以待人，牢记“以病人为中心，以质量为核心”的理念，服务病人、服务临床，严格按照《药品管理法》进行医院药剂管理。担任药剂科主任后，深感责任重大，能够时刻保持清醒的头脑，在药品采购过程中，严格执行山东省药品统一招标采购制度，把好药品质量关，杜绝假冒伪劣药品的流入。加强药品的储存、养护，从而保证了药品无霉变失效现象，也从未出现过差错事故。在办公室工作期间，认真履行办公室主任职责，充分发挥办公室的桥梁纽带作用。由于其工作认真负责，成绩突出，连续多年被评为医院工作先进个人。亦曾先后荣获滨州市药品不良反应监测工作先进个人、市卫生系统优秀党务工作者、市优秀工会工作者、邹平县优秀共产党员、优秀党务工作者、卫生系统先进个人等荣誉称号。

张守鹏善于学习钻研，业务精湛，在工作中不断总结创新。自 2009 年以来，先后主编《临床疾病药物治疗学》、《呼吸和消化系统疾病药物学》、《药物学》等著作 3 部。并有 4 篇学术论文在国内重点医学刊物上发表。先后发明《药物配伍操作箱》《病人服药装置》《防脱药剂瓶》等 3 项专利，被国家知识产权局颁发证书。其主持的科研项目，获得市级科学技术成果奖三等奖两项。另有《姜黄素类化合物研究现状》被滨州市社会科学界联合会评为“滨州市人文科学优秀研究成果一等奖”。2013 年 7 月，由其主持并参与的《复方蜂胶胶囊治疗高脂血症的临床研究与产品开发》科研项目，荣获山东省保健科技协会科学技术奖三等奖。现为滨州市药学会第五届理事会理事、邹平县药学会理事。

韩守峰

（1965.10～）

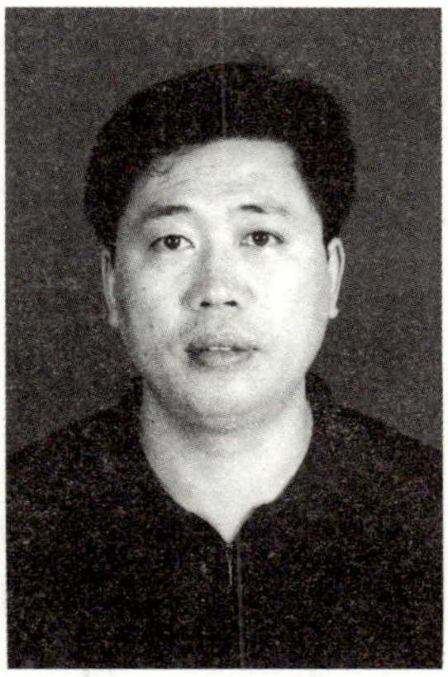

韩守峰，男，出生于1965年10月，邹平县孙镇王伍村人。1988年7月，毕业于山东省中医药学校，分配至邹平县中医院工作至今。先在内科工作，任劳任怨，虚心向老同志学习，刻苦钻研业务技术，熟练运用理、法、方、药辨证施治，大胆结合现代医学知识，运用于临床，及时有效的为病人服务。工作之余，积极学习理论知识，先后取得了山东省中医学院的专科和本科学历，业务水平大大提高。1992年，在解放军148医院进修消化内镜。1997年12月晋升为主治医师。2001～2002年，在济南军区总医院进修神经内科、心内科1年。2008年12月晋升为副主任医师。现为中医院院长助理兼医务科主任、山东中医药高等专科学校兼职副教授、滨州医学院中西医结合临床硕士研究生导师、山东省保健科技协会第一届理事会理事。

从事临床20余年，对内科常见病、多发病处理得心应手，对一些疑难病症能做出正确的诊断和治疗。特别在脑出血的微创治疗、运动神经元病的康复治疗、脑血栓后遗症的康复治疗及心理健康指导方面都取得了良好的成绩。自1997年组建急救中心以来，多次组织指导急、危、重病人的抢救，挽回了许多病人的生命，业务更加精熟。还负责对低年级医师及实习学生进行业务培训和技术指导，同时还为山东中医药高等专科、滨州医学院及省卫校的大批实习生举办中医教学讲座，在教学中认真查找资料，精心备课，做到通俗易懂，深受学员们的好评，连年被评为优秀带教老师。

韩守峰自担任院长助理、医务科主任之后，协助院长加强了医院的业务管理。制订了医院各项业务管理制度、考核制度，积极开展了多种活动，加强业务质量管理，增强全员服务水平，促进了医院医德医风的改良。特别是在创建“三级甲等”中医医院工作中，担任主要工作领导，具体负责，做出了杰出的贡献。

韩守峰认真钻研医疗业务，不断提升理论水平，搞好科研，结合多年的临床经验，撰写论文数篇，分别在国家级和省级刊物发表，参与编写《外科理例新释》《胃溃疡的自然疗法》两部著作。2004年，科研成果《膝痛消治疗膝关节骨性关节炎的临床研究》获滨州地区科学技术委员会三等奖。2013年，科研成果《消痹宁方治疗糖尿病性胃轻瘫的临床和基础研究》，通过滨州市科技局鉴定。发明两项国家级实用新型专利。

2013 年 7 月，被中共邹平县直机关工委授予优秀共产党员称号，连续多年被评为邹平县卫生工作先进个人。

朱旭东

（1968. 10 ~ ）

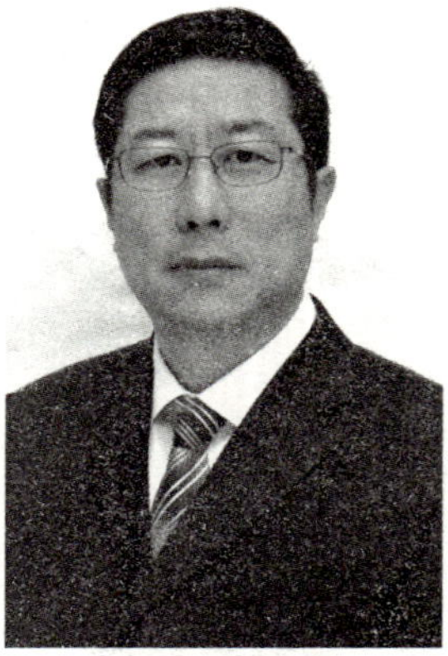

朱旭东，男，1968 年 10 月生于邹平，祖籍浙江杭州人。农工民主党党员，副主任医师，硕士研究生导师，滨州市政协委员，邹平县政协常委。现任邹平县中医院副院长、肿瘤科主任，同时兼任中国抗癌协会肿瘤微创治疗委员会常委、中国医师协会肿瘤学专家委员会专家成员、山东省脑瘤专业委员会副主任委员、山东省中西医结合肿瘤委员会副主任委员、滨州市中西医结合肿瘤专业委员会主任委员、滨州市中医药学会理事会常务理事、中国抗癌协会肿瘤微创治疗专业委员会粒子治疗学组第二届委员会委员、山东中医药学会肿瘤专业委员会委员、山东省抗癌协会肺癌专业委员会委员、山东省抗癌协会肿瘤临床协作分会委员、山东省抗癌协会肿瘤介入学分会委员、山东省抗癌协会化疗分会委员、山东省激光医学会理事。

朱旭东高中毕业后，考入滨州医学院临床医学专业就读。1993 年毕业，分配到邹平县中医院从事临床工作。1996 ~1998 年，先后到山东省省立医院、济南军区 106 医院、山东医科大学附属医院、北京 301 医院、上海新华医院等地学习肿瘤治疗，学习国内治疗肿瘤的先进技术，业务技能大大提高。1998 年，在邹平县率先创建了中医院肿瘤防治中心，任主任。10 多年来，一直躬身奉献于肿瘤治疗事业，工作兢兢业业，业务精益求精。带领全科同仁，坚持科学发展和改革创新精神，谋求科室的发展，以“大医精诚”的高尚医德治病救人。先后引进 10 多项国内外先进的肿瘤治疗设备和技术，填补了滨州市多项技术空白。在他的带领下，肿瘤科已发展成为本地区及附近县市中设备最齐全、肿瘤治疗项目最多、集治疗与预防于一体的大型医疗科室。先后被评为山东省重点中医专科、滨州市十大知名科室、国家级重点建设科室、山东省中医药特色专科、邹平县重点科室等荣誉称号。他本人也先后评为县、市肿瘤学科带头人、滨州市十大名医、滨州市名医。

朱旭东工作成绩突出，多次受到省、市、县级表彰和奖励。曾先后多次被评为“山东省青年岗位能手”“山东省医德标兵”，滨州市卫生系统“爱心质量年”先进个人，荣获滨州市青年科技奖、滨州富民兴滨劳动奖章、滨州市劳动模范、滨州市十大名医、滨州市优秀政协委员，被地区行署荣记三等功。先后多次被评为“邹平县十佳医务工作者”“邹平县青年岗位能手”“邹平县十大杰出青年”、邹平县“十佳文明医务工作者”、邹平县“百佳文明服务明星”“感动邹平”十佳人物、邹平县改革开放30年十大“时代人物”等。他还被中国农工民主党山东省委员会评为山东省社会服务“关爱行动”先进个人、“中国农工民主党优秀党员”。

朱旭东致力于科研工作。他主持的“参龙金灵丸配合化疗治疗非小细胞肺癌临床研究”获滨州市科技进步二等奖。完成的“FDG和FETNIM PET/CT双时相显像预测非小细胞肺癌放疗敏感性的研究”，获山东省科技进步三等奖。在潜心钻研业务的同时，仍不辍笔耕，曾先后在《当代外科》《中国肿瘤临床与康复》《肿瘤防治研究》《国外医学》等国家级杂志上发表专业文章多篇，主编《乡村医生常见病临床手册》《济众新编释》《外科理例新释》《放射性粒子植入治疗胸部肿瘤》《CT介入治疗学》等多部著作，发明新型实用专利4项。

成素珍

（1968.11～）

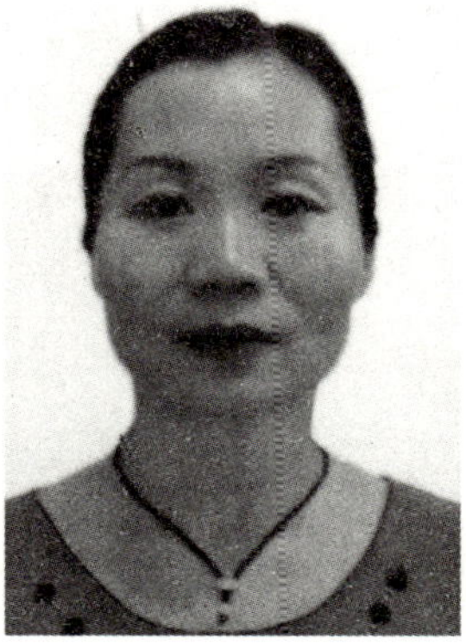

成素珍，女，1968年11月出生于邹平县九户镇成家村。1986年高中毕业后，考入山东济宁医学院临床医疗专业学习。1989年7月毕业，分配到邹平县人民医院内科工作。1996年，曾到齐鲁医院神经内科进修1年。1999年12月底，调沂南县中医院神经内科，任主治医师。从此，对祖国医学有了深刻的认识，产生了浓厚的兴趣。2002年5月，调回邹平县，到中医院内科工作，任内科副主任。2004年8月，任神经康复科（内三科）主任。2007年6月，应医院发展需要，成立心脑疾病治疗中心（内一科），任中心主任。12月，晋升为副主任医师。2010年3月，任院长助理兼内一科主任。2013年9月，中医院门诊病房综合大楼启用，心脑疾病专业分科，成立脑病治疗中心（分脑一、脑二两个病区），并被聘为副院长兼脑病中心主任、副主任医师。

成素珍医学功底扎实，临床经验丰富，一直坚持在临床第一线。她刚调到县中医院时，医院既无神经内科，也无专业人员，她凭借多年的临床经验，确诊了邹平县首例运动神经元病例，使病人获得了正确的治疗。并在医院简陋的条件下，为脑出血的病人实施微创钻颅血肿碎吸手术，取得成功，填补了全县在神经内科医疗上的空白，受到全国脑血管病防治研究办公室的表彰。她还根据山东省脑血管病的发病率，结合邹平县的人口数量、发病人数、经济状况、就医需求及中医院的发展形势等情况，利用业余时间，先后两次写出了近万字的调查报告，以求引起领导对此种疾病的重视和治疗。她还多次外出参观学习，不断了解国内外神经内科的发展趋势和脑血管病的最新治疗模式，提出加强神经科的建设性意见，并得到院领导的认可和支持。

2004 年，成素珍任神经康复科主任后，独立挑起神经内科的重担，最早将康复治疗引入综合治疗，在邹平县第一个创建起了集药物治疗、手术治疗、康复治疗于一体的神经康复综合卒中病房。她除完成每天 8 小时工作外，只要病人病情需要，随叫随到，经常吃住在办公室。期间，带领科室连续开展了脑梗塞超急性期（6 小时之内）静脉溶栓技术、蛛网膜下腔出血尼莫地平恒速持续灌注疗法、中心静脉植管技术、中枢性高热的亚低温治疗、全脑血管造影、颈动脉狭窄的支架植入、短暂性脑缺血的动脉导管内治疗等多项新技术，并获得成功，一时名声远扬。2007 年，心脑疾病治疗中心建立后，她带领全科室同行，积极钻研业务，开展了脐血干细胞治疗神经系统诸多难治性疾病，再次填补邹平县的一项技术空白。2012 年她带领脑病科成功创建山东省重点专科，并被推选为邹平县名医。经过她与全科同志们的共同努力，脑疾病治疗中心已成为中医院最大的科室，是医院的三级医师查房教学基地，就医门诊量、住院人数和业务收入均居全院前列。先后获得滨州市青年文明号、工人先锋号、市重点专科等多项荣誉。

成素珍善于学习钻研，业务精通，多年来，先后主持过科研项目多项，其中有三项获得了滨州市科技进步三等奖。曾参与编辑《神经内科学》（任第一主编）、《济众新编释》（任副主编）等著作，并有多篇论文在国内医学刊物上发表。

成素珍为人谦和，医德高尚，视病人为亲人，工作一丝不苟，成绩显著。先后荣获滨州市优秀青年知识分子、女职工建功立业标兵、卫生系统“两好一满意”示范标兵、第六届优秀科技工作者等荣誉称号。2009 年获得山东省“富民兴鲁”五一劳动奖章，并荣获县级奖励多次。现为山东中医药学会疼痛专业委员会委员、山东中医药学会第二届脑病专业委员会委员、滨州市神经内科专业委员会副主任委员、山东省中医药高等专科学校兼职副教授、滨州医学院神经内科专业硕士研究生导师。

二、人大代表　政协委员

李明忠

李明忠曾为邹平县第八届政协委员、县第十三届人大代表。

（参见本章院领导部分）

朱洪云

（1935.3～）

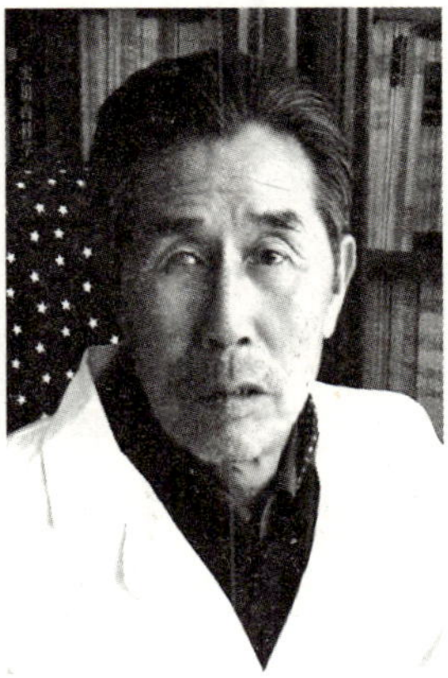

朱洪云，男，1935年3月出生，浙江杭州人。1954年考入青岛医学院医疗系学习，在建国初期的政治运动中，先后被错误打成胡风分子的亲信、“右派”分子，受到不公正的待遇。1959年9月毕业，分配到邹平县人民医院工作，任内科医师。他以院为家，在治疗病人和病情诊断方面充分发挥了自己的才智。1960年后，国家陷入经济困难时期，朱洪云曾先后被派到花沟公社（当时属邹平县）、孙镇公社治疗水肿病、干瘦病人250余例。1963年回到县医院，工作积极认真，成为医院学术骨干、业务主力。1966年，“文化大革命”开始后，又因“右派”问题，冠以反动学术权威，被隔离，揪斗，批判。在最困难的时候，仍不忘为群众治病，受到群众的保护和赞扬。

1969年5月，朱洪云被下放到刚成立的郑马公社卫生院，正遇上里八田村发生食用驴肉中毒事件。在医院病房不足、条件简陋的情况下，他主持安排在院中席地就诊，果断处置病人128例，经三四天的抢救，全部安全康复出院。郑马卫生院一下子名声大振，门诊量日渐增多。1974年，县里举办赤脚医生培训班，朱洪云被卫生局抽调担任任课教师，没有课本教材，他就自编《内科学》《药理学》讲义45万多字，先后教授了3期12个班次，前后共6个多月，为全县培养了一大批具有一定医疗基础的赤脚医生。

1975年8月，朱洪云被调到孙镇卫生院工作。“文化大革命”结束后，拨乱反正，平凡冤假错案，他的政治生命重新获得新生。他以饱满的热情投入到医疗工作中，曾参与筹建邹平县医学会工作，组织举办培训班，任主讲，出版《邹平医药通讯》，任主编。1982年7月，朱洪云加入中国共产党，并被任命为孙镇卫生院副院长。1984年升任院长，医院医疗和管理工作都在全县名列前茅。1986年后，他调卫生局参与编写《邹平县卫生志》。1986年7月，调黄山公社卫生院任院长，并被评为内科副主任医师。1987年3月，负责筹建县红十字会医药服务部。

1988年，为加强中医院的医疗力

量，朱洪云调入成立不久的县中医院，任内科副主任医师、门诊部负责人。在简陋的条件下，在全县率先开展血流变检测，并按照中西医结合诊治原则，利用中药制剂治疗高脂血症，在全县最早开展了心脑血管疾病的治疗。他善于总结医案，根据临床经验撰写学术论文，在省级以上医学刊物上发表。1994 年，朱洪云晋升为内科主任医师，这是中医院最早的西医内科主任医师。1997 年朱洪云退休后，仍被返聘为门诊医师，继续发挥余热，为群众治病救命。

朱洪云为人正直，敢于直言，潜心医学，治病救人，一丝不苟。从医 50 余年，始终坚守传统医德医风，以治病救人为己任。他曾说“医生的职责就是为病人服务，病人的事就是大事，个人的事再大也是小事。只要选取了医生这个职业，就不要考虑有节假日、星期天”。他退休后，仍经常在家中接待前来求医的病人，或被接到病人家中义务出诊看病，从不推脱。一生工作勤恳，多次被评为县卫生先进工作者，并荣获县人民政府记功一次。他还是邹平县第四、第五届政协委员。

朱洪云一生坚守在医疗第一线，富有丰富的临床经验，特别是对疑、难、重、特病症，都能临场处置，做出相应正确的处理方案。他曾对食物中毒、药物中毒的救治，根据自己的经验提出了“准、勤、狠、细”四字的治疗原则，即诊断要准，观察要勤，用药要狠（足），查病要细。他曾撰写 10 多篇论文，在省级以上医学报刊杂志发表，本人被收录《中国当代中西名医大词典》。

王　旭

（1941. 3 ~ ）

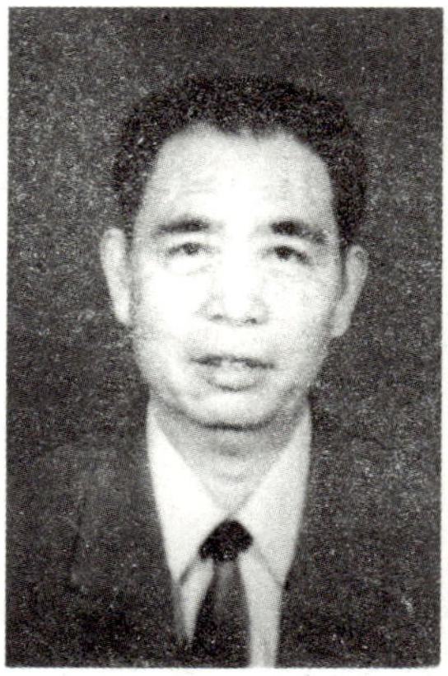

王旭，男，汉族，1941 年 3 月 8 日生，邹平县黛溪办事处中兴村人，中专学历，副主任医师。1963 年 7 月参加工作，在邹平县码头区医院任医生。1965 年 3 月，当选为码头公社人民代表大会代表。1968 年 10 月，调至邹平县城关卫生院工作，此后随医院变迁，先后在城关中医院、邹平县中医院工作。历任医士、医师、主治医师。1995 年 11 月，晋升为副主任医师。1999 年 8 月，经邹平县人事局批准退休。1987 年至 1993 年期间，曾为邹平县第六届、第七届政协委员。

从医 48 年，积累了丰富的临床经验，曾抢救与治愈无数危重病人，擅长中西医结合治疗内、妇科疑难病症，尤其对“血症”的论治有独到之处，并有国家推广的传世学术成果在世间广泛流传。曾在省以上医学杂志上发表多篇学术论文，其中《血友病急性出血治验举隅》一文 1996 年 1 月发表于《实用中西医结合临床急救》杂志。此文 1997

年10月被选入《国际民族医药》，由世界科学技术出版社用中英两种文字在国内外发表。2002年7月，王旭治疗各型"血友病"的4个处方，被"国家科学技术部科学技术文献出版社"选入《血友病古今名家验案全析》中。

吴兰恩

（1947.2～）

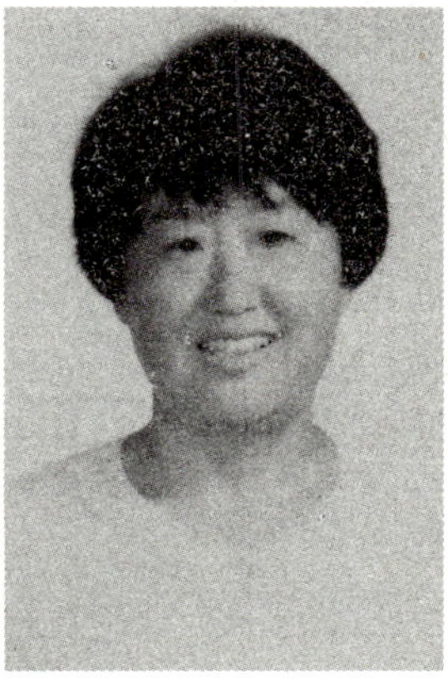

吴兰恩，女，汉族，1948年2月生，山东省邹平县魏桥镇吴东村人。1966年6月，魏桥卫校毕业后，在邹平县魏桥镇临河村卫生所任医生。1971年3月，考入青岛医学院临床医疗系学习。1974年8月毕业后，被分配到邹平县人民医院西董分院任医师。1987年11月，调入县中医院工作。先后任医师、主治医师。1994年10月，晋升为副主任医师。1999年10月，经人事局批准退休。在职期间，曾于1984年4月当选为邹平县第九届人民代表大会代表。

宋晨光

曾任邹平县第十五届、第十六届人大代表、人大常委会委员。

（参见本章院领导部分）

朱旭东

曾为滨州市第九届、十届政协委员，邹平县第十一、十二届政协委员、政协常委。

（参见本章院领导部分）

李秀莲

（1961.1～）

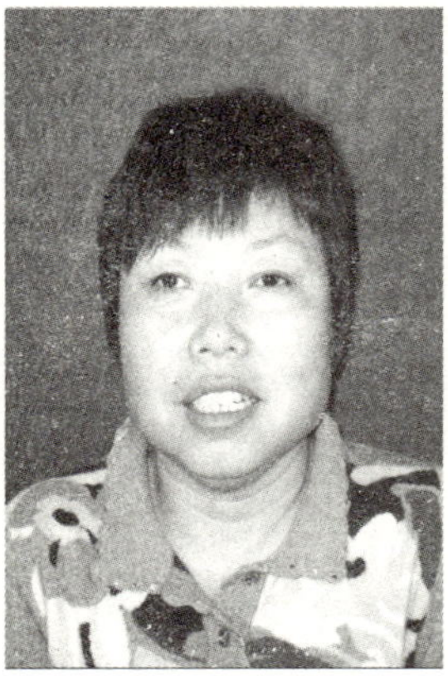

李秀莲，女，1961年1月出生于邹平县九户镇布王村一个农民家庭。自幼上学，1978年9月考入北镇卫校中医专业学习。1981年7月，北镇卫校毕业后，分配至邹平县青阳卫生院中医门诊工作。1986年10月，调入邹平县中医院，从事中医临床工作。1988年10月至1992年4月，参加中医自学考试，获得中医专科毕业证书。1995年，获主治医师职称。1995年后，师从于中医院著名中医、院长李明忠，被确定为山东省首批中医药名老专家学术经验继承人，1998年学成出师。2000年9月，参加山东省中医药大学中医学函授本科学习，2003年毕业。2001年获副主任医师资格。2011年，在医院领导支持下，组建了滨州市唯一的脾胃病中医特色专科——脾胃病科，并任主任。同时成立“治未病”中心。2012年脾胃病科被确定为省重点专科建设单位，2013年被评为“滨州名科”。现为中国中医药学会会员、中国针灸学会会员、山东省妇科专业委员会委员。

李秀莲从医30余年，坚持干中学，学中干，一丝不苟，严于律己。始终坚持一个原则：“我从事的是一份关乎性命的职业，一点马虎也要不得，只要是病人遇到的问题，我都要尽量做到他们满意为止。”坚持一个理念：“一个医生必须要工作认真，要进步就得不停地学习”。她白天工作，晚上就抓紧时间研究业务，用知识不断丰富自己。1995年，被选为山东省首批老中医药专家学术经验继承人，全面继承其精湛的医术，系统地学习和研究了李明忠的学术思想和临床经验，重点研究了中风病、脾胃病、肝肾病及妇科杂症，积累了宝贵的中医学知识和临床经验。她遵古而不泥古，创新而不离宗。在数十年的临床实践中，掌握了一整套独具特色的临床诊疗方法，形成了预防、诊断、治疗、康复等一套完整的中医药临床防治体系。除日常门诊及带教任务外，她还坚持理论研究与实践相结合，完成了多项研究成果，获得两项实用性发明专利。与他人合作，针对支气管哮喘研制的“白龙汤紫蚧胶囊治疗支气管哮喘临床研究与应用”，获得了省科委星火计划科技成果奖、滨州市科技星火一等奖。针对更年期综合征，研制了更年调理汤，针对慢性胃肠道疾病反复发作久知难愈，采取反治疗法，达到了标本结合根治的目的。多年来，撰写了《脑血管疾病》等6部著作，发表了数十篇论文。

良好的医德、精湛的医术、耐心的工作态度赢得了广泛的社会赞誉和患者的信任，慕名前来求医的患者从县内扩大到了省内外。先后被评为滨州市劳动模范、山东省劳动模范、滨州市名医、滨州市优秀人大代表、滨州市“优秀青年知识分子”、“优秀针灸师”、“优秀巾帼科技十佳”等多项荣誉称号。连续当选为滨州市第七、八、九、十届人大代表。

李秀莲是一个对自己要求很高的人，相对于精湛的医术，她更看重自己的身心修养，她总说“做人比起做事来得更加重要。”她曾经这样总结自己：“爱岗敬业，数十年如一日。坚持良好的医德医风，待患如亲。不问贵贱贫富，长幼妍媸，怨亲善友，皆一事同仁。有患求诊，不分昼夜、寒暑、节假日，皆能一心救治，无半点怨言及不快之心。”

张崇美

（1963.7～）

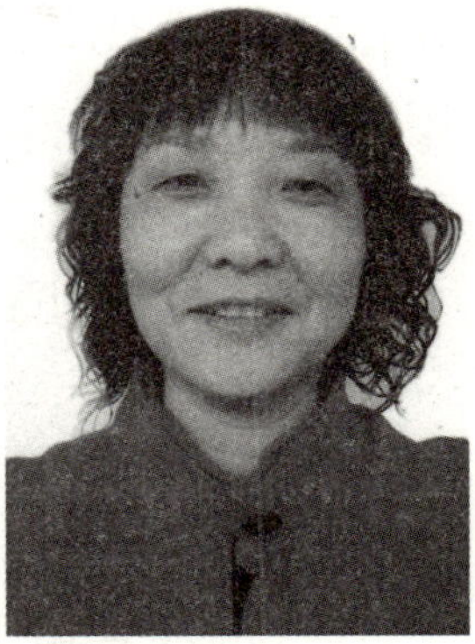

张崇美，女，1963年7月出生，邹平县青阳镇韩家村人。自幼上学，1979年初中毕业后，考入北镇卫生学校护士专业学习。1981年7月毕业，分配到邹平县明集医院任护士。1987年12月，调入邹平县中医院，先后在外科、外一科任护士、护师、主管护师。为了提高自己的技术水平，1992年，报考全国高等护理自学考试，1996年12月，取得山东医科大学护理专业专科毕业。1997年晋升为主管护师。同年，任中医院综合外科护士长。1998年5月，参加山东省中医整体护理培训班并结业。2004年晋升为副主任护师。在护理岗位上已奋斗了33个春秋。

张崇美热爱护理专业，时刻把病人放在心上，在抗击"非典"的战斗中，不怕苦、不怕累，将生命置之度外，始终坚持在抗击"非典"第一线。刻苦学习专业理论知识，苦练护理操作技术。工作踏实、恪尽职守，认真履行护士长和副主任护师职责，对技术精益求精。虚心向中医专家请教，熟练掌握中医针刺术、拔火罐、艾灸等中医急救操作。设立病房考核制度，精心制定病房工作计划，主持护理查房，主动征求病人和护士意见，和谐医患关系。参与抢救和护理了无数例危重病人，及时化解和处理了各种矛盾，保质保量地完成了在职期间的各项任务。所带领的科室先后获"先进集体""青年文明号""工人先锋号"等荣誉称号；个人连续多年被县卫生局授予"先进工作者"，并先后荣获滨州市"优秀护士""百佳护士""巾帼建功百佳""百佳服务明星"，邹平县"十佳护士""优秀护士长"等称号。

张崇美善于学习，努力丰富自己的业务知识。工作的同时注重理论知识的积累和整理，先后有《浅谈癌症病人的心理护理》《股骨干骨折病人的辨证施护》等多篇学术论文在省及国家级杂志发表。

张崇美是邹平县第九届、第十届政协委员，在1998年至2007年履职期间，积极参政议政，谏言献策，充分发挥政协委员的职能，所提提案都得到了政府的重视和采纳。

杨永利

（1966. 10 ~ ）

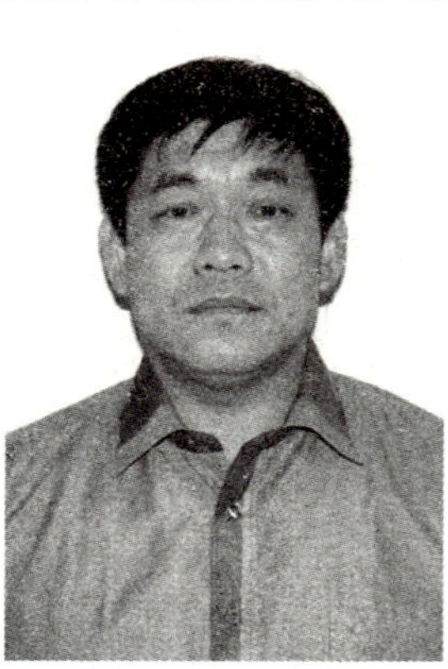

杨永利，男，1966年10月出生，邹平县长山镇南街村人。1988年9月高中毕业后，考入滨州医学院临床医疗专业学习。1991年8月圆满完成学业毕业，分配到邹平县孙镇中心卫生院普外科工作。1992年3月，在邹平县人民医院普外科进修学习1年。1994年3月，借调邹平县人民医院普外科工作半年。同年9月，任孙镇中心卫生院内外科主任。从1995年9月，业余参加山东省潍坊医学院卫生事业管理学本科学习，并获得毕业证书。1998年5月，任孙镇中心卫生院院长助理。同年7月，参加中国共产党。2000年3月，任孙镇中心卫生院副院长，负责业务管理。2002年9月，任孙镇中心卫生院院长。2005年3月，在全县率先开展滨州市镇村卫生一体化管理试点工作，并获得肯定。同年，全市农村卫生管理现场会在孙镇中心卫生院召开，孙镇中心卫生院荣获滨州市十佳卫生院荣誉称号。2006年，带领全院率先完成山东省360工程（乡镇卫生院改造），并获省、市、县奖励。2007年5月，应邀参加在人民大会堂召开的全国农村卫生工作论坛，并受到卫生部领导接见。2007年晋升为副主任医师。2010年5月，调任青阳卫生院院长。

2011年5月，杨永利调入邹平县中医院，任外二科副主任。2012年7月到解放军总医院（301）泌尿外科进修学习一年，熟练掌握了泌尿外科内镜及微创手术操作，并获得泌尿外科内镜及微创医学培训证书。回院后，主要从事泌尿系肿瘤、泌尿系结石、泌尿系感染、前列腺增生、男性性功能障碍及男性生殖疾病的诊断及治疗，并顺利开展了肾癌根治术、膀胱癌根治术、肾结石经皮肾镜碎石取石术、经尿道前列腺电切术、经尿道膀胱肿瘤电切术等，填补了中医院泌尿外科的空白。

杨永利无论是在基层卫生院还是县中医院，无论是任基层领导还是专业医生，都能热心本职，工作踏实肯干，并做出骄人的成绩，得到了党和人民的充分肯定。多年来，因防治非典型肺炎工作突出、卫生工作突出、被评为卫生系统先进工作者先后受到滨州市嘉奖3次，并获邹平县2005年度十佳文明医务工作者称号。自1998年以后，他还先后当选为中国共产党邹平县第九次代表大会代表，邹平县第十四届、第十五届人大代表。

杨永利善于学习，认真钻研业务，利用临床经验，先后撰写了《胰和十二指肠切除术的经验与教训》《严重胸外伤的早期诊治》等数篇论文，在国内医学刊物上发表，并参与编著《环境因素与疾病控制》一书。

三、省级以上先进人物

李明忠

1986年，被评为山东省卫生先进工作者；1987年，被评为全国卫生先进工作者；曾获省优秀医务工作者，获“富民兴鲁”五一劳动奖章。

（参看本章医院领导部分）

赵秀芬

（1945.2～）

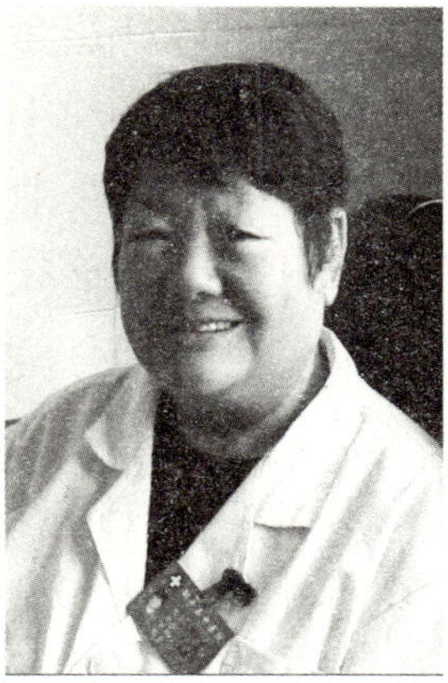

赵秀芬，女，1945年2月生，邹平镇南营村人。自幼上学，1959年9月，考入淄博卫校，1961年毕业后，分配到邹平县城关公社卫生院。在条件非常艰苦的情况下，坚守工作岗位，跟随省医疗队下乡普查妇女病，向齐鲁大学毕业的妇产科大夫学习，虚心求教，历经几年地磨练，支撑起城关公社卫生院妇产科的全部业务。

1982年后，城关镇卫生院逐步改为邹平县中医院，赵秀芬担任妇产科主任。建院初期条件简陋，她带领妇产科的同志们，积极响应院领导倡导的自力更生、艰苦创业的号召，加强业务学习，采集中草药材，度过了艰苦的创业阶段。

二十世纪八十年代以后，计划生育成为国家的基本国策。中医院仍代行城关卫生院的职责，各种计划生育手术成为当时中医院妇产科的主要工作。赵秀芬勇于肩挑重担，负责城关辖区内的计划生育结扎手术。她医术超群，多次受邀到县内乡镇，甚至赴高青、无棣、阳信等县支援计划生育工作。最多时一上午就做30多例结扎手术，受到县内外同行和领导的认可和好评。据不完全统计，多年来她共做4种节育手术2万余例，从未发生一例医疗事故，圆满完成了计划生育的任务。1982年，她被山东省委、省政府命名为计划生育先进个人。1986～1989年，连续4年被县人民政府记功奖励。1988、1989、1991年先后分别荣获惠民地区、邹平县“三八红旗手”、巾帼事迹明星等荣誉称号。她的事迹曾登载在《大众日报》上，还参加了惠民地区巾帼业绩巡回展览。

1986年后，由于病员的大量增加，社会需求急迫，积极筹建妇科病房。随着医院条件的改善，她带领的妇产科也蒸蒸日上，很快成为中医院的骨干科室。不仅能进行引产、难产、剖腹产等多项妇科手术，还开展了子宫肌瘤挖除术、子宫全切术、宫外孕等各种妇产科手术，并攻克了许多难以解决的疑难病症。中医院的妇产科在全县一时声誉鹊起。

赵秀芬从事妇产事业46年来，在这个岗位上倾注了全部的精力，奉献了无限的爱心。她工作认真负责，技术上精益求精，视病人为亲人，总是设身处地为他们着想。经她手接生的孩子数也数不清，被她救治的患者不计其数。1995年，赵秀芬退休，她仍然被返聘坚持工作。她和年轻人一样，按点上班，坚持查房，坚持上台手术，从不懈怠。2005年，她率领全科人员成功开展了腹腔镜手术及经阴子宫全切术，大大减少了病员的身心痛苦，开创了邹平县妇产科领域内微创手术的先河。2007年，她因病不得不离开了她钟爱一生的事业。实践了她“只要我身体还行，我就要履行一个医生的职责”的诺言。

宋晨光

2010年6月，被山东省卫生厅评为全省卫生系统“服务好，质量好，群众满意”质量明星，并荣记三等功。

（参看本章医院领导部分）

朱旭东

先后多次被评为“山东省青年岗位能手”“山东省医德标兵”，被中国农工民主党山东省委员会评为山东省社会服务“关爱行动”先进个人。

（参看本章医院领导部分）

成素珍

2009年获得山东省“富民兴鲁”五一劳动奖章。

（参看本章医院领导部分）

李秀莲

2013年，荣获山东省劳动模范光荣称号。

（参看本章人大代表、政协委员部分）

孙汉亭

（1968.9～）

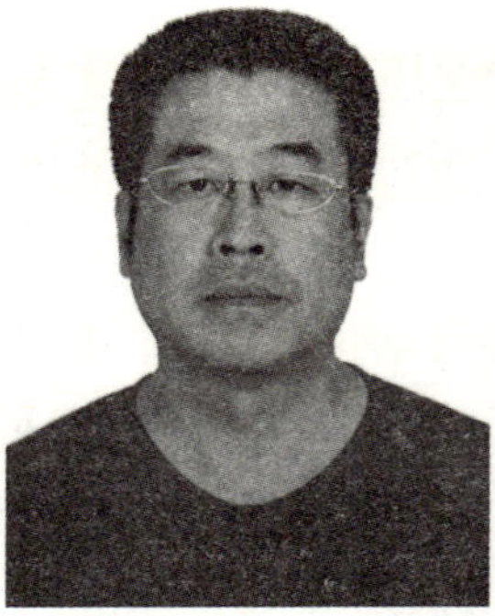

孙汉亭，男，1968年9月13日出生在邹平县焦桥乡前三村。自幼上学，1991年毕业于滨州医学院临床医疗系，同年分配到邹平县第二人民医院外科工作。1997年，调入明集镇中心卫生院，任挂职副院长，分管业务工作。在明集医院建立手术室，开展普外科及妇科、骨外科手术310余例。2000年3月，回到邹平县第二人民医院外科。同年9月，到解放军304医院骨科研究所学习，从师于中华医学会骨科分会副主任委员侯树勋教授1年。

2003年5月，调入邹平县中医院

外科工作。先后到山东省立医院神经外科、山东大学第二医院、烟台毓璜顶医院进修学习。2008 年，孙汉亭调入骨二科工作。

2009 年 4 月，孙汉亭踊跃报名，与中医院 5 名同志一起参加了山东省卫生厅组建的滨州市第十四批援川医疗队，赴四川省绵阳市北川县禹里乡执行医疗和卫生监督援助工作。克服了生活中的诸多困难，不怕苦、不怕累、不怕脏，满腔热情地投入到援川重建工作中去，荣获"山东省对口支援北川灾后恢复重建医疗卫生工作优秀共产党员"称号。

2012 年 4 月，孙汉亭调入医院手足及矫形外科，任副主任。10 月，到北京进修矫形外科，在北京国家康复医院著名矫形外科专家秦泗河、北京骨外固定研究所夏和桃、彭爱民教授指导下，开展肢体畸形矫正手术，取得良好的学习效果。2014 年 4 月，组建了山东省首个专门治疗肢体畸形的科室——邹平县中医院矫形外科，任矫形外科主任。同年邹平县中医院被定为山东省贫困残疾儿童抢救性手术定点医院。在滨州市及周围县市率先开展了骨盆支撑术治疗先天性髋关节脱位、股骨头坏死、股延长治疗顽固性骨髓炎等疾病。

孙汉亭医疗业务之余，潜心医疗科研。曾副主编专著《骨科疾病学》。有《阑尾炎 1 例误诊分析》《速效救心丸在治疗原发性痛经的临床应用》《肱骨骨折不愈合 64 例临床分析》等论文在国家级医学报刊上发表。《骨科手术床》《医用骨折固定夹板》《下肢骨折移动装置》等 3 项发明获得国家实用新型专利证书。

四、医学专家

王红志

(1938. 12 ~)

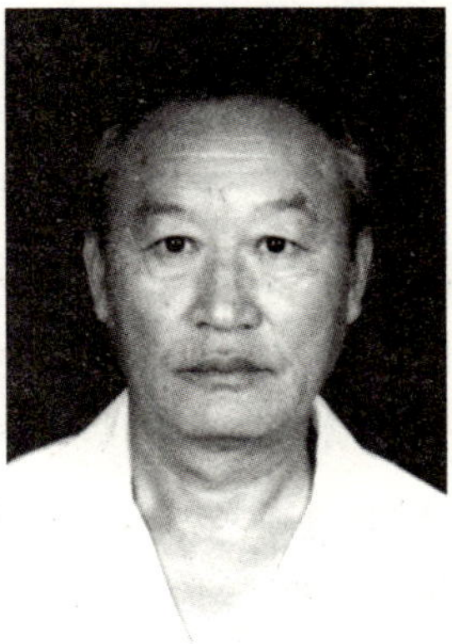

王红志，男，汉族，1938 年 12 月生，山东省邹平县长山镇小牛村人。大学本科学历，副主任医师。1963 年 9 月，大学毕业，被分配到邹平县第二人民医院任医生。1966 年 7 月，加入中国共产党。1972 年 12 月，调邹平县人民医院孙镇分院任院长。1981 年 4 月，任邹平县人民医院副院长、主治医师。1984 年 8 月，在邹平县爱国卫生委员会办公室任副主任，曾获惠民地区爱卫会先进工作者。1989 年 2 月，调入邹平县中医院，先后任院办公室主任、总务科主任、副主任医师。1998 年 12 月 30 日，经中共邹平县委组织部批准退休。

邢裕河

（1947. 1 ~）

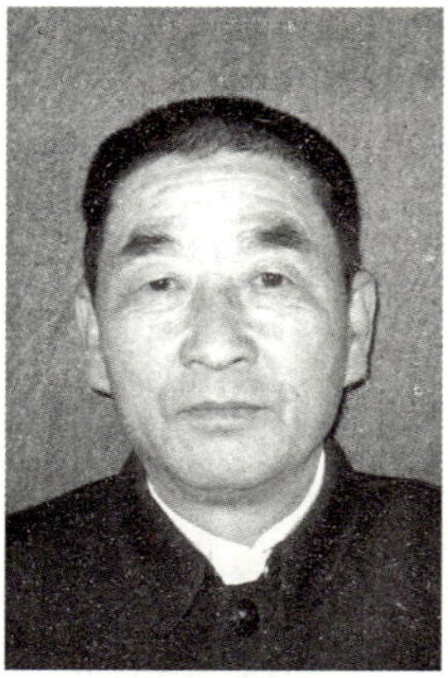

邢裕河，男，1947年1月出生，邹平县明集镇窝村人。自幼上学，1965年考入邹平县卫生学校学习。1968年10月，回本村任“赤脚医生”，凭自己所学，为群众治病。1976年9月，加入中国共产党，并被推荐为青岛医学院北镇分院工农兵学员。1979年6月毕业，仍回本村任“赤脚医生”。1979年12月，被分配到邹平县魏桥医院任内科医生。1985年10月，调到明集卫生院任医生。1989年1月，再调入邹平县中医院，任急救中心医生。1996年1月，任中医院急救科主任。1996年6月，晋升为副主任医师。1999年9月退休。

邢裕河为人诚实，肯于学习钻研，热心为病人服务，他在中医院急救科工作期间，主持研制的纯中药“黄花胶囊”，对救治冠心病人效果理想。1999年8月，此项成果获得滨州地区科技进步二等奖。

巩建中

（1949. 6 ~）

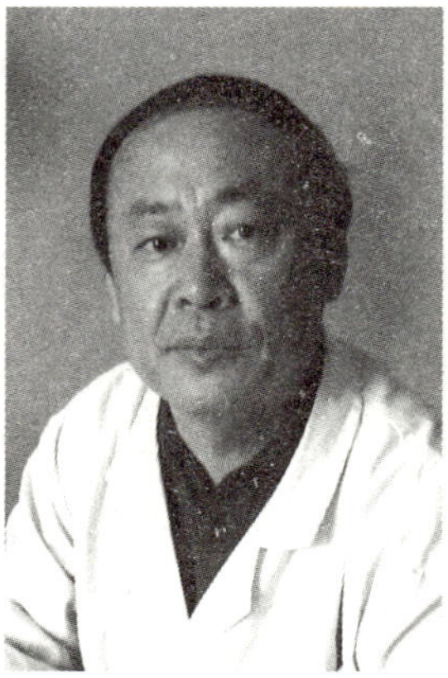

巩建中，男，1949年6月出生于邹平县新民村一个农民家庭。自幼读书，1968年12月，淄博市卫生医士学校毕业，分配到无棣县常家公社医院。1969年10月至1970年1月，先后到九二三厂（现胜利油田）职工医院、惠民军分区体检训练班进修五官科。1970年6月至1971年10月，先后到北镇卫生学校、惠民地区第一届西医离职学习中医学习班学习。1972年10月，又参加了北镇卫校、惠民地区妇外科学习班学习，业务水平大大提高。1978年调回本县，在魏桥医院任五官科医生。1986年7月，加入中国共产党。1989年10月，借调邹平县人民医院工作。1990年10月，调入邹平县中医院任眼科医生。1992年9月，任眼科主任，2005年，任五官科主任。2001年，晋升为副主任医师。2009年6月退休。

巩建中为人真诚，勤奋好学，肯于钻研业务，热心为病人服务，曾先后被评为县卫生系统先进工作者、十佳医生、优秀共产党员、县专业技术拔尖人才、助残工作、征兵工作先进个人、县人民政府嘉奖、滨州市劳动模范、“三星”劳动竞赛优质服务明星等光荣称号。业务工作之余，还经常撰写学术论文，在国家和省以上医学刊物发表论文十多篇，多次参加全国性医学专业学术讨论会，并发表论文。

朱秀荣

（1950. 7 ~ ）

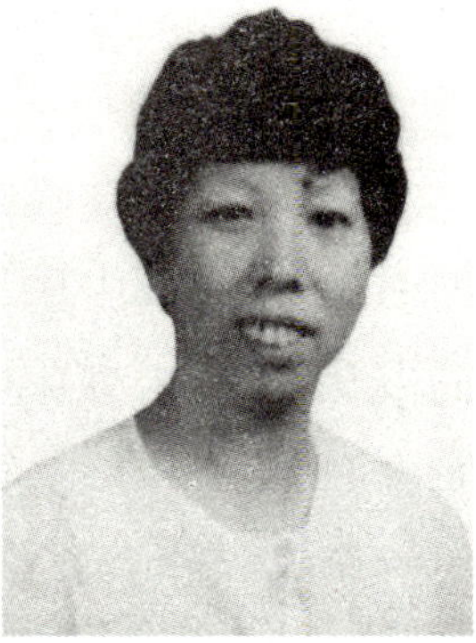

朱秀荣，女，1950年7月出生，邹平县西董镇台头村人。1970年12月，在西董医院从事护理工作。1973年8月，入惠民地区北镇卫校学习两年。毕业后，被分配到邹平第二人民医院，先后任内、外科护士长，总护士长。1983年10月，加入中国共产党。1990年8月，调回邹平县西董医院，同时借调至邹平县中医院，1991年2月，正式调入邹平县中医院，先后任外科护士长、护理部副主任。2002年，晋升为副主任护师。2005年7月退休。

朱秀荣一生从事临床护理工作，态度和善，视病人如亲人，热心为病人服务。先后被评为受省、市级表彰的优秀护士，被县妇联评为“学文化，学技术，比成绩，比贡献”标兵，被县评为先进工作者。曾先后在国家和省市医学刊物上发表学术论文数篇。

刘翠玉

（1952. 1 ~ ）

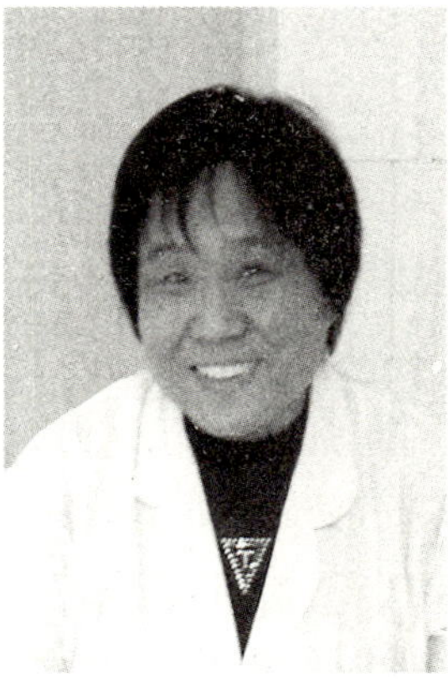

刘翠玉，女，1952年1月出生，邹平县邹平镇城里村人。自幼上学，1971年底，高中毕业。1973年8月，在城里小学任民办教师。1974年8月，被推荐入青岛医学院北镇分院医疗专业学习。1977年8月毕业后，分配至惠民地区结核病防治所（现滨州市结核病防治院）任医生。期间于1986年3月，在天津举办的全国呼吸内外科医生培训班学习半年。1991年2月，加入中国共产党。1996年6月，晋升为副主任医师。2002年10月调入邹平县中医院。在呼吸内科任副主任医师。2005年，被评聘为主任医师。2007年12月，办理退休。

刘翠玉钟情于自己的工作，刻苦学习，认真负责。2003年，在全国防治“非典”的关键时期，牢记临床医生的职责，勇敢地站在了第一线。随时待命，一旦发现疫情，就挺身而出。积极参加对乡村医生的培训，早出晚归，圆满完成了任务，受到领导和群众的好评。

刘翠玉勤于钻研业务，工作之余，结合自己的临床实践，积极撰写学术研究论文，并在国家及省市医学刊物上发表论文数篇。其中1998年发表的学术论文“咯血治疗的进展”获得滨州地区科学技术成果三等奖。

张玉枝

（1956. 10～）

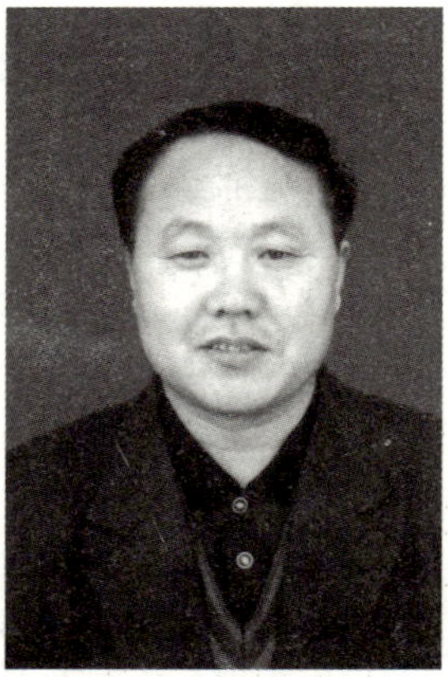

张玉枝，男，汉族，1956年10月生，邹平县邹平镇碑楼村人。大专学历，县中医院神经外科主任，副主任医师。现兼任山东省中医药学会骨伤科专业委员会委员、山东省中西医结合学会神经外科学会理事、山东疼痛研究会神经放射专业委员会第一届常务委员、山东省五级中医药师承教育项目第二批指导教师、滨州市神经外科学会委员。

1978年3月始，在邹平镇碑楼联中任民办教师。1978年9月，考入北镇卫校中医班学习。1981年8月毕业，分配到邹平县第二人民医院（魏桥）中医科，从事临床工作。期间，参加了光明中医函授大学学习，并按时毕业。1987年4月至1988年4月，到山东省中医学院附属医院骨科进修1年。1988年至1992年6月，参加山东中医自学考试，并取得大专毕业文凭。1989年6月，调入邹平县康复医学研究中心工作。1991年3月，调入县中医院工作。1993年4月，到山东文登正骨医院进修，时间1年。1994年，晋升为主治医师。1994年6月，任邹平县正骨医院院长。1996年7月，再调回县中医院工作。2000年1月，晋升为副主任医师。2001年，到北京朝阳医院神经外科进修，回院后任县中医院神经外科主任。

张玉枝从事临床医疗30多年，擅长中医内科、中医外科、妇科、正骨、烧烫伤治疗，尤其对支气管炎、胃脘痛、不寐、头痛等病有独到之处，积累了丰富的临床经验。1992年11月，撰写《40例股骨颈骨折病人治疗观察》一文参加全国股骨头无菌坏死研讨会。参编《针灸男女科临证精粹》一书，任副主编。先后在《实用中西医结合》《中国骨伤》《足外科荟萃》《骨与关节损伤》等杂志上发表论著数十篇。曾先后被评为全县百优文明服务明星、全县十佳医务工作者。

刘宜国

（1957.4～）

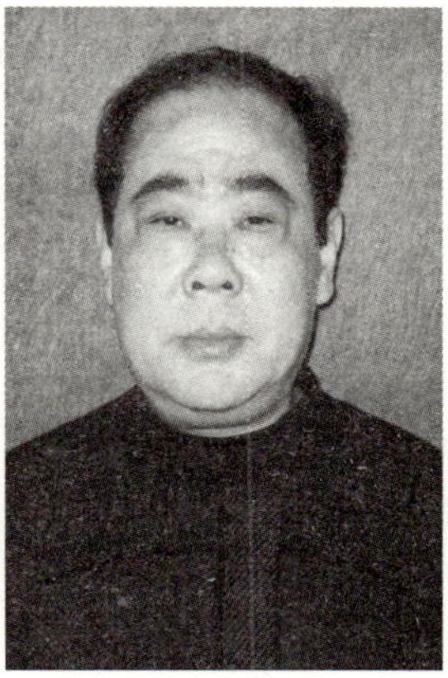

刘宜国，男，汉族，1957年4月生，山东省邹平县青阳镇郭庄村人。大专学历，副主任医师。1980年1月参加工作，1976年5月加入中国共产党。

从事内科临床工作30余年，擅长中西医结合治疗内、妇科杂病，尤其擅长心脑血管病、消化系统疾病、妇科经、带、乳腺疾病的治疗。先后在《中国民间疗法》《新消化病学杂志》《河南中医》等报、刊、杂志发表论文多篇。1992、1993、1994连续三年被评为邹平县卫生工作先进个人。

王　莉

（1957.6～）

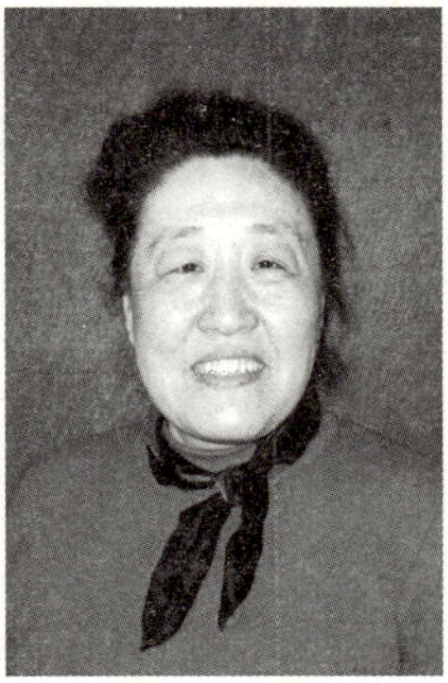

王莉，女，汉族，1957年6月30日生于邹平，祖籍山东省即墨县刘家村。大专学历，主管护师。1974年9月至1975年12月，在邹平县魏桥镇小田村，为下乡知识青年。1975年12月，招工安排到邹平县孙镇医院任护理员。1985年7月，调至邹平县中医院任护士。1993年晋升为护师。1997年晋升为主管护师。2005年12月，晋升为副主任护师。

王莉参加工作后，刻苦学习，以弥补自己专业知识的不足。1980年9月至1982年6月，在邹平县卫生局举办的医学护理专科班学习。1991年9月至1994年7月，在山东省卫校成人中专护理班学习，并取得中专学历。1994年8月至1995年7月，在滨州医学院护理大专班学习。经过多年坚持不断地学习和临床实践，熟练掌握了护理各项操作技能，配合医生进行危、急、重病人的抢救护理，顺利解决出现的各种复杂疑难问题。工作认真负责，任劳任怨，精益求精，积极带领全科护理人员实施整体护理，开展以病人为中心的全程优质服务，护理质量逐年提高。认真积累护理经验，先后有《六味地黄丸治疗宫劲刮片巴氏Ⅲ级55例体会》《性与优生考》《泻火益肾固涩汤治疗白淫122例》等论文在国内医学杂志刊物发表。

2012年6月，经批准退休。

刘方武

（1957. 12 ~ ）

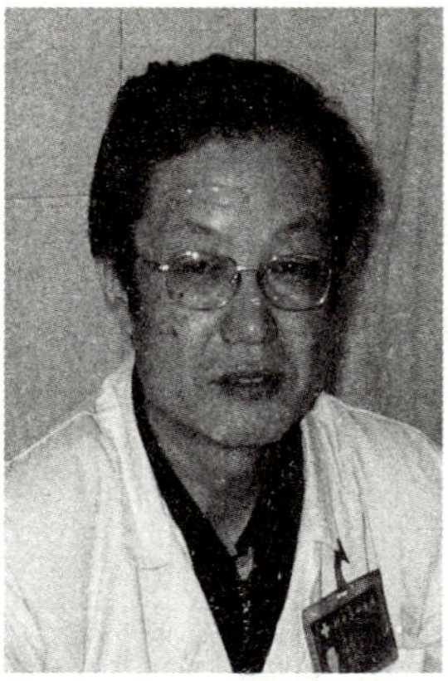

刘方武，男，汉族，1957 年 12 月生，山东省邹平县码头镇刘平村人。中专学历，副主任医师。1974 年参加工作。1992 年加入中国共产党。1993 年 12 月晋升为主治医师，2008 年 12 月，晋升为副主任医师。

从事大内科工作 40 余年，对大内科常见病、多发病及疑难病症具有丰富的临床经验。特别是对心脑血管疾病、呼吸消化系统疾病有独特的研究。先后在《山东医药》《临床荟萃》《现代中西医结合杂志》《重庆医药》《中国误诊学杂志》《新医学杂志》《中国医学文摘》《中国医药指南》《中国药物与临床》《中国医药导报》等报刊杂志发表论文 60 余篇。取得科技成果 6 项。2005 年，被聘为《中华现代内科学杂志》专家编辑委员会常务编委。曾多次被评为卫生工作先进个人。

马　平

（1959. 8 ~ ）

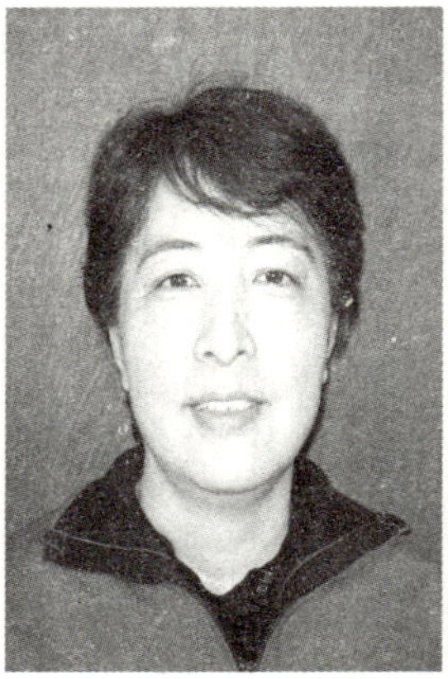

马平，女，1959 年 8 月出生，邹平县西董镇于张村人。1975 年 10 月，曾作为知识青年到德州市武城县鲁树屯下乡一年。1976 年 12 月，“文化大革命”结束后参加工作，在武城县梁庄医院做护理工作。1979 年 5 月，调回原籍邹平县西董医院任护士。1982 年 5 月，调入邹平县中医院任护士。1989 年 9 月，脱产到滨州卫校（中专）护理专业学习 3 年。1992 年下半年毕业后，一直在手术室工作，先后任手术室副主任、主任职务。1998 年 12 月，晋升为主管护师。2007 年 5 月，调入院感染管理科工作。2008 年 12 月，晋升为副主任护师。

马平善于学习，热爱本职工作，认真钻研业务，不断总结经验，在多年的护理工作中做出了积极的贡献。曾副主编《肿瘤临床实用》一书，先后在国家级医学刊物上发表论文 4 篇。有两项科研项目获得滨州市科学技术成果奖。任职期间，多次被单位评为先进工作者，先后荣获全市卫生系统先进个人，邹平县卫生系统“优秀共产党员”等荣誉称号，连续四年医院年度考核为优秀。2002 年任手术室主任期间，手术室被评为县级“巾帼文明示范岗”。

王洪亮

（1963.6～）

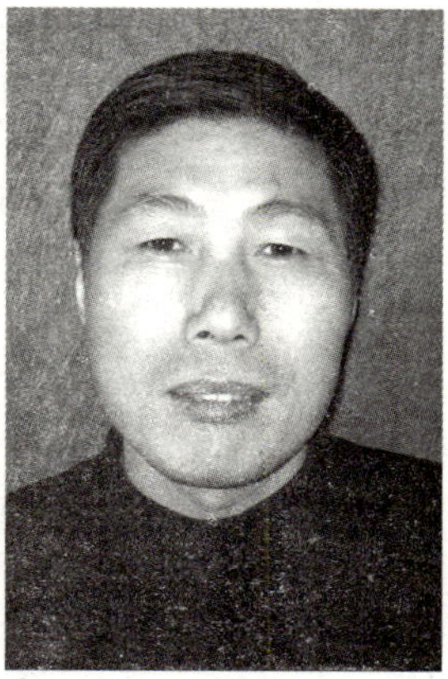

王洪亮，男，1963 年6 月8 日生于邹平县韩店镇实户村。1978 年 9 月初中毕业后，考入邹平县第一中学。1980 年 9 月，考入济宁医学院医疗系学习。1984 年7 月毕业后，分配至邹平县医院孙镇分院，从事大内科、外科工作。1985 年在北镇参加“内科急危重症抢救讲习班”培训。在孙镇分院工作期间曾担任医疗组组长，负责病房工作。由于工作扎实成绩突出，1989 年被医院评为先进个人。1990 年 3 月，调入邹平卫校任基础及临床课教学，同时担任班主任。1993 年 12 月晋升为主治医师。通过6 年的教学，强化了自身的医学理论基础。

1996 年 3 月，王洪亮调入邹平县中医院，任急救中心医生。8 年的急诊急救工作，处置了数不清的危重病患者，积累了丰富的临床经验。2003 年 9 月，调整到心内科（内一科）工作。同年 12 月，晋升为副主任医师。2004 年 9 月，被任命为心内科副主任。2007 年 8 月，心内科改名为心脑血管病诊疗中心，王洪亮仍任副主任。2013 年 9 月，医院搬迁到新的门诊病房大楼，心脑血管病诊疗中心分设为心病科和脑病科，王洪亮又分到心病科，担任副主任、副主任医师。

王洪亮为人和善，勇于担当，在大的疫情和灾情面前，充分表现出一个医务工作者博大的爱心和朴素的感情。2002 年“SARS”流行期间，医院急救中心特设发热病人观察室，他始终坚守在抗击“非典”的第一线，为战胜“非典”做出了应有的贡献。他担任心脑血管疾病诊疗中心副主任期间，在知名心血管病专家指导下，带领团队成功抢救急危重症患者数人，其中包括急性心肌梗死致 24 次心脏电风暴及心脏骤停近 1 小时患者各一例，被《邹平日报》及邹平电视台分别报道。2008 年5 月 12 日，汶川大地震发生，王洪亮义无反顾，踊跃报名，作为第十四批山东省援川医疗队队员，奔赴重灾区北川羌族自治县禹里镇，参加抗震救灾，恢复重建，历时 2 个多月，圆满完成任务，把党和政府的温暖送到灾区人民的心坎上，以实际行动践行了医务工作者救死扶伤的神圣使命。

王洪亮善于学习，业务娴熟，工作踏实认真。2009 年被山东省人力资源和社会保障厅 山东省卫生厅评为“全省首批百名优秀定岗医师”。2012 年 8 月被聘为山东省医疗事故鉴定专家库成员。2013年8月被聘任为滨州医学院心内科临床专业硕士研究生导师。他在业务之余，总结自己的临床经验，撰写了《前列腺素E_1治疗肺心病心衰30例疗效观察》《肺心病并低渗血症113例治疗体会》等多篇学术论文，在国内重点医学刊物上发表。

史淑华

（1963.6～）

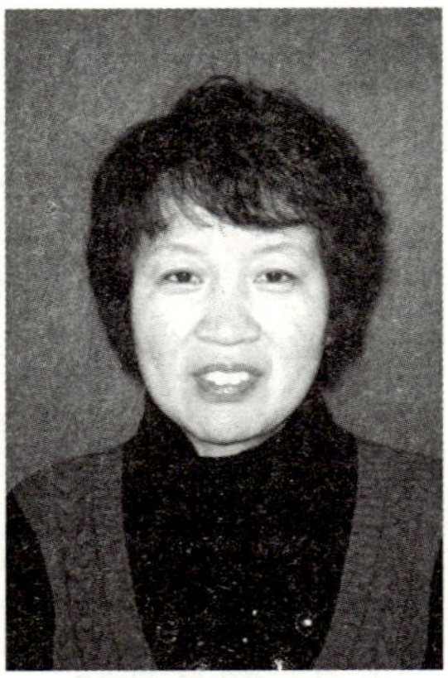

史淑华，女，1963年6月出生于淄博市周村区王村镇辛庄村。1978年8月，初中毕业后，考入淄博市第二卫生学校护理专业学习。1981年9月毕业，被分配到淄博市中医院儿科，从事护理工作。1985年3月，调入邹平县中医院。1986年7月，任内科护士长，1988年9月，任妇产科护士长，1996年9月，再调整到内科任护士长。1997年12月，晋升为主管护师。2003年3月，因工作需要，调入医院感染管理科，任主任。期间，2007年2月至2011年7月，在山东大学网络教育学院护理学专业在职学习，先后获得专科、本科毕业证书。2010年2月，晋升为副主任护师。

史淑华自参加工作至今30余年，一直从事自己热爱的护理专业。她深知护士长在医疗和护理中的重要作用，始终以南丁格尔精神严格规范自己，恪尽职守，尽最大努力让病人在住院期间享受到第一流的服务和亲人般的温暖。曾先后被授予县“巾帼建功示范标兵”“百优文明服务明星”等荣誉称号。院内年度考核，均为优秀合格。

史淑华善于学习，认真钻研业务，不断总结经验，先后在国家级及省级医疗护理刊物上发表论文7篇，副主编《济众新编释》、主编《现代临床护理与实践》等著作2部。她所独立完成的3项科研成果，在全市自然科学成果奖评选中获二等奖1项、三等奖2项，在全县科技成果奖评审中，获二等奖1项。

周　平

（1963.11～）

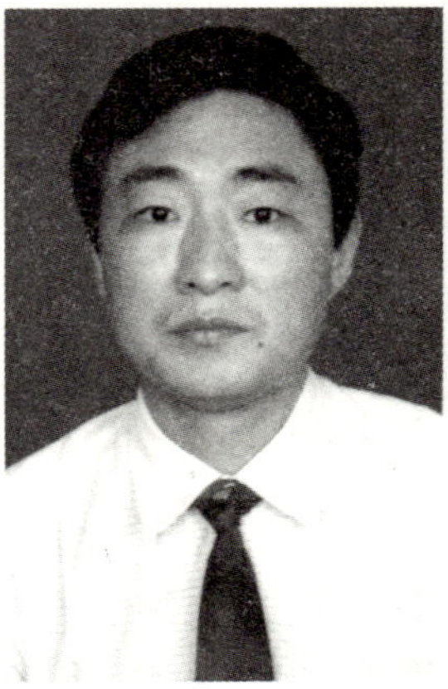

周平，男，50岁，1963年11月出生，淄博市桓台县人。中共党员，现任邹平县中医院肺病科主任，副主任医师。

1985年7月，毕业于山东济宁医学院医疗系，同年，分配到邹平县第二人民医院从事内科临床工作。以白求恩为榜样，待病人如亲人，态度和蔼，细心检查，认真治疗，业务水平不断提高，受到当地群众及院领导的好评。先后晋升为医师、主治医师，并先后任内科副主任、主任。期间正值流行性出血热大面积发病，带领全科正确及时诊断，合理治疗，拯救了许多重症垂危病人的生命，年年被评为先进工作者。1994年4月调邹平县明集中心卫生院任院长，深化卫生改革，打破乡镇医院业务“小而全”的格局，创建“专而精”的专科模式，使医院的社会效益、经济效益明显大幅提高。同时，带领全院医务人员积极开展初级卫生保健，创建全县白内障复明重点单位，积极开展残疾人康复事业，受到国家残联表彰。与镇政府密切合作，积极开展工作，创建了山东省第一个国家级卫生乡镇，医院连年被评为全县卫生系统先进单位，本人亦荣获邹平县第一届“百优十杰”称号。

1998年，周平调入邹平县长山医院工作。2002年，借调入邹平县中医院工作，任急诊科副主任。任劳任怨，勤奋工作，改变急诊工作模式，由原来的单一接送病人转变为集急救、住院一体的新模式，积极参与了全县重大突发灾难事故的抢救，尤其在青阳爆炸事故中冲锋在前，不怕脏，不怕累，不分昼夜，拯救了数名重危患者生命。2003年12月，晋升为副主任医师。2005年3月，成立内二科，任内二科主任。2007年，再次调入急诊科，组织成立了邹平县中医院急救中心，任中心主任。与“120”联网，实现了5公里急救圈。2009年调入呼吸内科工作，任科主任。积极开展了“冬病夏治”的中医特色疗法，收到了明显的效果。2013年任肺病科主任。先后在国家级刊物发表论文10余篇。

马明宁

（1967.4～）

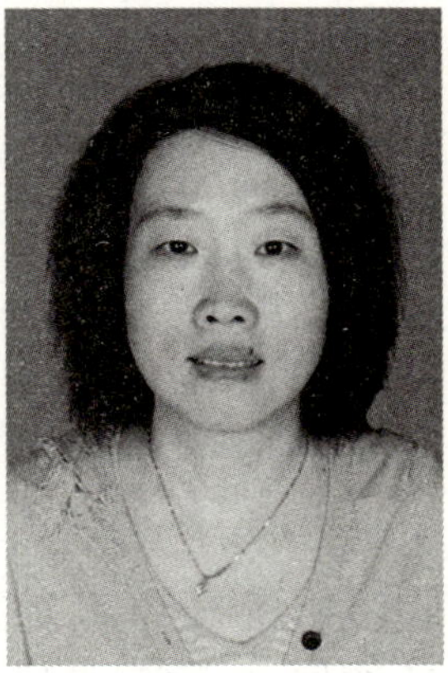

马明宁，女，1967年4月出生，邹平县黛溪办中兴村人。1987年7月，滨州卫校助产专业毕业，分配到刚建院不久的中医院妇产科工作。从此一直工作在妇产科临床第一线。1999年3月，任妇产科副主任。2005年，老主任退休后，主持工作，2007年至今，任妇产科主任。期间，为加强业务学习，曾先后于1998年、2003年分别到滨州市人民医院、山东省立医院妇产科进修学习各1年，到济南市中心医院学习宫腔镜1个月，业务水平大大提升。2003年晋升为主治医师。为加强医学理论基础，刻苦自学，1998年在山东中医药大学学习，取得大专学历。2009年，毕业于济宁医学院临床专业，取得本科学历，并多次参加省市短期培训班和学习班，提高自己的理论知识水平。2013年，晋升为副主任医师。

马明宁工作热情高，踏实肯干。建院之初的妇产科，工作环境简陋，医疗技术落后。她利用所学的知识，率先在医院内开展了利凡诺羊膜腔内、外注射引产技术，有力地配合了计划生育工作。1998 年，率先引进新式剖宫产手术，经过多年的实践，剖宫产手术越来越体现微创、愈速的新理念，临床推行 15 年，大大缩短了手术时间，减少了病人痛苦。她还多次组织成功抢救产科急危重症病人，获得了病人家属及社会的好评。

马明宁工作认真负责，精益求精，熟练掌握腹腔镜、宫腔镜妇科微创技术并将其应用于妇科临床操作。2003 年主导开展了“阴式子宫全切术”及腹腔镜手术，开创了中医院妇科微创手术的新纪元。熟识妇产科疾病的诊疗指南，熟练掌握了妇产科常见病、多发病及妇产科、计划生育及不孕症的常规诊疗技术，对妇科恶性肿瘤的筛查及治疗亦有深入的研究。近年来，在妇女病普查方面做了大量的工作，特别是宫颈癌的阶梯式普查惠及了几千名妇女。牵头开展了 leep 刀微创手术，极大地缓解了妇科病患者的痛苦。2013 年开始，在山东省立医院生殖中心帮助下，医院成立了不孕与优生诊疗项目，并为千余例不孕症患者提供诊疗，取得了良好效果。

马明宁从医 20 多年来，医德高尚，始终把病人的生命安全放在第一位，对待每一位病人都做到认真检查，详细解说病情，不厌其烦地做解释工作。2007 年被任命为妇产科主任后，自感任务重，责任大，领导全科医护人员不断学习，不断进步，从而使妇产科成为中医院的重点科室。产科风险大，责任重，群众要求高。为确保母婴安全，需全身心付出。作为科主任，行政管理、临床业务一肩挑，节假日都没有正常休息，常因做手术，不分日夜。遇有危、急、重病患者抢救，总是第一时间赶到现场，亲自参与抢救。现在妇产科已成为山东中医药高等专科学校及滨州医学院实习科室，她本人也评为学校优秀临床带教讲师。

马明宁善于总结实践经验，曾副主编《济众新篇》一书，先后发表论文多篇。其科研成果“丁卡因泡沫用于人工流产”获 2006 年滨州地区自然科学优秀学术成果二等奖，同年获滨州地区自然科学优秀学术成果三等奖 1 项。她所研制的“一次性引产水囊”已申请为国家使用新型专利。兢兢业业的付出，收获的是荣誉和奖励。她先后获得滨州市卫生系统“巾帼建功岗位明星”“邹平县十佳医生”光荣称号，连续 4 年被评为县级卫生先进工作者，连续 10 年在年度考核中被评为院级优秀工作者。

郑宗和

（1964.3～）

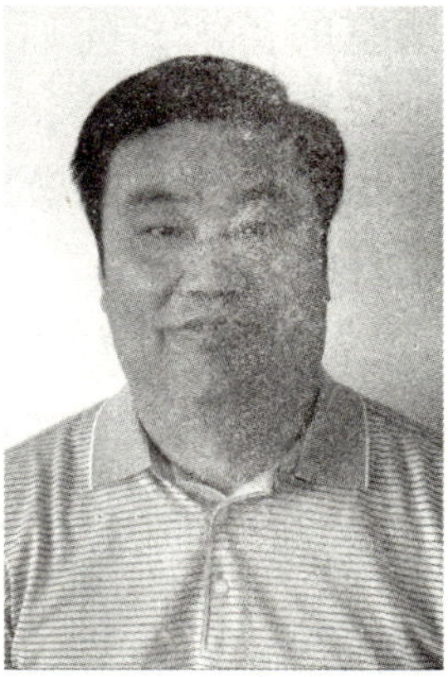

郑宗和，男，1964年3月出生，邹平县青阳镇醴泉村人，中共党员。自幼上学，1981年高中毕业后，升入滨州医学院临床医学专业学习。1985年7月毕业后，分配到邹平县第二人民医院内科工作，四年艰苦地磨练，夯实了较深厚的大内科基础。期间，曾参加中国科学院心理研究所函授大学学习两年，丰富了心理学知识，并参加“心研所”一个月的实验心理学培训，取得了MMPI、EPQ、韦氏智力测验等证书。1989年调入邹平县精神卫生中心，任精神科主任。1991年，到山东省精神卫生中心进修1年，熟谙了精神疾病的诊治，专业技能得到很大提高。1993年，被聘为主治医师并任业务副院长。1995年借调入邹平县中医院工作，创建了以治疗失眠症、抑郁症为长的神志病科，开放式治疗，病人遍及周围县、市、区、镇。2004年，晋升并受聘为副主任医师。2011年，参加山东中医药大学的在职研究生学习，攻读硕士学位。现任中医院神志病科副主任医师。

郑宗和一直从事临床工作，热心细致、一丝不苟地对待每一位病患者，具有良好的职业道德和敬业精神。担负着院内外精神障碍疾病的会诊任务，精神障碍的处置水平提高，且病人花费少，从而减少了抗胆碱能药物的预防应用，纠正了抗焦虑药的长期滥用。诊治数千例辗转求治无效、多次被漏误诊的抑郁症病人，使他们摆脱了痛苦和折磨。为更合理地指导用药，为病人服务，郑宗和还考取了执业药师资格证书，参加了心理咨询培训班，并取得高级心理咨询师证书。使用药物结合认知领悟疗法治疗病人，收到明显效果。兼取中西医治疗精神疾病之长，积极开展综合医院中精神疾病的识别和漏误诊的临床研究，多次参加省内外的学术会议，先后有9篇论文在省以上刊物和核心期刊上发表。曾主编55万字的《精神病学》、副主编54万字的《中西医结合内科诊治辑要》著作两部。由其研制的“糖尿病检验涂片器”“内科检查器”两项发明，获国家实用新型专利。科研项目《自拟尿防治疗泌尿结石临床研究》，获滨州市星火科技一等奖。本人被中国国家人才网专业人才库录入。

卢红霞

（1964. 5 ~ ）

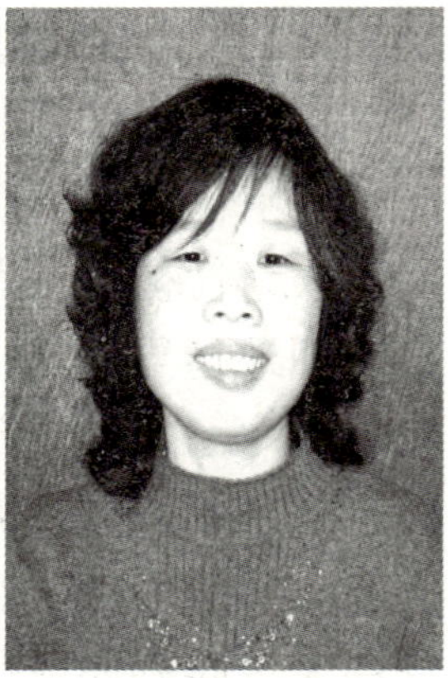

卢红霞，女，1964年5月出生于邹平县礼参乡北吕村一个普通的农民家庭。1980年，考入北镇卫校护士班，经过3年的专业学习，1983年7月顺利毕业，分配到邹平县中医院，一直从事护理工作。

工作之初，在内科病房做护理，满腔热情，谨慎从事，认真履行岗位职责，严格执行操作规程和护士行为规范，熟练掌握临床常用护理技术及护理新仪器的使用，及时、高质量地完成各种护理文书的书写。在历年考核及技术比武中，一直名列前茅。1992年7月，参加在乳山举办的省第一届中医护理培训班。2000年，获主管护师资格。

2002年8月，受医院委派，去济南千佛山医院进修血液透析疗法。不负重托，认真学习，虚心请教，苦练技术，提前一个月学成回到医院。与同事一道，创建邹平县内第一个血透室。2006年，担任透析室副护士长。她带领一班人，树立风险意识，严格规范操作，严格查对制度及消毒隔离制度，及时观察病情、调整仪器参数，透析室实现了护理的零差错。

2007年6月，担任血透析室护士长后，更感责任重大。她时时处处起带头作用，不辞辛苦，认真实施全面质量控制，及时解决护理中的问题。随着血透室的扩大，先后带教透析护士6人。她以真诚和爱心，营造了和谐的气氛，热情、积极、高效率地工作，从而赢得了社会的尊重。

为了提高专业素养，她利用业余时间，加强护理学知识及相关知识的系统学习，2009年7月，修完护理本科全部课程顺利毕业。2012年，晋升为副主任护师。同时积极探索，勤于思考，总结临床护理工作经验，先后有多篇论文在省级以上刊物上发表，其中一篇获全国优秀技术成果一等奖，主编及副主编著作两部，并于2010年被聘为滨州市护理学会内科护理专业委员会委员，多次参加省、市举办的学术交流会议，在更大的范围内和同行交流学习。

临床护理30年，卢红霞“心中装着工作，心里想着病人”。她用自己艰辛的劳动、精湛的技术、高尚的职业道德、无私的奉献精神塑造了中医院白衣天使的形象。以强烈的事业心和责任感，在平凡而神圣的护理工作中，发挥着模范带头作用，做出了突出贡献。2009年5月、2011年5月先后被授予县级优秀护士。

姚丽华

（1964.8～）

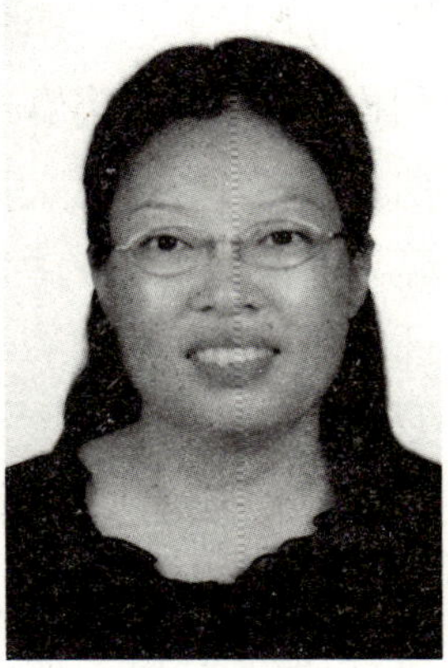

姚丽华，女，1964年8月20日（农历）出生在邹平县高新办事处西吕村一个贫苦的农民家庭。1985年7月，从邹平县第一中学高中毕业，考入山东省中医药学校中药专业学习。1988年7月毕业，分配至邹平县中医院药剂科，一直从事中药药剂的研究制作。1990年评定为中药士。1993年晋升为中药师。1995年，成人高考毕业，获山东中医学院中药专业专科证书。2000年10月，考取了中华人民共和国执业中药师资格证书并注册。2000年1月和2001年7月，两次分别取得山东省计算机应用能力考核初级优秀、中级合格的好成绩。2001年，再次考取并参加了山东中医药大学中药专业（本科）学习，2004年毕业。2002年晋升为主管药师。2007年，参加全国专业技术人员计算机应用能力考试高级合格，2011年12月，再次晋升为副主任药师。

姚丽华忠于职守，爱岗敬业，刻苦钻研业务知识，不断提高业务素质，改进工作方法，富有炽热的爱心和高度的责任感。在工作中坚持以病人为中心，细心调配处方，严格技术操作规程，保证药品安全、准确、及时地应用于临床。事事处处身先士卒，严格要求自己，严于律己，宽以待人，以自己的模范表率作用带动大家。在医院组织的“创优质服务品牌，树医院良好形象”评比中，获得“优质服务窗口”荣誉称号，曾连续多年被评为院先进工作者。

姚丽华善于学习，从不满足，不断更新知识结构，拓宽知识领域，积极参加各项业务学习，先后参加《山东卫生》刊物、山东卫生教育网、滨州卫生教育网及市、县人事局组织的各种教育培训，全面提高业务水平，在药剂科举行的三次知识竞赛中均名列第一。与此同时，搞好学术研究。曾先后担任《乡村医生常见病临床手册》的编委、《济众新编释》的副主编。有《中药炮制成分的改变与临床疗效的变化》《中药制剂逆转肿瘤多药耐药的研究概况》《中药抗血管生成作用的研究概况》等7篇论文在国内重要医学刊物上发表。2011年独立完成了《一种新型中药柜》和《中药盒》两项发明，均获得国家级实用新型专利。

杜凤敏

（1964.10～）

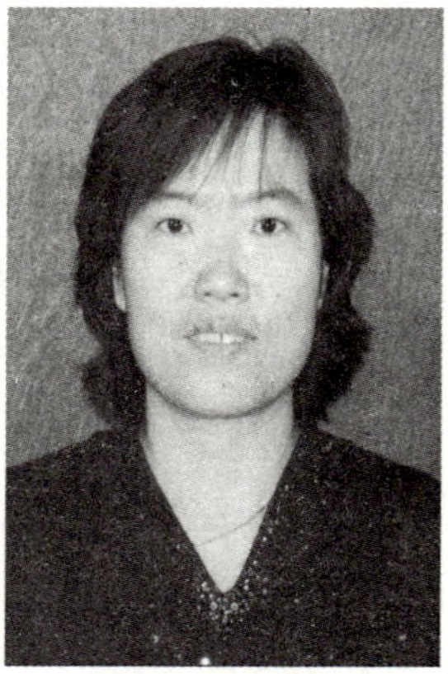

杜凤敏，女，生于1964年10月，邹平县黄山办事处东杨堤村人。1981年，初中毕业后，考入北镇卫校护理专业。1984年7月毕业，分配至邹平县里八田医院从事临床护理。1986年3月，加入中国共产党。1986年12月，调入邹平县中医院，任妇产科护士。1993年9月被任命为妇产科护士长。1993年5月，专业技术职务评审为护师。1998年10月，通过自学考试取得山东医科大学高等护理专业大专毕业证书。2001年12月晋升为主管护师。2007年7月，取得山东大学护理本科毕业证书。2009年10月，调任护理部护理文书、质控护士长。2012年12月晋升为副主任护师。

杜凤敏一直从事护理工作，多年担任工作相对较累的妇产科护士长，不怕脏不怕累，无怨无悔。工作认真负责，努力做到理论联系实际，针对基层医院现状，利用自己所学，大胆改革，建立起了正规的护理文书书写处理保存机制，同时完善各项操作规程，严格执行消毒隔离制度，使病人受到了安全的治疗与护理。

她在妇产科一干就是20余年。她以院、科为家，牢固树立“院兴我荣，院衰我耻”的观念，认真履行职责，严格护理管理，遵守各项护理工作制度和操作规程，认真制定科室护理工作计划，严格质量控制，注重护理人才培养，充分发挥传帮带作用，提高整体护理水平。1997年，带领科室成功创办爱婴医院，做了大量的孕期保健指导、产后访视、促进母乳喂养等妇幼保健工作。1999年，顺利开展了新生儿疾病筛查血样采集、听力筛查、免疫接种、新生儿沐浴等工作。在科内积极推行新的护理模式和工作方法，实行绩效工资，争创优质护理示范工程。积极学习中医知识，参加中医理论操作培训，取得了中医基础、药剂、针灸、诊断的结业证书，熟练掌握中医护理常规和常用操作技术，并指导培训了大批西医院校毕业护生。组织中医护理查房，进行辨证施护，充分发挥中西医结合的护理优势，在县及院组织的各项护理知识及操作竞赛中均名列前茅。2012年，为创建三级甲等中医院发挥了积极作用。

护理工作技术性强，杜凤敏努力学习新知识，注重业务水平的提高，积极参加院内外业务学习及学术活动，不断总结实践经验。先后参与编著了《济众新编释》《现代临床护理与实践》《165例妇产科腹腔镜手术患者的临床护理体会》等著作3部，由其参与的科研项目《膝疼消治疗骨关节骨性关节炎的临床研究》和《祛痤胶囊的药理学与临床应用研究》，均获得滨州市科学技术三等奖。她还独立或参与撰写了护理学术论文5篇，在国内医学刊物上发表。

杜风敏工作认真负责，成绩突出，连年被评为医院和县卫生系统先进工作者。多次荣获滨州市卫生系统先进个人、滨州市优秀护理工作者荣誉称号，邹平县“巾帼建功示范标兵”“三八红旗手”“优秀共产党员”等荣誉称号，并获得嘉奖。

张秀兰

（1964.10～）

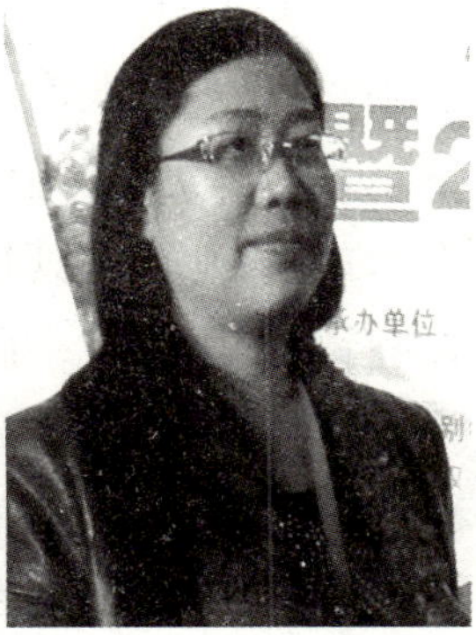

张秀兰，女，1964年10月出生，邹平县魏桥镇洛庄村人。自幼上学，1980年初中毕业，以全县第三名的成绩被青岛医学院北镇分院护士学校录取。1983年7月从护士学校毕业，被分配到邹平中医院任护士。从事护理工作20余年，严格要求自己，认真负责，尽职尽责，对每项操作技术，力求精益求精，先后任护士、护师、主管护师。并利用业余时间，加强中医理论知识的学习，先后参加全国的成人自学考试和网络教育。1998年12月，取得了山东中医药大学中医专业专科毕业证书。2009年1月、7月，先后取得了山东大学护理专业本科、北京中医药大学中医专业本科毕业证书。2011年12月，参加了山东中医药大学承办的西学中研究生班学习，现已修完所有的科目，等待毕业论文答辩。

1994年，张秀兰在中医院外设门诊工作时，开始接触和学习有关肛肠疾病的知识。2000年，主动向医院申请选择了没人问津、没人想干的肛肠专业。2001年4月，经医院批准，脱产到山东省中医药大学附属医院肛肠科进修学习1年。2002年4月回来后，在中医院成立了肛肠科，先后任助理中医师、执业中医师。在条件非常简陋的情况下，独自支撑起肛肠科的大旗，开始门诊接诊肛肠病患者。2004年、2008年，先后到北京中医药大学东直门医院肛肠科、北京二龙路肛肠病医院、北京中日友好医院肛肠科进修学习，大大丰富了中医理论和医疗水平。2005年2月，任肛肠科副主任，2010年1月，任肛肠科主任。张秀兰不怕脏，不怕累，不计个人得失，忘我工作，苦心经营，在她的带领下，肛肠科不断发展壮大，就诊人数及科室业务收入，逐年都呈跨越式递增。自建科以来已开展手术数千例，疑难手术百余例，为中医院创建名优专科打下了坚实的基础。工作的成绩得到了院领导及全院职工的充分肯定及认可。先后获得邹平十佳文明医务工作者、邹平县卫生工作先进个人、邹平县卫生系统“双提一百”服务明星”

等荣誉称号。

2012年，张秀兰晋升为副主任护师。现为山东中西医结合肛肠专业委员会委员、中华中医药学会肛肠分会委员、中医药高等教育学会临床教育研究会肛肠分会理事。多年来先后参加国内有关肛肠学的学术会议20余次，撰写《青霉素无痛皮试液配制及临床应用初探》《中医药治疗结肠黑便病30例》《痔上黏膜环切术术前清洁肠道的护理》等医疗、护理论文17篇，其中《针刺治疗肛门手术后腹胀90例》获中国医药卫生科技进步一等奖，有两篇分获滨州市优秀成果一、三等奖。参与编著《现代临床护理与实践》（副主编）、《实用护理学》（主编）《实用肛门直肠病治疗学》著作3部，其中《实用护理学》获2012年滨州市社科成果二等奖。其发明的《一种新型塑性肛肠探针》获国家专利。

槐业东

（1964.10～）

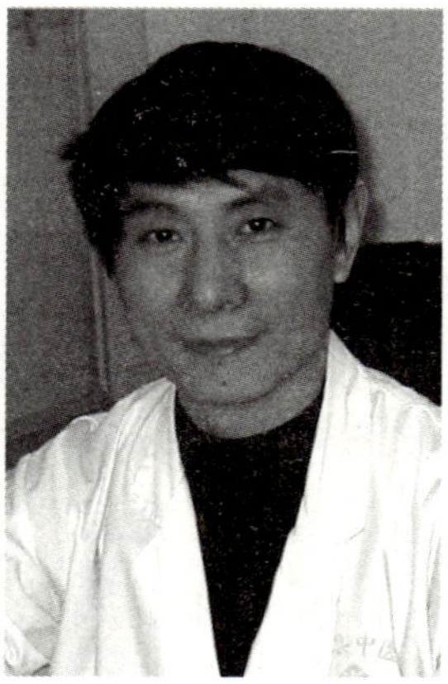

槐业东，男，1964年10月出生于长山镇大丁村。1982年9月，考入山东中医学院学习。1987年7月毕业后，分配到邹平县中医院大内科工作。1987年12月，转入外科。同时兼任邹平卫校代课老师。其中，1989年9月至1990年9月到临池卫生院帮助工作。1993年4月至1994年4月，到泰安解放军第88医院进修学习。1998年3月，骨外科与普外科分设，被分到普外（外二）专业，2000年1月，被聘任为外二科副主任。2001年，被评为副主任医师。2002年10月至2003年9月于解放军309医院进修。2007年5月，被任为外二科主任至今。

槐业东肯于学习，业务精湛，在何种岗位上，都潜心研究，做出突出的成绩。通过20多年的临床实践，积累了丰富的经验。可独立熟练完成胰十二指肠切除、半肝切除、脾切除、胆囊切除、甲状腺癌根治、乳腺癌根治、胃癌根治、结肠癌根治、直肠癌根治等重大手术治疗，所实施的手术很多为中医院手术之先例。尤其擅长微创手术，包括腹腔镜胆囊切除、腹腔镜阑尾切除、腹腔镜精索静脉曲张高位结扎，已完成各种腹腔镜手术300余例。前列腺电切、大隐静脉旋切手术熟练成熟。对急腹症诊治及危重病人的抢救，有丰富的临床经验，历年来手术治疗阑尾周围脓肿120多例，均取得良好的治疗效果。对肝胆胰外科疾病的诊治有深入研究，特别对胆系结石的治疗，有独到之处。

槐业东注重发挥传统中医药学的优势，坚持走中西医结合治疗的道路，把中医能治疗好的疾病，首选中医治疗。例如，采用大黄牡丹皮汤加减治疗阑尾周围脓肿，用活血通脉饮或附子通脉饮治疗周围血管疾病，采用粘连松解汤治疗术后肠粘连，采用三金排石汤加减治疗泌尿系结石，采用益气导滞合剂协定方治疗老年人术后恢复，均取得理想的治疗效果。

槐业东肯于钻研，注重研究。业务之余，曾主编、副主编《现代外科临床诊疗学》《中西医结合内科常见疾病诊治与调护》《乡村医生常见病临床手册》《四肢高能量创伤的修复与重建》4部著作，有多篇论文在国家医学刊物上发表，并获市级科研成果一项，国家级发明专利1项。被评为邹平县十佳医务工作者。

张霄岳

（1965.10～）

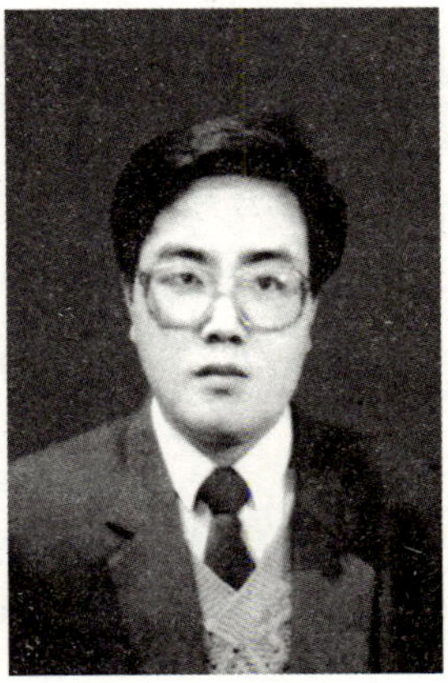

张霄岳，男，1965年10生，山东省邹平县张庄村人。1983年9月，考入山东省中医药学校中药专业学习。1986年7月，山东中医药学校毕业后，分配到县中医院药剂科工作。历任药剂科副主任、主任。先后参加中药自学考试、山东大学网络教育，并取得大学专科、本科学历。2000年，考取执业药师证书，先后两次破格晋升为主管药师、副主任药师。1995年12月加入中国共产党。现为山东中医药高等专科学校兼职副教授、山东中医药学会医院专业委员会委员。

张霄岳自参加工作至今一直从事制剂专业的技术管理和制备。热爱本职，爱岗敬业，充分发挥业务专长，敢于开拓，能独立完成绝大多数制剂工作，并取得了上好的成绩。先后主持制备了96个制剂品种，后精简为23种上报。2012年新审批6个品种，并进行批量生产，用于临床。如“加味血府逐瘀丸”“咳喘糖浆”“牛黄抗感片”“健脑安神口服液”“苍鹅合剂”“参芪口服液”等。正在申报着8种制剂。曾先后参与应对了4次较大的传染病突发事件。其中2003年春季，为抗击“非典”，迅速投入了抗非典制剂“上感合剂”的研制生产，在简陋的条件下，10余天生产“上感合剂”20万余瓶，获县委、县政府“嘉奖”。2009年12月“甲流”流行，根据省公布的处方，自行设计生产工艺，制定质量标准、用法用量，生产制备“甲流合剂”130余万瓶，赢得了较好的社会声誉和经济效益。

自1992年，利用工作之余，先后主编《呼吸和消化系统疾病药物学》、《血液和泌尿系统疾病用药手册》，副主编《乡村医生常见病临床手册》著作3部，撰写学术论文20余篇，在国内医学刊物上发表。其中，论文“本草蒜素β－环糊精包合物的制备”获滨州市自然科学优秀成果一等奖，“芪归祛白胶囊的药理学与临床研究”获省药学会科学技术三等奖。参与科研项目6项，其中4项获得地区科研成果二等奖，2项获三等奖。主持举办了“滨州市继续医学教育、滨州市膏方推介会暨中医膏方的进展学习班”。由于成绩突出，先后荣获“第三届邹平县青年科技奖”“邹平县防治非典嘉奖”和邹平县卫生系统先进个人等荣誉称号。

张尚玺

（1966. 2 ~ ）

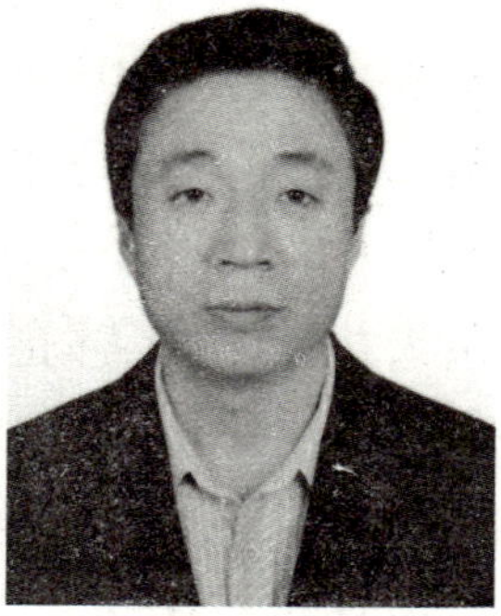

张尚玺，男，1966年2月出生，邹平县明集镇东张村人。1983年9月，高中毕业后考入沂水医学专科学校医疗专业学习。1986年7月毕业，分配到邹平县中心医院外科工作，历任外科住院医师、副主任、普外科主任，熟练掌握了普外科常见病、多发病的诊断及治疗，独立完成普外科各种较大手术，在院内率先实施了肝、脾破裂修补术。1999年7月，调任邹平县台子镇卫生院院长。2002年，晋升为副主任医师。2003年，在全县率先开展新型农村合作医疗试点工作。在台子镇卫生院任院长期间，克服种种困难创建手术室，在全县率先实施了阑尾炎、疝气、大隐静脉曲张等疾病的限价手术，获得了周围乡镇病人的好评和社会的肯定。

2009年6月，调到邹平县中医院外二科工作。2010年下半年到北京积水潭医院烧伤整形科进修学习，掌握了大面积烧伤病人的抢救及处理，以及各种烧伤后瘢痕畸形病人的手术整形治疗。回院后主要从事普外及烧伤工作，并于2011年5月成立中医院烧伤整形科，任烧伤科副主任并主持工作。先后成功实施了足背部岛状皮瓣转移修复足趾三度烧伤创面、手术治愈复杂窦道型褥疮、小腿后侧逆行岛状皮瓣转移修复足跟部软组织缺损、手背部烧伤创面切痂＋大张皮片移植治愈手背部深Ⅱ度烧伤等手术，开创了中医院治疗大面积重度烧伤病人的先例，填补了中医院烧伤外科的空白。

张尚玺善于学习，认真钻研业务，利用临床经验，先后撰写了《胃十二指肠溃疡急性大出血52例治疗分析》《胃大部切除术毕式吻合术后常见并发症及预防》等数篇论文，在国内医学刊物上发表，并参与编著《乡村医生手册》一书。2003 ~ 2005年，连续三年获邹平县人民政府“嘉奖”奖励。

王继平

（1967.2～）

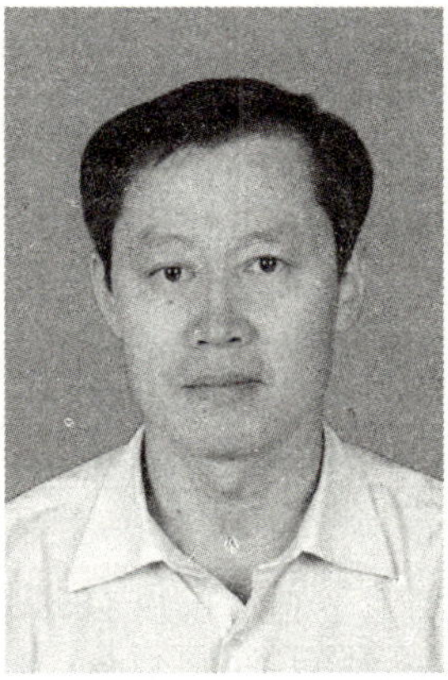

王继平，男，1967年2月9日出生于邹平县西董镇丁家村。自幼在本镇上学，1982年9月考入邹平县第一中学。1985年9月高中毕业后，考入山东中医学院（现山东中医药大学）中医系。1990年7月毕业后，分配至邹平县第二人民医院，先后在中医科、针灸科、急诊室工作，任医师。两年的临床实践奠定了扎实的理论基础和临床基本功底。1991年9月后，曾两度被借调到邹平县卫生学校任教两个学期，教授中医基础理论和中医外科学、中医内科学、中医妇科学，从而加强了中医理论基础和临床知识。

1992年8月，王继平调入邹平县中医院，任内科住院医师。当时中医院只有4个临床科室。内科临床要面对众多专业的复杂病情，每个大夫都是全科医生。三年的内科工作，积累了丰富的临床经验。1995年12月晋升为主治医师。同年12月加入中国共产党。1996年3月，到山东省中医院糖尿病、肝病专业进修1年，对风湿病、脉管炎等专业也进行了初步的学习。1998年初，在中医院最早成立了糖尿病、肝病专科门诊，填补了邹平县医疗领域的空白。2002年12月晋升为副主任医师。

2003年全国“非典”流行。3月，县里指示中医院成立感染性疾病科，负责全县的传染病救治工作。同时，在感染性疾病科组建了糖尿病专科，王继平担任两科科主任。在全科医护人员的共同努力下，两个专业齐头并进，协同发展，诊疗水平始终处于全市领先水平。2007年12月，由其发起，率先在全县成立了邹平县糖尿病患者协会，并任常务副会长兼秘书长。2011年1月晋升为主任医师。2012年糖尿病患者协会换届后，担任协会会长。每年组织多次糖尿病宣教活动，在各乡镇建立分支机构，接纳乡镇基层医生为协会理事会成员，开展广泛的糖尿病防治工作。随着医院门诊病房大楼的启用，工作环境、医疗条件改善，他所带领的两个科室更是突飞猛进，在全院成为具有一定规模的重点专业科室。

王继平热爱本职工作，刻苦钻研业务。多年来，先后主编《慢性乙型肝炎的自我疗法》、副主编《自我治疗冠心病》等著作两部，参编著作两部，并有多篇论文在国内重点医学刊物上发表。由其主导并参与科研项目多项，其中2009年的科研项目“滋肾清肝丸联合拉米夫定治疗慢性乙型肝炎的临床研究”获得滨州市科技进步三等奖（第一位）和滨州市自然成果一等奖。

王继平热爱医疗工作，业务精湛，

医德高尚，多次获得医院工作先进个人，先后被评为邹平县中医专业学科带头人、县青年科技奖、县优秀青年、县十佳文明医务工作者、县文明服务明星、卫生系统先进个人、邹平县名医等荣誉称号。现社会兼职为山东省中西医结合学会第一届、第二届肝病专业委员会委员、山东省中医药学会肝病专业委员会委员、山东中医药高等专科学校兼职教授、滨州市中医药学会内分泌专业委员会主任委员、滨州市医学会传染病专业委员会副主任委员、滨州市医学会内分泌代谢病专业委员会副主任委员、滨州医学院中西医结合临床专业硕士研究生导师、邹平县预防接种异常反应调查诊断专家组成员、邹平县糖尿病患者协会会长等。

贺瑞兴

（1967. 3 ~ ）

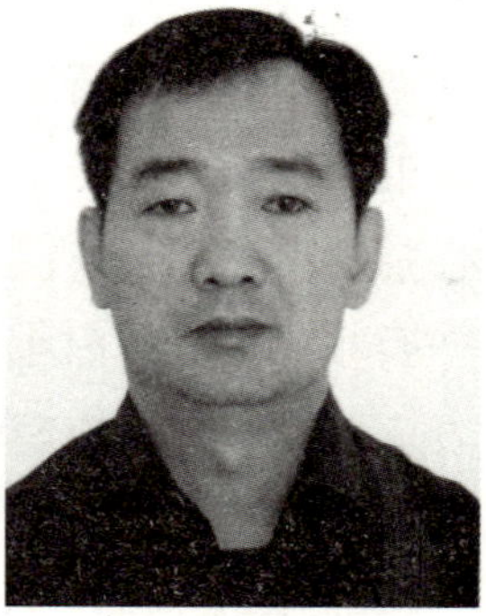

贺瑞兴，男，1967 年 3 月出生，滨州市滨城区旧镇人。1986 年 7 月毕业于邹平县第一中学，升入山东中医学院中医系学习。1991 年 7 月毕业，分配到邹平县孙镇医院工作。1992 年 10 月，调入邹平县中医药职业中专学校，从事教学以及医疗。1996 年 4 月，调入邹平县中医院，分配到内科任医师。同年 7 月，加入中国共产党。1997 年 3 月，曾到山东省立医院普内科进修 1 年。2002 年 12 月获医学硕士学位。2005 年 3 月，任急救中心副主任。2009 年 10 月，调任内二科副主任。2010 年 12 月，晋升为副主任医师。2011 年 7 月再回到急诊科，任科主任、副主任医师。现为山东中医药高等专科学校兼职副教授，滨州市医学会急诊专业委员会常务委员。

贺瑞兴自参加工作后，始终坚持读书学习的好习惯，刻苦钻研业务，虚心求教，兼修中医、西医，各取其长，能熟练运用中医理法方药和现代医学知识诊治疾病，尤其对消化系统疾病如：反流性疾病、功能性胃肠病、慢性胃炎、溃疡性结肠炎、慢性肝胆疾病以及各种中毒有较深造诣。认真学习急救知识、急救技能，及时了解掌握新理论、新技术，提高专业水平，努力打造学习型医疗团队。多年来，先后在省级以上医学杂志发表论文 10 余篇，参编著作两部，获市级科研成果三等奖 1 项，实用性专利 3 项。

贺瑞兴从事内科、急诊工作 20 余年，勤奋敬业，乐于奉献，信守“行医一时，鞠躬一生，不求闻达，但愿利人”的医德诺言，一切以病人为中心，处处为患者着想。以精湛的医疗技术、热忱细心的服务，为广大患者解除病痛。具有强烈的事业心和责任感，工作吃苦耐劳，任劳任怨，各项工作都走在前面，带头完成各项急、险、重任务，在突发事件、关键时刻的考验面前，始终坚持在第一线。只要有突发事件，都亲自指挥抢救，危重病人的抢救成功率始终保持在95%以上。他所带领的急诊科先后荣获“滨州市青年文明号”“滨州市院前急救示范急救站”“滨州市院前急救先进集体”等称号，本人也多次被评为滨州市院前急救先进个人、邹平县卫生系统先进工作者。面对成绩，他却说：荣誉是党和人民的鼓励和鞭策，作为一名医生，要甘做人民的孺子牛，用亲情和真情为病人撑起一片希望的蓝天。

李　刚

（1968.2～）

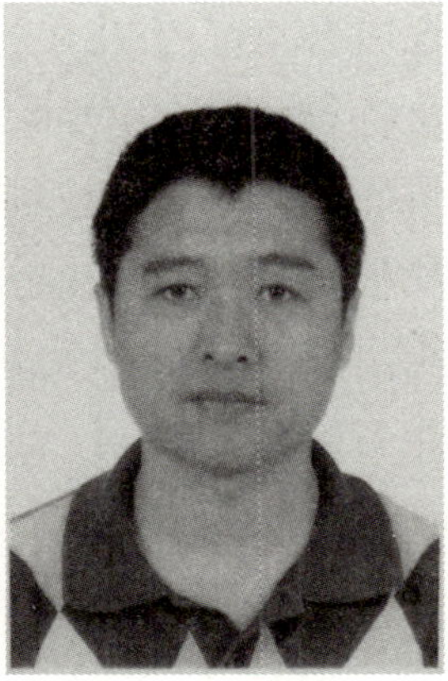

李刚，男，1968年2月出生，邹平县韩店镇邱家村人。邹平县中医院儿科主任，副主任医师，中共党员。山东中医药高等专科学校兼职副教授、山东省中医儿科专业委员会委员、滨州市医学会儿科专业委员会委员。

李刚自幼读书，1987年考入山东中医学院（今山东中医药大学）中医系。1992年8月毕业，分配入邹平县中医院内科，任住院医师。1998年12月，光荣地加入了中国共产党。1999年，晋升为主治医师。2000年2月至2001年2月，在滨州医学院附属医院儿科进修学习1年。2002年8月，与朱秀华、孙红一道，创建中医院儿科病房，并任儿科主任。随着儿科业务的发展，后成立新生儿病房。2009年，晋升为副主任医师。2010年8月至2011年8月，在北京儿童医院新生儿中心进修学习1年。通过两次进修学习和个人努力，业务水平有了大幅度的提高，科室的管理水平也有了质的提升。

李刚从事儿科临床工作20多年来，注重医患沟通，构建和谐医患关系，学会换位思考，将病人的疾苦放在第一位，尊重病人“知情权，选择权，隐私权”。遇到住院患者增加，危重患者多，加班加点，早出晚归，成为家常便饭。带领全科室人员任劳任怨，解除病人痛苦，提高服务质量，改善服务态度，“急患者之所急，想患者之所想”，得到了广大患者的信任和支持。工作的成绩也得到了领导和社会的认可，李刚先后被评为2007年度邹平县十佳医生、2013年度邹平县中医院先进工作者。

李刚善于学习，勤于钻研，笔耕不辍，先后有《狂犬病疫苗致过敏性肺炎1例》《阿奇霉素干混悬剂治疗小儿支原体肺炎疗效及安全性分析》等多篇论文在国家级杂志发表，副主编著作《小儿多动症自我疗法》。

孟风雷

（1968. 5 ~）

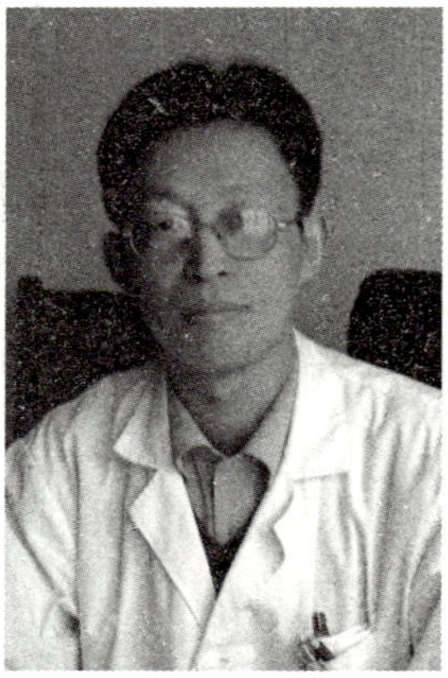

孟风雷，男，汉族，1968 年 5 月生，山东省邹平县焦桥镇史道口村人。中共党员，大本学历，副主任医师。1991 年 7 月，青岛医学院临床医学系毕业后，分配县中医院工作，任急诊科任医师。1996 年 6 月，晋升为主治医师。1997 年 2 月，任急诊科副主任。1999 年 12 月，任急诊科主任。2002 年 5 月，离职去北京进修。2004 年晋升为副主任医师。

孟风雷在县中医院长期在急诊科工作，承担着院前急救、接诊转科业务及医院内急诊救治、专科分流业务，还承担着县境内突发卫生公共事件的应急医疗救援任务。对各种原因导致的休克、各种中毒的抢救积累了丰富的经验。他先后撰写《矛盾性 T 波正常化》《冠心脑胶囊治疗冠心病 54 例》《胞二磷胆碱治疗重度有机磷中毒》等论文在国内医学刊物上发表。

邢庆永

（1968. 8 ~）

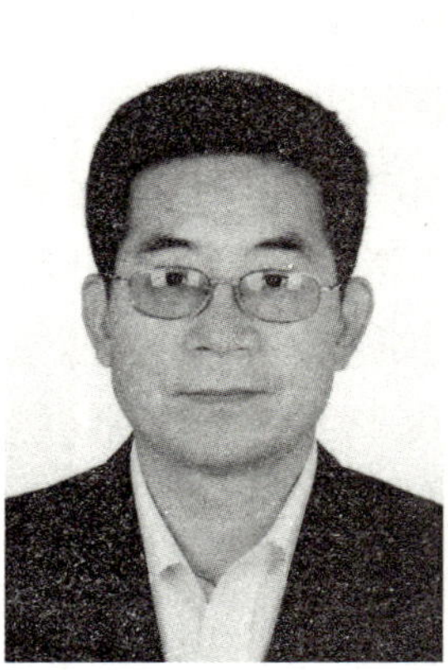

邢庆永，男，1968 年 8 月出生于山东省沂南县青驼鎮邢家河疃村。1986 年高中毕业后，考入济宁医学院临床医疗专业学习。1989 年 7 月毕业，分配到沂南县红卫医院内科，任住院医师。1990 年 12 月，调入邹平县人民医院麻醉科。1996 年 12 月晋升主治医师。1996 年 9 月至 1997 年 3 月，在山东省立医院麻醉科、疼痛科进修学习。回到医院后，先后开展了小儿单次硬膜外阻滞技术以及各种疼痛的治疗，包括术后病人自控镇痛技术、晚期癌症病人的疼痛治疗以及各种慢性疼痛的治疗，如硬膜外腔注药治疗腰椎间盘突出症，神经阻滞加小针刀治疗肩周炎、肱骨外上髁炎等，均取得了很好的疗效。1999 年 12 月，调入沂南县中医院麻醉科，任主治医师。

2002 年 5 月，通过人才引进，邢庆永调入邹平县中医院麻醉科，任麻醉科副主任、主治医师。先后开展了腰硬联合阻滞麻醉技术、双腔支气管插管技术、手术室外的麻醉，如无痛人工流产、无痛胃肠镜检查、介入手术的麻醉。2001 年至 2004 年，通过成人高考完成了山东大学临床医学专业的学习，本科学历毕业。2005 年 10 月，到北京安贞医院进修学习 3 个月。回院后，开展了有创血流动力学的监测，包括中心静脉压和动脉压的监测，为重大、急危重病人手术的开展提供了更安全的保障。2006 年，应用可行走式自控硬膜外镇痛技术应用于无痛分娩，减轻了产妇的痛苦，解除了她们的恐惧心理。2007 年，应用喉罩技术进行全身麻醉，减少了气管插管的缺陷，使全麻病人并发症减少。2007 年 6 月，任麻醉科主任、主治医师。2010 年，被共青团邹平县委评为“邹平县青年岗位能手”荣誉称号。2011 年 1 月晋升副主任医师，2013 年，被山东中医药高等专科学校聘为兼职副教授。

现为滨州市医学会麻醉学专业委员会副主任委员、山东省中医药学会疼痛专业委员会委员、滨州市第一届疼痛学专业委员会委员、滨州市医学会第一届中西医结合肿瘤专业委员会委员。曾参与编辑学术著作《危重病诊疗学》，任副主编，并有《小儿单次硬膜外阻滞 200 例临床观察》《臂丛复合颈浅丛神经阻滞用于颈肩部手术麻醉的体会》《微创钻颅治疗慢性硬膜下血肿 25 例临床体会》《腰硬联合麻醉在下腹部腹腔镜手术的应用》等多篇论文在国内医学刊物上发表。

邢树员

（1968. 9 ~ ）

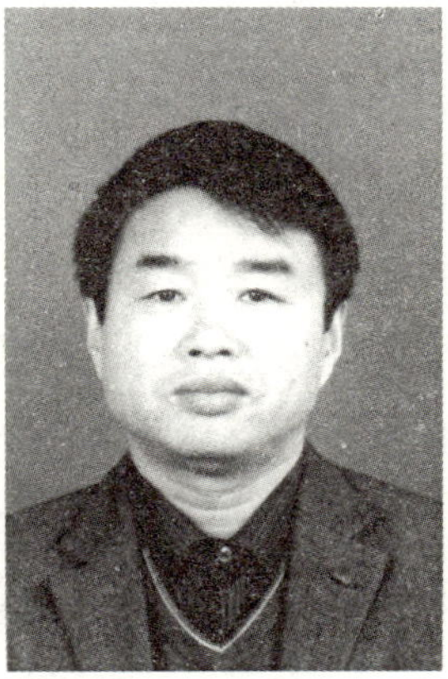

邢树员，男，1968 年 9 月生，惠民县魏集镇邢董村人。1991 年，毕业于山东中医药大学，分配到惠民县人民医院外科工作。1997 年至 1998 年，到滨州医学院附属医院进修神经外科，回院后，成功开展神经外科工作，后任外一科（普外科、神经外科）主任。2005 年 9 月，于遵义医学院就读神经外科硕士研究生，2008 年 7 月毕业，进入邹平县中医院神经外科工作。2011 年 1 月，任神经外科副主任，2013 年 12 月，晋升为副主任医师。

邢树员长期从事神经外科临床工作，深感责任重大，不断地加强业务理论学习，努力提高自己的业务水平。擅长颅脑外伤、脊髓损伤、脑瘤、脊髓肿瘤等疾病的手术治疗，均取得很好的疗效，获得了患者和家属的好评。严格执行工作制度，一丝不苟的处理每一位病人，避免了误诊误治。积极参加与本专业相关的技术研讨会及各种培训，将所学内容应用于临床，得到专家和领导的肯定。

邢树员注重临床与科研并举，近 5

年来在国家级杂志上发表《重型颅脑损伤急性弥漫性脑肿胀的诊治》《冠状切口在重型颅脑损伤中的选择和应用》论文2篇，副主编《当代医学临床诊疗全书》（外科学）、《现代外科学》著作2部。独立完成1项专利，合作完成2项专利，均获由国家知识产权局颁发的“实用新型专利证书”。由其完成的《保留乳头的乳癌根治一期修复术》科研项目，获滨州市科技进步三等奖。

马修谭

（1969.9～）

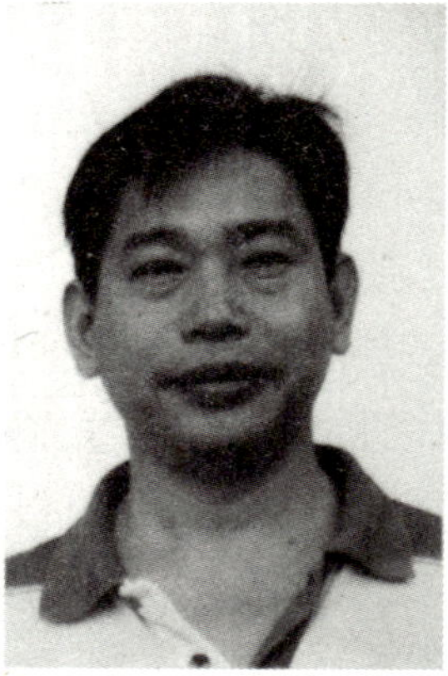

马修谭、男、1969年9月出生在邹平县码头镇西段村一个贫农家庭。幼年在东段小学、仁和小学上学，1983年到码头中学读初中，1986年在邹平一中读高中。1989年高中毕业，考入山东中医学院骨伤系学习。1992年毕业，分配至邹平县中医院外科工作。1995年至1996年，到中国人民解放军八九医院进修显微外科1年。1996年在县内第一个开展了拇指再造、断肢再植手术。至2002年共开展显微外科手术100余例，其中包括吻合血管的肌皮瓣、带血管的腓骨移植、大隐静脉转流治疗深静脉栓塞、血管神经移植修复等高难度手术。2002年9月至2004年3月，又到山东省肿瘤医院进修，学习肿瘤外科，在中医院第一个开展了甲状腺癌根治术（颈淋巴结清扫术）、直肠癌骶前切除吻合器低位吻合术。同时开展了胃癌根治术、食管癌根治术、乳腺癌根治术等手术。2004年参加美国强生公司组织的腹腔镜培训班，成功开展了腹腔镜胆囊切除术。2000年至2004年，业余完成中医学院在职函授大学本科学习，并获学士学位。2005年3月，被任命为外二科副主任。2001年，晋升为主治医师。

2005年8月，马修谭被任命为神经外科副主任。同年，到山大二院进修神经外科，从此一直致力于神经外科临床工作，对神经外科疾病有较深入的研究，特别擅长治疗重度颅脑损伤及高血压脑出血。2011年1月，任神经外科主任。同年，晋升为副主任医师。2013年，县内首次引进颅内压监测，大大提高了对危重颅脑损伤的抢救成功率。对自发性蛛网膜下腔出血，能够进行全脑血管造影，做到及时诊断，正确治疗。

马修谭善于学习，认真钻研业务，连续多年先后在省级及国家级医学刊物上发表学术论文10余篇，副主编《外科理例新释》。2010年12月，主导完成的《大隐静脉移植转流术加带戒术治疗原发性碲股静脉栓塞的临床研究》，荣获2010年度滨州市科技成果二等奖。先后被评为滨州地区卫生系统优质服务竞赛先进个人、青年文明工作者、邹平县卫生工作先进个人、邹平县中医院十佳医生等荣誉称号。现为中国针灸学会经筋诊治专业委员会山东分会常务委员、滨州市医学会第一届中西医结合肿瘤专业委员会委员、滨州市医学会神经外科专业委员会委员。

孙学安

（1969.12～）

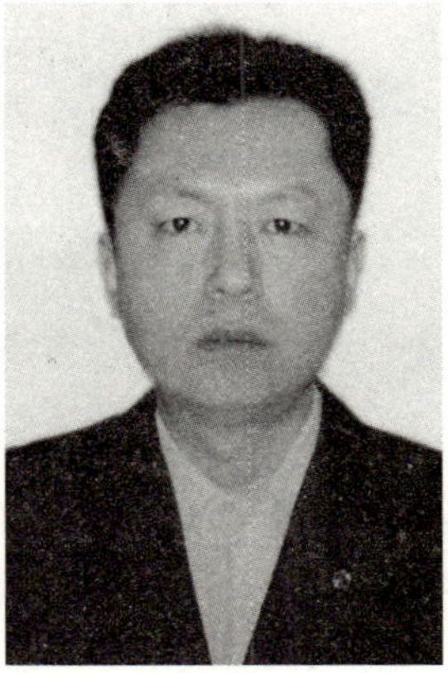

孙学安，男，邹平县焦桥镇三元村人。1969 年 12 月 18 日出生于明集镇明集村。从 1977 年 9 月始，先后入本村、乡、县之小学、初中、高中学习。1988 年9 月，考入山东中医学院（现山东中医药大学）针灸系针灸专业。1993 年8 月毕业后，分配到邹平县中医院针灸科从事临床工作，先后任医师、主治医师，副主任医师。

为提高临床治疗技术，孙学安注重加强自我学习，多次赴北京学习进修。2007 年 10 月，曾到北京汉章针刀医学研究院学习针刀医学理论。2008 年 2 月至 2009 年 4 月，在北京汉章针刀医学研究院实践基地学习进修针刀医学临床实际操作。2012 年 6 月，又到北京市武警总队医院学习进修射频、激光等微创治疗疼痛技术半年。回来后，便将所学先进医疗技术运用于临床实践，医疗技术日益精湛，医疗质量大幅提升。2005 年 1 月，晋升为主治医师，2010 年 12 月，晋升为副主任医师。

在长期的临床工作中，他始终坚信“疗效才是硬道理”的临床理念，坚持走中西医结合的路线，兼收并蓄，学习、掌握了多种治疗方法，如针灸、推拿、牵引、整脊、神经阻滞、针刀、中西药物、射频激光微创等多种中西医治疗方法，擅长根据不同的病情，疾病的不同时期，辨证施治，制定不同的治疗方案，大大提高了治疗效果。他擅长治疗各种急慢性疼痛性疾病，如颈椎病、腰椎病、胸椎病、颈椎间盘突出症、腰椎间盘突出症、膝关节骨质增生、各种神经卡压综合征（如腕管综合征、梨状肌综合征等）、各种软组织损伤性疼痛（如肩周炎、网球肘、各种腱鞘炎、滑囊炎、纤维织炎等等），常常有立竿见影的效果。

在不断提高临床治疗技术的同时，还利用业余时间总结临床实践经验，撰写学术论文，不断提高自身理论水平，先后有《浅述肺失宣降的尿量变化》《针刺天容穴治疗呃逆验案一则》《治疗痔疮验方二则》《关于电针选穴的一点体会》《枕骨矫正手法致眩晕加重》《极泉穴的针刺方法探讨》《五输穴临床应用心得》等多篇论文在国家级刊物发表。

杨淑妍

(1974.2～)

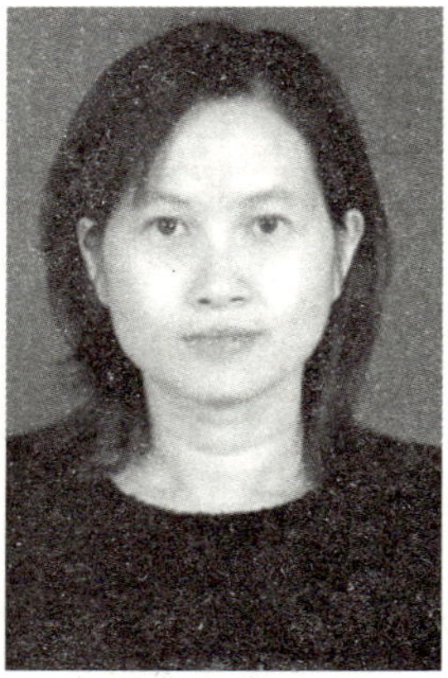

杨淑妍，女，1974年2月出生，邹平县焦桥镇姚孙庄人。副主任医师，现为中国针灸学会经筋诊治专业委员会山东分会委员、山东中医药高等专科学校兼职讲师。

中学毕业后，考入山东省中医药学校针灸专业。1992年毕业，分配至明集镇卫生院中医科工作。1996年，调入邹平县中医院针灸科工作，2001～2002年，到山东省中医院进修针灸推拿1年。回院后，努力把学到的新技术应用于临床，成人推拿和小儿推拿技术日渐成熟。在中风、面瘫、颈腰椎病、肩周炎、急性腰扭伤、小关节错位等病的治疗上，利用针推结合，逐渐摸索出一套行之有效的方法，收到了非常好的临床效果。2012年5月，杨淑妍被任命为创建三级中医医院办公室主任。在分管院长的领导下，负责组织制定了创建三级中医医院的工作计划和创建实施方案，协调全院各科室落实各阶段工作和要求，督促检查指导创建工作，为成功创建"三甲"中医院做出了重要贡献。

工作二十余年来，先后在国家级刊物上发表数篇论文，参与编写专著一部，获省级科研成果奖一项。2011年，在滨州市举办的全市中医技能大赛中取得冠军，同年获滨州市"五一劳动奖章"和滨州市"技术能手"称号并荣立"三等功"。2013年，被滨州市委组织部和滨州市人力资源和社会保障局评为滨州市青年学术技术带头人培养人选。

崔云刚

(1975.2～)

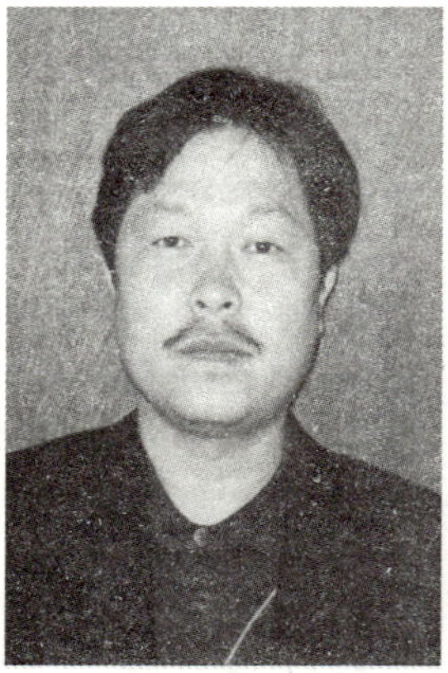

崔云刚，男，1975年2月出生，邹平县黛溪办人。1993年7月，山东省中医药学校中药专业毕业，分配至邹平县中医院工作，先后在中药房、中药库、药剂科、防保站工作至今。1994～1996年，通过自学考试取得山东省中医学院中药学专业专科毕业证书。2001年，因工作业绩突出，破格晋升为主管药师。2000～2003年，通过业余自学，取得了北京中医药大学中医学专业本科毕业证书。2012年晋升为副主任药师，现为中医院防保站站长。

崔云刚长期在中药房、库工作，熟练掌握了中药的有关标准、规程、规范、法规，从最初药品的请领、收发、计价、调配等每个细微环节入手，按照操作规程，严格要求自己。熟练掌握了药品调剂工作的各项要求及贵重、毒、麻、精神药品的使用和管理。掌握了各种药品的规格、剂量、药理作用、毒副作用，并能用经验迅速鉴别近500余种中药材的真伪优劣，独立加工炮制200余种中药材，熟练配制近百余种药物制剂。把好药品质量关，刻苦钻研药学理论知识，严格执行《药品管理法》的有关规定，对药品的有效期定期统计，深入各临床科室，协调用药。及时了解和掌握药学新进展、新动向，利用药学专业知识指导临床合理用药。积极参加临床药学药物咨询和新制剂、新剂型的研究工作，不断吸收应用国内新理论、新知识、新技术、新方法，及时向临床提供有价值的药物信息资料，共同探讨最佳治疗方案，促进合理用药。1998年，调入防保站工作，利用自己的业务专长对全县及辖区内乡村医生经常进行药物学方面知识培训，提高基层医疗服务水平。数年来为山东省中医药高等专科学校带教学生50余名，并积极协助院长作好医院药事管理委员会的日常工作，编印了《邹平县中医院基本用药目录》《邹平县中医院自制制剂及协定处方目录》《中医院药讯》等。

崔云刚善于总结经验，工作之余，先后有10余篇论文在市、省、国家级刊物上发表。参与编写《乡村医生常见病临床手册》《外科理例新释》《济众新编释》著作3部。论文《克痫王胶囊治疗癫痫临床研究》《加味九分散的制备与临床疗效》《活血消疕丸治疗静止期银屑病90例》分别获滨州市科技进步二等奖和自然科学优秀学术成果三等奖。先后被评为滨州市星火优秀青年、邹平县杰出青年卫士、滨州市免疫计划工作先进个人，并受到嘉奖奖励。

五、中级技术职称人员

表 15－5－1　　邹平县中医院中级职称人员情况表

序号	姓　名	性别	出生年月	政治面貌	参加工作时间	最高学历	技术职务资格	资格取得时间	籍　贯
1	张素红	女	1959．12	党员	1977．01	中专	主管护师	1997．12	邹平新民
2	隆新霞	女	1968．11		1993．07	本科	主治医师	1998．12	沾化县泊头
3	李　红	女	1965．12		1989．07	本科	主治医师	1998．12	码头西孙
4	张艳芬	女	1960．11		1982．07	中专	主管护师	1999．12	焦桥姚孙
5	杨金华	女	1969．11		1989．07	本科	主治医师	2002．12	邹平南范
6	刘叶青	男	1963．09	党员	1984．07	大专	主治医师	1999．12	韩店杨村
7	魏　峰	男	1963．01		1987．07	本科	主治医师	2002．12	韩店大王陀
8	杨淑青	女	1965．02		1984．07	中专	主治医师	2002．12	临池南北寺
9	王　娟	女	1966．02		1987．07	本科	主治医师	2002．12	长山东夏村
10	魏恒法	男	1960．11	党员	1983．07	本科	主治医师	1999．12	邹平东范村
11	王　越	男	1962．06	党员	1985．07	本科	主治医师	1999．12	邹平三义
12	崔秀红	女	1964．02		1985．07	本科	主治医师	2001．12	邹平太和村
13	尹向东	男	1969．07		1991．07	本科	主治医师	2002．12	西董镇西董村
14	李学民	男	1963．08		1983．07	本科	主管药师	1999．12	孙镇党里
15	吴桂云	女	1964．02		1983．07	中专	主管护师	2001．12	邹平礼参
16	殷风新	男	1962．11		1983．07	大专	主治医师	2000．12	邹平东石
17	崔传峰	男	1971．03		1996．07	本科	主治医师	2002．12	邹平十里铺
18	张成彬	男	1971．03		1994．07	本科	主管技师	2002．12	韩店苍林村
19	乔杭州	男	1969．12		1992．07	大专	主治医师	2003．12	码头于家店
20	耿爱红	女	1967．05		1988．07	大专	主治医师	2004．12	邹平南吕村
21	马　丽	女	1967．08		1987．07	中专	主治医师	2004．12	邹平东石
22	李素芹	女	1965．09		1987．07	大专	主管药师	2003．12	焦桥刘套
23	张　峰	男	1963．12		1988．07	中专	主管技师	2004．12	码头李坡
24	张艳云	女	1967．10		1988．07	本科	主管护师	2004．12	魏桥张家村
25	李　莉	女	1968．04		1988．07	大专	主管护师	2004．12	码头李坡
26	王旭峰	女	1969．09		1989．07	本科	主管护师	2005．12	西董丁家

序号	姓　名	性别	出生年月	政治面貌	参加工作时间	最高学历	技术职务资格	资格取得时间	籍　贯
27	马秀娥	女	1965．04		1986．07	中专	主管护师	2003．12	邹平王家
28	王凤英	女	1968．11	党员	1988．07	本科	主管护师	2004．12	邹平韩店
29	马淑华	女	1973．01		1992．07	大专	主治医师	2004．12	西董张洞村
30	付　贞	女	1974．02		1997．07	本科	主治医师	2004．12	邹平张高
31	朱秀华	女	1970．03		1990．07	本科	主治医师	2006．05	邹平司家
32	孙　燕	女	1971．12		1990．07	本科	主治医师	2007．05	好生小马村
33	赵秀梅	女	1973．08		1992．07	本科	主管护师	2006．05	明集兰芝里
34	韩惠青	女	1971．07		1992．07	本科	主管护师	2007．05	邹平韩店
35	霍红霞	女	1972．08		1991．07	大专	主管护师	2006．05	邹平中兴村
36	王　霞	女	1973．03		1993．07	本科	主管护师	2006．05	邹平孙镇
37	钟彬彬	女	1975．12		1993．07	本科	主管护师	2005．12	孙镇郑家
38	成　莹	女	1975．04		1993．07	本科	主管护师	2007．05	邹平郭庄
39	李秀东	女	1974．10	党员	1993．07	本科	主管护师	2007．05	邹平韩店
40	李光凤	女	1976．06		1999．10	本科	主治医师	2005．12	新泰县
41	范丽霞	女	1974．11		1999．11	本科	主治医师	2005．12	淄博
42	张启发	男	1975．07	党员	1998．10	本科	主治医师	2003．12	邹平柳泉
43	孙芳红	女	1974．03	党员	1996．07	本科	主治医师	2004．12	邹平东杨堤
44	高清华	女	1977．06		1995．07	本科	主管技师	2003．12	邹平九户
45	王晓飞	男	1975．11		1995．07	本科	主管技师	2008．05	邹平鄢家
46	孙瑞鹏	男	1976．01	党员	1997．07	本科	主治医师	2005．12	魏桥孙家
47	高文波	男	1976．01		1997．07	本科	主治医师	2005．12	明集镇
48	赵　涛	男	1978．08	党员	1995．07	本科	主管药师	2007．05	邹平代一村
49	刘则宗	男	1976．10	党员	1995．07	本科	主管药师	2008．05	青阳刘家
50	张茂臣	男	1976．04		2000．10	本科	主治医师	2005．12	码头中店
51	石志波	男	1973．03		2000．10	本科	主治医师	2006．05	孙镇霍坡
52	赵月霞	女	1977．01		1995．07	大专	主管护师	2009．05	明集段桥
53	赵冬玲	女	1976．11		1995．07	本科	主管护师	2007．05	邹平码头
54	付小芳	女	1977．04		1995．07	大专	主管护师	2008．05	长山镇付家
55	赵艳丽	女	1977．12		1996．07	本科	主治医师	2008．05	邹平临池
56	王　莉	女	1977．08		1996．07	本科	主管医师	2011．05	邹平新民
57	耿淑青	女	1975．12		1996．07	大专	主治医师	2009．05	长山后马

序号	姓　名	性别	出生年月	政治面貌	参加工作时间	最高学历	技术职务资格	资格取得时间	籍　贯
58	王国栋	男	1976．10	党员	1998．10	本科	主治医师	2006．05	邹平北关
59	赵　峰	男	1977．01		1998．10	大专	主治医师	2011．05	阳信尚店
60	郭海英	女	1977．04		1997．07	本科	主管药师	2009．05	韩店大白村
61	王明刚	男	1978．04		1996．07	本科	主管药师	2010．05	好生乔家
62	李玉霞	女	1978．09		1997．07	本科	主管药师	2009．05	临池东台
63	李　鹏	男	1978．12		1997．07	大专	主管药师	2010．05	明集东闸
64	兰希彬	男	1976．10	党员	1998．10	本科	主管技师	2008．05	滨州市里则镇
65	刘方达	男	1977．11		1996．07	本科	主管技师	2008．05	邹平碑楼
66	宋玉玲	女	1978．10	党员	1996．07	本科	主管护师	2008．05	长山沟盈
67	王秀娟	女	1978．08		1996．07	本科	主管护师	2008．05	长山北史
68	韩贵玉	女	1978．09		1996．07	本科	主管护师	2008．05	孙镇王伍
69	张　红	女	1979．10		1996．07	本科	主管护师	2008．05	焦桥刘道口
70	霍健梅	女	1978．10		1996．07	中专	主管护师	2010．05	邹平中兴村
71	陈艳红	女	1978．08		1996．07	大专	主管护师	2009．05	邹平三义
72	李　瑛	女	1974．12		1993．07	本科	会计师	2009．08	明集东闸
73	杜艳丽	女	1978．04		1997．07	本科	主治医师	2009．05	九户杜家
74	刘　琳	女	1978．12		1997．07	大专	主管护师	2011．05	魏桥大坡村
75	刘文静	女	1977．03		1997．07	本科	主管护师	2009．05	明集徐道口
76	范秀芳	女	1979．07		1997．07	大专	主管护师	2009．05	魏桥张平
77	孟朝霞	女	1980．11		1997．07	本科	主管护师	2009．05	邹平礼参
78	李淑娟	女	1980．02		1997．07	中专	主管护师	2011．05	邹平王家
79	杨翠云	女	1979．02		1997．07	本科	主管技师	2012．05	临池
80	李　剑	女	1980．05		1999．01	中专	主管护师	2012．05	韩店实户
81	曲　斌	男	1978．05		2001．12	本科	主治医师	2007．05	焦桥东平
82	王佳欣	女	1976．09		1997．07	本科	主管护师	2009．05	邹平位桥
83	张旭伟	男	1977．08		2002．09	本科	主治医师	2011．05	山西屯留县
84	邓志勇	男	1978．02		2002．09	本科	主治医师	2009．05	河北省乐亭县
85	胡坤鹏	男	1979．03		2002．09	本科	主治医师	2009．05	河南省罗山县
86	左　超	男	1977．09	党员	2002．09	本科	主治医师	2010．05	莱芜市钢城区
87	胡晓华	男	1978．05		2002．09	本科	主治医师	2009．05	江西省临川市
88	朱天兴	男	1975．10	党员	2002．09	本科	主治医师	2008．05	安徽枞阳市

序号	姓　名	性别	出生年月	政治面貌	参加工作时间	最高学历	技术职务资格	资格取得时间	籍　贯
89	耿爱霞	女	1978．02	党员	2002．09	本科	主治医师	2008．05	平度市
90	顾汉涛	男	1978．12		2003．09	本科	主治医师	2009．05	山东莱州市
91	汪晓锋	男	1980．02		2003．09	本科	主治医师	2010．05	安徽省
92	彭　玲	女	1975．01		2003．09	本科	主治医师	2009．05	山东烟台
93	沈秀清	女	1977．03		2003．09	本科	主治医师	2009．05	内蒙古
94	王伟廷	男	1978．11		2003．09	本科	主治医师	2009．05	山东胶州
95	王慧娟	女	1979．01		2003．09	本科	主治医师	2009．05	山东高密
96	王大令	男	1980．03		2003．09	本科	主治医师	2009．05	山东荣城
97	李　豪	男	1980．11		2003．09	本科	主治医师	2009．05	山东菏泽市
98	陈军平	女	1980．04		2003．09	本科	主治医师	2009．05	山西万荣县
99	王松奎	男	1979．01	党员	2003．09	本科	主治医师	2009．05	山东曹县
100	陈　动	男	1979．11		2004．09	本科	主治医师	2010．05	山东泰安
101	纪艳凤	女	1979．12		2004．09	本科	主管护师	2010．05	山东烟台
102	袁　泉	男	1980．07		2004．09	本科	主管技师	2010．05	黑龙江牡丹江市
103	丁占华	男	1980．04		2004．09	本科	主治医师	2010．05	山东寿光市
104	明　晓	男	1979．02		2004．09	本科	主治医师	2010．05	邹平马庄
105	温海滨	男	1982．04	党员	2004．09	本科	主管药师	2010．05	山东邹平
106	张巧莲	女	1980．01		2004．09	本科	主治医师	2011．05	齐齐哈尔
107	王　宝	男	1981．06		2004．09	本科	主治医师	2010．05	邹平鲍家村
108	王云岳	男	1980．05	党员	2005．11	本科	主治医师	2011．05	邹平黄东村
109	刘乐军	男	1982．01		2005．11	本科	主治医师	2011．05	黑龙江齐齐哈尔
110	张　晶	女	1981．02		2005．11	本科	主治医师	2011．05	黑龙江省鸡西市
111	徐　飞	女	1982．10		2005．11	本科	主治医师	2012．05	邹平焦桥
112	邱　勇	男	1979．06	党员	2005．11	本科	主治医师	2011．05	潍坊高密
113	都晓明	女	1982．07	党员	2005．11	本科	主治医师	2011．05	黑龙江省大庆市
114	刘春兰	女	1979．12		2005．11	本科	主管护师	2012．05	无棣
115	李　明	男	1976．12	党员	2007．11	研究生	主治医师	2006．05	山东邹平
116	孙　超	男	1981．11	党员	2008．12	研究生	主治医师	2009．05	山东邹平
117	刘　东	男	1981．06	党员	2008．12	研究生	主治医师	2011．05	淄博周村
118	张富华	女	1981．12	党员	2008．12	研究生	主治医师	2011．05	泰安宁阳
119	韩宝贵	男	1983．01	党员	2009．10	研究生	主治医师	2012．05	淄博周村

序号	姓　名	性别	出生年月	政治面貌	参加工作时间	最高学历	技术职务资格	资格取得时间	籍　贯
120	刘志国	男	1978．04		2009．10	研究生	主治医师	2012．05	内蒙古
121	朱朋朋	女	1982．11	党员	2009．10	研究生	主治医师	2012．05	山东高青
122	任洪花	女	1982．03	党员	2009．10	研究生	主治医师	2012．05	惠民
123	杨　斌	男	1979．04		2011．10	研究生	主治医师	2012．05	邹平长山
124	崔京霞	女	1982．01		2011．10	研究生	主治医师	2012．05	山东济南
125	梁宝军	男	1977．10		2013．01	研究生	主管药师	2012．05	山东郓城
126	房玉忠	男	1954．08	党员	1972．10	本科	会计师	1992．07	邹平房桥
127	王　强	男	1954．08	党员	1975．12	高中	主管医师	1996．12	邹平西杨堤
128	孙　波	男	1954．09		1975．11	大专	主管医师	1997．12	焦桥三元
129	颜士德	男	1958．08	党员	1975．10	大专	主管医师	2002．12	魏桥郭吕
130	张深田	男	1959．01		1978．06	中专	主管药师	2001．12	明集颜集
131	王　丽	女	1959．04		1978．12	中专	主管护师	1999．12	台子管道
132	肖　慧	女	1962．05		1978．12	中专	主管护师	1999．12	济南金牛山
133	田伟娜	女	1959．08		1977．07	中专	主管护师	1999．12	邹平碑楼
134	由玲玲	女	1962．12		1979．12	大专	主治医师	2002．12	辽宁省东沟县
135	张丽琴	女	1963．02		1979．12	中专	主管护师	2002．12	新泰县
136	巩瑞红	女	1978．01		1995．12	本科	主治医师	2009．05	邹平新民
137	袁红梅	女	1968．01		1987．11	本科	馆员	2004．12	邹平长山
138	刘春来	男	1960．04	党员	1978．12	中专	主管医师	2001．12	青阳镇
139	刘德臣	男	1960．02		1978．06	中专	主管医师	2001．12	韩店杨村
140	怀居刚	男	1964．03	党员	1982．10	本科	主治医师	2001．12	孙镇怀家
141	杜明刚	男	1958．02	党员	1977．10	中专	主管技师	2001．12	乐陵县杨安
142	宋　磊	男	1969．03		1989．03	本科	会计师	2005．12	焦桥镇
143	毕研更	女	1973．06		1990．12	大专	主治医师	2003．12	周村区王村
144	刘玉敏	女	1972．10		1992．12	大专	主治医师	2011．05	韩店开河
145	王　萍	女	1969．09		1990．12	本科	主治医师	2012．05	长山小牛村
146	曲　辉	女	1972．05		1991．08	大专	主治医师	2010．05	韩店西韦村
147	马　岩	女	1970．01		1991．08	大专	主治医师	2009．05	西董沟西
148	韩　君	女	1970．12		1990．12	大专	主管医师	2009．05	安丘县贾口
149	王　美	女	1972．07		1991．08	中专	主治医师	2005．12	邹平新民
150	章　莉	女	1970．03		1990．12	中专	主治医师	2006．05	长山东关村

序号	姓　名	性别	出生年月	政治面貌	参加工作时间	最高学历	技术职务资格	资格取得时间	籍　贯
151	李长迎	女	1971．09		1990．04	大专	主治医师	2009．05	魏桥西左村
152	郑　军	男	1972．04	党员	1991．08	中专	主治医师	2005．12	沂水县黄山
153	张　洁	女	1970．10		1987．09	本科	主管药师	2002．12	九户镇关爷寨
154	赵冰冰	女	1973．12		1991．08	本科	主管药师	2007．05	好生镇十河
155	张德峰	男	1970．08		1989．12	中专	主管技师	2003．12	邹平杨寨
156	孙　虹	女	1973．05	党员	1989．03	本科	主管护师	2012．05	邹平三义
157	张丽萍	女	1970．04		1987．07	本科	主管护师	2003．12	焦桥镇
158	张爱芹	女	1968．10		1989．04	本科	主管护师	2006．05	孙镇冯家
159	杨　宏	女	1975．04		1994．07	大专	主治医师	2005．12	蓬莱
160	刘长春	男	1969．06	党员	1989．07	大专	馆员	2003．12	长山镇苑城
161	王晓霞	女	1974．08		1996．11	本科	主治医师	2010．05	好生蒙家
162	王　学	女	1972．03		1996．03	大专	馆员	2006．11	邹平杨寨
163	张　敏	女	1974．10		1998．12	本科	主治医师	2011．05	邹平城里
164	张其刚	男	1958．01	党员	1978．02	中专	主管医师	2003．12	邹平县好生院上
165	王　宁	女	1979．07	党员	1997．12	本科	主管护师	2010．05	邹平青阳
166	吕翠荣	女	1978．06		1997．10	专科	主管护师	2009．08	邹平魏桥
167	董建英	女	1978．10		1997．07	本科	主管药师	2010．10	邹平西董
168	潘立峰	女	1976．10	党员	1994．07	本科	主管护师	2006．05	邹平孙镇
169	于光明	男	1973．05		1993．08	本科	主治医师	2005．12	邹平明集
170	张淑英	女	1970．07		1991．07	本科	主管护师	2010．05	邹平韩店
171	张爱玲	女	1967．07	党员	1987．07	本科	主管护师	2003．12	邹平明集
172	宋红梅	女	1975．12		1995．08	专科	主治医师	2009．05	邹平明集
173	王秀桂	女	1970．07		1991．07	专科	主管护师	2007．05	邹平韩店
174	赵爱华	女	1972．10		1990．07	本科	主管护师	2005．12	邹平码头
175	赵会珍	女	1974．04		1996．07	本科	主治医师	2004．12	邹平青阳
176	魏少玲	女	1967．01		1987．07	中专	主管护师	2003．12	邹平魏桥
177	王素财	女	1972．11		1991．07	专科	主管护师	2006．05	邹平魏桥
178	李　青	男	1976．03		1997．07	专科	主治医师	2011．05	博兴县
179	时佃昌	女	1973．03		1995．10	专科	主治医师	2007．12	孙镇时家
180	刘爱红	女	1968．09		1989．07	本科	主治医师	2005．12	邹平九户
181	赵桂华	女	1973．10		1992．12	专科	主管护师	2009．05	黛溪办东关村

序号	姓　名	性别	出生年月	政治面貌	参加工作时间	最高学历	技术职务资格	资格取得时间	籍　贯
182	高　胜	女	1973．12		1995．10	本科	主治医师	2012．12	邹平青阳
183	李玉安	男	1957．05		1976．12	高中	主管医师	2001．12	邹平码头
184	王永方	男	1967．11		1987．12	专科	主治医师	2003．12	邹平韩店
185	张　燕	女	1971．02		1995．07	专科	主管护师	2011．05	黄山办见埠
186	刘　冬	男	1979．07		2002．08	本科	主治医师	2010．05	好生镇八里河村
187	崔艳青	女	1979．10		2002．07	中专	主管护师	2011．05	前城村
188	郑宁宁	女	1980．02		2002．09	本科	主治医师	2011．08	九户教委
189	王　静	女	1980．02		2005．03	本科	主管护师	2011．04	邹平镇成五村
190	刘　涛	男	1979．12		2008．11	本科	主治医师	2012．05	台子镇店东村
191	杨　苗	女	1979．09		2003．05	本科	主管护师	2011．05	九户镇刚斧寨村
192	马宁宁	女	1980．11		2008．05	专科	主管护师	2010．05	黄山办王家村
193	王　祥	男	1981．05		2005．02	专科	主管药师	2012．05	临池镇殷家村
194	孙汉亭	男	1968．09	党员	2003．04	本科	主治医师	2000．12	邹平焦桥
195	薛红菊	女	1971．10		2003．04	中专	主治医师	2006．05	邹平高新
196	赵海燕	女	1974．12		2010．12	本科	主管护师	2006．05	邹平孙镇
197	芦义红	女	1971．04		2011．02	本科	主管护师	2002．12	滨州惠民
198	孙海波	女	1979．12		2008．11	本科	主治医师	2011．05	黑龙江齐齐哈尔
199	刘水滨	男	1982．01		2008．11	本科	主治医师	2012．05	邹平县明集
200	尹　群	女	1983．03		2008．11	本科	主治医师	2012．05	邹平好生
201	李　鹏	男	1981．01		2011．10	本科	主治医师	2011．05	泰安新泰
202	王新超	男	1969．03		1998．03	本科	主治医师	2011．12	黄山办黄西村
203	安继勇	男	1962．07	党员	1981．07	大专	主管医师	1993．12	黛溪办安家村
204	王　玮	男	1960．10		1978．09	中专	馆员	2003．12	黄山办黄西村
205	孟国华	男	1962．08	党员	1982．07	大专	主治医师	1998．12	焦桥镇东南村
206	石海燕	女	1972．05	党员	1992．07	本科	主治医师	2007．05	长山镇大闫村
207	曹秀丽	女	1975．03		1995．07	大专	主管医师	2011．05	长山镇明里村
208	由金辉	女	1979．01		1997．07	中专	主管技师	2010．05	西董镇由家河滩村
209	门付克	男	1956．10		1972．12	初中	主治医师	1997．12	东营市利津

第十六章　荣　誉

第一节　县卫生系统以上表彰的集体荣誉

据不完全统计，1983 年至 2013 年，邹平县中医院共获得县以上授予的先进集体荣誉 173 项，其中国家级 5 项，省级 30 项，市地级 49 项，县级 89 项。

表 16－1－1　　1983～2013 年中医院集体获奖情况表

获奖时间	获奖单位	荣誉称号	授奖机关
1984	县中医院	惠民地区妇幼保健先进单位	行署
1985	县中医院防保站	计划免疫先进单位	县卫生局
1986	县中医院	地级精神文明单位	地区精神文明委员会
	县中医院	县级精神文明单位	县精神文明建设委员会
	县中医院防保站	计划免疫先进单位	县卫生局
1987	县中医院	地级精神文明单位	地区精神文明委员会
	县中医院	全县灭鼠先进单位	县人民政府
	县中医院防保站	计划免疫先进单位	县卫生局
1988	县中医院	全国卫生文明建设先进集体	国家卫生部
	县中医院	省级精神文明单位	山东省精神文明委员会
	县中医院	地级精神文明单位	地区精神文明委员会
	县中医院防保站	计划免疫先进单位	县卫生局
1989	县中医院	省级精神文明单位	山东省精神文明委员会
	县中医院	重点中医院达标验收合格	省卫生厅、省中医药管理局
	县中医院	重点中医院检查评比全区第一名	地区卫生局
	县中医院防保站	消灭脊髓灰质炎先进单位	县卫生局
	县中医院防保站	计划免疫先进单位	县卫生局

获奖时间	获奖单位	荣誉称号	授奖机关
1990	县中医院	省级精神文明单位	省精神文明委员会
1991	县中医院	省级精神文明单位	省精神文明委员会
	县中医院	全区护理文书评比第一名	市卫生局
	县中医院	1991 年度工作总评先进单位	县委、县人民政府
	县中医院药剂科	山东省医院药剂工作达标单位	省卫生厅
	县中医院药剂科	首批医院药剂工作达标单位	惠民地区卫生局
1992	县中医院	省级精神文明单位	省精神文明委员会
	县中医院	县级先进单位	县委、县人民政府
	县中医院眼科	白内障扶贫手术点	滨州地区卫生局
1993	县中医院	省级精神文明单位	省精神文明委员会
	县中医院眼科	优秀服务岗位	团县委
1994	县中医院	全省重点中医院建设单位	省卫生厅
	县中医院	地级文明单位	地委、行署
1995	县中医院	地级文明单位	地委、行署
	县中医院妇产科	青年文明号	共青团邹平县委
1996	县中医院	地级文明单位	地委、行署
1997	县中医院	二级甲等医院	国家中医药管理局
	县中医院	地级文明单位	地委、行署
	县中医院	全区卫生系统优质服务竞赛先进单位	地区卫生局
	县中医院药剂科	药品质量信得过单位	地区卫生局
1998	县中医院	爱婴医院	省卫生厅
	县中医院	地级文明单位	地委、行署
	县中医院	“白内障”定点医院	省卫生厅
	县中医院	社会治安综合治理先进单位	县社会治安综合治理委员会
	县中医院妇产科	巾帼建功先进集体	地委、行署
	县中医院手术室	先进科室	地委、行署
1999	县中医院	市级文明单位	市政府
	县中医院	爱心质量年活动先进集体	市卫生局
	县中医院	双文明建设目标管理创优升位 活动升位奖	县委、县政府
	县中医院	科技兴邹先进单位	县委、县政府

获奖时间	获奖单位	荣誉称号	授奖机关
	县中医院眼科	全国唯一县级医院手术点	山东省卫生厅
	县中医院防保站	计划免疫先进单位	县卫生局
2000	县中医院	全省卫生系统先进集体	省人事厅、省卫生厅
	县中医院	市级文明单位	市政府
	县中医院	第七届执行价格计量政策法规最佳单位	市政府
	县中医院	无偿献血先进单位	市卫生局、市人事局
	县中医院	消费者满意单位	市消费者协会
	县中医院	助残先进集体	县残联
	县中医院	人寿保险定点医院	人寿保险邹平支公司
	县中医院	城镇职工基本医疗保险定点机构	县劳动和社会保障局
	县中医院防保站	计划免疫先进单位	县卫生局
2001	县中医院	市级文明单位	市政府
	县中医院	工会工作先进单位	县总工会
	县中医院	庆七一“建行杯”文明单位歌咏比赛一等奖	县委宣传部
	县中医院保卫科	消防安全工作先进单位	县人民政府
	县中医院防保站	计划免疫先进单位	县卫生局
2002	县中医院	市级文明单位	市政府
	县中医院	全市县以上医院行风民主评议活动先进单位	市卫生局、室纠风办
	县中医院防保站	计划免疫先进单位	县卫生局
	县中医院肿瘤防治中心	青年文明号	共青团邹平县委
	县中医院手术室	巾帼文明示范岗	县妇联
	县中医院保卫科	消防安全工作先进单位	县人民政府
	县中医院	山东省中医药学校教学医院	省卫生厅、省教厅、省中医药管理局
	县中医院	滨州卫校教学医院	市卫生局、市教育局
2003	县中医院	全省中医工作先进集体	省人事厅、省卫生厅
	县中医院	全省中医药知识竞赛三等奖	省人事厅、省卫生厅
	县中医院	市级文明单位	市人民政府

获奖时间	获奖单位	荣誉称号	授奖机关
	县中医院	全县非典型肺炎防治工作集体三等功	县委、县政府
	县中医院	2003 年度人口与计划生育工作先进集体	县委、县人民政府
	县中医院	先进基层党组织	县委
	县中医院	“魏桥杯”放歌新邹平文明单位歌咏比赛一等奖	县委宣传部、县精神文明建设委员会
	县中医院	2003 年度市级卫生先进单位	市爱委会
	县中医院	全省医疗质量管理效益年活动先进集体	省人事厅、卫生厅
	县中医院肿瘤防治中心	青年文明号	共青团、邹平县委
	县中医院肿瘤防治中心	青年文明号信用建设示范单位	共青团、邹平县委
	县中医院防保站	计划免疫先进单位	县卫生局
2004	县中医院	全省医疗质量管理效益年活动先进集体	省卫生厅
	县中医院	市级文明单位	市政府
	县中医院	卫生先进单位	市爱国卫生运动委员会
	县中医院	妇女工作先进单位	县妇联
	县中医院防保站	计划免疫先进单位	县卫生局
	县中医院新一中门诊	青年文明号	共青团 邹平县委
	县中医院肿瘤防治中心	山东省重点中医专科	山东省卫生厅
	县中医院医保科	山东省医疗保险目标规范化管理先进单位	山东省卫生厅
2005	县中医院	全省卫生系统廉政行医树新风先进单位	省卫生厅
	县中医院	山东社会信誉知名医院	中国社会经济调查所信用调查部
	县中医院	医疗保险定点医院目标规范化管理先进单位	山东省社会保险事业局
	县中医院心内科	滨州市首届“名科”	市卫生局

获奖时间	获奖单位	荣誉称号	授奖机关
	县中医院团支部	青年文明号	团县委
	县中医院	百佳文明单位	县精神文明建设委员会
	县中医院	医疗保险定点机构工作先进单位	县劳动和社会保障局
2006	县中医院	两个体系建设项目先进集体	市政府
	县中医院肿瘤科	全国第二批农村医疗机构中医特色专科建设项目单位	国家中医药管理局
2007	县中医院	第一届山东省价格诚信单位	省价格诚信评选委员会
	县中医院肿瘤科	第二届滨州市名科	市卫生局
	县中医院	2007 年度全市卫生系统先进集体	市人事局、市卫生局
2008	县中医院	2008 年度市级文明单位	市精神文明建设委员会
	县中医院	平安邹平建设先进单位	县委、县政府
	县中医院	2008 年度机关党建工作创新奖	县委
	县中医院	卫生工作先进单位	县卫生局
	县中医院肿瘤科	科室工作先进单位	县卫生局
	县中医院	滋肾清肝丸联合拉米夫定治疗慢性乙型肝炎临床研究获邹平县重大科技成果奖	县人民政府
	县中医院心内科	科室工作先进单位	县卫生局
2009	县中医院	全省中医工作先进集体	省人事厅、省卫生厅
	县中医院	“正泰灵丹”临床应用研究获滨州市科学技术进步三等奖	市科技局
	县中医院	2008 年度重大科技成果奖	县人民政府
2010	县中医院	全国百姓放心示范医院	国家卫生部
	县中医院	全市中医岗位技能竞赛先进集体三等奖	市卫生局
	县中医院	全市院前急救先进技能竞赛先进集体优秀奖	市卫生局
	县中医院	全县卫生工作先进单位	县人民政府
	县中医院	全县手足口病防控工作先进单位	县人民政府
	县中医院	全县新农合文明补偿窗口创建先进单位	县人力资源和社会保障局、县卫生局
	县中医院	公共卫生工作先进单位	县人力资源和社会保障局、县卫生局

获奖时间	获奖单位	荣誉称号	授奖机关
	县中医院	全县卫生监督工作先进单位	县人力资源和社会保障局、县卫生局
	县中医院肿瘤科	全县医院科室工作先进单位	县人力资源和社会保障局、县卫生局
	县中医院	无烟单位	县人民政府
2011	县中医院	山东省中医保健特色示范医院	省卫生厅
	县中医院	山东省女职工建功立业标兵岗	省卫生厅
	县中医院	市科学技术进步二等奖 （大隐静脉移植转流术+带戒术治疗原发性髂股静脉栓塞临床研究）	市委、市政府
	县中医院	滨州市一星级劳动关系和谐单位	市总工会
	县中医院党支部	全市卫生系统先进基层党支部	中共市卫生局委员会
	县中医院	全市中医岗位技能竞赛一等奖	市卫生局
	县中医院	国防教育先进单位	县委、县府、县人武部
	县中医院	药械安全性监测工作先进单位	县政府
	县中医院	全县卫生工作先进单位	县人民政府
	县中医院	全县疾病预防与控制工作先进单位	县人民政府
	县中医院	平安邹平建设先进单位	县委办、县府办
	县中医院	县科学技术进步三等奖	县人民政府
	县中医院	全县卫生系统综合考核先进单位	县人力资源和社会保障局、县卫生局
	县中医院	全县新农合文明补偿窗口创建先进单位	县人力资源和社会保障局、县卫生局
	县中医院	全县公共卫生工作先进单位	县人力资源和社会保障局、县卫生局
	县中医院	全县卫生系统卫生监督工作先进单位	县人力资源和社会保障局、县卫生局
	县中医院脾胃科	全县医院科室工作先进单位	县人力资源和社会保障局、县卫生局
	县中医院神经外科	全县医院科室工作先进单位	县人力资源和社会保障局、县卫生局
	县中医院	全县中医药工作先进单位	县人力资源和社会保障局、县卫生局
2012	县中医院	三级甲等中医医院	国家中医药管理局

获奖时间	获奖单位	荣誉称号	授奖机关
	县中医院	山东中医药高等专科学校附属医院	省卫生厅、教育厅、省中医药管理局
	县中医院	全省定点医疗机构分级管理卫生信用档案优秀等级单位	省人力资源和社会保障厅、省卫生厅
	县中医院	滨州市名院	市卫生局
	县中医院脾胃科	滨州市名科	市卫生局
	县中医院	全市护理工作集体三等功	市卫生局
	县中医院	全市中医岗位技能竞赛三等奖	市卫生局
	县中医院	第四届全市院前急救技能竞赛优秀奖	市卫生局
	县中医院	全县卫生工作先进单位	县政府
	县中医院	平安邹平建设先进单位	县政府
	县中医院	创建全省药品安全示范县工作先进单位	县政府
	县中医院	2012 年度科学技术进步三等奖单位	县委、县政府
	县中医院	2012 年度滨州市科学技术进步奖	市委、市府
	县中医院	全县卫生系统综合考核先进单位	县人力资源和社会保障局、县卫生局
	县中医院	全县卫生系统新农合先进单位	县人力资源和社会保障局、县卫生局
	县中医院	2012 年度全县名院	县人力资源和社会保障局、县卫生局
	县中医院脑病科	2012 年度全县名科	县人力资源和社会保障局、县卫生局
	县中医院肿瘤科	2012 年度全县名科	县人力资源和社会保障局、县卫生局
	县中医院	全县创建全国文明县城工作先进单位	县委、县政府
2013	县中医院	全省新型农村合作医疗工作先进集体	省卫生厅
	县中医院	全县新农合工作先进单位	县人力资源和社会保障局、县人事局
	县中医院	全县安全生产先进单位	县人力资源和社会保障局、县人事局

获奖时间	获奖单位	荣誉称号	授奖机关
	县中医院	全县卫生宣传工作先进单位	县人力资源和社会保障局、县人事局
	县中医院肛肠科	全县卫生系统深化挂牌亮责活动示范岗（科室）	县卫生局
	县中医院肿瘤科	全县卫生系统深化挂牌亮责活动示范岗（科室）	县卫生局
	县中医院脑病科	全县卫生系统深化挂牌亮责活动示范岗（科室）	县卫生局
	县中医院脾胃科	全县卫生系统深化挂牌亮责活动示范岗（科室）	县卫生局
	县中医院中药房	全县卫生系统深化挂牌亮责活动示范窗口	县卫生局
	县中医院小儿科护理组	全县卫生系统优质护理岗位	县人力资源和社会保障局、县卫生局
	县中医院脑病科护理组	全县卫生系统优质护理岗位	县人力资源和社会保障局、县卫生局
	县中医院党支部	先进基层党组织	中共邹平县直机关工委

第二节 县卫生系统以上表彰的个人荣誉

据不完全统计，1983 年至 2013 年，邹平县中医院职工获县局级以上授予的荣誉 510 人次，其中获国家级 3 人次，省级 18 人次，省农工民主党 2 人次，解放军总医院 3 人次，山东半岛中医院研究会 1 人次，地市级 96 人次，县局级 344 人次，其他 43 人次。

表 16-2-1 邹平县中医院 1983～2013 年个人获得荣誉情况一览表

姓　名	性别	荣誉称号	授奖机关	受奖时间
赵秀芬	女	全县计划生育先进工作者	县委、县府	1983
赵秀芬	女	全县计划生育先进工作者	县委、县府	1984
李明忠	男	重大科技成果乙级奖	国家卫生部	1986
李明忠	男	全省卫生先进工作者	省卫生厅	1986
李明忠	男	邹平县劳动模范	县委、县府	1986
赵秀芬	女	记功一次	县委、县府	1986
赵秀芬	女	全县计划生育工作先进工作者	县委、县府	1986
田伟娜	女	先进工作者	县人民政府	1986
刘恒兰	女	先进工作者	县人民政府	1986
李明忠	男	全国卫生先进工作者	国家卫生部	1987
李明忠	男	优秀医务工作者	山东省人民政府	1987
李明忠	男	富民兴鲁劳动奖章	省政府	1987
李明忠	男	振兴惠民五一劳动奖章	惠民地区行署	1987
李明忠	男	邹平县劳动模范	县人民政府	1987
李明忠	男	精神文明十佳标兵	县人民政府	1987
李明忠	男	优秀医务工作者	县人民政府	1987
赵秀芬	女	巾帼建功岗位明星	县委、县府	1987
赵秀芬	女	记功一次	县委、县府	1987
王　丽	女	先进工作者	县卫生局	1987
李明忠	男	惠民地区劳动模范	惠民地区行署	1988
赵秀芬	女	三八红旗手	惠民地区妇联	1988

姓　名	性别	荣誉称号	授奖机关	受奖时间
史淑华	女	记功一次	县人民政府	1988
赵秀芬	女	记功一次	县委县政府	1989
赵秀芬	女	三八红旗手	县委县政府	1989
赵秀芬	女	先进工作者	县委县政府	1990
朱洪云	男	先进工作者	县卫生局	1990
孙　波	男	通令嘉奖	县人民政府	1990
赵秀芬	女	先进工作者	县卫生局	1990
王　丽	女	优秀工作者	县工会	1990
刘春来	男	先进工作者	山东省卫生厅	1990
贾玉东	女	先进工作者	县政府	1991
朱洪云	男	先进工作者	县卫生局	1991
赵秀芬	女	先进工作者	县卫生局	1991
李明忠	男	县级先进个人	县委、县府	1992
李明忠	男	卫生系统先进工作者	县卫生局	1992
巩建忠	男	卫生系统先进工作者	县卫生局	1992
贾玉东	女	卫生系统先进工作者	县卫生局	1992
刘恒兰	女	卫生系统先进工作者	县卫生局	1992
刘聿福	男	卫生系统先进工作者	县卫生局	1992
邢裕河	男	卫生系统先进工作者	县卫生局	1992
刘宜国	男	卫生系统先进工作者	县卫生局	1992
郝本礼	男	卫生系统先进工作者	县卫生局	1992
赵秀芬	女	卫生系统先进工作者	县卫生局	1992
时霄霄	男	卫生系统先进工作者	县卫生局	1992
王　丽	女	卫生系统先进工作者	县卫生局	1992
刘秀丽	女	卫生系统先进工作者	县卫生局	1992
朱秀荣	女	卫生系统先进工作者	县卫生局	1992
马　平	女	卫生系统先进工作者	县卫生局	1992
槐业东	男	卫生系统先进工作者	县卫生局	1992
王洪志	男	卫生系统先进工作者	县卫生局	1992
夏尔平	男	卫生系统先进工作者	县卫生局	1992
孙菊亭	男	卫生系统先进工作者	县卫生局	1992

姓　名	性别	荣誉称号	授奖机关	受奖时间
房玉忠	男	卫生系统先进工作者	县卫生局	1992
张霄岳	男	卫生系统先进工作者	县卫生局	1992
姚丽华	女	卫生系统先进工作者	县卫生局	1992
肖　慧	女	卫生系统先进工作者	县卫生局	1992
安继勇	男	全国卫生防疫防治工作先进个人	国家卫生部	1993
李明忠	男	齐鲁杏苑伯乐奖	山东半岛中医药研究会	1993
巩建忠	男	县级先进个人	县委、县府	1993
李明忠	男	县级先进个人	县委、县府	1993
贾玉东	女	先进工作者	县卫生局	1993
邢裕河	男	先进工作者	县卫生局	1993
刘宜国	男	先进工作者	县卫生局	1993
时霄霄	男	先进工作者	县卫生局	1993
朱秀荣	女	先进工作者	县卫生局	1993
刘恒兰	女	先进工作者	县卫生局	1993
赵　坤	男	先进工作者	县卫生局	1993
李学民	男	先进工作者	县卫生局	1993
李士存	男	先进工作者	县卫生局	1993
赵秀芬	女	先进工作者	县卫生局	1993
郝本礼	男	先进工作者	县卫生局	1993
杜凤敏	女	先进工作者	县卫生局	1993
李明忠	男	先进工作者	县卫生局	1993
巩建忠	男	先进工作者	县卫生局	1993
王　越	男	优秀青年	县人民政府	1993
时霄霄	男	十佳共青团岗位标兵	县团委	1993
王　丽	女	先进工作者	县卫生局	1993
李秀莲	女	山东省优秀中医病案书写二等奖	山东省卫生厅	1994
李　刚	男	山东省优秀中医病案书写二等奖	山东省卫生厅	1994
刘叶青	男	山东省优秀中医病案书写二等奖	山东省卫生厅	1994
王继平	男	山东省优秀中医病案书写三等奖	山东省卫生厅	1994
李秀莲	女	滨州地区优秀中医病案书写一等奖	地区卫生局	1994
李　刚	男	滨州地区优秀中医病案书写一等奖	地区卫生局	1994

姓　名	性别	荣誉称号	授奖机关	受奖时间
刘叶青	男	滨州地区优秀中医病案书写一等奖	地区卫生局	1994
张德修	男	滨州地区优秀中医病案书写二等奖	地区卫生局	1994
王继平	男	滨州地区优秀中医病案书写二等奖	地区卫生局	1994
王　娟	女	滨州地区优秀中医病案书写二等奖	地区卫生局	1994
王　越	男	滨州地区优秀中医病案书写二等奖	地区卫生局	1994
李　刚	男	滨州地区优秀中医病案书写二等奖	地区卫生局	1994
郝书涛	男	滨州地区优秀中医病案书写二等奖	地区卫生局	1994
李　刚	男	滨州地区优秀中医病案书写三等奖	地区卫生局	1994
王继平	男	滨州地区优秀中医病案书写三等奖	地区卫生局	1994
王　娟	女	滨州地区优秀中医病案书写三等奖	地区卫生局	1994
杨金华	女	滨州地区优秀中医病案书写三等奖	地区卫生局	1994
魏　峰	男	滨州地区优秀中医病案书写三等奖	地区卫生局	1994
李明忠	男	邹平县十佳院长	县卫生局	1994
巩建忠	男	邹平县十佳医生	县卫生局	1994
贾玉东	女	邹平县十佳护士	县卫生局	1994
王　丽	女	邹平县卫生系统先进工作者	县卫生局	1994
李明忠	男	老中医药专家学术经验继承工作指导老师	省卫生厅	1995
李秀莲	女	山东省老中医药专家学术经验继承人	省卫生厅	1995
巩建忠	男	滨州地区劳动模范	滨州地委、行署	1995
时霄霄	男	首届滨州地区优秀青年中医	地区卫生局、人事局	1995
李　刚	男	首届滨州地区优秀青年中医	地区卫生局、人事局	1995
张崇美	女	滨州地区优秀护士	地区卫生局、人事局	1995
贾玉东	女	滨州地区优秀护士	地区卫生局、人事局	1995
刘春来	男	滨州地区卫生系统十佳先进个人	地区卫生局、人事局	1995
时霄霄	男	邹平县卫生系统先进工作者	邹平县卫生局	1995
王　丽	女	邹平县卫生系统先进工作者	邹平县卫生局	1995
李秀莲	女	第二届滨州地区优秀青年知识分子	团地委、人事局	1996
刘春来	男	滨州地区卫生系统十佳先进个人	滨州市卫生局	1996
赵秀芬	女	巾帼建功岗位明星	县妇联	1996
时霄霄	男	邹平县卫生系统先进工作者	邹平县卫生局	1996
王　丽	女	邹平县卫生系统先进工作者	邹平县卫生局	1996

姓　名	性别	荣誉称号	授奖机关	受奖时间
刘德臣	男	邹平县卫生系统先进工作者	邹平县卫生局	1996
史淑华	女	邹平县卫生系统先进工作者	邹平县卫生局	1996
李秀莲	女	滨州地区优秀针灸师	地区卫生局、人事局	1997
杨金华	女	滨州地区优秀针灸师	地区卫生局、人事局	1997
李秀莲	女	1997 年度滨州地区卫生系统十佳先进个人	地区卫生局、人事局	1997
马修谭	男	优秀服务竞赛先进个人	地区卫生局、人事局	1997
杜凤敏	女	优质服务竞赛先进个人	地区卫生局、人事局	1997
杜凤敏	女	十佳护士	县卫生局	1997
朱旭东	男	山东省青年岗位能手	团省委	1998
朱旭东	男	市卫生系统爱心质量年先进个人	地区卫生局、人事局	1998
张崇美	女	滨州地区“百佳护士”	滨州地区卫生局	1998
魏恒法	男	滨州地区卫生系统“爱心质量年”活动表彰	地区卫生局	1998
杜凤敏	女	三八红旗手	县巾帼建功领导小组	1998
马修谭	男	县青年文明先进者	共青团邹平县委	1998
史淑华	女	邹平县卫生系统先进工作者	邹平县卫生局	1998
朱旭东	男	山东青年岗位能手	省卫生厅、团省委	1999
朱旭东	男	三等功	滨州地区行署	1999
贾玉东	女	滨州地区卫生系统先进工作者	地区卫生局、人事局	1999
朱旭东	男	滨州地区卫生系统先进工作者	地区卫生局、人事局	1999
巩建忠	男	青年岗位能手	地区团委	1999
巩建忠	男	邹平县专业技术拔尖人才	邹平县人民政府	1999
史淑华	女	邹平县卫生系统年度先进工作者	邹平县卫生局	1999
刘　琳	女	“祖国在我心中”演讲比赛三等奖	县工会	1999
孙　波	男	先进个人	县委、县政府	2000
巩建忠	男	邹平县先进工作者	县人民政府	2000
李　刚	男	邹平县劳动模范	县人民政府	2000
杜凤敏	女	巾帼建功示范标兵	县巾帼建功领导小组	2000
孙振杰	男	科技进步奖二等奖	滨州市	2000
孙振杰	男	食品卫生优秀监督员	邹平县卫生局	2000
朱旭东	男	山东省青年岗位能手	省卫生厅、团省委	2001

姓　名	性别	荣誉称号	授奖机关	受奖时间
孙　虹	女	五好文明家庭	滨州市妇联	2001
韩贵玉	女	全县文明建县知识大奖赛一等奖	大奖赛组委会	2001
张崇美	女	邹平县巾帼建功百佳	县卫生局、县妇女联合会	2001
朱旭东	男	县十佳医务工作者	县精神文明建设委员会	2001
贾玉东	女	邹平县十佳优质服务明星	邹平县人民政府	2001
李秀莲	女	邹平县首届巾帼科技十佳	县妇联、县科委	2001
张崇美	女	邹平县首届巾帼科技十佳	县妇联、县科委	2001
李　刚	男	优秀共产党员	邹平县卫生局	2001
巩建忠	男	优秀共产党员	邹平县卫生局	2001
崔云刚	男	滨州市星火优秀青年	市委	2002
李　刚	男	滨州市行风建设先进标兵	市纠风办	2002
朱旭东	男	滨州市青年科技奖		2002
孙振杰	男	青年科技尖兵	县组织部、人事局	2002
朱旭东	男	十大杰出青年	县人民政府	2002
李　刚	男	文明标兵	县机关党委	2002
张德修	男	优秀共产党员	县机关党委	2002
张崇美	女	百佳服务明星	县政府	2002
史淑华	女	巾帼建功标兵	县政府	2002
马秀娥	女	优秀服务先进个人	县委	2002
孙振杰	男	科技进步奖二等奖	滨州市	2002
孙振杰	男	第三届邹平县青年科技奖	中共滨州市委组织部、市人事局、市财政局、市科学技术协会	2002
张霄岳	男	第三届邹平县青年科技奖	中共滨州市委组织部、市人事局、市财政局、市科学技术协会	2002
孙振杰	男	滨州市第六届自然科学优秀学术成果奖（二等奖）	中共滨州市委组织部、市人事局、市财政局、市科学技术协会	2002
李明忠	男	山东省名中医药专家	省人事厅、卫生厅	2003
孙振杰	男	防非典优秀共产党员	滨州市委	2003
房玉忠	男	市级先进个人	市人民政府	2003
朱旭东	男	十佳文明医务工作者	县人民政府	2003

姓　名	性别	荣誉称号	授奖机关	受奖时间
杜凤敏	女	优秀共产党员	县委、县政府	2003
成素珍	女	邹平县十佳文明医务工作者	县府	2003
成素珍	女	县第一届神经内科后备学科带头人	县卫生局	2003
孙振杰	男	优秀共产党员	县委	2003
宋晨光	男	县级先进个人	县委、县府	2003
李　刚	男	县级先进个人	县委、县府	2003
贾玉东	女	县级先进个人	县委、县府	2003
赵　坤	男	县级先进个人	县委、县府	2003
杜凤敏	女	县级先进个人	县委、县府	2003
孙　虹	女	先进工作者	县卫生局	2003
王继平	男	邹平县中医学科带头人	县卫生局	2003
田　燕	女	抗击非典嘉奖奖励	县人民政府	2003
张德修	男	防非典三等功	县委县府	2003
赵明义	男	学科带头人	县卫生局	2003
宋晨光	男	学科带头人	县卫生局	2003
朱旭东	男	学科带头人	县卫生局	2003
韩文忠	男	县级先进个人	县人民政府	2003
王凤英	女	优秀共产党员	县直机关党委	2003
张德修	男	记三等功一次	县人民政府	2003
宋晨光	男	滨州市劳动模范	滨州市人民政府	2003
宋晨光	男	滨州市优秀科技工作者并记三等功	滨州市人事局、 滨州市科学技术协会	2003
刘长春	男	全市抗击非典的嘉奖奖励	滨州市委市政府	2003
吴桂云	女	防治非典工作突出授予三等功	邹平县委、县人民政府	2003
张霄岳	男	抗击非典嘉奖奖励	县人民政府	2003
朱旭东	男	滨州市富民兴滨劳动奖章	滨州市政府	2004
房玉忠	男	地区先进个人	滨州市政府	2004
贾玉东	女	荣立三等功	市人事局、卫生局	2004
王继平	男	第四届邹平县青年科技奖	县科委	2004
由玲玲	女	滨州市妇幼保健先进个人	市卫生局	2004
成素珍	女	十佳文明行医医务 工作者	县卫生局、人事局	2004
朱旭东	男	十佳学习型个人	县卫生局	2004

姓　名	性别	荣誉称号	授奖机关	受奖时间
朱旭东	男	滨州市劳动模范	市委、市府	2005
贾玉东	女	全市优秀护理工作者	市卫生局、人事局	2005
杜风敏	女	全市优秀护理工作者	市卫生局、人事局	2005
宋晨光	男	滨州市名医（第一届）	市卫生局	2005
宋晨光	男	滨州市职工职业道德先进个人	市委宣传部、市精神文明办、市总工会、市经贸局	2005
成素珍	女	三八红旗手	邹平县委组织部、妇联	2005
王继平	男	第七届邹平县优秀青年	团县委	2005
宋玉玲	女	邹平县优秀护士	县委、县政府	2005
张崇美	女	邹平县十佳护士	县委、县政府	2005
李秀东	女	邹平县卫生系统优秀护士	卫生局、人事局	2005
赵秀梅	女	邹平县卫生系统优秀护士	卫生局、人事局	2005
朱旭东	男	县百佳服务明星	县委、县府	2005
成素珍	女	第七届邹平县优秀青年	团县委	2005
崔双燕	女	爱在我心中讲演一等奖	县卫生局	2005
刘红霞	女	爱在我心中讲演一等奖	县卫生局	2005
成素珍	女	“优秀青年”称号	移动通信杯组委会	2005
王保明	男	青年岗位能手	邹平县团委	2005
马秀娥	女	优秀护士	县卫生局	2005
朱旭东	男	山东省医德标兵	山东省卫生厅	2006
成素珍	女	第四届滨州市优秀青年知识分子	滨州市团委、市人保局	2006
宋晨光	男	邹平县十佳医生	县委、县府	2006
李　刚	男	邹平县十佳医生	县委、县府	2006
李秀莲	女	邹平县十佳医生	县委、县府	2006
刘恒兰	女	邹平县十佳护士	县委、县府	2006
张崇美	女	邹平县十佳护士	县委、县府	2006
张守鹏	男	优秀共产党员	县直机关党委	2006
孙　虹	女	优秀护士长	滨州市团委	2006
张守鹏	男	不良反应监测工作先进个人	滨州市食品药品监督管理局、滨州市卫生局	2006
兰希彬	男	滨州市优秀青年卫士	滨州市团委	2006
宋晨光	男	山东省优秀医务工作者	省卫生厅	2007

姓　名	性别	荣誉称号	授奖机关	受奖时间
朱旭东	男	滨州市第二届“十佳名医”	市卫生局	2007
王　慧	女	滨州市农村卫生十佳护士	市卫生局	2007
王　丽	女	滨州市农村卫生十佳防保员	市卫生局	2007
韩玉贵	女	滨州市护理技术能手	市卫生局	2007
贾玉东	女	文明标兵	县委、县直机关工委	2007
陈艳红	女	双十佳三八红旗手	邹平县妇联	2007
李秀东	女	邹平县卫生系统优秀护士	县卫生局、人事局	2007
马明宁	女	邹平县十佳医生	县委、县府	2007
王继平	男	县十佳文明医务工作者	县委、县府	2007
房玉忠	男	平安邹平建设先进个人	县委、县政府	2007
王凤英	女	十佳护士	邹平县卫生局、人事局	2007
王凤英	女	优秀共产党员	中共邹平县委、县直机关工委	2007
兰希彬	男	县卫生先进个人	县卫生局	2007
韩文忠	男	平安邹平建设先进个人	县委、县府	2007
孙振杰	男	邹平县科学技术进步奖	邹平县科技局	2007
怀居刚	男	解放军总医院优秀进修生	解放军总医院	2008
成素珍	女	山东省富民兴鲁劳动奖章	省委、省政府	2008
成素珍	女	富民兴滨劳动奖章	市委、市政府	2008
成素珍	女	滨州市女职工建功立业标兵	县妇联	2008
成素珍	女	2008 年度先进个人	卫生局、人事局	2008
韩　彬	女	邹平县三优三满意演讲比赛三等奖	县卫生局	2008
朱旭东	男	邹平县改革开放 30 周年“十大时代人物”	县委、县府	2008
巩瑞红	女	邹平县青年岗位能手	团县委	2008
朱旭东	男	感动邹平十佳人物	县委、县政府	
陈艳红	女	县十佳护理技术操作能手	县卫生局、人事局	2008
成方媛	女	邹平县十佳护理操作能手	县卫生局、人事局	2008
王凤英	女	优秀护士	邹平县卫生局、人事局	2008
孙振杰	男	全省基层中医工作先进个人	省人事厅、卫生厅	2009
王洪亮	男	山东省首批百名优秀定岗医师	省卫生局、人保厅	2009
孙汉亭	男	山东省对口支援北川灾后重建 医疗卫生工作优秀共产党员	省卫生厅直属机关党委	2009
成素珍	女	第六届滨州市优秀科技工作者三等功	市委、市府	2009

姓　名	性别	荣誉称号	授奖机关	受奖时间
成素珍	女	滨州市卫生系统两好一满意示范标兵	市卫生局	2009
李　军	女	滨州市急救大赛二等奖	市卫生局	2009
陈艳红	女	滨州市岗位技能竞赛三等奖	市卫生局	2009
巩瑞红	女	邹平县青年岗位能手	团县委	2009
周　平	男	2009 年度全县卫生工作先进个人	县卫生局、人事局	2009
尹向东	男	2009 年度全县卫生工作先进个人	县卫生局、人事局	2009
王秀娟	女	滨州市优秀护士	市卫生局、人事局	2009
韩　彬	女	护士节演讲比赛三等奖	县卫生局	2009
马明宁	女	县级卫生先进工作者	县卫生局、人事局	2009
张秀兰	女	邹平县十佳文明医务工作者	卫生局、人事局	2009
贾玉东	女	十佳医务工作者	县卫生局、人事局	2009
范秀芳	女	邹平县优秀护士	县卫生局、人事局	2009
卢红霞	女	邹平县优秀护士	县卫生局、人事局	2009
李淑娟	女	邹平县优秀护士	县卫生局、人事局	2009
王秀娟	女	邹平县优秀护士	县卫生局、人事局	2009
宋玉玲	女	邹平县优秀护士	县卫生局、人事局	2009
陈艳红	女	邹平县优秀护士	县卫生局、人事局	2009
钟彬彬	女	邹平县优秀护士	县卫生局、人事局	2009
王凤英	女	邹平县优秀护士	县卫生局、人事局	2009
马　薇	女	邹平县优秀护士	县卫生局、人事局	2009
刘　洁	女	邹平县优秀护士	县卫生局、人事局	2009
李娜娜	女	邹平县优秀护士	县卫生局、人事局	2009
刘红霞	女	邹平县优秀护士	县卫生局、人事局	2009
韩守峰	男	山东中医药高等专科学校 优秀带教实习指导老师	山东中医药高等专科学校	2009
赵艳丽	女	优秀进修医师	北京安贞医院	2009
兰希彬	男	青年岗位能手	邹平县团委	2009
孙振杰	男	基层中医工作先进个人并记三等功	山东省卫生厅	2009
刘　琳	女	优秀护士	邹平县卫生局	2009
宋晨光	男	全省卫生系统“服务好，质量好， 群众满意”质量明星三等功	省人事厅、省卫生厅	2010
徐邦元	男	全市中医岗位技能竞赛先进个人二等奖	市卫生局	2010

姓　名	性别	荣誉称号	授奖机关	受奖时间
宋晨光	男	全市卫生系统先进个人三等功	市卫生局	2010
张启发	男	滨州市十佳医生	市卫生局	2010
张启发	男	滨州市院前急救大赛个人一等奖	市卫生局	2010
刘学平	男	全市中医岗位技能竞赛先进个人三等功	市卫生局	2010
李　军	女	全市院前急救技能竞赛先进个人三等功	市卫生局	2010
寇　强	男	全市院前急救技能竞赛先进个人优秀奖	市卫生局	2010
李　军	女	全市院前急救十佳护士	市卫生局	2010
景光武	男	全市中医岗位技能竞赛先进个人三等奖	市卫生局	2010
程　健	男	全市院前急救技能竞赛先进个人优秀奖	市卫生局	2010
贾玉东	女	三八红旗手	滨州市妇联	2010
成素珍	女	全县十佳文明医务工作者	县委、县府	2010
朱秀华	女	全县十佳文明医务工作者	县委、县府	2010
韩守峰	男	全县卫生系统先进个人	县人力资源和社会保障局、卫生局	2010
温海滨	男	全县卫生系统先进个人	县人力资源和社会保障局、卫生局	2010
陈艳红	女	全县卫生系统先进个人	县人力资源和社会保障局、卫生局	2010
钟彬彬	女	全县卫生系统先进个人	县人力资源和社会保障局、卫生局	2010
李　刚	男	全县卫生系统先进个人	县人力资源和社会保障局、卫生局	2010
马修谭	男	全县卫生系统先进个人	县人力资源和社会保障局、卫生局	2010
马明宁	女	全县卫生系统先进个人	县人力资源和社会保障局、卫生局	2010
张秀兰	女	全县卫生系统先进个人	县人力资源和社会保障局、卫生局	2010
贾玉东	女	全县卫生系统先进个人	县人力资源和社会保障局、卫生局	2010
杨翠萍	女	全县卫生系统先进个人	县人力资源和社会保障局、卫生局	2010
兰希彬	男	全县卫生系统先进个人	县人力资源和社会保障局、卫生局	2010
张艳云	女	全县卫生系统先进个人	县人力资源和社会保障局、卫生局	2010
李学民	男	先进个人	卫生局、社保局	2010
王继平	男	邹平县文明服务明星	中共邹平县委宣传部	2010
张丽萍	女	县卫生系统优秀护士	县卫生局	2010
宋玉玲	女	县卫生系统优秀护士	县卫生局	2010
马　旭	女	邹平县优秀护士	邹平县卫生局	2010
邢庆永	男	邹平县青年岗位能手	团县委	2010
马明宁	女	滨州市卫生系统巾帼建功岗位明星	滨州市卫生局	2010

姓　名	性别	荣誉称号	授奖机关	受奖时间
李秀东	女	邹平县十佳护士	邹平县卫生局	2010
马　薇	女	县首届卫生系统技能大赛护理二等奖	卫生局、社保局	2010
韩贵玉	女	优秀护士	县卫生局	2010
钟彬彬	女	优秀护士	县卫生局	2010
张　峰	男	山东中医药高等专科学校优秀带教实习指导老师	山东省中医药高等专科学校	2010
韩守峰	男	山东中医药高等专科学校优秀带教实习指导老师	山东省中医药高等专科学校	2010
宋晨光	男	全县优秀县人大代表	县人大常委会	2011
李秀莲	女	滨州市劳动模范	市委市府	2011
杨淑妍	女	滨州市五一劳动奖章	滨州市总工会	2011
陈艳红	女	滨州市“百佳护士”嘉奖	市人事局、市卫生局	2011
孙芳红	女	滨州市临床病理诊断与技术比赛个人一等奖	市卫生局	2011
杨淑妍	女	滨州市中医岗位技能竞赛一等奖	市总工会、市卫生局、市人保局	2011
程志华	男	滨州市临床病理诊断与技术比赛个人三等奖	市卫生局	2011
尹向东	男	滨州市“三好一满意”示范标兵	市卫生局	2011
杨金华	女	滨州市中医岗位技能竞赛二等奖	市卫生局	2011
景光武	男	滨州市中医岗位技能竞赛优秀奖	市卫生局	2011
周　平	男	滨州市卫生系统优秀共产党员	中共市卫生局委员会	2011
张守鹏	男	滨州市卫生系统优秀党务工作者	中共市卫生局委员会	2011
张守鹏	男	全市优秀工会工作者	市总工会	2011
孟朝霞	女	滨州市院前急救大赛优秀奖	市卫生局	2011
张启发	男	院前急救优秀医生	市卫生局	2011
贺瑞兴	男	邹平县首届健康大使	县卫生局、人社局、爱委会	2011
朱旭东	男	山东省社会服务“关爱行动”先进个人	中国农工民主党	2011
杨淑妍	女	滨州市技术能手并荣立三等功	滨州市人力资源和社会保障局	2011

姓　名	性别	荣誉称号	授奖机关	受奖时间
张守鹏	男	优秀党务工作者	县直属机关党委	2011
赵月霞	女	县级“好媳妇”	县妇联	2011
李秀东	女	邹平县卫生系统优秀护士	邹平县卫生局	2011
李　刚	男	邹平县优秀共产党员	县委	2011
马修谭	男	全县十佳文明医务工作者	县委、县府	2011
尹向东	男	全县十佳文明医务工作者	县委、县府	2011
王继平	男	全县卫生系统“三好一满意”先进个人	县人力资源和社会保障局、卫生局	2011
张艳云	女	全县卫生系统“三好一满意”先进个人	县人力资源和社会保障局、卫生局	2011
李秀莲	女	全县卫生系统“三好一满意”先进个人	县人力资源和社会保障局、卫生局	2011
马修谭	男	全县卫生系统“三好一满意”先进个人	县人力资源和社会保障局、卫生局	2011
贺瑞兴	男	全县卫生系统“三好一满意”先进个人	县人力资源和社会保障局、卫生局	2011
成素珍	女	全县卫生系统“三好一满意”先进个人	县人力资源和社会保障局、卫生局	2011
赵艳丽	女	全县卫生系统“三好一满意”先进个人	县人力资源和社会保障局、卫生局	2011
成晓飞	男	全县卫生系统“三好一满意”先进个人	县人力资源和社会保障局、卫生局	2011
尹向东	男	全县卫生系统“三好一满意”先进个人	县人力资源和社会保障局、卫生局	2011
刘红霞	女	全县卫生系统“三好一满意”先进个人	县人力资源和社会保障局、卫生局	2011
马明宁	女	全县卫生系统“三好一满意”先进个人	县人力资源和社会保障局、卫生局	2011
李　刚	男	全县卫生系统“三好一满意”先进个人	县人力资源和社会保障局、卫生局	2011
孙振杰	男	全县卫生系统“双提一百”创业明星	县人力资源和社会保障局、卫生局	2011
张秀兰	女	全县卫生系统“双提一百”服务明星	县人力资源和社会保障局、卫生局	2011
马　薇	女	第二届卫生系统技能大赛护理技能操作三等奖	县人力资源和社会保障局、卫生局	2011
王秀娟	女	第二届卫生系统技能大赛护理技能操作优秀奖	县人力资源和社会保障局、卫生局	2011
刘水滨	男	开放性股骨干骨折病人现场急救二等奖	县人力资源和社会保障局、卫生局	2011
祖国兴	男	电击伤救治技术操作二等奖	县人力资源和社会保障局、卫生局	2011

姓　名	性别	荣誉称号	授奖机关	受奖时间
寇　强	男	电击伤救治技术操作优秀奖	县人力资源和社会保障局、卫生局	2011
贺瑞兴	男	健康邹平首届健康大使	县人力资源和社会保障局、卫生局	2011
王秀娟	女	全县十佳护士	县人力资源和社会保障局、卫生局	2011
陈艳红	女	全县十佳护士	县人力资源和社会保障局、卫生局	2011
卢红霞	女	全县优秀护士	县人力资源和社会保障局、卫生局	2011
宋玉玲	女	全县优秀护士	县人力资源和社会保障局、卫生局	2011
张淑英	女	全县优秀护士	县人力资源和社会保障局、卫生局	2011
张崇美	女	全县优秀护士	县人力资源和社会保障局、卫生局	2011
李秀东	女	全县优秀护士	县人力资源和社会保障局、卫生局	2011
张　峰	男	山东中医药高等专科学校 优秀带教实习指导老师	山东中医药高等专科学校	2011
韩守峰	男	山东中医药高等专科学校 优秀带教实习指导老师	山东中医药高等专科学校	2011
张艳云	女	全县卫生工作先进个人	邹平县人保局、卫生局	2011
韩守峰	男	卫生工作先进个人	邹平县人力资源和社会保障局、卫生局	2011
温海滨	男	全县卫生工作先进个人	邹平县人保局、卫生局	2011
张启发	男	“米开民杯”病例幻灯大赛一等奖	解放军总医院	2012
张启发	男	优秀进修生	解放军总医院	2012
贾玉东	女	全市护理工作先进个人，记嘉奖	市卫生局	2012
李秀东	女	全市护理工作先进个人，记三等功	市卫生局	2012
杨金华	女	全市中医岗位技能竞赛针灸组二等奖	市卫生局	2012
刘学平	男	全市中医岗位技能竞赛推拿组三等奖	市卫生局	2012
吕双方	女	全市中医岗位技能竞赛中药组优秀奖	市卫生局	2012
肖　虎	男	全市院前急救技能竞赛优秀奖	市卫生局	2012
祖国兴	男	全市院前急救技能竞赛优秀奖	市卫生局	2012
杨　苗	女	全市院前急救技能竞赛优秀奖	市卫生局	2012
李　军	女	全市院前急救技能竞赛优秀奖	市卫生局	2012
成素珍	女	先进老干部工作者	邹平县组织部	2012
朱旭东	男	滨州市优秀政协干部	市政协	2012
李　明	男	邹平县十佳医务工作者	县政府	2012
朱天兴	男	邹平县十佳医务工作者	县政府	2012

姓　名	性别	荣誉称号	授奖机关	受奖时间
时霄霄	男	邹平县时代先锋共产党员	中共邹平县委	2012
成素珍	女	2012 年度全县名医	人力资源和社会保障局、卫生局	2012
李　刚	男	2012 年度全县名医	人力资源和社会保障局、卫生局	2012
王继平	男	2012 年度全县名医	人力资源和社会保障局、卫生局	2012
贾玉东	女	全县卫生系统先进个人	人力资源和社会保障局、卫生局	2012
张守鹏	男	全县卫生系统先进个人	人力资源和社会保障局、卫生局	2012
赵艳丽	女	全县卫生系统先进个人	人力资源和社会保障局、卫生局	2012
陈艳红	女	全县卫生系统先进个人	人力资源和社会保障局、卫生局	2012
张秀兰	女	全县卫生系统先进个人	人力资源和社会保障局、卫生局	2012
张艳云	女	全县卫生系统先进个人	人力资源和社会保障局、卫生局	2012
魏　峰	男	全县卫生系统先进个人	人力资源和社会保障局、卫生局	2012
田　峰	男	全县卫生系统先进个人	人力资源和社会保障局、卫生局	2012
马明宁	女	全县卫生系统先进个人	人力资源和社会保障局、卫生局	2012
周　平	男	全县卫生系统先进个人	人力资源和社会保障局、卫生局	2012
王秀娟	女	全县卫生系统先进个人	人力资源和社会保障局、卫生局	2012
兰希彬	男	全县卫生系统先进个人	人力资源和社会保障局、卫生局	2012
刘学平	男	全县中医药岗位技能竞赛推拿专业一等奖	人力资源和社会保障局、卫生局	2012
杨金华	女	县中医药岗位技能竞赛针灸专业一等奖	人力资源和社会保障局、卫生局	2012
齐　萍	女	县中医药岗位技能竞赛针灸专业二等奖	人力资源和社会保障局、卫生局	2012
吴媛媛	女	县中医药岗位技能竞赛针灸专业三等奖	人力资源和社会保障局、卫生局	2012
吕双方	女	县中医药岗位技能竞赛中药组二等奖	人力资源和社会保障局、卫生局	2012
孙冉冉	女	县中医药岗位技能竞赛推拿专业三等奖	人力资源和社会保障局、卫生局	2012
赵文斌	男	县疾控岗位技能竞赛一等奖	人力资源和社会保障局、卫生局	2012
杨　莹	女	县疾控岗位技能竞赛优秀奖	人力资源和社会保障局、卫生局	2012
王秀娟	女	全县护理岗位技能大赛三等奖	人力资源和社会保障局、卫生局	2012
曲晓明	女	全县护理岗位技能大赛优秀奖	人力资源和社会保障局、卫生局	2012
张丽萍	女	县卫生系统优秀护士	县卫生局、人保局	2012
宋玉玲	女	邹平县优秀护士	县卫生局、人保局	2012
刘水滨	男	邹平卫生系统现场急救二等奖	邹平县卫生局	2012
王秀娟	女	全县卫生系统优秀护士	县卫生局、人保局	2012
李秀东	女	全县卫生系统优秀护士	县卫生局、人保局	2012

姓　名	性别	荣誉称号	授奖机关	受奖时间
赵秀梅	女	全县卫生系统优秀护士	县卫生局、人保局	2012
赵月霞	女	全县卫生系统优秀护士	县卫生局、人保局	2012
张　峰	男	山东中医药高等专科学校优秀带教实习指导老师	山东省中医药高等专科学校	2012
韩守峰	男	山东中医药高等专科学校优秀带教实习指导老师	山东省中医药高等专科学校	2012
刘　涛	男	优秀进修医师	北京安贞医院	2012
张艳云	女	县三八红旗手	邹平县妇联	2012
张德峰	男	2012 年度食品药品安全监督先进个人	邹平县人民政府	2012
杨淑妍	女	邹平县科学技术进步奖“三等奖”	邹平县科技局	2012
刘　琳	女	优秀护士	邹平县卫生局	2012
温海滨	男	邹平县药械安全性检测工作先进个人	邹平县药监局、卫生局	2012
温海滨	男	优秀共产党员	县直机关工委	2012
朱旭东	男	滨州名医	市政府	2013
李秀莲	女	滨州名医	市政府	2013
孙　虹	女	全县卫生系统先进个人	县人力资源和社会保障局、卫生局	2013
怀居刚	男	全县卫生系统先进个人	县人力资源和社会保障局、卫生局	2013
槐业东	男	全县卫生系统先进个人	县人力资源和社会保障局、卫生局	2013
魏　峰	男	全县卫生系统先进个人	县人力资源和社会保障局、卫生局	2013
成　莹	女	全县卫生系统先进个人	县人力资源和社会保障局、卫生局	2013
李学民	男	全县卫生系统先进个人	县人力资源和社会保障局、卫生局	2013
张丽萍	女	全县卫生系统先进个人	县人力资源和社会保障局、卫生局	2013
赵艳丽	女	全县卫生系统先进个人	县人力资源和社会保障局、卫生局	2013
王　娟	女	全县卫生系统先进个人	县人力资源和社会保障局、卫生局	2013
韩守峰	男	全县卫生系统先进个人	县人力资源和社会保障局、卫生局	2013
李　红	女	全县卫生系统先进个人	县人力资源和社会保障局、卫生局	2013
宋玉玲	女	全县卫生系统先进个人	县人力资源和社会保障局、卫生局	2013
袁红梅	女	全县卫生系统先进个人	县人力资源和社会保障局、卫生局	2013
马　薇	女	全县护理岗位技能竞赛三等奖	县卫生局	2013
李　晔	女	全县护理岗位技能竞赛三等奖	县卫生局	2013
孙丹丹	女	全县护理岗位技能竞赛优秀奖	县卫生局	2013
朱旭东	男	挂牌亮责活动示范标兵	县卫生局	2013

姓 名	性别	荣誉称号	授奖机关	受奖时间
袁红梅	女	挂牌亮责活动示范标兵	县卫生局	2013
贺瑞兴	男	挂牌亮责活动示范标兵	县卫生局	2013
马修谭	男	挂牌亮责活动示范标兵	县卫生局	2013
兰希彬	男	挂牌亮责活动示范标兵	县卫生局	2013
成素珍	女	挂牌亮责活动示范标兵	县卫生局	2013
李秀莲	女	山东省劳动模范	省委、省政府	2013
成 莹	女	优秀护士	县人力资源和社会保障局、卫生局	2013
孙 虹	女	优秀护士	县人力资源和社会保障局、卫生局	2013
马 薇	女	优秀护士	县人力资源和社会保障局、卫生局	2013
李秀东	女	优秀护士	县人力资源和社会保障局、卫生局	2013
陈艳红	女	优秀护士	县人力资源和社会保障局、卫生局	2013
宋玉玲	女	优秀护士	县人力资源和社会保障局、卫生局	2013
王秀娟	女	优秀护士	县人力资源和社会保障局、卫生局	2013
贾玉东	女	优秀护士	县人力资源和社会保障局、卫生局	2013
张丽萍	女	优秀护士	县人力资源和社会保障局、卫生局	2013
赵秀梅	女	优秀护士	县人力资源和社会保障局、卫生局	2013
刘红霞	女	优秀护士	县人力资源和社会保障局、卫生局	2013
钟彬彬	女	优秀护士	县人力资源和社会保障局、卫生局	2013
张淑英	女	优秀护士	县人力资源和社会保障局、卫生局	2013
韩惠青	女	优秀护士	县人力资源和社会保障局、卫生局	2013
马 薇	女	市中医护理岗位技能竞赛优秀奖	市卫生局、中医药管理局	2013
朱旭东	男	中国农工民主党优秀党员	农工民主党	2013
贾玉东	女	二等功	市人保局、卫生局	2013
李 红	女	爱国拥军好军嫂	县妇联	1998
王继平	男	邹平县名医	邹平县卫生局、人保局	2013
成素珍	女	邹平县名医（西医）	邹平县卫生局、人保局	2013
贺瑞兴	男	2013 年度全市院前急救先进个人	滨州市紧急救援中心	2013
杨淑妍	女	滨州市青年学术技术带头人培养人选	滨州市委组织部、滨州市人保局	2013
李秀莲	女	滨州市“三八红旗手”	滨州市妇联	2013
李秀莲	女	山东省先进工作者	山东省政府	2013
袁红梅	女	先进工作者	邹平县卫生局	2013

姓　名	性别	荣誉称号	授奖机关	受奖时间
张　峰	男	山东中医药高等专科学校优秀带教实习指导老师	山东省中医药高等专科学校	2013
韩守峰	男	山东中医药高等专科学校优秀带教实习指导老师	山东省中医药高等专科学校	2013
王　会	男	优秀卫生信用管理员	省人力资源社会保障厅、省卫生厅	2013
崔云刚	男	滨州市疾病预防控制工作先进个人	滨州市疾病预防防制中心	2013
张守鹏	男	2012 年度先进工作者	邹平县人力资源和社会保障局、卫生局	2013
韩守峰	男	县直机关工委优秀共产党员	中共邹平县委	2013
崔云刚	男	邹平县杰出青年卫士	邹平县人力资源和社会保障局、共青团邹平县委	2013
崔云刚	男	嘉奖奖励	邹平县人力资源和社会保障局、共青团邹平县委	2013

第三节　本院表彰的先进集体和先进个人

县中医院自成立以来，在各级党委、政府和上级业务部门的正确领导下，在贯彻党的卫生工作的路线、方针、政策中，每年都涌现出许多先进集体和个人。为鼓励先进，树立榜样，每年的护士节、七一建党日、年终或重大活动结束后，医院对在工作中做出突出贡献的先进集体和先进个人都进行表彰奖励，以利推动医疗事业的进步与发展。但由于时间已长，资料保存不善，一些奖励档案已缺失。现根据不完全资料，将本院奖励集体与个人情况记载于后。

1997 年：

1. **先进科室：**急诊室　手术室
2. **十佳医生：**刘宜国　邢裕河　郝本礼　李　刚（外一）　巩建忠　刘叶青　孟风雷　魏　峰　时霄霄　王　旭
3. **十佳护士：**张崇美　史淑华　刘恒兰　杜凤敏　刘秀丽　马　平　贾玉东　田　燕　卢红霞　马秀娥
4. **十佳爱岗敬业标兵：**房玉忠　张德修　郝本礼　刘宜国　赵　坤　时霄霄　邢裕河　巩建忠　李士存　颜士德
5. **先进个人**（共 43 名）：宋淑平　颜士德　刘宜国　房玉忠　邢裕河　马　平　张德修　巩建忠　孟风雷　时霄霄　贾玉东　郝本礼　张崇美　李　刚（外一）　赵　坤　史淑华　刘恒兰　朱秀荣　严忠敏　刘秀丽　马明宁　赵　涛　张敦序　张霄岳　贾凤华　李　红　马　娥　杜凤敏　孙振杰　王晓飞　崔秀红　崔美荣　肖　慧　崔汝武　马培基　张深田　吴兰恩　孙　燕　刘春来　王红志　李秀莲　孙连珍　宋策茵

2002 年：

1. **先进科室：**内科、妇产科。
2. **先进工作者**（共计 57 名）：宋淑平　张德修　房玉忠　宋晨光　孙振杰　李　刚　颜士德　贾玉东　崔玲玲　赵秀梅　王继平　巩建忠　杨翠萍　赵　坤　肖　慧　宋玉玲　时霄霄　姚丽华　张　洁　李士存　王明刚　王　平　王　美　崔美荣　王　丽　马　平　王　娟　史淑华　刘恒兰　马　芳

刘秀丽　王　莉　田伟娜
高和平　尹向东　杨淑妍
成素珍　张素红　王凤英
王晓飞　张崇美　刘方达
张玉枝　王　强　杜凤敏
张秀华　王　莉　宋　磊
张秀芬　吴桂云　李　红
李　刚　孙　虹　张霄岳
朱旭东　马秀娥　郑　军

2003 年：

先进个人（共计 76 人）。

宋淑平　张德修　房玉忠
宋晨光　赵明义　孙振杰
李　刚　颜士德　贾玉东
张守鹏　崔汝武　魏恒发
乔杭州　成素珍　孟凤雷
刘秀丽　巩建忠　张艳云
王秀娟　王继平　钟彬彬
王　萍　李　瑛　高和平
张　芹　李士存　崔美荣
李伟华　崔云刚　史淑华
杨翠萍　刘叶青　贺瑞兴
赵秀梅　周　平　孙瑞鹏
张美庆　孟朝霞　孙　虹
张崇美　李　刚　赵　坤
田　燕　张玉枝　怀居刚
李　敏　王　强　兰希彬
张　峰　杨翠平　朱旭东
王　莉　马秀娥　张　杰
马修谭　槐业东　马明宁
赵秀芬　杜凤敏　张秀芬
耿淑青　李文萍　马　平
张丽萍　邢庆永　杨金华
张秀兰　吴桂云　刘燕霞
肖　慧　时霄霄　王　会
王　丽　张　洁　刘则宗
赵　涛

2007 年：

1. **十佳医生：**王晓飞　尹向东
石志波　马修谭　王新超
隆新霞　王国栋　李　红
王旭峰　朱秀华　崔传峰
（实际上 11 人）
2. **十佳护士：**孟桂霞　张丽琴
范秀芳　韩惠青　马　薇
耿淑青　宋德娟　霍红霞
成　莹　孟朝霞
3. **先进工作者：**（共计 109 人）
房玉忠　孙振杰　贾玉东
颜士德　韩守峰　李　瑛
张　丽　王　佳　张翠萍
郑少军　张　峰　王　会
史淑华　商百水　杨　涛
崔云刚　张德峰　王　强
马会森　刘素霞　刘则宗
赵　涛　郭海英　刘秀英
张　杰　韩晓凤　张　洁
周　平　张启发　贺瑞兴
赵秀梅　鹿海彬　李士存
王守沪　刘　冬　赵艳丽
宋玉玲　王继平　崔传峰
兰希彬　杨翠云　刘方达
王晓飞　张　峰　张丽萍

张丽芹　王旭峰　赵　峰
刘晓丽　王素才　李秀莲
张秀兰　成素珍　王凤英
孟桂霞　汪晓峰　王大令
王云岳　郑　军　卢红霞
魏恒法　隆新霞　范丽霞
王秀娟　李　刚　张崇美
王国栋　成　莹　张淑英
范秀芳　尹向东　高文波
张玉枝　孙　虹　王　琳
李　豪　胡坤鹏　王　莉
朱旭东　巩瑞红　陈艳红
张茂臣　马明宁　杨淑青
耿淑青　张　红　马　莉
孙金霞　巩建忠　田　燕
孙　燕　韩惠青　钟彬彬
朱秀华　张　红　王明刚
陈　岩　李炳南　李红星
孙连珍　姚丽华　王　越
毕研更　邢红燕　槐业东
邢庆永　杨翠萍　马修谭
李　刚（小）

2012 年：应付突发事件先进个人

田　锐　王宗宝
李长凯　程树生

2013 年：

1．通报表彰奖励单位：

妇产科

2．通报表彰奖励个人（妇产科全体人员，共计 41 人）

马明宁　李秀东　李　红
付　贞　崔艳青　张　红
马　丽　田　燕　王　杰
王丛丛　张晓林　张明慧
杨淑青　张晓雷　贾文凤
赵　娜　王晓霞　郑宁宁
沈秀清　赵丽美　宋景艳
赵晓丽　唐娅涵　李光凤
霍建梅　孙金霞　薛研研
孙春雷　张富华　熊华荣
刘　洁　李　宸　张彩霞
朱朋朋　韩　慧　焦　娜
李　伟　杜　潇　王艳妮
陈军平　韩玉洁

附　　录

一　邹平县中医院院歌

永恒的诺言

（邹平县中医院院歌）

1= ♭B3/4　　　　淑平、岩杉　词

中速　　　　志邦、希华　曲

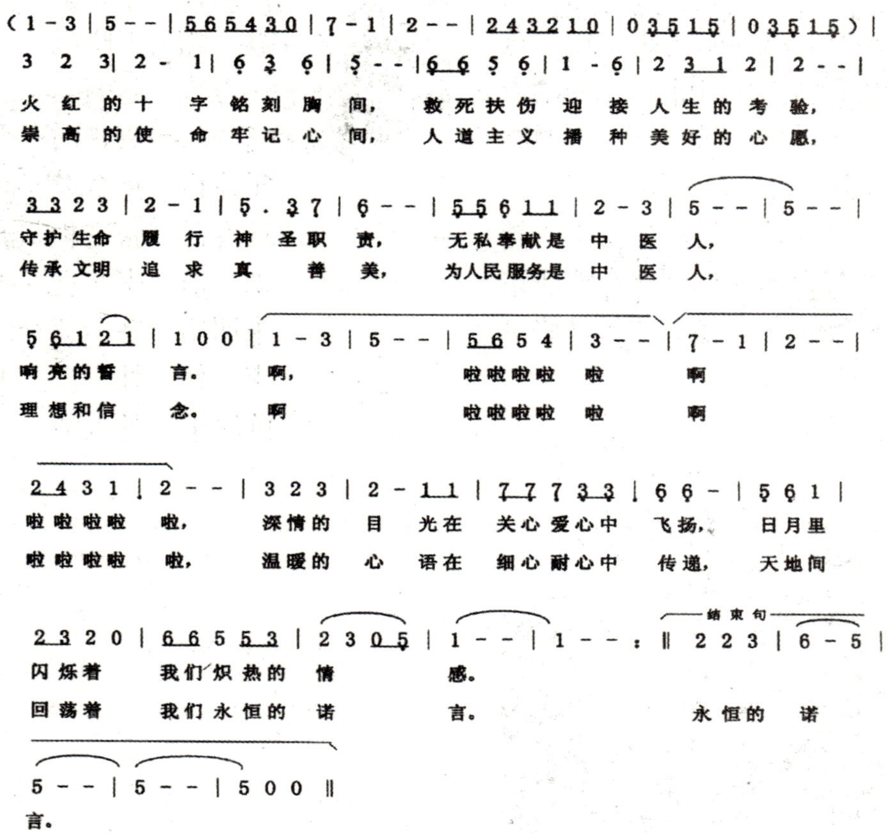

二、邹平县皮肤病防治站历史简介

邹平县皮肤病防治站于2010年7月并入邹平县中医院，历经50多年的邹平县皮肤病防治站结束了它的历史。为保存历史资料不致埋没，现将邹平县皮肤病防治站的历史简介资料附录在此。

邹平县皮肤病防治站的历史最早应追溯到二十世纪五十年代后期设立的麻风病防治站。

1949年前，邹平县就有麻风病流行，普查得知主要分布于南部几个乡，预测发病率在0．5%。1949年后，党和政府重视和加强麻风病的防治。1956年，省卫生厅拨款2．5万元，地方筹资8000元，于1957年，在邹平建成麻风病防治站和麻风村，站长为耿炳和。地点在远离人口密集村庄的孙镇辛集东南洼里。建有房屋40间，土地200亩，工作人员5人，接收第一批病人30人入村治疗，病人可以种地，自食其力。

1958年春，因杏花沟引水灌溉，麻风病村部分房屋被淹。县政府将病人临时迁至原工作人员住址，工作人员迁住辛集村里；同时，将麻风病村一部分女病人迁往青阳公社曹家峪（今已划归章丘）大庙中，后扩建房屋达65间。1959年，孙本芝任防治站站长。

1964年，暴雨成灾，孙镇辛集洼麻风病村被淹。同时，麻风病人分驻两地也不利于管理。1967年3月，县政府申报，经省卫生厅批准，并拨款2万元，在邹平城北滕家洼征地约49亩，建瓦房66间，新建了麻风病防治站和麻风病村。1968年，将孙镇辛集洼和青阳曹家峪两个麻风村撤销，所属病人全部迁入新村。此后一段时间，防治站站长先后为张圣奎、由广福。

1979年，省地县三级考核验收组确认邹平麻风病发病率已降至1/100000以下，基本达到消灭麻风病的标准。至此，全县通过多年普查，共查出麻风病人222人，零星发现8人，共计230人，全部建立了档案。其中，经入村治愈120人，在家通过医生定期送药治愈106人，死亡1人。剩余3人转外地治疗。是年，确定邹平县为麻风病基本消灭县。在20多年的麻风病防治中，邹平县防治站工作突出，多次出席省地县召开的先进工作者会议，受到省地县的表彰和奖励。

1980年，根据上级的指示精神，麻风病防治站的任务除继续查防外，基本转入以社会皮肤病的防治为主。麻风防治站改称为邹平县皮肤病防治站，站长为赵子兴。同时，建立皮肤病门诊，有职工11人，开始接收社会皮肤病患者的治疗。以后几年，由于皮肤病门诊部地处田野深处，交通不便，看病者很少。

1984 年 5 月，皮肤病门诊部搬迁到县城东关，租赁民房开诊。1985 年 4 月，石玉树任皮防站副站长，主持工作。当年门诊量达到 650 人。

1987 年，在县啤酒厂西征地 2．7 亩，建立了新的县皮肤病防治站。人员达到 17 人，这也是全地区唯一的县级皮肤病防治机构。

1989 年 9 月，支龙章任皮防站站长。

1992 年 8 月，赵华跃任皮防站站长。

1995 年，邹平县皮防站设有皮肤病门诊、药房、社会防治、化验、治疗室、心电图室、性病检测中心等门诊室。有工作人员 18 人，其中主治医师 3 人，医师 3 人，医士 1 人，药师 3 人。

1997 年，邹平皮防站在黛溪四路北首购地 4．9 亩，新建 800 平方米三层门诊楼 1 座，沿街房 6 间，另有宿舍楼 1 幢，建设投资 140 余万元。1998 年 4 月落成，同年 5 月，皮防站迁入新址。安继勇为皮防站新任站长。有工作人员 21 人，其中卫生技术人员 19 人。设有皮肤病门诊、性病门诊、白癜风门诊、便民门诊、麻风病防治、性病检测及行政、财务等共 13 个门诊和科室。为开辟皮肤病、性病新途径，防治站专业人员研制了 6 个新药和剂型，祛风止痒丸、消白祛癜丸、新皮炎宁酊、新补骨脂酊、护肤酊、抗银 1 号等效果良好。皮防站年门诊病人 16000 人次左右，年均处理性病患者 100 余人次。2002 年，医师左超调入皮防站工作，医院添加了电离子治疗仪。1999～2002 年，业务逐年发展，年业务收入均在 100 万元左右。

2003 年下半年以后，由于经营困难，皮防站 3 楼开始对外承包，防治站诊疗业务勉强为继。一直到 2010 年 7 月，邹平县皮防站裁撤，整体划归邹平县中医院。

三、邹平县中医院土地征用、转让、租赁协议书

（一）邹平县人民政府文件　邹土字（91）第34号

关于县中医院征用土地申请报告的批复

中医院：

你单位报来的征用土地申请报告收悉，根据《两法》及有关规定，经研究批准：

中医院建职工宿舍，征用邹平镇中兴村非耕地二亩一分七厘，特批复。

一九九一年九月二十四日

（二）与中兴村的征地协议

甲方：邹平县中医院

乙方：邹平县中兴村

甲方因建职工宿舍楼，需征用乙方非耕地柒亩伍分陆厘，双方商定以下征地协议。

一、甲方所征地片位于甲方原宿舍楼以西，南北长70米，东西宽72米，计面积柒亩伍分陆厘（7．56亩）。

二、双方商定每亩地价柒万元整，总计地价人民币529200元（伍拾贰万玖仟贰佰元整）。含青苗补助费在内。

三、甲方征地后由乙方承包施工任务。为施工方便，甲方在北墙外留出空地1．5米，东西墙外留出空地1．5米。

四、甲方征地款如不能一次性付清时，拖欠部分按年息10%付给乙方利息，利息必须在每年12月31日前结清。

五、以上协议经双方协商同意，盖章生效。本协议一式两份，甲乙双方各存一份。

甲方（盖章）　　乙方（盖章）

一九九七年三月廿一日

（三）与中兴村的租地协议

甲方：中兴村建筑公司

乙方：邹平县中医院

乙方宿舍区修建锅炉房，需用中兴村土地，经甲乙双方协商，租用中兴村非耕地0．997亩（664平方米），东西长41米，南北长16．1米，位于中医院宿舍区北邻（中兴建筑公司预制厂内东南角），租用期限为10年，每年贰仟元（2000元），二年一次付款肆仟元，本协议一式两份，双方各持一份。

甲方：中兴村建筑公司（章）　（章）中兴村委

乙方：邹平县中医院　（章）

一九九八年八月二十五日

（注：此合同已期满，并签订了新的合同）

（四）与中兴村续租土地协议

甲方：中兴村建筑公司

乙方：邹平县中医院

1998年乙方宿舍区原修建的锅炉房，2008年因建9号、10号楼，锅炉房已拆除。现已成9、10楼住户进出生活区通道。需用中兴村土地，经甲、乙双方协商，租用中兴村非耕地0．997亩（664平方米）。东西长41米，南北长16．1米，位于中医院宿舍区院内（单职工宿舍楼以东，李波家南墙以南，5号楼储物室以北）。租用期限为10年，每年肆万元二年一次付款贰万元。

本协议一式两份，双方各持一份。

甲方：中兴村建筑公司（盖章）

乙方：中医院（盖章）

2008年8月25日

（五）与中兴村场地租赁合同

出租方：黛溪办事处中兴村民委员会（以下简称甲方）

承租方：邹平县中医院　（以下简称乙方）

根据《中华人民共和国合同法》及有关规定，为明确甲乙双方的权利义务关系，经双方协商一致，签订本合同。

第一条：甲方将场地7346．6平方米（东至赵正和租地、西至黛溪中学租赁土地，南至黛溪双语学校承租地土地，北至赵正和承租土地）计11亩租赁给乙方使用，乙方可根据需要在场地内建房。（附平面图一份）

第二条：租赁期限：租赁期共50年，甲方从2005年12月1日期将场地交付乙方使用，至2055年12月1日收回。合同期满后，同等条件下乙方有优先承租权。乙方仍继续承租时，应在本合同期满前一个月，以书面形式向甲方提出，并重新签订租赁合同，否则，甲方有权向他人出租。

第三条：租金和交纳期限：乙方每年每亩向甲方交纳场地租金2000元，共计22000元，于订立合同时交纳第一年租金，以后于每年租赁期开始前10天（即每年11月20日）交纳下一年度租金。

第四条：乙方在租赁场地内所建建筑物合同期满，乙方不继续租赁时，由乙方自行拆除，甲方不予以接收。

第五条：违约责任

1. 乙方到期不交付租金时，甲方有权解除合同，收回土地。

2. 乙方交租金超过一天，甲方有权向人民法院起诉，一切损失及诉讼费支出的费用由乙方承担。

3. 甲乙双方除因国家征用土地、政策变动、乙方欠交租金外，不得以任何借口解除合同。任何一方中途解除合同，应向对方支付违约金，违约金的数额相当于未履行部分的租金总额，并赔偿对方一定的经济损失。国家征用土地时，土地转让费、占用费归甲方，建筑物补偿归乙方。

第六条：本合同未尽事宜，一律按《中华人民共和国合同法》的有关规定，经合同双方共同协商做出补充规定，补充规定与本合同具有同等效力。

本合同正本一式四份，甲乙双方各执两份，由相关单位备案。

甲方：黛溪办事处中兴村民委员会（章）

法定代表人（签字）

乙方：邹平县中医院（章）

法定代表人：宋淑平（签字）

二〇〇五年十二月一日

（六）与黛溪办事处转让土地协议书

甲方：邹平县黛溪街道办事处

乙方：邹平县中医院

为配合我县经济社会发展的需要，改善人民群众就医环境，加快医院基础设备建设，邹平县中医院现急需占用部分土地进行设施改造，经双方协商，甲方将黛溪街道办事处水利站原办公场所用地8．09亩，转让给乙方使用。双方本着公平、公正的原则制定本协议书，共同遵守。具体事宜如下：

一、土地转让价格：水利站办公场所用地8．09亩，依据原征地价格11．7万元/亩，共计玖拾四万陆仟伍佰叁拾元（946530．00元）。

二、地面附属物补偿款捌拾叁万叁仟贰佰柒十元（83327．00元）

三、付款方式

土地8．09亩，计玖拾肆万陆仟伍佰叁拾元（946530．00）；

地面附属物补偿款捌拾叁万叁仟贰佰柒十元（83327．00）；合计壹佰柒拾柒万玖仟捌佰元（1779800．00）一次性付清。

四、土地交付时间：经双方对地面附属物补偿款、土地价格等问题无异议待转让款到位后，_____天内交付乙方使用。因是基础设施用地，待土地交付使用后由乙方依照有关规定办理相应用地手续。

五、本协议一式两份，甲乙双方各一份，本协议自签字之日起生效。未尽事宜双方协商解决。

甲方：邹平县黛溪街道办事处（章）　　法人代表（签字）

乙方：山东省邹平县中医院（章）　　法人代表（签字）

2007年8月13日

（七）与南营村土地租赁合同

出租方（甲方）：邹平县黛溪办事处南营村民委员会

承租方（乙方）：邹平县中医院

根据《中华人民共和国合同法》及有关法律法规之规定，双方按照公平公正互惠互利的原则。经双方协商一致同意甲方将旧村土地一宗承租给乙方使用。双方协商事宜达成如下合同条款。

一、土地概况

1．旧村黛溪幼儿园：东至南营村旧村中心路，西至原水利站，南至原村民旧宅、商品房，北至黛溪宾馆。（详见附图）

2．西沟地：东至原水利局西墙，西至县中医院东院墙，南至中医院南院墙，北至黄山三路。（详见附图）

二、土地用途

修建中医院大楼

三、租赁期限

租赁期叁年，自二〇〇九年十一月一日至二〇一二年十月三十一日止。

四、租赁金额及交款方式

每年租金五万元整。由乙方于每年十一月三十日前一次性交纳给甲方。

五、双方责任

甲方不得收取与承租费无关的其他费用。

乙方逾期不交租赁费，每迟交一天按租金总额的百分之一交纳违约金。逾期半年不交甲方有权解除本合同。

乙方所建一切地上设施全部归乙方所有，合同终止乙方设施自行处理，并恢复土地原貌。

乙方用工、在同等条件下，优先配用甲方居民。

乙方不得因甲方旧村改造新建筑物高度及与乙方建筑物距离远近问题加以干涉。

六、其他条款

本合同自签订盖章后生效。合同条款履行完毕自行失效。如存未尽事宜，经双方协商一致可另签补充协议，补充协议与本合同具有同等法律效力。

本合同一式三份，甲乙双方各执一份，黛溪办事处农村三资管理办公室留存一份。

甲方：（盖章）　　　　乙方：（盖章）

法人代表：（签字）　　　　法人代表：（签字）

2009 年 10 月 30 日

（注：此合同条款已履行完毕，已自行失效）

（八）与南营村签订的土地租赁合同

出租方（以下简称甲方）：邹平县黛溪街道办事处南营村民委员会

承租方（以下简称乙方）：邹平县中医院

根据《中华人民共和国合同法》及有关法律法规之规定，双方按照公平公正互利互惠的合作原则，经双方友好协商，一致同意，甲方将旧村民宅基地一宗承租给乙方使用，双方协商事宜达成如下合同条款。

一、土地概况

东至顺河路，西至旧村东路，南至原村民旧宅，北至旧村大道，共计面积 3.89 亩（详见附图）

二、土地用途

新建黛溪幼儿园一处

三、租赁期限

租赁期限为贰年，自二〇〇九年十一月一日起至二〇一一年七月三十一日止。

四、承包金额及交纳方式

每年租金三万元整，由乙方每年十一月三十日前一次性交纳给甲方，逾期不交每天按年租金总额的1%交纳违约金。

五、双方责任

乙方在租赁期间建设的地方附属物全部为乙方所有。

甲方不得汲取与乙方租赁无关的其他费用

自合同终止日起十五天之内乙方必须全部拆除清运干净全部地上附属物，恢复土地原貌，乙方每延迟一天向甲方交纳违约金贰仟元整。

六、其他条款

本合同签字盖章后生效，合同条款履行完毕自行失效，如有未尽事宜，经双方友好协商一致，可签订补充协议，补充协议与本合同具有同等法律效力。

合同一式三份，甲乙双方各执一份，黛溪办事处农村三资管理办公室存档一份。

甲方（盖章）　　　　　　乙方（盖章）

法人代表（签字）马明　　　　　　法人代表（签字）宋淑平

2009年10月30日

（九）与邹平干休所签订的土地租赁协议书

甲方：邹平县干休所

乙方：邹平县中医院

本着甲、乙双方友好协商一致的基础上达成如下条款，以期共同遵守。

第一条　租赁位置 面积

1．1　甲方将于本单位北面带院落（包括水塔附近水沟）约2000平方米，西南角场地约300平方米，共2300平方米的场地租赁于乙方使用，租货面积甲、乙双方认可确定为2300平方米。

1．2　本场地采取包租的方式，由乙方自行经营管理。乙方可根据医院需要对房屋及院落进行适度拆除和改造，西南角场地不建药场房。

第二条　租赁期限

3．1 租赁期限为6年，即从2012年6月1日起至2018年6月1日止。

第三条 租赁费用及支付

2．1 租赁费用每月支付租金陆仟元。

第四条 保证条款

4．1 甲方保证有权利签署本协议，保证本协议下出租给乙方的场地使用的合法性及争议性，同时保证在履行本合同的权利与义务时不存在任何法律障碍，如因此问题而给乙方的生产经营造成损失，甲方应向乙方支付相应的直接和间接损失。

4．2 甲方保证不干涉乙方在所租赁场地有效面积内自由支配。

4．3 乙方保证及时足额支付租金，逾期不支付愿承担相应的违约责任；

4．4 乙方保证经营的合法性。

第五条 其他条款

5．1 本合同生效后，双方应认真履行，不得违约。如因政策因素或不可抗拒因素，甲方有权收回。

5．2 本协议未及事宜，双方另行协商，同意后可另签补充协议。

5．3 本协议一式两份，甲、乙双方各执一份，具同等法律效力。

甲方（盖章）　　　　乙方（盖章）

法人代表（签字）　　　　法人代表（签字）

2012 年 6 月 1 日

（十）与南营村签订的土地租赁合同

出租方：（甲方）邹平县黛溪办事处南营村

承租方：（乙方）邹平县中医院

根据《中华人民共和国土地管理法》、《中华人民共和国合同法》及有关法律法规之规定，双方按照公平、公正、互惠、互利的原则，经甲乙双方协商，一致同意甲方将土地一宗承租给乙方使用，双方共同协商事宜达成以下合同条款。

一、土地概况

东至黛溪湾开发区，西至原邹平县中医院、邹平县干休所，南至黄山一路中心线，北至黄山二路中心线，共计土地壹拾四亩叁分捌厘（14．38 亩）。

详见邹平县中医院租赁南营村土地面积示意图附图

二、土地用途

经营邹平县中医院门诊大楼

三、租赁期限

租赁期限为壹拾年。自 2013 年 10 月 1 日至 2023 年 9 月 30 日止。本合同根据市场价格等诸多因素五年调整一次。

四、租赁金额及交款方式

土地租金每年人民币伍拾万元整。由乙方于每年 10 月 1 日前一次性缴纳给甲方。

五、双方权利及义务

1．该宗土地在合同期内使用权归乙方支配，建筑物归乙方所有。甲方不得收取与承租费无关的其他费用。

2. 乙方逾期不交承租费，没迟交一天按租金总额的百分之一交纳违约金。逾期三个月不交，甲方有权收回该宗土地，并有权处理地上附属物，由此而产生的一切后果由乙方自负。

3. 乙方在土地租赁期间，凡南营村村民到邹平县中医院就诊，在新农合正常报销以后，除药品、材料、投放设备检查费外，住院费、检查费、治疗费优惠百分之五十，以村新型农村合作医疗本子为准。住院病人由医院新农合办公室办理，门诊病人由医院财务科办理。

4. 乙方每年为南营村十八周岁以上村民免费查体一次，以村新型农村合作医疗本子名单为准。

六、其他条款

本合同如有未尽事宜，经双方协商可另签补充协议，补充协议与合同具有同等法律效力。

本合同一式三份，甲乙双方各持一份，邹平县黛溪办事处存档一份。本合同自签订之日起生效。

甲方：（盖章）　　　　乙方：（盖章）

邹平县黛溪办事处南营村民委员会　　　　邹平县中医院

法人代表（签字）：马顺　　　　法人代表：宋晨光

二〇一三年十月一日

四、《邹平县中医院志》表图检索目录

五、《邹平县中医院志》文中照片检索目录

编 后 记

《邹平县中医院志》的编纂工作，经过院领导和全体职工的共同努力，历时18个月时间，现已杀青付梓。这是邹平县中医院的一项重要的文化建设工程，也是中医院发展历史上的一块崭新的里程碑。

中医院志的编修工作大体经历了四个阶段。

第一阶段是编志的前期准备阶段。从2013年11月至2014年4月，建立院志编纂委员会，组建办公室，聘任编辑人员，研究拟定志书篇目、资料收集提纲和工作计划。此时医院新门诊病房综合大楼刚刚启用，各医疗科室搬迁后的人员、工作尚未全部就绪，所以，编志工作未在全院铺开。编辑人员借此机会查阅医院所存文书档案和有关资料，召开离退休人员座谈会，走访医院历任老领导和退休老同志，并到县卫生局、档案局、史志办公室进行了外调，广泛收集志书所用材料，并开始了院史、大事记及院内机构等有关章节的试写。

第二阶段是全面发动、组织科室提供资料阶段。2014年4月底，中医院召开院志编纂动员大会，下发志书篇目，提出提供资料的要求和注意事项，确定了各科室主任是各科提供资料的第一责任人。会后，各科室安排具体撰稿人，院志资料征集工作在全院全面铺开。此后近5个月时间里，撰写人员广泛收集资料，多方查证、核实、补充资料，认真撰写本科的资料长编，为院志打下了较好的资料基础。

第三阶段是审核补充资料、撰写院志阶段。从2014年10月至2015年1月，院志办公室编辑人员依据各科室上报的资料长编，开始撰写志稿。在编纂过程中，随时与各科室进行沟通，补充、核实资料，经过三上三下地反复修改，注重资料的真实性，对志稿字斟句酌，力求资料真实、可靠、完整。同时，院志编辑人员抓紧进行院志总纂。通过4个多月的努力，完成了院志送审稿，并打印成册，交院志审稿委员会审稿。

第四阶段为院志审稿、定稿阶段。2015年2月，中医院建立院志审稿委员会，聘请历届医院领导、现任院领导班子、部分科室主任和退休的老同志为审稿成员。审稿人员利用两个多月的时间，认真审阅了全部志稿。院志编委会于3月底召开了中医院志审稿会议，审稿人员提出了大量有益的修改意见和建议。院志办公室根据审稿意见，在进一步完善总体设计、提高认识水平的基础上，对志稿进行深加工，提炼润色，同时完成了照片、各种图表的设计制作。2015年5月底，院志审稿定稿基本完成，交院主要领导审核出版。

院志的编纂问世，是全院全体干部职工共同努力的成果。医院领导高度重视院志编修工作，分管领导经常过问，协调各科室精锐力量共举此事，尽最大努力提供工作便利。送审稿完成后，为确保院志质量，院领导亲自终审把关，逐章逐节审阅。各科室主任和编辑人员也都把为向院志提供资料当作是总结历史、促进工作的重要任务。在不影响业务的情况下，多方收集资料，不厌其烦的反复核实订正，提供资料长编初稿，为中医院志打下了较好的基础。院志办公室编辑人员团结一心，勤恳工作。为保证中医院志有上好的水平，多方参照，细致精研，仅院志篇目就八易其稿，使之日臻完善。院志审稿后，三次润色加工，对于资料文字反复核实，字斟句酌，终于使院志的编纂工作保质保量地按计划圆满完成。

任何一项工程的完成，都会多少留下一些遗憾。同样，在《邹平县中医院志》编纂完成以后，回过头来再看看我们的志书，资料的缺失仍是我们最大的遗憾。我们虽费尽心力去征集，想尽千方百计予以弥补，但总难达到理想目标。幸运的是，我们征集到了院长助理、皮肤病医院院长时霄霄在 2005 年曾为县卫生志提供的 2005 年 9 月以前的县中医院的资料，为院志资料收集工作节省了大量的时间，保证了院志前段内容的丰富、准确。这为中医院志编纂工作顺利开展提供了资料基础和保证。

在《邹平县中医院志》编写过程中，得到了中医院领导的关心和支持，得到了各科室领导和同志们的帮助和配合，特别是中医院许多离退休老领导、老同志，积极提供资料及照片，认真负责审稿，晚年奉献余热，为院志做出了贡献。邹平县著名的摄影师李红星为中医院志拍摄了大量很好的照片，在院志出版之际，让我们一并向他们表示衷心的感谢！

由于编辑人员专业不熟，又加时间短促，难免在体例结构、内容编辑、文字表述等方面有所欠妥。现虽已成书，仍有许多不尽如人意之处，恳请读者谅解。

编　者

2015 年 6 月